U0235562

# 小儿呼吸系统疾病学

第 2 版

主　编　鲍一笑

副主编　陈志敏　刘恩梅　赵德育

编写委员会

　　　　洪建国　俞善昌　马　辉　鲍一笑

　　　　陈志敏　邓　力　刘瀚旻　刘恩梅

　　　　赵顺英　赵德育

人民卫生出版社

图书在版编目(CIP)数据

小儿呼吸系统疾病学/鲍一笑主编. —2版. —北京:人民卫生出版社,2019

ISBN 978-7-117-28846-0

Ⅰ.①小…　Ⅱ.①鲍…　Ⅲ.①小儿疾病-呼吸系统疾病-诊疗　Ⅳ.①R725.6

中国版本图书馆 CIP 数据核字(2019)第 192665 号

| 人卫智网 | www.ipmph.com | 医学教育、学术、考试、健康,购书智慧智能综合服务平台 |
| 人卫官网 | www.pmph.com | 人卫官方资讯发布平台 |

**小儿呼吸系统疾病学**
第 2 版

主　　编:鲍一笑
出版发行:人民卫生出版社(中继线 010-59780011)
地　　址:北京市朝阳区潘家园南里 19 号
邮　　编:100021
E - mail:pmph @ pmph.com
购书热线:010-59787592　010-59787584　010-65264830
印　　刷:三河市宏达印刷有限公司(胜利)
经　　销:新华书店
开　　本:889×1194　1/16　　印张:30　　插页:12
字　　数:887 千字
版　　次:1986 年 6 月第 1 版　　2019 年 10 月第 2 版
　　　　2019 年 10 月第 2 版第 1 次印刷(总第 2 次印刷)
标准书号:ISBN 978-7-117-28846-0
定　　价:198.00 元

打击盗版举报电话:010-59787491　E-mail:WQ @ pmph.com
(凡属印装质量问题请与本社市场营销中心联系退换)

# 编 者 （以姓氏汉语拼音为序）

| | | | |
|---|---|---|---|
| 包 军 | 上海交通大学医学院附属新华医院 | 沈立松 | 上海交通大学医学院附属新华医院 |
| 鲍一笑 | 上海交通大学医学院附属新华医院 | 苏肇伉 | 上海交通大学医学院附属上海儿童医学中心 |
| 曹兰芳 | 上海交通大学医学院附属仁济医院 | | |
| 陈 菲 | 上海交通大学医学院附属新华医院 | 谈 珍 | 上海交通大学医学院附属新华医院 |
| 陈 惠 | 上海交通大学医学院附属新华医院 | 唐铭钰 | 上海交通大学医学院附属新华医院 |
| 陈 嬿 | 上海交通大学医学院附属新华医院 | 田 野 | 上海交通大学医学院附属新华医院 |
| 陈同辛 | 上海交通大学医学院附属上海儿童医学中心 | 王 辉 | 上海交通大学医学院附属新华医院 |
| | | 王 莹 | 上海交通大学医学院附属上海儿童医学中心 |
| 陈亚青 | 上海交通大学医学院附属新华医院 | | |
| 陈志敏 | 浙江大学医学院附属儿童医院 | 王少雁 | 上海交通大学医学院附属新华医院 |
| 党瑞山 | 中国人民解放军海军军医大学 | 王笑秋 | 上海童杏儿科门诊 |
| 邓 力 | 广州妇女儿童医院 | 王振涛 | 上海交通大学医学院附属第九人民医院 |
| 丁文祥 | 上海交通大学医学院附属上海儿童医学中心 | 邬宇芬 | 上海交通大学医学院附属上海儿童医学中心 |
| 马 辉 | 青海省妇女儿童医院 | 吴 皓 | 上海交通大学医学院附属第九人民医院 |
| 范亚可 | 上海交通大学医学院附属新华医院 | 吴晔明 | 上海交通大学医学院附属新华医院 |
| 方 静 | 上海交通大学医学院附属新华医院 | 吴元重 | 中国人民解放军海军军医大学 |
| 房定珠 | 上海交通大学医学院附属新华医院 | 杨 帆 | 复旦大学附属上海华山医院 |
| 干欣欣 | 上海交通大学医学院附属新华医院 | 殷 勇 | 上海交通大学医学院附属上海儿童医学中心 |
| 洪建国 | 上海交通大学附属第一人民医院 | | |
| 华 丽 | 上海交通大学医学院附属新华医院 | 余嘉璐 | 广州妇女儿童医院 |
| 蒋 敏 | 广西医科大学第一附属医院 | 虞崚崴 | 上海交通大学医学院附属新华医院 |
| 李惠民 | 上海交通大学医学院附属新华医院 | 俞善昌 | 上海交通大学医学院附属瑞金医院 |
| 李京阳 | 上海交通大学医学院附属新华医院 | 袁姝华 | 上海交通大学医学院附属上海儿童医学中心 |
| 林 芊 | 上海交通大学医学院附属新华医院 | | |
| 刘恩梅 | 重庆医科大学附属儿童医院 | 袁晓军 | 上海交通大学医学院附属新华医院 |
| 刘海沛 | 上海交通大学医学院附属新华医院 | 赵德育 | 南京医科大学附属南京儿童医院 |
| 刘瀚旻 | 四川大学华西第二医院 | 赵顺英 | 首都医科大学附属北京儿童医院 |
| 刘宏景 | 上海交通大学医学院附属新华医院 | 张 青 | 上海市肺科医院 |
| 刘全华 | 上海交通大学医学院附属新华医院 | 张传森 | 中国人民解放军海军军医大学 |
| 吕 婕 | 上海交通大学医学院附属新华医院 | 张海邻 | 温州医科大学附属育英儿童医院 |
| 农光民 | 广西医科大学第一附属医院 | 张平波 | 上海童杏儿科门诊 |
| 彭 恒 | 中国人民解放军海军军医大学 | 朱淮民 | 中国人民解放军海军军医大学 |
| 钱蔷英 | 上海复旦大学附属儿科医院 | 朱晓东 | 上海交通大学医学院附属新华医院 |
| 尚云晓 | 中国医科大学附属盛京医院 | | |

# 第 2 版序

《小儿呼吸系统疾病学》是我的导师——原新华儿童医院院长齐家仪教授于 20 世纪 80 年代编撰出版的,旨在为我国儿科医疗事业的发展,更为儿童呼吸系统疾病的防治及保障儿童健康成长作出自己的贡献。

新中国成立之前,我国没有儿科医学教学(培养儿科系医学生)体系及儿科医院和医生。直至 1953 年,由高镜朗教授领衔发起创建了儿科医学教育体系,齐老师也是创建者之一。高老师与齐老师等开创并发展了我国儿科医学事业,总的目标不仅是要降低我国小儿死亡率,更重要的是要提高我国人口素质。齐老师将毕生精力投入到祖国的儿科事业,近 40 年的临床医疗工作中,在儿科呼吸系统疾病的医学基础理论和实践经验方面有很高的造诣。为了将儿科医学事业扩展至全国,齐老师于 1989 年着手将《小儿呼吸系统疾病学》编写成册,并在国内领先出版,这激励着我们后辈应该在我国儿科医疗事业的持续发展中继续不懈努力,为防治儿童疾病及保障儿童健康成长作出更大贡献。

《小儿呼吸系统疾病学》(第 2 版)今由上海交通大学医学院附属新华医院,新一代儿科专家、学科带头人鲍一笑教授邀集了国内儿科界一批优秀的年轻博士、硕士组成的精英团队,承前启后地将儿科老一辈的敬业精神予以发扬光大并积极参与投入。这支精英团队拥有 50 多位作者和编审人员,不仅纳入很多前沿的医药理论知识,更将各自丰富的临床实践经验,以及国内外儿科呼吸系统疾病方面的主要新进展和新经验全面、系统地汇总编写于本书中。编写过程中,精英们在医、教、研方面的本职工作之余,为了写好这本专著还经常相互交流学习,相互促进,不断地探索、创新,经过四年的辛勤劳动和努力执笔,终于在今年结出丰硕成果,汇编成这本新的专业书籍,实现了团队的初衷心愿,如今终于和广大读者见面了。我有幸能先睹为快,捧读之后,得益匪浅,感知众多,兹简述受益方面如下:

一、科学性 从新版专著中可获取有关小儿呼吸系统疾病方面更丰富、有价值的新知识;与第 1 版相比,第 2 版中所有章节后面都有引用国内外参考文献,例如第十八章小儿呼吸系统畸形与免疫缺陷是这本专著中最突出的一章,仅这一章中所引证的国内外参考文献竟然多达一百余条,说明在各章节中不论在基础理论,如病因、发病机制等方面,或临床实践,如诊断与鉴别诊断、治疗与预防各方面都附有引证参考书名及题目,旨在为读者提供循证依据,具有严谨的科学性。

二、先进性 新版专著中所有章节内容都有更新和增加,最突出的变化是内容全面而新颖,密切结合我国目前临床实际,增添了许多新内容,在内容上力求"新"。所谓"新",是指书中内容新颖,能反映儿科医学发展新水平,例如第四章小儿呼吸系统疾病的实验诊断学的第四节分子生物学诊断,采用新技术基因芯片来进行诊断;第五节基因学进展在呼吸系统疾病中的应用,阐述了分子遗传学原理:疾病易感基因定位的策略和方法及支气管哮喘易感基因的研究。第五章小儿呼吸系统影像学新增了第五节胸部超声检查,内容包括小儿肺部疾病的超声诊断、儿童呼吸系统疾病超声诊断的价值等。超声检查在胸肺病变诊疗过程中是不可或缺的工具,不仅有助于诊断,对病变的危险度分析、疗效评估、预后判断、疾病随访均可发挥重要作用。第六章儿童肺功能检查中新增内容有呼出气一氧化氮检测,其操作简单,重复性好,敏感性高,目前已成为无创操作评估哮喘等气道炎症疾病的理想新方法。第八章小儿呼吸系统疾病的治疗技术中不仅新增了物理疗法、支气管体位引流、气管插管术,更新增有雾化吸入治疗,内容包括雾化吸入治疗的优点、呼吸系统的解剖生理与雾化吸入的关系、雾化器的类型、雾化吸入疗法的指征、雾化吸入治疗常用药物等。雾化吸入治疗能将吸入气雾中具有较高单位药物浓度的微粒直接沉积于呼吸道病变处,从而充分发挥药到病治的效果。相比其他给药途径,所用药物剂量小,故全身性副作用少,值得推广。第十一章肺部感染性疾病中新增了近年正在流行的呼吸道传染病手足口病的肺部表现及规范治疗。第十八章小儿呼吸系统畸形与免疫缺陷是这本专著中最突出的一章,其中呼吸系统畸形部分,可谓内容广泛,题材新颖,图文并茂,有的病变临床虽属少见,但在学术理论方面确实需要如此详述,以便能在临床诊断与治疗起到指导作用,实属难得,确实具有与时俱进的先进性。

三、实用性  呼吸系统疾病给广大患儿造成了很大痛苦,同时也给患儿的家庭以及整个社会造成很大的经济负担,因此深入研究小儿呼吸系统疾病的病因、发病机制,寻求更有效的治疗方法,对于提高人民群众健康水平、促进社会经济发展,具有重大现实意义。专著中有关儿科呼吸系统疾病方面的基础理论和临床实践知识,如病因、发病机制等方面,或临床实践,如诊断与鉴别诊断、治疗与预防各方面的篇幅甚广,能随着日新月异的医学科技不断进步,各种诊疗技术的改进提高,对于临床医师可从本专著中获取新知识,可谓其参考实用价值殊大。

《小儿呼吸系统疾病学》第 2 版内容丰富全面,各章节都附有引证参考书名及题目,科学性强,题材新颖,图文并茂,具有与时俱进的先进性,可圈可点,既可供从事儿科医学教学和科研的工作者参考,更可给儿科临床工作者阅读,可称得上是一本很好的参考书,相信出版后一定会受到广大读者的欢迎,因兹乐以为序。

俞善昌

2019 年 7 月

# 第 1 版序

自 20 世纪 70 年代以来,由于科学技术在世界范围内取得巨大发展和突破,医学科学亦随之涌现出许多新的分支学科,如分子生物学、免疫学、细胞学、病毒学、药物动力学及抗生素药等,大大地提高了各临床医学的基础理论及疾病诊治方法,儿科呼吸系统疾病亦不例外。

由于小儿呼吸系统疾病仍为我国现阶段的常见病、多发病,且有一定的病死率,值得儿科工作者在现有基础上采用新概念(如免疫学理论)、新技术(如人工呼吸管理学)、新诊断法(如 B 超、CT 扫描等)、新药物(如干扰素)以及血药浓度监测等,来提高我国小儿呼吸系统疾病的临床诊治水平,加强儿童保健工作。

为此,本书编者怀着抛砖引玉的愿望,邀请有关专家及富有临床实践经验的儿科医师,合编了这本内容较为完整的专著,以供儿科专业医师和一般临床医师参阅。编写时力求取材完整,观点明确,资料翔实,简洁扼要,内容较为新颖,在临床上有比较成熟的见解。

在参加本书撰写的医师们的共同努力下,在人民卫生出版社的大力支持下,本书终于问世。由于编者学识水平有限,加上各种其他因素的制约,本书在各方面均可能存在不足之处,望国内同道阅后提出宝贵意见、建议及批评。

齐家仪

1988 年 5 月

# 第 2 版前言

我国儿科呼吸领域前辈原上海新华医院齐家仪教授于 1989 年主编的《小儿呼吸系统疾病学》是我国第一部系统的儿童呼吸病学专著。该书面世后，受到儿科呼吸界同道的热烈赞扬，极大地推动了我国儿童呼吸病学的发展。时光荏苒，尊敬的齐老师也于 2003 年永远地离开了我们。

二十多年来，随着科学技术迅猛发展，电子计算机断层扫描技术使肺部微细结构清晰呈现；分子生物学的发展使病原检测的敏感度显著提高；现在，我们能够从基因角度认识、诊断和治疗疾病；互联网时代的开启使对儿童哮喘等慢性疾病的管理发生了革命性的变化。这些巨大的变化也许是前辈们想不到的，但是他们为儿科呼吸事业奋斗一生的精神始终激励着我们这一代人。

我们有责任把这些新的进展吸收进来，让《小儿呼吸系统疾病学》汇入新的知识、新的技术，焕发出新的生命。为此，作为齐老师的晚辈，新一代的儿科呼吸医生，在人民卫生出版社的大力支持下，对《小儿呼吸系统疾病学》进行了修订。

《小儿呼吸系统疾病学》第 2 版在原有篇章的基础上，汲取了国内外儿童呼吸病学的新进展，增添了许多新的章节与内容。全书共分 22 章，详细系统地讲述了儿童呼吸系统常见疾病的病因、临床表现、诊断与鉴别诊断、治疗要点及预后，以及用于呼吸系统疾病诊治的常用诊疗技术、操作方法、临床适应证、禁忌证及注意事项等，重点在于解决临床工作中的实际问题，并尽量介绍国内外的一些新观点、新进展。全书内容翔实、丰富，语言精练，适合于儿科呼吸专业及相关医务人员、研究生、实习医师阅读和参考。希望该书出版后，能有助于小儿呼吸专业医生更新知识，提高诊治水平。

感谢上海医学会儿科学会呼吸学组原组长俞善昌教授、洪建国教授对本书的撰写给予了极大的关怀。感谢在德国做访问学者的马辉主任用了一年的时间倾注了大量的心血对全书进行了三次全面阅读，找出错误和不足之处，提供给编者参考修改。感谢八十五岁高龄的俞善昌老师对全书进行认真审阅。由于编者的学识有限，经验不足，在编写过程中出现的错误在所难免，恳切希望广大读者在阅读过程中不吝赐教，欢迎发送邮件至邮箱 renweifuer@ pmph. com，或扫描封底二维码，关注"人卫儿科学"，对我们的工作予以批评指正，以期再版修订时进一步完善，更好地为大家服务。

谨以此书纪念我们崇敬的儿科呼吸前辈齐家仪教授！

鲍一笑

2019 年 7 月

# 目　录

第一章　小儿呼吸系统的发育和功能 ……… 1
　第一节　胎内及出生后呼吸系统的
　　　　　发育 ……………………………… 1
　　一、呼吸系统发生的始基 …………… 1
　　二、喉的发生 ………………………… 1
　　三、气管、支气管及肺的发生 ……… 2
　第二节　气管、支气管及肺的生理功能 … 4
　　一、呼吸功能 ………………………… 4
　　二、防御功能 ………………………… 7

第二章　小儿呼吸系统的解剖学和
　　　　组织学 …………………………… 9
　第一节　喉的解剖学与喉黏膜的组织
　　　　　结构 ……………………………… 9
　　一、喉的解剖学 ……………………… 9
　　二、喉黏膜的组织结构 ……………… 11
　第二节　气管与主支气管 ……………… 12
　　一、气管与主支气管的解剖学 ……… 12
　　二、气管与支气管的组织结构 ……… 13
　　三、喉、气管及支气管黏膜呼吸上皮
　　　　细胞的超微结构 ………………… 14
　第三节　肺 ……………………………… 15
　　一、肺的解剖学 ……………………… 15
　　二、肺的组织结构 …………………… 18
　第四节　胸廓与胸膜 …………………… 22
　　一、胸廓 ……………………………… 22
　　二、胸膜 ……………………………… 22
　第五节　呼吸肌 ………………………… 23
　　一、膈肌 ……………………………… 23
　　二、肋间外肌 ………………………… 23
　　三、腹肌 ……………………………… 23
　　四、肋间内肌 ………………………… 23
　　五、斜角肌 …………………………… 23
　　六、胸锁乳突肌 ……………………… 24
　　七、胸横肌 …………………………… 24
　　八、肋下肌 …………………………… 24

第三章　小儿呼吸系统疾病症候学 ……… 25
　第一节　咳嗽 …………………………… 25
　　一、机制 ……………………………… 25
　　二、分类 ……………………………… 25
　　三、病因 ……………………………… 26
　　四、临床表现 ………………………… 27
　　五、伴随症状 ………………………… 27
　　六、诊断 ……………………………… 27
　第二节　咳痰 …………………………… 28
　　一、病因与机制 ……………………… 28
　　二、临床表现 ………………………… 29
　第三节　咯血 …………………………… 29
　　一、病因 ……………………………… 29
　　二、机制 ……………………………… 30
　　三、临床表现 ………………………… 30
　　四、伴随症状 ………………………… 31
　第四节　喘鸣 …………………………… 31
　　一、病因 ……………………………… 31
　　二、临床表现 ………………………… 32
　　三、诊断 ……………………………… 32
　第五节　发绀 …………………………… 33
　　一、机制与分类 ……………………… 33
　　二、病因与临床表现 ………………… 34
　第六节　呼吸困难 ……………………… 35
　　一、病因 ……………………………… 35
　　二、机制与临床表现 ………………… 36
　　三、诊断 ……………………………… 37
　第七节　呼吸暂停 ……………………… 37
　　一、机制 ……………………………… 37
　　二、病因与临床表现 ………………… 37

第四章　小儿呼吸系统疾病的实验
　　　　诊断学 …………………………… 40
　第一节　血气分析 ……………………… 40
　　一、氧分压 …………………………… 40
　　二、二氧化碳分压 …………………… 41

三、酸碱值 …………………………… 41
第二节 微生物学检查 ………………… 41
　　一、标本收集 ………………………… 41
　　二、检查内容 ………………………… 42
第三节 生化和免疫学检查 …………… 44
　　一、胸腔积液检查 …………………… 44
　　二、呼吸道病原体特异性抗体检测 …… 44
第四节 分子生物学诊断 ……………… 46
　　一、聚合酶链式反应 ………………… 46
　　二、其他方法的 DNA 扩增 ………… 46
　　三、RNA 扩增 ……………………… 46
　　四、基因芯片 ………………………… 46
第五节 基因学进展在呼吸系统疾病中的
　　　　应用 …………………………… 47
　　一、分子遗传学原理 ………………… 47
　　二、疾病易感基因定位的策略和
　　　　方法 …………………………… 50
　　三、支气管哮喘易感基因的研究 …… 52
　　四、其他疾病易感基因的研究 ……… 56

第五章 小儿呼吸系统影像学 ………… 59
第一节 胸部 X 线片 …………………… 60
　　一、投照技术 ………………………… 60
　　二、阅片分析方法及胸片正常表现 … 61
　　三、基本病变表现 …………………… 66
第二节 胸部 CT ………………………… 74
　　一、扫描技术 ………………………… 74
　　二、阅片方法及正常表现 …………… 74
　　三、基本病变表现 …………………… 78
第三节 胸部 MRI ……………………… 84
　　一、扫描技术 ………………………… 84
　　二、阅片方法及成像特点 …………… 85
　　三、MRI 表现 ……………………… 85
第四节 呼吸系统核医学检查 ………… 87
　　一、原理和方法 ……………………… 87
　　二、肺显像技术 ……………………… 88
　　三、肺显像的临床应用 ……………… 89
第五节 胸部超声检查 ………………… 91
　　一、超声检查时的操作方法 ………… 91
　　二、超声探查时的仪器条件 ………… 91
　　三、正常胸壁、胸膜腔、肺及纵隔的超声
　　　　表现 …………………………… 91
　　四、小儿肺部疾病的超声诊断 ……… 92
　　五、小儿胸膜腔疾病的超声诊断 …… 93

六、小儿纵隔肿块的超声诊断 ……… 94
七、小儿呼吸系统疾病超声诊断的
　　价值 ……………………………… 94

第六章 儿童肺功能检查 ……………… 96
第一节 肺功能试验 …………………… 96
　　一、常用呼吸参数和定义 …………… 96
　　二、常用的肺功能检查方法 ………… 98
　　三、异常肺功能表现 ……………… 100
　　四、肺功能检查在儿科的临床应用 … 102
第二节 呼出气一氧化氮检测 ……… 105
　　一、检测原理 ……………………… 105
　　二、检测方法 ……………………… 106
　　三、影响因素 ……………………… 106
　　四、正常值 ………………………… 106

第七章 小儿呼吸系统内镜和活检
　　　　技术 ………………………… 108
第一节 儿童支气管镜术 …………… 108
　　一、支气管镜的分类与选择 ……… 108
　　二、适应证与禁忌证 ……………… 108
　　三、检查方法 ……………………… 109
　　四、支气管镜术的应用 …………… 110
　　五、并发症 ………………………… 113
第二节 儿童肺组织活检术 ………… 114
　　一、小儿经皮肺组织穿刺活检术 … 114
　　二、胸腔镜下儿童肺组织活检术 … 115

第八章 小儿呼吸系统疾病的治疗
　　　　技术 ………………………… 118
第一节 物理疗法 …………………… 118
　　一、概述 …………………………… 118
　　二、小儿机体的生理特点与理疗的
　　　　关系 ………………………… 118
　　三、儿科理疗的注意事项 ………… 118
　　四、高频电疗法 …………………… 119
　　五、紫外线疗法 …………………… 120
　　六、物理治疗在儿科呼吸系统疾病中的
　　　　应用 ………………………… 121
第二节 支气管体位引流 …………… 121
第三节 雾化吸入治疗 ……………… 124
第四节 气管插管术 ………………… 127
　　一、气管插管的指征 ……………… 127
　　二、气管插管操作法 ……………… 128

第五节　气管切开术 …………………… 129
　　一、局部解剖 …………………………… 129
　　二、适应证 ……………………………… 130
　　三、手术前准备 ………………………… 130
　　四、手术后处理 ………………………… 131
　　五、拔管 ………………………………… 131
第六节　胸腔穿刺和引流术 …………… 131
　　一、胸腔穿刺 …………………………… 131
　　二、胸腔引流 …………………………… 132
第七节　抗菌药物治疗 ………………… 133
　　一、抗菌药物治疗的一般原则 ………… 133
　　二、儿童患者的特殊性 ………………… 135
　　三、特定类别抗菌药物在儿童患者的
　　　　应用 ………………………………… 136

第九章　上呼吸道疾病 ………………… 138
第一节　鼻腔及鼻窦感染性疾病 ……… 138
　　一、感染性鼻炎 ………………………… 138
　　二、儿童鼻窦炎 ………………………… 139
第二节　腺样体疾病 …………………… 140
　　一、急性腺样体炎 ……………………… 140
　　二、腺样体肥大 ………………………… 140
第三节　扁桃体炎 ……………………… 141
　　一、急性扁桃体炎 ……………………… 141
　　二、慢性扁桃体炎 ……………………… 141
第四节　咽部脓肿 ……………………… 142
　　一、扁桃体周围脓肿 …………………… 142
　　二、咽后脓肿 …………………………… 142
第五节　喉部急性炎症性疾病 ………… 143
　　一、小儿急性喉炎 ……………………… 143
　　二、小儿急气管炎 ……………………… 144

第十章　气管和支气管疾病 …………… 145
第一节　支气管炎 ……………………… 145
　　一、病因 ………………………………… 145
　　二、病理生理 …………………………… 145
　　三、临床表现 …………………………… 146
　　四、并发症与预后 ……………………… 146
　　五、实验室检查 ………………………… 146
　　六、诊断与鉴别诊断 …………………… 146
　　七、治疗 ………………………………… 147
第二节　毛细支气管炎 ………………… 147
　　一、流行病学 …………………………… 147
　　二、病因 ………………………………… 148

　　三、病理与病理生理 …………………… 148
　　四、临床表现 …………………………… 148
　　五、病程与预后 ………………………… 148
　　六、实验室检查 ………………………… 149
　　七、诊断与鉴别诊断 …………………… 149
　　八、治疗 ………………………………… 149
　　九、预防 ………………………………… 150
第三节　弥漫性泛细支气管炎 ………… 151
　　一、流行病学 …………………………… 151
　　二、病因与发病机制 …………………… 151
　　三、病理改变 …………………………… 152
　　四、临床表现 …………………………… 152
　　五、诊断与鉴别诊断 …………………… 153
　　六、治疗与预后 ………………………… 154
第四节　弥漫性肺泡出血症 …………… 155
　　一、病因与分类 ………………………… 155
　　二、临床表现与体征 …………………… 157
　　三、辅助检查 …………………………… 157
　　四、诊断 ………………………………… 158
　　五、治疗 ………………………………… 159
　　六、预后 ………………………………… 160
第五节　闭塞性细支气管炎 …………… 160
　　一、病因 ………………………………… 160
　　二、发病机制 …………………………… 161
　　三、病理 ………………………………… 161
　　四、临床表现 …………………………… 161
　　五、辅助检查 …………………………… 161
　　六、诊断与鉴别诊断 …………………… 162
　　七、治疗 ………………………………… 163
　　八、预后 ………………………………… 163
第六节　支气管扩张症 ………………… 164
　　一、病因与发病机制 …………………… 164
　　二、病理与病理生理 …………………… 165
　　三、临床表现 …………………………… 165
　　四、并发症 ……………………………… 166
　　五、辅助检查 …………………………… 166
　　六、诊断与鉴别诊断 …………………… 167
　　七、治疗 ………………………………… 168
　　八、预防 ………………………………… 168
第七节　气道异物 ……………………… 169
　　一、病因 ………………………………… 169
　　二、病理生理 …………………………… 169
　　三、临床表现 …………………………… 170
　　四、预后与并发症 ……………………… 170

五、实验室检查与辅助检查 …………… 170
六、诊断 ………………………………… 171
七、鉴别诊断 …………………………… 172
八、治疗 ………………………………… 172
九、预防 ………………………………… 172

第十一章　肺部感染性疾病 …………… 173
第一节　病毒性肺部感染 ……………… 173
一、病原学 ……………………………… 173
二、实验室检查 ………………………… 173
三、防治原则与措施 …………………… 174
四、病毒性肺部感染的预防 …………… 175
五、常见的病毒感染性肺炎 …………… 176
第二节　支原体肺炎 …………………… 190
一、病因 ………………………………… 190
二、流行病学 …………………………… 190
三、发病机制 …………………………… 191
四、病理改变 …………………………… 191
五、临床表现 …………………………… 191
六、影像学检查 ………………………… 193
七、实验室诊断 ………………………… 193
八、诊断与鉴别诊断 …………………… 195
九、治疗 ………………………………… 195
十、预后 ………………………………… 196
十一、难治性肺炎支原体肺炎 ………… 196
十二、预防 ……………………………… 197
第三节　细菌性肺部感染 ……………… 197
一、总论 ………………………………… 197
二、链球菌肺炎 ………………………… 202
三、金黄色葡萄球菌肺炎 ……………… 205
四、革兰氏阴性杆菌肺炎 ……………… 208
五、肺脓肿 ……………………………… 213
第四节　真菌性肺部感染 ……………… 216
一、肺念珠菌病 ………………………… 216
二、肺隐球菌病 ………………………… 217
三、肺曲霉病 …………………………… 218
四、肺接合菌病 ………………………… 220
五、其他少见的肺部真菌感染 ………… 221
六、呼吸道真菌病的防治 ……………… 223
第五节　小儿肺结核病 ………………… 225
一、总论 ………………………………… 225
二、原发性肺结核 ……………………… 230
三、支气管结核 ………………………… 233
四、干酪性肺炎 ………………………… 235

五、急性粟粒型肺结核 ………………… 237
六、先天性结核病 ……………………… 239
七、非典型分枝杆菌肺部感染 ………… 240

第十二章　小儿胸部肿瘤 ……………… 246
第一节　原发性肺部肿瘤 ……………… 246
一、支气管腺瘤 ………………………… 246
二、原发性支气管肺癌 ………………… 247
三、其他肿瘤 …………………………… 247
第二节　纵隔肿瘤和囊肿 ……………… 249
一、总论 ………………………………… 249
二、常见的纵隔肿瘤和囊肿 …………… 251
第三节　原发性心脏肿瘤和心包肿瘤 … 254
一、心脏肿瘤 …………………………… 254
二、心包肿瘤 …………………………… 255
第四节　原发性胸壁肿瘤 ……………… 255
一、胸壁骨肿瘤 ………………………… 256
二、胸壁软组织肿瘤 …………………… 256
三、原发性胸壁肿瘤的治疗 …………… 256
第五节　原发性膈肌肿瘤 ……………… 257
一、病因 ………………………………… 257
二、临床表现 …………………………… 257
三、实验室检查 ………………………… 257
四、诊断 ………………………………… 257
五、治疗 ………………………………… 257
第六节　朗格汉斯细胞组织细胞
　　　　增生症 ………………………… 258
一、病因 ………………………………… 258
二、病理组织学 ………………………… 258
三、临床表现 …………………………… 258
四、实验室检查 ………………………… 259
五、诊断标准 …………………………… 261
六、鉴别诊断 …………………………… 261
七、治疗 ………………………………… 261
八、预后 ………………………………… 262
第七节　儿童白血病的肺部浸润 ……… 263
一、病因与发病机制 …………………… 263
二、病理变化 …………………………… 264
三、临床表现 …………………………… 264
四、实验室检查与影像学检查 ………… 264
五、诊断 ………………………………… 265
六、鉴别诊断 …………………………… 265
七、治疗 ………………………………… 266
八、预后 ………………………………… 266

第十三章　肺通气异常 …… 268
第一节　肺气肿 …… 268
一、病理分型 …… 268
二、病因 …… 268
三、肺功能改变 …… 269
四、临床表现 …… 269
五、影像学检查 …… 269
六、并发症 …… 270
七、治疗 …… 270
第二节　肺大疱 …… 270
一、病因 …… 270
二、病理 …… 270
三、临床表现 …… 271
四、影像学表现 …… 271
五、鉴别诊断 …… 271
六、治疗 …… 271
第三节　$\alpha_1$-抗胰蛋白酶缺乏症 …… 272
一、病因 …… 272
二、临床表现 …… 272
三、实验室检查 …… 272
四、X线检查 …… 273
五、鉴别诊断 …… 273
六、治疗 …… 273
第四节　肺不张 …… 273
一、病因 …… 274
二、病理生理 …… 274
三、临床表现 …… 274
四、X线检查 …… 275
五、并发症 …… 275
六、病程演进与预后 …… 275
七、治疗 …… 276
第五节　肺中叶综合征 …… 276
一、病因 …… 277
二、病理生理 …… 277
三、临床表现 …… 277
四、辅助检查 …… 277
五、诊断思路 …… 278
六、治疗 …… 278
第六节　小儿单侧肺异常透亮综合征 …… 278
一、病因 …… 278
二、病理与病理生理 …… 279
三、临床表现 …… 279
四、辅助检查 …… 279
五、诊断思路 …… 279

六、治疗 …… 279

第十四章　小儿呼吸系统变态反应性
　　　　　疾病 …… 281
第一节　总论 …… 281
一、发病机制 …… 282
二、诊断 …… 282
三、治疗 …… 282
第二节　变应性鼻炎 …… 284
一、流行病学 …… 284
二、分类和分度 …… 284
三、病因 …… 284
四、临床表现 …… 284
五、辅助检查 …… 284
六、诊断与鉴别诊断 …… 285
七、治疗 …… 285
第三节　支气管哮喘 …… 286
一、流行病学 …… 286
二、致病因素 …… 287
三、发病机制 …… 289
四、病理变化 …… 290
五、临床表现 …… 290
六、诊断与鉴别诊断 …… 290
七、实验室检查 …… 292
八、分期与分级 …… 293
九、治疗 …… 296
十、哮喘的防治教育和管理 …… 302
第四节　外源性过敏性肺泡炎 …… 304
一、病因 …… 304
二、流行病学 …… 304
三、病理 …… 305
四、发病机制 …… 305
五、临床表现 …… 306
六、辅助检查 …… 306
七、诊断与鉴别诊断 …… 307
八、治疗 …… 308
第五节　吕弗勒综合征 …… 308
一、分类 …… 309
二、病因与发病机制 …… 309
三、病理 …… 309
四、临床表现 …… 309
五、诊断与鉴别诊断 …… 310
六、治疗 …… 310

第十五章　肺循环病变 ················ 312
　　一、单纯肺循环先天性疾病 ·········· 312
　　二、体肺循环异常交通 ············ 312
　第一节　肺动脉狭窄 ··············· 312
　　一、肺动脉瓣狭窄 ··············· 312
　　二、肺动脉瓣下狭窄 ············· 313
　　三、肺动脉瓣上狭窄 ············· 314
　第二节　单侧肺动脉缺如 ··········· 314
　　一、病理与病理生理 ············· 314
　　二、临床表现 ················· 314
　　三、辅助检查 ················· 314
　　四、治疗 ··················· 315
　第三节　迷走左肺动脉 ············· 315
　　一、病理与病理生理 ············· 315
　　二、临床表现 ················· 315
　　三、辅助检查 ················· 316
　　四、治疗 ··················· 316
　第四节　肺静脉异位引流 ··········· 316
　　一、病理与病理生理 ············· 317
　　二、临床表现 ················· 317
　　三、辅助检查 ················· 317
　　四、治疗 ··················· 318
　第五节　先天性肺动静脉瘘 ········· 318
　　一、病因 ··················· 318
　　二、病理与病理生理 ············· 318
　　三、临床表现 ················· 319
　　四、辅助检查 ················· 319
　　五、诊断 ··················· 320
　　六、治疗 ··················· 320
　　七、预后 ··················· 320

第十六章　纵隔疾病 ················ 321
　第一节　纵隔压迫综合征 ··········· 321
　　一、病因 ··················· 321
　　二、临床表现 ················· 323
　　三、辅助检查 ················· 323
　　四、诊断 ··················· 324
　　五、治疗 ··················· 324
　第二节　胸腺肿大 ··············· 324
　　一、胸腺肥大 ················· 325
　　二、胸腺肿瘤 ················· 326
　　三、胸腺炎 ················· 329
　第三节　纵隔淋巴结肿大 ··········· 330
　　一、纵隔淋巴结炎 ············· 331

　　二、纵隔淋巴结结核 ············· 331
　　三、良性巨淋巴结增生症 ········· 331
　　四、白血病 ················· 332
　　五、恶性淋巴瘤 ··············· 332
　　六、结节病 ················· 332
　第四节　纵隔炎 ················· 333
　　一、急性纵隔炎 ··············· 333
　　二、慢性纵隔炎 ··············· 335
　第五节　纵隔气肿 ··············· 337
　　一、病因 ··················· 338
　　二、发病机制 ················· 338
　　三、临床表现 ················· 338
　　四、影像学检查 ··············· 339
　　五、诊断与鉴别诊断 ············· 341
　　六、治疗 ··················· 341

第十七章　胸膜疾病 ················ 342
　第一节　胸腔积液 ··············· 342
　　一、分类与病因 ··············· 342
　　二、临床表现 ················· 342
　　三、诊断 ··················· 342
　　四、治疗 ··················· 343
　第二节　化脓性胸膜炎 ············· 343
　　一、病因与发病机制 ············· 344
　　二、病理生理 ················· 344
　　三、临床表现 ················· 344
　　四、诊断 ··················· 344
　　五、治疗 ··················· 345
　第三节　新生儿乳糜胸 ············· 345
　　一、病因与分类 ··············· 345
　　二、临床表现 ················· 345
　　三、诊断 ··················· 345
　　四、治疗 ··················· 346
　第四节　气胸 ················· 346
　　一、分类 ··················· 346
　　二、临床表现 ················· 346
　　三、诊断 ··················· 346
　　四、治疗 ··················· 347

第十八章　小儿呼吸系统畸形与免疫
　　　　　缺陷 ················· 348
　第一节　呼吸系统畸形 ············· 348
　　一、鼻后孔闭锁 ··············· 348
　　二、腭裂及舌下降综合征 ········· 349

三、先天性喉软骨软化 …………………… 350
四、喉裂 …………………………………… 351
五、喉蹼 …………………………………… 352
六、声带麻痹 ……………………………… 354
七、先天性声门下狭窄 …………………… 355
八、声门下血管瘤 ………………………… 356
九、先天性食管闭锁和气管食管瘘 ……… 358
十、气管支气管发育不全 ………………… 360
十一、先天性气管狭窄 …………………… 362
十二、完全性气管环畸形 ………………… 365
十三、气管憩室 …………………………… 365
十四、气管性支气管 ……………………… 366
十五、支气管桥 …………………………… 368
十六、气管、支气管巨大症 ……………… 369
十七、气管、支气管软化症 ……………… 371
十八、先天性支气管闭锁 ………………… 375
十九、骨质沉着性气管病 ………………… 376
二十、先天性支气管胆道瘘 ……………… 376
二十一、支气管肺前肠畸形 ……………… 377
二十二、支气管源囊肿 …………………… 378
二十三、先天性肺囊肿 …………………… 379
二十四、肺隔离症 ………………………… 383
二十五、先天性肺囊性腺瘤样畸形 ……… 387
二十六、肺淋巴管扩张症 ………………… 389
二十七、先天性肺发育异常 ……………… 390
二十八、先天性肺叶气肿 ………………… 394
二十九、单侧透明肺 ……………………… 395
三十、马蹄肺 ……………………………… 397
三十一、奇静脉叶 ………………………… 398
三十二、纤毛运动障碍综合征 …………… 400
三十三、先天性膈疝与膈膨升 …………… 403
三十四、乳糜胸 …………………………… 407
第二节 小儿免疫缺陷病 …………………… 412
一、普通变异性免疫缺陷症 ……………… 412
二、选择性IgA缺乏症 …………………… 413
三、重症联合免疫缺陷 …………………… 414
四、慢性肉芽肿病 ………………………… 415
五、高IgE综合征 ………………………… 416

第十九章 急性呼吸衰竭 ………………… 419
一、病因与分类 …………………………… 419
二、病理生理 ……………………………… 419
三、临床表现 ……………………………… 421
四、实验室检查 …………………………… 421

五、诊断 …………………………………… 422
六、治疗 …………………………………… 422
七、并发症处理与临床转归 ……………… 425

第二十章 小儿急性呼吸窘迫综合征 …… 426
一、病因与危险因素 ……………………… 426
二、病理生理 ……………………………… 426
三、实验室检查 …………………………… 426
四、临床特征与诊断 ……………………… 427
五、治疗 …………………………………… 427
六、预后 …………………………………… 429

第二十一章 小儿呼吸复苏与呼吸系统
　　　　　疾病的监护 ………………… 431
一、呼吸复苏 ……………………………… 431
二、小儿呼吸系统疾病的监护 …………… 437

第二十二章 小儿肺寄生虫病 …………… 441
第一节 肺吸虫病 …………………………… 441
一、病因与流行病学 ……………………… 441
二、病理 …………………………………… 442
三、临床表现 ……………………………… 442
四、病程演进与预后 ……………………… 442
五、实验室检查 …………………………… 442
六、诊断与鉴别诊断 ……………………… 443
七、治疗 …………………………………… 443
八、预防 …………………………………… 444
第二节 肺棘球蚴病 ………………………… 444
一、病因与流行病学 ……………………… 444
二、病理 …………………………………… 445
三、临床表现 ……………………………… 445
四、病程演进与预后 ……………………… 446
五、影像学检查与实验室检查 …………… 446
六、诊断与鉴别诊断 ……………………… 447
七、治疗 …………………………………… 447
八、预防 …………………………………… 448
第三节 肺和胸膜阿米巴病 ………………… 448
一、病因与流行病学 ……………………… 448
二、发病机制与病理 ……………………… 450
三、临床表现 ……………………………… 450
四、病程演进与预后 ……………………… 450
五、影像学检查与实验室检查 …………… 450
六、诊断与鉴别诊断 ……………………… 451
七、治疗 …………………………………… 451

第四节　肺血吸虫病 …………………… 453

　　一、病因与流行病学 …………… 453

　　二、发病机制与病理 …………… 454

　　三、临床表现 …………………… 454

　　四、病程演进与预后 …………… 454

　　五、影像学检查与实验室检查 … 455

　　六、诊断与鉴别诊断 …………… 455

　　七、治疗 ………………………… 456

　　八、预防 ………………………… 456

第五节　肺孢子虫肺炎 ……………… 457

　　一、病因与流行病学 …………… 457

　　二、病理 ………………………… 458

　　三、临床表现 …………………… 458

　　四、并发症与预后 ……………… 458

　　五、影像学检查与实验室检查 … 458

　　六、诊断与鉴别诊断 …………… 458

　　七、治疗 ………………………… 459

　　八、预防 ………………………… 459

第六节　其他少见肺寄生虫病 ……… 460

　　一、热带嗜酸性粒细胞增多症 … 460

　　二、兽比翼线虫 ………………… 462

# 第一章

# 小儿呼吸系统的发育和功能

## 第一节 胎内及出生后呼吸系统的发育

### 一、呼吸系统发生的始基

在呼吸系统的发育进程中,鼻腔上皮起源于表面外胚层,咽、喉、气管及肺的上皮则均起源于内胚层。

胚胎发育第 4 周时,原始咽的尾端近食管处的底壁正中出现一纵行浅沟,称为喉气管沟,此沟逐渐加深,并从尾端开始愈合,不断向头端推移,最后形成一个长形盲囊,称气管憩室,是喉、气管、支气管和肺的原基。喉气管憩室的上端开口于咽的部分发育为喉,其余部分发育为气管,憩室的末端膨大并分成左、右两支,称肺芽,是支气管和肺的原基(图 1-1)。

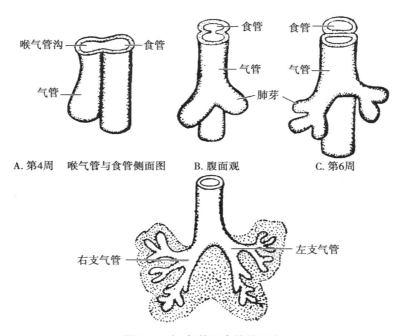

A.第4周 喉气管与食管侧面图  B.腹面观  C.第6周

图 1-1 喉、气管及食管的形成

### 二、喉的发生

人胚喉按 Carnegie 分期系统分 23 期（图 1-2）:

1. 第 1~8 期 胚盘长 1~1.5mm,没有原肠出现,也没有呼吸系统出现。

2. 第 9 期 出现咽原肠并在其腹壁上出现 V 形的咽中央沟,为呼吸系统出现的第一个标志,也包括了咽原基。

3. 第 10 期 咽中央沟发展成喉气管沟。

4. 第 12 期 呼吸道与消化道分开,在第 3 咽弓尾部出现凹陷,为喉中胚层发育组织发生处,喉上神经终支亦在其中。

5. 第 14 期 在第 3 对咽弓咽底板上出现咽下隆起,喉气管沟紧靠此隆起后面成为原始喉口,呈裂隙状,位于第 6 对咽弓之间,两侧各有一个杓

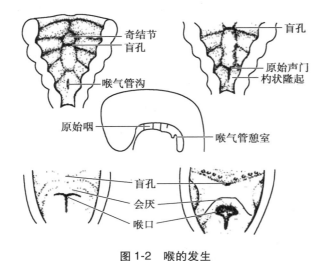

图 1-2 喉的发生

状突起,使喉口声门呈 T 形裂,两杓状突起之间出现喉上皮板,在原始声门的周围可见喉收缩肌的原基。

6. 第 16 期 喉的外形已经明显,声门下区与气管连接。

7. 第 21 期 喉室形成。

8. 第 23 期 喉的大部分肌肉及软骨基本形成,但会厌软骨尚未发育。

### 三、气管、支气管及肺的发生

#### (一) 气管与支气管的发生

喉气管沟的中部发育成气管,末端分为左、右两支,并膨大称为"肺芽"。内胚层肺芽连同周围的间充质分化为支气管及其肺内的分支,右侧肺芽较大,分为三支,左侧肺芽较小,分为两支,这预示未来的右肺分为三叶,左肺分为两叶。肺芽反复分支,形成支气管树。胚胎第 7 周时,形成肺段支气管,右肺有 10 个,左肺有 8～9 个,周围的间充质也相应地跟着分开。胎儿第 6 个月时,支气管分支已达 17 级。生后继续分支,至 23 级。支气管树的终末形成许多小囊管和囊泡。它们分化为呼吸性细支气管、肺泡管、肺泡囊和肺泡。肺芽周围的间充质则分化为各级支气管壁上的软骨、平滑肌和结缔组织。

#### (二) 肺的发生

肺在开始发育时是在食管腹侧的间充质(即纵隔)内进行的。以后由于肺迅速增长突入胸腔,肺表面的间充质分化为胸膜脏层;衬在胸壁内侧的间充质分化为胸膜壁层;两层之间,即为胸膜腔。肺的发育可分为五个时期(表 1-1,图 1-3)。

表 1-1 肺发育的 5 个时期

| 时期 | 特征 |
| --- | --- |
| 胚胎期 | 肺芽生长,右肺芽长出 3 个分支,左肺芽长出 2 个分支,分支形成支气管肺段的幼芽,进而形成未来的气道 |
| 假腺体时期 | 肺芽不断地进行分支;至第 7 周,支气管肺段形成;至第 10 周,支气管树的中轴发育(非呼吸部)完成;至第 17 周,肺的主要成分均已形成,但此时期的肺无气体交换功能 |
| 管道形成时期 | 一是肺泡的雏形形成,二是支气管周围毛细血管长入。此期,Ⅱ型肺泡上皮细胞合成卵磷脂,出现表面活性物质,肺已经具备了呼吸的可能性 |
| 终末囊泡时期 | 毛细血管床的迅速增多,肺泡间的间质组织相对减少。表面活性物质分泌入囊泡腔,肺已具备气体交换功能,但此时肺的发育尚未成熟 |
| 肺泡时期 | 每个呼吸性细支气管终止成一群薄壁的终末囊泡,由疏松结缔组织将每个终末囊泡分开。终末囊泡形成肺泡管,此期的肺足以进行气体交换 |

1. 胚胎期(胚胎 5 周以前) 肺芽形成后不久,内胚层肺芽向尾端外侧生长,并被脏壁中胚层包绕,突入心包腹膜管内。同时,右肺芽长出三个分支,而左肺芽只长出两个分支。这预示未来右肺有三个叶支气管、三个肺叶,左肺有两个叶支气管、两个肺叶。在此基础上进一步分支形成支气管肺段的幼芽,进而形成未来的气道。

2. 假腺体时期(5～17 周) 这个时期的肺很像一个腺体,肺芽不断地进行分支。至第 7 周,发生第三级分支,即肺段支气管时,右肺有十支,左肺有八支或九支。与此同时,周围的间充质组织也相应地伴随着分开,每个第三级分支及其周围的间充质各形成一个支气管肺段。至第 10 周时,支气管树的中轴发育(非呼吸部)已告完成,通气系统逐渐建立。到第 17 周肺的主要成分均已形成,虽然有报道人胚 11 周即可出现胎儿呼吸运动,13～14 周更为明显,但它不是连续不断,而是发作性的,且气体交换部分尚未建立,故此时期的肺无气体交换功能。

3. 管道形成时期(13～25 周) 这个时期有两个主要特征:一是肺泡的雏形形成;二是支气管周围毛细血管长入。在此时期,支气管与细支气

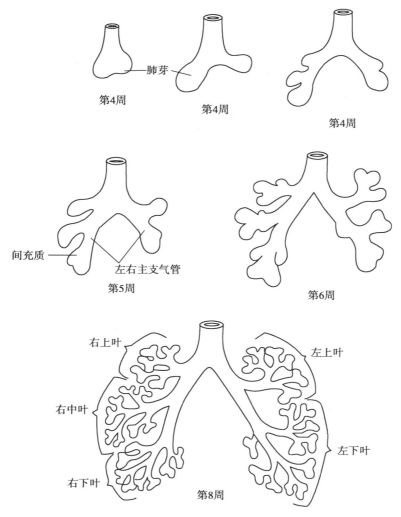

第4周　　　第4周

第4周

间充质

左右主支气管

第5周　　　第6周

右上叶　　　左上叶

右中叶

右下叶　　　左下叶

第8周

图1-3　肺的发育

管的管腔变大,肺组织有了丰富的血管供应。24周时,由每个终末细支气管发生2支或更多的呼吸性细支气管。在这一时期的终末,在呼吸性细支气管的末端长出薄壁的囊泡,称为"终末囊泡",即原始肺泡,故在这期已经具备了呼吸的可能性。管道形成期晚期最重要的特征是Ⅱ型肺泡上皮细胞合成卵磷脂,出现表面活性物质。

4. 终末囊泡时期(24周至出生)　是肺胚胎发育的晚期阶段。此期有许多终末囊泡发生,囊泡上皮来自内胚层,形成一层持续的扁平上皮,那些最薄的称为肺泡Ⅰ型上皮细胞。毛细血管伸至囊泡附近,使终末囊泡间质的毛细血管网迅速增生,同时毛细淋巴管生长旺盛。在该期的早期,囊泡间的结缔组织间隔厚度与管道形成期几无差异,但随着胚胎的发育,囊泡壁变得越来越薄,气体交换面积随之增加。随着毛细血管床的迅速增多,肺泡间的间质组织相对减少,使毛细血管和肺

泡上皮紧密相贴,形成一个薄壁的屏障。当终末囊泡形成薄壁的气血屏障,并有一定的表面活性物质分泌入囊泡腔之后,可以认为肺已具备了气体交换功能,但此时肺的发育尚未成熟。至25~28周,胎儿体重达1kg时,已有足够的终末囊泡,这时分娩的早产儿可进行适当的气体交换。

5. 肺泡时期(胎儿后期至生后8岁)　终末囊泡的上皮成为极薄的单层扁平上皮。至胎儿后期,肺泡毛细血管很薄,已足以进行气体交换。出生前,肺未开始进行呼吸功能,然而肺必须发育充分,其在出生后才能进行呼吸,这一点非常重要,因为围产期死亡主要原因是呼吸系统功能不足。在肺泡时期开始时,每个呼吸性细支气管终止成一群薄壁的终末囊泡,由疏松结缔组织将每个终末囊泡分开。这些终末囊泡就是将来的肺泡管,因此在出生前几乎无肺泡。出生前在呼吸性支气管与终末囊泡的壁上突出一些未成熟的肺泡。

出生时空气进入使肺泡稍扩张,但肺体积的增加主要是由于原始肺泡数目的增加,其次是每个原始肺泡体积的增加。自 3~8 岁未成熟肺泡的数目继续增加,每个肺泡的体积也增大。与成熟肺泡不同,未成熟肺泡具有生成更多原始肺泡的能力,当原始肺泡体积增大后,就成为成熟的肺泡。肺泡数目在 3 岁以前增加较快,3 岁以后减慢;相反,肺泡体积的增大,3 岁以前较慢,3 岁以后增快。初生儿的肺泡数约为成人的 1/8~1/6,一般认为到 8 岁时肺泡的形成停止,此时肺泡数为 3 亿,达到成人标准。

出生前,呼吸运动已经建立,能将羊水吸入肺内;出生时,肺内有一半被来自羊膜腔与气管腺体的液体所充满,所以出生时肺的第一次充气,是以空气将肺泡内的液体排出。其途径有 3 个:约有 1/3 是在分娩时,胸部受到压迫,肺内液体由口腔与鼻腔排出;约有 1/3 进入肺毛细血管;其余 1/3 进入支气管、肺动脉和肺静脉四周的淋巴管内。临产前的胎儿肺淋巴管较成年人为大,数目也较多。出生后几小时内,肺淋巴流量仍很高,以后逐渐减少。

胎儿出生前,肺泡内无空气而含有液体,肺组织较致密。如将胎儿肺放入水中,即可下沉。此与出生后的小儿肺完全不同。可根据此点来判断胎儿死亡于出生前还是出生后。

第 23~24 周时终末囊泡的立方细胞,即肺泡 Ⅱ 型上皮细胞开始分泌表面活性物质,其具有降低肺泡表面张力、稳定肺泡直径、避免肺泡塌陷的功能。至 25~28 周时,表面活性物质的量已可使肺开始呼吸时不会塌陷。当首次呼吸时,空气使原始肺泡扩张,表面活性物质即迅速排入肺泡腔内,防止在空气-水界面上产生高的表面张力,使肺泡不致塌陷,而保留一定量的空气。

（鲍一笑　田　野）

# 第二节　气管、支气管及肺的生理功能

呼吸系统(包括气管、支气管及肺)的生理功能,除保证机体氧气($O_2$)摄入和二氧化碳($CO_2$)排出的呼吸功能外,还有代谢和防御方面的非呼吸功能。

## 一、呼吸功能

呼吸过程包括一系列的化学和物理的步骤,通过 $O_2$ 吸入,进行氧化代谢和排出在能量代谢中形成的 $CO_2$。呼吸系统包括通气道和具有大面积的肺泡。肺泡与肺毛细血管紧密相接,构成呼吸膜(由肺泡毛细血管壁构成),是 $O_2$ 和 $CO_2$ 交换的场所。此外,呼吸功能还与呼吸运动和调节有关。

### (一)肺通气

每次呼吸时,外界空气经过气道吸入肺泡的空气量称为潮气量(tidal volume,VT)。并非所有通气都参与气体交换。有一部分气体停留在传导性气道(包括鼻腔、口腔、咽喉、气管、支气管和细支气管)中,而无气体交换作用,称为无效腔(dead space volume,VD),其量约占潮气量的 30%;其余 70% 的潮气量进入肺泡,进行气体交换,称为肺泡通气(alveolar volume)。在某些肺部疾病时,由于肺泡壁毛细血管床破坏而减少、肺血管痉挛和栓塞等因素,部分肺泡空气不能进行气体交换,使无效腔增加,从而降低有效通气而致肺泡 $CO_2$ 分压增加。一般来讲,肺泡 $CO_2$ 分压每增加 10mmHg 可降低肺泡 $O_2$ 分压 12.5mmHg;因此患儿若静息下 $CO_2$ 分压达到 40mmHg,即使无肺疾患,也可出现缺氧窒息。

### (二)通气血流比例的关系

通气血流比例(V/Q)是指肺泡每分通气量与肺泡毛细血管中每分钟血液流量呈一定的比例。成年人每分钟肺泡通气量(V)为 4L,每分钟毛细血管血流量(Q)为 5L,故通气与血流的关系,即 V/Q=0.8。若某种原因引起呼吸道阻塞或肺水肿,则可导致通气不足(V/Q<0.8),结果使流经肺毛细血管血液的血红蛋白与 $O_2$ 结合减少,致静脉血液混杂在动脉中,引起低氧血症。反之,若某部肺泡通气过度,而血流不变;或通气变化不大,由于肺动脉某分支栓塞或肺气肿,使肺毛细血管灌流减少;或毛细血管床因肺组织破坏而明显减少时,则 V/Q>0.8,肺泡无效腔增加而致肺泡壁的气体交换减少,也可引起低氧血症。

### (三)气体弥散

气体从肺泡进入毛细血管必须通过弥散过程,弥散层包括呼吸膜(肺泡上皮细胞层、基底膜、毛细血管内皮层)以及血浆和红细胞(图 1-4)。按 Fick 气体弥散定律:$Q/min = KS(P_1 - P_2)/d$,气

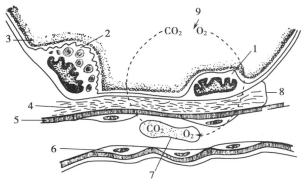

**图 1-4　气体弥散过程**

1. Ⅰ型肺泡上皮细胞;2. Ⅱ型肺泡上皮细胞(内含分层小体);3. 肺泡表面活性物质;4. 肺泡间隙;5. 毛细血管基底膜;6. 毛细血管内皮细胞;7. 毛细血管中红细胞;8. 肺泡-毛细血管壁(呼吸膜);9. 气体交换(弥散过程)

体弥散量(Q)大小与气体的溶解系数(K)、弥散面积(S)和呼吸膜两侧(肺泡和毛细血管间)的气体分压差($P_1-P_2$)成正比,而与呼吸膜的厚度(d)成反比。当肺泡壁因炎症破坏,或早产儿、支气管肺发育不良的婴儿因肺泡发育不良,致弥散面积减少;或由于炎性浸润或水肿液积聚而致呼吸膜增厚;或肺泡通气不足致肺泡 $O_2$ 分压降低时,可使气体弥散量减少。$CO_2$ 溶解系数较 $O_2$ 大 20 倍以上,因此 $CO_2$ 的弥散速度较 $O_2$ 大 21 倍左右,弥散障碍主要引起低氧血症,而对 $CO_2$ 的排出无明显影响。一氧化碳弥散量($D_{LCO}$)测定可反映弥散功能。受试者吸入一定量的一氧化碳(CO),屏气 10 秒钟后呼气,对呼气末样本进行 CO 分析。这项测定依赖于血红蛋白(Hb)对 CO 的亲和力,因此在肺内血容量减少或严重贫血时,$D_{LCO}$ 亦可下降。

**(四)分流**

分流是指肺中未经氧合的血液直接进入体循环,流量呈一定的比例。正常生理状态下存在轻度分流,如支气管动脉中未氧合血液可直接流入肺静脉,冠状静脉血可通过心脏最小静脉直接流入左心室。异常分流见于动静脉血管畸形、某些先天性心脏病(如室间隔缺损伴肺血管闭锁、房间隔缺损或卵圆孔未闭伴肺动脉高压)所致右向左分流。分流可引起低氧血症,但动脉 $CO_2$ 分压通常不升高。

**(五)低静脉血氧浓度**

正常静脉血氧分压为 45mmHg,氧饱和度为 75%。贫血、发热、心输出量下降时,机体需要更

多的氧供而使静脉血氧浓度下降。通常可通过肺代偿作用纠正,但若同时存在通气血流比例失调、分流、弥散功能损害、运动等状况,则可使肺毛细血管血不能充分氧合。

**(六)$O_2$ 的输送**

$O_2$ 是通过物理溶解和化学结合两种形式来完成输送的。小部分 $O_2$ 溶解在血浆中,即氧含量(oxygen content),当动脉血氧分压为 100mmHg 时,100ml 血液中氧含量为 0.3ml;绝大部分 $O_2$ 与 Hb 结合成氧合血红蛋白($HbO_2$)进行输送,即氧容量(oxygen capacity)。1 克 Hb 可结合 1.34ml $O_2$,故 Hb 为 14g 的 100ml 血液的氧容量为 19.5ml。氧饱和度是指 $HbO_2$ 占总 Hb 的比例。正常动脉血氧饱和度为 98%,静脉血氧饱和度为 75%。一般动脉血氧饱和度达到 80%时,可出现发绀。Hb 与氧结合力下降可引起 $O_2$ 的输送障碍。如 Hb 量减少(如贫血)或质改变(如 Hb 被某些氧化剂如亚硝酸钠或非那西丁等氧化为高铁血红蛋白,或 CO 中毒导致碳氧血红蛋白形成),可引起血液性低氧血症;$O_2$ 摄入不足(包括通气和换气功能障碍)可引起乏氧性低氧血症;氰化物中毒可引起组织中毒性低氧血症等。

**(七)$CO_2$ 的输送**

血 $CO_2$ 浓度与肺通气量有关。呼吸频率、潮气量和无效腔,任何一项的改变均可引起肺通气量变化。通气量增加 1 倍,则血 $CO_2$ 浓度降低一半;通气量减少一半,则 $CO_2$ 浓度可升高 1 倍。低通气量常见于某些药物反应(如阿片类、苯二氮䓬类、酒精等)、中枢神经系统感染、创伤、癫痫发作、败血症、早产儿呼吸暂停或窒息、先天性中枢性低通气综合征、睡眠呼吸暂停综合征、胸廓创伤或畸形、神经肌肉性疾病、急性呼吸窘迫综合征、脊柱侧凸、肺栓塞、全身麻醉等。引起肺通气量增加的常见疾病包括代谢性酸中毒、水杨酸盐摄入、焦虑、中枢神经系统疾病、疼痛等。

$CO_2$ 的输送方式有 3 种:物理溶解、碳酸氢钠和氨基甲酰化合物;其中 90%是以碳酸氢钠的形式通过红细胞输送。组织产生的 $CO_2$ 进入动脉血中的红细胞,在碳酸酐酶作用下与 $H_2O$ 结合成碳酸,并同时解离为 $H^+$ 和 $HCO_3^-$;$H^+$ 与 $HbO_2$ 结合,可释放 $O_2$ 给组织利用,并形成还原型血红蛋白,当静脉血流经肺脏时,上述反应则趋向相反方向进行。

正常人能量代谢每天产生 15~30mmol 碳酸

（挥发酸）和 80~90mmol 固定酸。前者经肺呼出 $CO_2$ 以维持体内一定量的碳酸；后者经肾脏排出，同时保留一定量的碳酸氢钠，使血液中 $NaHCO_3/H_2CO_3$ 的比值维持在 20/1，血液 pH 得以维持在 7.4 左右。因此动脉血 $CO_2$ 分压（$PCO_2$）对于维持机体的酸碱平衡具有重要的作用。当 $PCO_2$ 增加，可使血液 pH 下降，即呼吸性酸中毒；肾脏随之代偿性地调节碳酸氢钠水平而引起代谢性碱中毒，此过程一般需要 3~5 天。当 $PCO_2$ 降低，血 pH 升高，即出现呼吸性碱中毒，肾脏可随之代偿性地增加碳酸氢钠排出，而引起代谢性酸中毒。一般来讲，急性呼吸性酸中毒时，$PCO_2$ 每升高 10mmHg 可使血液 pH 下降 0.08，碳酸氢钠增加 1mEq/L；慢性呼吸性酸中毒时，经过肾脏代偿，$PCO_2$ 每升高 10mmHg 可使血碳酸氢钠升高 4mEq/L；急慢性呼吸性碱中毒则正相反。原发性代谢性酸中毒是由于 $HCO_3^-$ 降低所致，通过呼吸代偿，增加肺通气，使 $CO_2$ 排出增多，而 $PCO_2$ 下降；反之，代谢性碱中毒系细胞外液丢失大量的酸或吸收大量的碱，以致使 $HCO_3^-$ 增多所致，则可引起呼吸抑制，通气减弱呼吸，使 $CO_2$ 排出减少。因此了解 $PCO_2$、pH 和碳酸氢钠的变化，有助于辨别机体代偿、失代偿和部分代偿的状态。

### （八）呼吸运动

肺通气需依靠呼吸运动来完成，即外界空气（$O_2$）进入肺内，同时体内产生的 $CO_2$ 被排出体外，表现为胸腔节律性的扩大和缩小，与以下几种因素有关。

1. 呼吸肌的收缩与舒张 平静呼吸时主要通过膈肌和肋间外肌的节律性收缩和舒张，使空气吸入、呼出。当运动、咳嗽、唱歌、下气道阻塞时，腹肌和肋间内肌可参与呼气运动；神经肌肉病变、腹肌无力或术后腹痛可影响咳嗽和呼吸道排痰功能。呼吸窘迫时，胸锁乳突肌、斜角肌参与呼吸运动，以增强呼吸功能；肋骨下、肋间、胸骨上等肌肉和胸廓软组织间隙可出现吸气性凹陷，病情越重凹陷越明显。

2. 肺和胸廓的顺应性变化（静态-弹性力）肺泡就像气球，需要一定压力使之膨胀。顺应性是指肺和胸廓的弹性膨胀力，是肺内和/或胸腔内单位压力变化时的肺内容量的变化。肺和胸廓顺应性降低可使肺通气量减少。肺顺应性随年龄增长而增加；在每厘米水柱压力下，小儿肺容量变化为 4~6ml，成年人则为 105~190ml。当有广泛肺

纤维化、肺水肿、急性呼吸窘迫综合征时，肺顺应性下降，肺通气量减少。肺泡表面活性物质可通过减少肺泡表面张力而使肺顺应性增加。正常情况下肺泡表面张力具有吸引肺泡毛细血管中液体趋向肺泡间隙的拉力作用（-3mmHg）。当肺泡表面活性物质减少时，肺泡表面张力增加，其拉力可增加至（-20~-10）mmHg，从而可使毛细血管中液体漏出血管外，进入肺泡内或间隙中而形成肺水肿；水肿液中含有蛋白质成分，凝固后即成为一层透明膜，覆盖在肺泡壁上，影响肺通气和肺换气的过程，从而造成严重缺氧。早产儿常缺乏足够的肺泡表面活性物质，可引起肺顺应性降低，易发生新生儿呼吸窘迫综合征。胸廓顺应性可对抗肺萎缩的倾向。静息肺容积，即功能残气量（FRC），可反映这两种对抗力的结果。

3. 呼吸道阻力（动态力）上呼吸道（包括鼻和口咽部）阻力占总气道阻力的 25%~40%。婴儿主要依靠鼻腔呼吸，平均鼻腔阻力为 13cmH_2O，接近总阻力的 1/2，这种比例至 5 岁时才接近成人的水平，故当鼻腔有炎性水肿或异物堵塞、喉头或支气管水肿时，气道阻力明显增加，而出现呼吸困难。婴儿鼻翼扇动可使鼻腔阻力降低，从而减轻气道阻力。

平静呼吸时，空气在气道内呈层流状态，呼吸道阻力与气流压力（$\Delta P$）和空气流速（V）有关，即：阻力（R）= $\Delta P/V$。气体流速按 Poiseuille 定律：$V = \pi r^4 \Delta P/8L\eta$，代入上述公式，$R = 8L\eta/\pi r^4$，即气道阻力与气道长度（L）和气体的黏滞度（$\eta$）成正比，而与气道口径（r）的 4 次方成反比；故气道口径的变化对气道阻力的影响更大。当细支气管炎时分泌液过多或黏膜水肿，可造成气道口径缩小，气道阻力明显增加，肺通气功能可明显减弱。但此公式不适于呈涡流状态的气流。凡气道分叉处或在病理情况下如炎症渗出、管道扭曲变形而呈不规则状态时，气流为涡流，气道阻力则与气体密度相关。呼吸道阻力可通过肺功能检查进行测定。

### （九）呼吸的调节

1. 神经系统的调节作用 神经系统调节呼吸深度、节律和呼吸肌的协同作用，其中延髓的呼吸中枢最为重要，它经常发放自动节律性的冲动到达呼吸肌，使之出现节律性的呼吸运动，若延髓中枢直接受损（如小脑-延髓池穿刺或重力损伤延髓），呼吸可立即停止。脑桥上部有呼吸调整中

枢,能间歇地抑制吸气中枢的活动,同时兴奋呼气中枢,以阻止延髓吸气中枢的活动过于强烈和延长。此外,肺牵张反射对呼吸运动也有一定的调节作用;肺炎时由于肺牵张反射敏感性提高,常出现呼吸急促的症状。

2. 化学系统的调节作用 呼吸中枢的兴奋需依靠化学或神经体液的调节作用,中枢化学感受器或外周化学感受器可感受血液中 $O_2$ 和 $CO_2$ 浓度的变化,使呼吸中枢兴奋或抑制,以调节呼吸肌运动。

## 二、防御功能

呼吸膜是人体与外环境接触最广的组织,每天约有大于 10 000 L 外界空气($O_2$)与大约 500m² 的肺表面积相互接触。外界空气中有许多有害物质,包括污染空气中的有机和无机颗粒,以及浮游于尘埃中的花粉、细菌、病毒和真菌等。由于呼吸系统有强大的生物屏障功能,故能将吸入的有害物质阻挡在上呼吸道,或通过清除和/或消灭异物的机制而使机体免受其害。这些功能就是呼吸道的防御功能,包括非免疫性防御和免疫性防御两种机制。

**(一) 非免疫性防御功能**

主要通过物理、体液和细胞的作用,将吸入外界空气中的有害物质阻挡、清除或消灭。

1. 物理作用

(1) 肺泡-毛细血管膜的滤过功能:肺毛细血管直径为 8μm,当大于 8μm 的颗粒流经时可延迟输送,被肺中活性物质分解、消灭或永久扣留在肺内。肺内皮细胞中富含血浆素原激活物,有活跃的纤溶功能,对栓子的清除较快,并能控制全身血液凝固性过高的影响。

(2) 气道的反射作用:当鼻腔、咽喉部或气管受到机械激惹或吸入某些刺激物质时,可使支气管收缩或引起咳嗽反射,阻止刺激物向下影响深部肺组织。

(3) 清除颗粒的作用:吸入呼吸道的颗粒可通过各种不同方式被阻挡在各段呼吸道,然后通过纤毛运动和/或吞噬细胞的作用被清除掉。直径大于 10μm 的颗粒主要阻挡在鼻咽部;2~5μm 的颗粒可沉积于细支气管和终末肺单位,故雾化疗法治疗时,要求药物最适宜的雾化颗粒直径应在 1~5μm;1~2μm 大小的颗粒多数沉积在肺泡壁上,被肺泡巨噬细胞吞噬后向终末细支气管移

动,最后被纤毛调节作用清除掉;凡小于 0.1μm 的颗粒,可通过肺泡壁弥散进入毛细血管中。

(4) 黏液纤毛毯的作用:鼻腔后 2/3 至鼻咽部之间,从喉头直达终末细支气管的支气管壁上有黏液遮盖的纤毛上皮,通过黏液纤毛的推动作用,可将呼吸道中的黏液向上输送,然后通过咳痰或吞咽清除掉。黏液由气道壁上杯状细胞和黏液细胞分泌;在病理情况下(如慢性支气管炎),黏液腺和杯状细胞肥大增生,其数量可超过纤毛细胞,分泌的黏液量大为增加,结果导致黏液纤毛输送障碍,造成细支气管阻塞。

2. 体液的作用 气道含有一些非特异性的体液成分,可保护支气管黏膜表面,使它免受外界有害因子的侵袭,包括乳铁蛋白、$\alpha_1$-抗胰蛋白酶、溶菌酶、干扰素和补体等。

3. 细胞的作用 呼吸道具有防御作用的细胞主要有两种:

(1) 肺泡巨噬细胞:在人肺中约有 $6 \times 10^8$ 个巨噬细胞,能吞噬外来的微小尘埃颗粒、病原微生物、过敏原或渗出的红细胞等,是呼吸膜的主要保护成分。巨噬细胞中富含蛋白水解酶,其吞噬消化功能远超过中性粒细胞和单核细胞。吞噬需通过很强的氧化磷酸化过程,其耗氧量是中性多核细胞的 10 倍、单核细胞的 3 倍,故在缺氧情况下,其吞噬功能显著减弱。肺泡巨噬细胞既参与肺部重要的防御机制,又可促使肺部广泛性炎症反应的发生,可导致破坏性和纤维化病变(如硅肺)。

(2) 嗜酸性细胞:可摄取和吞噬细菌、支原体、白色念珠菌和其他颗粒等,但较中性粒细胞的作用弱。嗜酸性细胞是速发型过敏反应中的调节细胞,参与哮喘或其他过敏性反应的发病。

**(二) 免疫性防御功能**

可分为非特异性免疫防御和特异性免疫防御两种。

1. 非特异性免疫防御 是无需依赖任何一种特殊微生物的刺激或接触所引起的一种免疫反应,包括天然抗体、补体等。天然抗体是在无特异性抗原的接触或刺激下存在于血清中的一些抗细菌抗体,可对各种不同细菌的多糖细胞壁抗原产生交叉反应,其产生与遗传基因有关。补体系统为机体非特异性防御的体液因素之一,在中和病毒、杀灭细菌和促进吞噬等方面起着重要的作用。补体成分缺乏可导致呼吸道的反复感染。

2. 特异性免疫防御 包括体液免疫(特异性

免疫球蛋白)和细胞免疫反应。

（1）体液免疫:整个呼吸道从鼻咽部到呼吸性细支气管和肺泡,均有淋巴组织存在,包括淋巴结、淋巴小结和淋巴样集合体,可产生 3 种主要的免疫球蛋白 IgA、IgG 和 IgM。其中分泌型 IgA(SIgA)是呼吸道黏膜表面的原始防御机制,存在于鼻腔和上、中呼吸道的分泌物中。当用某些病毒疫苗如鼻病毒、副流感病毒、腺病毒和流感病毒等疫苗作鼻内局部免疫,可以激发 SIgA 的产生。SIgA 抗体对抗感染的作用较任何种血清抗体更佳。初生的新生儿血清中 IgA 量极低,生后 1~3 个月稍有增加,从儿童到青春期,仅为成人的 1/2~2/3。IgA 缺乏者易患呼吸道和胃肠道感染,或对饮食抗原有较高的血清抗体,并伴有过敏反应,如哮喘、过敏性鼻炎或湿疹等(婴儿湿疹可能与摄入的牛奶抗原有关)。IgE 主要参与速发型过敏反应。特异性 IgE 抗体通过 Fc 段结合在肥大细胞和嗜碱性粒细胞的表面,其 Fab 段结合过敏原,然后激活细胞内的代谢过程,导致脱颗粒变化,释放出组织胺等介质,从而促发过敏性鼻炎、结膜炎和哮喘的发生。IgE 在正常血清中的含量甚微,但特应性个体的血清中 IgE 浓度可增加 3~10 倍。

（2）细胞免疫:当肺与外界感染因子、毒素、化学品或过敏原接触后,可促使产生致敏 T 细胞。当致敏 T 细胞再次遇到相应的抗原刺激后即可释放多种淋巴因子,增强巨噬细胞的吞噬功能,或直接杀伤靶细胞。细胞免疫还可对抗肺普通细菌(如葡萄球菌和革兰氏阴性杆菌)的感染。当某些疾病应用免疫抑制剂或细胞毒化疗时,T 细胞的免疫功能被抑制,则往往出现各种常见细菌所引起的肺部感染,也易诱发真菌感染。

总之,肺部反复感染虽可由多种因素引起,但常与肺防御功能的减弱有关。

（包　军）

## 参 考 文 献

1. 上海第一医学院. 组织胚胎学. 北京:人民卫生出版社, 1978.

2. Bauden EA. Development and growth of the airways. In: Hodson WA. Development of the Lung. New York: Marcel Dekker Inc, 1977.

3. Levitzky M. Pulmonary Physiology. 4th ed. New York, NY: McGraw-Hill, 1995.

4. Light MJ. Pediatric Pulmonology. USA: American Academy of Pediatrics, 2011.

5. West JB. Respiratory Physiology: The Essentials. 8th ed. Baltimore. MD: Lippincott Williams & Wilkins, 2008.

6. Kerr AA. Dead space ventilation in normal children and children with obstructive airways disease. Thorax, 1976, 31: 63-69.

7. Lumb AB. Nunn's Applied Respiratory Physiology. 6th ed. Philadelphia. PA: Saunders Elsevier Limited, 2006.

8. DuBose TD. Disorders of acid-base balance. In: Brenner BM, ed. Brenner and Rector's The Kidney. Philadelphia. PA: Saunders Elsevier, 2007.

9. Dantzker DR. Pulmonary gas exchange. In: Dantzker DR. Cardiopulmonary Critical Care. Orlando. FL: Grune & Stratton, 1986.

10. Guyton AC. Textbook of Medical Physiology. Philadelphia. PA: Saunders Elsevier Limited, 1981.

# 第二章

# 小儿呼吸系统的解剖学和组织学

## 第一节　喉的解剖学与喉黏膜的组织结构

### 一、喉的解剖学

#### （一）喉的位置和毗邻

喉既是呼吸道的一部分，又是发音器官，位于颈前部正中，舌骨下方，上借喉口通咽的喉部，下借环气管韧带与气管相通。喉的上界为会厌上缘，下界为环状软骨下缘。婴儿喉上界较成人高，位于第1、2颈椎交界处至第4颈椎下缘平面之间，随着年龄的增长，喉的位置逐渐下降。喉的前方被皮肤、颈筋膜、舌骨下肌所覆盖。上方借甲状舌骨膜及甲状舌骨肌连于舌骨，下方借胸骨甲状肌连于胸骨，故当吞咽和发音时，喉可向上、下移动。两侧有颈部血管和神经以及甲状腺侧叶等。喉的后方紧邻喉咽部。

#### （二）喉的构造

喉的各壁由喉软骨和喉肌构成，借关节、韧带和纤维弹性膜连接，构成喉的支架，防止塌陷，以利气流通过。喉肌附于喉软骨上，是喉运动的动力。喉腔面衬以黏膜。

1. 喉软骨　共有9块，包括3块较大、不成对的甲状软骨、环状软骨及会厌软骨，6块较小、成对的杓状软骨、小角软骨和楔状软骨。此外，尚有数目不定的籽状软骨和麦粒软骨。甲状软骨、环状软骨及杓状软骨的大部分为透明软骨；会厌软骨、甲状软骨中央部、杓状软骨声带突和尖及籽状软骨为弹性软骨，其余的均属纤维软骨。环状软骨是喉的唯一完整的环形软骨，对支持呼吸道、保持其通畅起重要作用，损伤时能产生喉狭窄（图2-1）。

2. 喉软骨间关节　有环甲关节和环杓关节。环甲关节由环状软骨的甲关节面和甲状软骨下角构成，属联动关节，在环甲肌的作用下，甲状软骨在冠状轴上作前倾和复位运动。前倾时，使甲状软骨与杓状软骨之间的间距加大、声带紧张；复位

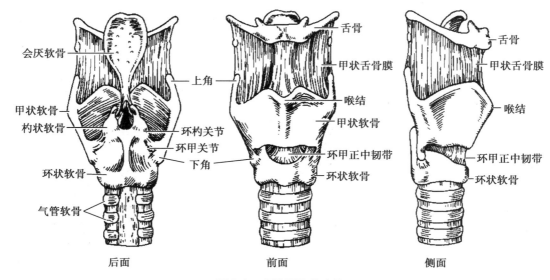

后面　　　　　　前面　　　　　　侧面

图 2-1　喉软骨及其连接

时,两者间距变小、声带松弛。环杓关节由环状软骨板的杓关节面和杓状软骨底的关节面构成,杓状软骨可沿该关节垂直轴作旋内与旋外。旋内使杓状软骨声带突互相靠近,缩小声门;旋外则相反,开大声门。

喉的纤维弹性膜位于喉黏膜的深面,为广阔的含弹性纤维的结缔组织膜。以喉室为界可分为上、中、下三部:上部为方形膜;下部为弹性圆锥;中部位于喉室的外侧壁。方形膜起于甲状软骨前角后面和会厌软骨两侧缘,向后附着于杓状软骨前内侧缘。其下缘游离称前庭韧带,成为前庭襞的支架。弹性圆锥又称环甲膜,为圆锥形的弹性纤维膜,起于甲状软骨前角内面,呈扇形向后、向下止于杓状软骨声带突和环状软骨上缘。其上缘游离增厚,张于甲状软骨和声带突之间,称声韧带。声韧带连同声带肌及覆盖于表面的喉黏膜一起形成声带。弹性圆锥前面中部的纤维附着于甲状软骨下缘与环状软骨弓上缘之间,形成环甲正中韧带。急性喉阻塞时,为抢救患者生命可在环甲正中韧带处进行穿刺,以建立暂时性通气道。环气管韧带为连接环状软骨下缘与第1气管软骨环的结缔组织膜。

3. 喉肌　是发音的动力器官,其形状、位置、起止及连接状况均与其功能活动密切相关。喉肌为横纹肌,肌腹细小,除杓横肌外,其余都成对存在(图2-2)。喉肌功能可归纳为三种:声门的开大肌(环杓后肌)与缩小肌(环杓侧肌);声带的紧张肌(环甲肌、环杓后肌和杓肌)与松弛肌(甲杓肌和声带肌);喉口的扩大肌(甲状会厌肌)与缩小肌(杓会厌肌、杓横肌和杓斜肌)。

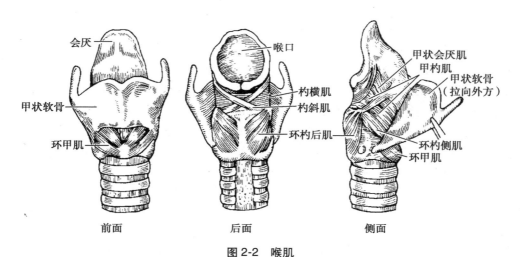

图2-2　喉肌

4. 喉腔　喉的内腔称喉腔,是由喉壁围成的管形腔。喉壁由喉软骨、韧带和纤维膜、喉肌及喉黏膜等构成。喉上经喉口通咽,下通气管。喉腔侧壁上、下各有一对黏膜皱襞,即前庭襞和声襞(声带),将喉分为喉前庭、喉中间腔、声门下腔3部(图2-3)。喉前庭介于喉口与前庭襞之间,呈上宽下窄的漏斗状。喉中间腔位于前庭襞与声襞之间的部分,是喉腔最狭窄的部分,其结构复杂,功能重要,是呼吸道也是发音的器官。两侧声襞及杓状软骨底部和声带突之间的裂隙称声门裂,该裂前2/3位于两侧声带之间称膜间部,后1/3位于两侧杓状软骨底和声带突之间称软骨间部。声带由声韧带、声带肌和黏膜构成。声门为声带、声门裂合称。乳儿的声带较短,故乳儿的声音较高,一般在12岁后,男性声带较女性长。声门下

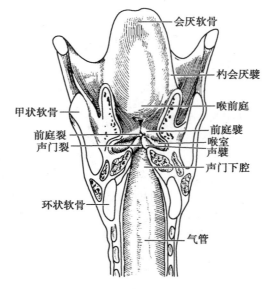

图2-3　喉冠状切面

腔位于声带与环状软骨下缘之间,此处黏膜下组织疏松,感染时易发生水肿,尤以婴幼儿更易发生急性喉水肿而致喉梗死,出现呼吸困难。

**(三) 喉的血管、淋巴管及神经**

1. 动脉　营养喉的动脉分别来自甲状腺上动脉的分支——喉上动脉、环甲动脉,甲状腺下动脉的分支——喉下动脉。喉上动脉行于甲状舌骨肌深面,与喉上神经内支伴行,穿过甲状舌骨膜,进入喉内营养喉肌和喉黏膜,并与后下动脉以及对侧同名动脉吻合。两侧的环甲动脉在环甲膜前上部吻合,分布于环甲肌并发小支穿入喉内。喉下动脉与喉返神经伴行,沿气管上升,在环甲关节后方入喉,与对侧同名动脉及喉上动脉吻合,分布于喉肌及喉黏膜。

2. 静脉　喉的静脉在喉内形成静脉丛,静脉与同名动脉伴行离开喉。喉上静脉经甲状腺上静脉或面静脉注入颈内静脉,喉下静脉通过甲状腺下静脉汇入左头臂静脉。此外,喉的静脉也可经甲状腺中静脉直接注入颈内静脉。

3. 淋巴管　喉的淋巴管极为丰富,可分为声襞上、下两组。声襞上淋巴管伴随喉上动脉,穿过甲状舌骨膜注入颈总动脉分叉处附近的颈外侧深淋巴结,或气管上部前方的淋巴结。声襞下淋巴管可直接或间接注入颈外侧深淋巴结,也可经喉前淋巴结和气管前淋巴结进入颈深部及纵隔淋巴结。

4. 神经　喉的神经来自喉上神经、喉返神经和交感神经。喉上神经于舌骨大角处分为内、外两支。喉上神经内支主要含有感觉神经纤维,在喉上动脉上方穿过甲状舌骨膜入喉,分布于会厌、杓会厌襞及声襞以上喉黏膜;此外,一小部分运动神经纤维分布于杓肌。喉上神经外支主要含有运动纤维,沿咽下缩肌外侧下行,分布于环甲肌。喉返神经行于气管食管沟内,其终支为喉下神经,多数(65%)在喉外分支,以前、后两支居多(43%)。该神经与喉下动脉伴行,经咽下缩肌下缘进入其深面,于环甲关节后面或内面,运动纤维分布于除环甲肌以外的所有喉肌,感觉纤维分布于声门裂以下的喉黏膜。交感神经为颈上神经节发出的喉咽支,通过咽神经丛,分布于喉的腺体和血管。

**二、喉黏膜的组织结构**

喉黏膜由上皮和固有层组成,内含有丰富的淋巴组织和腺体(喉腺)。现将会厌、喉腔、声襞和室襞的黏膜结构,分述如下(图2-4)。

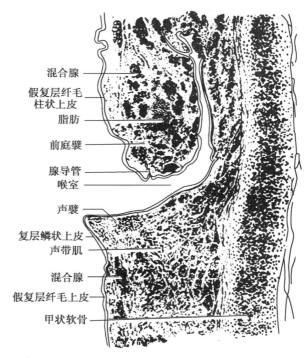

混合腺
假复层纤毛柱状上皮
脂肪
前庭襞
腺导管
喉室
声襞
复层鳞状上皮
声带肌
混合腺
假复层纤毛上皮
甲状软骨

图2-4　喉纵切面(低倍)

**(一) 会厌黏膜**

会厌舌面(前面)及喉面(后面)上份的黏膜上皮为复层扁平上皮,偶见味蕾,喉面下份的黏膜上皮为假复层纤毛柱状上皮。会厌各部固有膜均为疏松结缔组织,含有较多的弹性纤维和淋巴组织,会厌喉面和舌面根部固有膜中含有小型混合腺。

**(二) 喉腔黏膜**

黏膜上皮为假复层纤毛柱状上皮,夹有杯状细胞,纤毛长约 3.5～5μm,向口腔方面波动。固有膜含有大量弹性纤维,可见弥散淋巴组织。

**(三) 声襞和室襞黏膜**

声襞分为膜部和软骨部,其膜部为声襞的游离缘,较薄;软骨部为声带的基部。膜部上皮为复层扁平上皮,固有膜较厚,其浅层疏松,深层为致密结缔组织,含大量弹性纤维,无腺体,偶见淋巴组织。固有膜下方的骨骼肌构成声带肌。声带振动主要在膜部;声带小结、息肉及水肿等病变都发生于膜部。软骨部的黏膜衬有假复层纤毛柱状上皮,黏膜下层含有混合腺,外膜中有软骨和骨骼肌。声襞下方的喉下腔有疏松而软的黏膜下层,此处易发生炎症反应,引起水肿,尤以儿童更易发生,可影响发音和呼吸的通畅。前庭襞黏膜是假复层纤毛柱状上皮,固有膜为致密结缔组织,黏膜下层为疏松结缔组织,内有许多小混合腺和淋巴组织。

喉的结构随年龄而变化。小儿的喉较成人长，喉腔较窄，声门裂在6~7岁时相对狭窄，软骨柔软细弱，黏膜薄弱而富有血管及淋巴组织，因此，轻微的炎症均可引起喉道狭窄发生呼吸困难及声音嘶哑。

（张传森　党瑞山）

# 第二节　气管与主支气管

气管与支气管主要由透明软骨作支架，内覆黏膜，外被结缔组织及平滑肌纤维构成。气管与支气管不仅是空气通过的管道，还具有防御、清除异物、调节空气温度和湿度的作用。

## 一、气管与主支气管的解剖学

### （一）气管

气管为喉与气管杈之间的呼吸道。气管上端起于环状软骨下缘（平第6颈椎体下缘），向下至胸骨角平面（相当于第4、5胸椎体交界处）分为左、右主支气管（图2-5）。

1. 气管的形态　气管主要由气管软骨、平滑肌纤维及结缔组织构成。气管软骨呈马蹄铁形，约占气管周径的2/3，其数目以14~17个最多见（87%），男性平均较女性多一个软骨环。气管下端分成左、右支气管的分叉处称气管杈，此处气管软骨环中部向下形成一尖形突起，在气管杈内形成半月状嵴，名气管隆嵴。气管的后壁由弹性纤维和平滑肌封闭，称气管膜壁，其内所含的平滑肌称气管肌。各相邻的气管软骨间，均由富于弹性纤维形成的环状韧带（又称气管韧带）互相连接。气管软骨具有支架作用，可使气管壁不被压扁，保持管腔永远呈开放状态，以维持呼吸功能的正常进行。同时，气管膜壁具有一定的舒缩性，有利于食管扩张。

气管的长度和口径因性别和年龄而不同。一般成年男性气管较女性长而粗，小儿气管细小，位置较深而活动度较大，故易受到刺激而损伤。

2. 气管的位置　气管的上端多位于第6颈椎体的下缘，一般女子气管的上端较男子稍高。气管杈多位于第5胸椎体（58%）稍偏向中线右侧，当深呼吸时，可下降到第6胸椎体的高处。新生儿气管杈的位置前面多与第2胸肋关节相对（66.67%）；后面多平对第4胸椎（60%）。

3. 气管的分段和毗邻关系　气管依其行程分为颈、胸两部。气管颈部较短，上平环状软骨下缘，下至胸骨颈静脉切迹（第2、3胸椎平面）续于气管胸部。颈部前面有皮肤、颈筋膜和胸骨舌骨肌及胸骨甲状肌覆盖，相当于3~4气管软骨的前面尚有甲状腺峡横过。儿童的左头臂静脉与主动脉弓可平颈静脉切迹或其上方越过气管前方；后方与食管相邻；两侧有甲状腺左右叶和颈部血管神经束。气管胸部较长，自颈静脉切迹平面续于颈部，下至胸骨角平面气管杈处，位于上纵隔内、

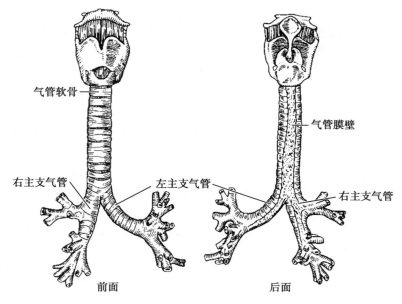

气管软骨

气管膜壁

右主支气管　左主支气管　右主支气管

前面　　　　后面

图2-5　气管与支气管

两侧胸膜囊之间。其前面有胸骨柄、胸骨甲状肌、胸腺、甲状腺下静脉、左右头臂静脉、主动脉弓、头臂干、左颈总动脉、心深丛及淋巴结;后方为食管;左侧与主动脉弓、左颈总动脉、左锁骨下动脉及喉返神经相邻;右侧与右头臂静脉、上腔静脉、右迷走神经、奇静脉、右肺及胸膜等相邻。

4. 气管的血管、淋巴管和神经　气管颈部由甲状腺下动脉发出的数支气管支营养,并与甲状腺上动脉的气管支和支气管动脉吻合。气管胸部前、后面分别由胸廓内动脉的纵隔前动脉和胸主动脉的气管支营养。气管静脉在其周围形成静脉丛,多汇成一支较粗的静脉,经甲状腺下静脉或甲状腺奇静脉丛。气管淋巴管丰富,分为黏膜层和黏膜下层两组。淋巴管汇入气管支气管淋巴结、气管前淋巴结、气管旁淋巴结等。迷走神经及喉返神经的感觉纤维分布于气管黏膜,运动纤维支配气管肌收缩和腺体分泌。由颈中交感神经节发出的纤维分布至动脉,支配其收缩。

### (二) 主支气管

主支气管是气管杈与肺门之间的管道。左、右主支气管之间的夹角即气管杈交角,其角度的统计有两种:①中线角,即气管中线与主支气管中线所成的交角,男性为 79.5°,女性为 79.2°,平均为 79°;②嵴下角,即气管中线与主支气管下缘之间的交角,男性为 58.3°,女性为 64°,平均为60.6°。支气管夹角的大小与胸廓的形状有关,胸廓短宽者夹角较大,反之则较小。若夹角小于正常值,表明主支气管上方有受压的可能;若夹角过大,则表明气管杈下方的淋巴结肿大。

左支气管细而长,较倾斜,嵴下角较大(男性为 36.4°,女性为 39.3°),其上方有主动脉跨过。右支气管短而粗,为气管的直接连续,较陡直,嵴下角较小(男性为 21.96°,女性为 24.7°),因而异物多坠入右支气管内。

左、右主支气管由胸主动脉的支气管动脉、肋间动脉及胸廓内动脉的纵隔前动脉供养。气管前静脉汇入甲状腺下静脉,支气管前、后静脉分别汇入头臂静脉、奇静脉。支气管的淋巴管汇入气管支气管淋巴结。迷走神经的分支和喉返神经、支气管支以及交感神经分布于平滑肌和腺体。

### 二、气管与支气管的组织结构

气管和主支气管的管壁构造相同,与喉下部及肺内支气管亦相似,管壁由黏膜、黏膜下层和外膜构成(图 2-6)。

### (一) 黏膜

黏膜表面衬有假复层纤毛柱状上皮,又称呼吸上皮。在不同个体,其形态与厚度略有差别。

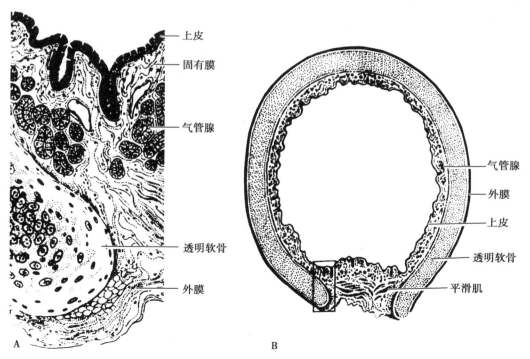

图 2-6　气管切面
A. 高倍镜;B. 低倍镜

由于对外界刺激敏感,刺激反应增加可使上皮的高度增加,甚至部分上皮可变为复层扁平上皮细胞岛,这种细胞岛可维持终身。上皮下有明显基膜,但厚薄不一;基膜下为固有膜,由疏松结缔组织构成。在固有膜的深部弹性纤维形成弹性膜,将固有膜与黏膜下层作不明显的分隔。固有膜内含有血管、淋巴管及弥散淋巴组织,有时可见淋巴小结,小结可达黏膜下层及外膜,靠近腔面处,淋巴小结表面被无纤毛的单层扁平上皮或立方上皮所覆盖,无杯状细胞,淋巴细胞及巨噬细胞可侵入上皮。固有膜内浆细胞可合成 IgA、IgG、IgM 及IgE。IgA 经上皮细胞转运时可与上皮细胞产生的分泌片结合成为分泌型 IgA(SIgA),排至黏膜表面。SIgA 能中和毒素、抵抗病毒及凝集细菌,具有黏膜免疫防御作用。

### (二)黏膜下层

黏膜下层为疏松结缔组织,含有少量弹性纤维,但有较多的胶原纤维。此层内含血管、淋巴管、神经及大量混合腺(气管腺)。在人类,每一混合腺可分为纤毛导管、集合管及腺泡三部分。

1. 纤毛导管　较短,开口于黏膜表面,衬有假复层纤毛柱状上皮,其下端与集合管相连。

2. 集合管　衬有单层高柱状上皮,上皮细胞的胞质呈嗜酸性,有大量线粒体。具有吸收和转运水分与电解质的功能,可能与调节腺体分泌物中的水分及离子浓度有关。

3. 腺泡　为混合性腺,由浆液性腺细胞和黏液性腺细胞共同组成。

(1)黏液性腺细胞:呈不规则锥体形,细胞核扁圆形,位于细胞基部;细胞顶部胞质内有粗大的黏原颗粒,在 HE 染色切片中,颗粒不易着色,呈空泡状。在电镜下,黏原颗粒为电子密度低的小囊泡,粗面内质网、线粒体多位于细胞基部,高尔基复合体发达。黏液性腺细胞的分泌物黏稠,属于糖蛋白,排出后与水结合成为黏液。

(2)浆液性腺细胞:多呈锥体形,细胞核圆形或椭圆形,位于细胞基部。在细胞顶部含有细小而折光性很强的分泌颗粒。在电镜下,颗粒有明显的界膜,中央为均质的内含物,细胞质内的细胞器与黏液性腺细胞相似。浆液性腺细胞的分泌物为水样液体,富有溶菌酶,排出后分布于黏液层下方,有利于纤毛的正常摆动。

人类的混合腺以黏液性腺细胞为主,仅有少量的浆液性腺细胞。在腺细胞间及集合管上皮细胞间有时有嗜酸性细胞。电镜观察显示光镜下所见的嗜酸性颗粒即为线粒体,它们密集地占据了细胞质的绝大部分,这种细胞是支气管嗜酸性细胞瘤的来源。在腺细胞外有肌上皮细胞,该细胞发出突起包绕着腺细胞,当肌上皮细胞收缩时,有助于分泌物的排出。

### (三)外膜

由结缔组织和"C"形软骨环构成。软骨属于透明软骨,软骨环之间以弹性纤维组成的环状韧带相连接,使气管保持通畅并有一定弹性。气管后壁软骨缺口处为气管膜部,其中有弹性纤维组成的韧带、平滑肌束和较多气管腺,平滑肌收缩时可使管腔变小。外膜中有丰富的脂肪组织,常位于软骨的外面。

## 三、喉、气管及支气管黏膜呼吸上皮细胞的超微结构

喉、气管及支气管的呼吸上皮,在电镜下观察,有 5 种不同的细胞,包括纤毛细胞、杯状细胞、基细胞、刷细胞及小颗粒细胞等(图 2-7)。

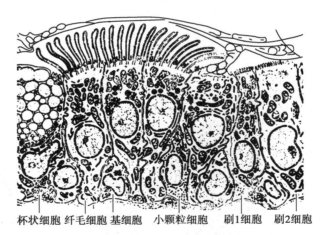

杯状细胞　纤毛细胞　基细胞　　小颗粒细胞　　刷1细胞　刷2细胞

**图 2-7　气管与支气管上皮细胞亚微结构示意图**

### (一)纤毛细胞

数目最多,细胞呈柱状,细胞的顶端伸出纤毛和微绒毛。每个细胞约有纤毛 250~300 根。未成熟的纤毛细胞仅有少量短的纤毛,但微绒毛很多。纤毛可向咽部作有规律的波浪样摆动,将黏液及吸附于其上的尘埃、细菌等推向咽部被咳出,纤毛细胞是净化呼吸道的重要成分。纤毛活动要求有适当的水分、适宜的温度(35~38℃)及一定的酸碱度(pH 6.8~7.2),否则将影响其功能。此外,有人认为纤毛细胞的微绒毛可吸收一部分分泌物,从而调节呼吸道的分泌。

### （二）杯状细胞

杯状细胞的数量较纤毛细胞少，形似高脚酒杯，细胞质电子密度高，顶部充满分泌颗粒，颗粒中含黏蛋白，故称黏原颗粒。黏原颗粒外包界膜，黏蛋白以胞吐形式分泌后，与水结合形成黏液，可润滑和保护上皮，吸附空气中的颗粒物质。慢性支气管炎患儿的杯状细胞出现区域性增多，黏液分泌亢进，同时黏膜下层气管腺肥大、增生，黏液分泌增大，可使过多的黏痰液潴留于管腔中。

### （三）基细胞

细胞为锥体状或多角形，沿基膜排列，并不达到腔面，细胞核大，细胞器较少，相邻基细胞或其他细胞间常以桥粒相连接。基细胞为未分化的细胞，有增殖能力，可分化补充其他的上皮细胞。在受到某些刺激时，基细胞可以不断分裂形成复层鳞状上皮（鳞状化生）。

### （四）刷细胞

分散存在，因细胞游离缘有排列整齐的微绒毛，形如刷状而得名。刷细胞呈柱状，自基膜直达腔面。在某些动物如大白鼠、豚鼠的气管、支气管上皮中较多，人则少见。刷细胞的功能目前尚不能肯定，有报道，在刷细胞基部有与感觉神经末梢形成的突触，故推测该细胞可能有感受刺激的作用。

### （五）小颗粒细胞

小颗粒细胞又名 K 细胞（Kultschitzky cell），是一种神经内分泌细胞，数量少，呈锥形，基底部位于基膜上，HE 染色不易与基细胞相辨别。电镜观察细胞质内含有许多致密核芯颗粒，颗粒内含有胺类或肽类物质，如 5-羟色胺、铃蟾肽、降钙素、脑啡肽等。分泌物可通过旁分泌作用或通过血液循环调节呼吸道和血管的平滑肌收缩以及腺体的分泌。小颗粒细胞分布于整个呼吸道的黏膜上皮内，胎儿及新生儿的小颗粒细胞数量远较成人为多，且可三五成群，而在成人常单独存在。小颗粒细胞是支气管类癌及燕麦细胞癌的癌细胞来源。

（张传森　党瑞山）

# 第三节　肺

## 一、肺的解剖学

### （一）肺的位置和形态

肺为气体交换的器官，位于胸腔内，纵隔的两侧，左、右各一。右肺因膈下有肝，较左肺短而宽；左肺因心脏偏左，较右肺窄而长。左、右肺呈圆锥形，肺上端为肺尖，经胸廓上口突入颈根部，肺下端为肺底（又称膈面）。肺外侧面为肋面，邻近肋和肋间肌；内侧面为纵隔面，邻近纵隔。纵隔面中央的凹陷为肺门，是支气管、血管、淋巴管和神经出入之处，这些结构被结缔组织包裹形成肺根。此外，肺门处还有肺门淋巴结。

在肺三个面的交界处有前、后、下三缘。肺前缘锐利，右肺前缘近于垂直，左肺前缘的下半有心切迹，切迹下方有一舌状突起名肺小舌。肺的后缘圆钝，贴于脊柱的两侧。肺的下缘较为锐利，伸入膈与胸壁的间隙内，其位置随呼吸运动而变化。左肺被斜裂分为上、下两叶。右肺除有与左肺相应的斜裂外，尚有一横行的右肺副裂，故右肺分为上、中、下三叶（图2-8，图2-9）。

肺表面包有胸膜脏层（肺胸膜），湿润而有光泽，通过肺胸膜可见多边形的肺小叶轮廓。肺的

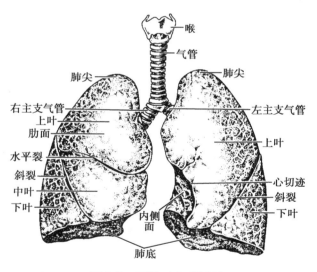

图 2-8　气管、支气管及肺

颜色随年龄和职业而不同。初生儿为淡红色；成人由于不断吸入外界尘埃，沉积在肺泡壁内，致使肺变为深灰色。肺组织柔软并有伸缩性，内含一定量的空气，呈海绵状，入水不沉。

### （二）肺内支气管和肺段

肺内支气管反复分支形成树状，称支气管树。右主支气管入肺门后，分为上、中、下三支肺叶支

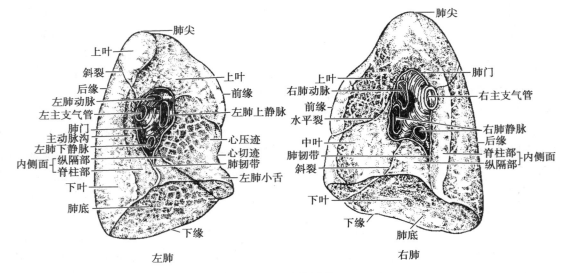

图2-9 肺内侧面

气管,分别进入上、中、下叶。左主支气管分为上、下两支肺叶支气管,分别进入上、下叶。此后,每个肺叶支气管再分出数个肺段支气管,每个肺段支气管及其分支分布区的全部肺组织构成肺段。肺段呈圆锥形,尖端朝向肺门,底端朝向肺的表面,构成肺的形态和功能的独立单位。各肺段占一定部位,各段间有少量结缔组织。肺动脉的分支与肺段支气管伴行,肺静脉则行于肺段之间,引流两肺段的静脉血(图2-10)。一般轻度感染时,可局限在一个支气管肺段内。但当感染严重或患肺结核时,可由一个支气管肺段蔓延到其他的支气管肺段。当肺段支气管阻塞时,该段内的气体供应完全断绝,严重时可发生肺膨胀不全。临床上可根据发生病变的范围,以肺段为单位施行肺

段切除术进行治疗,故支气管肺段具有重要的实用意义。

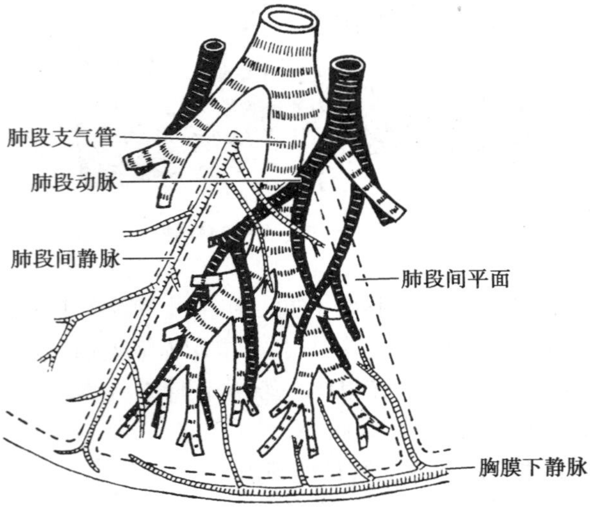

每侧肺分为10段。常将右肺上叶分3段,中叶分2段,下段分5段;左肺上、下各分5段。各肺段名称见表2-1和图2-11。

表2-1 支气管肺段

| 左肺支气管肺段 | | | 右肺支气管肺段 | | |
|---|---|---|---|---|---|
| 上叶 | 1 | 尖段(SⅠ) | 上叶 | 1 | 尖段(SⅠ) |
| | 2 | 后段(SⅡ) | | 2 | 后段(SⅡ) |
| | 3 | 前段(SⅢ) | | 3 | 前段(SⅢ) |
| | 4 | 上舌段(SⅣ) | 中叶 | 4 | 外侧段(SⅣ) |
| | 5 | 下舌段(SⅤ) | | 5 | 内侧段(SⅤ) |
| 下叶 | 6 | 上段(SⅥ) | 下叶 | 6 | 上段(SⅥ) |
| | 7 | 内侧底段(SⅦ) | | 7 | 内侧底段(SⅦ) |
| | 8 | 前底段(SⅧ) | | 8 | 前底段(SⅧ) |
| | 9 | 外侧底段(SⅨ) | | 9 | 外侧底段(SⅨ) |
| | 10 | 后底段(SⅩ) | | 10 | 后底段(SⅩ) |

**(三)肺的血管、淋巴管及神经**

1. 肺的血管 肺的血管有两种来源:一为肺动脉,是肺的功能性血管;二为支气管动脉,是肺的营养性血管(图2-12)。

(1)肺动脉:自肺门入肺,将含有$CO_2$的血输送到肺内进行气体交换。入肺后与支气管树的分支伴行,随支气管分支而分支,其终端到肺泡隔形成毛细血管网,通过气血屏障与肺泡中气体进行气管交换后,汇集成小静脉,行于肺小叶间的结

图2-10 肺段内结构

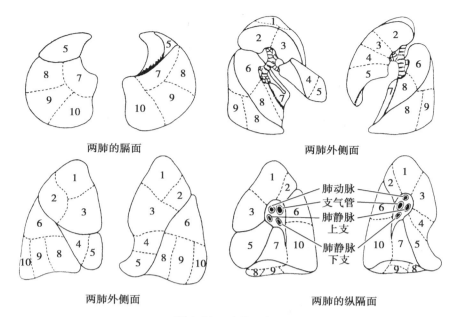

两肺的膈面　　　　　　　　　　两肺外侧面

两肺外侧面　　　　　　　　　　两肺的纵隔面

图 2-11　肺段示意图

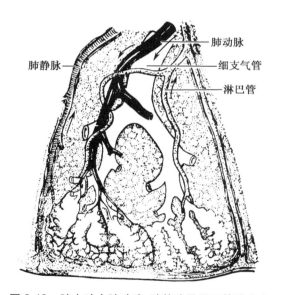

图 2-12　肺小叶中肺动脉、肺静脉及淋巴管的分布

缔组织内。肺动脉属弹性动脉,管径很大,其内膜薄,中膜主要成分是弹性膜和弹性纤维,其间有环形走行的平滑肌纤维,外膜较厚;肺动脉管径减至 1mm 时变为肌性动脉,小的肌性动脉有明显的内弹性膜,其中膜主要为平滑肌纤维;由肺动脉分支而成的毛细血管属无孔型连续毛细血管。

（2）肺静脉:起于肺泡隔及肺胸膜处的毛细血管,毛细血管汇集成小静脉穿行于肺小叶间结缔组织内,再汇集为较大的静脉才与肺动脉伴行。最后每侧肺各汇集为 2 条肺静脉与支气管伴行出肺。肺静脉无瓣膜,肺内小静脉壁薄,仅在直径大于 $100\mu m$ 的小静脉壁上有平滑肌。肺静脉内膜

很薄,电镜观察其内皮细胞含有许多特殊颗粒,直径约为 4nm,颗粒外有一层界膜,中心为细颗粒状的基质。由于全身血液均通过肺循环,故肺血管内皮的代谢作用对机体的影响很大,内皮细胞具有激活、合成和灭活流经肺循环的各种生物活性物质的作用。

（3）支气管动脉:起自胸主动脉或肋间动脉,自肺门后侧入肺,其管径较肺动脉细得多,在肺门分支供应支气管壁、肺动脉、肺静脉、肺内结缔组织、淋巴结及肺胸膜等。支气管动脉行于支气管外膜中,沿支气管树分支至呼吸性细支气管,并在支气管内发出两个毛细血管网。每个沿支气管黏膜肌层一侧走行。支气管动脉为肌性动脉,有明显的内弹性膜,由支气管动脉分支而成的毛细血管属有孔型的。在呼吸性细支气管处可见肺动脉与支气管动脉分支的吻合支。

2. 肺的淋巴管　在叙述肺淋巴管前有必要先叙述胸部的淋巴结(图 2-13)。胸部的淋巴结包括纵隔前淋巴结、气管支气管淋巴结和纵隔后淋巴结。

（1）纵隔前淋巴结:是一些散在的小淋巴结,位于胸腔的上纵隔内,分布在上腔静脉、头臂静脉、主动脉弓以及左颈总动脉的前方,收集胸腺、心包上部、心的右半以及纵隔、胸膜等处的淋巴管。

（2）气管支气管淋巴结:根据部位可分为 5 组:①肺淋巴结,位于肺实质内,主支气管的分支

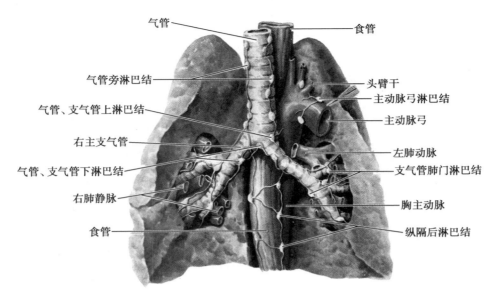

图 2-13 气管、支气管及肺的淋巴结

间;②支气管肺淋巴结,位于肺门处,肺血管和支气管之间;③气管支气管下淋巴结,位于左右支气管分叉处的下方;④气管支气管上淋巴结,位于气管下部与支气管之间;⑤气管旁淋巴结,沿气管旁两侧排列。上述 5 组淋巴结彼此互相延续,无明确界限,主要收集肺、肺胸膜、支气管、气管下部、食管的一部及左半心等的淋巴管。

(3)纵隔后淋巴结:位于上纵隔后部和后纵隔内,沿胸主动脉和食管排列。引流心包、食管胸部和膈的淋巴,输出管注入胸导管。

肺的淋巴管十分丰富,可分浅、深两组。浅组淋巴管位于肺胸膜的深面,分布于肺表面,从各个方向向肺门集中。深组淋巴管在肺组织内,即围绕肺小叶的毛细淋巴管和围绕终末细支气管黏膜下层和外膜的毛细淋巴管网,分别形成小叶间淋巴管和小叶内淋巴管,经支气管、肺动脉和肺静脉周围的淋巴丛行向肺门。浅、深两组淋巴管在肺胸膜下、肺组织内和肺门处有较广泛的交通。

肺胸膜的淋巴管与肺浅组的淋巴管相连。胸膜壁层的淋巴管,不同部分有不同的流向。肋胸膜的淋巴管与肋间内肌的淋巴管相连,注入胸骨旁淋巴结;膈胸膜的淋巴管与膈的淋巴输出管汇合;纵隔胸膜的淋巴管汇入纵隔后淋巴结。

3. 肺的神经 肺有迷走神经的副交感纤维和胸 2~4 脊髓交感神经纤维以及感觉神经纤维分布。上述神经在肺根前、后方组成肺前丛和肺后丛。肺前丛由迷走神经的肺前支和交感神经纤维组成,并有来自心丛的交通支;肺后丛由迷走神经、交感干和心丛交通支构成。由肺前、后丛发出的分支随支气管进入肺内,分为支气管及动脉周围丛。迷走神经纤维在支气管周围丛换神经元后,节后纤维分布至支气管的平滑肌;由交感神经节后纤维构成的动脉周围丛发支至动脉壁平滑肌。肺内的感觉神经纤维分布于支气管的黏膜、呼吸上皮细胞之间、肺间质细胞周围直至肺泡。迷走神经对肺的作用使支气管收缩和血管扩张,交感神经则使支气管扩张、血管收缩。

## 二、肺的组织结构

肺由实质和间质两部分组成,实质包括肺内支气管及肺泡,其间由结缔组织分隔,内含血管、淋巴管等,这些结构组成肺的间质。

左、右支气管在肺门处进入肺后反复分支,呈树枝状,称支气管树。依次为肺叶支气管、肺段支气管、小支气管、细支气管、终末细支气管、呼吸性细支气管、肺泡管、肺泡囊和肺泡。从肺叶支气管到终末细支气管称为肺的导气部;呼吸性细支气管及其以下结构为肺的呼吸部。每一细支气管和它的各级分支以及末端的肺泡共同组成肺小叶。肺小叶大小不等,呈锥形,底朝向肺表面,尖朝向肺门,细支气管与血管由尖部进入;未达到肺表面的肺小叶可呈不规则形;肺小叶间有结缔组织分隔,但分界不甚明显。每叶肺约有 50~80 个肺小叶,它们是肺的结构单位。临床上将仅累及若干肺小叶的炎症称为小叶性肺炎,累及肺段、肺叶的大范围炎症病变称为大叶性肺炎。

## （一）肺导气部

肺的导气部包括各级支气管、细支气管及终末细支气管。支气管自肺门进入肺后,随着其不断分支,结构发生移行性改变,表现为管腔逐渐变小,管壁也渐变薄,但各层在比例上并不改变。假复层纤毛柱状上皮变矮,黏膜下层中腺体逐渐减少,外膜中的软骨片也减少(图2-14)。管壁上的软骨环首先变短、变窄,不久就分散为不规则的软骨片,在支气管分支处可呈现为马鞍形。随着软骨成分的减少,在黏膜与软骨片间出现明显的平滑肌层,肌细胞形成束,许多肌束密集排列成螺旋形。

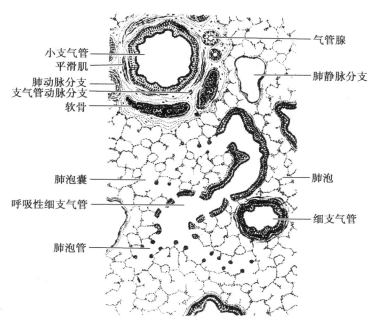

图 2-14　肺切片(低倍)

当支气管的分支口径在 1mm 以下时,称为细支气管。管壁构造的特征是:一部分管道的假复层纤毛柱状上皮变为单层纤毛柱状上皮。腺体和软骨片很少或无,但肌层相对增多,肌纤维为斜形或环形。

终末细支气管的直径在 0.5mm 以下,表面为单层纤毛柱状上皮,腺体和软骨片均已消失。平滑肌形成完整的环行层。由于细支气管及终末细支气管管壁上的平滑肌相对增多,并可在自主神经的支配下收缩和舒张,因此细支气管尤其是终末细支气管有调节进入肺小叶气流量的作用。某些药物及病理情况可导致细支气管、终末细支气管平滑肌发生痉挛性收缩,阻塞管腔,使进出肺泡的气流量减少,引起呼吸困难。

细支气管与终末细支气管的上皮由两种细胞构成,一种是纤毛细胞,另一种是无纤毛细胞,后者除少量为基细胞、刷细胞和小颗粒细胞外,大部分是克拉拉细胞(Clara cell);此外,还有神经上皮小体。

克拉拉细胞也称分泌细胞,分布在气管、支气管、细支气管、终末细支气管和呼吸性细支气管,尤以后两者为多。在光镜下,克拉拉细胞呈柱状,其最明显的特征是细胞的顶端呈圆顶状凸向管腔;电镜下可见顶部胞质内含有大量有膜的分泌颗粒(图2-15)。克拉拉细胞能分泌稀薄的分泌

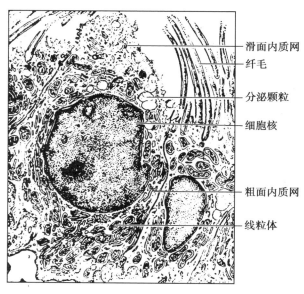

图 2-15　克拉拉细胞超微结构图

物,内含蛋白水解酶,可分解管腔内的黏液,利于排出;细胞内还含有较多的氧化酶系,可对吸收的毒物或某些药物进行生物转化,使其毒性减弱或便于排出。有报道认为克拉拉细胞中存在具有干细胞特征的亚群,主要位于神经上皮小体内和邻近组织,上皮受损时,该细胞能分化成纤毛细胞;还有报道认为该细胞能产生表面活性物质,降低细支气管的表面张力。

神经上皮小体(neuroepithelial body,NEB)是呼吸道上皮内成群的神经内分泌细胞,多分布于支气管远端分支的上皮内。在成人,NEB由4~10个平行排列的无纤毛柱状上皮细胞组成,但在胎儿及新生儿可含10~30个细胞。小体呈卵圆或球形,镶嵌在周围上皮细胞间,细胞位于基膜上,顶端凸入管腔,在HE染色切片中,由于NEB的细胞质较为透明,染色较浅,与周围细胞有明显的不同,其周围常可见有克拉拉细胞包绕。镀银法可显示NEB细胞基部有嗜银颗粒,表面有界膜包围,颗粒内有致密核芯。NEB有神经末梢分布,并与神经上皮小体的细胞形成突触,现认为NEB是一种气道氧感受器,可感受气道中$O_2$、$CO_2$或其他气体浓度的变化,通过释放5-羟色胺等物质,促进肺内血管紧张度增加,维持恰当的通气/血流比值的作用。它与小颗粒细胞同属于APUD细胞系统。NEB与克拉拉细胞关系密切,可作为干细胞的微环境,在保持克拉拉细胞的干细胞特性及调节细胞增生分化中起重要作用(图2-16)。

### (二) 肺呼吸部

肺的呼吸部是指由呼吸性细支气管、肺泡管、肺泡囊和肺泡等构成的部分,其管壁上均有肺泡开口,肺泡能进行气体交换,故称为呼吸部。

1. 呼吸性细支气管 每一终末细支气管可分成2个或2个以上呼吸性细支气管。在成人,其直径在0.5mm以内,较短,因管壁上已有肺泡开口,故称为呼吸性细支气管,其管壁结构大致与终末细支气管相似,但黏膜已无皱襞,肌层也很薄,上皮在起始部分为单层纤毛柱状上皮,无杯状细胞;稍向下,为单层立方上皮,由纤毛细胞与克拉拉细胞组成;在肺泡开口处,单层立方上皮移行为单层扁平上皮。上皮下有薄层固有膜,由胶原纤维、分散的平滑肌细胞和弹性纤维构成。

2. 肺泡管 是呼吸性细支气管的分支,也是几个肺泡囊共同的通道。管壁的四周有许多肺泡或肺泡囊的开口,故在切片上看不到完整的管壁。肺泡管的管壁衬以单层立方上皮,上皮下有薄层的弹性纤维和网状纤维,并有少量的平滑肌呈螺旋状环绕肺泡开口处,肺泡管为肺内最后具有平滑肌的一段管道。

3. 肺泡囊 是几个肺泡的共同开口处,囊壁由肺泡围绕而成,相邻肺泡开口处无平滑肌。通常两个或多个肺泡囊从一个肺泡管末端发出。

4. 肺泡 为肺进行气体交换的场所,是多面形或半球形的薄层小囊,开口于肺泡囊、肺泡管或呼吸性细支气管。肺泡内层衬有一层肺泡上皮和基膜,相邻肺泡之间的组织为肺泡隔。成人肺泡内径约为200~250μm,壁很薄,两肺约有3亿~4亿个肺泡,呼气时肺泡总面积约为30m²,深吸气时可达100m²,它提供了广大的气体交换面积。初生儿的肺泡数仅为成人的10%,由于初生儿肺泡较小,故肺泡表面面积仅为成人的3%,但初生儿的体表面积为成人的10%,故其气体交换面积相对要比成人小得多,因而"储备肺功能"较差,这种"储备肺功能"在代谢增进或疾病状态时动用。电镜下,肺泡上皮细胞可分为Ⅰ型肺泡细胞与Ⅱ型肺泡细胞两种(图2-17)。

(1) Ⅰ型肺泡细胞:为一种扁平细胞,沿基膜扩伸形成一层肺泡的衬里,除细胞含核部分略厚突向肺泡腔外,细胞很薄,在成人其厚度为0.2μm,光学显微镜下已不能分辨。胞质中细胞器较少,但可见较多的吞饮小泡。通过吞饮作用可以摄取肺泡腔内的微小粉尘和表面活性物质,Ⅰ型肺泡细胞能以小泡转运方式,将吸入肺泡表面的部分颗粒转运至间质内清除。Ⅰ型肺泡细胞

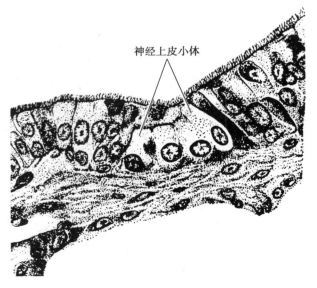

图2-16 神经上皮小体

神经上皮小体

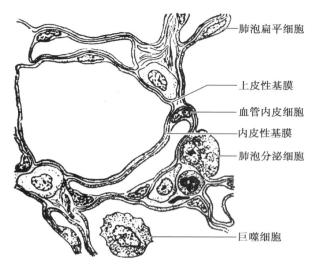

图 2-17 肺泡结构示意图

肺泡扁平细胞
上皮性基膜
血管内皮细胞
内皮性基膜
肺泡分泌细胞
巨噬细胞

的主要作用是提供一个薄而完整的气体交换面,使气体易于通过。Ⅰ型肺泡细胞无增殖能力,损伤后由Ⅱ型肺泡细胞增殖、分化补充。

（2）Ⅱ型肺泡细胞：又称肺泡分泌细胞。分布于Ⅰ型肺泡细胞之间,突向肺泡腔,数量较Ⅰ型肺泡细胞多,但仅覆盖肺泡约5%的表面积。光镜下,Ⅱ型肺泡细胞为立方形或圆形,核圆形,胞质着色浅,呈泡沫状。电镜下,细胞的主要特征是核上方有较多的电子密度高的分泌颗粒,颗粒内含同心圆或平行排列的板层状结构,称板层小体(图2-18),其主要成分有磷脂(二棕榈酰卵磷脂)、蛋白质和糖胺多糖等。颗粒内容物胞吐释放后,在肺泡上皮表面形成一层薄膜,称表面活性物质,有降低肺泡表面张力、减少吸气时肺的阻力和稳定

肺泡大小的重要作用。如呼气时,肺泡面积缩小,其中表面活性物质分子密度增加,因而降低肺泡表面张力的能力增加,使肺泡表面张力减小,因而肺泡回缩力减少,防止肺泡的塌陷;而吸气时,肺泡扩张,容积变大,其中表面活性物质分子密度减小,降低肺泡表面张力的作用变小,使肺泡回缩力增强,防止肺泡的过度扩张。早产儿可因为Ⅱ型肺泡细胞功能不成熟,表面活性物质分泌不足,导致肺泡不能扩张,出现新生儿呼吸窘迫症。此外,表面活性物质还具有杀菌作用,有助于清除到达肺泡的病原微生物。Ⅱ型肺泡细胞尚有分化和增殖能力,可修补受损伤的肺泡上皮细胞。Ⅰ型肺泡细胞可吞饮表面活性物质,保持其不断更新。

5. 肺泡孔　为相邻肺泡间气体流通的小孔,直径 10~15μm。一般1个肺泡隔上可有1~6个肺泡孔,肺泡孔可平衡肺泡间气体的含量。当某支气管阻塞时,可通过肺泡孔建立侧支通气,防止肺泡萎缩,进行有限的气体交换。在肺感染时,微生物也可经此孔播散。有报道认为肺泡孔可作为巨噬细胞的通道,通过这一途径,完成其清除异物的功能。

6. 肺泡隔　为相邻肺泡间的薄层结缔组织,内有密集的连续毛细血管(图2-19)。血管内皮紧贴肺泡上皮,有利于肺泡中的$O_2$与毛细血管中的$CO_2$进行交换。气体交换时须通过肺泡表面活性物质、Ⅰ型肺泡细胞与基膜、薄层结缔组织、毛细血管基膜与内皮细胞,这些结构称为气-血屏

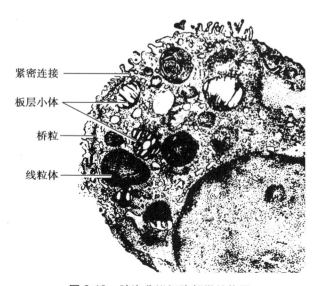

紧密连接
板层小体
桥粒
线粒体

图 2-18 肺泡分泌细胞超微结构图

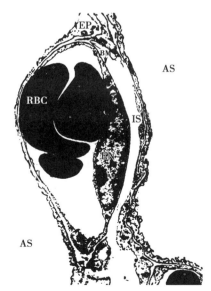

图 2-19 人肺泡隔
RBC:红细胞;AS:肺泡腔;EN:内皮细胞;IS:肺泡间隙;
BM:基膜;EP:肺泡上皮

障,其总厚度仅为 0.2~0.5μm,保证了气体交换迅速进行。肺泡隔中网状纤维、弹性纤维及少量胶原纤维作为肺泡毛细血管的支架,其中弹性纤维与肺泡的弹性回缩有关,老年人的弹性纤维退化,或由于炎症等病变使弹性纤维破坏,肺泡弹性减弱,可致肺泡逐渐扩大导致肺气肿。肺泡隔内的细胞有巨噬细胞、肥大细胞以及少量的成纤维细胞、浆细胞和游走的白细胞等。

7. 肺泡巨噬细胞　在肺泡腔与肺泡隔中常见有巨噬细胞,它们来自血液中的单核细胞。巨噬细胞吞噬了较多吸入的尘粒后,称为尘细胞。巨噬细胞还能吞噬进入肺内的病菌、异物和渗出的红细胞等。在肺内无纤毛的地方,巨噬细胞对肺的净化起着重要作用,它们在吞噬尘粒后,大部分游走到有纤毛的细支气管,通过黏液流动和纤毛摆动从气管排出,或者进入淋巴管转运到肺门,或者沉积于肺的间质内。随着年龄的增长,沉积于间质中的尘粒等也逐渐增多,因此,肺的颜色由淡红色逐渐变为灰红色或暗灰色。

(张传森　党瑞山)

# 第四节　胸廓与胸膜

## 一、胸廓

胸廓后方由 12 块胸椎、12 对肋、1 块胸骨和它们之间的骨连接共同组成。胸廓近似圆锥形,其横径长,前后径短,上部狭小,下部宽阔。新生儿的胸廓横径较小,前后径较大。胸廓围成胸腔,容纳心肺等重要器官。胸廓有上、下两个口和前、后、外侧三壁。胸廓上口较小,由胸骨柄、第 1 肋和第 1 胸椎体围成,是胸腔与颈部的通道。胸廓下口宽而不整,由第 12 胸椎、第 11 及 12 对肋前端和剑突围成,膈肌封闭胸腔底。胸廓前壁最短,由胸骨、肋软骨及肋骨前端构成。胸廓后壁较长,由胸椎和肋骨构成。胸廓外侧壁最长,由肋骨体构成。相邻两肋骨之间的间隙称肋间隙。

胸骨上端通过胸锁关节与锁骨相连,两侧与上 7 对肋软骨相连。初生时胸骨为软骨。胸骨的骨化中心:胚胎第 6 个月时胸骨柄出现 1~3 个骨化中心,胚胎第 8 个月至出生后 1 岁,胸骨体相继出现 7 个骨化中心,骨化为 4 个部分;剑突的骨化中心出现在 3 岁或稍晚,但常骨化不全。胸骨体的 4 个部分,于 12~15 岁左右融合,而胸骨柄与胸骨体、胸骨体与剑突之间的融合,分别出现在老年或中年时期。

第 1~7 对肋以肋软骨与胸骨相连,称为真肋;第 8~10 肋软骨依次附着于上位肋软骨,参与构成肋弓,称为假肋;第 11~12 肋前端游离于腹壁肌层内,称为浮肋。有时从第 7 颈椎长出一肋骨称为颈肋,一般无症状,但有时可压迫臂丛、锁骨下动脉与锁骨下静脉而出现症状。

胸廓除保护、支持功能外,主要参与呼吸运动。吸气时,在吸气肌的作用下,肋的前端抬高,伴以胸骨的上升,使胸腔的前后径加大。同时由于肋骨上举,出现肋骨下缘外翻和肋骨前端向前外方向运动,因而胸廓的横径也增大。与此相反,呼气时,由于肋的下降和后移,肋骨的前端向内下方运动以及肋骨下缘内翻,因此胸腔的各径均缩小。

## 二、胸膜

胸膜为被覆于胸壁内面、膈上面、纵隔两侧面和肺表面的一层浆膜,可分为脏、壁两层。脏胸膜被覆于肺的表面,又称肺胸膜。壁胸膜覆盖于胸壁内面、膈上面、纵隔两侧面。脏、壁胸膜在肺根周围互相移行。脏、壁胸膜之间的狭窄、密闭的腔隙称胸膜腔。胸膜腔呈负压,内有少量浆液,以减少呼吸时脏、壁两层胸膜间的摩擦(图 2-20)。

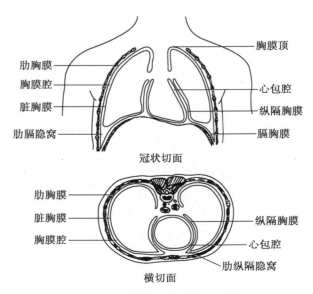

图 2-20　胸膜和胸膜腔示意图

壁胸膜按其所在位置可分为 4 部:①肋胸膜,紧贴于胸骨、肋骨、肋间肌、胸横肌及胸内筋膜内面;②膈胸膜,覆盖于膈肌上面;③纵隔胸膜,衬在纵隔的两侧面;④胸膜顶,是肋胸膜和纵隔胸膜向上的延续,突出于胸廓上口平面以上,包围肺尖的部分。在各部壁胸膜相互反折移行处,可留一定的间隙,当吸气时肺缘也不能伸入其内,称为胸膈隐窝或胸膜窦。由于部位不同,胸膈隐窝分为膈肋隐窝、肋纵隔隐窝及膈纵隔隐窝 3 部分。膈肋隐窝是位于肋胸膜与膈胸膜反折移行处半环状间隙,是诸胸膜隐窝中位置最低、容量最大的部位,其深度可达 2 个肋间隙,胸膜腔积液常先积存于肋膈隐窝内,为临床穿刺抽液的部位。肋纵隔隐窝位于遮盖心包表面的纵隔胸膜与肋胸膜转折处之间,左肺前缘因有心切迹,因此左肋纵隔隐窝较大,位于胸骨左侧第 4~5 肋间隙后面,心包前面。膈纵隔隐窝仅存在于左胸膜腔,一般很小,在膈胸膜与纵隔胸膜之间,由于心尖突向左侧构成。胸膜由间皮细胞与结缔组织组成,间皮细胞的更新很慢。

(张传森　党瑞山)

# 第五节　呼　吸　肌

呼吸肌收缩与舒张引起的胸廓节律性扩大和缩小称呼吸运动,包括吸气运动和呼气运动。主要的吸气肌有膈肌和肋间外肌,用力吸气时还有一些辅助吸气肌参与,如斜角肌和胸锁乳突肌等;主要的呼气肌有腹肌和肋间内肌。

## 一、膈肌

膈肌封闭胸廓下口,介于胸腔与腹腔之间,为圆顶形宽阔的薄肌。上面隆凸,下面呈穹窿状,其中央为腱性部分名中心腱,周围为肌性部分,起自胸廓下口周围,前自胸骨剑突,两侧为肋软骨及其相邻肋骨,后至腰椎,肌纤维向中央移行于中心腱。膈上有 3 个裂孔:①主动脉裂孔,约在第 12 胸椎水平,膈与脊柱之间,有主动脉及胸导管通过;②食管裂孔,位于主动脉裂的左前方,约在第 10 胸椎水平,有食管及迷走神经通过;③腔静脉孔,位于食管裂孔右前方的中心腱内,约在第 8 胸椎水平,有下腔静脉通过。

膈肌是重要的吸气肌,收缩时其圆顶稍扁平而下降 1~3cm(主要活动部分为膈的周围部,其中心腱部分变化不大),从而扩大胸腔的上下径,使胸腔容积扩大,帮助吸气。婴儿膈的基部相对较大,故作为吸气肌更为有利。小儿膈肌位置较高,而老人则较低。

从发生学的角度来看,膈肌是由肌节的转移及并节而成的,因而其神经支配也很复杂。膈的中央部分来自颈部肌节,故其神经支配由颈丛的分支——膈神经支配;膈的前部及两侧由胸下部肌节发育而来,故接受胸神经支配。

## 二、肋间外肌

肋间外肌位于各肋间隙的浅层,起自各上位肋下缘的肋沟下面,肌纤维斜向前下,止于下位肋骨上缘,其前部仅达肋骨与肋软骨的结合处,后部在肋结节处与肋提肌毗邻。于肋软骨间隙处肌纤维退化而代以结缔组织膜——肋间外膜。此肌收缩时,上提肋骨,使胸腔的前后径及横径皆增大,使胸腔的容积扩大以助吸气。肋间外肌受胸神经前支(胸$_{1~11}$)——肋间神经支配。

## 三、腹肌

腹肌包括腹直肌、腹外斜肌、腹内斜肌和腹横肌,它们是呼气肌与呕吐肌。腹肌收缩时,腹内压升高,压迫腹腔脏器将膈肌向上推移,同时牵拉下部肋骨向下向内移位,使胸腔的上下径减小,以助呼气。

## 四、肋间内肌

肋间内肌位于肋间外肌的深面,肌束方向与肋间外肌交叉。起自下位肋骨上缘,从后下方斜向前上方,止于上位肋骨下缘。该肌前部可到达胸骨外侧缘,后部只到肋骨,自此向后则移行于腱膜-肋间内膜,与脊柱相连。此肌收缩时,可使肋骨向下向内移位,同时向内侧翻转,使胸腔的前后径和横径缩小,以助呼气。肋间内肌受肋间神经支配。

## 五、斜角肌

斜角肌位于脊柱颈部的两侧,包括前斜角肌、中斜角肌和后斜角肌。当颈椎被固定时,上述 3 块肌肉可以上提肋骨,使胸腔容积增大,以协助吸气,故属于深吸气肌,但与其他吸气肌相比,其作用较小。除在咳嗽时外,对吸气不起作用。

## 六、胸锁乳突肌

胸锁乳突肌位于颈部两侧皮下,此肌收缩时,可以使胸骨上升,因而可以增加胸腔的前后径,是重要的吸气辅助肌,在呼吸困难时其作用明显。该肌受副神经支配,及第 2 或第 3 颈神经前支的分支支配(本体感觉)。

## 七、胸横肌

胸横肌位于第 3~6 肋软骨的后面,是腹横肌的延续,起自剑突及胸骨体下部的内面。肌束斜向外上方,以 4 个肌齿分别止于第 3~6 肋骨与肋软骨结合处的后面。此肌收缩时,使肋下降,助呼气。胸横肌受肋间神经(胸$_{3~6}$)支配。

## 八、肋下肌

肋下肌位于胸廓后壁肋间内肌后内侧的深面,数目极不恒定,肌纤维方向与肋间内肌相同,但肌纤维较后者为长,常跨过 1 个或 2 个肋骨。其作用与肋间内肌相同,收缩时助呼气。肋下肌受肋间神经支配。

(张传森 党瑞山)

## 参 考 文 献

1. 张朝佑. 人体解剖学. 第 3 版. 北京:人民卫生出版社, 2009.
2. 柏树令. 系统解剖学. 第 7 版. 北京:人民卫生出版社, 2009.
3. 张传森,许家军,许金廉. 模块化教材人体系统解剖学. 北京:人民卫生出版社,2012.
4. 成令忠,蔡文琴,钟翠平. 现代组织学. 上海:上海科学技术文献出版社,2003.
5. 徐晨. 组织学与胚胎学. 北京:高等教育出版社,2009.
6. 高英茂. 组织学与胚胎学. 北京:人民卫生出版社, 2005.
7. 成令忠,王一飞,钟翠平. 组织胚胎学——人体发育和功能组织学. 上海:上海科学技术文献出版社,2003.
8. Reynolds SD,Giangreco A,Power JH,et al. Neuroepithelial bodies of pulmonary airways serve as a reservoir of progenitor cells capable of epithelial regeneration. Am J Pathol, 2000,156(1):269-278.
9. Liu X,Driskell RR,Engelhardt JF. Stem cells in the lung. Methods Enzymol,2006,419:285-321.
10. 姚泰. 生理学. 第 2 版. 北京:人民卫生出版社,2010.

# 第三章

# 小儿呼吸系统疾病症候学

## 第一节　咳　嗽

咳嗽(cough)是呼吸系统疾病最常见的症状。咳嗽是为了排除呼吸道分泌物或异物而发生的一种身体防御反射动作。但咳嗽也有不利的一面，频繁、长期的咳嗽对儿童的生活、学习、睡眠带来影响，剧烈的咳嗽可引起支气管痉挛、喉部受损，严重的甚至可出现气胸、纵隔气肿等并发症。

### 一、机制

传入呼吸道的各种物理性(寒冷的空气、水分等)、化学性(烟雾、刺激性气体等)和机械性(各种粉尘)等刺激，刺激呼吸道的咳嗽感受器(咳嗽受体)，经传入神经(主要为迷走神经)传至延髓呼吸中枢，通过传出神经(喉下神经、膈神经、脊神经)将冲动传到呼吸肌、声门而产生咳嗽。

咳嗽受体(cough receptors)为迷走神经感觉终端，广泛分布于喉、气管、支气管等呼吸道组织，亦分布于胸膜、膈肌和食管等组织。咳嗽受体有两种，主要分为机械受体和化学受体。机械受体包括快速适应性刺激受体(rapidly adapting irritant receptors,RARs)和慢速适应性伸展受体(slowly adapting stretch receptors,SARs)，属迷走神经有髓鞘纤维，受机械性刺激而引起咳嗽反射，多分布于气管分支部和上呼吸道；化学受体主要为C神经纤维，属迷走神经无髓鞘纤维，富含神经肽，受各种化学刺激而直接或间接引起咳嗽反射，多分布于气管分支部至末梢支气管和毛细支气管。

机械受体和化学受体之间有相互调节作用，如C神经纤维受刺激后，除可直接将冲动传至中枢外，还可通过轴突反射，在呼吸道局部释放神经肽、P物质和神经激肽A等，引起支气管平滑肌收缩、黏液分泌、血管扩张、黏膜水肿和炎症，后者进一步激活RARs机械受体，使咳嗽加剧和持续。

此外，气管炎症反应导致前列腺素(PGs)类炎症介质的释放，可进一步引起C神经纤维的兴奋性增加。机械受体和化学受体的相互增强作用是某些疾病所致慢性咳嗽的病理基础。

近年来，越来越多的证据显示C神经纤维末梢含有的瞬时感受器电位香草酸受体1(transient receptor potential vanilloid 1,TRPV1)在咳嗽发生机制中发挥重要作用。TRPV1广泛表达于人和动物的呼吸系统，多种理化刺激可以直接或间接激活TRPV1，诱发咳嗽，针对TRPV1的受体拮抗剂也正在研制，有望成为新一代的镇咳药物。

咳嗽受体被激活后，将传入冲动沿迷走神经传入纤维，传至延髓咳嗽中枢孤立束神经核区，在该部位整合各种传入冲动，继而传至大脑皮质咳嗽中枢，并通过运动传出冲动经迷走神经传出纤维传至各效应器官，如经颈脊神经($C_{1~4}$)、膈神经以及迷走神经喉返神经支等。调节呼吸肌活动、支气管的挛缩和声门的闭合，并调节呼吸道黏液腺的分泌，以完成咳嗽反射和黏液清除功能。

咳嗽也受大脑皮层的支配，因此人们可以随意作咳嗽动作，并能在一定程度上抑制咳嗽。

一般咳嗽多先有短促的深吸气；继而声门迅速关闭，同时呼气，肋间肌、横膈肌剧烈收缩，使胸内压力升高；最后声门突然开启，肺内被压空气和分泌液随之咳出。

### 二、分类

咳嗽通常按时间分为3类:急性咳嗽、亚急性咳嗽和慢性咳嗽。急性咳嗽<3周，亚急性咳嗽为3~8周，成人慢性咳嗽>8周。小儿慢性咳嗽的时间一般定为4周以上。咳嗽按性质可分为干咳和湿咳。咳嗽按有无特异性病因及胸X线片有无异常分为特异性咳嗽和非特异性咳嗽。

### 三、病因

#### （一）呼吸道疾病

小儿呼吸道血管丰富,气管、支气管的内径狭窄,黏膜柔嫩,容易发生感染,故呼吸道感染是引起儿童咳嗽较常见的原因。

1. 上呼吸道　上呼吸道感染包括鼻炎或鼻旁窦炎、扁桃体炎、急性咽炎、急慢性喉炎、急性会厌炎、喉结核等。

2. 气管、支气管　急性及慢性支气管炎、支气管内膜结核、支气管扩张症等。

3. 肺　毛细支气管炎、肺炎(细菌性、病毒性、支原体性等)、肺真菌病、肺脓肿、肺囊肿合并感染、肺结核等。

4. 寄生虫病　可致肺部疾病,如肺吸虫病、肺包虫病、钩虫病等。

#### （二）胸膜疾病

如各种原因所致的胸膜炎、胸膜间皮瘤、自发性气胸或胸腔穿刺等均可引起咳嗽。

#### （三）心血管疾病

充血性心力衰竭、二尖瓣狭窄引起肺淤血或肺水肿是因肺泡及支气管内有浆液性或血性渗出物,可引起咳嗽。右心或体循环静脉栓子脱落造成肺栓塞也可引起咳嗽。

#### （四）中枢神经因素

从大脑皮质发出冲动传至延髓咳嗽中枢,人可随意引起咳嗽反射或抑制咳嗽反射,如皮肤受冷刺激或三叉神经分布的鼻黏膜及舌咽神经支配的咽峡部黏膜受刺激时,可反射性引起咳嗽。

#### （五）慢性咳嗽的病因

临床上引起儿童慢性咳嗽的原因复杂。儿童慢性咳嗽的病因与成人不尽相同,且不同年龄儿童慢性咳嗽原因也有差别。2013年,中华医学会儿科学分会呼吸学组慢性咳嗽协作组和《中华儿科杂志》编辑部针对儿童咳嗽诊疗中的诸多问题,修订了《中国儿童慢性咳嗽诊断与治疗指南》。不同年龄儿童慢性咳嗽常见的原因,见表3-1。

1. 特异性咳嗽　特异性咳嗽(specific cough)是指咳嗽伴有能够提示特异性病因的其他症状或体征,即咳嗽是这些诊断明确的疾病的症状之一。例如咳嗽伴随呼吸急促、缺氧或发绀者提示肺部炎症;伴随呼气性呼吸困难、听诊有呼气相延长或哮鸣音者,常提示哮喘、毛细支气管炎等;伴随生

长发育障碍、杵状指/趾者提示严重慢性肺部疾病及先天性心脏病等;伴随有大量脓痰者提示支气管扩张症、肺脓肿、肺囊肿合并感染和支气管胸膜瘘等;伴随咯血者提示支气管扩张症、肺脓肿、肺含铁血黄素沉着症或肺部血管性疾病等。

表3-1　不同年龄儿童慢性咳嗽常见的原因

| 年龄 | 病因 |
| --- | --- |
| 婴幼儿期、学龄前期(0~6周岁) | 呼吸道感染和感染后咳嗽、咳嗽变异性哮喘、上气道咳嗽综合征、迁延性细菌性支气管炎、胃食管反流等 |
| 学龄期(>6岁~青春期) | 咳嗽变异性哮喘、上气道咳嗽综合征、心因性咳嗽等 |

2. 非特异性咳嗽　非特异性咳嗽(non-specific cough)是指以咳嗽为主要或唯一表现,胸部X线片未见异常的慢性咳嗽。目前临床上的儿童慢性咳嗽主要就是指这一类咳嗽。其常见病因主要为:

(1) 呼吸道感染与感染后咳嗽(respiratory infections and post-infection cough):许多病原微生物如百日咳杆菌、结核分枝杆菌、病毒(特别是呼吸道合胞病毒、副流感病毒、巨细胞病毒)、肺炎支原体、衣原体等引起的呼吸道感染是儿童慢性咳嗽常见的原因,多见于<5岁的学龄前儿童。

(2) 咳嗽变异性哮喘(cough variant asthma, CVA):是引起儿童尤其是学龄前和学龄期儿童慢性咳嗽的常见原因之一。

(3) 上气道咳嗽综合征(upper airway cough syndrome, UACS):各种鼻炎(过敏性及非过敏性)、鼻窦炎、慢性咽炎、慢性扁桃体炎、鼻息肉、腺样体肥大等上气道疾病可引起慢性咳嗽,既往诊断为鼻后滴漏(流)综合征,现采用上气道咳嗽综合征这一名称。

(4) 胃食管反流性咳嗽(gastroesophageal reflux cough, GERC):阵发性咳嗽最好发的时相在夜间,咳嗽也可在进食后加剧;24小时食管下端pH监测是诊断GERC的金标准。

(5) 非哮喘性嗜酸性粒细胞性支气管炎(non-asthma eosionphilic bronchitis, NAEB):以刺激性干咳为主要的临床症状,但肺功能显示无气道高反应性,确诊需检查痰中嗜酸性粒细胞计数。

(6) 先天性呼吸道畸形(congenital respiratory malformations):主要见于婴幼儿,尤其是1岁以

内。包括有先天性气管食管瘘、先天性血管畸形压迫气道、喉气管支气管软化和/或狭窄、支气管肺囊肿、纤毛运动障碍、先天性食管闭塞、先天性肺段隔离症、膈疝等。

（7）心因性咳嗽（psychogenic cough）：常见于学龄期和青春期的儿童，是一种排他性诊断。

（8）其他因素所致的慢性咳嗽

1）异物吸入（foreign body aspiration）咳嗽：是气道异物吸入后最常见的症状。

2）药物诱发性咳嗽（drug-induced cough）：有些肾性高血压的儿童在使用 ACEI 如卡托普利后会诱发咳嗽。其机制可能与缓激肽、前列腺素、P 物质分泌等有关。β-肾上腺素受体阻断剂如普萘洛尔等可以引起支气管的高反应性，故也可能导致药物性咳嗽。

3）耳源性咳嗽（otogenic cough）：2%～4% 的人具有迷走神经耳支。当这部分人中耳发生病变时，迷走神经受到刺激就会引起慢性咳嗽。耳源性咳嗽是儿童慢性咳嗽的一个少见原因。

### 四、临床表现

#### （一）咳嗽的性质

咳嗽无痰或痰量甚微，称为"干性咳嗽"，常见于急性或慢性咽喉炎、急性支气管炎的初期、胸膜炎、轻症肺结核、气管受压、支气管异物、胸膜炎、肺间质纤维化、二尖瓣狭窄、耳部疾病等。咳嗽伴有痰液时称为"湿性咳嗽"，常见于肺炎、慢性支气管炎、支气管扩张症、肺脓肿及空洞型肺结核等疾病。

#### （二）咳嗽的时间与规律

突发性咳嗽，多由于吸入刺激性气体或异物引起；阵发性咳嗽，多见于哮喘、百日咳、支气管淋巴结结核等；慢性咳嗽，多见于呼吸道感染及感染后咳嗽、咳嗽变异性哮喘、上呼吸道咳嗽综合征、胃食管反流性咳嗽等；夜间多咳，常见于咳嗽变异性哮喘、心脏疾病等；运动后咳嗽，常见于运动诱发哮喘。

#### （三）咳嗽的音色

咳嗽声音嘶哑者常见于急性喉炎；鸡鸣样咳嗽常见于百日咳、会厌、喉部疾患或气管受压；咳嗽伴有喘鸣声者常见于毛细支气管炎、支气管哮喘；咳嗽伴有金属声调者可见于纵隔肿瘤、主动脉直接压迫气管所致；咳嗽声音微弱或无声者可见于声带麻痹或极度衰弱的患儿。

### 五、伴随症状

1. 咳嗽伴发热　多见于急性上、下呼吸道感染、肺结核、胸膜炎等。

2. 咳嗽伴胸痛　常见于肺炎、胸膜炎、肺栓塞和自发性气胸等。

3. 咳嗽伴呼吸困难　见于喉水肿、支气管哮喘、慢性阻塞性肺病、重症肺炎、肺结核、大量胸腔积液、气胸、肺淤血、肺水肿及气管或支气管异物。

4. 咳嗽伴咯血　常见于支气管扩张症、肺结核、肺脓肿、二尖瓣狭窄、支气管结石、肺含铁血黄素沉着症等。

5. 咳嗽伴大量脓痰　常见于支气管扩张症、肺脓肿、肺囊肿合并感染和支气管胸膜瘘。

6. 咳嗽伴有哮鸣音　多见于支气管哮喘、喘息性支气管炎、弥漫性泛细支气管炎、气管与支气管异物等。

### 六、诊断

先详细询问咳嗽性质，最好能亲自听到患儿的咳嗽声。然后再进行详细的体格检查，特别要注意检查鼻、咽、喉部及胸肺。若伴有呼吸困难，应辨明其为吸气性还是呼气性。肺部听诊要注意呼吸音强弱及有无异常呼吸音。各种辅助检查手段包括血常规、胸部 X 线片、血清特异性 IgE 测定、血清过敏原检查或皮肤点刺试验、肺功能检查、结核菌素皮试、24 小时食管 pH 监测、鼻窦 CT、胸部 CT、支气管激发试验（舒张试验）、支气管镜检、诱导痰或支气管肺泡灌洗液细胞学检查和病原微生物分离培养等，应按照循序的诊断思路，从简单到复杂，从常见病到少见病，有所选择。慢性咳嗽常见疾病诊断要点如下：

#### （一）感染后咳嗽

感染后咳嗽（post-infection cough，PIC）是引起幼儿和学龄前儿童慢性咳嗽的常见原因，也是儿童慢性咳嗽病因中诊断修正率最高者。

PIC 的临床特征和诊断线索：

（1）近期有明确的呼吸道感染病史。

（2）咳嗽持续>4 周，呈刺激性干咳或伴有少许白色黏痰。

（3）胸部 X 线片检查无异常或仅显示双肺纹理增多。

（4）肺通气功能正常，或呈现一过性气道高反应。

（5）咳嗽通常有自限性，如果咳嗽时间超过8周，应考虑其他诊断。

（6）除外其他原因引起的慢性咳嗽。

**（二）咳嗽变异性哮喘**

咳嗽变异性哮喘（cough variant asthma，CVA）是引起我国儿童尤其是学龄前和学龄期儿童慢性咳嗽的最常见原因。

CVA的临床特征和诊断线索：

（1）持续咳嗽>4周，通常为干咳，常在夜间和/或清晨发作，运动、遇冷空气后咳嗽加重，临床上无感染征象或经过较长时间抗菌药物治疗无效。

（2）支气管舒张剂诊断性治疗咳嗽症状明显缓解。

（3）肺通气功能正常，支气管激发试验提示气道高反应性。

（4）有过敏性疾病病史，以及过敏性疾病阳性家族史。过敏原检测阳性可辅助诊断。

（5）除外其他疾病引起的慢性咳嗽。

**（三）上气道咳嗽综合征**

上气道咳嗽综合征（upper airway cough syndrome，UACS）是引起儿童尤其是学龄前与学龄期儿童慢性咳嗽的第2位病因。各种鼻炎、鼻窦炎、慢性咽炎、腭扁桃体和/或增殖体肥大、鼻息肉等上气道疾病均可引起慢性咳嗽。

UACS的临床特征和诊断线索：

（1）持续咳嗽>4周，伴有白色泡沫痰（过敏性鼻炎）或黄绿色脓痰（鼻窦炎），咳嗽以晨起或体位变化时为甚，伴有鼻塞、流涕、咽干并有异物感和反复清咽等症状。

（2）咽后壁滤泡明显增生，有时可见鹅卵石样改变，或见黏液样、脓性分泌物附着。

（3）抗组胺药、白三烯受体拮抗剂和鼻用糖皮质激素对过敏性鼻炎引起的慢性咳嗽有效，化脓性鼻窦炎引起的慢性咳嗽需要抗菌药物治疗2~4周。

（4）鼻咽喉镜检查或头颈部侧位片、鼻窦X线片或CT片可有助于诊断。

**（四）胃食管反流性咳嗽**

国内有报告胃食管反流性咳嗽（gastroesopha-geal reflux cough，GERC）占儿童慢性咳嗽的4.7%，因24小时食管下端pH监测是诊断GERC的金标准，但完成该项操作有一定难度且家长不同意进行此项侵入性操作，由此可能低估了我国GERC的发病率，更不能在未开展此项监测的条件下就结论GERC在我国少见。有数据显示在完成24小时食管下端pH监测的病例中，GERC占30.77%。

GERC的临床特征与诊断线索：

（1）阵发性咳嗽最好发的时相在夜间。

（2）咳嗽也可在进食后加剧。

（3）24小时食管下端pH监测呈阳性。

（4）除外其他原因引起的慢性咳嗽。

**（五）非哮喘性嗜酸性粒细胞性支气管炎**

非哮喘性嗜酸性粒细胞性支气管炎（non-asthma eosionphilic bronchitis，NAEB）的临床特征与诊断线索：

（1）刺激性咳嗽持续>4周。

（2）胸部X线片正常。

（3）肺通气功能正常，且无气道高反应。

（4）痰液中嗜酸性粒细胞比例>0.03。

（5）支气管舒张剂治疗无效，口服或吸入糖皮质激素治疗有效。

（6）除外其他原因引起的慢性咳嗽。

**（六）心因性咳嗽**

美国胸科医师协会建议：儿童心因性咳嗽（psychogenic cough）应在除外多发性抽动症，并且经过行为干预或心理治疗后咳嗽得到改善时才能诊断。

心因性咳嗽的临床特征与诊断线索：

（1）年长儿多见。

（2）日间咳嗽为主，专注于某件事情或夜间休息咳嗽消失，可呈雁鸣样高调的咳嗽。

（3）常伴有焦虑症状，但不伴有器质性疾病。

（4）除外其他原因引起的慢性咳嗽。

（陈 慧）

# 第二节 咳 痰

咳痰（expectoration）是一种呼吸系统常见的症状。咳痰是由于支气管黏膜纤毛上皮细胞的纤毛运动，支气管肌肉的收缩及咳嗽的冲动，将呼吸道内分泌物送至口腔而排出的全过程。

## 一、病因与机制

咳痰也就是湿性咳嗽，其主要病因有肺炎、支气管哮喘、慢性支气管炎、支气管扩张症、百日咳、肺结核、肺脓肿、肺寄生虫病、肺水肿等。

支气管分泌腺有浆液细胞和黏液细胞两种，呼吸道分泌物主要是由呼吸道黏膜表面的杯状细胞和固有层的支气管黏液腺分泌的，尤以支气管黏液腺分泌的占多数。正常时杯状细胞及浆液腺分泌少量黏液，形成黏液毯：黏液层（厚 2μm），含 IgA、溶解酵素、白蛋白等，具免疫杀菌作用，覆盖在纤毛上皮游离面，起润滑、保护上皮作用；浆液层（厚 6μm），提供纤毛的有效摆动空间，内含最小化糖蛋白，保证液体的流动性。

痰液中主要成分是黏液，含有酸性糖蛋白（岩藻黏蛋白）、溶菌酶、白蛋白、纤维蛋白原、IgA、IgG 等，其黏稠度与糖蛋白含量有关。感染时由于各种蛋白质增加，同时去氧核糖核酸、乳酸脱氢酶和脂质也有出现并见增加，黏稠性亦随之增高。此外，痰液还含有各种细菌、病毒、肺炎支原体、寄生虫卵、白细胞及脱落细胞等。

吸气的同时吸入尘埃、刺激性气体、烟雾，或由于细菌、病毒等感染，或因肺瘀血、变态反应等原因，使杯状细胞和支气管黏液腺肥大增生，分泌物增多。痰液刺激气道感受器，传入神经，加重咳嗽，同时痰液在气道存在，促使细菌繁殖，感染加重。痰液在气道久留，水分渐失变稠成痰栓，可堵塞气道，起肺不张或肺气肿，影响通气功能，严重咳嗽，咳痰可传染（飞沫传染、气溶胶传播）。痰、咳、喘互为因果，形成恶性循环。

## 二、临床表现

### （一）痰量

急性呼吸道感染时痰量较少。痰量很多时首先应考虑支气管扩张症，其特征为早晨大量咳痰。其次考虑是肺脓肿，脓胸或膈下脓肿破入支气管时，可咳出大量痰液。

### （二）性质

一般分为黏液性痰、浆液性痰、脓性痰和血痰。

1. 黏液性痰　黏稠、无色、透明或稍白的黏液性痰，多见于支气管哮喘、急性支气管炎、百日咳等。

2. 浆液性痰　见于肺水肿。

3. 黄色或褐色脓性痰　多见于细菌性急性支气管炎、支气管扩张症、肺脓肿等。

4. 血痰　多见于支气管扩张症、肺脓肿、肺结核、百日咳痉咳期、肺寄生虫病。

### （三）颜色

1. 黄色　为脓性痰，表示呼吸系统有化脓性感染。

2. 黄绿色或翠绿色　见于铜绿假单胞菌感染，也可见于干酪性肺炎的痰。

3. 红色或棕红色　是由于呼吸道黏膜受侵害、损害毛细血管或渗入肺泡所致，可见于支气管扩张症、肺结核、急性肺水肿、特发性肺含铁血黄素沉着症及肺吸虫病等。

4. 粉红色泡沫痰　见于急性肺水肿、左心衰竭。

5. 砖红色胶冻样痰　见于克雷伯杆菌肺炎。

6. 铁锈色　为典型肺炎链球菌肺炎的特征。

7. 棕褐色　可见于阿米巴肺脓肿。

### （四）其他

1. 痰白黏稠且牵拉成丝难以咳出　提示有真菌感染。

2. 大量稀薄浆液性痰中含粉皮样物　提示棘球蚴病（包虫病）。

3. 嗅味　肺脓肿、支气管扩张症、肺坏疽等疾病时，痰液可有恶臭，提示厌氧菌感染。

（范亚可　陈　嬺）

# 第三节　咯　　血

自喉部以下的呼吸道出血，经咳嗽排出口腔者，称之为"咯血"（hemoptysis）。咯血前常有喉部痒感。咯血颜色鲜红或呈泡沫状，并常混有痰液，血液反应为碱性。少量咯血，有时仅表现为痰中带血；大量咯血，血液从口、鼻涌出，常可阻塞呼吸道，造成窒息死亡。咯血既可以是一个独立的症候，又可以是多种疾病中的一个症状。

## 一、病因

### （一）呼吸道疾病

气管、支气管、肺部疾病是引起咯血的最常见原因，如感染性疾病，包括急、慢性支气管炎、肺炎、肺脓肿、肺结核、肺侵袭性真菌感染、百日咳、肺吸虫病、阿米巴肝脓肿穿破支气管、肺包虫病、肺放线菌病等；支气管、肺结构发育异常，如肺隔离症等;支气管扩张症、囊性纤维化;其他,如创伤、肿瘤、支气管异物、支气管结石、特发性肺含铁血黄素沉着症等。其发病机制主要是微生物及其代谢产物造成支气管黏膜或毛细血管通透性增加,或病变直接侵犯、腐蚀黏膜下血管,导致其破裂所致。肺炎出现的咯血,常见于肺炎链球菌肺炎、金黄色葡萄球菌肺炎、肺炎杆菌肺炎和军团菌肺炎,支原体肺炎有时也可出现痰中带血。

#### (二) 心血管疾病

最常见于二尖瓣狭窄,其次为先天性心脏病所致肺动脉高压或原发性肺动脉高压,另有肺栓塞、肺血管炎等。由于肺瘀血所致者常为小量咯血或痰中带血;而由于支气管黏膜下静脉曲张破裂者,出血量较大,因肺静脉与支气管静脉间侧支循环的存在,肺静脉压升高可使支气管黏膜下的小静脉血压升高,导致静脉曲张与破裂而出血。肺内先天性血管畸形如先天性肺部动、静脉瘤破裂也可引起大量咯血。

#### (三) 出血性疾病

血小板减少性紫癜、白血病、血友病等可引起咯血。

#### (四) 其他疾病

新生儿肺出血、肺出血-肾炎综合征、风湿性疾病如结节性多动脉炎、系统性红斑狼疮、Wegener肉芽肿、白塞病或气管、支气管子宫内膜异位症等均可引起咯血。

儿童常见的咯血病因,见表3-2。

表3-2 儿童咯血的病因

| 常见原因 | 少见原因 |
| --- | --- |
| 支气管炎 | 外伤 |
| 肺炎 | 血管畸形 |
| 肺结核 | 先天性心脏病 |
| 呼吸道异物 | 特发性肺动脉高压 |
| 支气管扩张症 | 肺栓塞 |
| 肺含铁血黄素沉着症 | 肿瘤 |
| | 囊性纤维化 |
| | 出凝血功能障碍 |
| | 肺出血-肾炎综合征 |
| | 血管炎 |

### 二、机制

#### (一) 支气管黏膜、肺泡及毛细血管损伤

微生物及其代谢产物造成呼吸道黏膜或病灶毛细血管渗透性增高,血液渗出所致咯血。常见疾病,如下呼吸道感染、肺栓塞、特发性肺含铁血黄素沉着症、肺出血-肾炎综合征。

#### (二) 支气管动脉、肺动脉损伤

病变直接侵犯、腐蚀支气管动脉或肺动脉,导致其破裂出血。最常见的是肺脓肿、肺囊肿、空洞型肺结核、支气管扩张症等。

#### (三) 肺血管内压力增高

1. **肺淤血** 通常由左心充血性心力衰竭引起,左心室收缩功能下降,左心腔内压力升高,阻碍肺静脉回流,肺部局部血管出现血液淤积,造成少量咯血,而长期肺淤血可引起肺静脉压升高,破裂导致大量咯血。常见疾病如风湿热所致二尖瓣狭窄、左房黏液瘤等。

2. **肺高压** 先天性肺血管畸形、先天性心脏病可造成肺毛细血管床前阻力加大,形成肺高压。当外界因素,如精神紧张、咳嗽及劳累等,病变区压力迅速增高,而扩张的支气管动脉或支气管动脉-肺动脉吻合支破裂可引起致命性大咯血。常见疾病包括先天性肺静脉闭锁、特发性肺动脉高压、左向右分流的先天性心脏病等。外伤或肺结核钙化灶等对血管的机械性损伤也可引起咯血。

#### (四) 出凝血功能障碍

凝血因子缺陷或凝血过程障碍以及血管收缩不良等因素,在全身性出血倾向的基础上也可能出现咯血。

#### (五) 机械性损伤

外伤、异物、钙化灶及支气管结石等可对肺血管造成机械性损伤而引起咯血。

### 三、临床表现

#### (一) 咯血量

目前,对于儿童咯血量界定尚无统一标准。一般认为,24小时内咯血>8ml/kg或200ml为大量咯血,需积极处理。大量咯血可见于患支气管扩张症、肺内先天性血管畸形、空洞性肺结核的年长儿;少量咯血可见于肺炎链球菌肺炎咯出铁锈色痰,百日咳有阵发性咳嗽,咯出黏稠性血痰,肺水肿咯出粉红色泡沫状痰。少量咯血伴低色素贫血,要考虑特发性含铁血黄素沉着症。

#### (二) 性状

咯血带黏稠性痰者,多见于百日咳、慢性支气管炎;咯血带脓性痰者,多见于肺脓肿、支气管扩张症、空洞性肺结核;反复咯血多见于支气管扩张

症、肺结核、特发性肺含铁血黄素沉着症。咯血有臭味者，多见于肺脓肿、支气管扩张症、肺坏疽。咯血有生食螃蟹或蜊蛄史并带有烂桃样臭味者，可见于肺吸虫病等。

少量咯血应与口、鼻出血相鉴别。口腔出血经口咽部检查，可发现牙龈、口腔、咽部溃疡出血。鼻腔出血如前鼻孔流出，常在鼻中隔前下方有出血灶；如鼻后部出血则量较多，经鼻咽镜检查，可见血液从鼻后孔沿咽壁下流，即可确诊。大量血液咯出时，需与上消化道出血（呕血）鉴别（表3-3）。

表 3-3　咯血与呕血的鉴别

| 项目 | 咯　　　血 | 呕　　　血 |
| --- | --- | --- |
| 病因 | 肺结核、支气管扩张症、肺炎、肺脓肿、心脏病等 | 消化性溃疡、肝硬化、急性胃黏膜病变、胆道出血等 |
| 出血前症状 | 喉部痒感、胸闷、咳嗽等 | 上腹部不适、恶心、呕吐等 |
| 出血方式 | 咯出 | 呕出，可为喷射状 |
| 咯出血的颜色 | 鲜红色 | 暗红色、棕色，有时为鲜红色 |
| 血中混有物 | 痰、泡沫 | 食物残渣、胃液 |
| 酸碱反应 | 碱性 | 酸性 |
| 黑便 | 无，若咽下血液量较多时可有 | 有，可为柏油样便，呕血停止后仍可持续数日 |
| 出血后痰的性状 | 常有血痰数日 | 无痰 |

### 四、伴随症状

1. 咯血伴发热　多见于肺炎、肺脓肿、肺结核、流行性出血热、肺出血型钩端螺旋体病等。

2. 咯血伴胸痛　多见于肺炎链球菌肺炎、肺结核、肺栓塞等。

3. 咯血伴呛咳　多见于支原体肺炎。

4. 咯血伴脓痰　多见于支气管扩张症、肺脓肿。

5. 咯血伴皮肤、黏膜出血　可见于血液病、风湿性疾病及肺出血型钩端螺旋体病和流行性出血热等。

6. 咯血伴杵状指　多见于支气管扩张症、肺脓肿等。

7. 咯血伴黄疸　需注意肺炎链球菌肺炎、肺栓塞、钩端螺旋体病。

（范亚可　陈　嫄）

# 第四节　喘　　鸣

喘鸣是一种病理性呼吸音，是由于吸气和/或呼气时气流急速通过狭窄部位而产生的一种粗糙高音调声音。气道梗阻的部位、局部解剖异常及生理性狭窄的程度决定了喘鸣的性质及其所出现的呼吸时相。一般来说，如阻塞发生在声带以上部位时，患儿多表现有吸气性喘鸣；如阻塞发生在声带以下部位时，则患儿往往表现有吸气性和/或呼气性喘鸣。小儿尤其婴幼儿较成人更易发生喘鸣，因婴幼儿喉、支气管腔尚狭小，喉、气管、支气管软骨和肌肉尚脆弱，一受周围压迫，内腔即容易狭窄，加之婴幼儿时呼吸道黏膜的生理解剖特征，易引起炎症性肿胀，黏液分泌物过多，使内腔更易狭窄。

### 一、病因

#### （一）先天性喘鸣

1. 先天性咽部畸形

（1）巨大舌：可见于克汀病、21-三体综合征、血管瘤、淋巴管瘤、舌肌肥大、囊肿等疾病。

（2）小颚症：多见于腭裂-小颌畸形-舌下垂综合征（Pierre-Robin 综合征），舌根下沉。

2. 喉性喘鸣　较多见，由于喉部各种形态异常所致，包括会厌缺损或会厌两裂、先天性喉蹼、喉憩室、喉头囊肿、喉软化症、声带息肉、腺瘤、喉肌麻痹等疾病。其中以喉软化最为多见。

3. 喉外喘鸣　多由于先天性畸形所致。包括异位性甲状腺、鳃囊肿、胸腺肥大等；血管畸形有大动脉弓及其分支压迫呼吸道、重复大动脉弓、畸形动脉、颈部大动脉、肺动脉瘤等。

**（二）后天性喘鸣**

1. 鼻腔感染　多发生于鼻黏膜炎症性肿胀、鼻息肉、鼻窦炎等疾病。

2. 咽部感染　可见于扁桃腺肥大、增殖腺肥大、咽后壁脓肿、舌下蜂窝织炎等疾病。

3. 喉性喘鸣　以急性喉炎最为多见。喉部组织非炎症性肿胀：如过敏性反应、血管神经性水肿（Quincke水肿）、虫咬过敏等；亦可由于神经源性喘鸣，如新生儿手足搐搦症引起的喉痉挛，以及喉肌麻痹（开始无声，继之发生呼气性、吸气性喘鸣，麻痹原因最常见者为喉返神经麻痹，如胸腔肿瘤、心脏大动脉畸形压迫喉返神经）。

4. 气管、支气管喘鸣　包括以下两种：

（1）呼气性喘鸣：多见于喘息性支气管炎、毛细支气管炎、支气管哮喘，也可见于肺门淋巴结结核等。

（2）肿瘤压迫气管可有吸气性和/或呼气性喘鸣：如位于上、前部纵隔肿瘤、甲状腺肿瘤、畸胎瘤、胸腺瘤；位于中纵隔的囊肿；位于后纵隔的神经性肿瘤以及淋巴瘤、淋巴肉瘤、转移瘤等。

5. 呼吸道异物　多发生于儿童不慎将花生米、果冻、瓜子、枣核、纽扣、硬币等吸入呼吸道，致使气道阻塞，出现喘鸣。

6. 创伤　反复或不熟练地气管内吸引术，可以造成气管黏膜水肿而致梗阻；对于生后6周至数月的患儿出现喘鸣，应考虑到新生儿期气管插管的并发症即声门下狭窄；新生儿鼻外伤可以发生喘鸣样呼吸；会厌和声门上组织烫伤，因会厌部、喉部组织水肿而出现喘鸣及呼吸困难。

**二、临床表现**

除原发疾病症状外，喘鸣的性质、时相在上呼吸道阻塞与下呼吸道阻塞时有所不同。

**（一）上呼吸道阻塞**

上呼吸道阻塞时，因吸气时气流急速通过狭窄的声门，而发生一种尖锐的吸气性喉喘鸣，呼气时并无此声音。喉喘鸣的音调高低一般与急性喉梗阻程度平行，但在呼吸趋向衰竭状态时，喉喘鸣反而减轻，不应误解为病情好转。

上呼吸道阻塞还可伴有以下表现：①吸气相呼吸困难：为上呼吸道梗阻的一个特征，其特点为吸气延长、呼气正常、呼吸频率不加快。②吸气时胸廓凹陷：由于吸气时空气不易顺利进入肺内，为了克服这一障碍，胸腔内负压加大，故在胸廓周围软组织出现吸气性凹陷，其中以胸骨上窝出现最早，且最明显。同样亦可出现在锁骨上窝及剑突下部，严重时肋间隙亦可出现凹陷。③音哑及失声：喉内病变可出现音哑、失声及击破竹样咳嗽。在通气障碍时可出现低氧血症，表现为呼吸、心率增快，甚而烦躁发绀。如果患儿突然出现吸气相呼吸困难伴有音哑，出现坐卧不安、惊恐表现、面色苍白、额汗淋漓、四肢发冷、脉快，进而出现口唇发绀，甚至神志不清，严重者可呈窒息状态。应及时行X线、喉镜检查以明确诊断，及时治疗。

**（二）下呼吸道阻塞**

下呼吸道阻塞常表现为呼气相喘鸣，是在呼气时发出的一种粗糙的喘鸣声，如哮喘性支气管炎、支气管哮喘时，同时伴有呼气相呼吸困难，其特点表现为呼气延长，吸气正常，且往往会突然出现或于夜间出现。在重度哮喘发作时，患儿常不能平卧，可出现面色苍白、鼻翼扇动、四肢末端发绀、出冷汗等，危重时喘息反而不明显，但有血压下降、血pH及碱储备下降、$PCO_2$上升，表现为呼吸性酸中毒，最后呈二氧化碳麻醉状态。

下呼吸道阻塞可伴有以下表现：①呼气性或混合性呼吸困难：重症肺炎可表现为既有呼气相呼吸困难，又有吸气相呼吸困难，同时有鼻翼扇动、发绀等；②胸廓软组织出现三凹征；③下呼吸道阻塞和肺部病变不出现音哑、失声和击破竹样咳嗽。

**三、诊断**

小儿喘鸣病因较多，吸气性喉喘鸣以急性喉炎和喉软化最为多见。由炎症引起的喉喘鸣经保守治疗可获痊愈。喘鸣的病因诊断除根据病史及临床特点外，常采用直接喉镜或纤维喉镜检查。直接喉镜检查常能明确先天性单纯性喉喘鸣、喉部囊肿、肿瘤、喉蹼、会厌过大、会厌两裂及声带麻痹等的病因诊断，但声门下和气管的病变须进行X线、纤维支气管镜、食管吞钡检查、胸部CT等辅助诊断，以尽早明确喘鸣的病因。

（范亚可　陈　嬿）

# 第五节 发 绀

发绀(cyanosis)是指皮肤和黏膜浅表毛细血管中的还原血红蛋白增多($>50g/L$)或变性血红蛋白增多时,皮肤黏膜呈现青紫色。多见于黏膜及皮肤较薄而毛细血管较丰富的部位,如唇、舌、口腔黏膜、鼻唇沟、面颊,以及指、趾末端等处。皮肤有异常色素沉着可致假性发绀,压之不褪色,且不见于口唇黏膜。

## 一、机制与分类

发绀的出现与小血管内血液的还原血红蛋白增高直接相关,当表浅毛细血管内还原血红蛋白$≥50g/L$时则出现发绀。发绀的出现与否决定于血液内还原血红蛋白量的绝对值,而非决定于还原血红蛋白与氧合血红蛋白的比例。如血红蛋白为$150g/L$,则$1/3$的血红蛋白($50g/L$)为还原血红蛋白时,即出现发绀。还原血红蛋白的含量又取决于总的血红蛋白量与动脉血氧饱和度。一般有发绀即表示缺氧,但两者并非完全一致。如严重贫血患儿,当血红蛋白低于$50g/L$时,即使血$SaO_2$极度降低,全部血红蛋白均变为还原血红蛋白,也不会达到$50g/L$,故不出现发绀。相反,久居高原地区的人和发绀型先天性心脏病患儿有代偿性红细胞与血红蛋白增多,虽缺氧得到一定克服,而仍有明显发绀。另外,高铁血红蛋白超过$15g/L$时也可出现发绀。

### (一)血液中还原血红蛋白增高

1. 中心性发绀

(1)静脉血通过分流混入动脉血:未能通过肺部与肺泡内氧气接触的静脉血直接经由分流进入动脉系统,致使动脉血中氧未饱和度增加,还原血红蛋白超过$50g/L$时即出现发绀。

(2)肺部换气不足:阻碍肺部换气的各种原因使血液通过肺脏时不能充分地与氧结合,致使循环毛细血管中还原血红蛋白量增多而出现发绀。

2. 周围性发绀 发绀是由于全身或局部微循环血流缓慢所致,组织从毛细血管摄取更多的氧,使动静脉间含氧量差别加大,毛细血管含氧量减少,致还原血红蛋白$≥50g/L$。

3. 混合性发绀 因心输出量减少,周围循环不足而缺血、缺氧;体循环血液瘀滞,周围血流速度减慢,$O_2$在组织中消耗过多而致发绀,中心性发绀与周围性发绀同时存在。

### (二)异常血红蛋白增多引起的发绀

1. 高铁血红蛋白血症(methemoglobinemia,MetHb) 正常人血红蛋白分子中含二价铁($Fe^{2+}$),与氧结合为氧合血红蛋白。当血红蛋白中铁丧失一个电子,被氧化为三价铁($Fe^{3+}$)时,称为高铁血红蛋白。正常人血高铁血红蛋白仅占血红蛋白总量的$1\%$左右,并且较为恒定。当血中高铁血红蛋白量超过$1\%$时,称为高铁血红蛋白血症,如超过$15\%$则临床出现发绀。

(1)遗传性高铁血红蛋白血症:是由于细胞内还原高铁血红蛋白酶细胞色素 b5 还原酶(b5R),即黄递酶(diaphorase)缺乏,使细胞内高铁血红蛋白由三价铁还原成二价铁速度减慢,致使高铁血红蛋白浓度增加。b5R 有膜结合型及可溶性两种,两种 b5R 是同一基因的表达产物。该基因位于 22 号染色体,长度 31kb。现已发现 b5R 至少有 11 种变异,此外还发现 5 种 b5R 变异,其电泳行为异常,但酶活性正常,属于酶的多态性。遗传性高铁血红蛋白血症分为 2 型:Ⅰ 型又称单纯红细胞型,Ⅱ 型又称全身型,全身各种细胞都缺乏 b5R 的活性。另有些病例为 b5R 缺乏的杂合子,其血中 MetHb 不增加,但当接触产生 MetHb 的药物时则生成比正常人高得多的 MetHb。

(2)后天性高铁血红蛋白血症:患儿进食大量含有亚硝酸盐的蔬菜、井水或盐腌不久的咸菜后,在肠内硝酸盐经过还原细菌作用转为亚硝酸盐,亚硝酸盐被吸收后将血内低铁血红蛋白氧化为高铁血红蛋白,而失掉带氧能力,故引起肠源性发绀。服用磺胺类、非那西丁、乙酰苯胺、亚硝酸盐(亚硝酸胺、亚硝酸铋、硝酸甘油)也可使血红蛋白转变成高铁血红蛋白,含量占血红蛋白总量的$15\%$时即可出现发绀。

2. 血红蛋白 M 病 本病因珠蛋白基因突变引起,由于高铁血红蛋白的珠蛋白链氨基酸组成改变,肽链上含有一个异常的氨基酸,致使血红蛋白自发地氧化为高铁血红蛋白的速度明显增加,可占血红蛋白总量的$15\%~25\%$。

3. 硫化血红蛋白血症(sulfhemoglobinemia) 凡能产生高铁血红蛋白的药物,均可产生硫化血红蛋白血症。产生硫化血红蛋白还需有一个先决条件,即患儿同时有便秘或服用硫化物如含硫氨基酸,在肠内形成大量硫化氢。服用的含硫化合物或芳香族化合物起触媒作用,使硫化氢作用于血红蛋白而生成硫化血红蛋白而发生发绀。

## 二、病因与临床表现

### (一) 中心性发绀

中心性发绀的特点是血氧饱和度降低。多见于各种病因引起的肺通气、换气不良及右向左分流的先天性心脏病。其发绀特点是全身性的,除四肢和颜面外,也累及黏膜(包括口腔黏膜)及躯干的皮肤,但皮肤是温暖的。中心性发绀又可分为肺源性发绀和心源性发绀两种。长期缺氧患儿往往有手指和足趾呈鼓槌状的表现及红细胞计数的显著增多。

1. 肺源性发绀 是由于肺通气、换气发生障碍、肺氧合作用不足,致使循环毛细血管中还原血红蛋白量增多出现的发绀。吸氧可改善发绀。常见于呼吸道梗阻,如后鼻孔闭锁、先天性喉、气管畸形、急性喉炎、新生儿窒息、低钙血症引起的喉痉挛;肺部疾患以重症肺炎最常见,其他如新生儿呼吸窘迫综合征、肺不张、肺水肿、肺气肿、百日咳痉咳期、粟粒型肺结核等;胸腔疾病如胸腔大量积液、气胸、纵隔气肿及先天性膈疝等;神经、肌肉疾病:如早产儿中枢发育不成熟可引起呼吸暂停而致发绀,感染性多发性神经根炎、重症肌无力及有机磷中毒时的呼吸肌麻痹也可致发绀。

2. 心源性发绀 是儿科发生发绀的重要原因之一。由于体循环静脉血与动脉血混合,部分静脉血未经肺脏进行氧合作用,直接通过分流混入动脉血中,如分流量超过输出量的 1/3 时,则可引起发绀。此种情况可见于法洛四联症、大血管完全易位、艾森门格综合征、主动脉狭窄及肺动脉瓣闭锁、单心房、单心室、全部肺静脉畸形引流等。只有下肢发绀时,应考虑主动脉缩窄位于动脉导管前;只上肢发绀见于大血管转位合并动脉导管未闭。此类患儿吸入 100%氧气后发绀不能缓解。

### (二) 周围性发绀

局部组织因动脉供血不足,静脉回流障碍或自主神经紊乱等均能引起局部血流障碍而致局限性发绀,如上腔静脉梗阻引起的颜面与上肢水肿和发绀,肢端动脉痉挛症(雷诺病)引起的肢端发绀,或寒冷环境等引起末梢循环不良的患儿。发绀常出现于肢体下垂部分及末梢部位,如肢端、耳垂、颜面,这些部位因循环欠佳,皮肤扪触时有寒冷感。如对发绀的耳垂或肢端皮肤予以按摩和加温,使其温暖,则发绀消失,此点有助于与中心性发绀相鉴别。

### (三) 混合性发绀

各种心脏病合并充血性心力衰竭、慢性缩窄性心包炎及各种原因所致的休克,中心性发绀与周围性发绀同时存在。

### (四) 异常血红蛋白增多引起的发绀

1. 高铁血红蛋白血症 主要临床表现为缺氧和发绀,因为 MetHb 不能携氧和可逆性地释放氧。原来可与氧结合的铁离子部位都失去了电子,与羟基或氯化物牢固地结合。临床症状的严重度决定于 MetHb 量、发病速度以及患者的心脏、呼吸和造血系统对缺氧的代偿能力。

(1) 遗传性高铁血红蛋白血症:为常染色体隐性遗传,I 型患者自出生后即有发绀,血中 MetHb 含量占 Hb 总量的 8%~50%。发绀程度轻重不一,一般病例无症状,心、肺及神经系统检查均无异常,即发绀程度显然与病情不相称。而少数病例 MetHb 占到 Hb 总量 40%或更高时患者觉心悸、气短,甚至有明显的呼吸困难。有些患者除红细胞外同时伴有白细胞、血小板及成纤维细胞中 b5R 酶活性的降低。II 型患者约占 10%。临床表现为有严重的智力及发育障碍,神经精神系统异常,如小头颅、角弓反张、手足颤动、全身肌张力减退等。一般多于出生后 3 个月出现神经系统症状,多数夭折。

患儿静脉血呈黑褐色,在空气中振荡或导入 $O_2$ 亦不转红,但滴入 1%氰化钾则变为鲜红色。分光镜检查吸收带在 630nm 处。b5R 活性测定和酶抗原性测定等有助明确诊断。用维生素 C 及亚甲蓝治疗有效。

(2) 后天性高铁血红蛋白血症:高铁血红蛋白含量占血红蛋白总量的 15%时即可出现发绀;达 20%时,除发绀外还有疲乏感;达 30%~40%时,则有四肢无力、心悸、恶心。重则神志不清,出现惊厥甚至死亡。本症起病突然,于数小时内突然发生发绀,以指端与口唇明显,与呼吸困难程度不相称。抽出血液呈暗紫色,在空气中振荡数分钟不变为鲜红色,分光镜检查血液可确定高铁血红蛋白的存在。用维生素 C 及亚甲蓝治疗有速效。

2. 血红蛋白 M 病 为常染色体显性遗传性

疾病。本病除红细胞轻度增加外，无其他异常，虽有发绀但健康状态尚可。部分患者可有轻度溶血性贫血。服用氧化剂类药物（如磺胺类）可使症状加重。抽出血液呈巧克力颜色，用电泳分析可检出 M 血红蛋白，用分光镜检查有高铁血红蛋白。用维生素 C 及亚甲蓝无效。

3. 硫化血红蛋白血症 临床表现主要为发绀，特点是持续时间长，可达几个月或更长，患儿血液置试管中呈蓝褐色，加入抗凝剂在空气中振荡后不变红色。分光镜检查吸收光带在 618nm 处。本病用亚甲蓝与维生素 C 治疗无效。

（范亚可）

# 第六节 呼 吸 困 难

呼吸困难(dyspnea)是儿科常见的一个症状，也是一个体征。呼吸困难是指各种原因引起呼吸频率、强度和节律的改变，并伴以代偿性辅助呼吸肌参加运动，其表现为三凹征（锁骨上窝、胸骨上下窝、肋间隙随吸气动作明显凹陷）、鼻翼扇动、张口、抬肩、点头等呼吸动作。

呼吸困难大致可分为轻、中、重三度。轻度仅表现为呼吸频率增快，或节律稍有不整，活动后可出现轻度发绀；中度呼吸困难除呼吸增快外，表现为三凹征、点头呼吸等代偿性辅助呼吸肌运动，患儿常出现烦躁不安、发绀，吸氧后症状有所缓解；重度呼吸困难时，上述症状均加重，吸氧仍不能使发绀缓解，甚至出现惊厥或昏迷。呼吸困难按发生时相又可分为：吸气相呼吸困难、呼气相呼吸困难、混合性呼吸困难。

呼吸困难时患儿主观感觉呼吸不适，呼吸费力，需要辅助呼吸肌参与呼吸运动，呼吸频率、节律、深度均发生变化，但小儿多不能表达自己的感觉，这时客观检查非常重要。呼吸困难在小儿时期较成人期更为多见。从新生儿期开始，就有一些特殊情况，如分娩异常、羊水吸入、先天性肺不张、先天性畸形等，均可引起呼吸困难。婴幼儿时期，因呼吸道管腔狭窄，血管丰富，纤毛运动差，有炎症时易因黏膜水肿、分泌物及气管痉挛发生阻塞，而易引起呼吸困难。

## 一、病因

### （一）呼吸系统疾病

呼吸系统疾病是引起呼吸困难最常见的疾病。

1. 上呼吸道疾病 先天性因素包括鼻后孔闭锁、小下颌舌后坠（Pierre-Robin 综合征）、巨舌症、先天性喉喘鸣、喉蹼、喉囊肿等；后天性原因包括鼻炎、下鼻甲肥大、扁桃腺极度肥大、增殖腺肥大、咽后壁脓肿、会厌炎、急性喉炎、喉痉挛、上呼吸道异物等疾病。

2. 重症下呼吸道疾病

（1）气管支气管病变：先天性因素包括气管食管瘘、支气管发育不良等；后天性原因包括气管支气管炎、气管支气管异物、喘息性支气管炎、毛细支气管炎、支气管哮喘、支气管扩张等。

（2）肺部病变：先天性大叶性肺气肿、肺淋巴管扩张症等；各种肺炎、肺大疱、肺不张、支气管异物、肺气肿、肺水肿、肺脓肿、特发性肺含铁血黄素沉着症、肺间质纤维化症；新生儿期肺透明膜病、湿肺、吸入性肺炎、肺出血等。

### （二）循环系统疾病

呼吸困难是充血性心力衰竭的常见症状。各种心血管疾病，包括先天性心脏病、病毒性心肌炎、风湿性心脏病、心内膜弹力纤维增生症所引起的心力衰竭均可引起呼吸困难；发绀性心脏病缺氧发作也可表现为极度呼吸困难，如法洛四联症、重度肺动脉狭窄；二尖瓣狭窄、阵发性心动过速、急性心包炎、肺栓塞等也可引起呼吸困难。

### （三）气道压迫

1. 胸腔压迫 各种病因的胸腔积液、气胸、液气胸、膈疝、膈肌麻痹等或其他膈肌升高、腹腔大量积液、腹膜炎、严重肠充气等均可压迫胸腔引起呼吸困难。

2. 纵隔挤压 可见于胸腺肥大、纵隔积气、纵隔肿瘤、纵隔囊肿等。

### （四）血液系统疾病

可见于各种严重贫血等。

### （五）中毒及代谢异常

可见于一氧化碳中毒、氰化物中毒。各种酸中毒包括糖尿病、尿毒症等。

### （六）神经、心理疾病

由于脊髓灰质炎、感染性多发性神经根炎引起的呼吸肌麻痹、重症肌无力、颅内感染所致脑水肿以及心理疾病如癔病等均可引起呼吸困难。

## 二、机制与临床表现

呼吸困难发病机制一般多认为与神经体液因素调节功能失常引起呼吸功能障碍有关。

### （一）肺源性呼吸困难

肺源性呼吸困难是因呼吸系统疾病引起肺通气、换气功能不良，肺活量降低，血中缺氧和 $CO_2$ 浓度增高所致。

1. 吸气相呼吸困难　是由上呼吸道炎症、水肿、异物或先天性因素等引起狭窄或梗阻所致。呼吸肌尚薄弱的婴幼儿，仅有鼻闭塞亦能引起吸气相呼吸困难。吸气相呼吸困难临床特点为吸气时呈现三凹征，吸气延长，呼吸次数反而减少；吸气时伴有高调喉喘鸣。

2. 呼气相呼吸困难　多由下呼吸道炎症、水肿、痉挛或异物等引起狭窄或梗阻所致。其特点为呼气费力、延长而慢，常伴有呼气相喘鸣音。

（1）生理性：小儿活动量过度，精神强烈刺激或登高山等，因相对的缺氧或兴奋而发生轻度气促。

（2）病理性：此种呼吸困难较严重，在小婴儿往往可出现点头样呼吸。

3. 混合性呼吸困难　是由于广泛性肺部病变，使肺泡换气面积减少而产生。其特点为呼气和吸气均有困难，呼吸频率增快表浅。多见于肺炎、大叶肺不张、大量胸腔积液、自发性气胸等。

### （二）心源性呼吸困难

心源性呼吸困难是由循环系统疾病所引起，主要见于心力衰竭，为混合性呼吸困难。由左心衰竭所致者较右心衰竭者重。

1. 心力衰竭　左心衰竭时呼吸困难主要是由于肺瘀血，使其换气功能发生障碍，引起缺氧和 $CO_2$ 潴留。其机制为肺泡内张力增加，刺激肺舒张感受器，通过迷走神经反射兴奋呼吸中枢，致呼吸加快；或由于肺瘀血，造成肺泡弹性减弱，妨碍其舒张与收缩，使肺活量降低，换气功能障碍；亦可由于肺瘀血妨碍肺毛细血管的气体交换而造成；此外肺瘀血造成肺血管痉挛，肺循环血压升高，反射性刺激呼吸中枢，而使呼吸加速。

端坐呼吸或阵发性夜间呼吸困难主要见于左心衰竭。因坐位时下半身静脉血与水肿液回流减少，从而减轻肺瘀血，并有利于膈肌活动和增加肺活量，故常迫使患儿采取端坐呼吸体位。阵发性呼吸困难多在夜间睡眠中发作，故称为"夜间阵发性呼吸困难"。夜间发作的原因，可能是由于睡眠时迷走神经兴奋性增高，使冠状动脉收缩，心肌供血减少，以及平卧时肺活量减少，下半身静脉回流量增多，致使肺瘀血加重。发作时患儿常在睡眠中憋醒，被迫坐起。轻者数十分钟症状可消失；重者可有气喘、哮鸣音、发绀、咳粉红色泡沫痰、双肺湿啰音等。

呼吸困难亦可见于右心衰竭，主要由于体循环瘀血。其机制为：①右心房与上腔静脉血压升高，刺激其压力感受器，反射地兴奋呼吸中枢；②血 $O_2$ 含量减少与乳酸、丙酮酸等酸性代谢产物积聚，刺激呼吸中枢；③并发的肝大或腹水、胸水使呼吸运动受限。

2. 先天性心脏病　不同类型先天性心脏病，产生呼吸困难的机制不同：①右向左分流的先天性心脏病，是由于动脉血氧饱和度降低，刺激血管化学感受器引起呼吸困难；②左向右分流的先天性心脏病，呼吸困难是由于梗阻型肺动脉高压所致；③心血管畸形使心室工作量增加，常由于心室负荷过重而产生心力衰竭，引起呼吸困难。

3. 其他　急、慢性心包炎、大量心包积液或心包缩窄，均可引起呼吸困难，其机制是由于心包液体填塞、缩窄、心室的收缩和舒张发生障碍，静脉回流受阻，静脉瘀血，心室舒张期充盈不足，心搏出量减少，不能满足身体活动的需要。此种呼吸困难在活动时更加明显，常呈端坐呼吸。

### （三）血源性呼吸困难

严重贫血是由于红细胞减少，携 $O_2$ 能力下降，血 $O_2$ 含量减少引起呼吸困难，活动量增大时更加明显。如长期严重贫血可因心肌缺血、缺氧，最后导致心功能不全发生呼吸困难。这种呼吸困难常表现呼吸浅而快。

### （四）中毒及代谢异常性呼吸困难

一氧化碳中毒、氰化物中毒亦可使血红蛋白携 $O_2$ 功能下降，造成组织缺氧，出现呼吸困难。酸中毒时血液 pH 下降，刺激颈动脉窦与主动脉体化学感受器，直接或反射性兴奋呼吸中枢，使呼吸加深加快，其特点是深而大。

### （五）神经精神性呼吸困难

由于颅脑疾病所致颅内压增高或病变，直接侵犯呼吸中枢引起呼吸困难。常表现为呼吸节律失常和频率的改变，如呼吸深浅快慢不均、长叹气、潮式呼吸、双吸气、下颌呼吸、呼吸暂停等。

癔病性呼吸困难，常有发作性过度换气或屏

气,无缺氧表现。常因换气过度而发生呼吸性碱中毒,出现手足搐搦症。

### 三、诊断

应详细检查患儿是否有呼吸系统畸形存在,并观察患儿是否有潮式呼吸(多见于心、脑病变时)、毕奥(Biot)呼吸(多见于脑炎、脑膜炎及某些中毒患者)或库氏(Kussmaul)呼吸(多见于代谢性酸中毒、糖尿病及尿毒症昏迷患者)。并详细做心肺检查。必要时做血生化、监测血氧、喉镜、CT、MRI、气管镜等检查以助病因诊断。

(范亚可 陈 嬿)

# 第七节 呼 吸 暂 停

呼吸暂停(apnea)为呼吸停止大于或等于20秒,伴有短暂的发绀或心动过缓,当发作时间长达30秒时可出现苍白、肌张力低下。可分为原发性呼吸暂停和继发性呼吸暂停。前者以新生儿为多见。

### 一、机制

发病机制不完全清楚,但目前研究与以下的呼吸调节障碍有关。

#### (一)呼吸中枢原发性抑制

新生儿呼吸暂停的主要原因是由于新生儿尤其是早产儿呼吸中枢发育不完善所致,胎龄越小,呼吸暂停发生率越高。在形态上神经纤维髓化不全;在功能上对$CO_2$反应不敏感。

在中枢及混合性呼吸暂停发作时,呼吸中枢对各呼吸肌的输出减少。通过听觉诱发反应证实了有呼吸暂停的早产儿较没有呼吸暂停的对照组,其脑干传导时间延长,这提示中枢的成熟延迟,随着大脑逐渐成熟,树突及突触的复杂联系增多,中枢性呼吸驱动的稳定性得到完善。

#### (二)传入呼吸中枢神经冲动减少或受抑制

呼吸中枢神经元通过脊髓网状活动系统的电生理活动,对维持呼吸中枢神经元有节律地释放冲动起十分重要的作用。来自上级(皮质活动)及下级(周围神经感受器、反射弧)的传入冲动,构成了这种神经联系,并且可以是兴奋性或抑制性。许多神经递质及神经调节分泌物(如内啡肽、前列腺素及腺苷)可抑制呼吸中枢的活动,但随着年龄增长作用减弱。

有关于大脑皮质对新生儿呼吸调节影响的研究认为新生儿呼吸暂停并非由于神经系统发育不成熟,而是新生儿大脑皮质活动十分活跃,其呼吸暂停的发生与睡眠状态关系密切。有人认为在睡眠的眼球运动快动相(REM)时,向呼吸中枢的兴奋传导处于抑制状态,这与呼吸暂停的出现有关。

新生儿特别是早产儿在全部睡眠中REM相比例大,胎龄31~35周的早产儿REM相占65%。早产儿在传入冲动减弱时(如睡眠),就可能因传出冲动减弱而发生呼吸暂停。

#### (三)化学感受器损害

早产儿中枢化学感受器敏感性受损,对$CO_2$升高的反应敏感性降低;且红细胞缺乏碳酸酐酶,碳酸分解为$CO_2$数量减少,从而不能有效地刺激呼吸中枢。早产儿呼吸暂停时因为严重低氧血症,外周化学感受器对呼吸中枢的兴奋作用不足以克服低氧对中枢的直接抑制作用;同时因为低氧时可协同降低化学感受器对$CO_2$刺激的通气反应,从而致通气量下降。

外周化学感受器发育不成熟对早产儿呼吸暂停产生的影响不清楚,无论足月与否,外周化学感受器敏感性一般在出生后2周完全成熟,然而大多数早产儿,严重而持久的呼吸暂停可持续数周到数月。

#### (四)反射异常

许多心肺反射在新生儿早期特别活跃,如深吸引和刺激咽后壁,可引起显著的心律失常和呼吸暂停;Head反常反射(head paradoxical reflex)即肺充气后发生喘息和呼吸暂停,在生后头几天较为活跃;喉部味觉感受器,对各种特异性化学刺激,可通过喉上神经引起呼吸暂停。

婴幼儿呼吸暂停发病机制与新生儿不同。婴幼儿呼吸暂停是因各种严重疾病伴发呼吸衰竭出现呼吸节律不齐时的一种临床表现,即呼吸衰竭发生与它有密切关系,如通气障碍性疾病与换气和通气障碍性疾病,均可发生呼吸暂停。

### 二、病因与临床表现

婴幼儿呼吸暂停的病因是由引起呼吸衰竭的各种疾病而发生。新生儿呼吸暂停的原因虽与之不同,但有些病因是相同的,故综合叙述。

### （一）中枢神经系统疾病

如脑炎、脑膜炎、颅内出血、中毒性脑病、脑肿瘤等。临床表现特点为颅内压增高、呼吸节律不齐、出现呼吸暂停等，并有各种疾病不同的脑脊液改变及原发病临床表现。

### （二）周围神经和神经肌肉病变

如多发性神经根炎、脊髓灰质炎，其临床表现特点前者为四肢对称性弛缓性瘫痪，远端重于近端，脑脊液早期出现蛋白分离现象；而后者为非对称性弛缓性瘫痪，近端重于远端，脑脊液晚期出现蛋白分离现象。病情严重者可发生呼吸肌麻痹及呼吸暂停等呼吸节律不齐表现。

### （三）胸廓、胸膜病变

为限制性通气障碍，如张力性气胸、血胸、脓胸等。临床表现呼吸困难、末端发绀、呼吸节律不齐及胸腔穿刺有其各自不同特点。病情严重者可发生呼吸暂停。

### （四）上、下呼吸道阻塞性疾病

这类疾病临床表现特点为呼吸困难、三凹征，亦有呼吸困难与发绀进行性加重。如通、换气障碍同时存在，则可出现呼吸暂停等呼吸节律异常改变。各个原发病有其不同特征，利用喉镜、气管镜及 X 线摄片、CT、MRI 等可帮助确定诊断。

另外，儿童期的上呼吸道阻塞可引起儿童阻塞性睡眠呼吸暂停低通气综合征（obstructive sleep apnea hypopnea syndrom，OSAHS）。儿童阻塞性睡眠呼吸暂停低通气综合征是指睡眠过程中频繁发生部分或全部上气道阻塞，扰乱儿童正常通气和睡眠结构而引起的一系列病理生理变化。表现为睡眠打鼾、张口呼吸、憋气、反复惊醒、遗尿、多汗、多动等，偶可发生白天嗜睡。夜间多导睡眠图（polysomnogram，PSG）检查是目前诊断睡眠呼吸疾病的标准方法，任何年龄的患儿均可实施。没有条件行 PSG 检查的患儿，可参考病史、体格检查、鼻咽部 X 线侧位摄片、鼻咽喉内镜、鼾声录音、录像、脉搏血氧饱和度仪等手段协助诊断。

### （五）代谢异常疾病

如新生儿低血糖、低血钙、低血镁、低血钠等。临床表现除有不同性质惊厥外，尚有各自的生化检查特点，也可发生呼吸暂停。

### （六）全身性疾病

全身性疾病时也可发生呼吸暂停，如败血症、腹膜炎、出血性坏死性小肠炎等。临床表现有明显中毒症状、高热、白细胞增多、败血症血培养可阳性；腹膜炎、出血性坏死性小肠炎以腹部症状为主，表现为腹胀、腹痛、肌紧张、反跳痛；出血性坏死性肠炎有血腥臭味便，严重者可发生感染性休克。新生儿、早产儿生时临床症状可不明显，用 X 线可帮助诊断。

### （七）早产儿

胎龄小于 34 周时易发生呼吸暂停，因为胎儿正常呼吸调节的建立是在 34 周左右。小于 30 周胎龄的早产儿呼吸暂停发生率为 70%。原发性呼吸暂停定义为呼吸停止 20 秒以上、或不足 20 秒但同时伴有心率小于 100 次/min，发绀或苍白。

### （八）其他

如深吸引、刺激咽后壁（如吸氧、吸痰、下鼻饲管、喂糖水）、排便、胃食管反流、温度异常（指室温、体温高或低）时，均可发生呼吸暂停。

（范亚可　陈　嬛）

## 参 考 文 献

1. 沈晓明. 儿科学. 第 7 版. 北京：人民卫生出版社，2008.
2. 陈文彬. 诊断学. 第 7 版. 北京：人民卫生出版社，2008.
3. 中华医学会呼吸病学分会哮喘学组. 咳嗽的诊断与治疗指南（2009 版）. 中华结核病和呼吸杂志，2009，32（6）：407-413.
4. 中华医学会儿科学分会呼吸组慢性咳嗽协作组. 儿童慢性咳嗽诊断与治疗指南（试行）. 中华儿科杂志，2014，52（3）：184-187.
5. 鲍一笑，张廷熹. 儿童呼吸道疾病. 北京：科学技术文献出版社，2008.
6. Canning BJ，Chou YL. Cough sensors. Physiological and pharmacological properties of the afferent nerves regulating cough. Handb Exp Pharmacol，2009，（187）：23-47.
7. Bongianni F，Cinelli E，et al. Cough reflex responses during pulmonary C-fibre receptor activation in anesthetized rabbits. Neurosci Lett，2008 26，448（2）：200-203.
8. Brouns I，Pintelon I，Timmermans JP. Novel insights in the neurochemistry and function of pulmonary sensory receptors. Adv Anat Embryol Cell Biol，2012，211：1-115.
9. Grace MS，Belvisi MG. TRPA1 receptors in cough. Pulm Pharmacol Ther，2011，24（3）：286-288.
10. Rubin BK. The role of mucus in cough research. Lung，2010，188（Suppl 1）：S69-S72.
11. 中华医学会儿科学分会呼吸学组. 儿童咯血诊断与治疗专家共识，2016，31（20）：1525-1530.
12. Gaude GS. Hemoptysis in children. Indian Pediatr，2010，47（3）：245-254.
13. Venkatesh C，Chhavi N，Gunasekaran D. Acute stridor

and wheeze as an initial manifestation of hypocalcemia in an infant. Indian J Endocrinol Metab, 2012, 16 (2): 320-321.

14. Lorenzo FR 5th, Phillips JD, Nussenzveig R. Molecular basis of two novel mutations found in type I methemoglobinemia. Blood Cells Mol Dis, 2011, 46 (4): 277-281.

15. 田欣, 韦红. 早产儿呼吸暂停发病机制的研究进展. 重庆医学, 2010, 39 (17): 2387-2389.

16. Sands SA, Edwards BA, Kelly VJ. Mechanism underlying accelerated arterial oxygen desaturation during recurrent apnea. Am J Respir Crit Care Med, 2010, 182 (7): 961-969.

17. Lloberes P, Durán-Cantolla J, Martínez-García MÁ. Diagnosis and treatment of sleep apnea-hypopnea syndrome. Spanish Society of Pulmonology and Thoracic Surgery. Arch Bronconeumol, 2011, 47 (3): 143-156.

# 第四章

# 小儿呼吸系统疾病的实验诊断学

## 第一节 血 气 分 析

自微型氧电极和 $CO_2$ 电极问世以来,用动脉血或毛细血管血来测定其气体张力,已成为临床反映肺功能的一种较为普通的手段。肺的一项主要功能是气体的交换,血液的气体分析则直接显示了气体交换的现状,因此它对呼吸系统疾病的监护、肺功能的评定,极为有用。患儿可直接从桡动脉、股动脉取血,也可从浅颞动脉采集血标本。但已有很多实验证明:在周围循环良好、四肢暖和、血流通畅的情况下,毛细血管的血液标本与直接从动脉采得的血标本,其气体分析结果基本一致,这种方法对患儿,尤其是婴幼儿更为有利。局部热敷后(38℃),毛细血管扩张,即所谓的“动脉化血”,更为临床上所常用。在收集血标本时要避免与空气接触,避免血液被肝素所稀释。血气体分析主要包括血液中氧分压($PaO_2$)及二氧化碳分压($PaCO_2$)的测定两项。肺功能还直接与血 pH 有关。现按此三项,分别叙述于下。

### 一、氧分压

组织需要分子氧来维持其正常代谢。人类在海平面高度的吸入气、肺泡气、动脉和组织的 $PaO_2$ 逐渐下降,其数值分别为 21.3、13.3、12、5.3kPa(160、100、90 及 40mmHg),由此可见动脉氧分压和肺泡氧分压差为 1.3kPa(10mmHg)。

氧在血液中以与血红蛋白(Hb)化学结合氧和物理性溶解氧两种状态存在。这两部分 $O_2$ 的量则主要决定于血液的 $PaO_2$。以物理状态存在的溶解 $O_2$ 仅占血气中的一小部分(1.5%,化学结合的占98.5%),在 $PaO_2$ 为 13.3kPa(100mmHg)时,每 100ml 血仅含溶解 $O_2$ 0.3ml,而在同样的 $PaO_2$ 下血红蛋白几乎全部得以氧化。

血浆内溶解的氧,透过红细胞的膜扩散并溶解到细胞质内,与血红素以化学形式结合,形成氧合血红蛋白($HbO_2$)。每克血红素可结合 1.36ml 氧气。人血红素以 14g 计算,每 100ml 血液的血红蛋白可结合氧气(1.36ml/g×14g)19ml 左右。因为人的血红蛋白并非都是 14g,在动脉血氧分压为 100mmHg 的条件下约有 97% 左右的血红蛋白与氧结合,所以正常人的结合氧约为 18.2ml。

反映血液氧分压与血氧饱和度[血氧饱和度($SO_2$)是指红细胞的血红素结合氧的量与血红素全部与氧结合后所结合的氧量之间的百分比,可由下列公式算出:氧饱和度($SO_2$)= 血氧含量/血氧容量×100%]关系的曲线称“氧离解曲线”,以氧分压为横坐标,以血红素的血氧饱和度为纵坐标。一般说来,动脉血氧分压($PaO_2$)越高,血红蛋白的氧结合的百分率也越高,胎儿的血氧离解曲线左移,说明在同一 $PaO_2$ 下,胎儿血较成人血能结合更多的 $O_2$。此外体温、pH 及血 $CO_2$ 分压也影响氧离解曲线的形态,当 pH 升高,$CO_2$ 张力下降时,曲线左移即血红蛋白结合更多的氧气,反之则向右移即血红蛋白能释放更多的 $O_2$。

在海平线高度,正常 $PaO_2$ 在 86~107mmHg,平均为 96mmHg。$PaO_2$ 的测定在儿科中十分重要,若 $PaO_2$ 小于 20mmHg 可引起脑部损害,甚至死亡;$PaO_2$ 大于 100mmHg,在未成熟儿可引起晶体后纤维变性而致盲。此外,由于氧离解曲线的特点,当 $PaO_2$ 在 50mmHg 以上时,血液氧饱和良好,若再增加 $PaO_2$ 并不能以临床情况如皮肤颜色来判断其充氧情况,只有测定 $PaO_2$ 才能得到正确信息,这在对未成熟儿的监护时尤为重要。

未成熟儿的正常 $PaO_2$ 可低于 85mmHg,相反,换气过度($PaCO_2$ 上升)的患儿,虽然 $PaO_2$ 大于 85mmHg,也可能是不正常的,因此在评价 $PaO_2$

时,要注意年龄及换气情况。$PaO_2$ 的降低,一般都是由与呼吸有关的各种因素引起的,换气不足、气体转运不足或换气-灌注不平衡等。$PaO_2$ 的降低还可作为肺部有轻度病变但肺功能常规试验及 X 线检查正常时的客观指标,这类患儿应重点随访。

$PaO_2$ 还常作为呼吸衰竭的实验室诊断指标,多数以 $PaO_2$ 低于 55mmHg(接近静脉 $PO_2$)作为分界值。从氧离解曲线看,此值正处于曲线从坡度小的上段转向坡度大的中段,也即若低于此值时,曲线的代偿能力明显下降,$PaO_2$ 进一步下降,血红蛋白的氧结合百分率急速减少,组织缺氧也就更严重。

## 二、二氧化碳分压

$O_2$ 和 $CO_2$ 都以物理溶解和化学结合两种形式存在于血液中,血液中物理溶解的 $CO_2$ 约占 $CO_2$ 总运输量的 5%,化学结合的占 95%。化学结合的形式主要是碳酸氢盐和氨基甲酰血红蛋白,碳酸氢盐形式占 $CO_2$ 总运输量的 88%,氨基甲酰血红蛋白形式占 7%。这部分主要受呼吸的影响,$PCO_2$ 则是直接测定这部分 $CO_2$ 所产生的压力。因此 $PCO_2$ 与血液中溶解 $CO_2$ 的浓度成正比。

动脉 $CO_2$ 分压($PaCO_2$)直接反映肺泡的通气状态,从公式:$PaCO_2 = K \times VCO_2/VA$(K,常数;$VCO_2$,产生的 $CO_2$;VA,肺泡的换气),可知在其特定的代谢水平上($VCO_2$),$PaCO_2$ 与 VA 成反比关系,即肺泡换气越多,$PaCO_2$ 越下降,若肺泡换气不通畅,则 $PaCO_2$ 上升。不同年龄大小、休息或运动状态,各类哺乳动物均能使机体保持 $PaCO_2$ 接近 40mmHg,这主要是通过调节无效腔大小、潮气量及呼吸次数来完成。无效腔较小的幼儿可依靠较小的潮气量及较快的呼吸来协调,可能是因轻度缺氧之故。出生后 1 周内的新生儿,其

$PaCO_2$ 常约为 35mmHg,在此时期内若 $PaCO_2$ 为 40mmHg 已属不正常。

$PaCO_2$ 大于 40mmHg 代表肺泡换气不足,排除了患儿在采取血标本时屏气者外,提示肺泡气体交换受阻,可因肺内病变、呼吸肌无力、气道阻塞或呼吸中枢等病变引起,其中尤以急、慢性肺部疾病引起者为多见。

$PaCO_2$ 降低,小于 35mmHg,代表肺泡换气过度(血液因空气渗入者除外),除患儿因焦虑、害怕等生理原因所致换气过度外,可因肺部疾病(哮喘、气胸、肺充血、肺炎等)通过反射,从而刺激了呼吸中枢所致。机械呼吸应用不当,可使 $PaCO_2$ 降低或上升,因此 $PaCO_2$ 的测定为呼吸道监护的重要指标。

呼吸衰竭也可根据 $PaO_2$ 值来判断。在海平大气压下,于静息条件下呼吸室内空气,并排除心内解剖分流和原发于心排血量降低等情况后,动脉血氧分压($PaO_2$)低于 60mmHg,或伴有二氧化碳分压($PaCO_2$)高于 50mmHg,即为呼吸衰竭。

## 三、酸碱值

酸碱平衡对许多酶系统极为重要,体内正常的 pH 为 7.3~7.45。pH 的定义为氢离子浓度的负对数,即 $pH = -\log(H^+)$。体内主要依靠呼吸及肾脏来保持此值的恒定。因此血 pH 的测定,也反映呼吸系统的功能。若 pH 小于 7.35,$PaCO_2$ 大于 50mmHg,则称"呼吸性酸中毒"(失代偿);若 $PaCO_2$ 增高而 pH 正常,则为"代偿性呼吸性酸中毒";pH 大于 7.45,$PaCO_2$ 小于 35mmHg 则称"呼吸性碱中毒"(失代偿);若 pH 正常,而 $PaCO_2$ 减少后则为"代偿性呼吸性碱中毒"。酸碱失衡的判断,还需要与临床症状相结合。

(沈立松 刘宏景 陈 惠)

# 第二节 微生物学检查

## 一、标本收集

痰液检查是帮助寻找呼吸系统疾病病原的方法之一。痰是气管、支气管及肺泡的分泌物,在正常情况下,呼吸系统分泌物甚少,不致引起咳痰,但若呼吸系统黏膜受刺激,呼吸系统分泌物借助于支气管黏膜纤毛上皮细胞运动及咳嗽动作,将其排向口腔。

### (一)临床收集痰液标本时的注意事项

1. 采集痰液标本的时间以清晨为最好,亦可随时采集送检。

2. 年长儿采集时,最好嘱患儿先用清水漱口数次,再用力吸气后咳出痰液,尽量防止口腔内的杂菌混入。

3. 婴幼儿咳出的痰液至口腔时即被吞咽入胃,此时可抽取胃液,进行检查。

4. 要作培养的痰液,应收集到无菌容器内,并立即送检。

5. 作结核菌培养的痰,如不能立即培养,应放于冰箱内,以防止杂菌生长。

6. 作百日咳杆菌培养可用咳碟法,即当患者咳嗽时,将含血培养基平皿置于距患者口部 5～10cm 处,待飞沫入平皿内,立即将咳碟送 37℃ 温箱培养,目前认为鼻咽拭培养法优于咳碟法。

7. 支气管分泌物的采集,应由专科医师用支气管镜直接自患儿支气管内采取。

8. 临床医师要亲自观察痰液的颜色、性状、是否带血等,嗅其气味,不应单纯地依靠实验室检查报告。

**（二）咽拭子与鼻咽拭子样本的采集及注意事项**

1. 采集时间应在抗生素使用之前,以晨起采集为宜。

2. 咽拭子采集时应嘱咐患者以清水漱口,将患儿舌头向外拉使悬雍垂尽量向外牵引,取出培养管中的拭子轻柔、迅速地擦拭两侧腭弓、咽及扁桃体上的分泌物,放入无菌容器及时送检。

3. 鼻咽拭子采集时应嘱咐患者以清水漱口,用拭子深入鼻腔内约 1cm,在鼻内灶边缘部分先用力旋转拭子,停留 10～15 秒放入容器及时送检。

## 二、检查内容

### （一）显微镜检查

在作痰液显微镜检查前,必须先挑选最可疑部分作检验标本,如灰白色或黄色的干酪样物质、黄绿色或微红色的干酪样小粒及鲜红色的血丝等。

### （二）涂片染色检查

涂片时应选择痰内白色条索状或白色颗粒状部分或血丝,抹成均匀薄片数张,按检验目的可分别以瑞氏、革兰氏或抗酸染色。

1. 瑞氏染色 常见有上皮细胞、嗜中性粒细胞、淋巴细胞、嗜酸性粒细胞、红细胞,肺肿瘤患者可检出肿瘤细胞。上皮细胞来自肺泡、鼻腔、气管、支气管、喉头室处,圆形、柱状及鳞状的上皮细胞无临床诊断价值。嗜中性粒细胞、淋巴细胞在正常人痰内可少量存在,在呼吸道化脓性炎症时则大量增多。嗜酸性粒细胞几乎在任何痰液中都能见到极少量,在过敏性支气管哮喘、肺吸虫病、热带性嗜酸性粒细胞增多症患者的痰中,数量可显著增多。肺肿瘤并发肺部炎症时,亦可致痰内细胞改变,应注意与肿瘤细胞相鉴别,如鳞状上皮细胞化生（角质化上皮细胞）。吞噬细胞由吞噬异物不同而区分为心力衰竭细胞、载炭细胞及吞噬脂肪的泡沫细胞等。

2. 革兰氏染色 在痰中存在的细菌很多,多属非致病菌,若要检验致病菌,必须作细菌培养鉴定。

3. 抗酸染色 抗酸染色主要检验结核分枝杆菌及麻风杆菌,痰中常见者为结核分枝杆菌。直接涂片应选取标本中的黄色、绿色、有血丝及带颗粒部分。为提高抗酸杆菌检出的阳性率,可进行"浓集法"检查。

### （三）呼吸道细菌检查

一般呼吸系统常见细菌,可以用革兰氏染色加以辨别。临床常见的细菌,见表4-1。

表 4-1　痰液及支气管分泌物中常见的细菌

| 形态 | 革兰氏染色阳性菌 | 革兰氏染色阴性菌 |
| --- | --- | --- |
| 球菌 | 葡萄球菌,四联球菌,甲型、乙型及丙型链球菌,肺炎球菌,厌氧链球菌等 | 脑膜炎球菌、卡他球菌等 |
| 杆菌 | 白喉杆菌、类白喉杆菌、结核分枝杆菌、炭疽杆菌等 | 流行性感冒杆菌、百日咳杆菌、铜绿假单胞菌、厌气杆菌、大肠埃希菌、产气杆菌、变形杆菌、溶血性嗜血杆菌、支气管败血菌、嗜肺军团菌、百日咳鲍特菌 |

1. 细菌培养

（1）分离培养:常规接种血平板、巧克力平板及麦康凯平板,35℃ 普通和二氧化碳培养箱孵育 18～24 小时。如发现可致病菌落,则继续培养至 48 小时观察。如在平板上未发现特定的致病菌,但常居菌（常居菌也称固有性细菌,是能从大部分人的皮肤上分离出来的微生物,是皮肤上持久的固有的寄居者,不易被机械的摩擦清除,如凝固酶阴性葡萄球菌、棒状杆菌类、丙酸菌属、不动杆菌属等）比正常情况明显增多或近似纯培养,考虑可能为菌群失调或菌群失调症。

（2）为了检出特定的致病菌，可以使用选择性培养基，如脑膜炎奈瑟菌选择双抗平板、流感嗜血杆菌选择性平板等，可以提高检出率。

2. 生化检查　根据细菌具有不完全相同的酶，分解不同营养物质的特点，以及新陈代谢产物的不同，各产物又具有不同的生物化学特性。因此可用生化方法来鉴定细菌的类别。常见的生化反应有以下几种：

（1）糖类代谢实验：包括糖发酵试验、甲基红（M-R）试验、伏普试验（V-P 试验）、β-半乳糖苷酶试验、七叶苷水解试验等。

（2）氨基酸和蛋白质代谢实验：靛基质（吲哚）试验、硫化氢试验、氨基酸脱羧酶试验、精氨酸双水解酶试验、尿素酶试验、苯丙氨酸脱氨酶试验、明胶液化试验等。

（3）碳源和氮源利用试验：枸橼酸利用试验、丙二酸盐利用试验等。

（4）酶类试验和溶菌抑菌试验：脂酶试验、卵磷脂酶试验、磷酸酶试验、DNA 酶试验、凝固酶试验、氧化酶试验、触酶试验、胆汁溶菌试验、CAMP 试验、硝酸盐还原试验等。

（5）抑菌试验及其他：Optochin 试验、杆菌肽敏感试验、O/129 抑制试验等。

3. 细菌耐药性检查　抗菌药物不能有效抑制细菌生长繁殖或杀灭细菌，称为抗菌药物的耐药性。随着临床上抗生素的广泛使用，细菌出现耐药性，导致临床治疗失败。

（1）K-B 纸片琼脂扩散法：将含有定量抗菌药物的纸片贴在测试菌的琼脂平板上，纸片中所含的药物吸收琼脂中的水分，溶解后不断地向纸片周围扩散，形成递减的浓度梯度。在纸片周围可抑菌浓度范围内测定菌的生长被抑制，从而形成无菌生长的透明圈即抑菌圈。抑菌圈的大小反映测试菌对测定药物的敏感性。

（2）稀释法：稀释法是定量测定抗菌药物抑制细菌生长作用的体外方法，分为琼脂稀释法和肉汤稀释法。稀释法所测得的某抗菌药物能抑制待测菌肉眼可见生长的最低药物浓度称为最小抑菌浓度（minimal inhibitory concentration，MIC）。

（3）E 试验：E 试验是一种结合了稀释法和扩散法的原理及特点测定微生物对抗菌药物敏感度的定量技术，可以在琼脂培养基上判定某抗生素对微生物的最小抑菌浓度。

**（四）呼吸道其他微生物检查**

肺炎支原体和肺炎衣原体主要借助于分离培养、抗原抗体检测和分子生物学的方法进行检测。

**（五）呼吸道病毒检查**

引起呼吸道感染的常见病毒，包括呼吸道合胞病毒（RSV）A 型和 B 型、腺病毒 3、腺病毒 7、流感病毒 A、流感病毒 B、副流感病毒 1、副流感病毒 2、副流感病毒 3、柯萨奇 B 组病毒、埃可病毒。其中，多种病毒具有感染力强、传播速度快、潜伏期短、发病急等特点，且新的致病性病毒还在不断地被发现，如人类偏肺病毒、SARS 病毒、高致病性禽流感病毒等，给临床疾病的诊断以及治疗造成了极大地困难。

呼吸道病毒检测目前国内外多采用病毒分离培养法、间接免疫荧光法、直接免疫荧光法、碱性磷酸酶抗碱性磷酸酶桥联酶标法（APAAP）、生物素-链霉亲和素-过氧化物酶法、酶联免疫吸附法、病毒快速检测法、分子生物学法。

**（六）呼吸道真菌检查**

痰中可找出的常见真菌有新型隐球菌、白色念珠菌、球孢子菌、曲菌等。深部真菌病诊断在很大程度上依靠痰液直接检查、培养以及病理组织检查。后者对诊断念珠菌病、曲菌病、毛霉菌病等更具有决定性意义。在不能作病理组织检查的情况下，直接检查就更为重要：①直接检查所见与病理组织真菌形态基本相同，由于标本未经浓缩、染色等处理，故真菌在直接涂片上更为鲜明逼真；②直接检查能发现培养基上不易见到的真菌形态，如新型隐球菌的荚膜、着色真菌的棕色厚孢子、球孢子菌的"孢子囊"、放线菌的硫黄色颗粒等；③直接检查可明确某些菌种是否处于致病状态，如念珠菌和曲菌在致病状态下常呈菌丝型、病原性隐球菌具有特别厚的荚膜、放线菌颗粒外围的菌鞘代表致病性等。

真菌培养可补充直接检查的不足，确定菌种的性质，病原性真菌培养阳性，即使一次也有诊断意义，如新型隐球菌、孢子丝菌等；但对条件致病菌如念珠菌、曲菌等，必须反复培养阳性，且为同一菌种，同时结合临床除外其他可能性时方能确诊。

由于深部真菌病的临床表现与其他肺部疾病极易混淆，因此鉴别诊断时应考虑多种可能性。

（沈立松　刘宏景　陈　惠）

# 第三节　生化和免疫学检查

## 一、胸腔积液检查

胸腔积液可分为两种:因非炎性因素导致的漏出液;因炎性因素导致的渗出液(表4-2)。

表4-2　漏出液和渗出液的区别

| 项目 | 漏出液 | 渗出液 |
| --- | --- | --- |
| 原因 | 非炎性所致 | 炎性、肿瘤或物理、化学刺激所致 |
| 外观 | 草黄色、淡黄色、清晰 | 草黄色或脓性或血色,清晰或混浊 |
| 凝固性 | 不凝 | 能自凝 |
| 比重 | <1.018 | >1.018 |
| 葡萄糖 | 接近血糖 | 糖含量降低 |
| pH | >7.3 | 6.8~7.3[*] |
| 黏蛋白定性 | 阴性 | 阳性 |
| 蛋白定量 | <30g/L | >30g/L |
| 有核细胞计数 | <100×10⁶/L | >500×10⁶/L,脓胸常大于1 000×10⁶/L[$] |
| 有核细胞分类 | 单核为主 | 急性多核为主、慢性单核为主 |
| 胸液 LDH/血清 LDH | <0.6 | >0.6 |
| 腺苷脱氨酶 ADA | 阴性 | 结核性胸水升高 |

[*]酸碱值,要求取标本后立即送检,值降低可见于结核,系统性红斑狼疮及类风湿关节炎等。[$]急性化脓性炎症时以中性粒细胞为主,结核性胸膜炎及恶性肿瘤时以淋巴细胞为主,寄生虫病和过敏性疾病时,胸腔积液中嗜酸性粒细胞计数明显增多

## 二、呼吸道病原体特异性抗体检测

患儿初次感染呼吸道病原体后,激活机体的体液免疫应答,经过7~10天,机体开始产生以IgM为主的抗体。但是当患儿二次感染此病原体时,产生抗体潜伏期短,主要是以IgG为主,不易检测到特异性的IgM。检测呼吸道病原体感染患儿血清中病原体特异的IgM,用于辅助诊断是否感染相关病原体。

### (一)间接免疫荧光法

间接免疫荧光法作为一种常规免疫诊断手段,特异性和灵敏度高,为临床检验实验室广泛采用。仅需要一份简单的血清试剂,采样方便,不易污染,短时间内即可完成检测。间接免疫荧光法可检测到的病原体抗体如下:

1. 肺炎支原体　肺炎支原体是人类支原体肺炎的病原体。支原体肺炎的病理改变以间质性肺炎为主,有时并发支气管肺炎,称为原发性非典型性肺炎。

2. 肺炎衣原体　肺炎衣原体主要引起人的非典型性肺炎,同时还可致支气管炎、咽炎、鼻窦炎、中耳炎等。

3. 嗜肺军团菌　轻度感染者出现发热和肌肉痛症状,严重感染者引发肺炎。

4. 呼吸道合胞病毒　呼吸道合胞病毒是全球婴儿和儿童下呼吸道感染最常见的病原体,同时也会在大龄儿童及成人中导致轻微或严重的呼吸道疾病。

5. 腺病毒　腺病毒是儿童呼吸道感染的一种常见病原体,主要通过呼吸道、胃肠道和眼结膜等途径传播。儿童感染腺病毒主要发生咽结膜热和腺病毒肺炎两种疾病。

6. 甲型流感病毒、乙型流感病毒　流感病毒感染造成的儿童或成人下呼吸道疾病通常伴有三种形式的肺炎:病毒性流感肺炎,并发性病毒-细菌肺炎,流感病毒肺炎继发细菌性肺炎。

7. 副流感病毒　副流感病毒是幼儿、儿童和成人的上呼吸道感染最常见的病原体。人类副流感病毒的四种亚型各有不同的临床和流行病学特征。Ⅰ型和Ⅱ型最典型的临床特征是造成儿童喉气管支气管炎,Ⅰ型是这种儿童喉气管支气管炎的主要原因,而Ⅱ型次之。Ⅰ型和Ⅱ型均能造成其他的上呼吸道和下呼吸道疾病。Ⅲ型经常导致肺炎和细支气管炎。Ⅳ型很难检出,可能是因为它很少导致严重的疾病。副流感病毒的潜伏期一般在1~7天。

8. Q热立克次体　30%~80%的感染者有肺部病变,病变肺部特点与病毒和肺炎支原体相似。Q热立克次体与嗜肺军团菌碱基序列相似度达91.3%,提示两者关系密切。Q热立克次体还是目前立克次体中唯一证明携带质粒的病原体。Q热立克次体对人的感染力特别强,在外界环境中存活长久,不用媒介(节肢动物)帮忙,可直接通

过气溶胶使人及动物感染。

### （二）　间接胶体金免疫层析法

将特异性的抗原以条带状或斑点状固定在膜上，胶体金标记的单克隆抗体或多克隆抗体标记在结合垫上，当待检样本加到试纸条一端的样本垫上后，通过毛细作用向前运动，溶解结合垫上胶体金标记试剂后相互反应，再移动至固定的抗原或抗体的区域时，待检物和金标试剂的结合物又与之发生特异性结合而被截留，聚集在检测带或检测斑点上，通过肉眼观察显色结果。该方法灵敏度高，特异性好，能在 2 分钟内完成检测，是目前世界上检测抗体较为快捷的检测方法。临床上已应用胶体金免疫层析法检测血清中的结核分枝杆菌等的抗体。

### （三）　乳胶凝集法

将病原体抗原致敏人工明胶颗粒，致敏颗粒与人血清中存在的病原体相应抗体发生凝集反应。操作简单、迅速，并尽可能消除红细胞载体引起的非特异性凝集，凝集图像清晰，灵敏度高，特异性强，重复性好，适合于早期诊断。临床上已广泛应用于肺炎支原体等的辅助诊断。

### （四）　冷凝集试验

主要用于肺炎支原体引起的原发性非典型性肺炎的辅助诊断，是用于检测肺炎支原体感染的一种非特异性的方法。肺炎支原体感染引起的原发性非典型性肺炎患儿血清中常含有较高的冷凝集素，可以与患儿的自身红细胞或"O"型红细胞于 4℃条件下发生凝集，在 37℃时又可逆性完全散开。血清冷凝集素家族为 IgM 型，大多数在发病的第 1 周末开始出现，到第 3~4 周达到高峰，以后逐渐减少，于 2~3 个月后消失。效价>1∶32 为阳性，阳性率约为 33%~76%。一次检查凝集价 1∶64 或动态检查升高 4 倍以上时有诊断意义。该试验阳性率低，特异性不好，但是方法相对简便易行。流行性感冒、传染性单核细胞增多症、锥虫病等也可呈阳性反应，但是滴度不高。

### （五）　过敏原 IgE 筛查

过敏原可分为吸入性过敏原和食入性过敏原。吸入性过敏原筛查结果阳性，对患有鼻炎、结膜炎、气管炎、哮喘以及一般呼吸道症状的患儿可以确定其是由于吸入性反应原而产生的变态反应。食入性过敏原筛查检测呈阳性，表示患儿对该食物可能过敏。在筛查阳性结果的基础上，可以进一步对吸入性过敏原或食入性过敏原行进一步单项测定，判断患儿对哪种过敏原过敏。单项测定项目有户尘螨、狗毛发或皮屑、鸡蛋白、牛奶、鱼、小麦、花生、大豆、蟹、虾、蛋黄、鸡肉、蟑螂、梧桐、油漆、橡胶或乳胶、矮豚草、蒿等。

### （六）　嗜酸性粒细胞阳离子蛋白

嗜酸性粒细胞阳离子蛋白（eosinophil cationic protein，ECP）是嗜酸性粒细胞颗粒中的高细胞毒性蛋白。嗜酸性粒细胞是产生哮喘炎症的主要细胞。炎症过程中，气道中的嗜酸性粒细胞活化，即发生脱颗粒，释放 ECP，导致气道上皮损伤，进而增加气道的过敏性，引起气道慢性炎症。哮喘患儿嗜酸性粒细胞性炎症导致血清和其他体液如支气管肺泡液和痰液的 ECP 水平升高。血清 ECP 水平客观反映了哮喘患儿的嗜酸性粒细胞验证程度，高水平提示哮喘患儿的炎症状态。

### （七）　结核感染 T 细胞斑点实验

利用结核分枝杆菌中存在一段"RD1 基因"，其编码产生结核分枝杆菌特异的 CFP-10 和 ES-AT-6 蛋白。在结核感染 T 细胞斑点实验中，结核感染者外周血 T 淋巴细胞被 RD1 编码抗原活化后分泌 γ-干扰素，后者被微孔板上 γ-干扰素抗体结合，通过显色形成色素沉淀斑点，从而诊断结核感染。正常人和非结核分枝杆菌感染患儿外周血 T 淋巴细胞则不会被刺激产生 γ-干扰素。结核感染 T 细胞斑点实验具有其他方法无法相比的灵敏度和特异性，均达到 95% 左右，不受卡介苗接种影响和环境分歧杆菌感染影响。样本采集简单，创伤小，仅需简单的实验室血液检查。

### （八）　结核菌素试验

结核菌素试验是用于诊断结核菌感染所致Ⅳ型超敏反应的皮肤试验，对诊断活动性结核病和测定机体细胞免疫功能有参考意义，是目前临床最常用于结核筛查的方法。用 5 结核菌素单位（0.1ml）标准剂量进行皮内注射，并在 48~72 小时后观察结果。我国规定以 72 小时为观察反应时间，48~96 小时内皆可测量反应，记录方法是将测得的硬结横径毫米数×纵径毫米数表示，如有水疱、硬结、坏死和淋巴结炎时，应作记录。无硬结或硬结平均直径<5mm 者为阴性。硬结平均直径≥5mm 者为阳性，5~9mm 为一般阳性，10~19mm 为中度阳性，20mm 以上局部有水疱、出血、坏死及淋巴管炎者均为强阳性。

由于我国卡介苗接种率高，结核菌素试验假阳性率也高，且易受机体免疫状态的影响，在免疫功能受抑制人群中的低反应率限制了其应用。结核菌素试验对婴幼儿的诊断价值比成年人大，因为年龄越小，自然感染率越低；3 岁以下强阳性反应者，应视为有新近感染的活动性结核病，须给予治疗。

（沈立松　刘宏景　陈　惠）

# 第四节　分子生物学诊断

急性呼吸道感染是世界范围的常见病、多发病，其主要原因是由流感和其他各种呼吸道病毒引起，其临床表现相似，如鼻炎、流涕、鼻塞、咳嗽、轻度咽炎、全身发热等症状。由于可能的病原种类很多，而病毒的分离培养不仅周期长，技术上也比较困难，用免疫学检测方法也很难快速确定病原体，因此其病原检测一直存在困难。近十几年来，分子生物学方法，特别是基于聚合酶链反应（polymerase chain reaction，PCR）技术的检测方法在病毒检测领域得到迅猛发展，成为病毒检测的一项革命性技术。PCR 技术检测方法不仅速度快，灵敏度高，还可以同时检测数种病原体。

虽然分子生物学辅助诊断方法在临床实践中遇到一些问题，如 PCR 的假阳性与假阴性问题，但基因诊断具有一些特殊优点，如需样量少、快速灵敏和准确、应用范围广泛等。

## 一、聚合酶链式反应

聚合酶链式反应（polymerase chain reaction，PCR）是一种体外 DNA 扩增技术，可以在短时间内获得所需的大量的特定基因片段。PCR 产物的生成量是以指数方式增加的，能将皮克（pg = $10^{-12}$g）量级的起始待测模板扩增到微克（μg = $10^{-6}$g）水平。能从 100 万个细胞中检出 1 个靶细胞。在病毒的检测中，PCR 的灵敏度可达 3 个 rfu（空斑形成单位）；在细菌学中最小检出率为 3 个 cfu（集落形成单位）。

目前临床上可运用于检测结核分枝杆菌、肺炎支原体、肺炎衣原体、呼吸道合胞病毒等病原微生物的核酸检测，诊断这些呼吸道病原体的感染存在。

## 二、其他方法的 DNA 扩增

### （一）分支 DNA 测定技术

分支 DNA 测定技术基于其独特的信号放大系统，即分支 DNA 信号放大系统，这是一个人工合成的分支 DNA，分支 DNA 的分支可结合多个酶标记物，将病毒或细菌的信号放大，从而提高了灵敏度，以便进行检测。此检测系统不涉及核酸扩增反应。最少每孔有 60 个拷贝就可以得到阳性结果，比起 real-time PCR 重复性好，因为前期的人为操作少。

### （二）链置换扩增术

链置换扩增术是近几年发展起来的一种酶促DNA 体外等温扩增方法。与其他的 DNA 扩增技术相比，链置换扩增术有快速、高效、特异的优点且无需专用设备。在临床上检测痰标本中的结核分枝杆菌方面，链置换扩增术是一种很有用的方法。

### （三）环介导等温扩增

自从 Notomi 等研究者于 2000 年公布该技术以来，该技术已经被广泛地应用于生命科学领域，其中就包括对病原体感染的检测。环介导等温扩增在越来越多的领域中被使用，包括病毒病原体的检测、细菌病原体的检测、真菌病原体的检测。

## 三、RNA 扩增

### （一）转录介导的核酸扩增

转录介导的扩增技术可以 RNA 或 DNA 为模板，利用 RNA 聚合酶和逆转录酶在约 42℃ 等温反应条件下进行扩增，产物为 RNA。转录介导的核酸扩增已成功用于沙眼衣原体、淋病双球菌和肺结核分枝杆菌的检测，且检测沙眼衣原体与结核分枝杆菌的试剂盒已得到美国 FDA 批准上市。

### （二）核酸序列依赖的扩增

该方法是由一对引物介导的连续均一的体外特异的对单链 RNA 进行恒温扩增的过程，在 42℃ 条件下 2 小时左右可将模板 RNA 扩增约 10~12 倍。核酸序列依赖的扩增可用于检测呼吸道合胞病毒、人副流感病毒、鼻病毒-15、A/B 两型流感病毒等，敏感性高，特异性好。

## 四、基因芯片

基因芯片技术最大的特色在于其高通量检测，这是目前所有病毒检测技术都未曾解决的。利用基因芯片技术，完全有可能通过一次检测获得所有病毒信息,甚至包括以前未曾发现的新病毒或新变异株。临床上基因芯片技术已经用于结核分枝杆菌与非结核分枝杆菌检测、呼吸道病毒联合检测等,具有简便、快捷、灵敏、特异等优势。

（沈立松　刘宏景　陈　惠）

## 参 考 文 献

1. 张顺三,王晖,楚瑞琦.临床细菌学检验.北京:军事医学科学出版社,2009.

2. 张美和.检验与临床诊断儿科学分册.北京:人民军医出版社,2006.

3. 王霖.胶体金法检测结核抗体对结核病诊断的价值探讨.中外医疗,2010,29(12):3-4.

4. 邹盛华,张丽水,黄明翔,等.结核感染 T 细胞斑点实验临床检测研究.中国防痨杂志,2009,31(9):539-542.

5. Meier T,Eulenbruch HP,Wrighton-Smith P,et al. Sensitivity of a new commercial enzyme-1inked immunespot assay（T SPOT. TB）for diagnosis of tuberculosis in clinical practice. Eur J Clin Microbiol Infect Dis,2005,24:529-536.

6. Ramona L T,Arne S,Andreas M. Comparison of in-house PCR,rapid ELISA and NASBA technology for the detection of respiratory syncytial virus in clinical specimen. J Clin Virol,2008,42(2):168-169.

7. Deiman B,Schrover C,Moore C,et al. Rapid and highly sensitive qualitative real-time assay for detection of respiratory syncytial virus A and B using NASBA and molecular beacon technology. J Virol Methods,2007,146(1-2):29-35.

8. Hibbitts S,Rahman A,John R,et al. Development and evaluation of Nuclisens® Basic Kit NASBA for diagnosis of parainfluenza virus infection with 'end-point' and 'real-time' detection. J Virol Methods,2003,108(2):145-155.

9. Katherine L,Margareta I,Stefaan P,et al. Sensitivity of detection of rhinoviruses in spiked clinical samples by nucleic acid sequence-based amplification in the presence of an internal control. J Microbiol Methods,2006,66(1):73-78.

# 第五节　基因学进展在呼吸系统疾病中的应用

近年来,分子生物学与遗传的概念深入到医学的各个领域,其原理已成为医学院校课程的基石。呼吸系统疾病的基因学研究也不断进展,对现代治疗途径和方法产生重大影响:①可解释疾病的致病途径,为临床提供了新的治疗方法;②药物基因组学研究,帮助了解不同遗传变异的个体对不同治疗方法的敏感程度,从而可制订最佳的个体化治疗方案;③遗传筛查有助于确定疾病易感的高危人群,并可能作为对这类人群在幼年即进行干预的指标;④已确定的关键性疾病基因可设计出基因治疗方法。因此,了解基因学相关知识并应用到治疗中对临床工作者来说至关重要。

## 一、分子遗传学原理

### （一）基因型和致病基因的确定

1953 年,DNA 结构和功能的发现奠定了分子遗传学的基石,而人类基因组测序工作的完成又大大增加了这块基石的分量。目前,临床医生已经掌握了一系列有助于疾病诊治的分子遗传学工具,其中基因型、基因组学和蛋白质组学尤为有用。基因型是指一个机体内基因组中 DNA 序列的组成,或者一个机体内 23 对染色体上的全部 DNA 序列。基因组学是指基因序列表达为 RNA,研究焦点在于:哪些基因得到了表达? 蛋白质组学则研究细胞内或机体内蛋白质的表达,以及蛋白质-蛋白质相互作用的网络。

历史上基因组学的研究主要集中在单基因异常的领域,例如由单个基因缺失或突变所引发的疾病。随着基因组学和蛋白质组学新工具的出现,人们已把注意力转向对于复杂疾病特性的遗传易感性的评价。要理解复杂疾病的遗传学基础,首先要对基因序列、基因编码的蛋白质及蛋白质功能进行研究。但是,有一点已日渐明确,即不可能通过推导人类基因组的核苷酸序列或是解开近 30 000 个编码相应蛋白或调解其他基因功能的基因座来解决复杂的呼吸道疾病。而单个或系列基因的改变如何直接或间接影响某种疾病表型的发生风险,其具体的分子机制还有待于大量的研究来证实。

### （二）单基因疾病

经典的医学遗传学着重于单个基因或单基因疾病,疾病的原因可追溯到单个基因的丢失或突变。到目前为止,已确定的致病基因有近 1 000 种。单基因疾病符合经典的孟德尔遗传方式,即常染色体显性、常染色体隐性或性连锁遗传等,如囊性纤维化和 $\alpha_1$-抗胰蛋白酶缺陷。尽管单基因致病并不常见,但了解其机制有助于理解更为常见的呼吸系统疾病的发病机制。

每个基因都有两个拷贝即等位基因,若两个等位基因相同则该个体称为纯合子;相反,若两个等位基因不相同则称为杂合子。某特定基因座上特定的一对等位基因就代表这些基因的基因型。更广义地来说,基因型就是创造某一表型的所有遗传因素的总合。因此,表型就是由基因型所引起的可见或可测量的特质;也可定义为单基因或整个基因型作用的效果。

两个个体间或一个种群内的所有个体间核苷酸序列的差别形成了遗传变异。突变是指起源于核苷酸序列并可导致其编码的蛋白质结构改变的变异。单基因疾病中已发现了约 16 000 种突变。突变的形式包括错义突变、无义突变、框移突变、缺失以及插入等。错义突变由一个或多个核苷酸的替代引起的,且这种替代导致编码蛋白质的一级结构发生改变;这类突变通过改变蛋白质的一级结构而改变它的功能。无义突变导致基因中终止密码子提前出现,从而形成截短的基因产物,这会引起蛋白质功能的改变,并会使蛋白产物不稳定。核苷酸的插入或缺失如果增加或减少三位密码子,就会导致产物蛋白质氨基酸的增多或减少。框移突变是指基因密码子的读码框发生错误。典型的框移突变引入框外终止密码子,从而导致蛋白翻译提前终止,产生结构异常的蛋白质。内含子和外显子的突变导致剪切错误,同样会引起蛋白结构的改变和翻译提前终止。最后,基因启动子或增强子的突变可导致蛋白质表达水平的改变或导致基因表达的时间性或空间性发生改变。

**(三) 复杂形状分析**

单核苷酸多态性(single nucleotide polymorphism,SNP)是指不改变蛋白质结构的核苷酸替换。SNP 是很有用的标记物,可用来在染色体基因座上标记基因。SNP 可以是疾病易感性的标志,例如它可以通过对某种疾病的直接影响或是与该疾病的易感性基因座相邻,从而与这种疾病相联系。据估计,人类基因组中存在 1 400 万个 SNP。我们能通过数个公共数据库检索到假定的或是已确定的 SNP,如 dbSNP 即为国家生物科技信息中心数据库。

单倍型是指遗传学区域分组的一系列 SNP,在某一特定种群中是整体遗传的。单倍型与疾病之间可能存在真正的联系,也可能仅由于混杂因素的影响而在表面上与疾病相关。如果某一 SNP 与某种疾病相关,很有可能这种 SNP 是作为某一

单倍性的一部分遗传的,而该单倍性中的其他 SNP 与这种疾病也有统计学上的相关性。这种等位基因的非随机联系成为连锁不平衡。由于 SNP 可能只是疾病倾向的标志而非原因,如果要证明因果关系的存在就必须出现基因功能的改变。

国际上正在共同努力来确定 300 个来自亚洲、非洲、欧洲和美洲的不同背景的个体体内所有 22 对染色体上全部的 SNP,称为国际人类单体型图计划(Haplotype Mapping,HapMap)。其目标是根据来自人类不同种群的 DNA 样本,建立一个全基因组范围内的 SNP 集簇地图。HapMap 会提供一个 SNP 路标,从而为疾病的研究提供连锁分析、相关性分析以及 SNP 伙伴评估。因此,SNP 可帮助我们理解疾病的遗传学基础,其中的原因包括:SNP 可以是基因功能改变的直接起因;也可以忽略因果关系,将 SNP 作为疾病的标志;由于它们在整个基因组内高频出现,可在遗传学研究中作为全基因组范围内的标志物。

**(四) 连锁分析和相关性分析**

调查遗传特征的遗传学研究包括两种:连锁分析和相关性研究。连锁分析式调查家系中来自父母双方的两种特性是如何共同遗传给子女的。系列多态性标志物或 SNP 可用来确定染色体基因座上两个等位基因的位置。编码这两种遗传特征的基因一般是非常靠近的,因此这两种特性或是等位基因就是相互联系的。连锁性是由 LOD(对数优势记分法 Logoddsscore)评分决定的,或称概率的对数(logarithm of the odds),标记物间相隔一定的距离,分界线是 50% 的共同遗传概率(不是全部共同遗传)。连锁分析在鉴别或研究孟德尔式的遗传特征时很常用;也可以用等位基因共享的方法来比较近亲的受累个体间等位基因的相似度。

以人群为基础的关联性研究对于不依据明确的孟德尔规律遗传的常见疾病的研究很有用。关联性研究通常采用病例对照的方法,对试验组和对照组进行比较。只有谨慎地选择最合适的对照人群才能得出有效的结论,并从这些研究中推断出基因的功能。如果想要达到足够的效力,病例对照研究就必须拥有足够大的样本量,以达到统计学上的显著意义。在这类研究中,研究者分析候选基因中的已知 SNP,采用某一 SNP 的等位基因作为变量,后者继而与某种疾病或结果的出现或缺席相联系。如果候选基因中的 SNP 未知,则

直接在该研究的一个亚组以及对照人群中将上述基因排序,从而决定哪些 SNP 在这两个人群中呈现差异表达。接下来在剩余人群中采用以 PCR 为基础的技术确定 SNP。这种方法的局限之处在于候选基因的选择偏倚:在研究中,只有那些已知或人们感兴趣的基因才会经常被选择。因此,通过位点克隆来识别基因的方法经常会把我们引向意想不到的发现。

### (五)基因组扫描

SNP 的基因组扫描是一种新技术,即在高流量平台上同时对几千个 SNP 进行测定,利用 SNP 在整个基因组范围内的物理分布,将各个 SNP 之间的染色体区域与某种疾病相联系。通过这种技术,可将 SNP 作为疾病的生物标记。

### (六)基因组学

基因组学是通过对基因组的平行测量研究基因的功能,通常使用芯片及连续基因表达分析(SAGE)的技术。芯片在药物研发中的应用正在逐渐扩展。它的用途包括基础研究和靶点探索、生物标记的确定、制药、毒物代谢动力学、靶点选择、预后检测的发展以及疾病亚型的确定。

基本的技术是从正常的或是测试状态的生物学样本中提取出 RNA,在 RNA 复制时掺入荧光标记的核苷酸,或复制后应用荧光染色的标记物。继而将标记的 RNA 与芯片杂交一段时间,洗脱多余的物质后将芯片放在集光灯下检验。最终的结果是每份生物样本上有 4 000～5 000 度量的基因表达。由于一个完整的实验可以包含数百个芯片,最终 RNA 表达的数据大小可能相差很多。

### (七)cDNA 芯片

cDNA 芯片产生于 cDNA 文库(500～5 000 碱基),方法是将与单个基因或探针相对应的 cDNA 点样在显微玻片的精确位置上。每个芯片测量两个样本,并提供每种 RNA 分子的相对测量水平。目标 RNA 由荧光染色标记,与对照样本一起与 cDNA 芯片的表面杂交。两个 RNA 样本竞争性地与每个探针结合。与 cDNA 序列配对的 RNA 与显微玻片上的 cDNA 斑点杂交。荧光标记可由激光激发,因此就能比较荧光探针结合的 cDNA 半点之间的信号强度。这种比较反映了每种基因表达的 RNA 量的比例。

### (八)寡核苷酸芯片

寡核苷酸芯片是由代表基因独特部分的合成核苷酸探针(12～80 个寡核苷酸)附着于阵列表面而成的。cDNA 合成是从实验性的 mRNA 样本开始的,继而进行试管内转录,从而制造生物素标记的 cDNA,后者能与微阵列的靶点结合。以荧光染色标记的卵白素(一种能与生物素紧密结合的蛋白)处理微阵列,再用激光激活。在寡核苷酸芯片内,每个微阵列测量单一的样本,并为每个 RNA 分子提供绝对的测量水平。检测信号的强度就能反映每个基因的表达水平。

### (九)SAGE

SAGE 是一种在转录物直接测序的基础上描述基因表达特征的技术。它主要的优势是能在序列未知的情况下对转录物进行测定和分析,对基因表达水平改变的敏感性高。SAGE 分析需要多出近 10 倍的 mRNA,最简单的双样本比较就要对约 $1.5×10^6$ 个碱基进行测序,因此即使有自动测序仪器,它所要求的工作密集型也要大大超过一些芯片平台,由此也导致 RNA 的量较小时应用该技术的困难。

数据经由图像处理后获得,而后通过三个步骤进行分析,即标准化、过滤和计算。标准化是针对技术型的因素,例如芯片的制造、染料结合的区别、杂交过程中探针分布失调,从而保证个体阵列之间的比较有意义。数据的过滤是指挑选出那些可能代表有意义发现的数据。过滤的典型标准包括信号质量的评价以及基因表达水平的成倍改变。微阵列分析中的基因表达差异通常定义为相对基因表达水平的 1.5～2 倍的差异。

决定相似性和非相似性是数据分析的关键组成部分,常用的方法有两种:监控和非监控。监控的方法用于发现样本的组间表达水平有显著差别的基因以及可准确预测样本特征的基因。两种最常用的监控技术为"最邻近方法"和"支持向量机"。使用非监控方法的学者则致力于发现数据组的内部结构或相互关系,而不是要决定怎样能最好的预测正确答案。四种常用的非监控方法包括层级聚类、自组织图、关联网络和主成分分析。在上述计算之后还要进行统计分析,在得出任何数据的面值前必须独立测定 RNA 表达水平来验证发现的显著性,测定方法包括量化反转录 PCR 和常规的 RNA 印迹法(northern blotting)技术。

### (十)蛋白质组学

蛋白质组学的研究对象是基因组所表达的蛋白质。基因组学和蛋白质组学是一串范畴内互补的两个组成部分,起始于 DNA,终止于修饰后的蛋白质。蛋白质是人类基因组的最终产物，并最终决定人类的生物学。蛋白质决定生物学的形态和功能，由于经历了剪切、转录过程中基因结构盒的交换、转录后修饰，人体中的蛋白质数量较基因数量要多 5~6 倍(约 200 000)。蛋白质组学研究的目的是理解某一组织或生物体内正常或受干扰情况下全部蛋白质间复杂的相互作用。事实上，人类对蛋白质组学的认识尚处于婴儿期。

针对蛋白质组的分析方法目前还在发展与验证中。但是，任何蛋白质组分析都有五个基本的组成部分：样本采集，蛋白提取，蛋白分离，确定蛋白序列以及与参考数据库比较蛋白序列以进行蛋白鉴定。取样即在获得受检者的知情同意后取得个体的组织活检标本或血样。蛋白提取通常采用化学途径，大多使用甲醇来去除所有的 DNA、RNA、糖类以及脂类。提取出的蛋白质必须进行分离以便鉴定，此步骤传统上采用二维凝胶电泳的方法。蛋白质在第一维利用质量分离，在第二维利用等电点或网状电离分离。由于二维电泳的大部分半点上包含多种蛋白质，现在也发展出了其他分离以及鉴定蛋白质的途径，如脂质色层分析法。脂质色层分析法应用固态和液态的介质，利用蛋白质的生化特征(包括分子量、等电位或疏水性)来分离蛋白质。这种方法可连续应用以改善分辨率。还可应用其他类型的色层分析柱来改善敏感性和特异性，例如亲和力色层分析的柱内含有针对特殊功能的抗体已达到预期的分离效果。分离之后就进行蛋白的鉴定，通常使用某种形式的质量光谱测定法。质量光谱测定法是将蛋白质或肽链转化为带电荷的种类，从而能依据它们的质核比进行分离。其中可供选择的离子化途径包括电喷射和机智辅助激光解析电离等。接下来就要确定蛋白质的序列，继而通过与数据库内的已知序列进行比较分析从而明确地识别蛋白质。一旦明确了某一蛋白质组中的蛋白质，就能确定它们的相对丰富程度。最后，对蛋白质组的彻底分析还应包括一些功能的测定，这可以在培养的细胞中或者动物模型中进行。这种方法与功能性基因组分析相似，后者是一种关键的方法，通过识别基因的功能衡量某个基因或突变的重要性。

蛋白质组分析现在受到敏感性、特异性和处理量的限制。但是，该领域及该领域的方法学正在迅速发展。蛋白质组学在心血管疾病中的应用，将对我们理解心血管系统的复杂功能提供很大的帮助。

## 二、疾病易感基因定位的策略和方法

目前用于确定致病基因的方法包括：功能克隆方法、候选基因克隆方法、位置克隆方法及位置候选基因克隆法。

### (一) 功能克隆方法

功能克隆方法(functional cloning)是利用基因的产物蛋白质或 RNA 推算此相应基因的序列，即基因的确定需依据对其功能的了解。常用的方法主要是利用 RNA 反转录为 cDNA 后，对其进行大规模测序或消减杂交，差异显示等了解其序列数据或部分功能，可用于 $\alpha_1$-抗胰蛋白酶缺陷、链状细胞贫血等疾病。此方法简单，但对于大多数疾病而言，由于我们不知道其异常蛋白或其首类的蛋白，因此可能无效。

### (二) 候选基因克隆方法

当某一有关疾病因果关系的假设存在时应用候选基因克隆(candidate gene approach cloning)方法。一个候选基因就是其基因产物具有一个(一些)功能特征，而这个特征设计可能的疾病因果关系，一个或一组基因则可被挑选作为可能引起疾病的候选者并加以检测，以明确它们是否是疾病基因。

1. 待测基因的选择　因它们被认为设计了疾病的关键性生理途径，或者由于它们在动物模型中致病。从理想的角度考虑，我们希望候选基因所在的染色体区，在以往的位置克隆方法中曾被证明与该疾病有关。

2. 确定基因多态性　可在基因组数据库中得到。未曾检测的多态性，需在一定数量的个体中，对该基因进行测序以了解是否存在基因多态性。

3. 等位基因相关研究　在受累和未受累个体间比较每个等位基因频率。假如一个等位基因在受累个体中出现的频率明显高于未受累者，则该等位基因被认为可能与疾病有关。但要认识到，阳性相关结果并非表明该等位基因与疾病存在简单的因果关系。阳性相关可见于下列情况：①该等位基因的确是致病基因，即等位基因变异改变了基因功能并导致疾病；②等位基因并不致病，但与另一个治病基因有连锁不平衡；③由于被研究群体的遗传异质性而造成人为的阳性相关。

这种一致性导致受累者和对照者不能完全匹配。

在等位基因相关研究中,如果预测的可信度低,那么当检测大量具有一定数量等位基因的候选基因时,假阳性率就可能较高。因此曾有人建议在等位基因相关研究中用小于 0.000 1 的 $P$ 值界定显著性。

(1)传递不平衡检测:一旦发现一个假定的相关,则需进行传递不平衡检测(transfer unbalance detection,TDT),对父母及受累同胞进行基因分型。原理为:一个为与疾病真正相关的等位基因(A1)和与疾病无关的等位基因(A2)杂合子的父母,向子女传递 A1 多于 A2。TDT 将去除人为的相关,但却无法区别那些可能致病的等位基因和真正治病基因有连锁不平衡的等位基因。

(2)功能检测:必须进行相关试验以了解基因多态性是否具有任何有意义的功能。如果能够表明多态性改变了基因功能,且这种功能改变在某种形式上可能与疾病有关,那么该基因被认为是致病基因。

### (三)位置克隆方法

位置克隆方法(positional cloning)是发现基因的经典遗传学方法,基因是根据它们在遗传图上的位置被确定的,无需预先对疾病的病理生理有所了解。该方法包括两个大致的步骤:第一步是连锁分析,将基因定位在遗传图上一个大致的位置;第二步是精确定位和致病基因的确定。

在遗传分析中最常用的是连锁分析。在遗传过程中,两个基因或遗传标志被一起分配到子代而不发生交换,称为连锁(linkage)。两个基因位点发生交换的可能性大小可用重组系数($\theta$)来表示。这两个基因被一起分配到子代的可能性大小反映了这两个基因的遗传距离。重组系数越大,基因间的距离越远。基因的遗传距离单位为 cM,即用重组系数的百分数来表示。如重组系数的百分数为 1%,则距离为 1cM。若基因间距离>50cM,则不存在连锁。

连锁分析的前提是确定疾病家系和个体准确的表型。可选用核心家庭(包括子女和他们的父母)、扩展家庭或与外界隔绝/近亲繁殖的群体。在隔绝/近亲繁殖的扩展家系中,遗传分析较为容易,而且建立连锁的可能性较大,但发现的基因可能并不代表那些在一级亲属群体中的致病基因。

连锁分析是在家系中分析遗传标志的遗传,以建立标志与疾病之间的联系,从而将致病基因定位于基因组的一个大致的位置。标志是具有多态性的 DNA 序列,它在遗传图上的位置是可知的。不同的个体倾向于携带不同的标志变异性(等位基因),并把它传给后代。因此可在一个家系中跟踪一个标志物的遗传。在减数分裂过程中(即一个精子或卵子形成的过程),遗传物质在外源染色体之间随机交换(称为重组),从而分离遗传位点(标志或基因)。两个基因位点越接近,它们通过减数分裂分离的可能性就越小。当两个位点经过多次减数分裂仍恒定一起遗传时,被称为彼此间连锁。当一个疾病同一个特异性的标志等位基因在一个家系中恒定遗传,该标志则与疾病有联系。因而可以推测致病基因位于该标志的附近区域,这也被称为致病基因的定位。它可发现致病基因在遗传图上的位置。目前已可得到分布于基因组中大于 5 000 的遗传标志。常用的连锁分析有两种类型,即参数和非参数连锁分析。

1. 参数连锁分析 为经典的分析方法,通常不加限定地称为"连锁分析"。它需要首先提出一个遗传模式(即参数)。两对(以上)等位基因以某一重组率连锁时,产生所观察到的家庭与不存在连锁情况下产生该家庭的概率之比的对数,称为 LOD 记分(lods)。取不同的充足率 $\theta$,得到一系列 lods,对应最大 lods 的 $\theta$ 值即为该座位的最大似然估计值。lods 的遗传学意义可以理解为:某一重组率是存在连锁的概率与由机会造成非独立分离的比值的对数。当 lods>1 时,有可能存在连锁;若 lods>3,则肯定连锁;若 lods<-2,则可以否定连锁。运用对数优势计分法(log adds score,lods 法)进行连锁分析可将多个家系的资料合并处理,还可以得到多态性位点和与其存在连锁的基因之间的遗传距离。在参数连锁分析中,一个主要的问题就是需要提出一个遗传模式,而且结果也依赖于这个模式。如果遗传模式估计错误,就会导致整个分析结果的错误。由于复杂性状疾病,如哮喘的遗传模式是不清楚的,因此很难使用参数连锁分析。

2. 非参数连锁分析 非参数连锁分析或等位基因共享法不依赖于假定的遗传模式,因而更适用于复杂性状疾病的遗传分析。受累同胞配对分析(affected sib-pair,ASP)是常用的等位基因共享方法(allele-sharing method)。ASP 是通过比较配子之间是否非随机地"共享"某一位点上相同的等位基因,推测出疾病的易感基因是否与该位点连锁。ASP 法最大的优点在于它不需要了解疾病的遗传方式、基因频率以及外显率。因此得到错误连锁的可能性较小,但它不能给出遗传距离。

ASP 法对复杂形状疾病的连锁分析已显示出极大的潜力,但有时也存在取样困难,因而设计出受累家系成员法(affected pedigree member,APM)。APM 与 ASP 法不同,它不进行亲代的等位基因分型,也不考虑子代的基因是否来自同一亲代,仅检测某一家系中患病个体间(不必是同胞)的标志等位基因的相似性。从理论上讲,即使使用高度多态的遗传标志,APM 法的效率仍比 ASP 低。目前,同胞(或亲属)配对方法可以采用兄弟、姐妹、祖孙、叔侄甚至堂兄弟之间的配对资料,适用范围较宽。

### (四) 位置候选基因克隆法

位置候选基因克隆法(positional candidate gene cloning)实际上是位置克隆战略与其他几种克隆手段的交叉和结合。在所有的这些方法中,位置候选基因克隆法被认为是最有发展前途的克隆策略。它通过连锁图谱和连锁分析先将致病基因定位于染色体上一适当狭窄的区域,再对该区域中分布的基因位点进行一一筛选和确认,从而找到与遗传病相关的基因。随着 EST 战略(expressed sequence tag)的提出和发展,功能克隆的效率大大提高,越来越多的 cDNA 被克隆和定位,逐步缩小定位范围、进行染色体步移和测序的单纯位置克隆法渐渐被位置候选基因克隆法取代。

总之,基因定位到确切致病基因仍有大量工作要做。基因定位可将基因限定在 2~5 兆碱基对(Mb)的区域内,即使是精确定位,分辨率亦小于 1Mb。如果每 Mb 碱基内估计含 20~50 个基因,那么定位区域内可含数百个基因。若要确定一个致病基因,就需明确基因存在于该区域内,确定分析哪个或哪些基因的突变,检测基因突变,证明突变改变了基因功能,而且该改变了的基因功能与疾病的表型有关。

## 三、支气管哮喘易感基因的研究

支气管哮喘是一种气道慢性炎症性疾病,是危害全球公共健康的常见疾病。目前认为哮喘是环境因素和遗传因素相互作用而形成的多基因遗传病,遗传度占 48%~79%。近年来,随着全基因组关联研究的推广,国内外学者对哮喘遗传学进行了大量的研究,确定了数百个哮喘易感基因。

### (一) 1q 上的候选基因

微丝蛋白(filaggrin,FLG)基因定位于染色体 1q21,其编码的 FLG 蛋白是一个关键的表皮蛋白,在形成皮肤屏障时起重要作用。FLG 蛋白在表皮和口腔鼻黏膜上表达,支气管黏膜上不表达。FLG 最初被确定为寻常鱼鳞病的候选基因,其 3 号外显子的 2 个突变(RS01X,2282del4)通过阻止蛋白质翻译而使 FLG 蛋白功能缺失。Palmer 等研究发现,FLG 有两种突变之一的个体也患有特应性皮炎(atopic dermatitis,AD)或哮喘,随后在三个独立人群中检测了这两种突变,结果发现这两种无义突变与 AD 或 AD 合并哮喘高度相关,而与单纯患哮喘无关。来自德国的 490 个家系的独立人群研究也证实了上述结论。一项多中心的队列研究发现,在患有湿疹和对食物过敏的德国儿童中,FLG 的三种突变(R501X,2282del4,R2447X)预测哮喘发生的特异性为 100%(95% 置信区间:65.5%~100%),并且这些儿童直到青春期肺功能仍明显下降。这一结论在英国的一项病例对照研究得到验证。

FcER1 定位于染色体 1q23,主要表达于肥大细胞、嗜碱性粒细胞、树突状细胞、朗格汉斯细胞和巨噬细胞表面。FcER1 介导 IgE 依赖的肥大细胞和嗜碱性粒细胞活化是过敏反应的第一步。研究发现,FcER1 基因 E237G 多态性位点与气道高反应性密切相关,携带 237G 者较 237E 者更易发生气道高反应。FcER1C-109T 等位基因与编码 FcER1β 链的 MS4A2 基因启动子活性增高有关,C-109T SNP 使肥大细胞 MS4A2 基因表达增加,导致气道促炎症反应介质释放增多;C-109T TT 纯合子基因型与过敏性哮喘患者血浆总 IgE 水平升高有关。文献报道 FcER1 基因 SNP 与其他基因 SNP 之间也存在协同作用。

几丁质酶 3 类 1(chitinase 3-like 1,CHI3L1)基因定位于染色体 1q32.1,编码几丁质酶 3 样蛋白 1(YKL-40)。YKL-40 是糖基水解酶 18 家族的成员,在生理条件下可由巨噬细胞、中性粒细胞、软骨细胞、血管平滑肌细胞分泌,在许多炎症相关性疾病和多种恶性肿瘤中高水平表达。研究发现,严重哮喘患者血清和肺组织中 YKL40 水平明显升高,且升高程度与哮喘严重度及肺功能下降度呈正相关。CHI3L1 基因启动子区的一个 SNP(−131C→G)与 YKL-40 水平升高、哮喘发生、气道高反应性和肺功能下降相关。病例对照研究显示,此 SNP 也可用来预测哮喘的发病和出生队列中从出生到 5 岁的血清 YKL-40 水平。因此，*CHI3L1* 可能是哮喘、支气管高反应性和肺功能受限的易感基因，血清 YKL40 水平升高可作为哮喘的一个生物学标志物。

视蛋白 3（*OPN3*）基因定位于染色体 1q43，是鸟嘌呤核苷酸结合蛋白耦联受体超家族成员之一。它在人的肺、胎盘、脾、巨噬细胞、细支气管上皮细胞、前 T 细胞和树突状细胞中高水平表达，人的视网膜中也有明显表达。研究发现，哮喘患者的肺组织中 OPN3 mRNA 的表达量是非哮喘患者的 2.5 倍；*OPN3* 基因的 SNP 位点 rs614251 和 HCV605574 与丹麦人和国际哮喘遗传网络人群的哮喘发病相关，rs614251 和 HCVl292455 位点与气道高反应性相关。*OPN3* 能够调节 Jurkat 细胞的 IL-2 分泌，推测 *OPN3* 可能参与哮喘发病机制中 $Th_0$ 细胞向 $Th_1$、$Th_2$ 细胞的分化。

### （二）2q 上的候选基因

I 型肌醇多聚磷酸 4 磷酸酶（inositol polyphosphate 4 phosphatase type I，INPP4A）基因定位于染色体 2q11.2，是一种镁离子非依赖性磷酸酶，在人类脑组织、血小板、巨核细胞和 Jurkat 细胞中表达。它通过调节细胞内 3,4-二磷酸磷脂酰肌醇的水平参与负性调节磷脂酰肌醇 3 信号通路。磷脂酰肌醇 3 信号通路能激活血小板，从而释放炎性介质和生长因子，与哮喘的病理生理过程密切相关。Sharma 等研究发现，*INPP4A* 基因 SNP（+110832A/G，Thr/Ala）可影响血小板中 INPP4A 蛋白的稳定性，与哮喘的发病密切相关（$P=0.0006$），此关联在另一项包括 288 个哮喘患者和 293 个对照人群的临床研究中获得证实（$P=0.04$）。

双肽酶 10（*DPP10*）基因定位于染色体 2q14，属于丝氨酸蛋白酶家族成员之一，其底物包含 IPIO、嗜酸性粒细胞趋化因子、RANTES 等致炎性细胞因子，提示 *DPP10* 可能对哮喘气道的炎症反应进行调节。DPP10 的同系物可影响中枢神经系统神经元树突上的钾离子通道的功能，表明 DPP10 可能在中枢水平对气道平滑肌的肌紧张性进行调节。研究发现，中国汉族人群 *DPP10* 基因的 SNP 位点 rsl0208402 与血清 IgE 水平（$P=0.0003$）、外周血嗜酸性粒细胞百分比（$P=0.0023$）相关，位点 rs1430090 与肺功能的 1 秒用力呼气容积（$FEV_1$）相关（$P=0.048$）。墨西哥人的 *DPP10* 基因中有 5 个 SNP 位点（rs980317，rs7421482，rs980316，rs949577，rs12469474）与儿童哮喘的易感性高度相关，但尚未进行重复验证。

细胞毒性 T 细胞相关 4（cytotoxic T lymphocyte-associated 4，CTLA4）基因位于染色体 2q32-q33，此区域在 IgE 调节和 T 细胞活化中扮演重要角色。*CTLA4* 基因外显子区 +49 A/G 和 3′非翻译区的 SNP 已被证实与血清总 IgE 水平显著相关（$P$ 分别为 0.0005 和 0.006）。*CTLA4* 基因的另一个 SNP 1147C/T 与气道高反应性（$P=0.008$）和哮喘的发生（$P=0.012$）显著相关，但与过敏无关。

### （三）5q 上的候选基因

基因组 5 号染色体长臂是许多过敏或免疫机制相关性细胞因子的编码区，这些细胞因子在哮喘炎症的触发和持续过程中起到重要作用，不同程度地参与哮喘的发病机制，其多态性与哮喘遗传易感性密切关联。5q 3 区 1 带至 3 区 3 带（5q31-33）区域内含有多个与哮喘发病相关的候选基因，控制着免疫球蛋白（immunoglobulin，Ig）E 的表达。Postma 等发现这些候选基因包括白细胞介素族（IL-3、IL-4、IL-5、IL-9、IL-12、IL-13）、粒细胞巨噬细胞集落刺激因子（GM-CSF）、成纤维细胞生长因子、其他集落刺激因子、I 型淋巴细胞特异的糖皮质激素受体（GRL）、白三烯 $C_4$（$LTC_4$）合酶以及 $β_2$-肾上腺素受体基因（ADRB2）等，因此 5q31-33 又被称为"细胞因子基因簇"（cytokine-gene cluster），是 IgE 调节基因的热点研究区域。

$β_2$-肾上腺素能受体（ADRB2）基因编码 $β_2AR$，在 5 号染色体长臂上包含 2011 个碱基对（5q31-32）。$β_2$-肾上腺素受体功能低下可能是哮喘的重要发病机制之一。ADRB2 的多态性不仅改变 $β_2$-肾上腺素受体功能，对于哮喘的发生、严重程度、治疗效果亦起着重要的作用。在 ADRB2 的 10 个已鉴别的功能性 SNP 中，目前已着手研究的三个编码多态性位于 16 位（rs1042713）、27 位（rs1042714）和 164 位（rs1800888）。这些 SNPs 导致精氨酸替代甘氨酸（Arg16→Gly），谷氨酰胺替代谷氨酸（Gln27→Glu），苏氨酸替代异亮氨酸（Thr164→Ile）。Arg16→Gly 和 Gln27→Glu 多态性在亚洲人中出现频繁，Thr164→Ile 多态性较少见，仅见于欧美人群。研究发现，变异型哮喘患者 ADRB2 基因第 16 位氨基酸上甘氨酸（Gly）出现频率比精氨酸（Arg）高；需持续口服激素才能控制症状的哮喘患者中有 75% 在第 16 位氨基酸上出现甘氨酸而非精氨酸的纯合子个体，表明此种变异与哮喘的严重性之间可能存在相关性,尤其与夜间哮喘联系更紧密。ADRB2 多态性还与药物疗效相关。第 16 位携带甘氨酸等位基因型(Arg/Gly 和 Gly/Gly)的哮喘儿童对 $\beta_2$-受体激动剂的反应明显低下;携带 Ary16Gly27 纯合子单倍体的患者和 Arg16Gln27/Gly16Glu27 杂合子对支气管扩张剂疗效最好。

白细胞介素 13(interleukin 13,IL-13)和白细胞介素 4(IL-4)能促进 B 细胞活化,对 IgE 合成以及哮喘气道炎症的发生、发展起重要作用。IL-13 是 Th$_2$ 细胞产生的细胞因子,能够促进变应原诱导支气管高反应、损伤上皮细胞、使杯状细胞增生和嗜酸性粒细胞增多,既可加重影响哮喘发作,又可干扰哮喘的治疗效果。研究发现,IL-13 基因多态性位点 -1111C>T 和 +2043G>A 均与总 IgE 升高、哮喘和 AD 等变态反应的相关表型相关;+2044GA(rs20541)位点与哮喘患者的嗜酸性粒细胞增多及总 IgE 的升高有关;-1112CT(rs1800925)位点与重度哮喘呈负相关,但对于吸入激素治疗的患儿却增加了重度哮喘的发生风险。在气道疾病中,IL-13+2044(rs20541)的稀有等位基因 A 与病毒感染后迟发而非早期的喘息有关。Kabesch 等研究表明,IL-4 基因的 SNP 在哮喘的发生及血清总 IgE 调节方面起着重要作用,IL-13 与 IL-4 基因多态性具有协同效应,在儿童哮喘中发挥重要的作用。

磷酸二酯酶 4D(PDE4D)基因定位于染色体 5q12。PDE4D 蛋白是一类特异性水解环磷酸腺苷(cAMP)的磷酸二酯酶,含有多种异构体,其最主要的作用是水解第二信使 cAMP,在细胞信号传导中起重要作用。目前有 1 篇关于 PDE4D 的 SNP 位点 rsl588265、rsl544791 与哮喘明显相关的报道,并在白种人和西班牙人群中得到了验证。

另外,欧洲和美国的一些研究发现,环境中的烟草烟雾诱发哮喘的能力与遗传基因的改变可能存在相关。5q 等染色体可能含有与烟草烟雾暴露有关的基因,当某些解毒酶基因缺陷导致有害物质代谢减少时,就可能出现肺部炎症和肺屏障功能的减弱,使致敏原渗透,继而诱发哮喘启动。

**(四)6P 上的候选基因**

许多研究表明 6 号染色体的 MHC(主要组织相容性复合体)区域与哮喘相关表型密切相关,可能是促进变应性疾病发生的主要位点。

人类白细胞抗原(human leukocyte antigen,HLA)DRB1 位于 6p21.31,其等位基因有 383 个,是 HLA Ⅱ 类基因中多态性最丰富的区域。研究发现,HLA-DR2 等位基因 DRB1 * 1501 和 DRB1 * 1503 对肺部变态反应性炎症起主要作用,DRB1 * 1502 可介导一种非过敏性 Th1 样反应。因此,对囊性纤维化和哮喘患者进行 HLA-DR 分型,将有助于疾病的诊断。

非经典的 MHC 基因也可通过非变应性途径参与哮喘的发病过程,其中炎性细胞因子及其受体调控的多样性是免疫调控适应性的一项重要机制。哮喘患者气道中可见致炎性细胞因子肿瘤坏死因子 TNF-a 和淋巴毒素 a 明显升高,其编码基因均位于 6 号染色体,细胞因子间相互诱生,从而激发炎性介质的级联反应。TNF 复合体的多态性与 TNF 表达变异及哮喘发作相关。

IL-17 基因位于染色体 6p 上,与哮喘表型相关联,也是哮喘候选易感基因之一。我国研究报道,IL-17 G152A 的多态性位点 rs2275913 是中国西南地区儿童变应性哮喘发病的危险因素,其中 AA(腺嘌呤纯合子)基因型与哮喘患儿血清总 IgE 升高以及肺功能异常有关。

**(五)11q 上的候选基因**

特应症与特殊染色体区的连锁关系最早是由牛津大学 Cookson 等发现的。首先,他们对 7 个特应症家系采用 17 个遗传标志进行基因分型,发现特应症与 11 号染色体长臂 1 区 3 带(11q13)上的标志 D11S97 有很强的连锁;然后他们在 60 个核心家系中获得验证,并将图位(map position)限定在 D11S97 的着丝点区以及两个同源基因 CD$_{20}$(B 细胞标志)和 IgE 高亲和力受体 $\beta$ 亚单位(Fc 位 Ⅰ-c)附近。

编码 Fc 位 Ⅰ-c 的基因被认为是特应症的候选基因。Fc 基因 Ⅰ 由 $\alpha$、$\beta$ 和 $\gamma$ 链组成,其中 $\beta$ 链编码基因位于 11q。FcqR Ⅰ-c 在肥大细胞、嗜碱性粒细胞和单核细胞上表达,交联的 IgE 通过特异性抗原与 Fc 特异 Ⅰ-c 结合,导致肥大细胞和嗜碱性粒细胞脱颗粒,从而在变态反应中起关键性作用。通过对 Fc 位 Ⅰ-c 编码基因的序列进行测定,发现该基因在 6 号外显子中有 2 个氨基酸即 181 位上的亮氨酸(Leu181)和 183 位上的亮氨酸(Leu183)的替换,经母系遗传后,子代对特应症高度易感。在 7 号外显子中可发现另一种氨基酸替换,即 237 位上的甘氨酸的替换,同样与哮喘相关,但无母系遗传的优势。

对非洲裔美国人的研究发现，编码前列腺素 D(2) 受体的 *CRTH2* 基因位于染色体 11q，与哮喘发生密切关联，表明 *CRTH2* 基因可能是哮喘研究的一个强有力的候选基因。另外，*CC16* 基因也是 11q13 上变应性哮喘的候选基因，它与 β 亚基的高亲和力 IgE 受体以及 Clara 细胞的衍生验证分子密切相关。

### （六）12q 上的候选基因

12q 上已发现诸多哮喘候选基因，包括 γ-干扰素（*IFN-γ*）、肥大细胞生长因子 1（*MGF-1*）、胰岛素样生长因子 1（*IGF-1*）、一氧化氮合成酶结构式（*NOS1*）基因和涉及人类白细胞抗原的核因子 Y（*NFYB*）基因、白三烯 A4 水解酶（*LTA4H*）、信号转录和转录激活因子 6（*STAT6*）、整联蛋白 B7（*ITGB7*）、维生素 D 受体（*VDR*）等。IFN-G 促进 Th$_1$ 淋巴细胞的分化，并通过抑制 Th$_2$ 淋巴细胞分化而抑制 IL-4 产生；IGF-1 可促进 B 和 T 淋巴细胞的分化；MGF 则在成熟肥大细胞浸润过程起着重要作用；它们均与哮喘的发生相关。

维生素 D 受体（vitamin D receptor，VDR）基因定位于 12q13-26，经连锁分析证实是一个重要的哮喘易感位点。VDR 是一种配体依赖的核转录因子，在维持钙磷代谢、调解细胞增殖分化等方面起着重要作用，还可以通过调解 T 细胞的发育进而影响细胞因子分泌。目前发现，在 *VDR* 基因的 5 个多态位点中，仅有 ApaI 位点与中国汉族人群哮喘具有显著相关性。

### （七）16p 上的候选基因

白细胞介素 4 受体（*IL-4R*）基因定位于染色体 16p12.1-11.2，编码 IL-4 受体 α 链，是 IL-4A、IL-13 基因受体的共同组成部分。*IL-4R* 基因的六个 SNP 位点（899-2C > A，1199A > C，1242G > T，1291T>C，1299T>C，1507T>C）与哮喘发病密切相关，其中 E375A 和 Q551R 两个位点与严重的哮喘恶化、肺功能降低、肥大细胞增多和 IgE 水平升高有关；IL-4RA I50V 与 Q551R 的相互作用与哮喘表型显著相关。*IL-4R* 基因与 *IL-13* 基因 SNP 位点之间的联合研究非常多见。IL-13 R130Q 与 IL-4RA I50V 对血浆总 IgE 水平具有明显的协同作用；*IL-13* 基因的一个 SNP 位点（A-646G，rs2069743）和 *IL-4RA* 基因的两个 SNP 位点（A4679G，rs1805010 与 C22656T，rs1805015）对基线及使用支气管扩张剂后的肺功能均有影响，其中 IL-13 A-646G 和 IL-4RA A4679G 两位点对基

线肺功能具有协同作用。IL-4RA S478P 与 IL-13-1111 启动子多态性交互作用，可提高个体对哮喘的易感性。

### （八）17q 上的候选基因

血清类黏蛋白 1 样蛋白 3（orosomueoid 1-like protein 3，ORMDL3）基因属于新的基因家族（*ORMDL1*，*ORMDL2* 和 *ORMDL3*）的一个成员，定位于染色体 17q12-21，编码位于内质网膜的跨膜蛋白，序列保守性很强，是目前发现的与哮喘关联证据最为充分的基因。*ORMDL3* 基因在成人胰腺、肝中表达水平较高，在肺和胎盘中表达水平较低；在胎儿的肺、肝、肾、脾和胸腺中表达水平较高，在大脑、心脏和骨骼肌中表达水平较低。

Moffatt 通过全基因组关联研究，绘制出 SNPs 与儿童哮喘患病的关系图谱，发现在 17q21 上存在多个与儿童哮喘强烈、重复相关的标记（$P < 10^{-12}$）。通过采用家系研究和病例对照研究，在 994 例儿童哮喘患者和 1 243 个非哮喘儿童中检测了超过 31.7 万个 SNP 位点。经独立重复验证，在 2 320 例德国儿童中（$P = 0.000\ 3$）和 3 301 例英国儿童中（$P = 0.000\ 5$）同样发现 17q21 基因座标记与儿童哮喘有较强相关性。随后 Moffatt 又检测了 EB 病毒转化的哮喘患者淋巴母细胞株的全基因转录丰度，发现 ORMDL3 的 RNA 表达水平与 17q21 座位的几个 SNP 标志物呈显著正相关，表明遗传变异所调控的 *ORMDL3* 基因的表达水平决定儿童哮喘易感性。Bouzigon 发现 17q21 座位的 SNP 标志物 rs9303277（$P = 3.1 \times 10^{-6}$）和 rs8069176（$P = 5.8 \times 10^{-6}$）能够增加早发型哮喘（发病年龄<4 岁）的发病风险，并且当环境中有烟草暴露时这种危险度会进一步增加。Tavendale 研究证实在苏格兰人中，rs7216389 位点（C/T）能够调控 ORMDL3 的表达，且与儿童哮喘发生的危险度密切相关（$P = 1.73 \times 10^{-12}$）。

### （九）其他

肌球蛋白轻链激酶（myosin light chain kinase，MYLK）基因定位于 3q21。MYLK 是一种可以调节平滑肌收缩和气道高反应的多功能蛋白。Gao L 等研究发现，MYLK 的单核苷酸多态性与哮喘发生和总 IgE 之间存在显著性关联，其中平滑肌上的一个启动子 SNP（rs936170）关联性最强，携带 rs936170 的单倍型可显著降低哮喘在美国黑人中的发病风险。外周血单核细胞 RNA 表达研究发

现，携带 rs936170 的哮喘患者的 MYLK 表达水平显著下降。

解整合素-金属蛋白酶 33（A disintegrin and metalloprotein-33，ADAM33）基因定位于染色体 20p13，属于 ADAM 家族成员之一。ADAM33 mRNA 主要表达于间质细胞起源的肺成纤维细胞和平滑肌细胞，在支气管上皮细胞、T 细胞或其他免疫细胞中较少表达。研究证实，IL-4 和 IL-13 能够显著上调人成纤维细胞中 ADAM33 mRNA 的表达。在卵蛋白诱导的小鼠哮喘模型中，ADAM33 mRNA 的表达明显增加，并表现出明显的上皮下纤维化、黏液过度分泌以及 Th₂ 型细胞因子占优势的气道炎症，表明 ADAM33 与气道重塑有关。Reijmefink 等研究发现，*ADAM33* 基因（rs511898A、rs528557C、rs2280090A）能够增加哮喘和气道高反应性发生的可能，rs528557 位点与肺功能下降有关，此结果已在日本哮喘儿童和澳大利亚人群中获得重复验证。deFaria 等研究则发现 *ADAM33* 基因 S2 多态性与重症哮喘发生无关。

## 四、其他疾病易感基因的研究

### （一）囊性纤维化

囊性纤维化（cystic fibrosis，CF）是白种人中最常见的致死性常染色体隐性遗传病，其发病率在西欧、北欧及北美人群中较高，约占活产婴儿的 1/2 500，但亚洲人的发病率较低，约为 1/10 万。在过去的几十年中，虽然 CF 患者的寿命已经大大延长，但至今为止尚未发现安全而又有效的治疗方法。CF 是由囊性纤维化跨膜传导调节因子（cystic fibrosis transmembrane conductance regulator，CFTR）基因的单一基因突变所致，在正常白种人中其突变携带者频率为 2% ~ 4%，发病率为 0.2%。近年来，人们对 CFTR 的结构功能、突变形式、临床表现以及 CFTR 相关的基因治疗进行了大量研究。

*CF* 基因位于人类第 7 号染色体长臂 3 区 1-2 带（7q3-7q32），全长 250kb，共有 27 个外显子和 26 个内含子。cDNA 长 6 129bp，编码一条 1 480 个氨基酸的肽链即 CFTR。CFTR 是一种跨膜糖蛋白，分子质量为 170kb，是 ATP 结合盒（ATP binding cassette，ABC）转运蛋白超家族的成员。其结构中有两个重复的氨基酸基序，各由 6 个镶嵌在细胞膜内的疏水环组成的跨膜转移区（TMDs）和 1 个亲水的 ATP 结合点折叠区（NBFs）组成，每个跨膜转移区含有 6 个跨膜的祥（loop），以及 2 个核苷酸结合区（nucleotide binding domains，NBDs）。每个 NBD 都含有共有序列 Walker A 和 B，参与和 ATP 的相互作用。12 个疏水片段形成的微孔构成 CFTR 的离子通道，两个基序之间有一个调节 CFTR 生理功能的 R 区，该区是由 CF 基因外显子编码的区域，含有蛋白激酶 A（PKA）和蛋白激酶 C（PKC）共有的磷酸化位点以及许多荷电的氨基酸。当该区被蛋白激酶磷酸化时，可以激活 CFTR 氯离子通道，ATP 与 CFTR-NBDs 相互作用是对激活通道进行门控的关键步骤。CFTR 在受累器官的上皮细胞表面构成 Cl⁻ 通道，当发生基因突变时，上皮细胞 Cl⁻ 和水的分泌减少；同时 Na⁺ 的回吸收增加，造成细胞内高渗环境，使外分泌腺脱水，黏性增大。因此，*CFTR* 基因突变主要影响外分泌腺功能，如呼吸道和肺、胰腺、汗腺、生殖腺等。1999 年 Wagner 等报道已发现 700 多种 CF 突变基因，不同的突变类型对 CFTR 功能的影响不同，或影响其表达，或影响其加工等。其中最常见的一种突变为 △F508，即在 exon 10 上有 3 个碱基对的缺失，导致 CFTR 糖蛋白 508 号位置上的苯丙氨酸缺失，这种突变主要影响 CFTR 的加工过程。其他还包括 32 种常见的 CF 突变基因，目前已作为 CF 突变基因筛选的常规项目。这 32 项检测可以覆盖 90% 以上的北欧高加索人。2002 年 Genzyme Genetics 公司将 *CFTR* 突变基因的筛选增加到 87 个，有利于发现一些较为罕见的 *CFTR* 突变基因，但对亚裔人群仍少有覆盖。

*CF* 基因具有高度多态性，迄今为止，已报道有 1 000 多种突变形式和 700 多种良性变异形式（SNPs 为主），涵盖了包括外显子、内含子和启动子等在内的整个 *CF* 基因。根据这些突变的分子机制将其分为五类：第一类突变是无义突变，由于一个碱基的改变得到新的终止密码子，产生不稳定的 mRNA，或是从核糖体中释放出经过删节的、缩短的肽段；第二类突变导致 CFTR 的合成和折叠受损，不能被正常运输至顶膜处，而在内质网中发生降解；第三类突变破坏 CFTR 的调节区，使 CFFR 的磷酸化和 ATP 结合不能正常进行；第四类突变导致氯离子转运降低；第五类突变影响 RNA 剪接，产生正常或异常的转录子，这些转录子在不同患者以及同一患者的不同器官所呈现的

水平不尽相同,外显子遗漏(exon skipping)和外显子增加(exon inclusion)的剪接因子可促进基因选择性剪切,提高正确拼接的转录子水平。

超过70%的CF患者都含有基因突变△F508,属于第二类突变,可导致CFTR蛋白第508位上的苯丙氨酸残基缺失。虽然突变体仅有细微的构象变化,但能被"质控系统"识别并将其滞留在内质网,以致突变的CFTR降解。正常的CFTR位于气道、消化道和生殖道上皮细胞的顶部质膜中,而突变的CFTR不能运输至细胞顶膜,使得细胞功能受限而不能正常分泌氯离子。CF基因型(genotype)和临床表型之间存在一定的相互性。一项包括293例CF患者的研究显示,3种基因型中:①纯合子△F508(△F508/△F508):99%的患者有胰腺功能不全;②杂合子△F508(△F508/其他):72%的患者有胰腺功能不全;③其他(其他/其他):只有36%的患者有胰腺功能不全。纯合子伴有所有胰腺功能不全者均可早期出现严重的临床表现,如严重肺部疾病、体重下降、汗液中$Cl^-$增加;杂合子且胰腺功能正常者,则病情较轻,肺功能较好,营养状态正常,汗液中$Cl^-$增加不明显,患者存活时间较长。由此可见,纯合子△F508基因型患者的临床表现较重,而其他突变型患者临床症状较轻。其他突变基因与临床表现的关系尚不甚明确。

纠正CFTR突变体是囊性纤维化颇有前景的治疗方法。野生型CFTR抑制剂建立的CF模型研究发现,MPB-07可改正第508位Phe缺失的CFTR基因(△F508-CFTR),调节CF的铜绿假单胞菌感染所致炎性反应。Wellhauser等将通过高通量筛选获得的喹唑啉化合物VRT-532导入具有△F508-CFTR突变的仓鼠细胞中,发现VRT-532可纠正△F508-CFTR蛋白的错误折叠并帮其运输到细胞表面,同时还能调节ATP酶的活性,改变CFTR的构象以使其正常开放。VRT-532对第551位Gly残基突变为Asp残基的CFTR基因(G551D-CFTR)也有同样作用。

CFTR基因的破译以及某些突变型和表型间连锁关系的确立推动了基因治疗的开展,即把合成的正常CFTR基因拷贝导入患者不正常的细胞内使之发挥正常功能。然而基因治疗面临很多棘手的问题,例如:选择合适的靶细胞,获得基因转移的持久性以及整合的稳定性,如何避免发生机体免疫反应和激活已经转移的基因等。近年来基因治疗有了较大的进展。临床试验显示,多次肺部给予携带野生型CFTR基因的腺相关病毒(adeno-associated virus)载体不会引起免疫反应;携带野生型CFTR基因的纳米载体首次应用于CF患者的鼻部,安全性好,并可以部分纠正鼻上皮细胞的氯离子转运缺陷。目前携带CFTR基因的慢病毒载体及其他新病毒和非病毒类载体也正在研究开发过程中。相信在不久的将来,基因治疗将作为一种新的治疗模式广泛应用于临床。

**(二)原发性纤毛运动障碍**

原发性纤毛运动障碍(primary ciliary dyskinesia,PCD)是一组以气道纤毛功能障碍为共同特征的呼吸系统疾病。纤毛功能障碍是由于纤毛一系列遗传结构缺陷所致,可导致反复和慢性的肺部感染;但目前尚无证据表明,感染中的纤毛功能障碍是由反复肺部感染所致。

PCD在白种人中的发病率为1/20 000,是白种儿童常见的遗传性气道疾病,居第三位,仅次于囊性纤维化(CF)和遗传性免疫缺陷症。此外,日本也有发病的报道。PCD的遗传模式尚未确定。有人在约旦一家庭的4个同胞兄弟中发现纤毛运动障碍和脑积水、智力低下之间存在某种关联,推测PCD的基因突变可影响肺的清除功能和脑脊液的流动。

DNAH5是一种位于染色体5P上的动力蛋白重链基因。纤毛的内臂动力蛋白重链基因十分重要,虽然不能导致纤毛严重的结构异常,却能降低纤毛的摆动频率;而且在实验鼠的精子从子宫到输卵管的运动中起着关键作用。研究发现,PCD患者存在DNAH5的基因突变。此外,正常内脏的旋转取决于发育早期具有纤毛的肠细胞的运动,纤毛不动可导致随机旋转;已在实验鼠中发现动力蛋白臂缺陷导致了左右不对称器官的随机分布,但尚未获得人群研究的证实。

(鲍一笑 李京阳)

## 参 考 文 献

1. 张美和. 检验与临床诊断儿科学分册. 北京:人民军医出版社,2006.

2. Meier T, Eulenbruch HP, Wrighton-Smith P, et al. Sensitivity of a new commercial enzyme-1inked immunespot assay (T SPOT. TB) for diagnosis of tuberculosis in clinical practice. Eur J Clin Microbiol Infect Dis, 2005, 24:529-536.

3. Ramona LT, Arne S, Andreas M. Comparison of in-house PCR, rapid ELISA and NASBA technology for the detection of respiratory syncytial virus in clinical specimen. J Clin Virol, 2008, 42(2): 168-169.

4. Deiman B, Schrover C, Moore C, et al. Rapid and highly sensitive qualitative real-time assay for detection of respiratory syncytial virus A and B using NASBA and molecular beacon technology. J Virol Methods, 2007, 146(1-2): 29-35.

5. Katherine L, Margareta I, Stefaan P, et al. Sensitivity of detection of rhinoviruses in spiked clinical samples by nucleic acid sequence-based amplification in the presence of an internal control. J Microbiol Methods, 2006, 66(1): 73-78.

# 第五章

# 小儿呼吸系统影像学

现代影像学已经远不是当初的单纯 X 线摄片了,就目前的影像诊断科建制来看,就有各种数字 X 线摄片、CT 以及 MRI,其他相关还有核医学,包括 PET(positron emission tomography,正电子发射计算机断层扫描)与 PET-CT,以及超声等。

X 线相关影像技术仍然是目前儿科呼吸系统影像诊断的主要技术。它是应用 X 线的特性来观察研究机体的解剖、生理、病理以及病理生理等方面的变化并探讨疾病的发生发展规律,从而进行临床诊断。呼吸系统充满空气,与周围组织形成强烈对比,有利于观察病变的部位、范围、性质及演变等,因此胸部 X 线检查(包括 CXR 和 CT)已成医疗和预防工作中广泛应用的一种检查方法。但病变的 X 线表现也有时间、大小等方面的限制和不足之处,故必须合理应用。

胸部 X 线摄片(chest X-ray radiography,CXR)目前已经数字化,主要指计算机放射影像系统(computed radiography,CR)和数字化放射影像系统(digital radiography,DR)。CR 采用成像板(imaging plate)记录影像,再由激光扫描读像,具有灵敏度高、动态范围宽、线性好等优点,但目前尚不能实时显示。CR 类型有标准型、高分辨力型、减影型以及体层摄影型,以适应各种需要;图像采集后还可以进行数字图像后处理,包括谐调处理(gradation processing,层次处理)调节对比,空间频率处理(spatial frequency processing)调节锐度,能量减影摄片可以分别显示肺野与胸廓骨骼,能够更好地观察骨骼或肺的病变等。CR 可以应用较低的曝光条件,明显降低 X 线辐射,符合健康安全要求;CR 可与原有 X 线机匹配,操作简单,图像质量高,结构层次多;其数字图像可以进行多种后处理,根据实际需要,在一次曝光后给出多种显示目的的图像如直接像(plain CR)+宽幅高频像等,以提供更加详细的信息。DR 采用影像增强器(image intensifier)转换方案(I.I.DR),也称“实时全数字 X 射线系统”,特点是实时成像,图像质量更佳,目前在胸片摄片中 DR 应用更加广泛。

断层成像(tomography)的含义很宽,采用计算机处理其数字图像时,则均可以称为 CT(computed tomography)。早期的断层成像指的是体层摄片,使用 X 线摄片系统,在现在 X 线摄片机条件下仍可以使用,如果使用了 CR 成像板进行体层摄片,则可以结合体层摄片和 CR 的双重优势,而现代新的体层摄片技术还有图像融合功能,可以获得更好的断层图像。

就 CT 而言,其类型根据成像的能量来源可以包括 X-CT,超声 CT 如 Sono CT、SPECT(单光子)、PET(正电子)、MRI(MR-CT)以及热 CT 等。其中 X-CT 应用最为广泛,一般所指的 CT 即为 X-CT,从最早的步进式逐层扫描到后来的螺旋扫描,从机械旋转到电子束偏转扫描,从单层 CT 到多层 CT,从单源 CT 到双源 CT 等,CT 已经发展到了目前的多排 CT(multi-row detector computed tomography,MDCT)、双源 CT(dual-source computed tomography,DSCT)以及不动床的容积 CT(如 320-CT 等)时代,大大拓展了 CT 的临床应用范围。

CT 的应用技术指标主要指分辨率,包括空间分辨率、对比分辨率和时间分辨率。空间分辨率又分为平面内分辨率(in-plane resolution,取决于像素)和 Z 轴分辨率(Z-axis resolution,取决于层面厚度),前者从单层到多层并无发展,所谓的多层 CT 分辨率“越来越高”的说法指的是后一种分辨率,即层厚越来越薄。目前最薄层厚约 0.5mm(最新资料显示可以达到 0.3mm),多数的 MDCT 可以达到亚毫米水平。对比(密度)分辨率与曝光条件相关,随着技术的发展,可以用更小的曝光条件获得良好的对比分辨率,这是低剂量 CT 成像的基础,而造影增强技术和图像后处理技术的发展又进一步促进了低剂量技术的发展,使得 MDCT 在儿科方面的应用得到拓展。时间分辨率是多层 CT 不同于以往单层 CT 的最大进步,尤其近年 CT 的两个重要发展,即 DSCT 和 256/640 层 CT。前者提供了最高的单层图像采集的时间分辨率,大大推动了心脏和冠脉的无创性检查,更新了心血管 CT 成像的概念;而其双源双能量技术,则从另一个方面拓展了全新的成像概念,对组织成分进行区分,比如可以对尿路结石进行成分分析等。后者的最大优势是容积采集的时间分辨率大大提高,不到 0.5 秒的时间就可以完成 16cm 范围的 CT 成像,等同于目前还处于概念中的"平板 CT",可以认为是提供了一个功能影像概念,其广泛应用尚在探索中。

MDCT 的发展,提供了实时成像(real-time imaging)和各向同性成像(isotropic imaging)的发展。实时螺旋扫描成像不用螺旋内插法重建,而直接用原始数据重建,速率显示 6 帧/秒,可用于判定对比增强的最佳扫描时机、扫描中确定成像区域、减少不必要的扫描以及扫描结束后可作回顾性内插重建等,缺点是线束伪影较多。利用实时成像技术可以进行 CT 透视,主要用于穿刺定位。各向同性成像引领三维重建,足够小的像素数据提供任意方向上的相似分辨率,因而可以重建任意方向上的高质量图像,并进行三维显示和分析。

MRI 在儿科呼吸系统中的应用还很少,由于成像原理上的先天劣势,MRI 一直未能很好地进入呼吸系统影像检查体系中来,近年的发展主要在成人的肺实性病变中的应用,虽然有不少研究提出肺实质的 MRI 检查,但尚未进入临床。由于 MRI 的无辐射优势,更多建议在儿科检查中使用 MRI,一些关于呼吸系统疾病的 MRI 研究已经开展,不久的将来,MRI 可能会在儿科肺疾病的检查中起到更大作用。

# 第一节 胸部 X 线片

## 一、投照技术

胸部 X 线检查包括胸部透视与摄片,是儿科胸部检查的首选影像学方法,其中透视在多数三级医院已经取消,而特殊投照方式也已经很少使用。透视最大的优点是具有动态观察能力,可以显示功能性改变,而缺点是不能保留图像、分辨力较低且辐射剂量较大。透视可观察呼吸不同阶段影像变化、纵隔摆动、横膈运动等,通过体位转动排除体外异物、确定病变位置,还可协助经皮肺穿刺活检的实时定位。由于分辨力不高,肺部细小病变如粟粒性结节、浅淡阴影等常遗漏。摄片的优缺点正好与透视相反,具有较透视更高的分辨力、更少的辐射剂量和图像保留,但不易表现动态过程。

胸部正位摄片最常用,能够站立位摄片者建议摄取后前位片,不能站立者如新生儿、婴幼儿及任何年龄的重症患儿通常采用仰卧位摄取前后位片,新生儿与婴儿的横膈位置实际上不受体位的影响,在 180cm 距离采用前后位摄片,心脏及其他结构的放大与后前位并无明显差异(图 5-1)。特殊要求下可采用立位,1~3 岁的幼儿用悬挂法较理想,将头、上肢、腹部及两膝用布带固定;也可使小儿坐于特制的木板上,两下肢放进木板的两个小洞内,头部、上肢、腹部及胸部用布带固定,面向

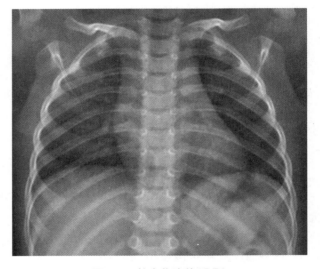

**图 5-1 数字化胸片(DR)**
仰卧位、前后位摄片

球管,胸部贴紧片盒。

合理的摄片条件是优质胸片的保障,由于婴幼儿不能配合屏气,因此摄片时间应尽可能短,争取不超过 0.01 秒,并最好在吸气末进行。年幼小儿啼哭时常有短暂的停歇时间,约为 0.05~0.15 秒,为摄片理想时机。为了更好地掌握不同呼吸阶段的摄片,可用微变温度计,利用吸气、呼气时空气温度极细微的差异,控制摄片时间。摄片电压通常使用较低电压,以更好地显示浅淡病灶。高电压

（100kV 以上）摄片主要用于观察肺门淋巴结、大气道有无狭窄或阻塞以及纵隔和心后区的情况等。

优质正位胸片应该两侧对称，比较胸下部两侧肋骨的前端可作为衡量小儿胸片是否对称的依据，透过心影可清晰见到胸椎、椎间隙以及心后肺纹理影，心脏及横膈边缘清晰。暖箱内新生儿需要摄片时，可将暗盒用消毒纱布包裹；如能在暖箱下安装放置暗盒的抽屉则更好。新生儿及幼婴儿摄片应包括下颌骨和盆腔，便于观察上呼吸道及胃肠道情况，并可以乳白齿估计年龄。

侧位胸片现在应用较少，一般只用于能站立的患儿，用以观察气管及其分叉情况，确定病变的解剖部位（肺叶、肺段、叶间胸膜等）、纵隔及肺门淋巴结、胸腺、纵隔肿瘤、心后及隔顶下区病变等。

## 二、阅片分析方法及胸片正常表现

### （一）基于儿科患者与疾病谱特点的阅片分析方法

儿童尤其是婴幼儿缺乏配合能力，图像质量就不能保证（图 5-2），因此阅片首先要评估片子的质量和状态。一份好的片子，一方面要曝光合适，图像分辨力和对比好，基本没有伪影；另一方面需要投照位置良好，胸廓基本对称，摄片时处于吸气末，两肺对比度良好，肺纹理展开良好，肋膈角和心影基本清晰。其次，养成一个良好的阅片习惯，既要全面观察，又要重点突出。一个良好的阅片习惯要比一个固定的顺序更重要，仔细分析视野内的各种表现是良好诊断的前提。一般要求循序阅片，可由胸廓软组织开始，逐渐移向肺部，肺部自肺门至外围，自肺尖至肺底，并注意两侧对比。

鉴于医学影像存档与通信系统（picture ar-chiving and communication system，PACS）已经在大中城市医院普及，在线阅片时要充分利用在线数字图像的特点进行分析。①充分使用视窗调节（windo wing），相比于过去的胶片，在线数据的优势在于拥有更大容量的信息即高信息量，可以通过视窗的调节，对图像内靶目标分别进行观察分析，得到更加全面的评价；较小的窗位对肺内浅淡病灶观察较好，较大的窗位可以对隐蔽部分进行检测，避免遗漏。②放大观察。③使用后处理技术如锐化可以更好地区分重叠结构、观察肋骨等。

### （二）阅片内容

1. 发现病变　熟悉正常儿科胸片表现是发现病变的前提，可以通过上述提到的方法来突出病变的显示，以更好地发现病变。此外，可以通过各种对比进行观察：在同一幅图像上可以进行左右、上下的结构对比，同一患儿不同时期的图像可以对比，以期发现异常。

2. 描述病变基本特点　发现病变后最重要的过程就是客观、准确地描述病变特征，包括定位、大小、数量、形态、密度以及边缘等。

（1）位置：肺野见有边缘模糊的片状阴影多为肺炎；如位于肺门区，应考虑为炎症型淋巴结核；支气管肺炎多在肺野中下部内中带；异物吸入性肺炎好发于右肺下叶；肺隔离症多见于左肺下叶；畸胎瘤常位于前纵隔，淋巴瘤好发于气管附近，神经源性肿瘤好发于后纵隔。

（2）分布与大小：当两肺野有分布均匀、大小相似而较小的点状阴影，多为急性粟粒性肺结核；如在肺野上中部有分布不均匀、大小不等的点状阴影，多为亚急性、慢性血行播散性肺结核；如两肺门及肺野中下部有较密集的大小不等、边缘模糊的较

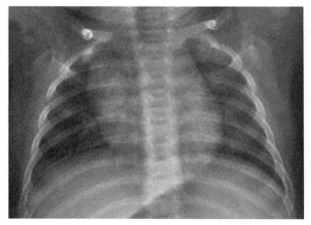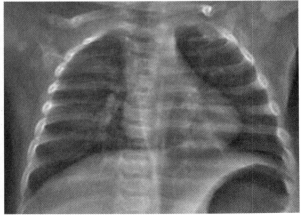

**图 5-2　同一患儿间隔 3 天的两次前后位 X 线片**

显示的纵隔和肺有明显差异，但都是正常的

大的点状阴影,应考虑细支气管炎的可能性。

（3）数目:系指病灶单发或多发。在肺内单发的圆形阴影可能为肺肿瘤、结核球等;多发的则应考虑到转移性肿瘤。

（4）形态:肺部云絮状或斑片状的模糊阴影,大都表示炎性病灶。三角形阴影则可能是肺不张。圆形阴影要考虑肺囊肿、肺脓肿、结核球或炎性假瘤等。

（5）密度:凡使肺组织含气量减少的病变,都表现为密度增高。钙化密度最高,肺部肿块和炎症密度中等。大叶性肺炎密度均匀;干酪性肺炎,密度较高且不均匀,内有不规则透明区。凡使肺组织含气量增加的病灶,都表现为密度减低,也称透亮度增加,如肺气肿。

（6）边缘:锐利光整的边缘,一般是良性或慢性和愈合的表现;模糊不规则者,一般是恶性或急性和进展的表现。急性肺炎的边缘较为模糊;慢性结核灶边缘较为清楚,愈合后边缘更加锐利。

3. 描述病变外相关征象　分析病灶周围组织和结构显示的间接征象有很大的价值。若胸部有大片阴影可根据纵隔的推移或牵拉、横膈位置的高低、肋间隙的增宽或变窄,以及胸廓扩大或凹陷等,来判断其为萎缩性（肺不张）或膨胀性（胸腔积液）;两侧胸廓基本相似,而纵隔移向患侧者,要考虑肺不发育或发育不全的可能。

4. 其他　系列片动态观察可以反映病灶随病程演进而发生的变化,如肺内局限性云絮状阴影,经治疗在 2 周内消失者,多为肺部炎症,否则多为结核性病灶。在 PICU 中有很多生命支持管线监测（图 5-3）,这些管线的位置直接影响其功能表达,如

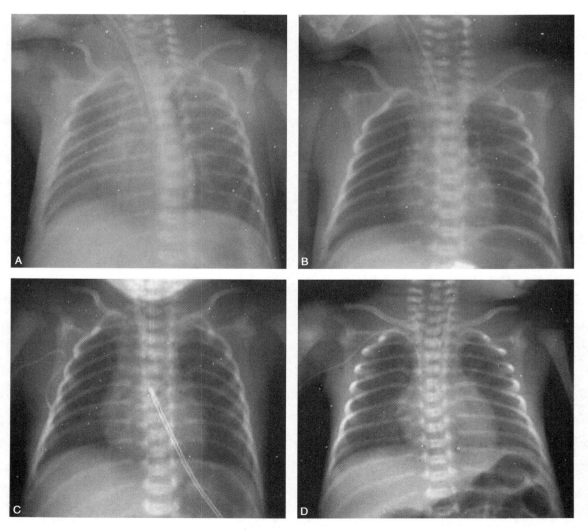

**图 5-3　早产儿（窒息史）**
A. 第 1 天,气管插管头端达隆凸;B. 当日复查插管头端在胸锁关节水平;C. 第 2 天胸片显示右上肢静脉置管前端未进入上腔静脉;D. 第 3 天调整置管后显示进入合适的上腔静脉内位置

气管插管的位置是否过深，上腔静脉置管位置是否准确、深度是否足够，胃管是否在胃内等。

**（三）小儿呼吸系统正常X线表现**

1. 胸廓　新生儿刚出生、尚未吸气前，正位胸片上胸廓外形呈上下短、基底较宽而顶端狭小的钟形；呼吸开始后，胸廓就变成圆筒状，其横径及纵径增长较快；6~8岁逐渐形成成人胸廓的形态。

新生儿及消瘦婴儿的皮肤较松弛，可褶皱成一条或数条线状阴影，与肺野重叠呈密度增高、边缘整齐的阴影，可造成气胸或胸膜增厚的假象；但这些线状阴影都延伸到肺野之外，可资鉴别。年长女童两下肺野可出现对称的密度较淡的乳房阴影，边界不清。

肋骨总是两侧对称。新生儿肋骨较狭窄，肋间隙显示相对较宽；婴幼儿肋骨呈水平形，与脊柱形成直角，有时前端高于后端，似经常处于吸气状态，第6、7肋骨前端往往位于肋膈角附近，易形成肋膈角变钝的假象。随着年龄增长，肋骨逐渐自后上方向前下方倾斜，其后端与前端相差约3个胸椎体；肋骨前端生长发育快，佝偻病、维生素C缺乏症等很早就在该处出现。肋骨可有多种先天性变异，如颈肋、叉状肋、肋骨联合等。

锁骨在正位胸片上位于胸廓两侧的前上方。产伤性锁骨骨折相当常见。锁骨稍呈横S形，其下缘近胸骨端有时可见一凹陷，为菱状韧带附着处，称为"菱状窝"，不应误为破坏性病变。肩胛骨位于胸廓两侧的后上方，呈三角形，其内缘可与肺野外带重叠，密度稍高。正位胸片上胸骨柄偶可突出于脊柱两旁，易误为纵隔淋巴结增大。婴儿胸骨可有数个不连的骨化中心，胸部摄片位置不正时，可误为不透明异物影或类似肺部病灶。胸骨的发育可因早产及严重发绀型先天性心脏病的影响而早期融合。

脊柱在正位胸片上位于胸廓的中央，透过心脏及大血管的阴影，能清晰见到胸椎的轮廓及椎间隙。胸椎横突可不对称，也可有一侧较长而突出于肺野内。

2. 纵隔　纵隔位于胸骨后方，脊柱前方，上自胸廓入口，下至横膈，两侧为纵隔胸膜。纵隔内有许多很重要的组织和结构，同时也是联系上下躯干的通道。

一般将纵隔划分4个区（图5-4），即从T$_{4,5}$间隙引一横线至胸骨柄下缘，分为上、下纵隔。上纵隔内主要有胸腺、淋巴结和大血管（主动脉弓及其

主要分支，上腔静脉）等，气管、食管、胸导管等纵行通过上纵隔区。下纵隔又可分为前、中、后三区。前区位于胸骨和心脏间，内有胸膜下部、淋巴结等；中区内主要是心脏和隆凸下淋巴结；后区位于心脏后缘和脊柱之间，内有食管、降主动脉、胸导管、迷走神经、交感神经链等。

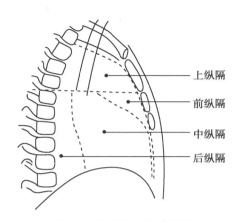

图5-4　侧位纵隔分区简图

纵隔位于两肺之间，正位胸片上除气管及主支气管因含气较多可见管状透明带外，余均为软组织密度，形成上小下大、右小左大的中央阴影，其上部两侧边缘光滑整齐，有时略有突出，大小与形态的个体差异很大，同一小儿随情况不同也有差异，一般代表血管及胸腺的阴影。纵隔下部则为心影。

正常的纵隔受体位和呼吸的影响，卧位及呼气时，纵隔缩短而增宽，立位及吸气时，纵隔伸长而变窄。小儿纵隔较成人相对增宽，可占据胸腔的较大部分，并很柔软且富有弹性。呼气时由于肺内压力减小，横膈上升，静脉充血，胸腺向两侧膨出，纵隔阴影显得更宽。

胸腺为质软的淋巴组织，左、右两叶，主要位于前上纵隔的胸骨与气管、大血管之间。早产儿正位胸片一般不显示胸腺。新生儿胸腺发育的平均高度为5cm，宽度2cm，厚度1cm。胸腺的大小变化极大。在新生儿T$_3$平面测量中央阴影的正常数值为25mm，如超过此数，即由胸腺所致，称为"胸腺阴影阳性"。发热、营养不良及各种感染时，胸腺迅速缩小，此乃肾上腺皮质激素分泌增加所致。疾病痊愈后胸腺阴影重新长大，甚至超过病前大小，此种变化以新生儿及婴儿为明显。服用激素后也可发生类似变化，有人采用口服激素来鉴别胸腺增大与纵隔肿瘤。

胸腺增大常见于婴儿，表现为一或两侧上纵隔阴影增宽，以右侧多见。典型的胸腺增大在正

位胸片上表现为边缘光整,下角稍向外突出,与心影形成切迹。呈"帆状"角样突出,以右侧为明显且常见。胸腺外缘也可呈波浪状,由于肋骨前端压迫所致。不典型的胸腺下缘较圆钝,与心影融合,很像心影增大,须加注意;有时胸腺可延伸至横膈。增大的胸腺亦可与结节型胸内淋巴结结核相似,为明确诊断,可利用侧位胸片来鉴别,胸腺增大者在胸骨后前上纵隔可见密度增高阴影。胸腺一般在出生后第 2 年开始退化,2 岁后渐不明显,4~5 岁儿童偶见胸腺增大。

3. 横膈、胸膜　横膈为一肌腱组织,分隔胸、腹腔,有左、右两叶。初生时,两侧横膈位置较高。在生后最初 6 个月,由于婴儿胃部经常充气扩张,左膈被推向上,并略高于右侧,6 个月到 1 岁间,两侧膈顶高度相等,1 岁后,左侧就略低于右侧。

横膈在外侧及前、后方与胸壁形成外侧及前、后肋膈角;在内侧与心脏形成心膈角。横膈轮廓呈光滑的圆顶状,横膈的圆顶偏向内侧及前方,因而外、后两侧肋膈角均较深而尖锐。婴幼儿膈顶较平坦,肋膈角也较浅。1 岁以前,罕见前肋膈角

的存在。

呼吸时,两侧膈肌呈对称性上下移动。婴幼儿期呼吸运动主要是腹式呼吸,膈肌运动相对较成人为大。小儿卧位时,横膈运动较坐位或立位明显。横膈的位置和运动幅度、节律等与肌腱的张力、胸腹腔的压力以及膈神经的状态有密切关系。

胸膜分壁层和脏层。壁层胸膜紧贴胸腔内面,覆盖纵隔和横膈;脏层胸膜覆盖肺表面。两层胸膜之间为胸膜腔,内有微量液体,起润滑作用。胸膜是极薄的浆液膜,因此正常胸片上不显影。当叶间胸膜与 X 线方向一致时,可显示横裂及斜裂。新生儿肺泡液吸收期间,正位胸片上横裂及侧位上斜裂有时可见,数日后则罕能见到。

4. 支气管-肺

(1) 气管和支气管:正位胸片上,气管位于纵隔的中部,呈透明管状,婴儿由于胸廓短,气管相对较长,加以受主动脉弓的影响,往往可偏向中线右侧,其管腔随呼吸而改变大小甚至形状,吸气时充气良好而伸展良好,呼气时充气减少而伸展不佳,导致气管扭曲缩短、管腔变小等(图 5-5,图

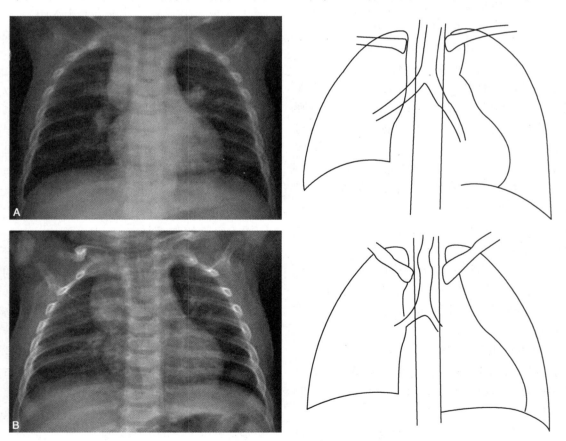

**图 5-5　正常婴幼儿吸、呼气时支气管-肺的变化**
A. 吸气时,胸片和对应示意图;B. 呼气时,胸片和对应示意图

5-6)。侧位胸片上，气管自前向后倾斜。新生儿气管前后径在侧位胸片上测量平均为 4mm。

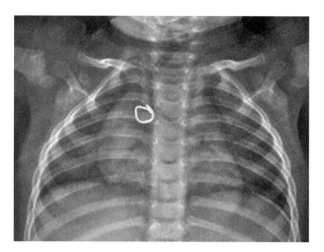

**图 5-6　呼气相摄片**
显示气管明显弧形右凸，与纵隔左侧占位难以区分

气管的分叉位置随年龄的增长而逐渐下移。一般新生儿在 $T_3$ 高度，2~6 岁位于 $T_{4~5}$ 高度，7~12 岁在 $T_{5~6}$ 高度。胸廓和胸廓入口狭窄的小儿，气管分叉位置略高，反之入口宽的则较低。女性较男性平均略高半个椎体高度。

隆凸下两侧主支气管夹角一般不超过 90°，小儿中该角度变化很大，呼气时角度增大，吸气时缩小；左侧主支气管位置较高，其下角度大于右侧，约 30°~50°；右主支气管与气管的角度小，为

10°~35°，酷似气管的直接延伸部分，因此容易发生异物进入。婴儿在生后几个月内，两侧主支气管及下叶支气管均在纵隔阴影内，以后逐渐移近心缘；最后右主支气管越出心影，而位于肺野内。左主支气管则始终位于心影之内。

（2）肺野、肺叶和肺段：两肺位于胸腔内纵隔两侧，因充满空气而与周围组织形成天然对比，表现为均匀透明的两个区域，统称为肺野（lung field）。两侧肺野透亮度与肺含气量正相关，吸气时透亮度增加，呼气时透亮度减低。正常情况下，新生儿一离开母体就开始两肺对称性充气膨胀；早产儿两肺充气膨胀较慢，尤其是两肺下野和左肺可由于存有未膨胀的肺泡而呈肺野透亮度不均匀的表现。婴儿肺脏富于结缔组织，弹力组织发育差，血管丰富，含血量较多，含气量相对较少，故肺野透亮度较年长儿童为低。婴幼儿在深呼气时，肺内气体大部排出，透亮度明显减低，可使肺野与心影密度接近，易误为肺部病变。投照时如患儿体位不正，可使两侧肺野透亮度不一致，影响观察，易造成误诊。

肺野是放射学概念，肺叶-肺段是解剖性概念。标准解剖学上两肺分为 5 叶（lobe）18 段（segment）（图 5-7）。右肺分上、中、下三叶，上叶有尖段、后段和前段，中叶有内侧段和外侧段，下叶包括背段和 4 个基底段（内、前、外、后），共 10 段；左肺上、下两叶，各段与右侧对应，不同之处包

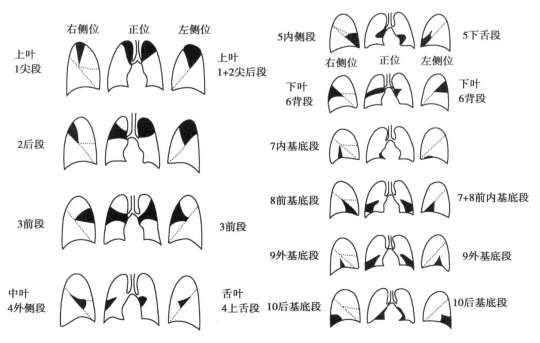

**图 5-7　各肺段的 X 线影像简图**

括左侧上叶尖段和后段合并为尖后段,对应于右中叶的是左侧上叶的上、下舌段,下叶内和前基底段合并为内前基底段,共8段。叶与叶之间通过叶间裂分隔,但可不完全;段之间没有裂分割,是血管支气管束的解剖性区分。临床实践在确定病变部位时,应注意区分肺野与肺叶这两个不同的概念。如发生右肺野中部的病变可能在上叶,也可能在下叶;而右肺下部的病变则可能发生在中叶或下叶;有时结合侧位胸片上叶间裂的位置帮助加以区分。

·婴儿期已具有的肺叶和叶间裂的位置及形态与成年期大致相同。右肺有两个叶间裂,即斜裂和横裂。斜裂较长,在侧位胸片上易于见到,上端约起自第5肋后端,向前下倾斜,在前肋膈角稍后处与横膈相交,其后下方为下叶。横裂(也称水平裂)起自斜裂中部向前行,直达前胸壁的内缘。在正位胸片上,横裂开始于肺门的中点,横行向外达侧胸壁。横裂以上为上叶,位于右肺前上方;以下为中叶,位于右肺的前下方。左肺仅有斜裂与右侧斜裂相当,只是其最高点较右侧稍高。斜裂将左肺分为上、下两叶,左肺上叶相当于右肺上、中两叶之和。左肺下叶相当于右肺下叶。

(3)肺门:是指出入肺的结构构成的"蒂"的称谓,左右各一,主要包含结构有肺血管、支气管、淋巴组织和支架结缔组织;胸片上是指第2~4前肋间肺野内带阴影的总称,以肺动静脉影为主。

肺门影的大小、形态,因人及年龄不同而有差异。一般生后10个月左右,肺门阴影不明显,此因肺血管较小,并有部分为较大的心影所遮蔽。随着年龄的增长,肺门影也增大。2~3岁时,右肺门影与心影分开,密度较前增高。6岁时,左肺门亦与心影分开。

右肺门可分上、下两部,上部由上肺静脉与上肺动脉构成,右上叶的后支静脉与下支静脉合成的下后干,组成右肺门上部的外缘,它与右下肺动脉相交成角,称为"右肺门角"。该角如有半圆形外凸阴影,提示肺门淋巴结增大。右肺门下部由右下肺动脉干所构成,其内侧因有含气的中间支气管衬托而显示为边缘清楚的带状阴影。左肺动脉较右侧高约1cm左右,故左肺门阴影较右侧略高。左肺门主要由左肺动脉和左上静脉及其分支所构成。左肺动脉从肺动脉主干发出,呈边缘光滑的半圆形结节状阴影,称为左肺动脉弓,为左肺门上部的主要结构;左肺门下部由左下肺动脉及

其分支所构成,与右侧相似,亦可无下肺动脉干阴影,仅见多数分支,但由于心影重叠,显示不及右侧清楚。

(4)肺纹理:由肺门发出的向外放射状分布的由粗到细的树枝状条纹阴影称为肺纹理,主要由肺血管、支气管、淋巴管和一些支架结缔组织构成,其中主要为肺血管分支影像,故也称为肺血管纹理,以肺动脉为主。肺纹理由肺门向外越分越细,呈典型"tapering(由近及远渐细)"表现,肺野外1/3带肺纹理很细,难以辨认。如在外带仍能见到粗大的肺纹理,提示异常(肺纹理增强)。右下肺内侧肺纹理往往较粗大而不规则,是因为此有较大的肺静脉构成阴影。

肺门的大小和肺纹理的多少或粗细,正常解剖变异很大,并受多种因素的影响,故必须密切结合临床。

## 三、基本病变表现

呼吸系统病变的基本X线表现是影像诊断的基础,这些基本表现反映了各类疾病在其发展过程中出现的共同规律性,不同种类间的表现又各有自己的特异规律性。掌握其基本X线表现并结合临床资料综合分析,才能作出疾病的正确诊断。

### (一)肺部改变

1. 实变 实变是指终末细支气管以远的含气腔隙内的气体被病理性液体、细胞或组织所替代,病变累及范围可以是腺泡、小叶甚至较大的叶或段。实变常见于肺部各种急性炎症,以及肺水肿、出血和肺泡癌等,儿童时期多见于前两者。常见病理改变包括炎性渗出(液体和细胞)、水肿液、血液、肉芽组织或肿瘤组织的替代。炎症时炎性渗出物可通过肺泡孔向邻近肺泡蔓延,因此病变与正常肺组织之间无明显分界,多数邻接的肺泡发生渗出性病变可形成较均匀的片状密度增高阴影,不连接的多发渗出则形成多发散在斑片模糊影,但可以进一步融合。渗出性病变变化迅速,因其中肺组织大都未被破坏,病变吸收后常不留痕迹。

胸片上实变表现为密度增高的阴影,一般边缘模糊,但邻近叶间胸膜时则形成锐利的边缘;实变可以呈小片状,密度淡、均匀,边界不清;或大片状,可累及一个肺段或肺叶,此时实变影中可见含气的支气管影,称为"空气支气管征";有时实变

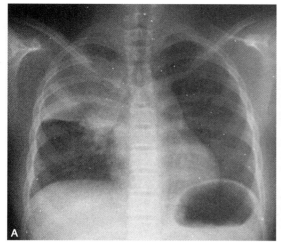

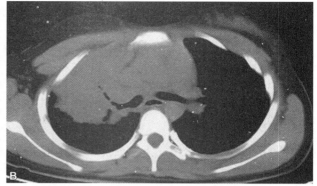

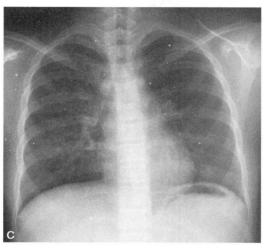

图 5-8 女性,11 岁,右肺上叶大叶性肺炎

A. 右肺上叶实变,水平裂清晰锐利;B. 对应 CT 横断面显示上叶实变伴部分支气管充气征;C. 治疗后基本吸收

区内存在若干充气的肺泡,表现为小透亮区,称为"空气肺泡征"(图 5-8)。

2. 空洞及空腔 肺内病变组织发生坏死、液化并经支气管排出,然后空气进入,最终形成空洞;其特点是有一个病变空洞化(cavitation)过程。病理上,空洞壁由坏死组织、肉芽组织、纤维组织以及周围薄层的肺不张所形成,内壁没有上皮组织覆盖;影像上表现为肺病灶内类圆形透亮区,壁厚薄不等,内缘规则或不规则;外缘可清楚或不清楚,可有液平(图 5-9)。空洞可分为三类:①虫蚀样空洞,又称"无壁空洞",在大片浓密阴影中可见多发性不规则的圆形透亮区如虫蚀样,见于干酪性肺炎;②薄壁空洞,洞壁薄约 1~2mm,为薄层纤维组织及肉芽组织所形成,一般无液平面,边界清楚,多为发生时间较久的空洞,常见于慢性肺结核;③厚壁空洞,洞壁厚超过 2mm 以上,周围可有不同性质的病变,多见于肺脓肿、小儿肺结核原发

空洞,但肺脓肿内多有较明显的气液平面。

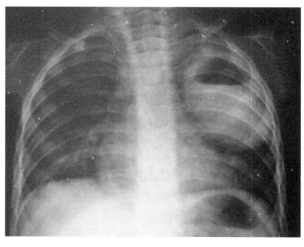

图 5-9 左上叶肺脓肿

胸片显示左中上肺野大的类圆形致密影,上部见空洞和气液平,内缘光整,壁均匀较厚,外缘光整

空腔表现与空洞相似,但并非由于肺病变组织坏死液化排出所致,而系肺内腔隙的病理性扩大所形成,如肺大疱、肺囊肿等;病理显示空腔内壁有上皮结构覆盖,区别于空洞。空腔的壁较薄壁空洞还薄,周围无实变,腔内一般无液体;囊性支气管扩张亦属此类,但周围常伴有大量炎性病变,腔内可有液平面(图5-10)。

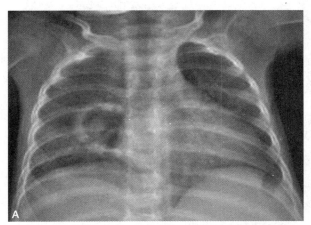

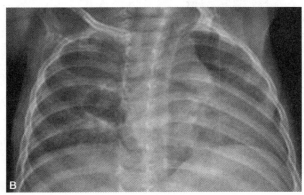

**图 5-10　女性,1 岁,右下肺囊肿伴感染**
A.胸片显示右下肺均匀厚壁,肺空腔性病灶;B.抗感染治疗后病灶呈均匀薄壁,含气囊腔

3. **结节和肿块**　最大径不超过3cm、最大长短径比值小于2、轮廓清楚的局限性密度增高灶,称为结节,如果最大径超过3cm则称为肿块,直径小于3mm的微小结节,常称为粟粒结节(图5-11)。

炎症性结节/肿块大都边缘模糊,由于局部血管充血扩张,邻近常可见索条状阴影,短期内复查有显著变化或吸收消散;慢性炎症或肺脓肿的后期,由于纤维组织增生,可形成边缘清楚的肿块阴影,变化缓慢即所谓"炎性假瘤"(图5-12)。结核球为肺的干酪性病灶被覆一层纤维组织壁,其中可见钙化和不规则的透光区。

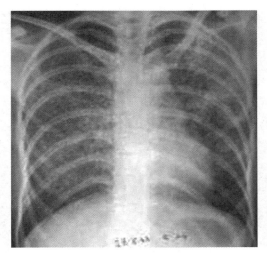

**图 5-11　粟粒性结核**
胸片显示两肺弥漫性肺部微小结节,相对比较均匀

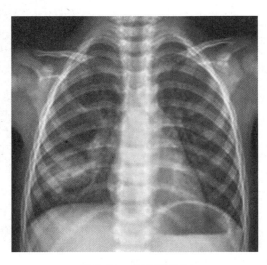

**图 5-12　右下肺肿块**
胸片显示右下肺一类圆形肿块影,边缘清晰,密度均匀,经抗感染治疗后肿块消失

肿瘤性结节/肿块边缘清楚,或光滑,或边缘不规则伴有毛刺,或单发,或多发;多发性大小不等呈棉球样者,多为转移瘤。

4. **网状、线状及索条影**　规则的筛网状密度增高影称为网状影,规则的单一线样密度增高影称为线状影,不规则的粗细不等的线条状密度增高影则称为索条影,这些改变反映的是肺间质病变或实质破坏后的遗留(图5-13)。

通常,较规则的网状、线状影反映的是肺间质性病变,与肺间质支架体系的分布一致,比如Kerley线反映的是间质性肺水肿,双下肺网状模糊影常提示感染性间质性肺炎,蜂窝则反映间质纤维化终末期等。间质性病变见于肺水肿、肿瘤的淋

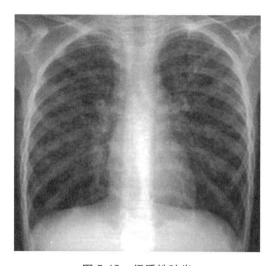

**图 5-13　间质性肺炎**
胸片显示支气管血管束周围呈条索状、网状及蜂窝状阴影

巴管播散、Langerhans 组织细胞增生症、结缔组织病、特发性间质纤维化等。

5. 钙化　常属变质性病变,退变或坏死组织内钙盐沉着,可为病变愈合的一种表现,常见于肺结核愈合,也见于许多其他肺病变愈合;由于钙磷代谢障碍引起血钙增高,也可在肺内发生病理性钙质沉着,可见于长期大量服用维生素 D 的小儿。钙化表现为与骨质密度相似的高密度影,边缘锐利不规则,可融合成小块状或片状,其分布可为局限性或弥漫性(图 5-14)。肺内孤立性钙化,并伴有不规则的肺淋巴结钙化,常为原发型肺结核痊愈的表现,弥漫性钙化常为血行播散性肺结核灶钙化所致。但肿瘤和肿瘤样病变也可有钙

化,如错构瘤、转移骨肿瘤等。

**(二) 肺门改变**

肺门主要由肺血管、支气管、淋巴组织以及支持结缔组织等所构成。凡构成肺门阴影的任何组织发生病变时,均可引起肺门的改变。肺门的这些组成结构中都可以增大,但缩小时只有肺血管可以有表现,其他结构没有缩小表现,因此,肺门异常主要表现为增大。

1. 肺门增大　①淋巴结性:以原发型肺结核引起的淋巴结增大常见,多侵犯原发病灶同侧肺门淋巴结;急性感染如吸入性肺脓肿、金葡菌肺炎、麻疹以及百日咳等的急性期也能引起肺门淋巴结增大,急性感染性淋巴结增大消散较快,结核性则可持续半年或更长。淋巴瘤、白血病、结节病等均可引起淋巴结增大,需要结合临床综合分析。②血管性:主要是肺动脉扩张所引起,多继发于左向右分流的先天性心脏病,如心脏间隔缺损、动脉导管未闭等(图 5-15);血管呈管状增粗,保持分支形态,透视下可有肺门搏动增强甚至肺门舞蹈,常与心脏改变同时存在,两侧性;但肺动脉瓣狭窄所致时,肺门增大仅见于左侧,是由于狭窄后扩张延伸至左肺门血管所致。Coussement 等研究显示正常儿童的右下肺动脉宽度与主动脉压迹以上气管横径比值接近 1,一般可作为估计有无肺动脉扩张的参考。③肿瘤性:少数情况下,中央气道发生肿瘤,引起支气管源性的组织增加导致肺门增大,儿童中偶尔也需要考虑。

2. 肺门缩小　纯属血管性,表示肺动脉狭小或肺血流量减少。双侧性时常见于法洛四联症、

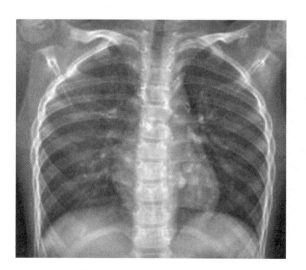

**图 5-14　男性,7 岁,左肺门区肺内和淋巴结钙化灶**
胸片显示左肺门区结节状极高密度灶

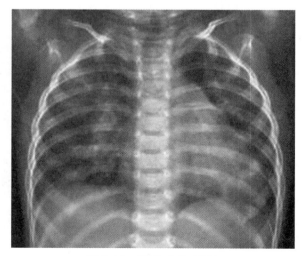

**图 5-15　男性,2 岁,VSD**
胸片显示双侧肺门增大,肺充血明显,右心室明显增大

三尖瓣闭锁或严重狭窄等(图5-16)。单侧性时见于先天性单侧性肺动脉发育不全和肺动脉瓣狭窄的右侧肺门。

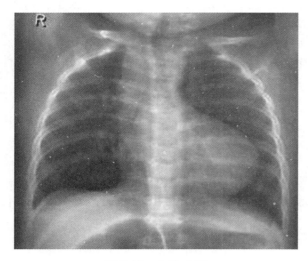

**图5-16　女性,1岁**
胸片显示心影大,心尖上翘(靴型心),两侧肺门影缩小(肺动脉缩窄),两肺纹理减少

## (三)气管-支气管改变

儿童气管异常较成人多见,表现为异常扩张、局限性狭窄等。巨气管支气管症可单独或见于一些综合征中,相对少见。气管狭窄可为先天性气管狭窄、血管性异常如肺动脉吊带或双主动脉弓引起的外压性狭窄以及插管后瘢痕性狭窄等。除此之外,儿童中气管-支气管异常最常见的疾病是炎症和气道异物。

由于气道阻塞的位置和程度不同,气道异物可产生完全不同的X线表现。部分性阻塞产生阻塞性肺气肿,完全性阻塞产生阻塞性肺不张。

支气管部分阻塞时产生活瓣作用,即吸气时管腔略有扩张,空气可进入肺泡;呼气时管腔略有缩小,则空气排出量较吸入量为小,反复的活瓣作用,使肺泡内的空气越积越多,形成肺气肿(图5-17)。较大的支气管阻塞,由于肺泡内空气量增加,肺体积增大,血流减少,X线上表现为肺纹理纤细,局部肺野透明度增加。相应还有膈肌低平,运动受限,肋骨平位,肋间隙增宽,呼吸时纵隔摆动等。

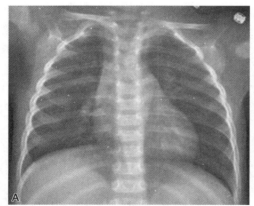

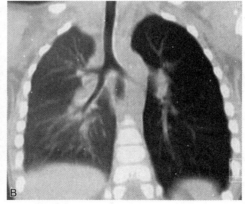

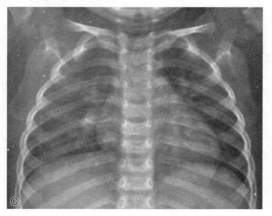

**图5-17　男性,2岁,左主支气管异物**
A.胸片显示左全肺过度充气;B.CT冠状位重组突出显示左肺代偿性肺气肿;C.取出异物后,胸片显示左肺充气恢复正常

支气管完全阻塞后形成肺不张。X 线上表现为肺野密度增高,肺体积缩小,邻近组织向患处移位,横膈上升,肋间隙变窄,胸廓缩小,同时也可见到周围肺组织代偿性气肿。由于被阻塞的支气管不同,肺不张的范围及 X 线表现也不同:①局限性肺不张,最常见于急性支气管炎、严重的支气管哮喘等,由于多数小支气管被黏液阻塞所致,表现为多数斑片状密度增高阴影。②叶性肺不张,右上叶不张很像折扇,逐渐向纵隔收拢,最后形成三角形阴影,尖端指向肺门,中、下叶肺纹理及肺门可上移。右中叶不张在正位片上可见右心缘模糊;在前弓位胸片上,可于心脏旁见三角形阴影,尖端指向外方;侧位胸片时,形成带状阴影,横裂及斜裂靠近。中叶综合征为增大的淋巴结压迫的后果。左舌叶不张与右中叶表现相似。下叶不张表现为心脏的一侧可见三角形阴影,尖端指向肺门。单纯肺段性不张较少见。③一侧性肺不张,表现为整侧肺内完全无气,纵隔向患侧移位、横膈极度升高,肋间隙变窄,吸气时,纵隔向患侧移动。

### (四)　胸膜(腔)病变

儿童胸膜(腔)病变主要是胸腔积液、积气以及软组织肿块等。了解积液、积气情况通常要求立位摄片。

1. 胸腔积液　积液根据是否包裹和量的多少而胸片上表现有差异(图 5-18),小量游离积液最先存于后肋膈角,因该处位置最低,正位片可无任何表现,须使患儿身体倾斜,或采用患侧在下的侧卧位水平投照,方能有所发现。积液达 300ml

左右时,外侧肋膈角变钝或填平。中量积液时,X线表现较典型,胸部下方大片状阴影,使膈影消失不见,肺野下部被遮蔽,液体上缘模糊呈典型外高内低的凹面弧线积液曲线,此种现象是由于液体的重力、肺组织的弹力以及液体在胸腔内的毛细管吸力等作用所形成。大量积液时液体上缘超过第 2 前肋间,偶尔除肺尖区的内方外,全侧胸部呈均匀密度增高的阴影,此时还可见纵隔向健侧移位、横膈下降、肋间隙增宽等表现。若大量积液伴有肺不张时,体积增大和体积缩小互相抵消,使患侧无体积增大的 X 线表现。

包裹性胸腔积液因胸膜的粘连而积液局限于胸腔的某一部位,大多继发于脓胸或结核性胸膜炎。包裹性积液常发生在侧胸壁或后胸壁。X 线检查时采用切线位,可见积液呈局限性均匀的密度增高阴影,基底部附于胸壁上,较宽大,与胸壁成钝角,而另一缘呈界限清楚的半圆形阴影,突向肺野。

液体积聚在叶间裂称为"叶间积液",可发生于横裂或斜裂。若 X 线和叶间裂方向一致时,显示出边缘清晰密度均匀的梭形阴影,两端呈细尖状,阴影的长轴与叶间裂方向一致,两尖端延伸与叶间裂相连。叶间积液有时在正位胸片上不易辨认,而侧位片则易于识别。

肺下积液(或称肺底积液)位于肺底面与横膈之间的胸膜腔内,以右侧多见。液体的上缘呈凸出的圆顶状弧形,很像升高的横膈。有时可见后肋膈角变钝。患侧肺野下部肺纹理并拢。左侧肺下积液可显示肺底至胃泡间距离

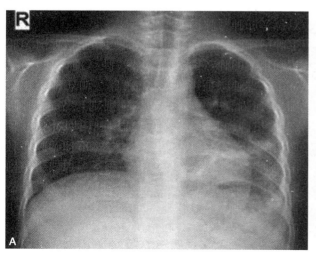
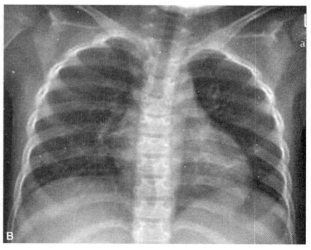

**图 5-18　左侧胸腔少量积液**
A. 胸片显示左侧肋膈角钝平,伴左下肺野粗条状影;B. 治疗后胸片显示正常

增宽。变动体位向侧方倾斜时,可见液体流动,也可采取患侧在下的侧卧位水平投照,则能明确诊断。

2. 气胸及液气胸　胸腔积气称气胸,X线上表现为患侧胸腔内有高度透明的无肺纹理区,常能见到被压缩萎陷的肺部边缘(图5-19)。少量气胸时首先集聚在胸腔外围,有时用普通吸气检查不易发现,呼气时肺部密度相对增高,与气胸对比明显而易于识别。大量气胸时肺组织向肺门萎陷。胸膜腔内同时有积液和积气称"液气胸",立位检查时见上升的气体和下沉的液体形成明显气液平面,上方为不见肺纹理的高度透亮区,下方为液体形成的密度增高的均匀阴影。在变动患儿体位时,液面始终保持水平。

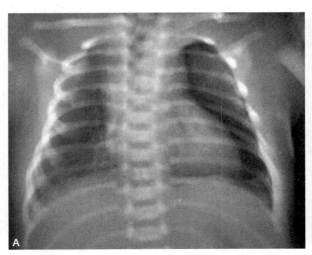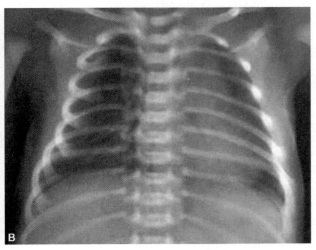

**图5-19　新生儿气胸**
A.第1天胸片显示左侧肺外围"一圈"更透亮的乏肺纹理带,胸腔相对大于对侧;B.第4天摄片气胸完全吸收

3. 胸膜增厚、粘连、钙化　胸膜纤维组织增生称为胸膜增厚;脏层和壁层胸膜增生的纤维组织交织融合在一起,称为"胸膜粘连"。胸膜增厚和粘连常不易分开。轻度胸膜增厚可见外侧肋膈角变钝或填平,需与小量积液区别。沿侧胸壁可见边缘锐利、下方较宽向上逐渐变窄的索带状阴影。有时横膈上胸膜粘连表现为横膈上缘的幕状突起。广泛胸膜增厚和粘连表现为整个肺野密度增高;由于胸膜纤维组织收缩,纵隔向患侧移位,横膈抬升,肋间隙变窄,胸廓缩小。

胸膜腔内有炎性坏死、干酪样坏死物质或机化的血块时,可造成钙质沉着,形成胸膜钙化。钙化阴影密度甚高,往往呈点状、带状、片状或多数钙斑聚集成斑块状,同肺纹理分布无关。有时可围绕于肺部表面,似一包壳。

**(五)纵隔异常**

原发性纵隔异常,炎症和肿瘤为常见原因,主要造成纵隔增宽,可单侧或双侧性。炎症引起的纵隔增宽以炎性淋巴结增大常见,表现为一个或多个弧形阴影,分叶状,边缘较清晰,绝大多数为结核性。纵隔的急、慢性炎症也可使纵隔增宽,表现为两侧普遍性增宽,边缘模糊。肿瘤引起的纵隔增宽表现为局限性肿块向肺野突出,多数纵隔原发肿瘤向一侧突出,肿块可为圆形、椭圆形或分叶状,边缘清楚(图5-20)。有时食管造影检查对纵隔肿块的判断有帮助。根据上海交通大学医学院附属新华医院统计,纵隔肿瘤中以恶性淋巴瘤及神经源性肿瘤最常见,两者共占51%。

继发性纵隔异常,主要是指因胸腔内异常造成纵隔位置与形态的改变。纵隔移位反映两侧胸腔压力丧失平衡或收缩牵拉的情况,纵隔向压力低的一侧移位(图5-21)。

**(六)横膈的改变**

胸、腹腔内及横膈本身的病变,均可引起横膈形态、位置和运动的改变。

1. 形态的改变　横膈可因部分发育较薄,在膈顶上出现一个半圆形突起,称为局限性膈膨隆。近膈的肝内肿瘤或脓肿,也可使横膈局限性突起。膈疝形成的局限性突起,有时可见包含胃或肠道,表现为密度不均或有气体及液平面存在(图5-22)。横膈变平见于肺气肿或胸膜增厚、粘连。

2. 位置的改变　①横膈升高:两侧横膈升高

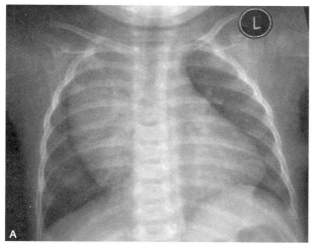
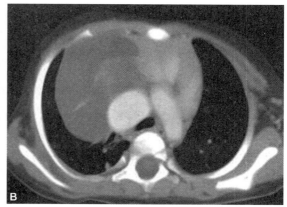

图 5-20　男性,8 个月
A. 胸片显示右纵隔巨大外凸影,密度均匀,边缘锐利,重叠影内肺纹理良好;B. 增强 CT 证实为前纵隔肿瘤

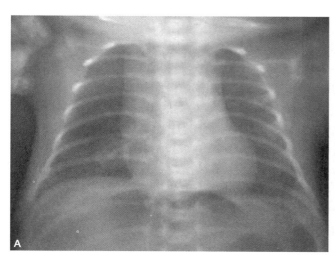
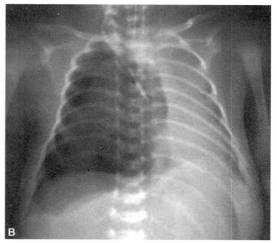

图 5-21　新生儿气胸
A. 第 1 次胸片显示正常,右下肺野见体外异物重叠(纽扣);B. 第 2 次胸片显示右侧气胸,导致纵隔明显左移

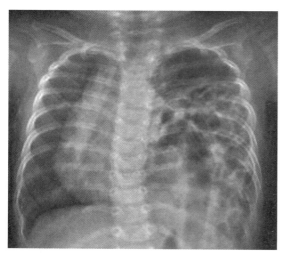

图 5-22　男性,1 岁,左侧膈疝
胸片显示左侧大量含气肠腔进入胸腔,与腹腔连续性好,左侧胸腔扩大,纵隔、心脏明显右移

多见于胃肠道明显胀气、腹部巨大肿瘤、大量气腹或腹水及两侧胸膜增厚等。单侧性横膈升高,见于腹部原因如胃泡或结肠局部胀气、肝脾大、膈下脓肿等;或胸部原因如肺不张、单侧性肺不发育或发育不全、胸膜增厚、粘连等;或膈神经麻痹。②横膈低位:中量及大量胸腔积液和气胸可使一侧横膈低位;弥漫性阻塞性肺气肿使两侧横膈低位。

3. 运动的改变　凡使横膈明显升高或降低的因素,及邻近横膈的胸、腹腔内的炎症,均可使横膈运动减低,如肺气肿、胸膜炎、胸膜粘连、腹水、腹腔内巨大肿瘤、膈下脓肿等。膈神经麻痹时,可见吸气时健侧横膈下降,而患侧横膈上升,呼气时反之,称为“横膈的矛盾运动”。

(李惠民　虞崚崚)

# 第二节　胸部 CT

## 一、扫描技术

尽管 CT 造成的辐射要明显高于 X 线摄片，但 CT 也带给临床医学巨大的好处，尤其是对肺部疾病者。低剂量 CT 扫描是一个良好的折中方案，在充分考虑了"利大于弊"时，低剂量 CT 检查一方面帮助最大程度地提供医疗信息，同时尽可能减少 X 线辐射对儿童的伤害。低剂量技术的发展拓宽儿童 CT 检查的适应证，使现代先进的 MDCT 技术尽可能多地服务于儿童，少数情况下做增强扫描，以更好地观察肺内实质性病变和纵隔内病变。

### （一）儿童低剂量 CT 扫描策略

1. 首次 CT 检查常规采用低剂量模式的普通检查，儿童胸部 MDCT 扫描一般用约 4mm 层厚，通常只做平扫。低剂量方案采用较小的电压，通常 80kV，并同时也采用适当较低的电流时间乘积（mAs）；要求扫描时间短，低档机器最好使用大螺距。

2. 婴幼儿可采用最低剂量方式，比如 256 层 MDCT 采用 80kV+10mAs+迭代重建，此时的辐射通常可以控制在 0.1~0.2mSv 以内，这时图像的噪声会有明显增加，一方面观察时需要注意肺内斑点影与噪声的鉴别，另一方面可以通过图像转换进行观察。

3. 复查扫描可以采用 Focused 或 Limited slice 扫描技术，即使用关键图像的代表性扫描以类推整个肺的情况。该过程适合于较低端的 CT 机型，扫描的目的性必须明确，在此基础上尽可能减少辐射。

4. 现代 MDCT 可以提供各向同性容积成像，而辐射剂量无明显增加甚至可能更低，因此在一定程度上拓宽 MDCT 在儿科呼吸系统检查中的适应证，一些特殊情况采用这种全容积成像方式，并完成多种三维重建表达（如气道三维成像）以获得更为详细的资料，帮助诊断。

5. 儿童增强扫描应严格控制适应证，并需要针对性调整扫描方案。血管性疾病如肺隔离症等可以增强后血管期一次扫描完成诊断，肿瘤性或结核等病变则需要增强后实质期一次扫描完成诊断。但少数不明情况则需要上述血管期和实质期均做

扫描方能完成诊断。为了保障增强扫描的成功，通常不做最低剂量的扫描，而是采用次低或较低剂量的扫描，比如 80kV+50mAs+叠代重建的方案。

### （二）图像后处理

在儿科呼吸系统检查中，三维重建技术最主要在于表达气道，因此主要使用 thicknessMPR、VR 和 minIP 等后处理技术；其次用于表达血管，建立在增强扫描基础上，主要使用 VR 和 MIP 技术。这些技术使用时应注意几个问题：①多采用薄层块（slab）技术，尽可能减少数据重叠引起的负面影响，如气道的 VR 表达通常采用 25~30mm 厚的层块，而 minIP 表达则建议采用 5mm 左右厚的层块；②诊断尚需结合轴面图像和 MPR 图像，在各向同性成像前提条件下的 MPR 图像分辨率接近轴面图像，是真实的直接反映；③使用合适、合理的视窗。

### （三）检查相关的特殊准备

为保证检查的成功实施，对于年龄较小不能合作者应事先给予镇静或麻醉。镇静剂一般用 10% 的水合氯醛，口服或保留灌肠，剂量控制为 0.4~0.5ml/kg。少数镇静不成功者，可采用氯胺酮等麻醉。需用对比剂增强的患儿应保证空腹，事先予禁食，检查前开放静脉通道。如有可能，尽量要求患儿吸气末屏气扫描，不能配合者则在平静呼吸下扫描，此时宜尽可能缩短扫描时间，以期在较少的呼吸节律周期内完成一次扫描过程。

## 二、阅片方法及正常表现

### （一）阅片方法

在浏览胸部 CT 定位像后，对胸部的大体情况会有一个了解，然后开始逐序列逐层阅片，分别观察支气管、肺血管、肺实质、纵隔和胸壁等解剖结构的断层图像。

胸部常规采用两个视窗（肺窗和纵隔窗）阅片。肺窗通常采用较高分辨率的重建算法获得，主要观察肺实质情况，常用视窗（1 500，−500HU）显示，顺序观察肺实质、支气管和肺血管；纵隔窗采用标准算法或软组织算法重建图像，主要观察软组织，除了纵隔结构外，还用于观察肺内实质性病灶以及胸腔和胸壁，一般采用视窗（350，45HU），但增强时常将窗中心提高 20HU；特殊情

况下还使用骨窗（1 500，400HU）观察胸廓骨性结构。

三维重建用于观察特殊结构，根据需要，选择使用一种或几种后处理技术（图 5-23）。通常，观察气道多使用 MPR、minIP 和 VR，有时也用 CT 仿真内镜（CT virtual endoscopy，CTVE）；观察血管（CTA）时多用 MIP 和 VR，比如肺隔离症的体循

环供血动脉显示等；而观察骨结构则更多使用 VR、MPR 和 CPR。

在分析婴幼儿尤其是 2 个月龄以内的婴幼儿时，需要注意生理性充气不良和真正的病变，两肺的下垂区可因为吸气不足而形成不同程度的节段性不张，范围涉及所有下垂区的上叶后段、下叶背段及外后基底段等（图 5-24）。

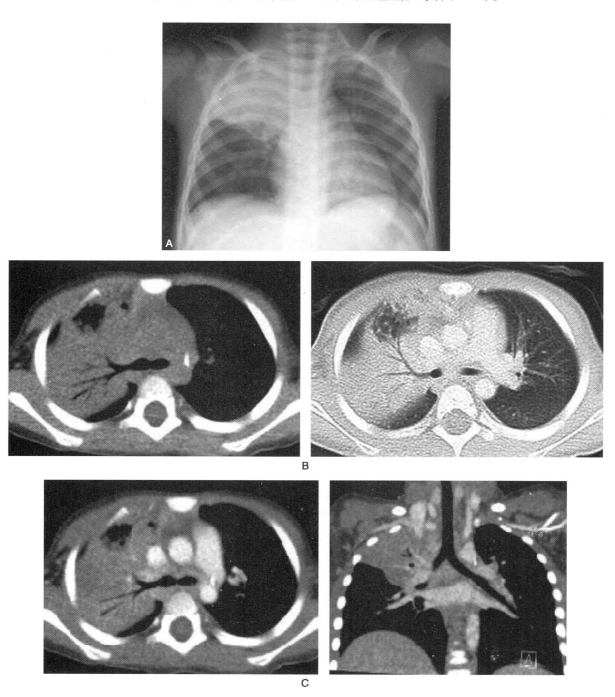

**图 5-23　右上肺大叶性肺炎**

A. 胸片显示右肺上叶均匀致密实变；B. CT 肺窗和纵隔窗显示实变及其内的支气管充气征更加清楚；C. CT 增强和 MPR 重建显示实变内肺血管结构和分布良好

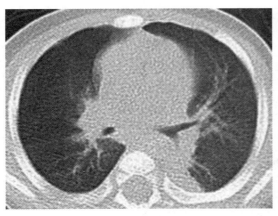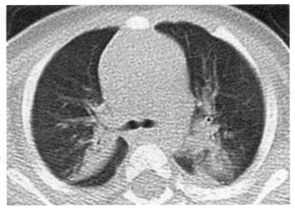

图 5-24　患儿 1 个月,咳嗽,但缺乏感染的临床依据

胸部 CT 显示两肺上叶后段、左下叶背段和双侧下叶后基底段的不张,不伴其他肺野的斑片影

**（二）正常 CT 表现**

1. 气管、支气管　CT 可显示气管支气管及其主要分支的解剖结构和周围组织情况。气管显示为纵隔中央的圆形、椭圆形或马蹄形含气管腔,管壁光整。年龄较小的儿童多呈圆形,较大儿童多为椭圆形或马蹄形。支气管形态在 CT 图像上与走行方向有关,上下直行、斜行和横行支气管分别呈含气的圆形、椭圆形和管状影,管壁光滑,其管径与伴行的肺动脉相仿。多平面重组、三维重建及仿真内镜等可以从不同视角观察气管、支气管形态及内腔情况。HRCT 有助提高较小支气管的显示率。

2. 肺叶、肺段　叶间裂（横裂和斜裂）胸膜是识别肺叶的根据,常规 CT 上表现为无血管透亮带、线状或带状阴影,薄层或 HRCT 上显示为致密线影。各向同性成像 MPR 有利于叶间裂胸膜的显示。CT 图像并不能直接显示肺段间的界限,往往是依赖肺野内支气管血管束的走行分布来定位。当发生肺叶或肺段范围内的病变时,CT 图像可显示相应叶段的形态。

3. 纵隔　CT 尤其增强 CT 可清楚显示纵隔结构,包括气管-支气管、心脏及主要大血管、淋巴结、胸腺、食管等,以此确定病变的部位、大小范围以及与邻周关系,通过 CT 值测量能区分脂肪、钙化、水和软组织,有助于对病变的定性,对比增强能进一步了解病变的血供情况,对鉴别血管性与非血管性病变及肿块的良恶性有价值。小儿由于胸廓体积小,胸部脂肪量少,加之扫描时呼吸和心搏伪影的干扰,其解剖结构的分辨不如年长儿。CT 不能显示走行于纵隔内的神经。

4. 横膈　膈肌在 CT 上显示为弧形线影,前附于剑突和两侧肋骨,后下部与脊柱前纵韧带相连续形成膈肌脚。膈肌脚前方是腹腔,膈肌脚后方是胸腔。重建的冠状面或矢状面 CT 影像有利于膈肌的显示。

5. 胸壁　CT 纵隔窗和骨窗分布显示胸壁软组织及胸廓骨性结构。胸壁前方有胸小肌和胸大肌覆盖。胸大肌前见乳头及乳腺组织,CT 表现为致密不规则形腺体结构,幼儿时期这一结构表现并不明显,而受原母体内雌激素水平的影响,新生儿却可能在出生后数月内仍见到少许致密的腺体结构影。胸后壁肌肉较多,如背阔肌、斜方肌、肩胛下肌、冈下肌,在 CT 断面图像上有时区分较难。肋骨从后向前斜下行,一个断面层可以有几根肋骨的部分断面。胸骨柄断面为梯形,前缘微凸,后缘略凹,可分辨骨皮质和骨松质。胸锁关节 CT 表现为锁骨近端面呈圆形或卵圆形,与胸骨柄的锁骨切迹形成关节,之间的关节间隙在 CT 上很容易显示。CT 断面像可见胸椎的椎体和附件,包括椎板、椎弓根、横突、棘突、椎间小关节等,以及椎管腔和椎旁软组织。

6. 胸部淋巴系统　胸部淋巴结包括胸壁、纵隔、横膈、气管支气管、支气管肺等组淋巴结。对胸部疾病的诊断有重要意义的主要有以下几组淋巴结:①气管旁组淋巴结,分布于气管两旁,为纵隔内的主要淋巴结群;②隆嵴下组淋巴结,位于气管隆嵴下方;③气管支气管组淋巴结,分布于气管和两侧主支气管交接处,右侧较左侧为多;④支气管肺组淋巴结,支气管肺组淋巴结数量很多,位于两侧肺门、支气管分叉之间和肺动脉与肺静脉之间。

### (三) 典型胸部 CT 横断面影像

主要分以下 7 个层面：

1. 胸廓入口层面　相当于胸骨切迹水平，前方见两侧锁骨的胸骨端，气管居中线呈圆形或椭圆形低密度含气腔，食管于胸椎前方略偏左侧，紧靠气管后壁，有时内含气可以辨清食管和气管壁结构（图 5-25）。

2. 主动脉弓上层面　即胸锁关节层面（图 5-26）。

3. 主动脉弓层面　此层面主动脉弓呈弧形，跨越气管前方，沿气管的左壁向左后方走行，气管的右前方主动脉旁为上腔静脉。气管与上腔静脉之间低密度三角区称为气管前腔静脉后间隙，其内有时能见到正常淋巴结（图 5-27）。

4. 主-肺动脉窗层面　此层面两侧胸膜在中线相会构成前联线与胸骨相连。升主动脉前的脂肪间隙称为血管前间隙，气管前的脂肪间隙为气管前腔静脉后间隙，气管左侧主动脉弓下缘与主肺动脉上缘之间为主动脉-肺动脉间隙（图 5-28）。以上三个间隙内常见有淋巴结。青少年正常情况下淋巴结最大径在 10mm 以内。

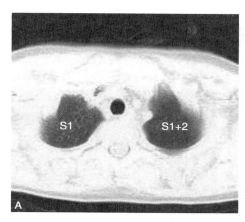
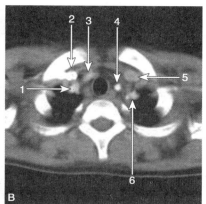

#### 图 5-25　胸廓入口层面

A. 肺窗显示右肺为上叶尖段（S1），左肺为上叶尖后段（S1+2）；B. 纵隔窗显示气管及其两旁的三对血管断面，分别是偏前的双侧颈总动脉、颈总动脉外前方的头臂静脉，以及颈总动脉侧后方的锁骨下动脉，一般颈总动脉的直径最小，静脉直径大，血管周围为低密度脂肪间隙。1. 右锁骨下动脉；2. 右头臂静脉；3. 右颈总动脉；4. 左颈总动脉；5. 左头臂静脉；6. 左锁骨下动脉

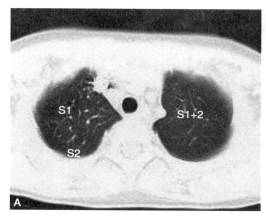
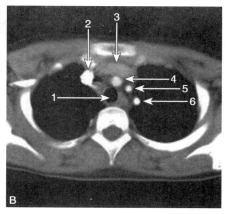

#### 图 5-26　主动脉弓上层面

A. 肺窗显示右肺大部为上叶尖段（S1），后方少许上叶后段（S2），左肺仍为上叶尖后段（S1+2）；B. 增强纵隔窗显示气管居中线，气管前方较大的血管为头臂动脉（无名动脉），气管左侧为左颈总动脉，此两动脉前外方为头臂静脉，左头臂静脉向右前方走行，跨越无名动脉的前方，与右头臂静脉相汇构成上腔静脉，左颈总动脉的侧后方为左锁骨下动脉。1. 气管；2. 右头臂静脉；3. 左头臂静脉；4. 右颈总动脉；5. 左颈总动脉；6. 左锁骨下动脉

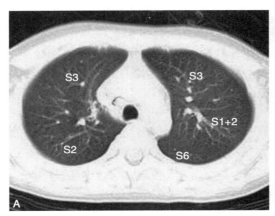
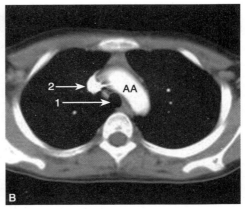

**图 5-27　主动脉弓层面**

A. 肺窗显示右肺野为前后段（S2、S3）占据，左肺野上叶前段（S3）及下叶背段（S6）范围扩大，上叶尖后段（S1+2）所占据范围缩小；B. 增强纵隔窗显示主动脉前的低密度脂肪间隙内可见胸腺组织，胸腺形态变化各异，但密度均匀，平扫时密度同胸壁肌肉软组织相似。随年龄增长，部分腺体会被脂肪组织取代，密度减低。儿童时期正常胸腺的厚度一般不超过 22mm。AA. 主动脉弓；1. 气管；2. 上腔静脉

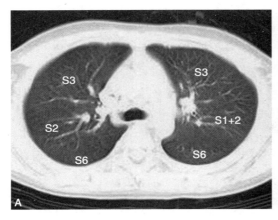
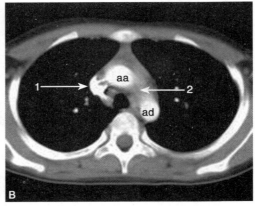

**图 5-28　主-肺动脉窗层面**

A. 肺窗显示右肺野前为上叶前段（S3）和后段（S2），后为下叶背段（S6），左肺野前向后依次为上叶前段（S3）、尖后段（S1+2）和下叶背段（S6）；B. 增强纵隔窗显示气管前方大血管为升主动脉，气管左后方、椎体左缘为降主动脉，升、降主动脉间低密度的脂肪间隙称主肺动脉窗。奇静脉自食管右侧壁、椎体前方绕气管右侧壁前方走行汇入上腔静脉，形成奇静脉弓。aa. 升主动脉；ad. 降主动脉；1. 上腔静脉；2. 主肺动脉窗

　　5. 左右肺动脉干层面　此层面左、右肺动脉可同时显示，但通常左肺动脉略高于右肺动脉，故右肺动脉常在左肺动脉以下的层面显示，在较大儿童往往此水平断面上，食管的左、右前方分别是左主支气管和中间支气管，两者间的隆嵴下脂肪间隙有时也能见到淋巴结（图 5-29）。

　　6. 左心房层面　即主动脉根部层面（图 5-30）。

　　7. 心室层面　见图 5-31。

## 三、基本病变表现

　　胸片的影像分析已经比较成熟，这里只描述 CT 表现，与胸片的机制一样，两者都是依据 X 线成像，CT 的表现比胸片进一步细化，CT 表现同样可以解释胸片表现且更好。

### （一）实变

　　肺组织内气体被（液体、细胞、组织或其他物质）替代即为实变（consolidation），狭义的实变指的是完全的实变，呈密度均匀一致性增高，而肺血管和支气管边缘模糊不能分辨（图 5-32，图 5-33），容易理解；而广义的实变还包括斑片影、磨玻璃密度影等（图 5-34）。对于一个较大的肺区，实变呈零散的小灶，即为斑片影（patchy opacity），而支气管肺泡呈不全充填，则表现为磨玻璃影（ground-glass opacity，GGO）。GGO 反映的是气腔的部分性充填、间质增厚、部分性肺泡塌陷或者局部血流量增加（血管性），有时有支气管充气征，

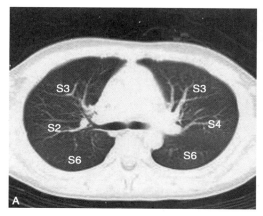 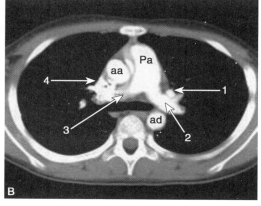

**图 5-29　左右肺动脉干层面**

A. 肺窗显示右肺野由前至后分别为上叶前段(S3)、上叶后段(S2)及下叶背段(S6),以上叶前段(S3)和下叶背段 S6)的范围扩大,左肺野前向后依次为上叶前段(S3)、上舌段(S4)和下叶背段(S6);B. 增强纵隔窗显示气管隆嵴和左、右主支气管。肺动脉干位于左主支气管的左前方,两侧肺动脉呈"人"形。左肺动脉向左后斜行位于左主支气管的前外方。右肺动脉向右后走行,形成弧圈,介于升主动脉和右主支气管间,上腔静脉位弧圈内。右主支气管后方为奇静脉食管窝,突入窝内的右肺下叶背段又称肺嵴。儿童时期奇静脉食管窝相对较平坦,肺不直接与食管右侧壁邻界。有报道年龄越小,右缘呈外凸或直线状的比例越高,12 岁以上则以内凹占多数。aa. 升主动脉;Pa. 肺动脉;ad. 降主动脉;1. 左上肺静脉;2. 左肺动脉;3. 右肺动脉;4. 上腔静脉

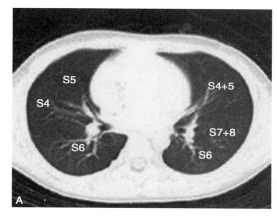 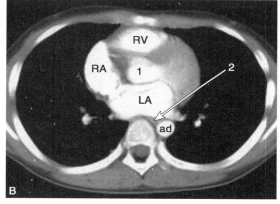

**图 5-30　左心房层面**

A. 肺窗显示右肺野前半部为中叶,中叶前内部分为内侧段(S5),后为部分为外侧段(S4)。右肺后部偏内侧为下叶背段(S6)。右肺中部可见前外基底段。左肺野前中部为舌叶,下舌段(S5)占据舌叶前内大部分,上舌段(S4)位前外侧部。左肺野后约三分之一为背段(S6)。舌叶和背段之间为前内基底段(S7+8);B. 增强纵隔窗显示纵隔中央为升主动脉根部,其左前方为肺动脉主干,右侧是右心房,前方是右心室流出道,后方为左心房。在此层面可见右肺中叶支气管分出内外侧,其夹角内为右下肺动脉。左下肺动脉位于左肺下叶背段支气管与舌叶支气管夹角内。在左心房上部层面可见两侧上肺静脉。奇静脉、食管和降主动脉一般分别位于胸椎的右前方、正前方和左侧。ad. 降主动脉;LA. 左心房;RA. 右心房;RV. 右心室;1. 主动脉根部;2. 食管

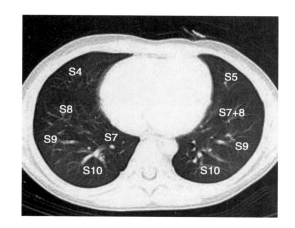

**图 5-31　心室层面**

肺窗显示右肺野前部为中叶内侧段(S4)。向后沿肋缘依次为前、外及后基底段(S8、S9、S10),肺野中部内侧见内基底段(S7)。左肺野前为下舌叶(S5),向后依次为前内、外及后基底段(S7+8、S9、S10)

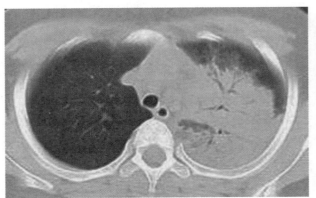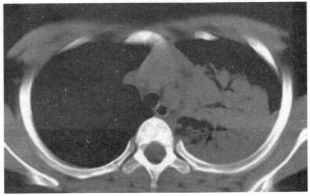

**图 5-32　左肺上叶肺炎**
胸部 CT 肺窗和纵隔窗显示左肺上叶实变,伴明显支气管充气征

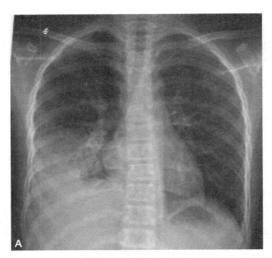

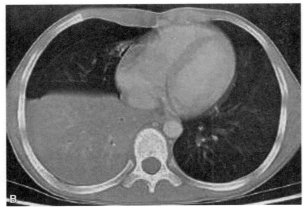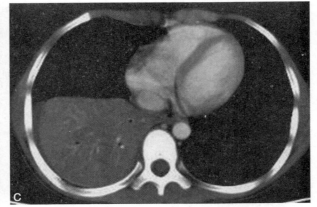

**图 5-33　男性,11 岁,右下肺炎**
A.显示右肺下野致密影,上缘模糊,肋膈角消失;B.胸部 CT 肺窗显示右肺下叶实变伴支气管充气征,边缘锐利,伴少量气胸;C.增强纵隔窗显示病变内肺血管大小和分布良好

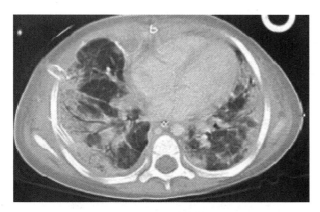

**图 5-34　重症肺炎,右侧胸腔引流后**
CT 肺窗显示两肺野弥漫性斑片影,支气管充气征明显

有时呈斑片状并与背景肺构成马赛克灌注型(mosaic pattern),但在分析时需要排除正常呼气状态下的生理性改变。儿童中 GGO 的鉴别诊断范围很宽,各种原因的肺部感染是最常见的情况,其他还见于肺水肿、出血、白血病肺浸润、肺挫伤、急性移植后排异反应、ARDS、胶原血管性疾病、过敏性肺炎、药物性肺炎以及间质性肺炎等,结节病、肺泡蛋白沉积症、COP 以及肺泡灌洗术后等也可以出现。

**(二) 肺结节**

儿童的肺结节(pulmonary nodule)可按大小和分布进行划分,小叶中心性分布的小结节(5mm以下)表现为小叶核心的点状模糊灶,偏离肺表面或叶间裂 5~10mm,高度提示细支气管炎,包括感染性细支气管炎、支气管扩张伴感染以及结核的支气管播散等,并进一步提示合并感染的纤毛不动综合征、过敏性肺炎或哮喘的可能。随机分布的小结节则可见于叶间裂或小叶间隔、胸膜等处,反映的是血行播散,提示粟粒性肺结核、血行转移、组织细胞疾病等可能性(图 5-35 ~ 图 5-37)。多发较大结节(5mm 以上)可见于转移瘤、结核、真菌感染、血管炎以及 COP 等情况。

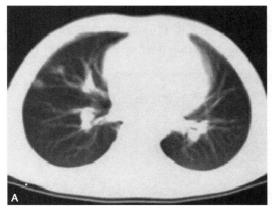
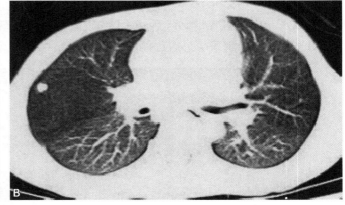

**图 5-35　转移瘤**
A. 男性,3 岁,睾丸卵黄囊瘤,CT 肺窗示右下肺多发圆形肺结节;B. 男性,5 岁,肾母细胞瘤,CT 肺窗示右肺圆形、边缘清晰的单发肺结节

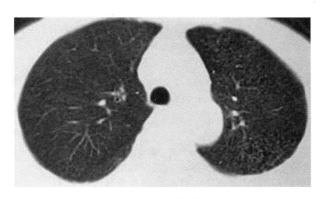

**图 5-36　粟粒性肺结核**
CT 肺窗显示两肺弥漫性均匀分布的微小结节,大小和密度也较为一致

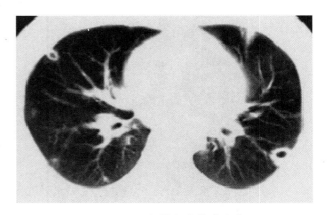

**图 5-37　血行性金葡菌肺感染**
CT 肺窗显示两肺胸膜下区为主的随机分布大小不等的结节,部分明显空洞性,病灶边缘略欠清

### （三）细支气管疾病和树芽征

细支气管疾病（bronchiolar disease）的直接征象包括细支气管壁增厚、细支气管扩张及腔内黏液栓，这些改变尤其是黏液栓，构成"树芽征"（图5-38），反映的是炎症过程，与前述小叶中心性结节一致。

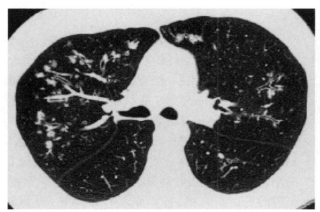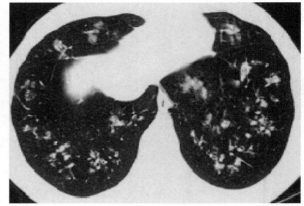

**图 5-38　细支气管炎**
CT 肺窗不同层面显示弥漫性细支气管管壁增厚，管腔稍扩大，伴有明显细支气管周围炎和树芽征

### （四）空气捕捉征和马赛克样灌注

较大的支气管不全闭塞（阀门作用）形成远侧肺过度充气称为阻塞性肺气肿，较小支气管尤其细支气管的不全闭塞也形成远侧肺组织过度充气，此时称为空气捕捉征（air trapping），形成空气捕捉的肺组织表现为相对于邻近较高密度结构的透亮区，两者形成锐利分割，构成马赛克灌注改变。空气捕捉征多见于呼气相，其反映的是透亮

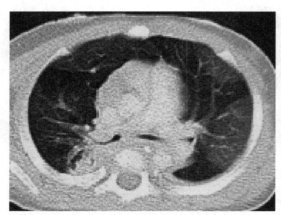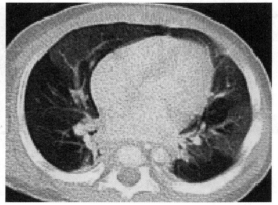

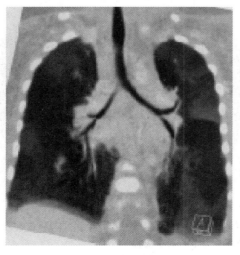

**图 5-39　男性，6 个月，哮喘发作**
CT 肺窗各层面显示典型马赛克现象，肺血管未见明显异常；冠状位 minIP 显示肺野内马赛克现象导致的密度不均匀

度高的区域是异常的,前述的 GGO 见于深吸气相,透亮度低的区域是异常的,两者的高密度区通过气相可以区分。空气捕捉征有时因为患儿检查不配合而难以显示,这时可以用侧卧位替代呼气相,离床近的一侧类似于呼气相,可以更好地观察

该征象。

空气捕捉征常见于小气道疾病(细支气管炎、支气管扩张、哮喘等),马赛克现象多数反映的是气道异常(低密度区异常,图 5-39),有时也可能是高密度区异常(血管性扩张或渗出,图 5-40)。

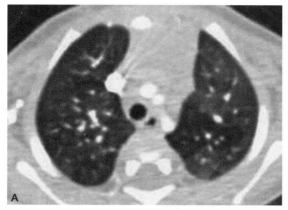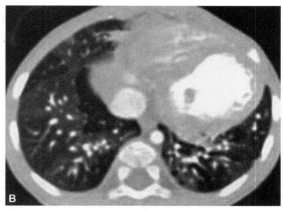

图 5-40　1 岁,VSD

A. CT 肺窗显示马赛克现象,高密度区因为血流灌注增加而密度增加,其内血管增粗;B. 低密度区正常,其内血管支气管正常

### (五) 间质改变和实质束

间质改变常见征象为各种间质结构增厚,中轴间质增厚表现为支气管血管束增粗、支气管壁增厚等,小叶间隔增厚更多表现为网格影,这些间质增厚可逆或不可逆(图 5-41);其次为肺结构扭曲(architectural distortion)和蜂窝(honeycombing),是间质纤维化改变,不可逆(图 5-42)。小叶间隔增厚常较光滑,见于肺水肿、炎症等多种情况,有时增厚不规则或结节串珠状,则更可能是癌性淋巴管炎或结节病。

实质束也常呈网格状改变但不同于上述间质

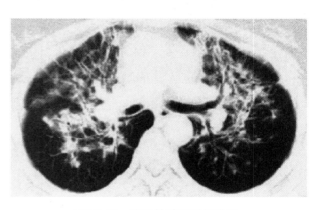

图 5-42　弥漫性肺间质纤维化

CT 肺窗示两肺明显网格影,伴有明显支气管血管束变形

性改变,常表现为 2～5cm 长的粗条,既有实质成分,也有间质成分,病理上有明显的纤维化,类似于瘢痕结构,在小儿中常表示支气管肺发育不良的遗迹,纵横交错分布,常累及全肺(图 5-43)。

### (六) 含气囊腔

包括肺大疱(bleb)、肺气囊(pneumocele)以及囊肿(cyst)。肺大疱通常位于肺尖胸膜下,先天性,是年轻人自发性气胸的主要原因之一,成串分布较为多见;囊肿常可单个存在,见于各种疾病中,可多发;肺气囊表示肺结构的局部破坏,ARDS、炎症感染性较为多见,常可逆(图 5-44)。

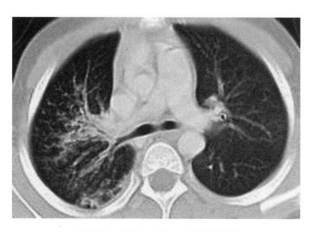

图 5-41　男性,4 岁,支原体肺炎

右上叶间质性改变,支气管壁弥漫性增厚

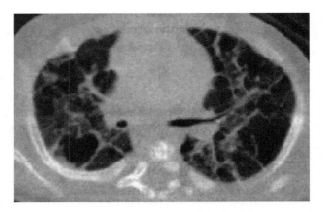

**图 5-43　男性,4 岁,支气管肺发育不良**
CT 肺窗显示两肺杂乱无章的粗细不等的致密索条,正
常肺结构消失

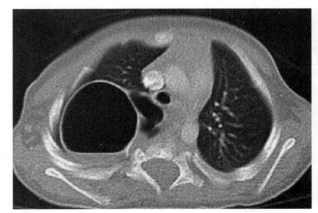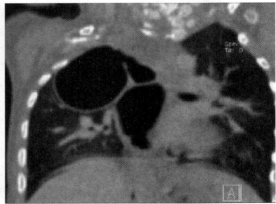

**图 5-44　男性,9 个月,肠源性囊肿**
CT 肺窗显示右侧胸腔含气囊肿

（李惠民　虞崚崴）

# 第三节　胸部 MRI

## 一、扫描技术

胸部 MRI 主要用于胸壁结构(包括软组织及骨骼)和纵隔(主要是心脏和大血管)的检查,尤其是大血管的先天性发育异常或其他解剖性异常。MRI 可以充分显示纵隔的解剖结构及其内各器官间的相互关系,可以多维度充分显示纵隔肿块的形态、位置、范围以及与大血管的界面关系等。

MRI 的空间分辨率明显不如 CT,肺部因大量含气而缺乏足够的成像质子导致图像信号很低,因此 MRI 不适合显示肺的解剖结构及轻微病理改变。同时 MRI 对钙化的显示也不如 CT。

### （一）常用脉冲序列

由于 MRI 可调节成像的参数很多,使用不同的脉冲序列和参数可产生不同的成像效果,有时还需在检查中配合心电或呼吸门控加以实现。这里仅就最基本的序列作简单介绍。

1. 自旋回波序列　90°～180°射频脉冲构成的序列称为自旋回波序列(spin echo,SE)。SE 是先发射一个 90°射频脉冲,间隔数毫秒再发射一个 180°射频脉冲,间隔一段时间获取回波信号及重建图像。其优点是图像质量高,缺点是扫描时间长,故一般用于 $T_1$ 加权像(T1 weighted image,$T_1$WI),目前大多已经淘汰。

2. 快速自旋回波序列　快速自旋回波序列(fast spin echo,FSE；Turbo spin echo,TSE)是在90°脉冲后连续施加多次 180°脉冲,取得多次回波并进行多次相位编码,因而使扫描时间大为缩短。

常使用 $T_2$ 加权像（T2 weighted image，$T_2WI$）。

3. 反转恢复序列　反转恢复序列（inversion recovery，IR）是以 180°-90°-180°组形式获得信号并重建图像。主要用于获得重 $T_1WI$ 以显示解剖结构。其优点是 $T_1$ 对比好，信噪比高；缺点是扫描时间长。

**（二）MRI 检查注意事项**

1. 体内有铁磁性物质、需监护设备者不能进行 MRI 检查。高热患儿也应避免高场强 MRI 检查。

2. 检查前正确测量患儿体重并将之告诉 MRI 检查工作人员。

3. 检查机房内不能带入金属物和磁性物质，如项链、手表、计算器、磁卡等。由于同样也不能带入抢救设备，故病重患儿的检查尤需慎重。

4. 由于 MRI 检查时间较长，一般年龄小而不能合作的患儿应事先给予镇静或麻醉。

5. 患儿检查过程中旁边应当安排人员陪护。

6. 接受 MRI 检查的患儿建议在检查中佩戴耳塞，以防听力损伤。

## 二、阅片方法及成像特点

磁共振图像有多参数和多方位成像的特点，阅片时必须先了解该序列的成像参数，才能对该序列进行判断。多方位成像是指 MRI 能直接获得人体横断位、冠状位或矢状位及任意断面的影像，有利于解剖关系的显示和病灶的定位。多参数成像是指扫描时选择不同的参数可以获得同一层面部位不同性能的影像。如 $T_1WI$ 反映组织间 $T_1$ 的差别，$T_2WI$ 反映组织间 $T_2$ 的差别，质子加权像（proton density weighted image，PDWI）反映组织间质子密度的差别。最基本的成像方位和参数序列为：横断面 $T_1WI$、$T_2WI$ 和冠状面 $T_1WI$。横断面 MRI 影像的解剖结构与相关层面 CT 对应。

磁共振图像反映的不同组织的信号强度差异与组织中氢原子含量及所处状态有关，与组织密度无关。生物组织的 $T_1$、$T_2$ 差别是 MRI 成像的基础。不同胸部组织的 $T_1$、$T_2$ 表现，见表 5-1。

表 5-1　不同组织的 $T_1$ 和 $T_2$ 表现

| 类　　型 | $T_1$ | | | $T_2$ | | |
| --- | --- | --- | --- | --- | --- | --- |
| | 长短 | 信号 | 图像 | 长短 | 信号 | 图像 |
| 肺组织、气体、钙化、骨皮质 | 长 | 低 | 黑 | 短 | 低 | 黑 |
| 肌肉 | 中 | 中低 | 灰 | 中 | 中低 | 灰 |
| 流动血液 | 长 | 低 | 黑 | 短 | 低 | 黑 |
| 水、骨髓 | 长 | 低 | 黑 | 长 | 高 | 白 |
| 脂肪 | 短 | 高 | 白 | 长 | 高 | 白 |

## 三、MRI 表现

胸部 MRI 表现，见图 5-45~图 5-48。

**（一）气管、主支气管**

气管与主支气管腔的低信号与其周围纵隔间隙内脂肪高信号对比明显，MRI 上显示清晰，但要

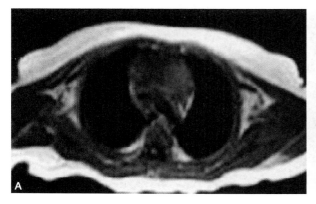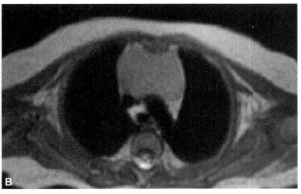

图 5-45　主动脉弓层面（横断面）
A. $T_1WI$；B. $T_2WI$

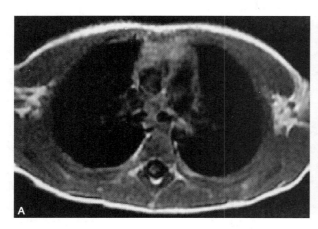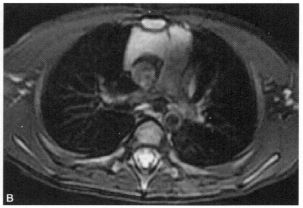

图 5-46 肺动脉干层面(横断面)
A. $T_1WI$;B. $T_2WI$

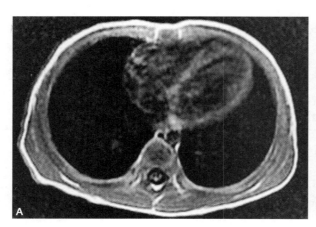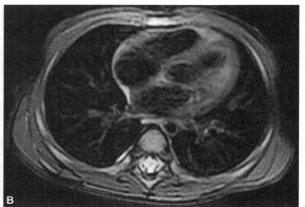

图 5-47 心脏层面(横断面)
A. $T_1WI$;B. $T_2WI$

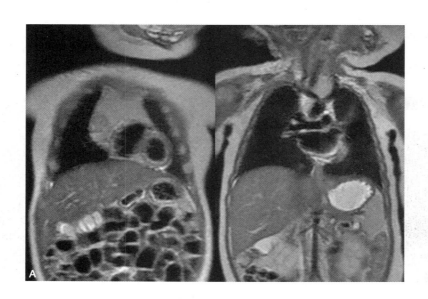

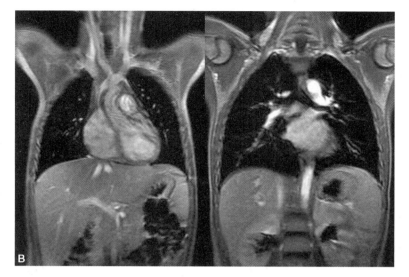

图 5-48　胸部冠状面 MRI 系列图像构成
A. 平扫 $T_2WI$；B. 增强 $T_1WI$

注意根据解剖位置知识与同样低信号的纵隔内大血管分辨。气管壁呈中等强度信号。

（二）肺组织

充气的肺组织 MRI 上呈低信号，正常胸膜结构一般不显示。

（三）肺门

肺门部血管和支气管呈管状的无信号结构，两者表现相似，需凭借其解剖位置关系加以分辨。一般段及以下血管、支气管难以清楚显示。

（四）心脏、大血管

由于血液流动的流空效应，MRI 的 $T_1$ 及 $T_2$ 加权像上心血管腔均呈无信号的黑色。但在某些序列如快速成像及部分反转技术时管腔呈白色高信号。心肌与血管壁呈中等强度信号。心包壁 $T_1$ 和 $T_2$ 加权像均呈低信号。

（五）胸腺

$T_1$ 加权像上胸腺组织信号略低于周围脂肪信号，$T_2$ 加权像上其信号强度与脂肪组织相似，信号均匀。

（六）淋巴结

纵隔淋巴结一般信号均匀，大小不超过 1cm，$T_1$ 加权像上呈中等强度信号。

（七）胸壁

包括皮肤、皮下脂肪、肌肉及骨骼构成。在 MRI 上，脂肪为高信号（在压脂序列脂肪可以呈低信号），肌肉呈中等强度信号，胸廓骨皮质为低信号而骨髓质可为 $T_1W$ 低信号、$T_2W$ 高信号。

（虞崚崴　李惠民）

# 第四节　呼吸系统核医学检查

应用开放型放射性核素发射的核射线对疾病进行诊断，在应用原理、方法、设备和防护等方面都独具特点，已形成一门新兴学科，即临床核医学。核医学虽只有五十多年发展史，但随着分子生物学、基因工程、计算机技术和核仪器的发展，核医学的影像技术进展迅速，在各种疾病的诊断和治疗中均发挥越来越重要的作用，成为医学现代化的主要标志之一。

## 一、原理和方法

CT 是计算机体层扫描（computed tomography）

的缩写英文，即利用计算机技术对被测物体断层扫描图像进行重建获得三维断层图像的扫描方式。根据所采用的射线不同可分为：X 射线 CT 和 γ 射线 CT。单光子发射计算机断层成像术（single-photon emission computed tomography，SPECT）和正电子发射断层成像术（positron emission tomography，PET）是核医学的两种 CT 技术，均对从患儿体内放射性药物产生的 γ 射线成像，故统称为发射型计算机断层成像术（emission computed tomography，ECT），以区别于传统 X 射线 CT 所采用的透射型计算机断层成像术（transmission computed tomography，TCT）。X 射线 CT 对透过患儿身体的 X 射线成像，得到人体组织衰减系数的三维图像，即解剖结构。ECT 所提供的放射性药物分布的三维图像则反映了患儿的代谢和生理学状况。

SPECT 的基本原理是：利用能够放出纯粹 α 光子的放射性核素或药物注入或吸入人体，通过 γ 照相机探头对准所要检查的脏器接收被检部位发出的射线，再通过光电倍增管将光电脉冲放大转化成信号，经计算机连续采取信息进行图像的处理和重建，最后以三级显像技术使被检脏器成像。SPECT 显像目前在临床上应用广泛，包括骨骼显像、心脏灌注断层显像、肺灌注显像与肺通气显像、甲状腺显像、甲状旁腺显像、局部脑血流断层显像、肾动态显像及肾图检查、肾上腺髓质显像、肝脏胶体显像、肝血流与肝血池显像、肝胆动态显像、肠道出血显像、异位胃黏膜显像、唾液腺显像等。

PET 是目前最先进的核医学显像设备。当人体内含有发射正电子的核素时，正电子在人体中很短的路程内（小于几 mm）即可和周围的负电子发生湮灭而产生一对 γ 光子，这两个 γ 光子的运动方向相反，能量均为 0.511Mev，因此用两个位置相对的探测器分别探测这两个 γ 光子，并进行符合测量即可对人体的脏器成像。PET 通过病灶部位对示踪剂的摄取可了解病灶功能代谢状态，特别适用于在没有形态学改变之前，早期诊断疾病，发现亚临床病变以及评价治疗效果。但单 PET 进行核医学显像时，因药物及其原理所限，其定位精度不够好，PET-CT 技术是将 PET 和 CT 有机结合在一起，可同时反映病灶的形态结构，明显提高了诊断的准确性。1998 年，世界上第一台专用 PET-CT 设备安装在美国匹兹堡大学医学中心，从此用于临床。之后相继出现了 PET-MRI、小动物 PET-CT 等，为 PET 家族增加了新的成员，进一步扩大 PET 的应用范围。目前，PET 在肿瘤、冠心病和脑部疾病这三大类疾病的诊疗中显示出重要的价值。此外，PET 系统所用放射性核素多为人体组织天然元素的同位素，如$^{11}$C、$^{13}$N、$^{15}$O、$^{18}$F 等，能最大限度地与自然存在于机体内的活性分子保持一致，进行真正的示踪研究，故 PET 已成为当前最理想的定量代谢显像技术，是目前连接分子生物学与临床医学的最佳影像学手段。

## 二、肺显像技术

### （一）肺灌注显像

肺灌注显像（pulmonary perfusion imaging）是用 SPECT 或 γ 照相机显示肺内放射性分布，直接反映了肺毛细血管床血流分布情况。常用显像剂为放射性核素$^{99m}$Tc 标记的大分子聚合人血清白蛋白（$^{99m}$Tc-MAA），其颗粒直径 10~90μm，一次静脉注射微粒数 50 万~60 万个，可均匀地暂时栓塞在肺毛细血管床内，局部栓塞的颗粒数与该处血流灌注量成正比。通常于注射后立即显像，正常人双肺影像清晰，放射性分布基本均匀，肺尖部受重力影响血流量低，放射性相对稀疏。任何肺动脉内狭窄、阻塞或血管外的压迫均可致血运障碍，因此能十分灵敏地显示相应部位放射性栓塞颗粒分布的减少或缺失，例如肺癌、慢性阻塞性肺部疾病、肺动脉栓塞、胸腔积液等都可致使肺灌注显像上出现放射性分布稀疏缺损区。由于肺内约有 60 亿支毛细血管，因此每次注射仅有万分之一的肺毛细血管被阻断，不会引起心肺血流动力学和肺功能的改变。

$H_2^{15}O$-PET 显像是近来核医学检测局部肺血流量的新方法，对评价局部肺血流具有良好的准确性和重复性。该方法采用 $H_2^{15}O$ 作为示踪剂，在屏气 20 秒后静脉匀速滴注，同时用 PET 动态采集图像，4 分钟后，再进行 PET 静息显像，采集 5 分钟。根据单室药代动力学原理，测量肺局部时间放射活性曲线，计算局部肺血流量的变化情况。

### （二）肺通气显像

肺通气显像（pulmonary ventilation imaging）反映呼吸道及全肺各个部位肺泡的气体充盈情况。受检者吸入密闭系统的$^{133}$Xe 等放射性气体或$^{99m}$Tc 气溶胶，待其充盈气道和肺泡后用 SPECT 进行显像，示踪剂在肺内的分布与肺的局部通气量呈正相关。正常人表现为气道和肺内的放射性均匀分布，当气道狭窄或阻塞，或肺泡内存有渗出物或萎陷时，通气量或通气空间减少，可出现放射性减低或缺损异常。应用气溶胶显像，还可评估支气管黏膜纤毛廓清功能和肺上皮细胞通透性。通常肺灌注显像需与肺通气显像联合应用，以协助肺动脉栓塞、先天性心脏病或大动脉炎所致肺动脉病变、慢性阻塞性肺疾患、肺部肿瘤、肺结核、支气管哮喘等疾病的诊断。

目前还可利用 PET 联合放射性惰性气体示踪剂探测肺局部气体交换功能。具体方法是在患儿屏气时,静脉弹丸式注射溶于生理盐水的 $^{13}N_2$,同时进行 PET 动态连续图像采集,动态观察示踪剂在肺内的分布变化情况。由于 $^{13}N_2$ 的低血溶性,所有的 $^{13}N_2$ 被运送到充气的肺部,弥散到肺泡中,在肺泡中累积的量与屏气时该区域血流灌注呈正比。但对于肺部有血流灌注却不能进行气体交换者,因 $^{13}N_2$ 滞留时间很短,在屏气时 $^{13}N_2$ 达到最初的高峰后迅速下降,通过相应的数学模型可准确评估局部的灌注及分流功能; $^{13}N_2$ 需通过通气排出,故当呼吸恢复后,根据 $^{13}N_2$ 在肺泡内的清除率可计算肺的通气功能。

**（三）肺肿瘤显像**

肺肿瘤显像是利用恶性肿瘤组织代谢旺盛、糖酵解增加、葡萄糖摄取明显高于正常组织的特性,以氟脱氧葡萄糖 F-18(fluorodeoxyglucose F-18, $^{18}F$-FDG)等显像剂作为葡萄糖类似物,静脉注射后被肿瘤细胞大量摄取,浓聚于肺癌细胞内,应用 PET 可使肺癌病灶明显显像,而正常肺组织浓聚较少。目前已广泛用于肺部肿瘤的鉴别诊断、分级和评估肿瘤对治疗的反应。但是,近年来的研究发现,有些肺部的良性病变也同样有 FDG 的摄取,如结核、炎性肉芽肿及肺脓肿等。为了解决这一问题,有学者用 $^{11}C$ 标记蛋氨酸和胆碱进行显像,评估肿瘤细胞膜合成代谢的变化情况,然而临床结果并不理想。近来研究发现,通过 FLE(一种胸腺嘧啶类似物)可评价肿瘤细胞增殖时 DNA 合成的改变,许多恶性肿瘤中 $^{18}F$-FLE 的摄取明显增高;在炎性病灶中 $^{18}F$-FDG 摄取增高,而 $^{18}F$-FLE 却未见摄取,提示 $^{18}F$-FLE 对于诊断恶性肿瘤特异性更高。 $^{11}C$-乙酸盐(carbon-11 acetate, $^{11}C$-AC)是胆固醇和脂类合成的代谢底物,也是 PET 常用的放射性示踪剂,甚至可取代 FDG-PET,用于非小细胞肺癌、高分化腺癌的成像。

**（四）肺基因表达显像**

基因表达显像是利用 PET 显像探测、监测和定量分析基因表达,对病变过程在细胞及亚细胞水平进行定性和定量的观察,显示可转基因表达的发生和持续时间、不同基因转运系统的有效性,对于人类基因治疗将发挥重要的指导和监测作用。报告基因显像系统首先由 Tjuvajev 等提出。无论是内源性或是外源性的报告基因转入细胞内均产生一种酶,该酶可以对放射性探针进行代谢

而使之滞留在细胞内,利用滞留在细胞内的放射性可以进行 PET 显像,从而示踪基因在体内的分布和变化情况。目前肺基因表达显像仍处于动物实验阶段,显像研究中采用的转运报告基因是腺病毒载体携带的单纯疱疹病毒胸腺嘧啶核苷激酶基因(HSV1-tk),其反应底物为 FHBG。某些肺部疾病的基因显像,如肺囊性纤维化、肺癌,将有可能首先用于临床。

**三、肺显像的临床应用**

**（一）肺动脉栓塞**

肺动脉栓塞(pulmonary embolism,PE),简称肺栓塞,是内源性或外源性栓子堵塞肺动脉或其分支引起肺循环障碍的临床和病理生理综合征。肺动脉造影是目前诊断 PE 的金标准,直接征象为肺动脉腔内充盈缺损或完全阻断,间接征象为造影剂流动缓慢,局部低灌注,静脉回流延迟。但肺动脉造影需通过动脉内导管选择性地在肺动脉内注入造影剂,为有创性检查,其病死率和严重并发症的发生率分别为 0.1% 和 1.5%,而且检测外周血管栓子的准确性低,故诊断 PE 首选无创性检查方法,包括胸部 X 线片、超声心动图、核素肺通气/血流(V/Q)显像、CT 肺血管造影(CTA)、磁共振肺血管造影(MRA)等。其中肺通气/灌注显像诊断 PE 的敏感性为 92%,特异性为 87%,是专家们公认的最重要的无创性诊断方法之一。V/Q 显像诊断 PE 的标准是肺叶、肺段或多发亚肺段显现灌注缺损,而通气显像正常。显像结果分为3类:①高度可能,即灌注显像表现两处及以上灌注缺损,而通气显像正常,此时确诊 PE 的概率为 88%;②正常或接近正常,即肺灌注显像无灌注缺损存在,而不管通气显像如何,此时发生 PE 的概率仅为 0.2%,可以除外 PE;③低度可能,即肺灌注缺损与通气缺损并存,或肺灌注征象介于高度可能与正常之间,此时发生 PE 的概率为 16%~33%。

**（二）肺部炎症**

应用核医学技术能够非创伤性探测其他方法无法诊断的组织炎性病变。以往核素标记白细胞显像多用于其他部位的炎症检测,近年来也广泛用于各类肺炎的诊断。通过显像可以了解肺炎的生理及病理变化,在肺部病变区域可见弥散性的放射性摄取,而局部肺段或肺叶的放射性摄取常与肺部炎症关系密切。PET 显像也可应用于肺部

炎症的诊断。如$^{18}$F-FDG 可显示肺部感染、慢性阻塞性肺炎和急性肺损伤的病变处有异常浓聚，而哮喘、囊性纤维化和移植排异反应等则无 FDG 摄取增高。具有高灵敏度的 PET 可进行定量分析，因此对肺炎的发病机制及治疗评估具有重要的临床价值。有报道发现以$^{18}$F-Annexin V 作为示踪剂，进行 PET 炎症显像可探测炎症中死亡的细胞。

### （三）急性呼吸窘迫综合征和急性肺损伤

过去一直认为急性呼吸窘迫综合征和急性肺损伤是一个弥散性的炎症过程，近年来通过体内测定$^{68}$Ga 标记的转铁蛋白发现是由于肺血管通透性增强所致。应用 $H_2^{15}O$-PET 显像测量肺局部血流量，结果显示急性呼吸窘迫综合征和急性肺损伤的患儿发生肺水肿的部位仅有很少的灌注再分布，提示保持灌注和通气匹配的机制受到严重破坏。

### （四）肺癌

$^{18}$F-FDG PET 显像已广泛应用于肿瘤诊断，特别是肺癌的诊断分期及治疗监测等，主要有以下几个方面：①鉴别病变的良恶性；②肿瘤患者转移灶为首发症状，而原发灶不明，需探测原发灶肿瘤；③已确诊的恶性肿瘤进行临床分期；④选择最具有诊断价值的肿瘤活检部位；⑤监测恶性肿瘤治疗的疗效；⑥探测有无肿瘤复发，特别是肿瘤标志物升高者；⑦对于残留的肿瘤病灶和治疗后纤维化坏死进行鉴别；⑧指导放疗计划的制订；⑨非肿瘤病变（如感染、动脉粥样硬化）的检测评估。

PET-CT 在肿瘤的诊断中可避免无必要的或是有创伤性的检查，但也存在如下问题：①假阴性：可能与肿瘤性质、病灶小于 5mm、血糖控制不佳、患者未禁食等原因有关。②假阳性：正常生理性摄取、肉芽肿性病变或其他感染性病变均可能导致 FDG 摄取增高。

### （五）肺结核

$^{18}$F-FDG 在肺结核与肺恶性肿瘤的鉴别诊断中没有特异性及优势可言，但结核病的发展往往不仅单纯局限于肺部，在身体其他部位如淋巴结、腹膜、骨骼等处都可出现结核感染的病灶。因此$^{18}$F-FDG 也经常被用来评估结核分枝杆菌的感染范围，通过 PET-CT 的全身显像寻找肺外病灶。结核病的治疗周期至少需要 6 个月，且治疗期间易出现抗药性，$^{18}$F-FDG 可以用来监测抗结核药物的疗效，帮助临床及时改变治疗方案。

此外，随着 PET-CT 示踪药物不断发展，多种正电子药物被用于结核病的诊治评价，这些新型正电子药物可以从不同角度（如病理生理学、微生物学）对疾病进行客观无创地评价。例如参与细胞膜合成代谢的$^{11}$C-胆碱或$^{18}$F-氟乙基胆碱，参与细胞生长增殖的氨基酸代谢显像剂$^{18}$F-FLT 等。放射性药物标记结核化疗药物，如异烟肼、利福平等的显像、评价目前也在研究当中。

总之，放射性核素显像是核医学发展的一项新技术，不仅可以动态显像，无创地观察人体内的物质代谢过程，还可以进行三维全身扫描和定量研究。放射性核素显像在肺肿瘤的早期诊断，良、恶性及病变程度的判断，放疗和治疗效果评价等方面均已显示出独特的优越性，对延长患者的生存期及提高生活质量起到重要作用。虽然现在对放射性核素的应用还存在一定的局限性，但随着人们对疾病发病机制研究的不断深入，在分子水平上对疾病进行诊断和治疗将有更加广阔的应用前景。

（王　辉　王少雁）

## 参 考 文 献

1. Jiang T, Zhang C, Zheng X, et al. Noninvasively characterizing the different alphavbeta3 expression patterns in lung cancers with RGD-USPIO using a clinical 3.0T MR scanner. Int J Nanomedicine, 2009, 4:241-249.

2. Wang F, Li Y, Shen Y, et al. The Functions and Applications of RGD in Tumor Therapy and Tissue Engineering. International Journal of Molecular Sciences, 2013, 14(7): 13447-13462.

3. Graves EE, Maity A, Le QT. The tumor microenvironment in non-small-cell lung cancer. Seminars in Radiation Oncology, 2010, 20(3):156-163.

4. Reinartz P, Wildberger JE, Schaefer W, et al. Tomographic imaging in the diagnosis of pulmonary embolism: a comparison between V/Q lung scintigraphy in SPECT technique and multislice spiral CT. Journal of Nuclear Medicine Official Publication Society of Nuclear Medicine, 2004, 45 (9):1501.

5. Gutte H, Mortensen J, Jensen CV, et al. Detection of pulmonary embolism with combined ventilation-perfusion SPECT and low-dose CT: head-to-head comparison with multidetector CT angiography. Journal of Nuclear Medicine Official Publication Society of Nuclear Medicine, 2009, 50 (12):1987.

6. Kushida S, Akisaki T, Yasuda H, et al. Usefulness of 18F-

fluorodeoxyglucose positron emission tomography for diagnosis of asymptomatic giant cell arteritis in a patient with Alzheimer's disease. Geriatrics & Gerontology International,2011,11(1):114-118.

7. Sathekge M, Maes A, Kgomo M, et al. Use of 18F-FDG PET topredict response to first-line tuberculostatics in HIV-associated tuberculosis. J Nucl Med, 2011, 52(6): 880-885.

# 第五节 胸部超声检查

人体软组织与空气和骨的声特性阻抗差极大,人体软组织平均声特性阻抗值为 1.524kg/($m^2 \cdot s$),空气仅为 0.000 429kg/($m^2 \cdot s$),骨则为 5.571kg/($m^2 \cdot s$),因此声束难以穿透肺组织和骨组织,而仅在肺表面、骨表面出现近似全反射的强回声。由于肺组织气体的存在和骨的遮挡,使得呼吸系统疾病的超声诊断受到限制。目前 X线、CT 仍是首选的胸肺检查方法,但超声在胸肺病变诊疗过程中也是不可或缺的工具,特别是常规二维超声、多普勒超声、经食管超声等多项技术联合应用,不仅有助于诊断,还对病变的危险度分析、疗效评估、预后判断、疾病随访等均可发挥重要作用。

## 一、超声检查时的操作方法

### (一)检查前准备

超声检查应在 X 线或 CT 检查后进行,根据 X 线胸片或 CT 提供的病变信息以及临床需要解决的问题,选择适宜的体位和重点扫查的范围。检查前,患儿一般不需作特殊准备。

### (二)体位

根据病变部位与探测要求而定。如病灶靠近前胸壁,一般采取仰卧位;靠近侧胸壁或后背,则采取俯卧位或抱坐在大人怀中,检查侧胸壁病灶时需使患儿两臂外展;需作超声引导下穿刺时,应采取穿刺时相同的体位,也可采取半卧位或抱坐在大人怀中。

### (三)探测途径和方法

不同部位的病变需要采用不同的探测途径和方法。检查肺的病变宜采用肋间切面,从第 2 肋间开始往下逐一探测,探头从中线向侧壁方向移动扫查,移动速度不宜过快,边移动边侧动探头进行连续扫查,需与对侧相应肋间进行比较。

当患儿有胸腔积液,坐位时应从背部及腋中线处作纵切观察,仰卧位时应从腋中线及腋后线处作纵切观察,见到积液的无回声区后,将探头从积液区域的上缘起沿肋间逐一观察,了解积液的范围及最大深度;少量积液时,可在腋中线与腋后线间第 8~10 肋间处探测到;若有包裹性积液,还应对肩胛间区、腋下区及前胸部位的各肋间进行探查,以确定范围。

对于纵隔或纵隔旁的病变,先将探头置于两侧胸骨旁进行纵切探测,了解病变部位后,沿患侧肋间逐一进行横切探测,并与对侧相应肋间进行比较。对于上纵隔及其旁的病变,可从胸骨上窝和锁骨上窝向胸骨后进行检查;对于后纵隔下部及其旁的病变以及横膈的病变,可从剑突下和肋缘下将肝或脾作为声窗进行检查。

## 二、超声探查时的仪器条件

目前无专用于呼吸系统疾病检查的超声成像仪,各类常规超声成像仪均可使用。

检查肺可使用凸阵探头、扇形探头,选择较低频率进行检查,以获取较多深部的信息。

对于胸膜腔的检查,如采用高频线阵探头,能观察到胸膜与周围组织的关系。对胸腔积液以及叶间、肺底部较小范围的包裹性积液,选择较低频率的凸阵探头和扇形探头较为合适。

纵隔前有胸骨、两侧有肺内气体遮挡,声窗很小,检查时宜采用凸阵探头、扇形探头、经食管探头,可获得更完整、满意的图像。

## 三、正常胸壁、胸膜腔、肺及纵隔的超声表现

用高频线阵探头沿肋间扫查,由外向内分别显示:皮肤、皮下脂肪、胸壁肌层、深部脂肪层,分别呈强、低、等、低回声;肺组织是含气脏器,超声在肺表面大量反射,呈大片强回声,后方回声衰减,或可因多次反射呈逐渐减弱的横条状回声带,正常肺内部结构一般不能被显示(图5-49)。

当探头频率足够高时,理论上可显示正常胸膜腔的精细结构:深部脂肪层下方的弧形带状强回声为壁层胸膜与微量生理性胸腔积液的界面反射,微量生理性胸腔积液呈细窄带状无回声,呈弧

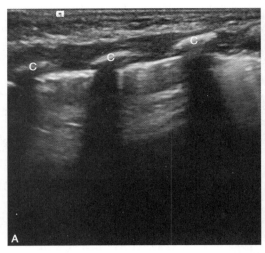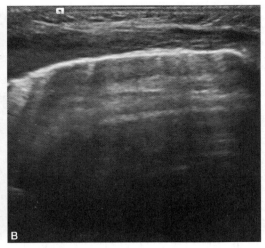

**图 5-49　正常胸壁、胸膜腔、肺及纵隔**

A. 高频线阵探头在右侧腋中线纵切扫查,由浅至深分别显示皮肤、皮下脂肪、胸壁肌层、深部脂肪层,呈强、低、等、低回声,标注 C 处为肋骨强回声后方伴声影,肋间可见胸膜腔及含气肺组织回声;B. 高频线阵探头沿肋间扫查,超声在含气肺组织表面大量反射,呈大片强回声,后方因多次反射呈逐渐减弱的横条状回声带,正常肺内部结构不能被显示

形带状强回声的脏层胸膜紧贴于肺表面。

正常纵隔除胸骨和肺组织强回声外,常可显示大血管和心脏的图像。在婴儿期,偶在儿童期,可在胸骨两侧显示境界清楚的有包膜回声的均匀低回声区,为胸腺组织的回声。

## 四、小儿肺部疾病的超声诊断

### (一) 肺不张的超声表现

肺不张是支气管因内在或外压性阻塞而引起部分或一侧肺含气量减少或完全无气。内在原因常有异物吸入、支气管肿瘤、炎性渗出物、浓厚黏液、炎性支气管狭窄等;外在原因可由肿大的淋巴结、支气管周围肿瘤、大量胸腔积液、气胸、胸腔内较大肿瘤等所引起。

病变区域的肺组织内含气少或完全无气,类似实质性肿块,凹陷于正常肺组织之下。检查时应从紧贴的相应胸壁处进行探测,声像图上,病变区域可呈一片高回声,其形态和范围取决于被阻塞的支气管大小和部位,通过多普勒技术检测不张肺叶中呈放射状分布的血管系统可用于和胸腔内肿块相鉴别,多普勒技术还可鉴别含液体的支气管与血管结构(见文末彩图 5-50)。

### (二) 肺气肿的超声表现

肺气肿是由肺泡过度充气膨胀所致。声像图上,肺部可呈强回声,其后方伴"彗星尾"状多次反射。病变较明显时,从肋缘下斜切或肋间斜切时,可见横膈有相应的下降,膈肌运动减弱,肝脏

位置下移。

### (三) 肺部占位性病变声像图

1. **支气管囊肿**　在肺的良性肿瘤中最为多见,为先天性瘤样病变,内含黏液。位置靠近胸壁或体积巨大时,声像图上显示无回声区,周围可见光滑的包膜回声,后方回声增强。由于周围肺组织产生的强回声,囊肿的两侧壁往往不显示。囊肿与支气管沟通时,可见液平线,液平线的上方为强回声的气体反射,下方则为黏液的无回声区。

2. **肺脓肿**　是由化脓性细菌所引起的肺实质炎症、坏死和液化所致。右肺较左肺多见,好发于上叶后段及下叶背段,一般多接近肺表面。当其一边紧贴于胸膜或纵隔,或脓肿壁与胸壁间肺组织有炎症浸润而水肿、充血、炎性渗出时,超声检查常能显示其大小和内部回声。脓肿周围一般呈较低回声,与正常肺组织及脓肿内的回声强度不同。当脓肿完全液化,则常显示为低弱回声,其周围则为较高回声;如脓肿内坏死物被部分咳出,并有空气进入时,声像图上可见脓肿内出现液平线,其上方为气体的强回声,下方为坏死液化的低弱回声。

3. **肺肿瘤**　小儿的原发性肺肿瘤极其少见,包括胚胎细胞瘤、支气管癌、血管外皮细胞瘤和平滑肌肉瘤。超声对早期较小的肺肿瘤无法显示,对于靠近肺门的较大的肺肿瘤超声也难以显示,只有当肺肿瘤靠近胸膜或者胸膜与肺肿瘤组织间的肺组织存在充血、水肿、渗出时,超声才能显示。

肿块形态不规则,边缘欠清晰,内部呈低回声或回声不均匀,肿块生长较快,体积较大,内部出现缺血坏死液化时,可出现片状无回声区,部分与空气相通者内部可出现液平线,液平线的下方为无回声,上方为气体强回声。肺门处转移性肿大的淋巴结,除体积较大者,一般超声难以显示(见文末彩图 5-51)。

4. 肺结核　小儿肺结核多为原发综合征,包括原发病灶、淋巴管炎、淋巴结炎。原发病灶可以位于两肺的任何部位,但大多位于上肺叶的下部或下肺叶的上部靠近胸膜处,往往可被超声显示,呈边界模糊的低回声区。淋巴管炎超声无法显示。淋巴结炎是原发综合征的重要组成部分,超声检查可在原发病灶同侧的肺门处发现肿大的淋巴结,呈边界清楚的圆形或椭圆形低回声结节。

5. 肺隔离症　又称支气管肺前肠畸形,由一段附属支气管原肠芽的发育异常所致,常在 X 线片上被发现,表现为边界不清的低位肺叶实质性病变。肺隔离症与支气管树无交通,其实就是一段没有功能的肺组织,由起源于体循环的异常动脉供血。采用彩色多普勒超声检查可以显示其异常的血供作为诊断依据,异常的动脉血供常来源于胸主动脉远端或腹主动脉近端,异常的静脉可通过肺静脉回流。超声检查还可以发现病变侧伴有肺发育不良、胸腔小、膈上抬。

6. 肺囊腺瘤　又称先天性囊性腺瘤样畸形,通常在产前诊断中即可被发现,是先天性肺的错构病灶,可形成一个紊乱的肺组织团块,与支气管树相通,一般可分为三型:Ⅰ 型为直径>2cm 的大囊肿型;Ⅱ 型病变由多个直径在 2cm 以内的中等囊肿构成;Ⅲ 型可见病变由大量细小囊肿构成,直径均不超过 0.5cm。

### 五、小儿胸膜腔疾病的超声诊断

#### (一) 胸腔积液的超声表现

1. 游离胸腔积液声像图　少量胸腔积液积聚于胸腔的底部,在肺的强回声与膈肌之间可见小片长条形或近似三角形的无回声区,其范围及形态可随呼吸运动而稍有改变,随着积液增多,其范围也随之扩大。积液较多时,纵切声像图呈上窄下宽的三角形无回声区;沿肋间自上而下横切检查呈片状无回声区,范围逐渐扩大。大量胸腔积液时,整个胸腔呈无回声区,同时可见膈肌下移、心脏向健侧移位,在剑突下、肋缘下探测时患侧胸腔内可见大片无回声区。

2. 局限性胸腔积液声像图　胸腔积液局限化可形成包裹性胸腔积液,局限的部位可位于胸壁、叶间、纵隔、肺底等处。

(1) 胸腔侧壁或后壁的包裹性积液声像图:当包裹性积液局限于胸腔侧壁或后壁时,在声像图上常在肺的强回声与胸壁间显示半圆形或扁平状无回声区(图 5-52)。

(2) 肺底积液声像图:肺底积液多为单侧性,肋缘下超声检查可在膈肌上方处见到呈弧形

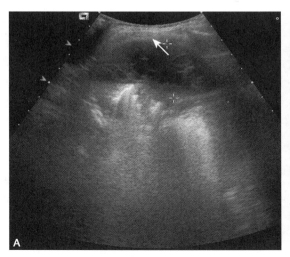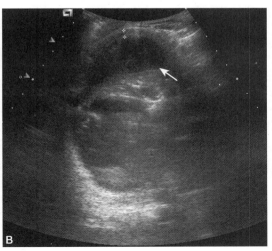

**图 5-52　后壁包裹性积液伴胸膜增厚**
A. 右侧胸腔后壁与肺的强回声之间可见半圆形无回声区,内见许多条带状回声(纤维素性渗出物),白色箭头所指处为增厚的胸膜回声;B. 左侧胸腔后壁与肺的强回声之间可见半圆形无回声区,内部透声差,另见厚度为 3.8mm 的增厚的胸膜回声(箭头)

凸起的无回声区,而膈肌强回声与肝脏表面回声紧密相贴,可与膈下脓肿作出鉴别。

（3）肺叶间积液声像图:当肺叶间积液的外侧缘抵达胸壁,超声检查可在肋间斜切时显示外窄内宽的无回声区。

（4）纵隔积液声像图:当同时有大量胸腔积液或其他部位胸腔积液存在时,在纵隔区可见不规则的无回声区,并且无明显边界及包膜回声,易作出纵隔积液的诊断。但对于单纯的纵隔积液,常不易与纵隔囊肿鉴别。

3. 脓胸声像图　急性脓胸可为肺部炎症或胸壁外伤后引起;慢性脓胸多为结核性所致。声像图上呈现胸腔积液的图像,但无回声区内出现漂浮的点状低回声。对于脓液稠厚者,在患儿静息片刻后,由于脓细胞及坏死组织等下沉于底部,造成声像图呈"分层现象":横切检查,自上而下移动探头,声像图出现无回声—弱回声—低回声—等回声变化;纵切检查可见液平线,液平线以上为无回声及弱回声,液平线以下呈低回声及等回声。转动患儿身躯后,"分层现象"消失,再次出现无回声区内伴漂浮的点状低回声,且点状低回声漂浮感明显。如患儿再次静息片刻,点状低回声再度逐渐下沉,并恢复到原来的分层现象（图5-53）。

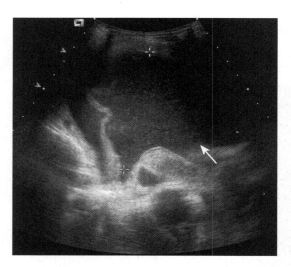

**图 5-53　脓胸**
右侧胸膜腔无回声区内可见漂浮的点状低回声（箭头）

**（二）胸膜增厚声像图**

胸膜炎或胸腔积液有纤维素性渗出物,并有纤维化或肉芽组织增生可引起胸膜增厚,可呈局限性或广泛性。声像图上,胸壁与肺组织间为一片增高回声区,覆盖于肺强回声的表面,其厚薄与胸膜增厚的程度相关。当并发胸腔积液时,胸膜增高回声与肺强回声之间出现液性无回声区,有时无回声区内可见与胸壁相连的漂浮的条带状稍强回声。

**（三）胸膜钙化声像图**

胸膜钙化常由胸腔内机化的血块或结核性、化脓性胸膜炎的坏死组织有钙盐沉着而引起,超声易诊断,声像图上表现为胸膜上可见强回声后方伴声影,形态可呈圆形、椭圆形、条状或斑片状。

**（四）气胸声像图**

胸膜受损伤破裂,空气进入胸膜腔形成气胸,可为外伤性或自发性。声像图上也是呈气体的强回声,不易与肺内气体的强回声鉴别。

**（五）液气胸声像图**

液气胸是指胸腔内同时存在空气和液体。坐位纵切声像图上可见液平线,液平线以下为无回声区,液平线以上呈气体强烈回声。

## 六、小儿纵隔肿块的超声诊断

小儿常见的前纵隔肿瘤有胸腺相关的肿瘤、胸内甲状腺肿瘤。胸腺增大提示胸腺异常。胸腺良性增大有胸腺血肿、囊肿和淋巴管瘤;儿童恶性胸腺瘤罕见;淋巴瘤和白血病浸润胸腺时,胸腺可呈分叶状,内部回声减低。胸内甲状腺肿瘤大多为颈部甲状腺肿瘤向胸骨后延伸,常见的肿瘤有甲状腺囊肿、甲状腺腺瘤和甲状腺恶性肿瘤,超声图像表现和颈部甲状腺肿瘤一致。

恶性淋巴瘤是小儿最常见的中纵隔肿瘤,原发部位为纵隔者少见,常是全身性恶性淋巴结的局部表现。肿瘤生长迅速,常融合成团,形态可不规则,边界清楚,内部为较均匀的低弱回声,肿块后方回声可稍增强（见文末彩图5-54）。

最为多见的后纵隔肿瘤是神经源性肿瘤,小儿以神经母细胞瘤为主。肿瘤多较大,形态不规则,边缘不平整,境界尚清楚,内部呈不均匀的低回声,内另可见多发强回声钙化斑伴声影,肿瘤内可见粗短的血流信号,频谱可显示动脉性血流信号（见文末彩图5-55）。

## 七、小儿呼吸系统疾病超声诊断的价值

小儿呼吸系统疾病包括肺部、胸膜腔以及纵隔疾病。由于肺组织内充满气体以及胸骨、锁骨、肋骨等骨骼的遮挡,超声在肺部、胸膜腔以及纵隔

疾病上的应用受到一定的限制。

　　超声对胸膜腔疾病的诊断最具有价值,其中,超声对胸腔积液的检查是最为理想的方法,其作用在于以下几个方面:①明确有无胸腔积液;②确定胸腔积液的位置和范围,游离性或局限性,是否多分隔;③推测积液的性质,清澈或浑浊,稀薄或稠厚;④胸腔积液穿刺抽液或放置引流管的定位;⑤胸腔积液治疗后疗效评估、随访复查。除了对胸腔进行超声检查外,还应仔细检查患儿的腹部,寻找腹腔内能够导致反应性胸膜渗出的病变(如肝脓肿)。

　　超声可对位置靠近胸膜或较大的肺部肿块进行诊断与鉴别诊断,在鉴别肿块是囊性或实质性方面超声具有优势,在引导穿刺活检及定位放射治疗的放射野时超声均起到重要作用。

　　超声可从胸骨上窝和锁骨上窝向胸骨后的前上纵隔进行检查,对于婴幼儿和儿童,超声还可从剑突下和肋缘下将肝或脾作为声窗进行检查,可以显示后纵隔下部的肿瘤。因此,超声目前多应用于前上纵隔以及后纵隔下部肿块的诊断与鉴别诊断,超声易于鉴别肿块为液性或实质性,与X线、CT检查相结合更有助于纵隔病变的定性诊断。

　　目前,尽管超声在肺部、胸膜腔以及纵隔疾病的应用中有较多限制,而X线、CT仍是首选的胸肺检查方法,但超声与X线、CT检查相结合,对肺部、胸膜腔以及纵隔疾病的诊疗也具有重要的作用。

(陈亚青　钱蔷英　方　静)

## 参 考 文 献

1. 潘恩源,陈丽英. 儿科影像诊断学. 北京:人民卫生出版社,2007.
2. 张廷熹,吕婕. 儿童胸部疾病影像诊断. 北京:科学技术文献出版社,2009.
3. Siegel MJ,Schmidt B,Bradley D,et al. Radiation dose and image quality in pediatric CT:effect of technical factors and phantom size and shape. Radiology,2004,233(2):515-522.
4. Zhu X,Yu J,Huang Z. Low-dose chest CT:optimizing radiation protection for patients. AJR,2004,183(3):809-816.
5. Beird LC. How to satisfy both clinical and information technology goals in designing a successful picture archiving and communication system. J Digit Imaging,2000,13(2):10-12.
6. Gower WA,McGrath-Morrow SA,MacDonald KD,et al. Tracheal bronchus in a 6-month-old infant identified by CT with three-dimensional airway reconstruction. Thorax,2008,63(1):93-94.
7. Buck AK,Hetzel M,Schirrmeister H,et al. Clinical relevance of imaging proliferative activity in lung nodules. Eur J Nucl Med Mol Imaging,2005,32:525-533.
8. Leyton J,Latigo JR,Perumal M,et al. Early detection of tumor response to chemotherapy by 3-deoxy-3-[18F]fluorothymidine positron emission tomography:the effect of cisplatin on a fibrosarcoma tumor model in vivo. Cancer Res,2005,65:4202-4210.
9. Richter T,Bellani G,Harris RS,et al. Effect of prone position on regional shunt,aeration and perfusion in experimental acute lung injury. Am J Respir Crit Care Med,2005,172:480-487.
10. Jones HA,Hamacher K,Clark JC,et al. Positron emission tomography in the quantification of cellular and biochemical responses to intrapulmonary particulates. Toxicol Appl Pharmacol,2005,207:230-236.
11. 周永昌,郭万学. 超声医学. 第4版. 北京:科学技术文献出版社,2006.
12. Volpicelli G,Elbarbary M,Blaivas M,et al. International evidence-based recommendations for point-of-care lung ultrasound. Intensive Care Med,2012,38(4):577-591.
13. Koenig SJ,Narasimhan M,Mayo PH. Thoracic ultrasonography for the pulmonary specialist. Chest,2011,140(5):1332-1341.
14. Qureshi NR,Rahman NM,Gleeson FV. Thoracic ultrasound in the diagnosis of malignant pleural effusion. Thorax,2009,64(2):139-143.
15. Ding W,Shen Y,Yang J,et al. Diagnosis of pneumothorax by radiography and ultrasonography:a meta-analysis. Chest,2011,140(4):859-866.
16. Kreuter M,Eberhardt R,Wenz H,et al. Diagnostic value of transthoracic ultrasound compared to chest radiography in the detection of a post-interventional pneumothorax. Ultraschall Med,2011,32(Suppl 2):20-23.
17. Soldati G,Testa A,Sher S,et al. Occult traumatic pneumothorax:diagnostic accuracy of lung ultrasonography in the emergency department. Chest,2008,133(1):204-211.

# 第六章

# 儿童肺功能检查

## 第一节　肺功能试验

肺功能的研究与检测有很长的历史。早在1679年,Borelli首先进行肺容积测量,在室温下成人肺容积为3.3~4.9L。1961年,吴绍青等编写了我国第一部肺功能检查的专著《肺功能测验在临床上的应用》,极大地促进了我国肺功能的研究和临床应用。到20世纪80年代初期,肺功能检查在临床中的应用逐渐普及,肺功能仪的研发也日趋成熟,有向一体化、简便化、微型化和网络化方向发展的趋势。

肺功能的检查对于临床的诊断和治疗有着非常重要的意义,通过肺功能检查可以明确呼吸功能障碍的类型、严重程度,推断呼吸系统的病变性质,协助和论证临床的诊断。另外,肺功能检查在观察病情的变化、反映治疗方法的疗效、评价手术和麻醉的耐受能力、预测疾病的转归、鉴定劳动能力、研究环境污染与卫生保健等方面均有重要的价值,通过临床与肺功能检查相结合,有利于临床和肺功能检查水平的共同提高。

### 一、常用呼吸参数和定义

#### （一）肺容量检查

根据肺和胸廓扩张和回缩的程度,肺内容纳的气量产生相应的改变,可分为4种基础容积和4种容量。

1. 基础容积

（1）潮气容积(tidal volume,$V_T$):平静呼吸时,每次吸入或呼出的气量。

（2）补吸气容积(inspiratory reserve volume,IRV):平静吸气后,用力吸气所能吸入的最大气量。

（3）补呼气容积(expiratory reserve volume,ERV):平静呼气后,用力呼气所能呼出的最大气量。

（4）残气容积(residual volume,RV):补呼气后,肺内不能呼出的残留气量。

以上4种为基础肺容量,彼此互不重叠。

2. 容量

（1）深吸气量(inspiratory capacity,IC):平静呼气后能吸入的最大气量,$IC = V_T + IRV$。

（2）功能残气量(functional residual capacity,FRC):平静呼气后肺内所含有的气量,$FRC = ERV + RV$。

（3）肺活量(vital capacity,VC):最大吸气后能呼出的最大气量,$VC = IRV + V_T + ERV$,或$VC = IC + ERV$。

（4）肺总量(total lung capacity,TLC):深吸气后肺内所含有的总气量,$TLC = IRV + V_T + ERV + RV$,或$TLC = IC + FRC$,或$TLC = VC + RV$。

以上4种肺容量是由2个或2个以上的基础肺容积组成(图6-1)。

#### （二）肺通气功能检查

肺通气功能检查是单位时间随呼吸运动进出肺的气体容积,可显示时间与容量的关系,并与呼吸幅度、用力大小有关,是一个较好的反映肺通气功能的动态指标,包括分钟通气量、肺泡通气量、最大分钟通气量和时间肺活量等,以后者最为常用。

1. 分钟通气量　分钟通气量(minute ventilation,$V_E$)是指静息状态下每分钟所呼出的气量,即维持基础代谢所需的气量。

2. 肺泡通气量　肺泡通气量(alveolar ventilation,$V_A$)是指静息状态下每分钟吸入气能达到肺泡并进行气体交换的有效通气量。

3. 最大自主通气量　最大自主通气量(maxi-

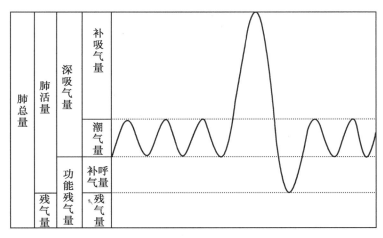

图 6-1　肺容量测定曲线

mal voluntary ventilation, MVV）是指在单位时间内以尽快的速度和尽可能深的幅度重复最大自主努力呼吸所得的通气量。MVV 实测值占预计值之 80% 以上为正常。

4. 时间肺活量　是指用力呼吸过程中随时间变化的呼吸气量, 其中临床最常用的是用力呼气量（forced expiratory volume, FEV）, 即用力呼气时肺容量随时间变化的关系（图 6-2）。

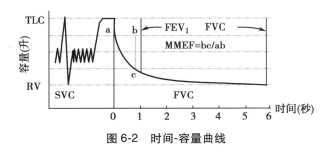

图 6-2　时间-容量曲线

（1）用力肺活量（forced vital capacity, FVC）: 指用力吸气至肺总量位后以最大的努力、最快的速度呼气完全至 RV 位时所呼出的气量。正常情况下 FVC 与 VC 一致, 气道阻塞时 FVC<VC。

（2）第 1 秒用力呼气容积（forced expiratory volume in one second, $FEV_1$）: 简称 1 秒量, 指最大吸气至肺总量位后用最大力量、最快速度在 1 秒内的所呼出的气量。$FEV_1$ 既是容积指标, 也是流量指标。

（3）最大呼气中期流量（maximal mid-expiratory flow, MMEF）: 又称用力呼气中期流量（$FEF_{25\%\sim75\%}$）, 指用力呼气 25%~75% 肺活量时的平均流速。其主要受中小气道直径影响, 下降主要反映小气道的阻塞。

5. 小气道功能测定　小气道（small airway）是指吸气状态下直径 ≤2mm 的气道, 包括细支气管和终末细支气管。小气道管壁弹力纤维呈放射状向外发展, 与周围肺泡壁的弹力纤维相连, 形成网状结构, 因而小气道口径直接受肺容量大小的影响。

（1）闭合气量: 主要指标有闭合容积（closing volume, CV）及其与肺活量的比值（CV/VC）, 闭合总量（closing capacity, CC）及其与肺总量的比值（CC/TLC）。

（2）动态肺顺应性: 该法是最敏感的小气道功能测定方法。

（3）最大呼气中期流量: 见时间肺活量。

（4）用力呼气 50% 肺活量及 75% 肺活量时的瞬间流量: 见流量-容积曲线。

6. 流量-容积曲线　流量的时间积分为容积, 反之, 容积的时间微分即为流量。由于现代计算机技术的发展, 可瞬时将容积和流量的函数进行计算, 并描记出流量与容积的关系, 故测试和显示均极为方便, 目前是最为常用的肺通气功能检查项目。流量-容积曲线（flow-volume curve, F-V 曲线）在呼吸相构成一密闭的环状, 故亦称流量-容积环（F-V loop）, 见图 6-3。

（1）最大呼气流量（peak expiratory flow, PEF）: 用力呼气时的最高流速。

（2）用力呼气 25% 肺活量（余 75% 肺活量）的瞬间流量（forced expiratory flow after 25% of the FVC has been exhaled, $FEF_{25\%}$ 或 $V_{75}$）: 是反映呼气早期的流速指标, 正常值略低于 PEF, 大气道阻塞时其值明显下降。

（3）用力呼气 50% 肺活量（余 50% 肺活量）

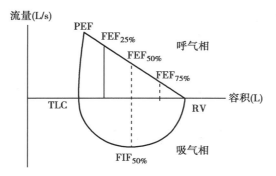

图 6-3　流量-容积曲线

的瞬间流量（$FEF_{50\%}$ 或 $V_{50}$）：是反映呼气中期的流速指标。正常值与 MMEF 相近。与 MMEF 及 FEF75% 一起用于对小气道功能障碍的判断。

（4）用力呼气 75% 肺活量（余 25% 肺活量）的瞬间流量（$FEF_{75\%}$ 或 $V_{25}$）：是反映呼气后期的流速指标，其临床意义与 $FEF_{50\%}$ 和 MMEF 相似。正常值约为 MMEF 的 1/2。$FEF_{50}$、$FEF_{75}$ 和 MMFF 均可反映小气道功能，但 $FEF_{50}$ 和 $FEF_{75}$ 更为敏感，尤其是 $FEF_{75}$，故 $FEF_{75}$ 下降、MMFF 下降或 $FEF_{75}$ 及 $FEF_{50}$ 同时下降，需考虑有小气道功能障碍。

（5）50% 肺活量位呼气流量与吸气流量的比值（$FEF_{50\%}/FIF_{50\%}$）：是反映上气道阻塞的重要指标。正常值<1，若>1 提示有胸外型上气道阻塞。

**（三）呼吸力学**

1. 顺应性　指单位压力改变时所引起单位容量的改变，是一切具有弹性的物体的共同属性。

2. 气道阻力　指单位流量所需要的压力差。一般以每秒钟内通气量为 1 升时的压力差表示。

3. 呼吸功　指空气进出呼吸道时，为克服肺、胸壁和腹腔内脏器的阻力而消耗的能量。

4. 弥散功能　肺的主要功能是气体交换，即氧与二氧化碳的交换。肺内气体交换的部位在肺泡，并遵照弥散原则，即气体分子由高分压通过肺泡毛细血管膜（血气屏障）弥散至低分压，一直达到气体在膜两侧压力平衡为止。

**（四）血液中气体的运送**

包括氧和二氧化碳的运送，氧与血红蛋白结合形成氧合血红蛋白，这是氧在血液中存在和运送的主要形式。氧合血红蛋白占血红蛋白的百分数称血氧饱和度。二氧化碳在血中运送形式主要有两种：物理溶解的二氧化碳和化学结合的形式，化学结合的形式主要是碳酸氢盐和氨基甲酰血红蛋白。呼吸运动的控制和调节通过以下三个途径进行：①呼吸的中枢性控制和调节；②呼吸的神经反射性调节；③呼吸的化学性调节。

## 二、常用的肺功能检查方法

肺通气功能检查是简单而节约的检查方法，可首先考虑。至于特殊检查，如支气管激发试验、支气管舒张试验、肺弥散功能检查、气道阻力测定等应在进一步研究时，适当地选择应用，以下逐一介绍。

**（一）肺通气功能检查**

肺通气功能是指单位时间随呼吸运动进出肺的气体容积，与呼吸幅度、用力大小有关，能较好地反映肺通气能力，是一系列肺功能检查中最基本的初检项目。

方法：受检者取立位，加鼻夹，含咬口器与肺量计相连，作最大吸气至肺总量位后，快速作最大努力呼气达 RV 位，用力持续而均匀，呼气快速而呼尽，重复二三次，呼气过程中避免咳嗽、关闭声门或舌堵塞管道。若为鼓膜穿孔患者需先堵塞耳道后测定。

**（二）支气管激发试验**

自然界存在着各种各样的刺激物，如生物性刺激（尘螨、动物皮毛、花粉等）、物理性刺激（冷空气等）及化学性刺激（甲苯、二氧化硫等），当这些刺激物被吸入时，气道可作出不同程度的收缩反应，此现象称为气道反应性（airway reactivity）。正常气道表现为轻微或并不发生收缩反应，某些病理状态下，如支气管哮喘，接触上述刺激后气道明显收缩，气道阻力明显增大，为气道高反应性。通过吸入某些刺激物诱发气道收缩反应并检测其敏感性，根据敏感性判断是否存在气道高反应性的方法，称为支气管激发试验（bronchial provocation test）。美国胸科协会、欧洲呼吸协会、加拿大胸科协会及中华医学会呼吸学会等相继制订了气道反应测定的指南。

1. 适应证

（1）支气管激发试验主要用于临床疑诊为哮喘的患者，包括咳嗽变异性哮喘、职业性哮喘等，一般不用于临床明确诊断的哮喘患者，尤其在急性发作期。

（2）对需要了解治疗前后气道反应性是否发生改变，用于临床疗效判断时，支气管激发试验也可作为客观的评估结果。

（3）了解其他可能伴有气道反应性增高疾病的气道反应性，如过敏性鼻炎、慢性支气管炎、病毒性上呼吸道感染、过敏性肺泡炎、热带嗜酸细胞增多症、肺囊性纤维化、结节病、支气管扩张、急性呼吸窘迫综合征、心肺移植术后、左心衰竭，以及长期吸烟、接触臭氧等也可能出现气道高反应性。

2. 禁忌证

（1）绝对禁忌证：①对诱发剂吸入明确过敏；②基础肺通气功能损害严重（$FEV_1 < 60\%$ 预计值）；③心功能不稳定，近期内（<3 个月）有心肌梗死，正使用拟副交感神经药物、心动过缓、严重心律失常等；④严重的未被控制的高血压；⑤近期脑血管意外；⑥主动脉瘤；⑦严重甲状腺功能亢进；⑧有不能解释的荨麻疹；⑨不适宜测定用力肺活量的患者（如肺大疱、气胸等），不宜采用用力肺活量法测定呼吸流量。

（2）相对禁忌证：①基础肺功能呈中度阻塞（$FEV_1 < 70\%$ 预计值），但如严格观察并做好充足的准备，则 $FEV_1 > 60\%$ 预计值者仍可考虑予以激发试验；②肺通气功能检查已诱发气道阻塞发生，在未吸入激发剂的状态下 $FEV_1$ 即下降 >20%；③不能做好基础肺功能测定的受试者（肺功能基础值测定不符合质控要求）；④近期呼吸道感染（<4 周）；⑤哮喘发作加重期；⑥癫痫需用药物治疗；⑦妊娠、哺乳妇女；⑧正在使用胆碱酶抑制剂（治疗重症肌无力）的患者不宜做醋甲胆碱激发试验。

3. 方法　试验前停用可能干扰检查结果的药物：吸入性短效 $\beta_2$-受体兴奋剂停用 4~6 小时、长效 24 小时；吸入性抗胆碱能药停用 8 小时，口服短效 $\beta_2$-受体兴奋剂或茶碱停用 8 小时，长效或缓释型停用 24~48 小时以上，抗组胺药停用 48 小时，色甘酸钠停用 24 小时，抗白三烯药物停用 96 小时、口服糖皮质激素停用 48 小时、吸入停用 12~24 小时；并避免剧烈运动、冷空气吸入 2 小时以上；避免吸烟、咖啡、可口可乐饮料等 6 小时以上，对所有患者首先检查基础肺功能。测定通气功能指标包括：用力肺活量（FVC）、第一秒用力呼气容积（$FEV_1$）、$FEV_1$ 占 FVC 的比值（$FEV_1/FVC$）、呼气峰流量（PEF）、用力呼气中期平均流速（$MEF_{25\%~75\%}$）及各指标占预计值的百分比。每天测定前均标准化肺功能仪，测定方法参照美国胸科协会标准。患者至少做 3 次用力流速容量曲线测定，最佳两次的变异率不能超过 5%。肺功能

均正常或接近正常（FVC% 预计值及 $FEV_1$% 预计值均 ≥70%）者方可进行激发试验。采用定量喷射式雾化给药装置分步吸入激发药物。测定时，受试者取坐位，夹鼻，含咬口，连续作潮气呼吸，各步吸入组胺剂量依次为 0.07、0.068、0.137、0.275、0.55、1.1mg，吸入每一剂量 60 秒（机器自动设定）后测定 $FEV_1$，然后再吸入下一剂量，直至所测得的 $FEV_1$ 降低 20% 以上或达到最高累积量 2.2mg，试验终止。试验结束后吸入万托林气雾剂以防止发生严重支气管痉挛。

**（三）支气管舒张试验**

通过给予支气管舒张药物的治疗，观察阻塞气道的舒缓反应的方法，称为支气管舒张试验（bronchial dilation test），又称气道可逆试验，用于测定气流阻塞的可逆程度。

1. 适应证

（1）有合并气道痉挛的疾病，如支气管哮喘、慢性阻塞性肺部疾病、过敏性肺泡炎、泛细支气管炎等。

（2）有气道阻塞征象，需排除可逆性气道阻塞的疾病，如上气道阻塞。

2. 禁忌证

（1）对已知支气管舒张剂过敏者，禁用该舒张剂。

（2）测定用力肺活量评价气道可逆性改变者，禁忌证同用力肺活量测定。

（3）肺功能检查证实无气道阻塞者，无须作本项检查。

3. 方法　支气管舒张试验前 4~6 小时受试者需停止吸入短效 β-受体兴奋剂，如为口服制剂的短效 β-受体兴奋剂或氨茶碱需停用 12 小时，长效或缓释放型 β-受体兴奋剂及茶碱则应停用 24~48 小时。

常规通气测定方法为应用最大用力呼气流量容积曲线方法测定基础肺功能，若基础肺功能存在阻塞性改变（$FEV_1 <$ 预计值 70%），即给予吸入速效支气管扩张剂（如沙丁胺醇），吸入后 15 分钟再次测量肺通气功能，计算 $FEV_1$ 的改善率。

**（四）弥散功能检查**

肺的弥散是指氧和二氧化碳通过肺泡及肺毛细血管壁在肺内进行气体交换的过程，是了解肺气体交换能力的检查。对肺间质性疾病，如肺纤维化、间质性肺炎、肺水肿、慢性阻塞性肺疾病等的诊断和治疗评估有重要价值。利用一氧化碳

（CO）进行肺弥散功能测定有许多不同的方法,包括 CO 吸入量法、单次呼吸法、恒定状态法及重复呼吸法。

**（五）肺容量的测定**

1. 体积描记法 简称体描法,是经典的测定胸腔气体容量(TGV)的方法。目前多采用压力或容量型体描仪,但也有成功应用流量型体描仪的报道。方法:在平静呼吸(即潮气呼吸)下,用面罩置于婴幼儿的口鼻,使呼吸流速仪感受潮气呼吸过程中压力和容积的变化,并将信号输入计算机进行计算处理,从而得出数据及图像并显示于屏幕。取同一时刻的四个曲线,取它们的平均测定值。

2. 氦稀释法 该方法测定 FRC 的原理来源于质量守恒定律。某一已知数量的指示气体被另一未知容量的气体所稀释,通过测定已被稀释的气体中指示氦体的浓度,即可获得该未知的容量。氦与氮是常被选用的两种气体。

3. 氮气稀释法 原理与氦稀释法相同,用于测定 FRC。

4. 负压抽气法 该方法是为获得类似成人的最大呼气流速-容量曲线(MEFV)而设置的。先用泵通过小儿气道加上约 $40cmH_2O$ 压力使肺达肺总量位,再用$(-40\sim-30)cmH_2O$ 的压力使肺从 TLC 位迅速排气 3 秒钟,同时测出 IC、VC(FVC)及 MEFV 曲线,根据事先测出的 FRC 即可计算出 TLC。该方法的主要缺点是仅适用于气管插管和轻度镇静和麻醉的患儿,因而应用受到限制。

**（六）快速胸腹挤压法**

应用快速胸腹挤压法(rapid thoracoabdominal extrusion,RTC)获得部分用力呼气流速-容量曲线(FEFV),可用以评价小儿的小气道情况。该方法系在小儿胸腹部穿上弹性夹克,在其潮气吸气末快速充气,从而获得 FEFV 曲线。Turner 等在此基础上发展了增高肺容积 RTC 法(RVRTC),发现该方法测值跨度用变异系数均较 RTC 法小,较 RTC 法能更好地将患儿与正常儿区分开来。

**（七）脉冲振荡肺功能技术**

检查非常简单方便,仅需记录患儿的几个自主呼吸波,即可快速、精确得到各种呼吸阻力在呼吸系统中的分布特点,不受患儿配合的影响,有很好的重复性。适合所有患儿,包括老人、3 岁以上儿童和重症患儿。脉冲振荡肺功能技术的报告内容非常丰富,完全反映了呼吸生理,与体描相比,其阻力测定有很好的特异性,能区分阻塞发生的部位(中心或周边)、严重程度及呼吸动力学特征等,所有这一切都有助疾病的早期诊断。脉冲振荡肺功能技术还提供了常规肺通气功能测试,包括流速容量环、慢肺活量和每分最大通气量等。

## 三、异常肺功能表现

**（一）通气功能障碍的类型**

依其损害性质可分为阻塞性、限制性及混合性通气障碍,通气功能障碍的流量-容积曲线,见图6-4。各类型通气功能障碍的鉴别,见表6-1。

1. 阻塞性病变 指气流受限或气道狭窄所引起的通气障碍。引起阻塞性通气功能障碍的常见疾病有:气管和支气管疾病,如支气管哮喘;阻塞性肺气肿和支气管肺炎等。

2. 限制性病变 指肺扩张受限所引起的通气功能障碍。引起限制性通气功能障碍的常见疾病有:胸膜疾病、胸壁疾病、肺间质疾病、肺叶切除术后、神经肌肉病变等。

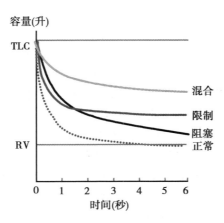
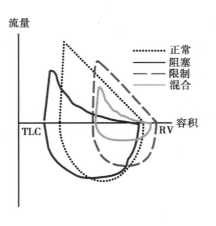

图 6-4 各种类型通气功能障碍的时间-容量曲线和流量-容积曲线特征

表 6-1 通气功能障碍 3 种类型分类

| 指标 | 阻塞性 | 限制性 | 混合性 |
|---|---|---|---|
| VC | N 或 ↓ | ↓↓ | ↓ |
| FRC | ↑↑ | ↓↓ | 不一定 |
| TLC | N 或 ↑ | ↓↓ | 不一定 |
| RV/TLC | ↑ | 不一定 | 不一定 |
| FVC | N 或 ↓ | ↓↓ | ↓↓ |
| $FEV_1$ | ↓↓ | ↓ | ↓↓ |
| $FEV_1$/FVC | ↓↓ | N 或 ↑ | N 或 ↓ |
| MVV | ↓↓ | ↓ | ↓↓ |
| MMFF | ↓↓ | ↓ | ↓↓ |

注:VC:肺活量;FRC:功能残气量;TLC:肺总量;RV:残气容积;FVC:用力肺活量;$FEV_1$:第 1 秒用力呼气容积;MVV:每分钟最大通气量;MMFF:最大呼气中期流量

3. 混合性病变 指气流受限与肺扩张受限因素同时存在所引起的通气功能障碍,表现为以阻塞为主或以限制为主。常见原因有:结节病、肺结核、肺炎、支气管扩张等。

4. 小气道功能障碍 表现为低容积气道流量下降,而常规通气其他指标正常和/或有限制性病变,称小气道功能障碍。$FEF_{50}$、$FEE_{75}$ 和 MMFF 均可反映小气道功能,但 $FEF_{50}$ 和 $FEF_{75}$ 反映小气道功能更为敏感,尤其是 $FEF_{75}$,故 $FEF_{75}$ 下降或 MMFF 下降或 $FEF_{75}$ 及 $FEF_{50}$ 同时下降时,考虑存在小气道功能障碍。

**（二）最大呼气流量**

最大呼气流量(peak expiratory flow,PEF)是指用力呼气时的最高流量。PEF 是反映气道通畅性及呼吸肌肉力量的一个重要指标。若 PEF 日间变异率≥20% 时,说明哮喘控制欠佳。2015 年,全球哮喘防治创议提出 2 周内 PEF 变异率≥13% 时,也要注意有哮喘急性发作。若 PEF 达到个人最佳值的 50%~80%,提示可能有哮喘急性发作,是增加临时用药的指征。

**（三）严重程度判断**

1. 容积指标判断的切点 是实测值占预计值百分比的 80%、60%、40%。即实测值/预计值:≥80%,提示正常;60%~79%,提示轻度下降;40%~59%,提示中度下降;≤39%,提示重度下降。

2. 流量指标判断的切点 是实测值占预计值百分比的 65%、55%、45%。即实测值/预计值:

≥65%,提示正常;55%~64%,提示轻度下降;45%~54% 提示中度下降;≤44%,提示重度下降。

3. 限制性病变的诊断、分度 以肺活量为指标:实测值/预计值:≥80%,提示正常;60%~79%,提示轻度下降;40%~59%,提示中度下降;≤39%,提示重度下降。

4. 阻塞性病变的诊断 以 $FEV_1$/FVC 实测值/预计值的 92% 以下为异常。由于此值受各种因素影响大,故分度以 $FEV_1$ 为指标。实测值/预计值:≥80%,提示正常;60%~79%,提示轻度下降;40%~59%,提示中度下降;≤39%,提示重度下降。

**（四）支气管激发试验**

1. 定性判断

（1）激发试验阳性:在试验过程中,当 $FEV_1$ 较基础值下降≥20%,或比气道传导率下降≥35% 时,可判断为激发试验阳性,即气道反应性增高。比气道传导率(specific airway conductance,sGaw)为每单位肺容积的气道传导率,不受测定当时肺容积的影响,更适合于进行个体之间的比较。

（2）激发试验阴性:如果吸入最大浓度后,这些指标仍未达上述标准,则为气道反应性正常,激发试验阴性。无论激发试验结果阴性或阳性,均应排除影响气道反应性的因素。对于结果可疑者(如 $FEV_1$ 下降 15%~20%,无气促喘息发作),可预约 2~3 周后复查,必要时 2 个月后复查。

2. 定量判断 累积激发剂量(PD)或累积激发浓度(PC)可用于定量判断气道反应性,为目前最常用的定量指标。如 $PD_{20}FEV_1$ 是指使 $FEV_1$ 下降 20% 时累积吸入刺激物的剂量。

**（五）支气管舒张试验**

支气管舒张试验阳性:以 $FEV_1$ 判断,若用药后 $FEV_1$ 变化率较用药前增加 12%,则判断支气管舒张试验为阳性。支气管舒张试验阳性,提示缩窄的气道具有可舒张性,且对所用药物敏感,对于支气管哮喘的诊断和临床选用支气管舒张药物有十分重要的指导意义。

**（六）弥散功能**

弥散功能有助于气道阻塞或肺气肿的分类。慢性支气管炎时,支气管阻塞但肺实质不受影响,故虽有一定程度的气道阻塞,弥散功能接近正常;慢性阻塞性肺气肿因肺泡的破坏引起肺毛细血管床的减少,并存在通气/血流失衡,故可致弥散量下降。弥散量（$D_LCO\text{-}SB$）异常的严重程度判断，见表6-2。

表6-2 弥散功能的异常分级

| 级别 | 占预计值的比例 |
| --- | --- |
| 正常 | 80%~120% |
| 轻度下降 | 60%~79% |
| 中度下降 | 40%~59% |
| 重度下降 | 20%~39% |
| 极重度下降 | <20% |

**（七）潮气呼吸测定的参数**

1. 潮气量 潮气量是平静呼吸状态下每次吸入或呼出的气量。小儿潮气量一般为6~10ml/kg。安静时儿童潮气量仅占肺活量的12.5%，而婴儿则为30%左右，这就是婴幼儿肺炎时易致呼吸衰竭的原因。肺的通气储备极大，只有当通气功能严重受损或通气调节障碍时才会出现潮气量减低。

（1）每分通气量：为潮气量与呼吸频率的乘积，3 500~4 000ml/m$^2$，与成人相似。

（2）婴儿呼吸频率：年龄越小，呼吸频率越快，病情严重或呼吸衰竭时也可导致呼吸频率的增快。

（3）吸呼比：正常小儿吸呼比为1:1~1:1.5。周围气道阻塞患儿呼气时间延长，阻塞性患儿可至1:2甚至更长。在吸气性呼吸困难的小儿，如先天性喉喘鸣，其吸气时间明显延长。限制性通气障碍患儿因肺容量减少，故呼气时间缩短，这两种患儿均会出现吸呼比>1。

2. 流速

（1）吸气流速：吸气为负压式，吸气流速取决于吸气肌力和气道阻力。当呼吸肌收缩乏力时，如重度营养不良、吉兰-巴雷综合征和重症肌无力等，均可使吸气峰流速和平均吸气流速下降。

（2）呼气流速：平静呼气一般是被动的。呼气流速与肺弹性回缩力以及气道阻力有关。呼气峰流速与身高关系最为密切。

3. 流速-时间曲线 在X-Y轴上同步记录潮气呼吸时流速和时间的变化，即得到流速-时间曲线，该曲线显示流速随时间的变化。达峰时间比（TPTEF/TE）是指到达呼气峰流速的时间与呼气时间之比，是反映气道阻塞的一个重要指标。阻塞性通气障碍患儿，达峰时间比下降，阻塞越重，

比值越低。限制性通气障碍患儿达峰时间比可正常或增高。混合性通气障碍患儿此值可正常或下降。

4. 流速-容量曲线 在X-Y记录仪上同步记录潮气呼吸流速和容量的变化，即得到流速-容量曲线。达峰容积比（VPEF/VE）是到达呼气峰流速的容积与呼气容积之比，是反映气道阻塞的另一个重要指标。阻塞性通气障碍患儿VPEF/VE下降。阻塞越重，比值越低。限制性通气障碍者达峰容积比可正常或增高。混合性通气障碍患儿此值可正常或下降。

5. 流速-容量环的形态 峰流速及潮气量变化影响环的形态，气道阻力影响气流速度，使TFV环呼气相的下降支形态发生变化。阻塞性通气障碍患儿图形呈矮胖型。阻塞越重，呼气降支的斜率越大，甚至呈向容量轴凹陷。限制性患儿TFV环呈瘦长型，系潮气量减少所致。健康婴幼儿TFV环近似椭圆形（见文末彩图6-5）。

## 四、肺功能检查在儿科的临床应用

**（一）在儿童哮喘的应用**

1. 诊断 哮喘的主要病理生理特点是气道的慢性炎症所致的气道可逆性阻塞和AHR。这是一个持续不断的过程，发作时加重，缓解时减轻。肺功能不仅可以客观地反映气道阻塞的存在（表现为FVC、$FEV_1$、$FEV_1$%、$FEF_{0.25~0.75}$及PEFR等降低），还可通过支气管舒张试验了解其气道阻塞的可逆性，从而支持哮喘的诊断。对于哮喘患儿肺功能的指标的敏感性问题各家报道不一。Kattan报道，$FEV_1$和PEFR是哮喘患儿肺功能异常的最敏感指标。Feng等认为$FEV_1$和MVV最敏感。Chen等认为，$FEV_1$、$FEV_1$/FVC%和MVV是反映大气道功能较敏感的指标，$V_{50}$和$V_{25}$是反映小气道功能的敏感指标。对于轻症或症状不典型的患者，如咳嗽变异性哮喘、运动性哮喘等，支气管激发试验是重要的诊断手段。资料表明，小儿哮喘的漏诊或误诊情况是很常见的。因此，临床上遇有下列与哮喘有关的症状时，应及时进行肺功能检查，以便及时诊断：①反复咳喘；②不能解释的呼吸困难；③慢性咳嗽，尤其是夜间咳嗽；④运动不耐受或诱发咳嗽；⑤气候变化或冷空气暴露后引起咳嗽或喘鸣；⑥反复或恢复较慢的支气管炎或肺炎等。有人强调，临床医师在考虑哮喘的诊断时，应常规进行肺功能检查。如果没有肺

功能仪,至少需要用呼气高峰流量计测定 PEFR(每天 1~4 次,连续 2 周),以获得哮喘的基础客观证据,并结合临床症状等判断其病情轻重,以便指导治疗。Wan 等应用脉冲振荡法测定哮喘儿童的肺功能,认为 $R_5$ 和 $R_{20}$ 是诊断哮喘的客观指标;临床症状缓解患儿中有 40.1% 仍存在高气道阻力和气道高反应性,应继续给予药物治疗。

2. 指导治疗 目前小儿哮喘的治疗强调个体化和按病情严重程度分级处理,而肺功能检查是其病情分级的重要依据。如中度哮喘时,$FEV_1$ 和 PEFR 降至 60%~80% 预计值或个人最佳值,PEFR 变异率达 20%~30%,呼气流量-容积曲线显示低肺容量部分呼气流速减慢,TLC、FRC 及 RV 增加,支气管扩张试验 $FEV_1$ 增加>12%,醋甲胆碱激发试验 $PC_{20}$ 2~20mg/ml,其长期治疗常需持续吸入支气管扩张剂和抗炎药,发作期治疗更应通过反复 PEFR 等检查,了解患者对药物的反应,以指导下一步的治疗。

3. 病情监测 哮喘患儿的 AHR 在相当一段时间内是持续存在而又不稳定的,是哮喘反复发作的病理基础。临床可用呼气高峰流量计或手持简易肺功能仪(能提供 FVC、$FEF_1$、$FEF_{0.25~0.75}$、PEFR 等参数),进行长期每天多次的肺功能监测,以了解患者病情轻重及是否得到满意控制,并预测即将发作的程度。为了指导哮喘患儿的家庭监测和管理,仿照交通灯体系将所测 PEFR 值分成 3 个区域:①绿区,即 80%~100% 的个人最佳值,预示着安全,继续原方案治疗,对于长期服药者,持续在此区可考虑减量;②黄区,即 50%~80% 个人最佳值,提示小心,急性恶化随时可能发生,应临时增加治疗,此区也是提示哮喘病情控制不理想,需要加强维持治疗;③红区,即<50% 个人最佳值,为警告信号,应立即吸入(必要时同时口服)支气管扩张剂及激素,如无好转,要及早住院治疗。因此,有人建议对于有严重哮喘发作史者、中度以上哮喘患者,PEFR 变率>20% 者以及远离医疗机构而不便及时就诊和随访者等,家中应备有呼气高峰流量计,以便长期 PEF 监测指导下的哮喘患儿的治疗,可以明显改善其预后。

4. 科学研究 肺功能检查能对哮喘患儿的呼吸生理功能异常提供一个客观的可重复性的数据。有关小儿哮喘的各种临床研究,如流行病学调查或筛查、平喘药的疗效观察、抗炎药物的疗效等都离不开肺功能检查。肺功能检查在小儿哮喘

的诊断和处理方面占有重要的地位。临床医师应熟悉其各个参数的特点、意义和作用,根据各自条件,充分利用这一工具,更合理地诊治疗哮喘患者。

**(二) 在婴幼儿哮喘的应用**

$PF_{25}$ 和 Ti/Tt 是反映小气道功能的敏感指标,在婴幼儿哮喘患儿的急性发作期和缓解期比较差异有显著性意义,而有些患儿缓解期小气道阻力仍有增高的征象,说明长期用药的必要性。

**(三) 呼吸动力学在临床的应用**

1. 静态的顺应性和气道阻力对于喘息性支气管炎和支气管肺炎治疗前后疗效对比有一定的临床意义。

2. Mohon 等通过测定吸入沙丁胺醇后患儿肺功能的改变情况,将 $\Delta F_{508}$ 缺失型与其他基因型的肺囊性纤维化区分开来,前者由于有气道阻塞的证据,可能需要早期治疗。Allen 等发现肺部力学可用于划分肺囊性纤维化患儿病情的轻重程度。

3. Dreizzen 等应用 PFV 技术测定 17 例支气管肺发育不良的患儿,发现其 Crs 均明显下降。

4. Couser 等在研究新生儿呼吸窘迫综合征应用肺表面活性物质的替代治疗时,发现患儿应用自然表面活性物质数分钟即可出现通气状况,特别是氧合状况的明显改善,但却没有发现相应的肺顺应性(Cdyn)的增高,可能是功能残气位(FRC)改变的缘故。Pfenniger 等应用 PFV 技术则发现,应用人工合成表面活性物质后 1 小时内患儿的氧合状况没有立即改善,在 12~24 小时后氧合状况和 Crs 均明显提高,且两者有明显的相关性。

5. 上海儿童医院应用呼吸监护仪对 20 例机械通气新生儿共测量 68 次动态顺应性,发现潮气量、分钟通气量大于正常值,分别占 36% 和 19%,压力容量曲线示肺通气过度扩张占 22%,呼气不足占 16%,经调节呼吸机参数,以上异常均可纠正。

**(四) 肺容量测定在临床的应用**

1. 毛细支气管炎 Seidenberg 等研究发现,毛细支气管炎患儿急性期胸腔内气体容积(TGV)显著增高,3~4 个月后复查 TGV 较急性期显著降低,但仍较正常儿高。而 Godfrey 等则报道 46 例反复喘息婴儿的 TGV 反而降低,应用支气管扩张剂或激素治疗 TGV 均无显著变化,其原因有待进一步研究。Turner 等应用 RVRTC 法测定了 20 例

反复喘息发作婴儿,发现其FEVt均显著降低。

2. 指导机械通气治疗　Shannon认为,成功合理应用呼吸机至少应测量4个参数值,包括$PaCO_2$、$SaO_2$、时间常数(RC)和FRC。有人测定了25例限制性肺部疾病后急性呼吸衰竭的机械通气患儿,在不同PEFP水平上的FRC值,结果表明患儿的FRC显著下降,而临床选择的PEEP对绝大多数患儿不能使其FRC变为正常。

3. 其他　FRC或TGV的测定已用于肺透明膜病的表面活性物质替代治疗的疗效观察及慢性支气管肺发育不良的利尿药治疗的疗效观察等。

**(五)潮气流速-容量曲线在临床上的应用**

声带麻痹,先天性喉喘鸣、喉软化,血管压迫气管、血管瘤、喉蹼,腔内肿物,不明原因喘鸣和头部位置改变性阻塞等,常表现出上气道功能异常。潮气流速-容量曲线对上气道功能的评价很有用处。通常此检查可排除上气道阻塞而无需作内镜检查或者显示可能存在上气道阻塞而需用内镜检查的必要性。此技术对因气道疾病如支气管肺发育不全、哮喘、气管食管瘘、胃食反流、囊性纤维化、透明膜病的治疗和气道静区(小气道)病变的早期测定均有指导意义。其他指征包括验证支气管解痉药的效果,评估急性危及生命的情况,过去称之为骤发的婴儿突然死亡综合征和拔管指征。

潮气流速-容量曲线的主要优点是完全无创性,通常不需镇静,操作快,适用于门诊及住院患儿,也是用药前或外科治疗前筛选的理想工具。此外,可减少X线检查的次数,通过检查而反映治疗的效果,从而使患儿得到更合理的治疗以及早期诊断可降低病死率。总之,潮气流速-容量曲线在任何呼吸系统疾病的患儿的评价和随访中都起着重要的作用。

(邓　力　刘全华　余嘉璐)

# 参 考 文 献

1. 穆魁津,刘世琬. 全国肺功能正常值汇编. 北京:北京医科大学中国协和医科大学联合出版社,1990.
2. 朱蕾. 临床肺功能. 北京:人民卫生出版社,2014.
3. 郑劲平,钟南山. Normative vales for pulmonary function testing in Chinese adults. Chin Med J,2002,115:50-54.
4. Quanjer PH,Tammeling CJ,Cotes JE,et al. Lung volumes and forced ventilatory flows. Report Working Party 'Standardization of lung function tests' of ECSC. Eur. Respir J,1993,29(Suppl 6):5-40.
5. 张皓,刘传合,万莉雅,等. 儿童肺功能检测及评估专家共识. 临床儿科杂志,2014,32(2):104-114.
6. 中华医学会呼吸病学分会肺功能专业组. 肺功能检查指南(第二部分)肺量计检查. 中华结核和呼吸杂志,2014,37(7):481-486.
7. 郑劲平. 用力肺功能检测质量控制及注意事项. 中华结核和呼吸病杂志,2005,28:77-78.
8. American Thoracic Society. Standardization of spirometry-1994 update. Am J Respir Crit Care Med,1995,152:1107-1136.
9. Pellegrino R,Viegi G,Brusasco V,et al. Interpretative strategies for lung funciton tests. Series "ATS/ERS task force:standardazation of lung function testing" #5,Eur Respir J,2005,26:948-968.
10. 昆玲,邓力,李云珠,等. 支气管舒张剂在儿童呼吸道常见疾病中应用的专家共识. 临床儿科杂志,2015,33(4):373-379.
11. 中华医学会儿科分会呼吸学组,《中华儿科杂志》编辑委员会. 儿童支气管哮喘诊断与防治指南(2016年版). 中华儿科杂志,2016,54(3):167-181.
12. 郑劲平. 肺功能学基础与临床. 广州:广东科技出版社,2007.
13. 中华医学会儿科学分会呼吸学组肺功能协作组,《中华实用儿科临床杂志》编辑委员会. 儿童肺功能系列指南(二):肺容积和通气功能. 中华实用儿科临床杂志,2016,31(10):744-750.
14. Aumra P,stocks J,Oliver C,et al. Qualjty control for spiromelry in pre-school children with and without lung disease. Am J Respir crilCareMed,2004,169(10):1152-1159.
15. Crenesse D,Berlioz M,Bourrier T,et al. Spimmetry in children aged 3 to 5 years:reliability of forced expiratory maneuvers. Pediafr Pulmonol,2001,32(1):56-61.
16. Bevdon N,Davis SD,Lombardi E,et al. An omcial American Thoracic Society/European Respiratory Society statement:pulmonary function testing in preschool children. Am J Respir Crti Care Med,2007,175(12):1304-1345.
17. 中华医学会儿科学分会呼吸学组肺功能协作组,《中华实用儿科临床杂志》编辑委员会. 儿童肺功能系列指南(三):脉冲振荡. 中华实用儿科临床杂志,2016,31(11):821-825.
18. Kalliola S,Malmberg LP,Kajosaari M,et al. Assessing direct and indirect airway hyperrespensiveness in children using impulse oscillometry. Ann Allergy Asthma Immunol,2014,113(2):166-172.
19. 中华医学会儿科学分会呼吸学组肺功能协作组,《中华实用儿科临床杂志》编辑委员会. 儿童肺功能系列指南(四):潮气呼吸肺功能. 中华实用儿科临床杂志,

2016,31(21):1617-1621.

20. Manczur T, Greenough A, Hooper R, et al. Tidal breat—hing parameters in young children: comparison of measurement by respiratory inductance plethysmography to a faeemask pneumotaehograph system. Pediatr Pulmonol, 1999,28(6):436-441.

21. Banovcin P, Seidenberg J, Von Der Hantt H. Assessment of tidal breat-hing patterns For monitoring of bronchial obstruction in infants. Pediatr Res, 1995,38(2):218-220.

22. Beydon N, Davis SD, Lombardi E, et al. An official American Thoracic Society/European Respiratory Society statement: pulmonary function testing in preschool children. Am J Respir Crit Care Med, 2007,175(12):1304-1345.

23. 刘传合,李硕,宋欣,等. 脉冲振荡肺功能支气管舒张试验阳性标准的确定. 中华儿科杂志,2005,43(11):838-842.

24. 王彩姣,饶花平,张林,等. 支气管舒张试验在婴幼儿支气管哮喘中的应用价值. 实用儿科临床杂志,2012,

27(4):283-284.

25. Janas A, Galica K, et al. Total specific airway resistance vsspimmetry in asthma evaluation in children in a large real life population. Ann Allergy Asthma Immunol,2015,115(4):272-276.

26. 朱蕾,金美玲,顾宇彤,等. 关于常规肺功能测定程序标准化和质量控制的建议. 中华结核和呼吸杂志,2015,38(10):730-737.

27. Strippoli MP, Kuehni CE, DogarLJ CM, et al. Eiology of eIhnic differences in chhildhood spirometry. PediaIcs,2013,131(6):e1842-1849.

28. Lum S, Stocks J, Stanojevic S, et al. Age and height dependence of lung clearance index and functional residual capacity. Eur Respjr J,2013,41(6):1371-1377.

29. 张普通,陈长根,贾兵. 小儿胸心外科学. 上海:上海科学技术出版社,2007.

30. 中华医学会呼吸病学分会肺功能专业组. 肺功能检查指南(第四部分)支气管舒张试验. 中华结核和呼吸杂志,2014,37(9):655-658.

# 第二节　呼出气一氧化氮检测

呼出气一氧化氮(fractional exhaled nitric oxide,FeNO)是体内细胞分泌产生的内源性气体。因1993年研究发现FeNO在哮喘患者中明显升高而受到广泛关注。此后的多项实验证实FeNO与嗜酸性气道炎症具有显著的相关性,尤其对糖皮质激素药物治疗反应灵敏。2003年美国食品药品管理局首次批准瑞典尼尔斯呼出气一氧化氮(NIOX NO)检测仪用于临床,使临床开展FeNO检测成为现实。2005年,美国胸科协会(ATS)和欧洲呼吸学会(ERS)联合颁布了《FeNO测定技术标准指南》,以NIOX NO检测仪为标准对FeNO技术的临床应用做了明确的阐述和规定。2011年美国胸科协会又制定了新的《FeNO临床应用指南》,进一步规范了FeNO临床应用的方法与范围。FeNO检测操作简单、重复性好、敏感性高,目前已成为无创评估哮喘等气道炎症疾病的理想方法。

## 一、检测原理

在呼气过程中,一氧化氮(NO)从支气管壁及肺泡腔向支气管腔流动,NO浓度升高。NO和血红蛋白有较高的亲和力,故正常状态下肺泡来源的NO水平较低且为稳定态;当呼气流速较低(50ml/s)时,支气管来源的NO有足够的时间从管壁向支气管腔内顺浓度梯度弥散,因此FeNO主要来源于支气管。FeNO检测时应设一定呼气阻力(5cmH$_2$O),使腭咽关闭,从而防止鼻腔来源的NO的干扰。

FeNO呼气相分为气体排空相、呼气平台相。在呼气的早期,来源于吸入气体时混进的鼻腔NO、周围空气中的NO及憋气时积聚于气道中的NO常易引起NO的高浓度峰。呼气排空相,可排空气道解剖无效腔内的气体,以消除呼气早期的NO干扰。排空相之后,呼出气继续以50ml/s的流速稳定呼出,即达到了平台相,此时测量仪器对呼出气体进行采样分析,测得的结果可反映支气管来源的NO水平。

检测方式有在线检测与离线检测两种,通常采用在线方式进行实时检测。但有些儿童较难达到并维持规定的呼气流速,亦可采用离线检测方式,即受试儿童先通过设有一定呼气阻力的吹气口向一个储存容器内吹气,再使用测量仪对容器内气体进行测定分析。目前国内外有多种型号的FeNO检测仪用于临床检测。NIOX NO等大多数检测仪采用了NO与臭氧(O$_3$)反应的化学发光法原理,要求12岁以下儿童维持呼气相时间至少4秒,12岁以上儿童及成人至少维持6秒,因此一般6岁以上儿童才有能力完成检测。

## 二、检测方法

2005 年 ATS 和 ERS 联合制订《FeNO 测定技术标准指南》，对 FeNO 的检测方法做了明确的规定。其中儿童联机 FeNO 检测方法如下：①调整好坐姿，保持舒适即可，平静呼吸约 5 分钟；②受试儿童吸入空气至接近肺总量，并立刻呼出肺内气体；③呼气流速须维持在 50ml/s 左右，呼气时间至少 4 秒，使呼出气达到至少 2 秒的平台期；④呼出气达到上述稳定的平台期后，测量仪自动完成气体采样，并进行分析；⑤重复上述操作 2~3 次，两次呼气检测之间至少间隔 30 秒，记录测定值，各次测量结果要求相差小于 10%，取平均值；⑥吸入气体中 NO 浓度应<5ppb；⑦测试前 1 小时应避免进食、剧烈运动及吸烟。

因儿童较难达到并维持规定的呼气流速，故不能配合完成上述过程的儿童可采用离线检测模式。

## 三、影响因素

大量文献表明 FeNO 是评估气道炎症的重要指标，但对于 FeNO 在哮喘诊治的应用价值仍存在质疑，其原因主要在于 FeNO 检测中混杂因素较多，结果判定较为困难。FeNO 的影响因素主要有三个方面：①非疾病因素；②疾病因素；③技术因素。

1. 非疾病因素　包括：①年龄、性别、身高、体重：儿童 FeNO 与年龄、身高、体重有关，与性别的相关性尚未明确；②种族：国外研究表明，亚裔儿童 FeNO 显著高于白色人种，但成人 FeNO 可能不受人种因素影响；③呼吸运动：用力呼气可使 FeNO 水平显著下降，并持续 1 小时，故进行肺功能检查之前，应先测定 FeNO；④气道管径：由于 NO 在气道传输中的流体力学效应，支气管收缩或扩张可影响 FeNO 水平，因此支气管激发试验或舒张试验应在 FeNO 检测后进行；⑤吸烟：吸烟可使 FeNO 水平降低；⑥饮食：进食富含硝酸盐的食物后，FeNO 水平可增高，因此 FeNO 检测前 1 小时禁食此类食物（如腌制食品、莴苣、生菜等）；⑦鼻腔来源 NO：腭咽关闭不全或其他因素导致测试中混入鼻腔来源 NO 可使 FeNO 结果显著升高；⑧药物：激素、含硝基的血管扩张药物、L-精氨酸、白三烯调节剂等均可影响 FeNO 检测值。

2. 疾病因素　包括：①呼吸道感染；②过敏性疾病：如哮喘、过敏性鼻炎、皮肤过敏等；③其他疾病：如支气管扩张、囊性纤维化、不动纤毛综合征等。

3. 操作技术因素　包括：①空气中 NO 浓度：目前认为吸入空气中的 NO 不影响检测，但国外仍建议在检测时吸入无 NO 空气（NO 浓度<5ppb）；②呼气流速：FeNO 值对流速有依赖性，故呼气流速须控制在 50ml/s 左右，漏气、中断呼气、中途咳嗽等均会影响测定结果；③憋气：憋气会影响检测结果，因此吸气后应立刻呼出气体；④其他：如仪器的校验精确度等。

影响 FeNO 检测结果的因素甚多，因此操作者应严格遵照技术规范完成检测，并尽可能记录可能的影响因素，包括受试者的一般情况（性别、年龄、身高、体重、种族等）、患病情况（是否患呼吸道感染、变态反应性疾病、支气管扩张等）、测试前 1 小时内的饮食、近期服用的药物（尤其口服或吸入性糖皮质激素）、是否吸烟等，以便合理分析 FeNO 结果。

## 四、正常值

FeNO 检测目前在欧美国家应用广泛，近几年我国也正逐步开展，主要用于以下 8 个方面：①流行病学调查筛选哮喘患儿；②嗜酸性粒细胞气道炎症的诊断；③预测对激素的反应；④评估对激素、白三烯受体拮抗剂（LTRA）和其他药物的反应；⑤吸入性糖皮质激素（ICS）治疗的联合药物选择（如 LABA 或 LTRA 等）；⑥预测哮喘的加重；⑦预测治疗结束后哮喘复发的可能性；⑧ICS 的剂量调整。

国内尚缺乏多中心大样本的临床研究资料，中国儿童的 FeNO 正常值范围亦有待确定。2011 年 ATS 修订了《FeNO 临床应用指南》，提出 FeNO 正常参考值的上限可与稳定期哮喘患者的测定值相重叠，采用切割点（cut point）较标准参考值更具临床实用性；儿童 FeNO 测定值低于 20ppb 时嗜酸性气道炎症可能性小，若高于 35ppb 则提示嗜酸性气道炎症可能性大，而且对激素治疗的反应性好，介于 20~35ppb 之间者须结合临床实际情况进行评价。

（鲍一笑　干欣欣）

## 参 考 文 献

1. American Thoracic Society, European Respiratory Society.

ATS/ERS recommendations for standardized procedures for the on-line and off-line measurement of exhaled lower respiratory nitric oxide and nasal nitric oxide. Am J Respir Crit Care Med,2005,171:912-930.

2. 干欣欣,鲍一笑. 呼出气一氧化氮在儿童哮喘中的临床

价值. 国际儿科学杂志,2012,39(3):244-248.

3. Dweik RA,Boggs PB,Erzurum SC,et al. An official ATS clinical practice guideline:interpretation of exhaled nitric oxide levels（eNO）for clinical applications. Am J Respir Crit Care Med,2011,184(5):602-615.

# 第七章

# 小儿呼吸系统内镜和活检技术

## 第一节　儿童支气管镜术

自20世纪60年代可曲式光导纤维支气管镜（flexible fiberoptic bronchoscope，简称纤支镜）应用于临床后，随着激光、荧光微波、电视等技术的进展以及临床的需要，支气管镜的功能与用途不断扩展，正日益受到儿科医师的广泛重视。支气管镜术的适应证不断扩大，已成为儿科呼吸系统疾病诊治中安全、有效和不可缺少的手段。

### 一、支气管镜的分类与选择

支气管镜主要有纤维支气管镜、电子支气管镜、结合型支气管镜三种，它们的工作原理与特性，见表7-1。

表 7-1　支气管镜的分类

| 项目 | 纤维支气管镜 | | | | | 电子支气管镜 | | 结合型支气管镜 | |
|---|---|---|---|---|---|---|---|---|---|
| 问世时间 | 20世纪60年代 | | | | | 20世纪80年代 | | 2004年 | |
| 工作原理 | 光源通过光导纤维传导到气管内，照亮观察物体。物镜通过光导纤维将气管内影像传导到目镜 | | | | | 主要工作原理同纤支镜，但镜前端的数码摄像头将信号传入计算机图像处理系统，通过监视器成像 | | 同时包含前两者的工作原理 | |
| 清晰度 | 清晰 | | | | | 较纤支镜清晰 | | 介于前两者之间 | |
| 标出最细与最粗的直径（mm） | 5.0 | 4.0 | 3.6 | 2.8 | 2.2 | 5.3 | 3.8 | 4.0 | 2.8 |
| 活检孔道直径（mm） | 2.0 | 2.0 | 1.2 | 1.2 | 无 | 2.0 | 1.2 | 2.0 | 1.2 |
| 是否适用于儿科 | 是 | 是 | 是 | 是 | 是 | 否 | 是 | 是 | 是 |

### 二、适应证与禁忌证

#### （一）适应证

1. 新生儿吸气相呼吸困难，疑有喉、气管畸形或气管软化症者。镜下可见软化的气管、支气管段随吸气动力性内陷。

2. 原因不明的气道阻塞征象，如X线呈肺叶或段持续不张或气肿、局限性喘鸣。可由炎症、结核、肿瘤、异物堵塞，也可由支气管旁淋巴结肿大、胸骨后甲状腺肿大、纵隔肿物压迫所致。

3. 同一部位反复发生节段性肺炎或慢性迁延性肺炎。应特别注意叶或段开口处有无堵塞。

4. 原因不明的慢性刺激性咳嗽、咯血或痰中带血者。可由炎症、结核、肿瘤、异物、肺含铁血黄素沉着症等疾病引起。

5. 气管支气管结核，其镜下表现多样，如气管壁受压内陷、黏膜充血水肿、黏膜糜烂，溃疡底部可见肉芽组织，有的可见气管壁瘘口或肉芽向管内凸出或气管开口狭窄变形。

6. 肺部团块状阴影、肺部弥漫性阴影。

7. 气道异物,尤其是深部支气管或上叶异物及深部植物性残渣,支气管镜有较好的诊断和治疗效果。

8. 收集下呼吸道或肺泡灌洗标本进行化验检查,除病原学检测外,肺泡灌洗液成分分析对某些疾病的诊断具有重要意义。

9. 肺内空洞、肺脓肿、支气管扩张伴大量脓痰需引流冲洗者。

10. 局部肺叶或肺段作选择性支气管造影。

11. 外科手术后、呼吸肌麻痹、昏迷等原因导致患儿痰液阻塞、咳嗽无力,并引起呼吸困难或肺不张者。

12. 治疗支气管-食管瘘、支气管胸膜瘘。通过支气管镜将塑料管送至瘘管处,再注入纤维蛋白胶或者10%硝酸银等黏合剂。

13. 通过支气管镜引导气管插管,适用于颈部或胸部疾患致头颈无法后仰者。

**（二）禁忌证**

1. 一般情况较差、无法接受检查者,如严重营养不良、身体状况衰弱、高热患儿。持续高热而又需要行支气管镜术时,可用退热药物控制体温在38.5℃以下再行手术,以防高热惊厥。

2. 心功能衰竭、严重高血压、各类心脏病、主动脉瘤、心律失常。

3. 肺功能严重损害或呼吸困难、缺氧者。

4. 近期有大咯血者（最近1周内）。

5. 伴出血、凝血功能障碍性疾病者。

6. 哮喘急性发作期。

随着支气管镜应用的增多及经验的积累,其禁忌证已日趋减少或属相对禁忌证。

**三、检查方法**

根据不同年龄小儿的特点,选择适宜的设备和麻醉方法。

**（一）术前准备**

详细了解病史和全面体格检查,做好各种必要的化验检查,如血小板、出血凝血时间、肝肾功能、心电图、胸片或胸部CT、动脉血氧饱和度（$SpO_2$或血气分析）、肺功能测定;为避免操作中的交叉感染,还需进行乙型肝炎、丙型肝炎、HIV、梅毒等特殊病原体的检测。明确支气管镜检查的目的,向监护人说明支气管镜术的目的、操作检查中及麻醉的可能并发症,并签署知情同意书。对4~5岁以上儿童,应配合进行心理护理,尽量消除

其紧张和焦虑,取得患儿的配合。同时要对术中可能出现的意外情况准备好对策,手术室应备有抢救药物及设备（抢救药物包括肾上腺素、支气管舒张剂、止血药物、地塞米松等,抢救及监护设备包括氧气、吸引器、复苏气囊、气管插管、脉搏血氧监护仪等）。操作宜在心肺监护仪或氧饱和度监测仪等监护下进行检查。术前4~6小时禁食固体食物和奶液,术前3小时禁水,以防术中、术后呕吐窒息。

**（二）麻醉方法**

由术者根据患儿的身体状况、年龄、配合程度及检查时间等具体情况决定采用局部麻醉或全身麻醉。

1. 利多卡因气管内局部黏膜表面麻醉方法 术前30分钟肌内注射阿托品0.01~0.02mg/kg,以尽可能减少检查时迷走神经刺激引起的心率减慢和气道分泌物增多。术前用1%~2%利多卡因喷鼻咽部。静脉注射咪达唑仑0.1~0.3mg/kg。对婴幼儿用被单加以约束,对学龄儿说明术程以减轻其恐惧心理,取得配合。经鼻或口（固定口器）插入支气管镜到声门前,将1%~2%利多卡因1~2ml经活检孔道喷洒到喉及周围。稍后,通过声门下行到气管。按检查方向在左或右侧支气管开口处,通过活检孔道再次给1%~2%利多卡因1ml,稍后继续进入。根据需要,先向要检查部位喷利多卡因,再推进气管镜到此部位检查治疗。患儿出现局部刺激症状可重复给利多卡因,用药总量应控制在5~7mg/kg。6个月以下患儿用1%的利多卡因。患儿不咳嗽、可耐受、不挣扎、无呼吸困难为麻醉成功。

由于支气管镜结构细软,多数患儿能在局部麻醉下接受检查。利多卡因气管内局部黏膜表面麻醉方法既可满足支气管镜术的要求,又不抑制呼吸,且没有术中患儿心动过缓以及术后患儿沉睡、需要密切监护的问题,简化了术中、术后的呼吸管理程序。对患儿影响较小,术后稍稍休息,一些轻症患儿就能照常玩耍。但是需要注意的是,局部麻醉的药物使用存在最大剂量,因此不适用于长时间的支气管镜术操作。

2. 静脉复合全身麻醉 国内外应用静脉复合麻醉的药物组合因麻醉师的经验不同而多种多样。目前多以静脉应用异丙酚为主,复合芬太尼、瑞芬太尼、舒芬太尼之一种,亦有复合氯胺酮的。除静脉途径用药外,还有吸入氧化亚氮和氢氟烷

诱导及维持麻醉的报道。为维持患儿术中的通气与氧合功能，也可在麻醉时应用气管插管或喉罩等以确保气道通畅，便于实施辅助或控制呼吸。静脉复合麻醉近年来应用日渐增多，由于有麻醉师专门管理麻醉过程，这使得儿科支气管镜术者能更从容、更专心地进行操作，提高了手术的安全性及舒适性，适合于开展新的、复杂的支气管镜技术，如介入治疗等。静脉复合全身麻醉对不合作以及有智力、语言障碍、鼻咽部畸形等的患儿或检查时间较长者也较适用。但此方法有抑制呼吸且不能很好地抑制咳嗽反射的缺点，治疗费用亦明显增高。

如采用芬太尼和异丙酚进行静脉麻醉，具体方法为：①诱导：咪达唑仑 0.05~0.075mg/kg，芬太尼 1~2μg/kg，异丙酚 1~1.5mg/kg，入睡后常规利多卡因鼻腔、咽喉表面麻醉。②维持：持续泵注异丙酚 6~8mg/（kg·h），麻醉较浅时静注 10~20mg（1~1.5mg/kg）；气管内利多卡因表面麻醉不可省略。亦可不用持续输液泵维持，在麻醉浅时静脉加注 10~20mg（1~1.5mg/kg）。一般在支气管镜术后 5~10 分钟患儿即可苏醒。

3. 操作过程　患儿多采取仰卧位，肩部略垫高，头部摆正。经鼻腔、口腔、气管插管或气管切口进镜，先将支气管镜远端涂擦适量利多卡因和润滑剂后，手持镜管轻柔送入，注意观察鼻腔、咽部有无异常，见会厌及声门后，观察会厌有无塌陷、声带运动是否良好及对称。待声门张开时，立即将镜送入气管，观察气管位置、形态、黏膜色泽、软骨环的清晰度、隆嵴的位置等。然后观察两侧主支气管和自上而下依次检查各叶、段支气管。一般先检查健侧再检查患侧，发现病变可留取分泌物、细胞涂片或活检。病灶不明确时先查右侧后查左侧。检查过程中注意观察各叶、段支气管黏膜外观，有无充血、水肿、坏死及溃疡，有无出血及分泌物；管腔及开口是否通畅、有无变形，是否有狭窄及异物、新生物。检查时尽量保持视野位于支气管腔中央，避免碰撞管壁，刺激管壁引起咳嗽、支气管痉挛及损伤黏膜。操作技术应熟练、准确、快捷，尽量缩短操作时间。

4. 术中及术后监护　术中、术后的全面监测及呼吸管理非常重要。应强调医疗安全，包括设施与仪器的配备、人员的准入、各项规章制度的制定及严格执行。

在支气管镜术中必须全程对患儿进行监护，

一般监测血氧饱和度、心电图及无创血压。根据病情，可经支气管镜活检孔给氧（0.5~1L/min）或口鼻腔（1~4L/min）吸氧，以保障患儿对氧的需求。全麻患儿也可在麻醉时应用气管插管或喉罩以确保气道通畅和供氧。血氧饱和度应达95%以上，如低于85%，应暂停操作，待血氧饱和度恢复到95%以上再继续操作。检查中若出现明显呼吸困难、气急、发绀、心律失常或呼吸抑制，应立即停止检查，分析原因，并给予相应处理。

支气管镜术操作完成后应继续监测血氧饱和度及心电图，并观察有无呼吸困难、咯血、发热等。对局麻患儿可在支气管镜室或病房监测 0.5 小时；对全麻患儿则要待患儿清醒，不吸氧时血氧饱和度维持在95%以上时，方可返回病房继续监测及观察，并继续密切观察 12~24 小时。由于局麻药物的持续作用可以引起患儿误吸，因此术后 3 小时方可进食、进水。术后监护期间根据患儿情况可以继续吸氧、吸痰，保持呼吸道通畅。检查时间较长者，术后应用甲泼尼龙等全身激素有助于减少喉水肿的发生。术后高热、呕吐者，要注意补充水与电解质，并注意预防呕吐窒息。术后酌情应用抗生素。密切监测并发症。

## 四、支气管镜术的应用

### （一）临床诊断

1. 形态学诊断　形态学中主要检查黏膜是否正常，管腔是否变形，管壁的运动状态，有无畸形、赘生物、异物、出血点、窦道以及分泌物的情况等。

（1）气管、支气管壁的异常：包括支气管黏膜是否充血、肿胀，有无血管扩张或迂曲，或呈现粗糙不平，气管、支气管软骨环是否清晰可见，黏膜部位有无溃疡、结节或肿物生长，肿物形态与周围组织关系，是否有瘘管、憩室、黏液腺扩大以及其他色素沉着等。

（2）气管、支气管管腔的异常：包括气管、支气管是否有阻塞、狭窄、扩张、移位或异常分支以及这些管腔异常的形态、程度。

（3）气管、支气管管腔异常物质：注意观察和采集分泌物，了解其性质，对有钙化物质、异物、肉芽组织和干酪样物质应送病理检查。

（4）动力学改变：观察声带活动度、隆嵴波动，检查中是否有支气管痉挛、软化，其与呼吸和咳嗽的关系。常见的支气管软化指气管或支气管在呼气相时管壁向管腔内塌陷,直径缩短,类似管腔狭窄;吸气相可恢复原位,实际无管腔狭窄。管腔直径缩窄 1/2 为轻度,1/2～3/4 为中度,3/4 以上管腔缩窄近闭合为重度。婴幼儿气管、支气管软化多见于 1 岁以内,与生长发育有关,1 岁后软化常逐渐改善。另可见原发性支气管软骨发育不良等。呼吸机气压损伤及血管、心脏、肿物等对气道长时间压迫,都会造成继发性气管支气管软化。局部可见膜部/软骨的比例大于 1∶3,管腔塌陷>1/2。需注意的是,Nielson 等发现利多卡因的局部使用可加重喉软化,因此最好在用药前观察气道软化。

2. 病原学诊断　应用支气管镜直接插到肺段、亚肺段经活检孔道或插入吸引管吸取分泌物进行培养。当分泌物较少时可进行肺段的支气管肺泡灌洗,吸取灌洗液进行细菌学检查。这种方法尽管能够取到下呼吸道的标本,但由于支气管镜是经鼻、咽、喉而后进入下呼吸道的,可污染支气管镜插入部分,如在咽、喉部通过活检孔道做清理分泌物的操作则污染更严重。其病原学结果可供临床参考。近年来多用防污染毛刷和顶端带气囊的灌洗导管进行病原学检测研究,可有效降低灌洗液的污染。毛刷活检操作时应注意在目标物表面来回刷 5～10 次,并旋转毛刷的上手柄,使得毛刷的两面都被充分利用,并提高致病菌的检出率。

1974 年 Reynolds 等创立了支气管肺泡灌洗术(bronchoalveolar lavage,BAL),为研究肺部疾病开辟了新的研究手段和检查方法。迄今为止,尚缺乏统一的 BAL 操作规范,美国胸科医师协会(ATS)、欧州呼吸病学会(ERS)均制定了 BAL 操作指南。2000 年 ERS 发布了儿童 BAL 操作指南,对许多细节性问题作了说明。在 BAL 的操作方法及灌洗液(bronchoalveolar lavage fluid,BALF)的处理方法上尚存在着很大的差别。目前较多采用的方法如下:将支气管镜的前端插入一个叶的某一段,嵌顿在段支气管的开口上。因右中叶和左舌叶易于插入成功,所以在弥漫性病变等多选用此部位,而婴儿则右肺下叶较容易进行灌洗。局灶性病变,在病变处留取 BALF。所用液体应为 37℃生理盐水,此温度很少引起咳嗽、支气管痉挛和肺功能下降,且液体回收理想,BALF 所获得的细胞多。根据小儿年龄,每次将 5～20ml 生理盐水 1ml/kg 注入此肺段,体重>20kg 的年长儿可如

成人一样每次 20ml,并用吸引器以 100mmHg 的负压立即将液体回抽。通常要求每次回收率应大于 40%,且几乎不含有上皮细胞(第一管除外)。阻塞性肺疾病患儿的回收率可较低。为防止细胞丢失,肺泡巨噬细胞黏附于容器壁上,应将液体回抽到塑料或硅化的回收容器中。如此共灌洗 3～4 次。回收液应予冷藏(2～8℃)存放。

BAL 第一管回收液的细胞数量少,常用于微生物培养和检测。一般不做过滤,以防丢失细胞和具有诊断价值的附着物,如黏液中的病菌尤其是卡氏肺孢子虫。同时应尽快送检,避免进一步污染和厌氧菌培养阳性率的下降。厌氧菌培养的标本在接种前应避免暴露于空气。BALF 后几次灌洗液混合后,可用于细胞学分析和 BALF 可溶性成分分析。

细菌培养常用未离心的 BALF。为鉴别口咽部菌群的污染及细菌定植,常需要进行定量培养,一般认为 ≥ $10^5$ cfu/ml 可确定细菌感染,而 < $10^4$ cfu/ml 的 BALF 标本首先考虑污染。单侧肺炎进行双侧 BAL 或采用保护性 BAL 有助于鉴别或减少 BALF 污染。离心后涂片染色(Gram 染色、Ziehl-Neelsen 染色或其他特殊染色)后可通过显微镜检查细菌、真菌、原虫等,尤其是细胞内病原体的检出有助于肺部感染的确立。

离心后沉淀再悬浮的 BALF 标本一般用于分枝杆菌、真菌、原虫、军团菌、支原体、衣原体和病毒的培养。但这些病原培养要求较高,费时较长,临床应用价值受限。近年来免疫荧光技术与分子生物学技术的发展为传统方法无法分离的病菌快速检测提供了可能,如直接免疫荧光测定呼吸道病毒、DNA 检测和杂交技术测定军团菌、巨细胞病毒(CMV)、分枝杆菌等。

**(二)活检技术**

主要包括组织活检和支气管肺泡灌洗液检查。

1. 组织活检　近年来支气管镜下活检技术及其辅助技术得到了长足的发展。支气管镜取病理标本的方式主要包括毛刷活检、活检钳活检和针吸活检。毛刷活检和针吸活检多用于细胞学检查,活检钳活检多用于组织学检查。目前儿科临床应用活检钳进行组织学活检较多。在病变或黏膜表面钳取标本时,应注意先将张开的牙片在其表面加压然后再钳取,否则很容易滑脱。若病变位于肺周缘,难以在支气管镜直视下活检,可在 X

线透视或电视下将活检钳插入相应部位钳取。取出组织学标本应立即放入组织固定液中,备送病理检查。

支气管镜术除了可对气道内的赘生物、病灶等取病理标本,还可对气道外的目的物取病理标本。活检检查最前沿的技术是内镜超声引导下经支气管针吸活检(endobronchial ultrasound-guided transbronchial needle aspiration, EBUS-TBNA),最初用于评价非小细胞肺癌分期,之后也用于纵隔和肺门淋巴结疾病,包括肉瘤、结核等良性疾病的诊断。由于是在超声引导下实时观察,较传统的经支气管针吸活检更易避开大血管,因此出血的风险要小得多。此外,CT引导下或电磁引导经支气管针吸活检也有开展。但需注意结核、肿瘤等随针吸窦道扩散的风险。

2. 支气管肺泡灌洗液检查　已用于多种疾病的临床诊断、预后评估和临床治疗,如肺部感染、成人呼吸窘迫综合征、过敏性肺泡炎、哮喘、肺癌、肺气肿、肺泡蛋白沉着症、肺尘埃沉着病、特发性肺纤维化、结节病、肺含铁血黄素沉着症、淋巴细胞浸润性疾病、组织细胞增生症X、免疫受损者的机会性感染等,有"液体肺活检"之美称。BALF的细胞成分正常值(比值):淋巴细胞<0.15,中性粒细胞<0.03,嗜酸性粒细胞<0.005,肺泡巨噬细胞0.8~0.95。在嗜酸性粒细胞性肺炎、哮喘、过敏性支气管炎等时肺泡嗜酸性粒细胞明显增多,可达0.2~0.95。这些结果对X线表现不典型又缺乏外周血嗜酸性粒细胞增多的患儿,可避免肺活检而作出诊断。在特发性肺纤维化和结缔组织病,中性粒细胞增加而巨噬细胞减少。在弥漫性肺出血和含铁血黄素沉着症,巨噬细胞增多,同时可有游离红细胞,巨噬细胞充满含铁血黄素或吞有红细胞。在肺泡蛋白沉着症,巨噬细胞增多,形态张大呈泡沫状。

（三）临床治疗

1. 取支气管异物　软式支气管镜可以检查到硬式支气管镜不能达到的上叶、下叶背段或深部支气管(3~5级)中的异物,并且可以避免硬支气管镜对牙齿、牙龈、口咽、喉部及大气道的损伤,甚至开胸取异物的痛苦,易被患者接受。对于治疗深部植物性残渣,可通过冲洗、清除肉芽、取异物等介入治疗手段取得良好效果,还可局部应用抗生素,利于术后炎症的吸收,缩短病程。小儿气管、支气管异物常易被忽视造成漏诊或误诊。因

此,临床医师应高度警惕,早期发现并应用支气管镜诊断治疗,可大大减少小儿致残和死亡。

2. 支气管肺局部治疗术　在儿科支气管镜术治疗的患儿中,支气管肺慢性炎症及化脓性感染占到50%以上。支气管镜下可直接清除引起阻塞的脓苔及痰栓,通过生理盐水冲洗、局部药物注射,使黏稠分泌物变稀易被吸出,故祛痰效果更加明显,可快速缓解发热、咳嗽等症状,对控制支气管肺内化脓性感染、治疗肺不张有明显效果。每次用0.5ml/kg的生理盐水对肺内化脓性感染部位多次冲洗。液量用量不宜过大,以能够稀释并吸出黏稠分泌物为适度。目的在于防止化脓性细菌产生的毒素被BALF稀释后冲入肺泡吸收。初步清洗后,应用活检钳或毛刷清除肉芽和脓苔。

3. 咯血的治疗　明确出血部位极为重要,支气管镜术治疗咯血宜在咯血的早期(48小时内),若较晚行支气管镜术,则凝血块可能随咳嗽或重力作用分布到出血点以外部位,从而影响对出血部位的判断。术前应开放静脉通路,做好滴注垂体后叶激素抢救的准备。术中发现活动出血灶可应用1:10 000肾上腺素或巴曲酶注入出血部位,止血效果肯定。需注意进镜途径,若怀疑出血部位在声门下,则经鼻或口进镜均可;若怀疑出血部位在声门上,则需经鼻进镜,且需查双侧鼻腔。可选择较小的支气管镜,进入更深部支气管,从而能更成功地探寻到出血部位。另外,操作者必须注意毛细血管、支气管炎症改变及细微的黏膜异常,这些都可能对诊断咯血病因有所帮助。

4. 气管-食管瘘、支气管-胸膜瘘治疗　找到可疑瘘口后,吸净瘘口周围分泌物,然后经支气管镜活检孔道插入注射管至支气管镜远端,于瘘口处注射医用吻合胶(OB胶)0.5~1.0ml,观察瘘口处支气管黏膜快速形成胶栓,即可拔出支气管镜。国内学者应用此法治疗成人支气管-胸膜瘘取得良好效果。对瘘口较大的,可以先建立骨性支撑后再喷胶黏堵,可采用的内支撑材料包括丙烯酸酯、组织胶、纤维蛋白胶等。

5. 通过支气管镜引导气管插管　颈部及胸部疾病,因头颈部不能后仰造成手术前或抢救时气管插管困难的患儿,可将气管插管套在支气管镜上,经口腔将支气管镜插入声门后把气管插管沿气管镜推入气管内,调整插入深度后将支气管镜拔出,为手术前麻醉或抢救做准备。

6. 通过支气管镜放置支架　对严重的气管

支气管软化、狭窄或气管-食管瘘的患儿,可以通过支气管镜放置支架进行治疗。放置支架后可能发生支架移位、支架阻塞气道、继发感染等,但总的来说,支气管内的支架能够被患儿耐受,并固定于原位数年。除非出现新的症状,放置支架后无须定期行气管镜术检查。

7. 其他介入干预治疗　冷冻、微波、氩等离子体凝固术(氩气刀)、高频电切割及电凝(高频电刀)、高压球囊扩张技术已较成熟地应用于成人支气管内膜结核等原因所致气道狭窄的治疗。冷冻、微波、氩气刀、高频电刀均属于毁损术,可清除气道内坏死组织和痰栓,处理气道壁增殖的肉芽肿;对于有内膜干酪样坏死狭窄者主要以冷冻切除坏死并冷冻支气管壁,多次重复后逐渐实现内膜光滑痊愈;对于干酪样坏死极多易出血者,先氩气刀电凝止血去除表面坏死,再冷冻去除坏死组织、冷冻管壁促使管壁光滑愈合;治疗后残留狭窄者再予高压球囊扩张,使得气管支气管尽可能恢复管腔内径;对于气管、支气管闭塞患者,行高分辨CT支气管成像检查闭塞远端支气管是否通畅,如通畅则先以冷冻使闭塞口变薄,再以氩气刀电凝打通闭塞口,逐渐扩大开口后,冷冻使其内膜肉芽组织萎缩,内膜覆盖逐渐恢复光滑,再以高压球囊扩张开口使支气管内径尽可能恢复正常大小,对于远端支气管已经完全闭塞者该方法不能显效。支气管镜介入联合治疗原发性气管内淀粉样变性也取得了成效,具体方法为:支气管镜进入气管后,清理并吸引分泌物,确定目标病灶后,先用氩气刀对明显突入管腔内的病变进行烧灼,然后拉出焦痂组织,最后对基底部病变进行较长时间的冷冻治疗,治疗结束标准为患儿气道内病变稳定、结节样病变及新生改变消失、局部黏膜光滑或瘢痕形成。

## 五、并发症

儿科支气管镜检查的并发症较少见,大多因麻醉不当或操作不熟练所致。

### (一) 喉头水肿

多在术后2小时内出现。应选择粗细合适的支气管镜,操作动作轻柔,检查时间不宜过长,术毕要观察半小时左右再送出手术室。一旦出现喉水肿,在氧气吸入的同时,用布地奈德混悬液与肾上腺素联合雾化吸入有助于减轻症状、防止严重喉梗阻的发生。

### (二) 喉痉挛

多由于麻醉不充分,刺激喉部发生。加深麻醉或对喉头进行表面麻醉后可消失。出现喉痉挛应立即用复苏器经口鼻加压给氧,进行急救。

### (三) 黏膜出血

多由于气道黏膜炎症、负压吸引及取异物、活检创伤所致。可表现为鼻出血或痰中带血,一般量少,都能自行止血,术后无须额外用药。多发生于幼儿与学龄前儿童,可能与婴儿术中易固定而年长儿易配合有关。出血量大于50ml的出血须高度重视,要积极采取措施。术中出血用支气管镜直接压迫出血处或注入少量1:10 000肾上腺素液多能止血。活检时尤其应该小心谨慎,一旦发生严重出血,应及时抽吸积血,并肌内注射或经镜管内滴入垂体后叶素、酚磺乙胺等药物。少数患儿可引起大咯血,甚至气道堵塞、窒息死亡。

### (四) 支气管痉挛

可由麻醉药物、肺泡灌洗、操作不当和患儿过敏体质等多种因素引发。术前应用阿托品可有效预防。娴熟的操作技术、较短的操作时间可减少其发生率。

### (五) 缺氧或发绀

支气管镜术中可引起短暂性$PaO_2$下降(下降约$10\sim20mmHg$),如频繁吸引可造成通气不足而缺氧,其他原因包括原有肺功能不全、呼吸抑制、支气管痉挛、用药过量等。可经活检孔给氧或口鼻腔给氧,新生儿超细纤支镜检查时可通过附加管道气管内给氧。必要时停止检查。对静息动脉血氧分压小于$60\sim70mmHg$者进行支气管镜检查,可能有一定危险,术后应继续给予吸氧并进行监护。

### (六) 麻醉药物过敏

麻醉药物过敏发生率较低,一旦发生常较为严重,表现为用药后胸闷、脉速而弱、面色苍白、呼吸困难甚至血压降低,如不及时抢救可发生生命危险。用药前应仔细询问药物过敏史。一旦出现上述症状,应立即停用麻醉药物,平卧吸氧,确保气道通畅,同时立即给予1:1 000肾上腺素0.01mg/kg肌内注射(儿童最大剂量每次不超过0.3mg)。如症状不缓解,可在$5\sim15$分钟后重复肌内注射。如以上治疗仍不能缓解症状或出现低血压者,可静脉给予1:10 000肾上腺素0.01mg/kg;或予肾上腺素$2\sim4\mu g/(kg\cdot min)$持续静脉滴注。同时给予糖皮质激素静脉注射或滴注,常用甲泼尼龙$1\sim2mg/kg$,最大量125mg,严重者每4～

6 小时 1 次;必要时给予兴奋呼吸、强心、升压、抗惊厥等治疗。

### （七）气胸、纵隔气肿

多发生于支气管、肺活检后或肺内病变严重的患儿。对于高压性或交通性气胸应及时行胸腔闭式引流术。

### （八）术后发热

机制尚未明确,可能与手术过程中炎性细胞释放细胞因子或介质有关。一般发生于术后 24 小时以内,多为一过性,血培养常阴性。

### （九）其他

如继发感染、心动过速等。

支气管镜术的应用价值和前景毋庸置疑,具体应用中的主要问题是确保安全,严格掌握适应证和禁忌证,充分估计可能发生的并发症及术后严密的护理观察是确保安全的关键。设备水平的提高和操作技术的完善,为儿科支气管镜术的发展带来无限机遇。

（陈志敏）

## 参 考 文 献

1. 中华医学会儿科学分会呼吸学组儿科支气管镜协作组. 儿科支气管镜术指南(2009 年版). 中华儿科杂志,2009,47(10):740-744.

2. Ernst A,Silvestri GA,Johnstone D. Interventional pulmonary procedures:Guidelines from the American College of Chest Physicians. Chest,2003,123(5):1693-1717.

3. Sarkiss M. Anesthesia for bronchoscopy and interventional pulmonology:from moderate sedation to jetventilation. Curr Opin Pulm Med,2011,17(4):274-278.

4. Bolliger CT,Mathur PN,Beamis JF,et al. ERS/ATS statement on interventional pulmonology. European Respiratory Society/American Thoracic Society. Eur Respir J,2002,19(2):356-373.

5. Nielson DW,Ku PL,Egger M. Topical lidocaine exaggerates laryngomalacia during flexible bronchoscopy. Am J Respir Crit Care Med,2000,161(1):147-151.

6. Lee P,Mehta AC,Mathur PN. Management of complications from diagnostic and interventional bronchoscopy. Respirology,2009,14(7):940-953.

7. Baughman RP. Technical aspects of bronchoalveolar lavage:recommendations for a standard procedure. Semin Respir Crit Care Med,2007,28(5):475-485.

8. de Blic J,Midulla F,Barbato A,et al. Bronchoalveolar lavage in children. ERS Task Force on bronchoalveolar lavage in children. European Respiratory Society. Eur Respir J,2000,15(1):217-231.

9. 陈志敏. 支气管肺泡灌洗在儿童肺部感染病原学诊断中的应用. 中华儿科杂志,2010,48(10):753-755.

10. Haas AR,Vachani A,Sterman DH. Advances in diagnostic bronchoscopy. Am J Respir Crit Care Med,2010,182(5):589-597.

11. Medford AR,Bennett JA,Free CM,et al. Endobronchial ultrasound-guided transbronchial needle aspiration(EBUS-TBNA):applications in chest disease. Respirology,2010,15(1):71-79.

12. Bechara R,Parks C,Ernst A. Electromagnetic navigation bronchoscopy. Future Oncol,2011,7(1):31-36.

13. Gomez M,Preston CLW,Judson MA. Tuberculous mediastinal lymphadenitis that evolved into pulmonary tuberculosis following transbronchial needle aspiration. Respirology,2010,15(7):1140-1141.

# 第二节 儿童肺组织活检术

虽然随着影像设备的发展和技术的提高,许多儿童肺部疾病可在无创条件下通过影像学检查获得诊断,但不可否认仍有许多疾病或情况需要通过活检获得肺组织方能得到明确诊断,如肺部弥漫性间质性疾病(ILD)和不明原因的肺部肿块。与成人不同,儿童尤其是婴幼儿肺组织娇嫩,有创操作时患儿无法主动配合控制呼吸,操作中更易导致损伤,引起血气胸等并发症,并可因此导致严重后果。近 20 年来,随着儿童胸腔镜技术和 CT 设备的普及,CT 引导下经皮肺穿刺活检和小儿胸腔镜下肺活检的报告日益增多,微创的精准理念已引入儿童肺活检的领域,改变了传统的仅在 X 线透视下穿刺肺活检和开胸肺活检的途径,保证了穿刺活检的准确性,也避免了婴幼儿开胸后继发的胸廓发育畸形。下面具体介绍各种儿童肺活检技术。经纤维支气管镜肺活检(TBLB)或经纤维支气管镜针吸活检(TBNA)已在儿童支气管镜检查章节中介绍。

## 一、小儿经皮肺组织穿刺活检术

### （一）适应证

1. 肺部严重感染,病原体不明,常规治疗无效者。

2. 肺部肿块,影像学检查无法确定性质者。

3. 不明原因的肺间质性疾病,支气管镜肺泡冲洗及经支气管镜活检仍未能明确诊断者。

4. 其他不明原因的肺及脏层胸膜病变,需要肺组织病理学检查者。

**（二）麻醉与体位**

1. 大龄儿童能主动配合穿刺检查者,可取坐位,取局部麻醉。

2. 低龄儿童、无法主动配合者,根据所需穿刺部位取仰卧位或侧卧位,取静脉基础麻醉,并进行外周血氧饱和度、心电、呼吸监护,并备有麻醉师及复苏抢救设备。

**（三）方法**

1. 单纯经皮肺穿刺

（1）根据详细的体格检查、胸部 X 线正侧位摄片、CT 或 MRI 检查结果,确定所需穿刺部位,皮肤常规消毒、铺巾,穿刺点皮肤局部麻醉。

（2）穿刺针有抽吸细针和切割针两种,抽吸细针是将针穿刺到所需穿刺部位后抽吸产生负压,吸出物作细胞学检查,吸出物可能为渗出液、血液或少量肺组织,细针穿刺创伤小、安全,特别适合于靠近大血管等重要脏器或血管丰富的病灶,但细针穿刺由于标本量的限制,诊断敏感性较低。切割针在穿刺到位后通过内芯进行切割操作,可以获取较大的组织块,提高诊断敏感性,但相应的创伤也增大。

2. 影像引导下穿刺　虽然有术前胸片及 CT 等影像学的定位,但直接经皮胸腔肺穿刺仍难于准确地把握进针方向和进针深度,穿刺仍有一定的盲目性,也有误伤周围重要脏器血管的风险。X 线透视、CT 和 B 超引导下穿刺使穿刺更为准确可靠。

（1）X 线透视下引导穿刺:简便、经济,但定位不够精确,对靠近胸壁的肺部病灶及无 CT 的基层医院有一定的应用价值。

（2）CT 引导下穿刺:应用范围广,定位准确,甚至可以对肺部较小病灶进行引导穿刺,目前已逐渐取代其他的 X 线下穿刺方法,但对设备要求高,费用高。

（3）B 超引导下穿刺:只能对贴近胸壁的病灶进行 B 超引导下的穿刺,优点是可实时监测,确定进针方向和部位,但对肺内病灶显示不佳。

**（四）禁忌证**

1. 肺动脉高压,严重心肺疾病。

2. 呼吸功能严重减退。

3. 咳嗽不能控制者。

4. 凝血功能障碍。

5. 可疑肺包虫病或血管性病变。

6. 肺囊肿、肺大疱。

7. 肺、胸腔内化脓性病变。

**（五）并发症及处理**

1. 气胸是最常见的并发症,少量气胸无须处理,可逐渐自行吸收,肺压缩>30%或出现明显气促者,即应作同侧胸腔穿刺抽吸排气或胸腔闭式引流。需注意的是,张力性气胸是经皮穿刺肺活检可能致死的重要原因,虽然罕见。

2. 咯血大多可限,除少数损伤大血管引起大出血者需要急诊手术止血外,多数可通过内科保守治疗止血。

**（六）可能影响穿刺活检病理诊断正确率的因素**

1. 穿刺部位不准。

2. 穿刺标本量不足。

3. 标本处理不当　如深浅不均、标本干涸、没有及时固定造成细胞变形重叠。

**（七）CT 引导下经皮肺穿刺的具体操作要点**

1. 体位　以医师方便操作为原则。穿刺上叶,取仰卧位;穿刺中叶,取仰卧位,侧方进针;穿刺下叶基底段、背段,取俯卧位。

2. 操作

（1）CT 扫描,确定最佳穿刺点(见文末彩图 7-1A)。

（2）常规消毒、铺巾,穿刺部位局麻(2%普鲁卡因),穿刺针进胸壁后,CT 扫描,调整进针角度和确定进针深度,进针穿破胸膜进入预期活检部位。CT 再次扫描,确定针是否位于穿刺病灶内,确认后,穿刺针作病理抽吸活检或用活检枪取材(见文末彩图 7-1B、C)。

（3）穿刺针抽吸保持负压拔出,将内容物推出至玻片,作均匀涂片;切割针取出条状组织,用1%甲醛液固定(见文末彩图 7-1D)。

CT 引导下经皮肺穿刺活检是一种简便、有效、易于操作的方法。

## 二、胸腔镜下儿童肺组织活检术

随着胸腔镜技术在小儿外科的普及,胸腔镜下肺活检呈现出其明显的优越性,相对于传统的开放性开胸肺活检,其创伤小、恢复快、疼痛轻、对患儿生理功能干扰小及切口小、美容效果好的临床优点已得到一致认可。目前已基本取代传统的开胸肺活检术。相对于影像学辅助下的经胸穿刺肺活检,胸腔镜下患侧肺可获得清晰观察,可获得足够的肺组织提供病理学检查;也可在镜下对因活检受损的肺组织进行仔细的观察,观察有无出血及漏气,并可在镜下进行修补处理,减少了术后血气胸并发症的发生率。

**（一）适应证**

1. 不明原因的肺周围型结节,需要病理学诊断者。

2. 单发性肺转移性结节,化疗后不能消失。

3. 可疑先天性肺发育不良症。

4. 肺间质性疾病,需要肺组织病理诊断者。

5. 其他各种需要肺组织病理诊断而纤维支气管镜下无法完成者。

**（二）禁忌证**

1. 胸膜腔广泛严重粘连,胸腔镜无法进入者。

2. 严重心肺疾病者。

3. 凝血功能障碍有出血倾向并无法纠正者。

4. 疑为肺包虫病者。

**（三）麻醉和体位**

1. 麻醉 气管插管气静复合麻醉。

2. 体位 取患侧向上的90°侧卧位。

**（四）操作**

1. 常规消毒铺巾。

2. 根据所需活检部位,确定胸部切口部位。通常切口选择原则为:取3个小切口放置3把操作鞘,2个为5mm,1个为10mm,3把操作鞘之间应有一定的间隔和角度,便于术中操作,切口距所需活检目标也要有一定的距离和角度,避免与活检部位垂直作切口,不利术中操作。2个5mm操作鞘,1个进5mm视镜,另1个进5mm操作钳。10mm操作鞘,可用作进10mm的切割吻合器和取标本口。也可先作1个5mm切口,进视镜观察肺部后再选择其他2个切口。

3. 进第一把操作鞘后通入$CO_2$气胸使肺萎瘪,$CO_2$气胸压力掌握于4～6mmHg,并通知麻醉师降低呼吸机肺潮气量,有利于肺萎瘪。

4. 通过视镜观察肺部情况(见文末彩图7-2A),可用操作钳触压肺组织,间接感受肺质地和肿块部位。

5. 用1把抓钳提起所需切取的肺组织,从10mm操作鞘进入切割吻合器,钳夹需切取的肺组织,击发切割器开关,切取所需肺组织(见文末彩图7-2B)。

6. 退出切割吻合器,进入取物袋,将标本装入取物袋(见文末彩图7-2C),经10mm切口取出标本,如遇较大肿块标本,可适当延长切口,扩张后取出。

7. 镜下观察肺部创面有无活动性出血,停止$CO_2$气胸后,通知麻醉师鼓肺,观察有无漏气。

8. 退出3把操作鞘,可经其中一切口放置胸腔引流管,并接水封瓶。如肺部切取组织用的是切割吻合器,鼓肺后不必放置引流管。

9. 分层缝合切口,皮肤切口可用医用胶或可吸收线关闭。

**（五）术后处理**

1. 术后监护24小时,注意有无活动性出血和气胸。

2. 若有引流管,无活动性出血和气胸,术后24小时拔管。通常术后3天可出院。

**（六）常见并发症及处理**

1. 活动性出血 通常原因为切割吻合器没有切割完整,局部肺组织因电灼或电刀切割所致;也可因切口伤及肋间血管,操作鞘退出后未发现所致。如出血明显,不能停止的需要进手术室麻醉下再次胸腔镜探查,止血。严重时应及时开胸止血。

2. 气胸 术后气胸可因$CO_2$气胸排空鼓肺不充分所致,也可因肺损伤后关闭不严密引起。前者仅需经前胸壁针穿排气即可获得缓解;后者需放置引流管,持续闭式引流。

**（七）术后处理**

1. 术后心电、呼吸、血氧饱和度监护,必要时作血气分析。

2. 术后常规床边胸片检查,观察肺膨胀情况。

3. 肺功能较差者,术后给予吸氧。

（吴晔明）

# 参考文献

1. 中华医学会儿科学分会呼吸学组儿科支气管镜协作组. 儿科支气管镜术指南(2009年版). 中华儿科杂志, 2009, 47(10): 740-744.

2. Ernst A, Silvestri GA, Johnstone D. Interventional pulmonary procedures: Guidelines from the American College of

Chest Physicians. Chest,2003,123(5):1693-1717.

3. Sarkiss M. Anesthesia for bronchoscopy and interventional pulmonology:from moderate sedation to jetventilation. Curr Opin Pulm Med,2011,17(4):274-278.

4. Bolliger CT,Mathur PN,Beamis JF,et al. ERS/ATS statement on interventional pulmonology. European Respiratory Society/American Thoracic Society. Eur Respir J,2002,19(2):356-373.

5. Nielson DW,Ku PL,Egger M. Topical lidocaine exaggerates laryngomalacia during flexible bronchoscopy. Am J Respir Crit Care Med,2000,161(1):147-151.

6. Lee P,Mehta AC,Mathur PN. Management of complications from diagnostic and interventional bronchoscopy. Respirology,2009,14(7):940-953.

7. Baughman RP. Technical aspects of bronchoalveolar lavage:recommendations for a standard procedure. Semin Respir Crit Care Med,2007,28(5):475-485.

8. de Blic J,Midulla F,Barbato A,et al. Bronchoalveolar lavage in children. ERS Task Force on bronchoalveolar lavage in children. European Respiratory Society. Eur Respir J,2000,15(1):217-231.

9. 陈志敏.支气管肺泡灌洗在儿童肺部感染病原学诊断中的应用.中华儿科杂志,2010,48(10):753-755.

10. Haas AR,Vachani A,Sterman DH. Advances in diagnostic bronchoscopy. Am J Respir Crit Care Med,2010,182(5):589-597.

11. Medford AR,Bennett JA,Free CM,et al. Endobronchial ultrasound-guided transbronchial needle aspiration(EBUS-TBNA):applications in chest disease. Respirology,2010,15(1):71-79.

12. Bechara R,Parks C,Ernst A. Electromagnetic navigation bronchoscopy. Future Oncol,2011,7(1):31-36.

13. Gomez M,Preston CLW,Judson MA. Tuberculous mediastinal lymphadenitis that evolved into pulmonary tuberculosis following transbronchial needle aspiration. Respirology,2010,15(7):1140-1141.

# 第八章

# 小儿呼吸系统疾病的治疗技术

## 第一节 物 理 疗 法

### 一、概述

物理疗法（physical therapy）是应用自然界或人工的物理因子以及传统医学中的物理方法作用于人体，以防治疾病的方法，对儿科呼吸系统疾病如小儿支气管炎、肺炎、哮喘等疗效显著。物理疗法可直接作用于患儿病变，但多数通过患儿机体的神经反射与体液作用来恢复受破坏的生理平衡，增强机体防卫机能，从而消除病理过程。因此，应用物理治疗时既要掌握每种治疗方法的性能、用量及操作方法，更需了解儿童不同年龄的生理和病理特点，才能获得满意的疗效。

#### （一）皮肤

接受各种物理刺激后，可通过神经系统和新陈代谢变化影响各器官和系统，起到防治疾病的作用，具有高度的感应性；加上小儿的皮肤角质层较为薄嫩，血管分布丰富，故虽然物理因子强度低，却仍能发挥相当大的治疗作用。

#### （二）结缔组织

儿童，特别是婴幼儿，结缔组织发育不全，而物理治疗因子可极大地影响结缔组织的功能。

#### （三）网状内皮系统

儿童时期的网状内皮系统功能不够稳定，但物理疗法对网状内皮系统可起到积极作用，从而增强非特异性免疫反应，促进体液抗体的产生。需注意的是，这一过程进展比较缓慢，产生免疫的水平也较低，与成人不尽相同。

#### （四）体温

小儿的中枢性、末梢性体温调节功能均不完善，体表面积与体重之比又较成人大2倍，再加上蛋白质和体液的代谢极不稳定，故采用物理疗法时必须根据不同个体采用不同用量，并注意理疗

时冷、热因素对儿童造成的影响。

物理疗法如选用得当，能使机体产生局部性或全身性的反射反冲现象，加强网状内皮系统机能，促进非特异性免疫反应及体液抗体的形成，改善细胞膜的渗透性，改变皮肤血管的舒缩状态，从而导致温度的反应性变化，产生镇痛和脱敏作用，加速再生过程。这些效应均有助于小儿呼吸系统疾病的防治。故只要具有适当的设备和条件，临床医师在治疗中除考虑药物、营养、环境等因素外，也应合理应用物理疗法以提高疗效。

### 二、小儿机体的生理特点与理疗的关系

1. 小儿机体发育不成熟，组织器官脆弱，采用刺激性较强的理疗方法时，需考虑患儿耐受能力，多加小心，严格控制使用剂量，以免发生不良反应。

2. 小儿机体机能不成熟，功能不稳定，患病后病情发展快、变化急、反应重，因此理疗亦须依病情变化及时调整与变更。

3. 小儿生命机能旺盛，代谢能力强，营养需要多，理疗不宜过强，疗程不宜过久，避免过多损耗。

### 三、儿科理疗的注意事项

#### （一）一般原则

应用理疗时必须仔细考虑不同年龄儿童的生长、发育、形态、机能、生理、病理等各种特点，熟悉其生理机能与理疗的关系。

1. 深入了解患儿病情并作出相应的正确处理。

2. 注意个体差异，选择相应的理疗方法，严格控制剂量，准确操作。

3. 严格控制理疗剂量。

4. 理疗过程中应密切观察患儿反应。

**（二）常用理疗方法注意事项**

1. 高频电疗法

（1）在高频电疗中,长波透药及中波透热均采用裸金属电极,易致烫伤,故很少用于幼小婴儿。

（2）短波感应透热虽采用较为安全的绝缘电缆,但多为大型设备,输出功率大,故亦很少用于五六岁以下较小婴儿。

（3）超短波透药疗法使用安全,应用较广,幼小婴儿可采用小剂量治疗。

（4）应用高频电疗时,应注意电极下不要有汗滴、泪滴、分泌物等液体。

（5）电极尽可能缚牢固定,间隙可用棉垫或毡垫充填。

（6）脑及心区慎用高频电疗。

（7）患儿及其家属不得接触治疗设备。

2. 紫外线疗法

（1）应用紫外线时最好测定生物剂量,小儿生物剂量测量在 4~6 小时后观察反应。

（2）小儿对紫外线较敏感,开始宜用小剂量。

（3）严格掌握剂量,并密切观察反应。

（4）红斑量紫外线照射时要控制照射面积,3 个月以下幼儿不超过 80cm²,1 岁时不超过 100cm²,2 岁时应在 200cm² 以下。

（5）注意室温不要低于 20℃。

## 四、高频电疗法

高频电流是指振荡频率在 100KHz 以上的电流。常用高频电疗有短波、超短波和微波。短波疗法:应用波长 100~10m,频率 3~30MHz 治疗疾病的方法称为短波疗法。超短波疗法:应用波长 10~1m,频率 30~300MHz 治疗疾病的方法称为超短波疗法。短波疗法与超短波疗法同属高频电疗法。超短波疗法在儿科呼吸系统方面应用广泛。

**（一）治疗作用**

短波、超短波作用于人体时均可产生明显的温热效应,其作用深度不同,短波可达浅层肌肉,超短波可达深层组织与器官。小剂量或脉冲波治疗时无明显温热效应,但可引起生理功能或病理过程的变化,为非热效应。

1. 主要治疗作用机制

（1）毛细血管、小动脉扩张,通透性增高,组织血液循环改善,水肿减轻,炎症与病理产物的清除加速。

（2）降低感觉神经兴奋性,升高痛阈,并由于组织缺血缺氧和水肿减轻、致痛物质清除而减轻疼痛。

（3）吞噬细胞增多、活跃,抗体、补体、凝集素、调理素增多,免疫功能提高,有利于炎症的控制。

（4）组织血供改善,成纤维细胞增殖,肉芽和结缔组织生长加快,组织修复愈合加速。

（5）温热效应使神经兴奋性降低,骨骼肌、平滑肌的痉挛缓解。

（6）作用于神经节段,可调节相应区域神经、血管和器官的功能,因此,超短波、短波疗法对炎症有突出的治疗作用。

2. 治疗技术

（1）治疗设备:短波治疗仪输出波长 22.12m、频率 13.56MHz 或波长 11.06m、频率 27.12MHz 的短波,根据治疗需要选择输出功率,主要使用电容电极。超短波治疗仪输出波长 7.37m、频率 40.68MHz 的超短波,功率有 250W（用于较大、较深部位）和 50W（用于较小、较浅的部位）,有电容电极。有的治疗仪可输出脉冲波,用于非热效应治疗。

（2）治疗剂量:按照治疗时患儿温热感的程度分为 4 级:①无热量（Ⅰ级剂量）,无温热感;②微热量（Ⅱ级剂量）,有刚能感觉的温度;③温热量（Ⅲ级剂量）,有明显而舒适的温热感;④热量（Ⅳ级热量）,有刚能耐受的强烈热感。

（3）治疗方法:目前国内多采用电容场法治疗,将两个电容电极对置或并置于治疗部位,以高频电容电场作用于人体,对置法的作用较深,并置法的作用较浅。治疗时在治疗仪输出谐振（输出电流最大、测试氖光灯最亮）的情况下,调节电极与皮肤之间的间隙。

短波、超短波治疗急性伤病时采用无热量,每次 6~8 分钟,每天 1~2 次,每疗程 10 次;治疗亚急性伤病时采用微热量,每次 8~15 分钟,每天 1 次,每疗程 10 次。

**（二）临床应用**

1. 适应证　超短波疗法主要适用于疾病的急性、亚急性期,也可用于慢性期。

2. 禁忌证　恶性肿瘤,活动性结核,出血倾向,局部金属异物,心、肺功能不全,颅内压增高等。

3. 注意事项　同前述。

### 五、紫外线疗法

应用紫外线治疗疾病的方法称为紫外线疗法。

光谱分段及其生物学作用特点:①长波紫外线(UVA,320～400nm),色素沉着、荧光反应作用强,生物学作用弱;②中波紫外线(UVB,280～320nm),红斑反应最强,生物学作用最强;③短波紫外线(UVB,180～280nm),对细菌和病毒的灭杀和抑制作用强。

紫外线红斑:一定剂量的紫外线照射皮肤或黏膜后2～6小时,局部出现界限清楚的红斑,红斑持续时间十余小时至数日,局部可有皮肤脱屑或色素沉着,红斑反应强度、持续时间与照射剂量有关。紫外线红斑的性质属非特异性急性炎症反应,其发生机制与神经体液因素有关。影响紫外线红斑反应程度的因素主要包括:年龄、肤色、部位、皮肤经常受日光照射的情况,是否过敏体质、用药情况、是否用局部温热治疗等。

紫外线一个生物剂量:即最小红斑量(MED),是指紫外线灯管在一定距离(50cm 或 30cm)垂直照射下引起机体最弱红斑反应(阈红斑反应)所需的照射时间。

#### (一) 治疗作用机制

1. 杀菌、消炎、增加机体防卫和免疫功能　紫外线可直接破坏细菌和病毒的 DNA 分子结构而起到杀灭作用,红斑反应可加强局部的血液和淋巴循环、升温、新陈代谢,并可使交感神经系统-垂体-肾上腺系统的功能得到调节,增强单核吞噬细胞的功能,增强体液免疫功能。

2. 镇痛　通过局部病灶的治疗作用缓解疼痛,并且抑制感觉神经的兴奋性,同时紫外线红斑对交感神经节有"封闭"作用,红斑反应产生的反射机制具有中枢镇痛的效果。

3. 加速组织再生　小剂量紫外线可刺激 DNA 的合成和细胞分裂,促进肉芽和上皮细胞的生长,加快伤口愈合;大剂量紫外线则破坏 DNA 的合成,抑制细胞分裂,促使细胞死亡。

4. 促进维生素 D 生成,防治佝偻病和软骨病。

5. 光敏反应　利用光敏作用的光化学反应治疗疾病的方法称为光敏疗法,可用于皮肤、黏膜、血液、骨髓,治疗银屑病、白血病、恶性肿瘤等。

#### (二) 治疗技术

1. 光源　人工紫外线光源中高压水银石英灯(氩水银石英灯)最为常用,分为立地式、手提式、塔式(集体照射)和水冷式(体腔内照射用)等类型。此外,还有低压水银石英灯和冷光石英灯等。

2. 照射技术与剂量

(1) 红斑量照射法:按不同治疗目的采用不同强度的红斑量开始照射,以后根据皮肤反应和病情适当增加剂量(增加 30%～50%),以达到经常保持红斑反应为目的(表 8-1)。

表 8-1　紫外线红斑分级

| 红斑等级 | 生物剂量 | 红斑反应 | 症状 | 皮肤脱屑 | 色素沉着 |
|---|---|---|---|---|---|
| 亚红斑 | 1 以下 | 无 | 无 | 无 | 无 |
| 阈红斑 | 1 | 微红,12 小时内消退 | 较大面积照射时有轻微灼热感 | 无 | 无 |
| 弱红斑(一级红斑量) | 2～4 | 淡红,界清,24 小时左右消退 | 灼热,痒感,偶有微痛 | 轻微 | 可有,较轻 |
| 中红斑(二级红斑量) | 5～6 | 鲜红,界很清,可有皮肤微肿,2～3 天内消退 | 刺痒,明显灼热感 | 轻度 | 轻度 |
| 强红斑(三级红斑量) | 7～10 | 暗红,皮肤水肿,4～5 天后逐渐消退 | 较重度的刺痛和灼热感,可有全身性反应 | 明显 | 明显 |
| 超强红斑量(四级红斑量) | 10 以上 | 暗红,水肿并发水疱,持续 5～7 天后逐渐消退 | 重度的刺痛和灼热感,可有全身性反应 | 表皮大片脱落 | 明显 |

（2）无红斑量照射法：用亚红斑量开始照射，如 1/8～1/2 生物剂量开始，隔次或隔 2 次增加 1/4～1/2 生物剂量，达 3～5 个生物剂量为止，多用于全身照射，按照患儿病变和体质可采用基本进度、缓慢进度和加速进度。

（3）注意事项：应注意保护患儿和操作者的眼睛，避免超面积和超量照射。

**（三）临床应用**

1. 适应证　急性支气管炎、肺炎、支气管哮喘等；全身照射适用于佝偻病、骨软化症、过敏症、免疫功能低下等。

2. 禁忌证　心、肝、肾衰竭，出血倾向，急性湿疹，结核病活动期，红斑狼疮，日光性皮炎，光敏性疾病，应用光敏药物（光敏诊治时除外）等。

3. 注意事项　同前述。

### 六、物理治疗在儿科呼吸系统疾病中的应用

**（一）支气管炎**

支气管炎为细菌或病毒等感染所致炎症，理疗可有效控制炎症、减少湿性啰音。常用超短波疗法，急性炎症时效果最好，发热状态下也可应用。可选用中或大号电极，胸前后对置，无热至微热量，每次 6～10～15 分钟，每天 1～2 次，10 次为一疗程。

**（二）肺炎**

肺炎为婴幼儿时期最常见的疾病。基于小儿呼吸道解剖生理上的特点，婴幼儿期肺炎进展快，变化多，年龄愈小，预后愈差。物理治疗时既应注意患儿体质，还须考虑具体特点，才能达到预期的效果。

一般病程在 1 个月之内者称为急性肺炎，病程超过 1 个月者为迁移性肺炎，发病 3 个月以上者为慢性肺炎。不同阶段的肺炎应区别对待。如对病情稳定、体温正常、只残存肺部啰音者，应用

透热疗法及温热疗法均有明显作用。以下为各期肺炎的物理治疗方法。

1. 急性肺炎

（1）紫外线疗法：小儿肺炎胸部紫外线红斑量照射有下列几种方法。

1）领区紫外线红斑量照射：投射部位于颈、胸及背上部，可分为 2～3 区，轮流照射。剂量：胸部 3.5～4 个生物剂量，背部 4～5 个生物剂量起，逐渐递加生物剂量。

2）胸背部二区紫外线红斑量照射：胸背部交替各隔日照射，面积各为 80～150cm²，2～3 个生物剂量开始，递加 1/2～1 个生物剂量。

3）胸、背部四区紫外线红斑量照射：胸、背及两侧共四区，面积各为 80～120cm²，开始量 2～3 个生物剂量，四区轮流照射，每天一次，每次 1～2 区。

4）胸、背部四区加足跖紫外线照射疗法：开始量足跖为 3～5 个生物剂量，其余同上。

（2）超短波疗法：急性期多采用小剂量，50～60W 功率，电极于病区前后对置，空气间隙 3～5cm，无热至微热量，每次 6～8～10～12 分钟。

（3）雾化吸入疗法：需要用滤网式雾化吸入器或喷射式雾化吸入器进行。常用药液有糖皮质激素、支气管扩张剂或化痰药等。

2. 迁延性肺炎　在此阶段，急性期的各种理疗均可延续使用。

（1）超短波疗法：是迁延性肺炎重要的治疗方法，操作方法同前。对肺部病理变化作用显著，应用后常可见湿啰音迅速减退，X 线检查阴影消失。

（2）紫外线疗法：胸、背部红斑量紫外线照射应用于迁延性肺炎，具有明显的解痉、扩张支气管的作用，还适用于合并肺不张而不宜采用超短波者。

（房定珠）

## 第二节　支气管体位引流

当任何支气管内有过多分泌液，不能被正常纤毛活动和咳嗽动作加以排出时，均可采用支气管体位引流，其疗效有时较祛痰剂更好，且方法简便，无毒副作用。通过两肺各肺段部位的听诊能容易地确定过多支气管分泌液的发生部位；当患者咳嗽频繁，一般情况尚好，且在一定部位的肺叶

和肺段处闻及持续细微湿啰音，即具备对支气管进行体位引流的指征。根据气管、支气管的解剖学概念，直立位时中叶的各个肺段、左上肺叶的舌叶段以及两侧下肺叶，均必须对抗引力作用才能达到引流的目的；仅右上肺叶和左上肺叶的非舌叶段可单纯依赖引力作用成功引流。儿童这种解

剖结构特点在正常情况下并不妨碍机体保持气管、支气管通畅无阻的生理功能，只是在支气管内有黏稠或过量的分泌液或脓液时，才会给细小支气管的廓清机制增加特殊的负荷，造成引流不畅。支气管体位引流是一种有益的治疗手段。如通过支气管镜除去某异物后、对哮喘患儿使用支气管扩张剂后，或在肺炎吸收过程中，都可能有过量的分泌液积滞于一个或更多的肺叶、肺段支气管内，这时可通过肺部体征及肺部摄片确定受累的支气管部位，再行选择获得最佳引流效果的体位。

引流成功的关键在于让患儿保持正确体位，使受累肺叶或肺段的分泌物和气流能依靠引力作用垂直地进入总支气管。图 8-1 显示较大年龄儿童各个肺叶主要肺段进行支气管引流时采取的体位。引流台一般应采取水平位。图中患儿胸部的点绘区表明分泌物所积存的部位。

婴幼儿的体位引流实际上远比大年龄儿童容易和简便。较小年龄婴儿进行各个肺叶主要肺段的支气管引流时所应采取的体位可见图 8-1。图中操作者放在婴儿胸部的手掌位置表示需

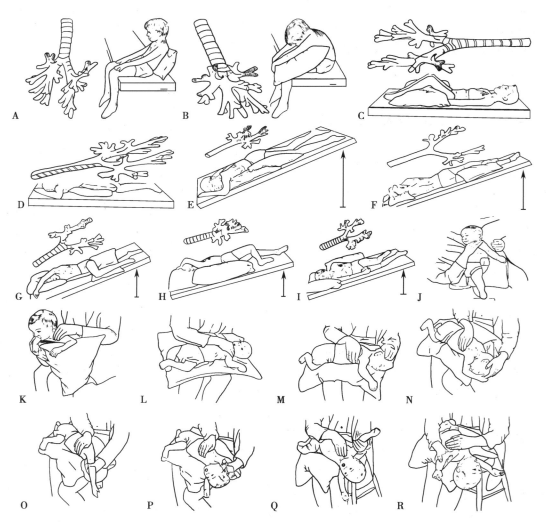

**图 8-1　儿童各肺叶主要肺段进行支气管引流时采取的体位**

A. 右上肺叶肺尖段和左上肺叶尖后段中肺尖段的体位引流，使分泌液移向总支气管，易于排出（以弯箭头表示）；B. 右上肺叶的后段和左上肺叶尖后段中后段的体位引流；C. 两侧上肺叶前段的体位引流，患儿躯体应稍微转向引流侧的对侧，或稍微转离引流一侧；D. 两侧下肺叶上段的体位引流，用枕头将患儿臀部适当垫高；E. 两侧下肺叶后基底段的体位引流，引流台宜倾斜。F. 右下肺叶外基底段的体位引流，引流台宜如图所示倾斜，患儿向左侧卧，左下肺叶外基底段的引流体位则向右侧卧；G. 左下肺叶前基底段的体位引流；H. 右中肺叶的体位引流；I. 左上肺叶舌叶段（相当于右中肺叶）的体位引流；J. 左上肺叶肺尖段的体位引流；K. 左上肺叶后段的体位引流；L. 左上肺叶前段的体位引流；M. 右肺下叶上段的体位引流；N. 右下肺叶后段的体位引流；O. 右下肺叶侧段的体位引流；P. 右下肺叶前基底段的体位引流；Q. 右中肺叶的体位引流；R. 左上肺叶舌叶段的体位引流

作引流的区域,操作者怀抱患儿轻轻拍打。对幼婴儿的体位引流可先用大毛巾将患儿包裹以防受凉。

支气管引流每天进行 3~4 次,一般以进餐前及临睡前治疗为宜。较大儿童也可在餐后 1~1.5 小时进行,婴幼儿须在喂奶前进行,以减少吐奶而吸入的危险。国外报道,囊性纤维性变、支气管扩张等慢性支气管疾病患儿往往需要每天体位引流达数日之久。精神紧张可加剧患儿气道平滑肌痉挛,从而延迟分泌液的祛除,故良好的引流效果在很大程度上取决于患儿的松弛和合作状态,舒适是取得治疗成功的一个极为重要因素。体位引流时平台上应铺软垫,并调节至所需的各种不同角度以便对受累的肺段进行引流。一次治疗最多采取 4 种体位,否则将超出患儿所能忍受的合作限度。保持一个体位的持续时间主要取决于分泌液的数量和黏稠度,以 5~15 分钟为宜,不可超过 30 分钟。当肺部听诊显示没有过量的支气管分泌液时,即可终止治疗。需要注意的是,治疗过程中必须保持患儿,特别是已行气管插管或气管切开者的气道通畅。

支气管引流治疗的实际安排应随具体情况而异。患儿如住院可在理疗科或治疗室内进行治疗;如在家中,则婴儿可置于父母怀抱或大腿上,年幼儿童放在垫软的平板上治疗。无论是在医院还是在患儿家中,都应将所采取的体位(包括各个体位的操作顺序)、持续时间和治疗次数,详细向护士或患儿家属介绍清楚,并进行一次示范操作。

因支气管内大量黏液分泌而呈弥漫性无法具体定位时,可让患儿处于直立位以进行独立的大支气管体位引流,依次为后基底段、中肺叶和舌叶;采取斜躺体位则有利于上肺叶的引流。在体位引流的同时,应予患儿轻度的震动,以协助引力作用祛除过量的黏稠分泌液,如深呼吸、用力咳嗽、胸廓挤压、拍打及摇动等,现略加描述如下。

**(一) 深呼吸**

将年长患儿置于引流体位,令其尽量松弛后作几次深呼吸。深呼吸运动可扩大气管、支气管枝,使气流在分泌液的周围或其中间穿过,紧接深呼吸所出现的呼气运动则可按照所期待的方向带出分泌液,甚至咳痰。

**(二) 用力咳嗽**

应告诉患儿不要重复微弱而无效的咳嗽动作消耗体力,或者抑制咳嗽,鼓励患儿作深呼吸并尽自己所能作剧烈的咳嗽,同时操作者可用双手围住并同步地压迫患儿胸廓下半部的边缘。经过数分钟引流后,患儿可坐起休息几分钟以便积蓄体力,再作下一次的重复用力咳嗽。痰可咳入容器内,以供儿科医师及患儿观看,显示引流疗法确有祛痰作用,从而鼓励患儿坚持治疗的信心。

**(三) 胸廓挤压**

当患儿处于支气管引流体位时,可试用"挤压"这一辅助治疗手段。嘱患儿作深呼吸,然后尽可能彻底地通过口腔呼出气体,这时操作者可用双手压迫患儿胸廓两侧,给予短暂但较为有力的压迫,以增加呼吸动作的深度,像挤牙膏那样,使分泌液从支气管的"开端"处挤压出来。接下来的一次吸气动作后即可发生明显的咳痰,操作者应予以协助完成患儿的咳痰动作。

**(四) 拍打**

在患儿处于引流体位时,操作者用单手或双手间歇性地反复敲拍待引流肺段所在的胸廓投影部位。用力程度以不引起患儿疼痛为限,并应使拍打的手完全贴切地符合胸壁的弧度,手掌的周缘应在同一时间接触胸部。适当的拍打动作应产生一种明显的空洞音。

**(五) 摇动**

通常只能由有经验的医务人员操作,通过操作者平放在患儿胸部的手掌,依靠前臂屈肌及伸肌的等距离收缩而传至患儿胸壁。摇动动作可直接施加于患儿受累部位或在作胸廓挤压的同时作用于胸部侧面。

体位引流费时、易使人疲劳,故国外曾采用各种类型的机械装置以替代手工的拍打和摇动。如单纯的震荡式按摩器带有活塞、软垫设备及数个叩击器,为家用式叩击背部法;锯齿式震荡器械,效果更佳,适用于青少年患者外出或家长不能陪伴者。但有人认为这些方法都不及一位训练有素的操作者。

总之,支气管体位引流对伴有支气管分泌液过多的各种临床疾病确实有效,并能预防囊性纤维性变等疾病并发慢性支气管炎、支气管扩张,其临床实用价值将有待于进一步的研究和观察。

(房定珠)

# 第三节 雾化吸入治疗

雾化吸入治疗是通过气流方式将液体或药物送入呼吸道,用以治疗呼吸系统疾病或作为全身性疾病的辅助治疗。临床广泛用于呼吸道感染、哮喘及慢性肺阻塞病等。

### (一)雾化吸入治疗的优点

雾化吸入治疗能使呼吸道保持应有的湿化和温化程度,解除支气管痉挛,从而减少气道阻力,有利于分泌物排出;可配合患者的呼吸,将吸入气中具有较高单位药物浓度的微粒直接沉积于病变处,从而充分发挥药物的效果;相比其他投药途径,药物剂量小,故全身性副作用少。

### (二)呼吸系统的解剖生理与雾化吸入的关系

人体鼻腔具有很大面积的纤毛上皮层,血管丰富,对吸入的气体起过滤、湿润、温暖的作用。因此通过鼻腔进行气雾治疗时阻力很大,占整个呼吸道阻力的一半。但若经口腔-咽喉治疗,阻力则大为减小,仅占整个呼吸道阻力的1/5,故雾化吸入治疗主要利用口腔途径,将一定量的药液随空气吸入,经口径不同的气通道(包括气管、支气管、细支气管、终末支气管、肺泡管、肺泡囊、肺泡)深入肺泡壁,从而充分发挥药物的作用。由于肺部血管丰富,肺通气与血流(V/Q)间关系密切,药液经过支气管黏膜与黏膜下层可吸收至血液。雾化微粒吸入气道并不像气流一样顺利前进,而是根据气流速度、微粒的大小、数量,按照重心引力、惯性撞击、弥散作用、截获作用而沉着于各个部位。气管和支气管的管壁黏膜表面覆盖着假复层柱状纤毛上皮细胞,纤毛运动可将气道内的异物或分泌物传送至咽喉咳出。在病理情况下,纤毛黏膜层受损害,纤毛运动不协调或活动能力减弱,能影响清除力。因此使用雾化治疗时所用的药剂,应考虑到无刺激性,温度要适宜,pH 要合适(<6.5 时纤毛活动就会停止),有利于纤毛功能的恢复。

### (三)雾化吸入器的类型

雾化吸入疗法的临床疗效取决于雾化吸入装置与吸入药物的组合。理想的吸入装置应该能够产生有效地可吸入至外周小气道的气溶胶颗粒(直径 $1 \sim 5 \mu m$):>$5\mu m$ 的微粒绝大多数被截留在口咽部,最终经吞咽进入体内;而<$0.5\mu m$ 的微粒虽能达到下呼吸道,但在潮气呼吸时,90%药雾微粒又可随呼气而排出体外;而吸入药物的配方要求是,雾化液中药物的特性必须保持稳定,并能够通过雾化装置,被很好地裂解为可吸入性气溶胶。由于不同雾化吸入器的设计原理不一,其雾化效果也可能存在一定差异。

儿科应用的雾化吸入装置种类繁多,主要分为超声波雾化吸入器、滤网式(mesh)雾化吸入器和喷射式雾化吸入器,后者又分为气泵驱动喷射雾化吸入器和氧气驱动喷射雾化吸入器(见文末彩图 8-2)。

1. 超声波雾化吸入器 是应用超声波声能,使药液变成细微的气雾,由呼吸道吸入达到治疗目的。其特点是雾量大小可以调节,雾滴小而均匀(直径 $5 \sim 10 \mu m$),但多沉积在鼻咽腔,工作中产热易使药液蒸发、浓缩,并可能使药物结构发生破坏,影响临床疗效。故近年来较少用于下气道的吸入治疗。

2. 喷射式雾化吸入器 是高速运动的压缩气体通过狭小开口后突然减压,在局部产生负压将药液吸出并形成药雾微粒,其中大药雾微粒通过挡板回落至储药池,小药雾微粒则随气流输出。药雾微粒的大小与气流的压力和流速有关,增加气流速度可使雾化输出量增加,减小药雾微粒,缩短雾化时间,并使患儿的依从性更好。在应用射流雾化吸入器时,药池的液量要充足,一般用量为 $3 \sim 4ml$,可在 $5 \sim 10$ 分钟内输出全部药液。同时吸氧气还可解决缺氧问题,达到治疗目的。这是目前临床最常用的雾化吸入器具。

3. 滤网式雾化吸入器 通过振动等方式将药物通过微孔网筛,形成可吸入的微颗粒。该型雾化吸入器具有噪音小、可以倾斜使用、小巧轻便、携带方便、可调节输出雾量及可使用直流电驱动等优点,更适合于家庭使用。

### (四)雾化吸入疗法的适应证

1. 急性或慢性呼吸道感染 包括鼻炎、咽炎、咽喉炎、支气管炎、支气管扩张、肺炎、肺化脓性感染等。

2. 支气管哮喘、慢性呼吸道阻塞、肺不张、囊性纤维性变。

3. 其他 包括肺结核、硅肺、胸外科手术或麻醉后所致的呼吸道合并症的治疗,气管切开或气管插管后的气道湿化和气道药物吸入,支气管镜检查或支气管碘油造影的气道麻醉以及有呼吸道问题的早产儿。

**（五）雾化吸入治疗常用药物**

1. 支气管舒张剂 主要用于解除支气管痉挛。

（1）β₂-受体激动剂:雾化吸入速效支气管舒张剂是缓解支气管痉挛的主要治疗措施之一

1）沙丁胺醇(salbutamol):为速效 β₂-肾上腺素能受体激动剂(SABA):其作用为舒张从主气管终端肺泡的所有呼吸道平滑肌,拮抗支气管的收缩,主要用于重症支气管哮喘发作以及明显支气管痉挛的患儿。水溶液浓度为 0.05%,常规使用剂量为每次 2.5~5mg,每天 3~4 次。加等量生理盐水雾化吸入,雾化后形成直径 2~4μm 的气溶胶颗粒,10%~20% 可达下呼吸道。吸入后 5 分钟即可起效,15 分钟可达高峰,药效可维持 4~6 小时。由于此类药物对心脏和骨骼肌的 β-受体也有部分激动作用,所以部分患儿吸入后会出现心悸和骨骼肌震颤。有器质性心脏病、高血压、甲亢的患儿应慎用此类药物。

2）特布他林(terbutaline):为速效选择性 β₂-受体兴奋剂,作用于支气管平滑肌 β₂-受体,使支气管扩张,且能抑制内源性致痉物质的释放及内源性介质引起的水肿,提高支气管黏膜纤毛的廓清能力,有较强的平喘作用,与沙丁胺醇相似。用于各类哮喘、慢性支气管炎、肺气肿等。儿童哮喘治疗:初始治疗可按需用药,不必定时用药;体重>20kg,每次 5.0mg;体重≤20kg,每次 2.5mg。不良反应可有心悸、手指震颤、头痛、胃肠道功能障碍等。高血压、冠心病、甲亢等患者慎用。

3）肾上腺素:为非选择性肾上腺素能受体激动剂。Cochrane 数据分析显示,肾上腺素(加或不加 3% 高渗盐水)有利于控制婴幼儿毛细支气管炎症状,但不常规用于哮喘/喘息的治疗。

4）异丙肾上腺素(isoprenaline):作用为兴奋支气管平滑肌 β₂-受体,解除支气管痉挛,起效快,作用强;同时还可兴奋心脏 β₁-受体,使心搏加速。现不常规用于哮喘/喘息的治疗。剂量:0.25~0.5mg 加生理盐水 5~10ml 雾化。不良反应包括头晕、喉干、心悸、恶心等,缺氧及用量过大可引起心律失常,故心绞痛、心肌炎、心肌梗死、甲亢及心率>140 次/min 者禁用。有耐药性;忌与其他拟

肾上腺素药同用。

（2）抗胆碱能药物:异丙托溴胺(ipratropine)又称异丙阿托品、异丙托溴铵、溴化异丙托品、异丙托品,是一种具有抗胆碱能(副交感)特性的四价铵化合物,属于短效抗胆碱能药物(SAMA)。临床前试验显示,异丙托溴胺可通过拮抗迷走神经释放的递质乙酰胆碱而抑制迷走神经的反射,并阻止乙酰胆碱和支气管平滑肌上的毒蕈碱受体相互作用引起的细胞内磷酸环鸟苷酸的增高。吸入异丙托溴铵剂量的 10%~30% 沉积在肺内,胃肠道黏膜吸收量少,对呼吸道平滑肌具有较高的选择性,作用只限于肺部扩张支气管,而不作用于全身,主要用于支气管哮喘急性发作时的治疗。水溶液浓度为 0.025%。剂量:6~12 岁,每次 250μg,重症可增加至每次 500μg;<6 岁,每次 250μg。加入等量生理盐水雾化吸入,也可直接原液吸入,每天 2~3 次。吸入后 10~30 分钟起效,1~2 小时作用达高峰,1 次吸入后作用可维持 6~8 小时。其不良反应极小,但也有吸入后引起急性尿潴留的报道,因此前列腺肥大、青光眼、妊娠及哺乳期妇女慎用。

（3）吸入用复方异丙托溴铵溶液(compound ipratropium bromide solution for inhalation):每支(2.5ml)吸入用溶液含异丙托溴铵 0.5mg 和硫酸沙丁胺醇 3mg。本品中异丙托溴铵和沙丁胺醇叠加作用于肺部的毒蕈碱和 β₂-肾上腺素能受体而产生支气管扩张作用,疗效优于单一给药。适用于需要多种支气管扩张剂联合应用的患儿,用于治疗气道阻塞性疾病有关的可逆性支气管痉挛。剂量:成人和 12 岁以上青少年每次 1 支,每天 3~4 次。不良反应与其他 β-受体激动剂药物一样,包括头疼、眩晕、焦虑、心动过速、骨骼肌的细颤和心悸,尤其是对易感患者。

2. 糖皮质激素 具有局部高效和全身安全的特点。

（1）布地奈德(budesonide):又称布的松、丁地去炎松,为非卤化糖皮质激素,作用与倍氯米松相似,无全身皮质激素作用。吸入糖皮质激素是当前治疗哮喘最有效的抗炎措施。还常被用来治疗急性喉气管支气管炎、毛细支气管炎和支气管肺发育不良(broncho pulmonary dysplasia,BPD)等儿童呼吸道疾病。此外,也被用于治疗其他慢性呼吸道疾病,如闭塞性细支气管炎(bronchiolitis obiterative,BO)、肺间质性疾病等,但临床疗效有

待进一步验证。吸入用布地奈德混悬液经气雾给出的药量中约 10% 沉积在肺部，成人分布容积约 300L，儿童为 3.1~4.8L/kg，显示其具较高的组织亲和力，可发挥强有力的局部抗炎作用，小剂量就能起到治疗作用。起效迅速，10~30 分钟即可发挥气道抗炎作用，适用于重症支气管哮喘急性发作的治疗，尤其适用于小儿哮喘，可替代或减少口服糖皮质激素治疗。如果与抗胆碱能药物和/或 $\beta_2$-受体激动剂联合雾化吸入，治疗效果更佳。儿童哮喘治疗：0.5~1mg，每天 2 次，维持剂量因个体差异，应是使患儿无症状的最低剂量，建议 0.25~0.5mg，每天 2 次。不良反应可有：咳嗽、声嘶及口咽念珠菌感染，少数可诱发支气管收缩。中及重度支气管舒张患者禁用。肺结核、气道真菌、病毒感染、孕妇及乳母慎用。

（2）倍氯米松（beclomethasone）：又叫丙酸倍氯松，为强效局部用皮质激素。直接作用于支气管黏膜，能强效消炎及解除支气管痉挛，用于慢性支气管哮喘、反复发作哮喘而其他平喘药疗效不佳者、激素依赖的慢性哮喘，可部分或全部代替全身用药。儿童哮喘治疗：0.8mg，每天 1 次；维持剂量因个体差异，建议 0.4mg，每天 1~2 次。

（3）丙酸氟替卡松（fluticasone propionate aerosol）：本品作用与倍氯米松相似，无全身皮质激素作用，用于激素依赖及非激素依赖的支气管哮喘，慢性哮喘性支气管炎控制治疗。用药后肺功能明显改善，可降低急性发作率。丙酸氟替卡松与布地奈德大致等效剂量（表 8-2），4~16 岁，每次 1mg，每天 2 次。不良反应主要有咳嗽、声嘶及口咽念珠菌感染，少数可诱发支气管收缩。对本品有过敏史者及中、重度支气管扩张者禁用。肺结核、气道真菌、病毒感染、孕妇及乳母慎用。

表 8-2 布地奈德与丙酸氟替卡松大致等效剂量（5 岁及以下儿童）（μg）

| 种类 | 低剂量 | 中剂量 | 高剂量 |
| --- | --- | --- | --- |
| 布地奈德混悬液 | 250~500 | >500~1 000 | >1 000 |
| 丙酸氟替卡混悬液 | 125~250 | >250~500 | >500 |

（4）地塞米松（dexamethasone）：是一种人工合成的水溶性肾上腺糖皮质激素，结构上无亲脂性基团，水溶性较大，难以通过细胞膜与糖皮质激素受体结合发挥治疗作用。由于雾化吸入的地塞米松与气道黏膜组织结合较少，肺内沉积率低，在气道内滞留时间短，因此，地塞米松较难通过吸入发挥局部抗炎作用，不常规推荐用于喘息性疾病。

3. 黏液溶解剂

（1）乙酰半胱氨酸（acetylcysteine）：有较强的黏痰溶解作用，使痰液中糖蛋白多肽键（—S—S—）断裂，对脓性黏痰中 DNA 纤维也有解裂作用，主要用于急、慢性支气管炎、支气管扩张、肺结核、肺炎引起的黏痰阻塞。剂量：每次 3ml，每天 1~2 次。不良反应有呛咳、支气管痉挛、恶心、呕吐、胃痛。支气管哮喘患者禁用。

（2）盐酸氨溴索（ambroxol hydrochloride）：可调节呼吸道上皮浆液与黏液的分泌；刺激肺泡 II 型上皮细胞合成与分泌肺泡表面活性物质，维持肺泡的稳定；增加呼吸道上皮纤毛的摆动，使痰液易于咳出。目前注射制剂的产品说明书未推荐雾化吸入使用，但在我国有临床应用的经验报道。国外已有专用于雾化吸入的剂型。

（3）溴己新（bromhexine）：主要抑制气管及支气管黏液腺和杯状细胞中酸性糖蛋白的合成，裂解痰液内酸性糖蛋白的多糖纤维素，使痰黏度下降，易于咳出；此外尚有促进呼吸道纤毛运动及祛痰作用。适用于急、慢性支气管炎、哮喘、支气管扩张、硅肺等痰黏稠不易咳出者。雾化吸入：每次 4~8mg 加入生理盐水 5~10ml。不良反应包括恶心、胃部不适、转氨酶升高，减量或停药后可自行消失。胃溃疡患者慎用。

（4）α-糜蛋白酶（chymotrypsin）：多肽酶，需超声雾化使用。虽能降低痰液黏稠度，使痰液稀释易排出，但长期雾化吸入会导致气道上皮鳞状化生，并偶可致过敏反应。目前已有临床应用报道，但有效性尚须进一步证实。雾化吸入：每次 2.5~5mg 加入生理盐水 10ml 稀释后使用。

4. 抗病毒药物 α-干扰素（interferon，IFN）是机体抗病毒感染的第一道天然免疫防线，其抗病毒作用主要通过两条途径：一是与细胞表面受体结合，诱导细胞产生一系列抗病毒蛋白，从而抑制病毒在细胞内的复制；二是通过调节免疫功能，增强自然杀伤细胞、巨噬细胞等对靶细胞的特异性细胞毒作用，清除感染细胞，有效地控制病程的恶化。最新发现 α-干扰素能通过促使细胞分泌包含多种抗病毒作用的蛋白或核酸分子"外体"（exosome），在细胞间传递抗病毒作用的信号，可有效抑制和清除病毒感染。重组人干扰素 α₁ 雾化吸入治疗呼吸道病毒感染在国内已有研究报告,每次雾化吸入剂量 4μg/kg 对于儿童是安全的,耐受性良好。在国外还用于成人吸入治疗耐药肺结核。

5. 抗生素　抗生素用作雾化治疗在临床上存在争议,应用受到限制,其原因为:①一般痰液中找到的细菌多数为口腔与咽喉部的污染,不能代表下呼吸道所存在的菌种,故不能单纯根据一般痰液培养来评估疗效。②抗生素多为全身治疗,很少单独用于气雾治疗。③抗生素雾化吸入对严重的化脓性支气管炎疗效不佳。④以抗生素雾化吸入作为预防性治疗,可增加局部耐药菌株的产生。⑤儿童气雾疗效与年龄及吸入技巧有关。⑥覆盖在呼吸道上皮的表层液体为等渗液,pH 为中性,吸入抗生素的渗透压过高或 pH 过低会引起咳嗽,甚至导致气道痉挛。故临床已很少使用。常用药物有青霉素每次 5 万~10 万 U,加生理盐水 5~10ml,注意应在皮试阴性的情况下应用;庆大霉素每次 4 万~8 万 U,加生理盐水 10ml。

6. 其他

(1) 中药:雾化吸入使用的临床经验及基础研究均不足,疗效的可靠性及安全性均有待验证,不常规推荐。

(2) 3% 高渗盐水:国内外循证医学证据表明,3% 高渗盐水能有效缩短急性毛细支气管炎患儿住院时间,有效降低毛细支气管炎患儿临床症状评分的严重度。使用方案为毛细支气管炎轻症患儿每天使用 3~4 次,直至出院;重症患儿可采取连续 8 次 3% 高渗盐水雾化后,改为每天 3~4 次,直至出院。如果使用 3% 高渗盐水 48~72 小时患儿临床症状不缓解或有刺激性呛咳,应停用。支气管哮喘患儿禁用。

**(六) 雾化吸入治疗需要注意的问题**

一般雾化前先漱口,清除口腔内分泌物、食物残渣。雾化吸入可通过塑料或玻璃咬口吸入药物,吸时口唇放松盖住咬口,按时作深呼吸使药物吸入,然后作平静呼吸 4~5 次,再重复吸药。不正确的吸入法仅能将 l0% 的药物吸入气管,其他 90% 会被吞入胃肠道内。3 岁以下儿童可通过面罩吸入,每次 10~15 分钟。较大的儿童亦应在监督下作雾化治疗以免药物过量。雾化时需观察患儿有无呛咳或气管痉挛,并及时报告医生;应防止器械污染,特别是咬口、橡皮导管、气雾药液盛器必须严格消毒,防止交叉感染和真菌感染。雾化吸入后应漱口,防止激素在咽部聚积。使用面罩者应洗脸。氧动雾化吸入应注意安全用氧。

雾化吸入药物本身或其佐剂对气道可产生特异性刺激,过量使用交感神经兴奋剂,或手按袖珍式气雾器所加的抛射剂氟利昂佐剂,均可引起阵咳、支气管痉挛或对心脏有副作用,应用时需加以注意。

关于雾化吸入的用药剂量,因病情不同,不易正确估计,一般可按各种药物口服量或注射量的标准推算。由于支气管黏膜吸收药液程度不同和对药物的敏感性不一,因此相同剂量使用于不同患者,不可能达到同样效果,应根据临床观察适当增减其用药剂量。

(房定珠　陈　嬡)

# 第四节　气管插管术

气管插管术是小儿急救时常用的治疗措施。由于小儿呼吸道口径小,易于被阻塞,即使轻度的呼吸道病变或呼吸道邻近组织的压迫,均可引起呼吸道梗阻,导致严重缺氧。此外,小儿某些疾病引起呼吸衰竭,常需应用机械通气治疗。气管插管可以保持呼吸道通畅,便于吸出呼吸道分泌物,防止呕吐物误吸入肺,通过气管插管给氧作辅助或控制呼吸,可以纠正重危患儿的缺氧和二氧化碳蓄积情况,对呼吸衰竭患儿的治疗很有裨益。

## 一、气管插管的指征

气管插管术不仅可应用于昏迷患儿的急救,意识清醒患儿如有下列情况,也应施行气管插管:①呼吸道分泌物多,不能自行咳出;②怀疑有呕吐物误吸入肺,可行气管插管给氧和气管支气管冲洗;③喉头反射消失;④需行长期人工呼吸者。气管插管分经口腔气管插管及经鼻腔气管插管两种方式。经口腔插管操作迅速、简便,较经鼻腔插管损伤小,紧急情况下应首先采用;经鼻腔插管易损伤鼻腔黏膜而致出血,且插入的导管也较细,但清醒患儿较易耐受经鼻腔插管,且不妨碍患儿的进食,对长期行人工呼吸患儿较为合适。经鼻气管插管时,导管不会被患儿咬瘪,也是其优点。

## 二、气管插管操作法

气管插管前准备好小儿咽喉镜,直型及弯型镜片各一,不同口径的合适气管 3 根,连接导管的接卸管及呼吸囊,对昏迷患儿可直接进行插管,清

醒患儿应在麻醉(全身麻醉或局部麻醉)下,进行气管插管。气管插管分经口腔气管插管及经鼻腔气管插管两种方式:

### (一) 经口腔气管插管

经口腔气管插管,见图 8-3。

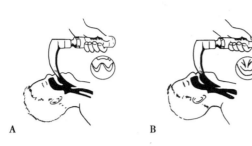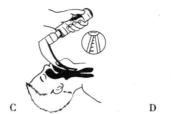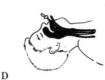

A　　　　　　　　B　　　　　　　　C　　　　　　　　D

**图 8-3　经口腔气管插管法**
A. 显露悬雍垂;B. 暴露会厌;C. 暴露声门;D. 导臂插入气臂内

1. 患儿仰卧,头适当后仰,操作者左手持咽喉镜,从患儿口腔右侧将舌向左推开,显露悬雍垂。

2. 将咽喉镜片向前推进,暴露会厌。

3. 将弯型咽喉镜片前端置于会厌软骨前,使会厌向上提起(如用直型镜片时需将会厌直接挑起),暴露声门。

4. 将气管导管通过声门插入气管,放好牙垫。

5. 接上呼吸囊,加压呼吸,以听诊器倾听肺部两侧呼吸音,确定导管位置是否正确,以除外导管插入一侧支气管,最后用胶布将导管妥善固定。

### (二) 经鼻腔气管插管法

1. 观察鼻腔有无阻塞,插管前先用 1%麻黄碱溶液滴鼻,使鼻腔黏膜收缩,增大鼻腔。

2. 因气管导管斜口对向左侧,选用右侧鼻孔插管比较容易插入声门。

3. 将右鼻翼外翻,然后将涂抹润滑剂的导管插入右鼻孔,与鼻纵线垂直,沿下鼻道出后鼻孔。

4. 用咽喉镜放入口腔,暴露声门,以特制插管钳在明视下将导管尖端送入声门而进入气管。

5. 倾听两侧肺呼吸音对称后,将鼻气管导管妥善固定。

### (三) 注意事项

1. 小儿呼吸道解剖方面有一定特点,喉头位置较高,会厌呈 U 形,呼吸道最狭窄处不在声门而在环状软骨,如导管插过声门而遇有阻力,不宜强行插入,而应更换较细导管后再插入气管,否则

因导管过粗,可引起拔管后喉水肿甚至环状软骨狭窄。

2. 小儿气管插管导管常不需用套囊,年长儿可以用带低压套囊的导管。

3. 小儿气管导管内径及长度可参考表 8-3。

**表 8-3　小儿气管导管内径及长度**

| 年　龄 | 导管内径<br>(mm) | 经口插管<br>导管长度<br>(cm) | 经鼻插管<br>导管长度<br>(cm) |
|---|---|---|---|
| 早产儿 | 2.5~3.0 | 11 | 13.5 |
| 新生儿 | 3.5 | 12 | 14 |
| 1 岁 | 4.0 | 13 | 15 |
| 2 岁 | 4.5 | 14 | 16 |
| 4 岁 | 5.0 | 15 | 17 |
| 6 岁 | 5.5 | 17 | 19 |
| 8 岁 | 6.0 | 19 | 21 |
| 10 岁 | 6.5 | 20 | 22 |
| 12 岁 | 7.0 | 21 | 22 |

理想的导管应能顺利插过声门及声门下区,加压呼吸时应有适当漏气,如加压呼吸时无漏气,提示导管过粗,应更换导管。注意急性会厌炎时声门周围可有严重水肿,导管内径应减小。

4. 导管应与牙垫紧密固定,以防导管被咬瘪而阻塞呼吸道。小儿头部应保持中间位,头屈曲时导管易向下滑动,伸展时导管易向上移动。要经常注意导管尖端位置,最好摄 X 线胸片证实位

置是否正确。新生儿可用前端细后端粗的 Cole 导管,可防止导管插入过深。

5. 气管插管后,呼吸道的湿化作用丧失,如吸入气湿化不足,不仅使呼吸道分泌物变稠,易于结痂而阻塞呼吸道,而且使呼吸道纤毛上皮丧失活动能力,分泌物不易咳出。因此气管插管后应每小时作雾化吸入,以保持吸入气体湿化,并经常吸引呼吸道分泌物,吸引操作时应严格消毒,以预防感染。

6. 应控制吸入气氧浓度。高浓度氧可抑制肺泡表面活性物质,易引起肺不张。新生儿吸纯氧时间过长,可造成眼球晶体后纤维增生症。一般吸氧浓度控制在 $40\% \sim 60\%$,使动脉氧分压达 $10.64 \sim 13.30kPa(80 \sim 100mmHg)$,氧饱和度为 $98\%$ 即可。

7. 应注意一些特殊并发症,如经鼻腔插管可损伤鼻黏膜或咽后壁黏膜引起出血,长期人工呼吸可造成声音嘶哑、喉部溃疡、肉芽肿等。

8. 气管导管留置时间有一定限度,经鼻插管可放置 1 周,经口腔插管保持 3 天,以后如有需要,应改为气管切开术。

**(四) 拔管**

当患儿全身情况好转,血压、脉搏平稳,自主呼吸满意,潮气量大于 $8ml/kg$,吞咽反射恢复,胸腹呼吸均匀良好,两肺呼吸音清晰,血气分析 $PaO_2 > 10.64kPa(80mmHg)$、$PaO_2 < 59.85kPa(45mmHg)$、$pH\ 7.35 \sim 7.45$ 时,可以进行拔管。拔管前先吸除气管支气管分泌物,然后加压吸 $O_2$ 后再拔除导管,拔管时不作吸引,否则可引起肺萎陷及严重低 $O_2$ 血症,拔管后短期内仍需给 $O_2$ 并严密观察患儿。

(房定珠)

# 第五节　气管切开术

气管切开术是危重患者抢救中一种常见手术,用以解除喉部呼吸道阻塞、各种原因所致下呼吸道分泌物阻塞,如较长时间昏迷、胸腹外伤和一些神经系统疾病。

## 一、局部解剖

颈段气管位于颈部正中,前有皮肤、筋膜、胸骨舌骨肌及胸骨甲状肌。两侧带状肌的内侧缘在颈中线互相联接,形成白线,施行气管切开术时循此线向深部分离,较易暴露气管。气管两侧胸锁乳突肌的深部,有颈内静脉和颈总动脉等。在环状软骨水平,上述血管距离中线位置较远,向下逐渐移向中线,于胸骨上窝处与气管靠近。以胸骨上窝为顶,胸锁乳突肌前缘为边的三角形区域称为安全三角区,气管切开术在此三角区内沿中线进行,可避免损伤颈部大血管(图 8-4)。

气管主要由十余个马蹄形软骨环构成,其后壁仅有纤维组织及平滑肌,并与食管前壁紧贴,呼气及咳嗽时,气管后壁常向前突入管腔,切开气管环时,若不注意,容易造成损伤。在气管第 2 ~ 3 软骨环处,有甲状腺峡部横越,损伤后易出血。此外,小儿胸腺较大,偶可超出胸骨柄上缘,使

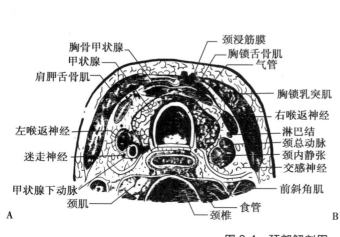

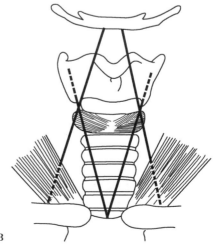

图 8-4　颈部解剖图

气管前壁不易暴露,手术时宜在甲状腺峡部下缘处寻找气管。在第7~8气管环处有无名动脉、静脉斜行越过气管前壁,切开气管软骨环之部位不宜低于第5环,以防血管损伤,而并发严重出血。

## 二、适应证

遇有下列情况时,应立即考虑作气管切开术:①由于喉部炎症、肿瘤、外伤、异物等原因引起的喉阻塞,而病因不能迅速解除时,应施行气管切开术。②由于各种原因引起的昏迷、颅脑病变、神经瘫痪、严重的胸腹部外伤等,可使咳嗽反射消失,或因疼痛而抑制咳嗽,使痰液不易咳出,分泌物潴留于下呼吸道引起缺氧者,亦要立即作气管切开

术。术后空气可由气管切开处直接吸入,减少了呼吸道无效腔,改善了肺部气体交换,有利于肺部功能的恢复。同时气管切开术亦为装置辅助呼吸器提供了方便。③对某些口腔、颌面、咽喉、胸部手术的患儿,为了便于麻醉,防止血液吸入下呼吸道和保持术后呼吸道通畅,可施行预防性气管切开术。④在无条件施行气管镜手术时,或已经支气管镜探取异物未成,估计有窒息危险者,可考虑行气管切开术取出异物。

## 三、手术前准备

### (一)气管套管的选用

术前选好合适的气管套管是很重要的,各号套管的号码、内径和患儿的适用年龄,见表8-4。

表8-4 套管号码、内径及患儿适用年龄

| 号码 | 00 | 0 | 1 | 2 | 3 | 4 |
|---|---|---|---|---|---|---|
| 内径(mm) | 4.0 | 4.5 | 5 | 6 | 7 | 8 |
| 长度(mm) | 40 | 45 | 55 | 60 | 65 | 70 |
| 适合 年龄 | 1~5个月 | 6~12个月 | 2岁 | 3~5岁 | 6~12岁 | 13~18岁 |

### (二)麻醉

一般采用局麻。病情十分危急时,为了争取时间,可以不用麻醉。

### (三)体位

取仰卧位,肩下垫一小枕,头后仰,使气管上抬接近皮肤,便于手术时暴露气管。头部须由助手扶持,使头颈部保持中线位(图8-5)。

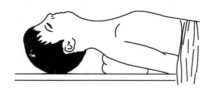

图8-5 气管切开术的体位

### (四)消毒

按外科方法消毒颈部皮肤,病情十分危急时可不予消毒而立即施行手术。

### (五)手术方法

1. 自甲状软骨下缘至接近胸骨上窝处,沿颈前正中线切开皮肤及皮下组织,用血管钳沿中线分离组织,将胸骨舌骨肌及胸骨甲状肌向两侧分开。分离甲状腺峡部,暴露气管。

2. 在分离甲状腺后,可透过气管前筋膜隐约

看到气管环。小儿气管柔软而较细,确定有困难时,可用注射器穿刺,视有无气体抽出。必要时可先找到环状软骨,然后再向下寻找气管。

3. 确定气管后,于第2~4环处,用11号或12号刀片自下向上挑开2个气管环。刀尖切勿插入过深,以免刺伤气管后壁或食管前壁。儿童不宜切除软骨,以防术后形成气管狭窄。

4. 气管切开后,用弯血管钳或气管切口扩张器将切口撑开,插入大小适合的气管外管,立即取出管芯,放入内管。若有分泌物自管口涌出,证实套管确已插入气管,如无分泌物咳出,可用少许纱布纤维置于管口,视其是否随呼吸飘动。如发现套管不在气管内,应拔出套管,套入管芯,重新插入。

5. 套管插入后,应用细带将其牢固地缚于颈部,以防脱出。若颈部切口过长,可在其上端缝合1~2针,但不宜缝合过密,以免发生皮下气肿。最后,用纱布一块并剪开一半,将其垫于伤口与套管之间(图8-6)。

近年来,国内外很多学者提出,在喉阻塞症状明显的危急情况时,可先插入支气管插管,以维持气道通畅,使手术前有足够的准备时间,并在寻找气管时较为方便。

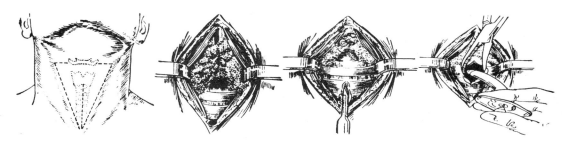

图 8-6　气管切开术

### 四、手术后处理

气管切开后需专人日夜护理。有分泌物咳出时,应立即用纱布擦去,或用消毒的导管插入套管内,吸出分泌物以保持套管通畅,套管的内管应隔 2~3 小时清洗 1 次,以免分泌物黏附于内管壁而使内管阻塞。除非特殊情况,术后 48 小时内不应更换外套管,因为此时瘘道尚未形成,拔除套管后,创口会很快闭合,使外管不易再插入,造成窒息危险。换套管时,应在手术室内作好气管切开术的各种准备工作后再进行。

病室内应保持温度在 22℃,相对湿度在 90% 以上。定时通过套管滴入少许生理盐水、0.05% 糜蛋白酶溶液或抗生素溶液等,以稀释分泌物,便于咳出,也可用吸引器吸出下呼吸道分泌物。

由于痰液污染,术后伤口易发生感染,应每天换药 1~2 次。须经常检查有无伤口感染、皮下气肿、肺部并发症等,以便及时采取治疗措施。

术后应经常注意套管的位置是否合适,若套管自气管切口滑出又未及时发现,可有窒息危险。套管脱出的原因主要有套管太短、气管切口过低、颈部粗肿及套管缚带太松等。

### 五、拔管

若喉阻塞及下呼吸道分泌物堵塞症状已经消除,可考虑拔管。拔管前必须先行堵管,确定气道已通畅才可拔管。2 岁以上的幼儿,喉腔及气管较大,套管相对较细,可一次堵塞。经 24~48 小时观察,无呼吸困难者即可拔管。2 岁以内或 2 岁以上幼儿不能一次堵管者,可用分期堵管法,即先堵塞一半套管,24 小时后再堵塞 3/4 或全堵塞,如无呼吸困难,即可拔管。为了便于观察病情,拔管时间宜在上午。拔管后 48 小时内应注意呼吸,并应准备一套同样大小的套管及气管切开术器械,以便在必要时可将套管重新插入。拔管后,创口不必缝合,只用蝶形胶布将创缘拉拢固定,2~3 天内多可愈合。

(房定珠)

# 第六节　胸腔穿刺和引流术

## 一、胸腔穿刺

### (一) 指征

1. 诊断性穿刺　凡遇有胸膜积液(脓、血及浆液)、积气的患者可作胸腔穿刺。将抽出物作细菌培养、抗生素敏感试验或病理等其他检查,以明确诊断。

2. 治疗性穿刺　经胸腔穿刺后再注入各种抗生素或抗癌药物,进行局部治疗。

### (二) 方法及注意事项

1. 体位、麻醉及穿刺点　病情较轻者取坐位,病情重者取头高位。胸腔积液(脓)者,穿刺点在腋后线第 7~9 肋间隙或腋中线第 6~7 肋间隙;气胸的穿刺点为锁骨中线第 2 肋间隙;包裹性积液(脓),根据 X 线片、胸透、超声波检查确定穿刺点。以 1% 普鲁卡因作局部浸润麻醉,由皮下至胸膜壁层。紧急情况时,可不用麻醉直接作胸腔穿刺。

2. 穿刺部位经碘酊、酒精消毒后,取 20ml 注射器,注射器和针头之间,连接一长 2~3cm 的橡皮管,于穿刺肋间隙下一根肋骨的上缘,将针头垂直刺入胸腔,一般约刺入 2~3cm 即可感到针头抵抗突然消失,表明进入胸腔。随后,将注射器缓慢抽吸。如为张力性气胸,穿刺时注射器芯即向外退出;如为积液,抽吸时注射器内有液体缓慢流出。积液、积气量较多者,注射器内充满气、液,则在橡胶管上夹一血管钳然后取下注射器,将其内容物排空,再继续抽吸。穿刺物为气体时用 7 号针头,如穿刺液极为稠厚用 12 号注射针头。

3. 抽液(气)速度不宜过快,每次总量年长儿不宜超过 600~800ml,以免纵隔移位。

4. 穿刺过程中,患者如有剧咳、胸痛或休克,应立即停止操作,令患者平卧以及采取其他应急措施。

5. 需反复胸腔穿刺者,在穿刺前宜 X 线透视,以观察积液(气)量,选择最佳穿刺点。

## 二、胸腔引流

### (一) 经肋间胸腔引流术

1. 指征　①张力性气胸;②早期急性脓胸,经胸腔穿刺抽脓液及全身抗生素治疗无效或脓液生成过快、中毒症状仍未控制者;③脓液稠厚,虽用粗针穿刺,但不易抽出者;④脓胸本身或穿刺造成胸壁感染皮下积脓者。

2. 方法与注意事项

(1) 体位、麻醉及引流点:患者术前 6 小时开始禁食,术前半小时肌内注射阿托品 0.02mg/kg。一般用 1% 普鲁卡因作胸壁全层浸润麻醉,同时需将气管插管,加压面罩呼吸囊和 $O_2$ 准备妥善,以备急用。患儿取半卧位或侧卧位。脓气胸的引流点为腋中线第 6~7 肋间;单纯张力性气胸引流点为锁骨中线第 2 肋间。当有脓气胸时可能需要在胸腔上下各放置 1 根引流管。

(2) 操作步骤:局部消毒麻醉后,先在引流点作胸腔穿刺,证实该处有气体或脓液后,继于该处肋间皮肤作一小切口,深达浅筋膜,切口略小于引流管的外径。在肋间的下一根肋骨上缘用中弯血管钳强行戳穿胸壁和肋间肌,进入胸腔,并将戳穿口稍撑大。随即用止血钳夹住引流管的胸内端,经戳穿口插入胸腔。引流管置胸腔内约 2~3cm,最后将引流管胸外端与水封瓶相接,水封瓶另一开口接负压(10~15cmH$_2$O),以利肺的膨胀。张力性气胸者待肺或气管不再漏气后再接负压。引流管以缝线固定于胸壁皮肤上。2~3 岁以下患儿,引流切口皮肤处预置缝线一根,待拔引流管时缝线打结,切口皮肤良好对合,以免再次发生气胸。

(3) 注意点:对单纯气胸,引流管选用直径为 10~14cm 口径的硅橡管或导尿管;脓胸患者选用 3/5~6/8cm(内径/外径)的硅胶管或乳胶管。

引流管胸腔端剪成分叉状,距顶端 0.5~1cm 处开一侧孔,此侧孔距胸腔内壁约 1~1.5cm。对于脓胸者,放置胸腔引流管后即用生理盐水经引流管作脓腔冲洗。疑伴有支气管胸膜瘘者,可以少量液体多次冲洗,如有明显刺激性咳嗽时应停止冲洗,以防冲洗液反流入气道,引起窒息。套管针仅能通过较细的引流管,常引流不畅,故目前很少用于肋间插管引流。

### (二) 肋骨切除胸腔引流术

1. 指征　①脓胸病程较长,脓液比较稠厚者;②经肋间引流 1 周后,脓腔未见缩小或胸腔内已成数个包裹性脓腔,症状未见改善者。

2. 方法与注意事项

(1) 麻醉:术前用药同前,采用气管内插管静脉和气体麻醉。

(2) 患者侧卧,在脓液积聚最低点上 1~2 根肋骨、腋中线处,沿肋骨作长 3~4cm 皮肤切口,切开肌层达肋骨,用电刀沿肋骨纵轴切开其骨膜,再用肋骨剥离器剥离该段肋骨(图 8-7A),用肋骨剪剪除此段肋骨 2~3cm(图 8-7B),电刀切开此肋骨床(方向同前),进入胸腔(图 8-7C)。用吸引器吸尽脓液,用示指钝性剥离被纤维素分割的脓腔,清除脓块、坏死组织及胸膜肺表面的脓痂,并用生理盐水冲洗胸腔数次。于脓腔的最低点另外放置 1 根肋间引流管,在原切口依次将肋骨骨膜切口、肌层、皮肤分别缝合,引流管接水封瓶(图 8-7D)。

### (三) 胸腔引流的术后处理

1. 全身用抗生素和支持疗法。

2. 每天更换水封瓶,记录引流的量和性质。

3. 经常挤压引流管,避免引流管阻塞或引流不畅。

4. 对脓液稠厚、体温仍有波动者,每天以生理盐水冲洗胸腔 1 次。

5. 水封瓶接负压,负压为 10~15cmH$_2$O,以利肺的膨胀。若为张力性气胸者,开始可用低负压(5~6cmH$_2$O)或不用负压,待不再漏气时增加负压吸引。

6. 每隔 2~3 天胸腔透视 1 次,检查肺膨胀情况。

7. 拔引流管时间为患者体温稳定,脓液或渗出液甚少或消失,肺已膨胀,水封瓶内水柱已无波动,说明肺与胸壁已粘连。拔管前先夹管 1~2 天,如肺膨胀良好即可拔管。拔管时将皮肤切口中央预置缝线打结。

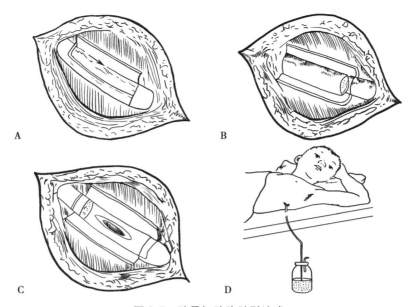

**图 8-7　肋骨切除胸腔引流术**
A. 剥离肋骨骨膜；B. 切除一段肋骨；C. 切开肋骨后骨膜及胸膜，进入胸腔；D. 胸腔引流管接水封瓶

（房定珠）

## 参 考 文 献

1. 申昆玲,邓力,李云珠,等.支气管舒张剂在儿童呼吸道常见疾病中应用的专家共识.临床儿科杂志,2015,33(4):373-379.
2. 洪建国.进一步规范儿童雾化吸入治疗.中国实用儿科杂志,2016,31(12):881-883.
3. 申昆玲,邓力,李云珠,等.糖皮质激素雾化吸入疗法在儿科应用的专家共识(2014 年修订版).临床儿科杂志,2014,32(6):504-511.
4. 洪建国.重视吸入性糖皮质激素在 5 岁以下儿童中的应用.中国实用儿科杂志,2013,28(11):801-803.
5. 申昆玲,张国成.重视儿童雾化吸入治疗的规范和临床应用研究.中国实用儿科杂志,2014,29(11):837-839.

# 第七节　抗菌药物治疗

抗菌药物(antibacterial agents)是指对细菌具有杀灭和抑制作用的微生物产物、半合成衍生物以及化合物。实际工作中有时将"抗菌药物"概念外延扩大至治疗衣原体、支原体、立克次体、螺旋体、真菌等微生物感染的药物。由于感染性疾病是儿童常见疾病,抗菌药物在儿科使用率非常高。在治疗儿童患者感染时,除遵循抗菌药物应用的一般原则外,还应考虑儿童患者在生理特点、病原学构成、细菌耐药性以及药物适应证等方面的特殊性,以保证安全、有效地治疗。

### 一、抗菌药物治疗的一般原则

#### (一) 严格掌握抗菌药物应用指征

根据患者的症状、体征以及实验室、影像学检查推测或确诊为细菌性感染者,方有指征应用抗菌药物。由真菌、支原体、衣原体、螺旋体、立克次体及部分原虫等病原体所致的感染亦有指征应用抗菌药物。病毒性感染者,不应使用抗菌药物,抗病毒治疗亦应限于已有充分证据显示抗病毒药物有确切疗效的 HIV、乙肝病毒、疱疹病毒、流感病毒和呼吸合胞病毒等病毒感染。

#### (二) 尽早送检合格微生物标本,明确感染病原

正确的病原学诊断是合理应用抗菌药物,更有效、安全和经济地治疗患者的重要前提。在抗感染治疗前留取微生物标本,保证标本高质量,多送血液、脑脊液、胸水、腹水、关节腔液等无菌部位标本,多次送检,革兰氏染色涂片、细菌培养、药敏试验、血清学和分子生物学方法相结合,均有助于提高病原学检查的检出率和准确性。目前临床仍

普遍存在以下问题:微生物检查送检率低;留取微生物标本不及时(常在使用抗菌药物后);标本质量差;痰液、咽拭子、浅表伤口分泌物等非无菌部位标本比例高;偏重细菌培养而忽视革兰氏染色涂片等其他检测方法;实验室不遵守基本规范、缺少质控等。这些做法导致病原学检查的检出率和准确性均不理想。

**(三) 及时给予经验治疗,争取病原治疗**

感染性疾病常进展迅速,及时地予以抗感染治疗可显著改善预后。因此,如临床诊断或怀疑为细菌性感染,但尚未获取病原和细菌药敏结果或检测结果阴性,应在进行病原学检测后,根据感染部位、发病场所(社区或医院获得性感染)、年龄、基础疾病、抗菌药物用药史、治疗反应和当地近期细菌耐药性监测数据,推断可能的病原菌及其对抗菌药物敏感性,尽快予以抗菌药物的经验治疗。

根据病原菌及其药敏进行病原治疗,可以选择更具针对性、窄谱、安全和经济的抗菌药物,确定更合适的剂量和疗程,是治疗大多数感染的理想之选。重症社区获得性感染(如感染性心内膜炎、脑膜炎)和所有医院获得性感染均应努力明确感染病原,争取病原治疗。获取病原学检测结果后,应根据患者临床表现、实验室检查结果等综合判断培养所获细菌是否为致病菌、定植或污染,避免针对污染菌或定植菌的不恰当抗菌药物应用。

**(四) 充分考虑抗菌药物的抗菌活性、药动学特点和不良反应等特性**

选择抗菌药物应保证:①抗菌谱覆盖已知或可能的病原菌;②药物在感染部位达到有效浓度,中枢神经系统、骨骼、前列腺等部位存在生理屏障,这些部位感染尤其要注意选择穿透性好的药物;③注意药物适用人群和药物相互作用,尽可能减少不良反应;④具有卫生经济学意识,选用性价比高的药物。

**(五) 根据患者的生理、病理状态给药**

应考虑不同年龄患者药物动力学(吸收、分布、代谢和排泄)的差异。孕妇的生理变化亦会影响药动学过程,且给药必须考虑对胎儿的影响,宜选用β-内酰胺类、林可霉素类、磷霉素和大环内酯类(不包括酯化物和克拉霉素)等低毒性药物;美国食品与药品管理局根据药物对妊娠女性及胎儿影响将药物分为 A、B、C、D 和 X 5 类,可作为重要参考。哺乳期妇女全身应用抗菌药物时,应停止哺乳。

肾功能损害患者应用抗菌药物时,应考虑药物对肾功能、肾脏毒性和肾功能、透析对药物排泄的影响,如所用抗菌药物主要经肾排泄,应计算患者内生肌酐清除率并据此调整给药剂量,部分药物在透析后需要补充剂量。肝功能减退患者使用主要经过肝脏代谢或排泄的药物时应减量,避免使用有肝毒性的药物。

**(六) 选用恰当的给药方案和疗程**

轻中度感染应尽量选用口服给药治疗。静脉或肌内注射给药限于:①不能、不耐受口服给药的患者;②所选的合适抗菌谱药物口服不吸收;③感染严重、病情进展迅速,需在感染组织或体液中迅速达到高药物浓度以达杀菌作用者。其中肌内注射给药时剂量受限、吸收影响因素多,只适用于不能口服给药的轻、中度感染者。接受注射用药的感染患者病情好转并能口服时,应及早转为口服给药。

抗菌药物的局部应用在感染部位不能达到有效浓度,反易引起过敏反应或导致细菌耐药,因此治疗全身性感染或脏器感染时应避免局部应用抗菌药物。局部应用应限于:全身给药后在感染部位难以达到有效治疗浓度时辅以局部给药,如中枢神经系统感染全身给药加鞘内给药;眼、耳、口腔、阴道等黏膜表面感染。局部用药途径包括雾化吸入、喷鼻、滴眼、球结膜下注射、玻璃体内注射、鞘内注射、皮肤和黏膜应用等。宜采用主要供局部使用的抗菌药物而少用供全身应用药物,用于大面积烧伤和创伤时应警惕创面吸收过多发生不良反应。

药动学与药效学相结合的研究表明,抗菌药物根据杀菌模式可分为时间依赖性和浓度依赖性两类。β-内酰胺类抗生素、红霉素、克林霉素等时间依赖性抗菌药应每天多次给药(β-内酰胺类抗生素中头孢曲松、厄他培南因半衰期较长,后者尚有抗生素后效应,可每天一次给药);氟喹诺酮类、氨基糖苷类等浓度依赖性抗菌药可每天给药一次(重症感染者例外)。

抗菌药物疗程因感染不同而异,一般宜用至体温正常、症状消退后 72～96 小时,有局部病灶者需用药至感染灶控制或完全消散。但感染性心内膜炎、布氏菌病、骨髓炎、溶血性链球菌扁桃体炎、结核病和深部真菌病等感染必须遵照特定的疗程,以避免或减少复发。

### (七) 严格联合用药指征

单一药物可有效治疗的感染不需要联合用药。联合用药限用于：①病原菌尚未查明的严重感染；②单一抗菌药物不能控制的严重感染或混合感染；③结核分枝杆菌、铜绿假单胞菌等易对抗菌药物产生耐药性病原菌所致感染；④通过联合用药适当减少毒性较大的抗菌药物剂量。联合用药时宜选用具有协同或相加抗菌作用的药物（如β-内酰胺类与氨基糖苷类联合），并避免药物不良反应叠加。

### (八) 重视综合治疗措施

纠正感染易患因素，治疗基础疾病，感染局部引流、清创，对症、支持治疗改善全身情况，均是抗感染治疗的重要手段，不可偏废。

### (九) 参考相应感染的诊治指南

国内外针对各部位、各类病原体感染制订了诸多基于循证医学证据的诊疗指南，根据患者临床表现、危险因素、流行病学等进行分层、提出抗感染经验和病原治疗建议，并评价抗菌药物治疗相应感染的临床定位，应成为抗感染治疗的重要依据。在参考指南意见时，应注意当地流行病学（病原构成、细菌耐药性等）和社会、经济状况的差异，更多借鉴指南的循证医学思维方式而非机械照搬其推荐的治疗方案。

## 二、儿童患者的特殊性

### (一) 儿童的生理特点

儿童主要存在以下影响抗菌药物药动学（吸收、分布、代谢、排泄）和安全性的生理特点：①3岁以下胃酸pH高于大龄儿和成人，对不同药物的吸收影响各异，如青霉素吸收增加而头孢泊肟酯吸收减少；②新生儿肌内注射容易出现硬结影响吸收；③儿童细胞外液比例高于成人，分布容积大，血浓度低，排泄相对缓慢；④新生儿肝酶系统不足，细胞色素P450酶、单胺氧化酶及葡萄糖醛酸转移酶等重要药物代谢酶含量远低于成人，对氯霉素、呋喃类、磺胺类等药物代谢能力差；⑤新生儿的肾功能亦较成人低，在2~12个月龄时方达到成人水平；⑥儿童相对体重的体表面积大于成人；⑦新生儿体重随日龄变化幅度较大；⑧儿童处在生长、发育阶段，易发生不良反应。

儿童用药给药剂量按体重计算略大于成人，但要避免毒性大的药物。新生儿应按日龄调整给药方案；避免主要经肾脏排泄的药物，确有必要使用时应监测药物血浓度，个体化治疗，以保证治疗安全；还应避免肌内注射。儿童的推荐给药剂量通常分3个年龄段（0~7天、7~28天和>28天）；按体重计算，新生儿还需要区分是否为低体重（是否<2kg）。

### (二) 病原体构成和药物敏感性差别

儿童因为生活习惯、生理和免疫功能等原因，同一部位感染的病原菌可能有别于成人，甚至不同年龄段儿童的病原菌亦有差异。例如新生儿肺炎病原体主要来自产道，以巨细胞病毒、单纯疱疹病毒、风疹病毒、B族链球菌、李斯特菌、沙眼衣原体多见；1个月~2岁社区获得性肺炎患者80%以上可分离获得呼吸道合胞病毒、腺病毒、博卡病毒、流感病毒、副流感病毒、冠状病毒和鼻病毒等病毒，尤以呼吸道合胞病毒多见；10岁以上儿童病毒感染则显著减少，肺炎链球菌、流感嗜血杆菌和肺炎支原体感染更为多见；而成人社区获得性肺炎病原菌主要为肺炎链球菌、流感嗜血杆菌、卡他莫拉菌、肺炎支原体、肺炎衣原体和嗜肺军团菌等病原体。再如新生儿化脓性脑膜炎病原体亦多来自产道，以B族链球菌、大肠埃希菌和李斯特菌多见；>1个月儿童化脓性脑膜炎病原菌则主要为肺炎链球菌、流感嗜血杆菌、脑膜炎奈瑟球菌和单核细胞增多性李斯特菌。

此外，由于抗菌药物使用品种和频度的差异等因素影响，儿童和成人分离的同一种病原菌对一些药物的敏感性也存在较大差异。例如2010年CHINET细菌耐药监测结果显示，儿童分离肺炎链球菌中青霉素敏感株（PSSP）、中介株（PISP）和耐药株（PRSP）分别为70.3%、15.9%和13.8%，而成人分离株中分别为92.2%、3.3%和4.4%；儿童分离株对青霉素耐药率明显高于成人分离株，相反，儿童分离株对左氧氟沙星的耐药率则低于成人分离株。

在抗感染经验治疗时，应充分考虑儿童与成人以及不同年龄段儿童之间病原体构成和药物敏感性的差异。

### (三) 疫苗接种的意义

儿童在出生后，从母亲获得的免疫力逐步消失，易患各类感染性疾病。疫苗接种不仅可以减少感染性疾病发病率、病死率和所致后遗症，肺炎链球菌、流感嗜血杆菌等常见社区感染病原菌疫苗的接种还可以大幅减少儿童抗菌药物的使用，继而延缓抗菌药物选择压力导致的细菌耐药率上升趋势。肺炎链球菌疫苗的使用,还阻断了主要肺炎链球菌耐药克隆的传播,直接降低了肺炎链球菌临床分离株对青霉素、头孢菌素等常用抗菌药物的耐药率。

### 三、特定类别抗菌药物在儿童患者的应用

根据在儿童应用的经验和安全性可将抗菌药物分为3类:①已累积较多临床经验,在儿童应用较为安全的药物,如大多数 β-内酰胺类抗生素、大环内酯类药物等。②临床资料显示儿童应用可能存在较大风险,应避免或谨慎使用的药物,如四环素类、氟喹诺酮类和氨基糖苷类。但这类限制并非绝对,取决于对患儿获益和风险权衡。③基于伦理原因,临床应用尚限于成人,无儿童或新生儿应用经验的药物。这类药物暂不推荐用于儿童或新生儿,但不排除今后在累积充分儿童应用经验后推荐用于儿童。这多见于一些上市时间较短的药物,如卡泊芬净、米卡芬净等棘白菌素抗真菌药,再如环脂肽类新药达托霉素。以下着重讨论上述第二类抗菌药物。

#### (一)氨基糖苷类抗生素

该类药物有明显耳、肾毒性和神经肌接头阻滞作用,新生儿对其清除降低、半衰期延长,患儿应尽量避免应用。但该类药物与 β-内酰胺类抗生素联合是治疗肠杆菌科细菌、铜绿假单胞菌等耐药革兰氏阴性菌感染的重要选择,因此在临床有明确应用指征且无更安全替代药物时,仍可选用该类药物。使用氨基糖苷类药物治疗过程中应严密观察可能的耳、肾毒性,有条件者应进行血药浓度监测,个体化给药;新生儿仅在监测血药浓度情况下允许使用该类药物。

#### (二)喹诺酮类抗菌药

由于早期动物实验显示喹诺酮类药物吡哌酸可导致幼龄动物承重关节损害,这一发现一度阻止了该类药物在儿童应用的大规模开发和评估,通常建议该类药物应避免用于 18 岁以下未成年人。

该类药物具有抗菌谱广(覆盖革兰氏阴性菌、革兰氏阳性菌和不典型病原体,莫西沙星对厌氧菌亦有良好抗菌活性,环丙沙星、左氧氟沙星等氟喹诺酮类药物是目前仅有的对铜绿假单胞菌有抗菌活性的口服药物),抗菌作用机制独特(抑制细菌 DNA 旋转酶和拓扑异构酶Ⅳ),组织浓度高,给药方便(多数品种有口服、静脉 2 种剂型便于序贯

给药,一些品种可一天一次给药),价格不高等特点。在儿童抗菌药物选择范围窄的困境下,一些医生仍给儿童使用喹诺酮类药物。美国 FDA 先后批准萘啶酸治疗 3 个月以上儿童尿路感染,环丙沙星治疗吸入性炭疽和复杂性尿路感染、肾盂肾炎,左氧氟沙星治疗吸入性炭疽。美国制订的炭疽芽孢杆菌(致炭疽)、鼠疫耶尔森菌(致鼠疫)和土拉热弗兰西斯杆菌(致兔热病)生物恐怖袭击处置共识均推荐儿童使用环丙沙星预防、治疗以上感染。

2006 年美国儿科学会对儿童全身应用喹诺酮类抗菌药临床资料进行评估后认为,在治疗多重耐药菌感染无更安全、有效替代药物或静脉给药不便、无合适口服药物时,儿童使用喹诺酮类抗菌药的收益大于风险,推荐在以下情况儿童可应用喹诺酮类抗菌药:①吸入雾化炭疽芽孢杆菌后预防、治疗炭疽;②铜绿假单胞菌或其他多重耐药革兰氏阴性菌尿路感染;③铜绿假单胞菌所致慢性化脓性中耳炎或恶性外耳道炎;④铜绿假单胞菌所致慢性骨髓炎或骨软骨炎;⑤寄殖铜绿假单胞菌的肺囊性纤维化患者肺部疾病加重且可在门诊治疗时;⑥已知对喹诺酮类敏感的分枝杆菌感染;⑦免疫缺陷患者革兰氏阴性菌感染,需要口服给药或对其他可选药物耐药;⑧多重耐药志贺氏菌属、沙门氏菌属、霍乱弧菌和空肠弯曲菌胃肠道感染;⑨细菌性败血症、脑膜炎患者,耐药菌所致,或免疫缺陷儿童接受其他适选抗菌药物胃肠外给药治疗失败;⑩氟喹诺酮类敏感细菌所致严重感染,且患者对其他替代药物存在威胁生命的过敏反应。2011 年美国儿科学会对包括多个对照试验在内的临床资料分析后认为,喹诺酮类药物可导致可逆而非持久肌肉、骨骼的损害,并重申在儿童患者中使用喹诺酮类抗菌药的合理性。

总之,随着更多临床疗效和安全性资料的累积,喹诺酮类抗菌药用于治疗特定儿童感染逐步被接受,但必须注意我国"抗菌药物临床应用指导原则"和《中华人民共和国药典临床用药须知》仍主张 18 周岁以下儿童避免应用喹诺酮类抗菌药。因此,在我国,喹诺酮类抗菌药必须在确有临床指征并获患儿监护人知情同意后方可用于儿童,应用过程中应密切观察、警惕不良反应发生。

#### (三)糖肽类

目前认为万古霉素的肾、耳毒性与早期其纯度不高有关,提高其纯度后,该类不良反应显著减

少。患儿使用该类药物在治疗过程中应严密观察不良反应,有条件者应进行血药浓度监测,个体化给药,并尽量避免联合应用氨基糖苷类、阿司匹林、两性霉素 B 等可能增加肾毒性的药物。

### (四) 四环素类抗生素

四环素类抗生素可导致牙齿黄染及牙釉质发育不良,其中多西环素与钙结合力少,较四环素更少影响牙齿。8 岁以下小儿一般建议避免使用该类药物,但罹患立克次体病、鼠疫、炭疽和兔热病等严重威胁生命而四环素类具有可靠疗效的疾病,仍推荐使用多西环素。

(杨 帆)

### 参 考 文 献

1. Mandell GL, Bennett JE, Mandell DR. Douglas and Bennett's Principles and Practice of Infectious Diseases. 7th ed. Philadephia:Churchill Livingstone,2010.

2. 汪复,张婴元.实用抗感染治疗学.第 2 版.北京:人民卫生出版社,2012.

3. Bradley JS, Byington CL, Shah SS, et al. The Management of community-acquired pneumonia in infants and children older than 3 months of age:Clinical practice guidelines by the Pediatric Infectious Diseases Society and the Infectious Diseases Society of America. Clin Infect Dis, 2011, 53: 617-630.

4. Mandell LA, Wunderink RG, Anzueto A, et al. Infectious Diseases Society of America/American Thoracic Society consensus guidelines on the management of community-acquired pneumonia in adults clinical infectious diseases, 2007,44:S7-S27.

5. Gilbert DN, Moellering RC, Eliopoulos GM, et al. The Sanford guide to antimicrobial therapy. 42nd ed. Sperryville: Antimicrobial Therapy Inc,2012.

6. 朱德妹,汪复,胡付品,等.2010 年中国 CHINET 细菌耐药性监测.中国感染与化疗杂志,2011,11:321-329.

7. 陈灏珠.实用内科学.第 13 版.北京:人民卫生出版社,2009.

8. 国家药典委员会.中华人民共和国药典临床用药须知 2010 年版.北京:中国医药科技出版社,2011.

# 第九章

# 上呼吸道疾病

## 第一节　鼻腔及鼻窦感染性疾病

### 一、感染性鼻炎

感染性鼻炎是由于病毒、细菌引起的鼻黏膜的炎症,主要病理改变是鼻黏膜充血、肿胀、渗出、增生、萎缩或坏死,简称鼻炎。常见的有急、慢性鼻炎两种。

#### (一) 急性鼻炎

1. 病因　由病毒感染引起的鼻黏膜急性炎症性疾病,俗称"伤风""感冒",最常见的病毒有鼻病毒、腺病毒、冠状病毒、流感病毒和副流感病毒等。病毒主要经呼吸道吸入,其次是通过被污染物体或食物进入机体。

2. 临床表现　潜伏期约1~3天,早期鼻痒、鼻干和喷嚏,少数患者眼结膜亦有异物感,畏寒、全身不适;鼻腔黏膜充血、干燥。继而进入卡他期(约2~7天),出现鼻塞、水样鼻涕、嗅觉减退,常伴有发热、倦怠、头痛等全身症状;鼻黏膜弥漫性充血、肿胀,总鼻道或鼻腔底充满水样或黏液性分泌物。最后进入恢复期,清涕减少,逐渐变为黏液脓性,全身症状逐渐减轻,约7~10天后痊愈。

3. 鼻腔检查　鼻黏膜充血、肿胀,下鼻甲充血、肿大明显,总鼻道或鼻咽部有较多分泌物。

4. 诊断　依据病史及鼻部检查确诊不难,但应与其他急性传染病的前驱症状相鉴别,如流感、麻疹、猩红热、百日咳等。

5. 并发症　急性鼻炎可因感染的直接蔓延或不适当的擤鼻,使感染向邻近器官扩散而产生多种并发症:急性鼻窦炎、急性中耳炎、急性咽炎、急性喉炎、急性气管炎和支气管炎(婴幼儿还常引起肺炎)、急性鼻前庭炎、急性泪囊炎等。少数患者还可引起风湿热、病毒性心肌炎、急性肾小球肾炎等严重并发症。

6. 治疗　病毒感染尚无简单有效的治疗方法,但呼吸道病毒感染常有自限性,因此病毒感染引起急性鼻炎,主要是对症及预防并发症。多饮水、饮食清淡、注意休息,如有发热、头痛和鼻塞可以对症治疗。合并细菌感染或有并发症时,应全身应用抗菌药物及治疗并发症。鼻腔局部用药可应用生理海水或生理盐水洗鼻,鼻塞或流涕严重者可酌情应用鼻用激素喷剂;特殊情况下可使用0.5%麻黄碱滴鼻液或盐酸羟甲唑啉滴鼻液减轻充血,但应慎重使用并酌情减量,一般不超过10天,以免形成药物性鼻炎。

#### (二) 慢性鼻炎

1. 病因　与多种因素有关,常由急性鼻炎反复发作或治疗不彻底而演变成变性鼻炎;由于邻近的慢性炎症长期刺激导致鼻腔通气或者引流阻塞,如慢性鼻窦炎、鼻中隔偏曲、慢性扁桃体炎或腺样体肥大等;由于鼻腔用药不当或过量、过久形成药物性鼻炎,如麻黄碱等减充血剂;环境中粉尘或有害的化学气体暴露以及贫血、营养不良、内分泌疾病及免疫功能障碍等全身因素也可诱发该病。

2. 临床类型　依据不同的病理改变分为慢性单纯性鼻炎和慢性肥厚性鼻炎。慢性单纯性鼻炎是以鼻黏膜下血管或血窦扩张,通透性增加,黏液腺功能活跃,分泌增加为主;慢性肥厚性鼻炎早期类似上述改变,晚期发展为黏膜、黏膜下弥漫性纤维组织增生、增厚呈结节状、桑葚状或息肉状改变。两种类型在病理上虽有不同,但临床并无明确界限,为一种疾病的不同阶段,症状轻重不一,治疗方法有所区别。

3. 临床表现　以鼻塞、多涕为主要症状,可伴有不同程度嗅觉减退、闭塞性鼻音、头痛、头胀、精神萎靡,长期张口呼吸及鼻腔分泌物的刺激,易引起"上气道咳嗽综合征",表现在患儿经常"清嗓子"、干咳、干呕、面部异样表情或动作等。

4. 体征和辅助检查　鼻腔检查:鼻黏膜肿胀或增生、肥厚、堵塞鼻腔,总鼻道可见黏性或脓性分泌物;口咽部检查:悬雍垂后方可见黏性或脓性分泌物悬挂。特殊情况如怀疑鼻窦炎或腺样体肥大引起时可选择鼻内镜及鼻窦 CT 作进一步检查。

5. 诊断　根据症状、鼻腔检查、鼻镜检查,诊断多无困难,但应与其他类型鼻炎相鉴别。

6. 治疗　原则:消除致病因素,积极治疗全身疾病,提高机体免疫力;局部治疗应根据程度的不同酌情选择药物或手术治疗。对儿童应将非手术治疗作为首选。

## 二、儿童鼻窦炎

儿童鼻窦炎(sinusitis)是儿童较为常见的疾病,其病因、症状、诊断和治疗与成人不尽相同。各鼻窦的发病率与其发育先后不同相关。上颌窦、筛窦较早发育,故常先受累,额窦、蝶窦在 2~3 岁以后才开始发育,往往较迟受累。常见的致病菌有:肺炎球菌、流感嗜血杆菌、卡他莫拉菌、化脓葡萄球菌、厌氧菌等。

(一) 病因

与儿童鼻窦的解剖、生理特点密切相关。其病因有如下特点:①鼻窦窦口相对较大,鼻腔和鼻道狭窄,鼻窦黏膜淋巴管和血管丰富,一旦感染黏膜肿胀明显且分泌物较多,极易造成鼻道和窦口阻塞;②机体抵抗力和对外界的适应能力均较差,易受各种病毒、细菌感染;③扁桃体和腺样体肥大,易引起鼻腔阻塞而反复交叉感染;④呼吸道的变态反应(变应性鼻炎、哮喘),使得感染和变态反应互为因果,造成恶性循环;⑤在不洁水中游泳或跳水;⑥胃食管反流近年来被认为也是重要原因之一;⑦其他:鼻腔异物、后鼻孔闭锁、腭裂、原发性不动纤毛综合征、囊性纤维化及先天性免疫缺陷等,其中多种疾病目前被认为是儿童鼻-鼻窦炎的相关疾病。

(二) 临床表现

1. 急性鼻窦炎　症状持续存在不超过 12 周。早期与急性鼻炎相似,但患儿全身症状明显,如发热、脱水、拒食、精神萎靡,常伴有咽痛、咳嗽、急性中耳炎、鼻出血、面颊部疼痛及易产生眶内并

发症。

2. 急性复发性鼻窦炎　症状持续存在不超过 12 周,每年发作 3 次以上。每次发作时症状与急性鼻窦炎相似。

3. 慢性鼻窦炎　症状持续存在超过 12 周以上,以间隙性或持续性鼻塞、黏脓性鼻涕为主,也可伴有头面部胀痛、嗅觉减退或丧失;可伴有鼻出血、精神不振、慢性中耳炎、腺样体肥大等,由于长期鼻阻塞和张口呼吸,导致注意力下降、学习成绩下降、易烦躁等行为变化及颌面部发育不良。

(三) 体征和辅助检查

1. 鼻部检查　鼻前庭可有干痂,周围皮肤潮红或皲裂。

2. 鼻镜检查　鼻腔内常有大量黏稠分泌物;儿童下鼻甲一般较肿大,收敛后可见鼻黏膜呈急性或慢性充血、肿胀,中鼻道或嗅裂可见脓性分泌物。急性上颌窦炎可有眶下皮肤红肿,急性筛窦炎眶内角红肿,可有压痛。口咽部检查有时可见脓性鼻涕从鼻咽部流下,称后鼻滴涕或后鼻滴漏。

3. 影像学检查　鼻窦 X 线检查可供参考,需注意的是 5 岁以下幼儿的鼻窦黏膜较厚,上颌骨内尚有牙胞,所以幼儿 X 线片显示窦腔浑浊,并不一定患有鼻窦炎。鼻窦 CT 检查对本病诊断有重要意义。儿童鼻窦炎 CT 的特征为:①范围广:由于儿童鼻-鼻窦炎黏膜的炎症反应重,一旦发生鼻窦炎,多显示为全鼻窦密度增高。②变化快:经过规范恰当的药物治疗后,CT 显示密度增高可在 1~2 周内转为正常透光。因此患有鼻-鼻窦炎的儿童选择手术治疗需谨慎,必须首先进行规范的药物治疗,术前应常规再次进行 CT 扫描。

(四) 诊断

依据症状、鼻部检查、鼻镜检查及鼻窦 CT,易于确诊。

(五) 并发症

随着抗生素的广泛应用,儿童鼻窦炎产生并发症的倾向大大减少,但仍高于成人。轻度的有中耳炎、腺样体炎、下呼吸道感染等;重度的有上颌骨骨髓炎、眼眶蜂窝织炎、脑膜炎、海绵窦血栓性静脉炎和视神经炎等。

(六) 治疗

急性者一般全身应用抗生素 2 周,或者在脓性引流消退后继续用药 1 周;有过敏性因素者使用抗过敏药物;鼻腔局部用减充血剂和糖皮质激素,以利鼻腔和鼻窦引流。慢性者首先应选择规

范保守治疗：口服抗生素4周以上，首选阿莫西林/克拉维酸、头孢地尼和头孢呋辛酯；β-内酰胺类过敏者则选择阿奇霉素、克拉霉素或红霉素；黏液促排剂有利于促进纤毛活动和稀化黏稠分泌物排出，使用时间4周以上；另外局部用鼻用糖皮质激素，除特殊情况不推荐使用减充血剂。鼻生理盐水灌注对改善黏液清除、提高纤毛摆动活性、减轻黏膜水肿等具有良好辅助作用。经上述规范治疗病情迁延不愈者，可选择手术治疗，手术的范围应尽可能小，手术方式目前仍有争议。

# 第二节　腺样体疾病

腺样体又称咽扁桃体、增殖体，位于鼻咽顶壁和后壁交界处，两侧咽隐窝之间。腺样体出生后即存在，6~7岁时最为显著，10岁后逐渐萎缩，故腺样体疾病多发于儿童，主要有急性腺样体炎和腺样体肥大。

## 一、急性腺样体炎

急性腺样体炎（acute adenoiditis）为儿童常见病，以3~10岁为多见，无性别差异。

### （一）病因

正常人咽部、腺样体和扁桃体均存留着某些定植菌，当人体抵抗力降低时，病原体大量繁殖，引起局部组织感染。主要致病菌：乙型溶血性链球菌、非溶血性链球菌、葡萄球菌、肺炎链球菌及腺病毒、鼻病毒、单纯疱疹病毒等。

### （二）临床表现

常合并上呼吸道感染，突发高热（39~40℃）、鼻塞、头痛、张口呼吸；若并发咽炎，则有吞咽痛；若炎症波及咽鼓管，可有轻微耳痛、耳闷胀感、听力减退等；感染严重者，可引起化脓性中耳炎。

### （三）纤维鼻咽镜或硬管鼻镜检查

见腺样体充血肥大，表面覆有渗出物；同时鼻腔和口咽往往伴有急性炎症。

### （四）治疗

轻者卧床休息、多饮水、清淡饮食；高热时及时用退热剂；重者酌情选用足量抗生素，控制感染，防止并发症的发生。

## 二、腺样体肥大

腺样体因反复的炎症刺激或变应性鼻炎、哮喘的反复发作而发生病理性增大，并引起相应的症状者称为腺样体肥大（adenoidal hypertrophy），常见于儿童。

### （一）病因

鼻咽部及其毗邻部位或腺样体自身的炎症反复刺激，使腺样体发生病理性增生。

### （二）临床表现

1. 局部症状　耳部症状：咽鼓管咽口受阻，并发分泌性中耳炎，出现耳鸣、耳闷胀及听力下降；并发化脓性中耳炎、大疱性鼓膜炎，出现耳痛、流液、流脓等。鼻部症状：并发鼻炎、鼻窦炎，出现鼻塞、流涕、闭塞性鼻音，重者引起阻塞性睡眠呼吸暂停低通气综合征（OSAHS）。咽、喉及下呼吸道症状：因分泌物刺激下咽部黏膜，出现经常清嗓子、干咳、干呕等。

2. 全身症状　主要为营养发育障碍和反射性神经症状。表现为厌食、呕吐和消化不良的症状，继而营养不良；并有反应迟钝、注意力不集中、睡眠多梦、夜惊、磨牙、遗尿等。

### （三）体征和辅助检查

视诊可见部分严重的患儿呈"腺样体面容"（adenoid face）：由于长期张口呼吸，影响颌面骨发育，上颌骨变长，腭骨高拱，牙列不齐，上切牙突出，唇厚，缺乏表情。

口咽部检查：咽后壁附有脓性分泌物，常伴有腭扁桃体肥大。前鼻镜、纤维或电子鼻咽镜检查：可见鼻咽顶后壁红色块状隆起，表面呈橘瓣状（见文末彩图9-1）。X线鼻咽侧位片或CT检查：可见鼻咽部软组织增厚（图9-2）。

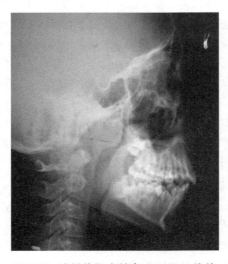

图9-2　腺样体肥大的鼻咽侧位X线片

## （四）治疗

单纯腺样体肥大若无上述合并症,可采取观察或针对鼻-鼻窦炎、变应性鼻炎、哮喘等病因进行治疗。若腺样体肥大并出现耳部症状或引起OSAHS,则应尽早行腺样体切除术。如伴有扁桃体肥大,可与扁桃体切除术同时进行。近年研究发现,儿童分泌性中耳炎与腺样体肥大关系密切,腺样体切除术已成为治疗分泌性中耳炎的常规手术。

当合并有鼻-鼻窦炎时,应注意腺样体切除术后随访和治疗鼻窦炎是必要的。目前,慢性鼻窦炎疗效欠佳时采取腺样体切除术已成为一种常规治疗方法。如经诊断发现有食管反流性疾病,应注意制订适合儿童的食谱及生活方式,必要时给予抑酸治疗。

# 第三节 扁 桃 体 炎

## 一、急性扁桃体炎

急性扁桃体炎(acute tonsillitis)为腭扁桃体的急性非特异性炎症,常继发上呼吸道感染,并伴有不同程度的咽黏膜和淋巴组织的炎症,是一种常见的咽部疾病,儿童和青年多发。

### （一）病因

与急性腺样体炎相同,多为细菌和病毒混合感染所致。

### （二）病理

分为3类:①急性卡他性扁桃体炎,病变较轻,炎症仅局限于黏膜表面;②急性滤泡性扁桃体炎,炎症侵及扁桃体实质内的淋巴滤泡;③急性隐窝性扁桃体炎,较重,隐窝口有脓性分泌物,点状或连接成片,易于拭去。

临床上常分为两类:急性卡他性扁桃体炎和急性化脓性扁桃体炎(见文末彩图9-3)。

### （三）临床表现

各种类型扁桃体炎症状相似,局部咽痛,常放射至耳部,吞咽困难;颌下、颈部淋巴结肿大;全身症状可有畏寒、高热、头痛、乏力、食欲下降,部分患儿可因高热引起抽搐、呕吐和昏睡。

### （四）体格检查

患者急性病容,咽部黏膜弥漫性充血,以扁桃体及两腭弓最为严重。腭扁桃体肿大,表面可有黄白色脓点,渗出物多时可连接成片形似假膜。

### （五）诊断

依据典型的临床表现易确诊,但须与咽白喉、猩红热、奋森氏咽峡炎及某些血液病所引起的咽峡炎等疾病相鉴别。

### （六）并发症

1. 局部并发症　扁桃体周围脓肿、急性中耳炎、急性鼻炎和鼻窦炎、急性喉炎、急性淋巴结炎、咽旁脓肿等。

2. 全身并发症　常见者有急性风湿热、急性关节炎、急性骨髓炎、心肌炎及急性肾炎等。

### （七）治疗

本病有一定传染性,患者需要适当隔离。卧床休息,多饮水,流质或半流质饮食。抗生素首选青霉素,治疗2~3天无好转,须分析原因,改用其他抗生素应根据药敏试验选择。局部治疗:常用复方硼砂溶液或1:5 000呋喃西林液漱口。如多次反复发作急性扁桃体炎(1年发作3~4次以上),特别是已有并发症者,应在急性炎症消退2周后施行扁桃体切除术。

## 二、慢性扁桃体炎

慢性扁桃体炎(chronic tonsillitis)多由急性扁桃体炎反复发作引起。

### （一）病因

急性扁桃体炎的反复发作使隐窝引流不畅,窝内细菌、病毒滋生感染而演变为慢性炎症。主要致病菌:乙型溶血性链球菌和金黄色葡萄球菌。

### （二）病理

可分为3型:增生型、纤维型和隐窝型。

1. 增生型　最常见,因炎症反复刺激,淋巴组织和结缔组织增生,扁桃体过度肥大、质软,突出于腭弓之外,多见于儿童。检查:扁桃体隐窝口扩大,可见有分泌物堆集或脓点,易误诊为急性化脓性扁桃体炎。

2. 纤维型　淋巴组织和滤泡变性萎缩,为广泛纤维组织所取代,因瘢痕收缩,扁桃体小而硬,常与腭弓及扁桃体周围组织粘连。

3. 隐窝型　扁桃体隐窝内大量脱落上皮细胞、淋巴细胞、白细胞及细菌聚集而形成脓栓或隐窝口因炎症瘢痕粘连,内容物不能排出,形成脓栓或囊肿,成为感染灶。

## （三）临床表现

小儿慢性扁桃体炎症状多不典型,常有易患感冒及急性扁桃体炎反复发作史,年龄较大的患儿常有咽痛、咽痒、咽干、异物感、刺激性咳嗽等轻微症状。若扁桃体隐窝内潴留干酪样腐败物或有大量厌氧菌感染,则出现口臭。如扁桃体过度肥大,可能出现呼吸困难、睡眠打鼾、吞咽或言语共鸣障碍。由于隐窝脓栓被咽下,刺激胃肠,或隐窝内细菌、毒素等被吸收引起全身反应,导致消化不良、头痛、乏力、低热等。

## （四）诊断

应根据病史、结合局部检查进行诊断。患儿有反复发作的急性扁桃体炎病史是诊断的最重要依据。扁桃体的大小并不表明其炎症程度,故不能以此诊断。本病须与下列情况相鉴别:扁桃体生理性肥大、扁桃体角化症、扁桃体良恶性肿瘤等。

## （五）并发症

慢性扁桃体炎在全身抵抗力下降、内分泌紊乱、自主神经系统失调的情况下容易成为感染灶。乙型溶血性链球菌感染者由于继而发生变态反应,产生各种并发症,如风湿性关节炎、风湿热、心脏病、肾炎等。

## （六）治疗

慢性扁桃体炎患儿需要加强体育锻炼,注意营养,增强体质和抗病能力,发作期除抗菌药物外,还可以应用增强免疫力的药物。有人尝试局部涂药、隐窝灌洗、冷冻及激光等疗法,但远期疗效仍不理想。在保守治疗无效的情况下,应施行扁桃体切除术,但需掌握手术的适应证和禁忌证。只有对那些不可逆性炎症性病变及过度肥大导致的睡眠呼吸障碍才考虑施行扁桃体切除术。

# 第四节　咽部脓肿

## 一、扁桃体周围脓肿

扁桃体周围脓肿(peritonsillar abscess)是发生在扁桃体周围间隙的化脓性炎症,初起为蜂窝织炎,称扁桃体周围炎,后期形成脓肿。儿童少见。

### （一）病因

常继发急性扁桃体炎,尤其是慢性扁桃体炎急性发作者。常见致病菌:金黄色葡萄球菌、乙型溶血性链球菌、甲型草绿色链球菌和厌氧菌等。

### （二）临床表现

本病多单侧,按其发生部位,临床上分前上型和后上型两种,前种多见。前上型脓肿位于扁桃体上极与舌腭弓之间,后上型脓肿位于扁桃体上极与咽腭弓之间。初期似急性扁桃体炎症状,3～4天后发热继续或加重,一侧咽痛加重,疼痛常向同侧耳部及牙齿放射。出现吞咽困难、流涎、说话含糊,头偏向患侧,呈假性僵直;重者有张口困难、全身乏力、食欲缺乏、肌肉酸痛等。

### （三）体格检查

患者急性病容,一侧舌腭弓充血、局部隆起并张口困难,软腭及悬雍垂水肿,并向对侧偏斜,扁桃体被推向内下方或前下方(见文末彩图9-4)。

### （四）诊断

依据病史、检查,不难诊断。局部穿刺有助于诊断脓肿是否形成。须与咽旁脓肿、第3磨牙冠周炎、脓性颌下炎及扁桃体恶性肿瘤相鉴别。

### （五）并发症

炎症扩散到咽旁间隙,可发生咽旁脓肿;向下蔓延,可发生喉炎及喉水肿,迅速出现呼吸困难。少数病例可发生颈内静脉血栓、化脓性淋巴结炎、败血症或脓毒血症。

### （六）治疗

脓肿形成前,按急性扁桃体炎处理;脓肿形成后,则应积极穿刺排脓、脓肿切开引流或在抗生素有效控制下尽快行扁桃体切除术。

## 二、咽后脓肿

咽后脓肿(retropharyngeal abscess)为咽后间隙的化脓性炎症,按发病机制分为急性和慢性两种。多见于3岁以下婴幼儿。

### （一）病因

由于婴幼儿的咽后隙中有3～8个淋巴结,口腔、咽部、鼻腔及鼻窦的感染、咽部异物或外伤后,可引起这些淋巴结的感染,进而化脓,最后形成脓肿,多为急性型。其他因咽后隙淋巴结核或颈椎结核寒性脓肿所致,为慢性型。

### （二）临床表现

急性型起病急全身症状明显,可有吞咽困难、拒食、说话含糊不清,似口中含物,常有呼吸困难,其程度视脓肿大小而定,小时睡眠打鼾,大时吸气性呼吸困难。慢性型者,多伴有结核病的全身表现,病程长,无咽痛,脓肿增大后逐渐出现咽部梗阻感。

### （三）体征和辅助检查

急性病容,咽后壁中央或一侧局部隆起,常伴双侧颈淋巴结肿大,压痛明显。检查操作应轻柔,随时警惕脓肿破裂。如发生意外,应立即将患儿头部朝下,防止脓液误吸,引起窒息或吸入性肺炎。颈部 X 线片或 CT、MRI 检查有助于诊断。

### （四）诊断

依据典型的病史、症状,结合临床体检及影像学检查易确诊。

### （五）并发症

主要有脓肿破溃流入下呼吸道,致窒息、吸入性肺炎;脓肿向下发展,可引起急性喉炎、喉水肿、纵隔炎;脓肿向周边扩散至咽旁间隙,引起咽旁脓肿;脓肿侵蚀颈部大血管,引发致命性大出血。

### （六）治疗

急性咽后脓肿一旦确诊,应尽早切开排脓。引流不畅者应每天撑开切口排脓,直至痊愈。结核性咽后脓肿,须全身抗结核治疗,局部穿刺抽脓,同时脓腔内注入抗结核药物,切忌切开排脓。并发颈椎结核者,应由骨科医师在治疗颈椎结核的同时,取颈外切口排脓。

# 第五节　喉部急性炎症性疾病

## 一、小儿急性喉炎

小儿急性喉炎(acute laryngitis)是小儿以声门区为主的喉黏膜的急性炎症,常累及声门下区黏膜和黏膜下组织,好发于 6 个月~3 岁的儿童,因小儿急性喉炎的临床表现与成人不同,常比成人重,如诊治不及时可危及生命。

### （一）病因与发病机制

常继发于上呼吸道感染,如普通感冒等,大多数由病毒引起,最易分离的是副流感病毒,占2/3,此外还有腺病毒、流感病毒、麻疹病毒等。病毒入侵后,为继发细菌感染提供条件。感染的细菌多为金黄色葡萄球菌、乙型链球菌、肺炎双球菌。小儿因抵抗力差、喉腔解剖的特异性,较成人易发生呼吸困难:①小儿喉腔狭小,喉部黏膜下组织疏松,炎症时容易肿胀,导致声门阻塞;②喉软骨柔软,黏膜与黏膜下组织附着疏松,罹患炎症时肿胀较重;③小儿咳嗽反射差,气管及喉部分泌物不易排出;④喉黏膜下淋巴组织及腺体组织丰富,炎症易发生黏膜下肿胀而使喉腔狭窄;⑤小儿神经系统发育尚未完善,容易受激惹而发生喉痉挛,喉痉挛除引起急性喉梗阻外,又促使黏膜充血加剧,喉腔更为狭小。

### （二）临床表现

起病急,除伴有上呼吸道感染的全身症状外,主要症状为声嘶或声嘶不明显、犬吠样咳嗽、吸气性喉喘鸣和吸气性呼吸困难。典型的"空、空"样咳嗽、鼻翼扇动;严重的可有"三凹征",即锁骨胸骨上凹陷,肋间隙凹陷,剑突下凹陷。如不及时治疗,进一步发展出现面色苍白、发绀、神志不清、烦躁不安、呼吸变慢,晚期则出现呼吸浅快,治疗不及时导致缺氧,二氧化碳潴留,最终导致呼吸循环衰竭、昏迷、死亡。

喉梗阻是喉炎严重时的典型表现,且常进展迅速,与预后关系密切,临床上根据病情严重程度可分为四度。Ⅰ度:安静时无呼吸困难表现;活动或哭闹时有轻度吸气性呼吸困难。Ⅱ度:安静时也有轻度吸气性呼吸困难,吸气性喉鸣和吸气期胸廓周围软组织凹陷,活动时加重,但不影响睡眠和进食,无烦躁不安等缺氧症状,脉搏正常。Ⅲ度:吸气性呼吸困难明显,喉鸣甚响,吸气期胸廓周围软组织凹陷显著。因缺氧出现烦躁不安、不易入睡、不愿进食、脉搏加快等症状。Ⅳ度:呼吸极度困难,由于严重缺氧和二氧化碳蓄积增多,患儿坐卧不安、手足乱动,出冷汗,面色苍白或发绀,定向力丧失,心律不齐,脉搏细弱,血压下降,大小便失禁等。如不及时抢救,可因窒息、昏迷及心力衰竭而死亡。

### （三）辅助检查

因患儿发病急、检查不合作或检查加重刺激咽喉部,故临床实际工作中很少急性期行喉镜检查。血氧饱和度的监测对诊断及观察病情的发展有重要意义。

### （四）诊断

依据其病史、特有的临床表现和体征,可初步诊断。在诊断时还应与气管支气管异物、咽白喉、喉痉挛、百日咳、流感及肺炎等疾病相鉴别。须判断喉梗阻的严重程度,以便准确掌握治疗原则和手术时机。

**（五）治疗**

本病危急，一旦确诊应立即采取有效措施解除患儿呼吸困难。早期的急性喉炎多由病毒感染引起，理论上可不用抗生素治疗，可先于雾化吸入糖皮质激素等减轻呼吸道症状并密切观察；但由于往往继发细菌感染，故观察对症治疗效果不佳并出现感染征象时，可及早使用足量抗生素和全身激素，同时给予雾化吸入、化痰，在保持呼吸道通畅的基础上予吸氧等对症治疗；对于严重患者应加强监护和支持疗法，注意补充液体，维持水电解质平衡，适当应用镇静剂，使患儿安静，从而避免哭闹，减少体力消耗，并减轻呼吸困难。若出现重度喉梗阻，药物治疗无好转，则应及时行气管切开术。

## 二、小儿急气管炎

急性喉气管支气管炎（acute laryngotracheo-branchitis）是上、下呼吸道急性弥漫性炎症，2岁以下儿童多见，秋、冬季节发病率高。

**（一）病因**

病因同小儿急性喉炎。也可由急性喉炎进一步发展而来。

**（二）病理**

喉、气管、支气管的黏膜弥漫性充血，黏脓性分泌物增多，严重的黏膜上皮坏死及纤维蛋白渗出，形成假膜或干痂，导致局部堵塞引起肺气肿、肺不张。临床上又称伪膜性肺炎、假膜性肺炎、急性纤维蛋白性喉气管支气管炎。

**（三）临床表现**

为急性喉炎的临床表现加上气管和支气管炎的临床表现，但全身症状更重，由于上、下呼吸道均有炎症，所以在吸气、呼气均可出现呼吸困难。若控制不及时，病情发展险恶，病死率高。

**（四）诊断**

依据病史、临床表现、胸部听诊及胸部X线检查易确诊。

**（五）治疗**

小儿急性喉气管支气管炎治疗同小儿急性喉炎，常规雾化吸入治疗减轻呼吸道阻力，尽早进行

血氧饱和度监测和心电监护。如喉梗阻明显，须随时做好气管切开的准备，气管切开后，可咳出大量黏稠脓痰或干痂，须加强气管内护理，一般需用抗生素加糜蛋白酶混悬液滴入气管内，以利黏稠分泌物排出，否则即使气管切开了，痂皮也会再次堵塞气管套管，导致生命危险。若这样处理后仍不能排出者，则需在支气管镜下冲洗气道或全麻支气管镜下进行硬性痂皮及假膜的清理，以利恢复。

（吴　皓　王振涛）

## 参 考 文 献

1. 毛承樾.小儿耳鼻咽喉病.上海：上海科学技术出版社，1963.

2. 卜国铉.耳鼻咽喉科学全书.鼻科学.第2版.上海：上海科学技术出版社，2000.

3. 田勇泉，韩德民，孙爱华.耳鼻咽喉头颈外科学.北京：人民卫生出版社，2010.

4. 胡雨田.耳鼻咽喉科全书.咽科学.第2版.上海：上海科学技术出版社，2000.

5. 黄选兆，汪吉宝.实用耳鼻咽喉科学.北京：人民卫生出版社，1998.

6. 吴学愚.喉科学.第2版.上海：上海科学技术出版社，2000.

7. Wetmore R，Muntz HR，McGill TJ. Pediatric otolaryngology（principies and practice pathways）. 2nd ed. New York：Thieme Medical Publishers，2011.

8. Dickson JM，Richter GT，Meinzen-derr J，et al. Secondary airway lesions infants with laryngomalacia. Ann otolrhinol Laryngol，2009，11（1）：37-43.

9. Schroeder JW，Bhandarkar ND，Holinger LD. Synchronous airway lesions and outcomes in infants with severe laryngomalacia requiring supraglottoplasty. Arch Otolaryngol Head Neck Surg，2009，135（7）：647-651.

10. Forte V，Fuoco G，James A. A new classification system for congenital laryngeal cysts. Laryngoscope，2004，114：1123-1127.

11. Grundfast KM，Harley E. Vocal cord paralysis. Otolaryngol Clin North Am，1989，22（3）：569-597.

12. Zimmermann AP，Wiegand S，Werner JA，et al. Propranool therapy for infantile haemangiomas：review of the literature. Int J Pediatr Otorhinolaryngol，2010，74（4）：338-342.

# 第十章

# 气管和支气管疾病

## 第一节 支气管炎

支气管炎（bronchitis）是因支气管黏膜发生炎症所引起，因同时累及气管，故又称为气管支气管炎（tracheobronchitis）。根据病程长短，支气管炎可分为急性支气管炎和慢性支气管炎，临床以咳嗽伴（或不伴）有支气管分泌物增加为其特征。急性支气管炎在婴幼儿时期发病率较高，且症状较重，常并发或继发于上、下呼吸道感染以及麻疹、百日咳、流行性感冒等急性传染病。

### 一、病因

本症的发生可有以下几个因素：

#### （一）解剖学特点

气管管径与年龄成正比，婴幼儿的气管、支气管较狭小；支气管壁缺乏弹力组织支撑，软骨柔软；黏膜柔嫩，富于血管，纤毛运动较差。由于上述几个特点，婴幼儿气管、支气管易受某种因素刺激而充血、水肿，分泌物增加，并发生气道阻塞，从而影响气体交换，出现临床症状和并发症。

#### （二）感染因素

支气管炎的病原包括病毒、细菌、真菌以及不典型微生物（支原体、衣原体等）。急性支气管炎初始病原以病毒为主。根据流行和季节特点，所分离到的病原有呼吸道合胞病毒、流感病毒、副流感病毒、腺病毒、鼻病毒等。在麻疹病的急性期，也可致气管、支气管炎症。较常见的致病菌有肺炎链球菌、流感嗜血杆菌、卡他莫拉菌和葡萄球菌等，偶有其他革兰氏阴性杆菌所致。百日咳杆菌也是急性支气管炎的病原之一，多见于 3 个月以下和 7 岁以上的儿童。正常支气管不易引起细菌感染，常在病毒感染的基础上，黏膜纤毛受损时继发，故多为混合感染。肺炎支原体感染引起的支气管炎多发生在其流行期和 5 岁以上的儿童。真菌引起者少见，仅在新生儿、婴幼儿、重症患儿或免疫抑制剂治疗时，口腔如有白色念珠菌感染，应予考虑。

#### （三）过敏因素

特应性体质（atopy）常为喘息样支气管炎的原因，系与支气管黏膜过敏有关。患儿既往常有湿疹史或其他过敏因素，其亲属往往有过敏性鼻炎、荨麻疹、哮喘等变态反应性疾病史。此类患儿机体的 IgE 含量及血嗜酸性粒细胞计数常见增高，以后随着 IgE 自然下降，发作可减少，但经长期随访，其发生哮喘的比例较一般小儿为多。

#### （四）化学因素

空气污染与呼吸道疾病之关系近年已被重视，如暴露在高浓度的二氧化氮中，可增加支气管炎的发病；生活在吸烟的环境中，发病率也增高，且可引起慢性咳嗽，为复发性支气管炎的一个重要因素。在工业城市，空气中 $SO_2$、$CO_2$、$O_3$、$H_2S$ 等物质含量较高，常刺激黏膜，致发病率高。发病率除与污染程度成正比外，尚与个体易感性（有过敏体质者影响较大）、患儿年龄（年龄越小影响越大）、生活习惯及气象条件有关。

#### （五）其他因素

胃食管反流或食管运动障碍可使食物或胃内容物反流后吸入而引起支气管炎，甚至肺炎。另外，免疫缺陷、营养不良、佝偻病、气道内异物、结核过敏、慢性鼻炎、慢性鼻窦炎、慢性咽炎以及气候变化、环境因素等，也常为本病的发病因素。

### 二、病理生理

急性支气管炎早期为气管、支气管黏膜充血、肿胀，无渗出物，以后纤毛上皮细胞脱落、水肿、黏液腺肥大，黏膜下层有炎性细胞浸润，并分泌浆液性、黏液性或脓性渗出物。如支气管壁受损,平滑肌发生痉挛,则管腔内渗出物增多,使细支气管口径狭窄,形成呼气性呼吸困难。重症病例可影响支气管各层受到损害,发展成为支气管周围炎。但一般炎症痊愈后,支气管黏膜形态和功能均可完全恢复正常。慢性支气管炎早期病变为小气道,主要病理变化包括纤维增生、黏膜溃疡;此后支气管出现黏液分泌增多、纤毛上皮破坏损伤;支气管壁溃疡破坏可形成肉芽肿和机化;小支气管塌陷可形成阻塞性肺气肿的病理改变。

### 三、临床表现

临床有各种类型的表现:

#### (一) 急性支气管炎

急性支气管炎多见于 6 个月以上的婴幼儿,多为呼吸道病毒所引起。发病可急可缓,先有上呼吸道感染症状,如流涕、干咳,2~3 天后咳嗽加重,转为湿性咳嗽,有痰声或咳出黄色脓痰。发热可有可无,高低不一。较大儿童诉有头痛、胸痛、疲乏、食欲缺乏、睡眠不安;婴幼儿可有呕吐、腹泻等消化道症状。约 5~10 天后,黏痰变稀薄,咳嗽渐轻,但也有持续长达 3 周左右。

肺部体征视病变部位和病程而变化,如气管病变为主,仅呼吸音粗糙;支气管病变为主,则在胸背中下部可闻及干啰音或粗湿啰音,且随体位变动或咳嗽而改变。有时也可听到呼气延长或哮鸣音,乃是由于支气管生理性狭窄,呼气时气道狭窄、分泌物增多之故,而非支气管平滑肌收缩所引起。

#### (二) 喘息样支气管炎

喘息样支气管炎是指婴幼儿时期有喘息表现的急性支气管感染。2 岁以下的儿童病因多与呼吸道合胞病毒感染有关,2 岁以上的儿童往往与鼻病毒等其他病毒感染有关。临床上具有以下几个特点:①多继发于上呼吸道感染后,可有发热(多为低度或中度发热);②呼气时有喘鸣,伴少量粗湿啰音,但无明显呼吸困难或中毒症状;③经治疗 5~7 天后症状可明显减轻,近期预后良好;④有反复发作倾向,部分病例在数年后可发展成为支气管哮喘。

我国 2008 年修订的《儿童支气管诊断与防治指南》指出,哮喘预测指数能有效地用于预测 3 岁内喘息儿童发展为持续性哮喘的危险性。哮喘预测指数:在过去 1 年喘息≥4 次,具有 1 项主要危险因素或 2 项次要危险因素。主要危险因素包括:①父母有哮喘病史;②经医生诊断为特应性皮炎;③有吸入变应原致敏的依据。次要危险因素包括:①有食物变应原致敏的依据;②外周血嗜酸性粒细胞≥4%;③与感冒无关的喘息。如哮喘预测指数阳性,建议按哮喘规范治疗。

#### (三) 慢性支气管炎

慢性支气管炎指反复多次支气管感染 2 年以上,每年累计或持续发病时间超过 2 个月。小儿单纯慢性支气管炎甚为少见,如有怀疑,应考虑与局部病变(慢性鼻旁窦炎、增殖体炎)、肺部疾患(呼吸道纤毛功能异常、轻度支气管扩张症)或全身性疾病(免疫缺陷、囊性纤维性变)有关。空气污染或吸烟家庭与发病也有密切关系。有研究者对 135 例慢性支气管炎患儿进行分类,发现单纯性慢性支气管炎仅占约 14%,多数慢性支气管炎患儿合并有慢性鼻窦炎、肺炎、肺不张、肺实变、支气管肺发育不良、先天性心脏病及免疫功能低下等疾病。慢性支气管炎临床以咳嗽为主要症状,咳嗽迁延不愈,伴有或不伴有咳痰,常伴胸闷,可有喘息。早晚症状较重,尤于夜间更为明显。一年四季迁延发作,但夏季轻,冬季重。终至消瘦、衰弱,最后可致肺不张、肺气肿、支气管扩张症等。

### 四、并发症与预后

急性支气管炎一般预后好,病程中少见并发症。但体弱儿则可并发肺炎、中耳炎、鼻旁窦炎或乳突炎而出现相应症状。

### 五、实验室检查

病毒引起者血白细胞和中性粒细胞比例一般正常或稍降低,细菌感染则两者可都增高。

### 六、诊断与鉴别诊断

根据发热、咳嗽、咳痰或痰鸣,肺部闻及不固定的干、湿啰音,诊断一般不难。如作胸部 X 线检查,可正常,或可见肺门阴影增深或肺纹理扩散,与肺部实质性病变不同。但在婴幼儿,发病较急、呼吸急促,需与肺炎或麻疹、百日咳的早期症状鉴别。

喘息样支气管炎的发病率仍较高,根据其临床特点,诊断尚无困难,但应寻找其发病原因,并与毛细支气管炎鉴别。另外,应尽早将可能发展为哮喘的患儿识别出来,以便进行有效的早期干预。必要时可进行随访，以便及时进行防治。

临床上对慢性支气管炎的诊断应慎重，首先考虑其原发疾病。若病程迁延不愈，还须注意排除早期支气管扩张症，支气管造影或高分辨 CT 能帮助鉴别。

## 七、治疗

### （一）一般疗法

按呼吸道感染常规处理，包括：休息，室内温、湿度适当，室温 18～20℃，相对湿度 60%；经常变换体位，多喂开水，给易消化饮食；注意呼吸道隔离，减少继发细菌感染的机会。

### （二）控制感染

致病原以病毒为多，虽分泌物培养有细菌存在，但并非真正的致病菌，故一般不用广谱抗生素。对明确为细菌性、肺炎支原体性、衣原体性气管支气管炎者以及伴有免疫功能缺陷或原有呼吸道疾病（不包括哮喘）患者均有使用抗生素指征。对病毒病原者病程≥7 天、咳嗽明显重伴痰量增多和/或脓痰增多者，外周血白细胞升高者也可经验性使用抗生素。细菌性气管支气管炎首选青霉素类抗生素，如青霉素、羟氨苄青霉素、氨苄青霉素，并根据细菌培养和药敏结果调整抗生素应用。病原菌明确为百日咳杆菌或肺炎支原体、衣原体者选用大环内酯类，如红霉素、罗红霉素、阿奇霉素和克拉霉素等，病情轻者也可以选用 16 环大环内酯类，如螺旋霉素、交沙霉素等。抗生素疗程为 7～10 天左右。病原为肺炎支原体、衣原体者平均疗程常需 2 周以上。

### （三）对症治疗

1. 止咳祛痰　目的是使痰液变稀薄，易于排出。一般尽量不用镇咳剂或镇静剂，因其不但抑制咳嗽，还会影响纤毛的生理性活力，且使黏痰难于排出，造成支气管阻塞，增加细菌感染机会。常用的祛痰剂有：10%氯化铵，每次 0.1～0.2ml/kg，每天 3 次；溴己新 2～4mg，每天 3 次；氨溴索，每次 7.5～15mg，每天 2～3 次。如干咳严重，影响睡眠，可给予镇咳药，常用的镇咳药为右美沙芬。

2. 止喘　有喘息症状时可使用氧驱动或空气压缩泵雾化吸入支气管扩张剂，如沙丁胺醇（每次 2.5～5mg）、特布他林（每次 2.5～5mg）或异丙托溴铵（每次 250～500μm）雾化吸入，喘息严重时可给予泼尼松 1～2mg/(kg·d)，分 3 次口服，4～7 天为 1 个疗程。同时注意补充水分，以稀释痰液。抗过敏药物如非那根可使痰液干燥，应尽量少用。

### （四）慢性支气管炎的预防

首先，应寻找病原，积极治疗慢性病灶或预防潜在因素，以减少急性发作机会。其次，给予合理喂养，及时添加辅食，以增强体质，并加强体格锻炼，多到户外活动，必要时口服维生素 A，以增加呼吸道黏膜的抵抗力。

（鲍一笑　张平波）

## 参 考 文 献

1. 杨静薇，陆权，张慧燕.小儿急性下呼吸道感染的病原学研究.中国当代儿科杂志，2001,3(5):512-514.

2. 曹力，卢竞，钱渊，等.6 岁以下儿童急性下呼吸道感染的病毒病原及临床研究.中国实用儿科杂志，2004,19(9):528-531.

3. 中华医学会儿科学会呼吸学组，《中华儿科杂志》编辑委员会.儿童支气管哮喘诊断与防治指南.中华儿科杂志，2008,46(10):745-753.

4. 中华医学会儿科学分会呼吸学组，中华儿科杂志编辑委员会.急性呼吸道感染抗生素合理使用指南（试行）.现代实用医学，2003,15(10):649-655.

# 第二节　毛细支气管炎

毛细支气管炎（bronchiolitis）是一种以毛细支气管为主要病变部位的婴幼儿下呼吸道急性炎症，临床表现以明显的咳嗽、喘憋和缺氧症状为特征。本症可流行发病，国内各地曾称之为：流行性毛细支气管炎（广西）、流行性喘憋性肺炎（浙江）、小儿喘憋性肺炎（上海）、流行性气喘病（广东）、流行性哮喘性肺炎（江西）等。毛细支气管炎症多累及肺泡，故可以将其作为小儿肺炎的一种临床类型。

## 一、流行病学

本症以散发起病为多，有时可暴发或流行。如福建莆田（1961 年）、浙江瑞安（1963 年）、浙江乐清、福建厦门、上海川沙（1971 年）、广东汕头、广西平南、江西萍乡（1972 年）、广东、广西、福建（1975 年）、山西郓城地区（1986 年）、北京郊县（1989 年）、河北农村和天津郊县（1991—1992 年）、河南汝阳县（1999—2000 年）均有过流行。

本病发病年龄主要是 2 岁以内婴幼儿，尤以 2~6 个月内为多，并多见重症。最小年龄报告为出生后 13 天。发病率男女相似，重症多见于男婴。发病季节随地理区域不同，如北方常于冬、春两季发病，尤以 1~4 月为主；南方则均在夏、秋季流行，以 6~9 月为多。流行时间可持续 1~3 个月左右。

本病常在年长儿或成人上呼吸道感染流行后发病。部分病例有呼吸道感染接触史，但亦有接触史不明者。其传播途径与一般呼吸道疾病相似，即由飞沫传播。

## 二、病因

呼吸道合胞病毒（RSV）是小儿急性下呼吸道感染最常见的病原，也是毛细支气管炎的主要病原。约 90% 的 2 岁以内的儿童曾感染 RSV，其中的 40% 发生下呼吸道感染。国内有报道 <1 岁的急性下呼吸道感染患儿中 RSV 的检出率为 50.9%；毛细支气管炎因 RSV 引起的发病率为 42.5%，发病高峰为 12 月至次年 3 月。国外有报道，在 1 岁内婴儿中发现由 RSV 引起毛细支气管炎者约占 70%~80%。

RSV 在 4℃ 以下只能保持数小时。标本采集须在急性感染期，直接从呼吸道吸取分泌物于床旁接种阳性率高，至疾病后期即为阴性。此外亦可用恢复期患者血清，进行 RSV 中和抗体测定。故病原的检查与标本采集方法和病程有关。

除 RSV 为本症主要病原外，其他如鼻病毒、人偏肺病毒、腺病毒、流感病毒、副流感病毒（1、3 型）、肠道病毒、肺炎支原体等亦可引起发病。

## 三、病理与病理生理

本症的病变主要在毛细支气管，支气管和肺泡也可累及。毛细支气管处于支气管与肺泡气体交换段之间，因纤毛上皮坏死、细胞浸润、管壁水肿及黏液分泌，故造成毛细支气管阻塞而有显著肺气肿及渗出物堵塞所引起的肺不张。病变以肺下叶和肺底部为多见，在光学显微镜下，未见有典型的巨细胞和包涵体存在。除毛细支气管病变外，其周围的肺泡壁有水肿，泡腔内亦见有炎性渗出物。

正常情况下，吸气时由于呼吸肌的活动，胸腔内产生负压而扩张气道，使空气进入肺泡；而在呼气时，其正压使气道变狭窄。患本症时，呼吸肌肉松弛，不能产生足够的压力，造成排气阻滞，导致通气不足。同时，由于管壁肿胀，分泌物蓄积及平滑肌痉挛，使气道更为狭窄。气道阻力显著增加（可较正常平均增加 2.7 倍），气体分布不均，通气和灌注不当（V/Q 异常），最后均发生低氧血症，$PaO_2$ 降低，而 $PaCO_2$ 可降低或正常，也可轻度增高。血 pH 降低，示有轻度呼吸性酸中毒，但较多是代谢性酸中毒。此乃因摄入不足或呼吸增快，引起水分丧失之故。最后则因 $CO_2$ 潴留，造成呼吸性酸中毒。气道阻塞，每分通气量增加，潮气量降低，致呼吸次数增快，肺顺应性降低，从而产生一系列临床症状。

## 四、临床表现

起病较急，先有轻度上呼吸道感染的前驱症状，如喷嚏、轻咳。1~3 天内迅速出现呼吸增快和咳喘，并有激惹、呕吐、食欲减退等表现。体温可正常，如有发热多在 38℃ 左右，少数可达 39℃ 以上。体温高低与病情轻重关系不大。热程约为 1~2 周。

咳嗽为明显症状，先为阵发性干咳，以后咳出白色黏稠痰液。同时出现轻重不等的喘憋，较一般肺炎表现为重，出现亦早。喘憋时呼吸浅而快，伴有呼气性喘鸣。体检可见咽部充血，呼吸次数每分钟约 60~80 次或更快。肺部叩诊呈高清音，听诊呼吸音减低，满布哮鸣音及笛音，喘憋减轻时可听及细湿啰音。症状严重时，呼吸困难发展甚快，明显鼻翼扇动、烦躁不安、口唇发绀、三凹征显著。以后随着喘憋症状的减轻，体征逐渐消失。喘憋发作时，心率每分钟可达 140~180 次或更多。

临床易见心力衰竭表现，如面色灰白、四肢发冷、心音低钝、烦躁加重、肝脏进行性迅速增大。患儿精神萎靡、欲眠，有时烦躁与萎靡交替。缺氧严重时可出现神志模糊、惊厥、昏迷等脑病征象。部分患儿可有呕吐或腹泻，但一般不严重。由于有腹胀，以致影响吮奶或进食。因过度换气引起不显性脱水，以及液体摄入不足，部分患儿可有脱水和代谢性酸中毒。

## 五、病程与预后

根据病情轻重而定，轻者病程短，1 周内症状消退；重者则在发病后 2~3 天，喘憋加重，但经适当处理后，也可在 2 周左右恢复。本症病死率一般在 1%以下,个别地区可达 5%。若存在早产、原有心肺疾病、免疫缺陷者,则症状迁延,死亡危险性高。

毛细支气管炎临床治疗后,咳喘症状大多迅速恢复,近期预后多数良好。但随访中亦发现部分患儿呼吸道敏感性增高,发展为复发性喘息甚至哮喘,即儿童患毛细支气管炎后哮喘患病率远高于儿童自然哮喘患病率。比如,有人对婴儿期 RSV 感染的毛细支气管炎患儿进行随访,发现患毛细支气管炎 7 年后哮喘累计患病率为 30%;还有研究对 RSV 和鼻病毒毛细支气管炎后哮喘发病率进行对比,经过 6 年的随访发现鼻病毒感染后更容易发生哮喘,故有学者将鼻病毒毛细支气管炎作为日后发生哮喘的重要提示。近年来研究发现毛细支气管炎发展为哮喘与遗传、免疫、感染和环境等因素有关,但其确切的机制尚待于进一步阐明。

### 六、实验室检查

血白细胞总数多正常或轻度增高,少数达 15×10$^9$/L 左右;中性粒细胞常在 60%以下,嗜酸性粒细胞正常。血气检查可见血 pH 降低,PaO$_2$ 及 SaO$_2$ 下降;PaCO$_2$ 可降低(过度换气)或增高(CO$_2$ 潴留)。

胸部 X 线检查可见不同程度的梗阻性肺气肿征象:如两肺透明度增加、肋间隙增宽和横膈平坦。两侧肺门阴影增大,肺纹理增粗增多,支气管周围有密度不均及不规则阴影。临床喘憋明显者,胸片检查也可正常。一般肺实质无浸润阴影,若肺泡受累明显者,则有小点状或散在片状阴影;个别尚可见胸膜反应。

### 七、诊断与鉴别诊断

本症多见于 2 岁以内,尤 6 个月内婴儿为多。发热一般不高或正常。可有发作性呼吸困难,喘憋明显,两肺满布哮鸣音。X 线胸片检查有明显的肺气肿征象。应用抗生素治疗无效。

临床上应与下列几种疾病鉴别:

#### (一) 喘息样支气管炎

与轻型毛细支气管炎有时不易区别,但本症无明显肺气肿存在,咳喘表现不重,亦无明显中毒症状,且以后有反复发作为其特点。

#### (二) 支气管哮喘

婴儿期哮喘虽不多见,但第 1 次发作可能表现如毛细支气管炎,可有家族过敏史。可试用肾上腺素或氨茶碱药物,哮喘者可迅速有效,而本症则效果不明显。

#### (三) 腺病毒肺炎

多见于 6~24 个月婴幼儿,发热高(多为稽留热),热程长,有明显中毒症状,且喘憋症状出现较晚,肺炎体征较明显,发病 4~5 天后可闻及湿啰音,病变融合后有肺实变体征。在胸片检查中,亦可有明显的肺气肿征象,但与毛细支气管炎不同处在于本症大病灶多、融合性病灶多。

#### (四) 其他疾病

如百日咳、充血性心力衰竭、心内膜弹力纤维增生症、异物吸入等亦可有喘憋表现,需注意鉴别。

### 八、治疗

毛细支气管炎的治疗原则为纠正缺氧和防止脱水。包括:

#### (一) 一般治疗

保持室内空气清新,室温以 18~20℃ 为宜。增加空气湿度极为重要,室内应用加湿器保持相对湿度 60%,避免因空气干燥而增加呼吸道痰液阻塞。保持呼吸道通畅,用祛痰剂稀释痰液及排痰,及时清除上呼吸道分泌物,变换体位,以利痰液排出。亦可使用空气压缩泵雾化吸入治疗,每天 3~4 次,雾化治疗后要拍背吸痰。喘憋重者要抬高头部与上半身,以减少呼吸困难。

#### (二) 氧气吸入

注意对患儿进行监测,及时发现低氧血症、呼吸暂停、呼吸衰竭。小气道梗阻及通气血流比例失调的主要后果是低氧血症,故除轻症外均应吸氧,30%~40%的湿化氧可纠正大多数低氧血症。由于患儿年龄小,代偿能力较差,吸氧可防止缺氧加重,必要时可通过动脉血氧的测定予以调节。但在吸氧治疗中,须注意湿化,以防止痰液更稠厚。美国儿科学会对毛细支气管炎氧气吸入治疗提出了以下建议:①对于既往健康的患儿,动脉血氧饱和度(SpO$_2$)持续低于 90%时,要给予足够的氧气使 SpO$_2$ 升至 90%或以上;一旦 SpO$_2$ 达到或高于 90%、饮食良好、呼吸困难轻微时,则可以停止给氧。②毛细支气管炎患儿临床状况改善后,不必常规持续性监测 SpO$_2$。③对于合并有血流动力学异常的严重心肺疾病或有早产史的患儿,停止给氧后要严加监护。④根据临床研究及氧解离曲线的特点,当 $SpO_2 \geqslant 90\%$(海平面呼吸室内空气)时,吸氧所能提供的益处有限;但发热、酸中毒和血红蛋白病等许多因素可使氧解离曲线右移,因此存在此类危险因素的患儿应维持较高的 $SpO_2$。

**（三）纠正脱水**

临床医师应评估患儿脱水情况及经口饮食的能力。要注意患儿因呼吸急促而增加不显性脱水,应给少量多次口喂开水,不能进食或重症患儿可静脉输液,一般用 $5\% \sim 10\%$ 葡萄糖液中加入生理盐水,使成 $1/4 \sim 1/5$ 张溶液,按每天 $60 \sim 80ml/kg$ 缓慢滴入。一般常在足够水分输入后,喘憋症状即有所好转。静脉输液需注意限制液体入量,因毛细支气管炎时气道梗阻可致胸腔负压加大从而加重左心室负担;增大的胸腔负压可促进肺内液体集聚;此外还存在抗利尿激素分泌过多,将进一步增加液体潴留。

**（四）镇静剂**

喘憋严重时,患儿烦躁不安,除给氧外,可适当应用镇静剂以减少氧消耗。如异丙嗪,必要时每次 $0.5 \sim 1mg/kg$ 或每次 $12.5 \sim 25mg$ 肌内注射;或 $10\%$ 水合氯醛,按每次 $0.5ml/kg$ 保留灌肠。其他如咪达唑仑亦可选用,但不应常规使用。

**（五）抗病毒治疗**

毛细支气管炎的抗病毒治疗一直存在争议,目前尚无疗效肯定的抗病毒药物。美国常用利巴韦林配制成 $20g/L$ 的雾化溶液,通过氧气头罩雾化每天 $12 \sim 18$ 小时,连用 $3 \sim 7$ 天;也有将浓度提高至 $60g/L$,每天吸入 $2$ 小时,每天吸入 $3$ 次,疗程 $3 \sim 7$ 天。由于应连续吸入,且在封闭空间内进行,故不作常规推荐。目前尚无足够的循证资料表明该药鼻腔滴入、肌内注射或静脉滴注是有效的。对于确实为 RSV 感染的重症患儿,或存在免疫抑制和/或严重血流动力学异常的心肺疾病等高危因素的患儿,可考虑应用利巴韦林。

**（六）支气管扩张剂和肾上腺皮质激素**

支气管扩张剂的应用仍有争议。美国儿科学会建议:①在治疗毛细支气管炎时不应常规应用支气管扩张剂;②可谨慎地选择一种 α 或 β-肾上腺素能药物试验性治疗,并采用客观的评价方法表明临床有效时可继续吸入此类药物。另外,尽管少数患儿对抗胆碱药物有一定的临床反应,但研究显示此类药物并不能改变其病程。因此,对毛细支气管炎患儿,抗胆碱能药物单独使用或与

β-肾上腺素能药物合用均无足够证据支持。目前国内多采用沙丁胺醇($2.5 \sim 5mg$)或特布他林($2.5 \sim 5mg$)雾化液与糖皮质激素联合经压缩雾化泵吸入,可重复使用。

喘憋症状重者可考虑全身应用糖皮质激素琥珀酸氢化可的松或甲泼尼龙。吸入布地奈德混悬液是目前用于雾化吸入的糖皮质激素药物,具有较强的局部抗炎作用,疗程可达 $2 \sim 4$ 周。美国儿科学会建议糖皮质激素不应作为毛细支气管炎的常规治疗药物。Cochrane 数据库中一项关于糖皮质激素治疗急性毛细支气管炎的系统评价显示,全身应用或吸入糖皮质激素均没有确切疗效。

近年来高渗盐水雾化吸入治疗毛细支气管炎受到广泛关注,但其有效性并未完全明确。住院患儿在严密监测下可试用 $3\%$ 高渗盐水雾化吸入,使用前可雾化吸入支气管扩张剂;如使用中咳喘加重则立即停用,并注意吸痰、保持气道通畅。支气管哮喘患儿禁用。

**（七）抗生素**

常规使用抗生素不能影响毛细支气管炎的病程,病毒病因诊断明确者不推荐使用抗生素。抗生素只适用于有明确细菌感染指征的患儿。

**（八）合并症治疗**

有心力衰竭时,应及早应用毛花苷 C、毒毛旋花子苷 K 或地高辛,于 $18 \sim 24$ 小时内达饱和量,必要时给维持量。合并呼吸衰竭者,可选用利尿剂或脱水剂,如呋塞米、甘露醇等,对防止肺水肿或脑水肿有益。但使用后要注意可能出现脱水或低钾血症的可能。必要时应及时予以机械通气。

## 九、预防

美国儿科学会建议,临床医师可选择性对慢性肺病、出生<35 周的早产儿或先天性心脏病患儿预防性使用 RSV 单抗（palivizumab,帕利珠单抗）,每次 $15mg/kg$,每月 $1$ 次,肌内注射,从 $11$ 个月龄或 $12$ 个月龄开始,连用 $5$ 个月,可用至 $2$ 岁。另外,手部消毒、避免暴露于被动吸烟、母乳喂养等都是预防毛细支气管炎的有效措施。

（鲍一笑　刘海沛）

## 参 考 文 献

1. 《中华儿科杂志》编辑委员会,中华医学会儿科学分会呼吸学组. 毛细支气管炎诊断、治疗与预防专家共识.

中华儿科杂志,2015,53(3):168-171.

2. Beigelman A, Bacharier LB. The role of early life viral bronchiolitis in the inception of asthma. Curr Opin Allergy Clin Immunol,2013,13(2):211-216.

3. Ralston SL, Lieberthal AS, Meissner HC, et al. Clinical Practice Guideline:The Diagnosis, Management, and Prevention of Bronchiolitis. Pediatrics, 2014, 134(5):1474-1502.

# 第三节　弥漫性泛细支气管炎

弥漫性泛细支气管炎(diffuse panbronchiolitis,DPB)是一种主要累及呼吸性细支气管的弥漫性进展性小气道疾病。本病于 1969 年由日本学者本间、山中首次报道并确立为一种独立性疾病,以弥漫存在于两肺呼吸性细支气管及其周围区域的慢性炎症为特征。"弥漫性"(diffuse)是指病变在双侧肺部广泛分布,"泛"(pan)表示炎症累及呼吸性细支气管壁全层。其主要临床表现为慢性咳嗽、咳痰、活动后呼吸困难及反复顽固性肺部感染,晚期常继发肺心病和呼吸衰竭。自 1984 年工藤使用小剂量红霉素长期治疗以来,预后已得到很大改善,10 年生存率从 33.2% 提高至 90% 以上。

## 一、流行病学

日本学者于 1969 年根据病理学改变首先报道了 DPB,20 世纪 70 年代本间等提出将 DPB 确立为一种独立疾病。20 世纪 90 年代欧美教科书对 DPB 加以描述,使其成为世界公认的新疾病。目前,DPB 病例报道最多的是日本,1982 年日本报道了可疑 DPB 病例 1 000 多例,临床诊断 319 例,其中 82 例经病理组织学证实。根据日本一项基于人群的流行病学调查结果推算,日本 DPB 的发病率约为 11/10 万,其发病特点为:①DPB 遍及日本各地,无地区分布差异;②DPB 发病无性别差异,男女之比为 1.4~2:1;③发病年龄为 10~80 岁,各年龄组均可发病,以 40~50 岁为高峰;④发病与吸入刺激性气体和吸烟无密切关系;⑤84.8%患者合并慢性鼻窦炎,且 20%患者有慢性鼻窦炎家族史;⑥90%最初诊断为其他呼吸道疾病,如慢性支气管炎、支气管扩张、哮喘、肺气肿等,仅 10%诊断为 DPB。

我国 1996 年首次报道明确诊断的 DPB 病例,以后陆续有新增病例报道。自 1996 年至 2006 年 1 月,排除重复报道,我国大陆文献报道 DPB 67 例。儿童的 DPB 报道不多,一般于 10 岁以后发病。家族性 DPB 非常罕见,目前全球仅报道了 4 个家系,随着对 DPB 的认识加深,可能会发现更多的病例。

## 二、病因与发病机制

DPB 的病因至今不明,其发病可能与遗传、环境、感染及全身免疫反应有关。

### (一)遗传

由于非亚洲人种的发病报道极少,因此有学者认为,本病具有一定的人种特异性及遗传性。已经发现日本 DPB 患者具有蒙古系人种特异性抗原的等位基因 HLA-B54 阳性率明显高于正常人,新的 HLA-DR 相关抗原 Cw1 和 MC1 也轻度增高;韩国 DPB 患者与 HLA-A11 相关;中国南方与北方 DPB 患者对不同基因的易感性有显著差异,南方患者与 HLA-A11 有较大相关性,北方患者与 HLA-B54 相关。因此,本病的易感基因可能位于六号染色体短臂 HLA-A 与 HLA-B 间。

### (二)气道黏液高分泌

痰液增多是 DPB 的主要特征之一,但其黏液高分泌的机制至今尚不清楚。气道黏液的主要成分是黏蛋白,至今在气道上皮中已发现 9 种黏蛋白基因,即 MUC1、2、3、4、5B、5AC、7、8 和 13,其中 MUC5AC 是最主要的黏蛋白成分,其次为 MUC5B、MUC2。Kim 等研究发现 DPB 患者 *MUC5AC* 基因和蛋白的表达增加,同时伴有气道内黏液量增多。DPB 患者黏蛋白基因 *MUC5B* 基因多态性导致黏蛋白转录活性改变、MUC5B 在气道组织分布异常也可造成黏液高分泌。此外,黏液高分泌还与气道铜绿假单胞菌感染、中性粒细胞炎症及炎症介质水平升高有关。

### (三)免疫学发病机制

研究发现 DPB 患者的呼吸性细支气管区域有淋巴细胞、浆细胞、巨噬细胞浸润和聚集,支气管组织中树突细胞异常以及支气管肺泡灌洗液 CD4$^+$/CD8$^+$ 细胞比值增高,血冷凝集试验效价持续升高、IgA 增高等提示 DPB 的发病可能与免疫功能紊乱有关。此外,有研究发现 DPB 患者中性粒细胞、IL-1β、IL-1Rα、IL-8 和 TNF-α 明显增加，且与中性粒细胞的聚集明显相关，长期小剂量红霉素治疗后，患者中性粒细胞数和部分细胞因子均降至正常，提示这些细胞因子在患者气道慢性炎症中起重要作用。

#### （四）感染

DPB 发病早期合并感染多为流感嗜血杆菌、肺炎链球菌、金黄色葡萄球菌，后期常继发铜绿假单胞菌感染。研究表明，患者早期痰培养铜绿假单胞菌阳性率为 55%，晚期达 82%，主要为不规范使用抗生素所致，而铜绿假单胞菌能分泌内毒素和酶，导致炎症和坏死，并且诱发不可逆的肺损伤。在 DPB 的进展期，铜绿假单胞菌感染、中性粒细胞在气管内停留，加速了本病的破坏性，继发细支气管扩张，晚期可导致弥漫性支气管扩张。临床治疗发现，除有明显感染症状者予敏感抗生素治疗后症状有所改善外，其余病例予除大环内酯类之外抗生素治疗后，症状和肺功能改善不明显；予红霉素治疗后症状改善明显，而红霉素的治疗剂量及血液和痰液中的最高浓度远低于抗菌有效浓度。因此，尽管有报道铜绿假单胞菌感染大鼠，成功建立 DPB 动物模型，但临床上铜绿假单胞菌感染可能只是在 DPB 晚期加速疾病进展，红霉素治疗 DPB 的机制与其抗菌作用无关。

#### （五）环境因素

生活环境亦被认为是一个重要因素，因为本病罕见于出生和生长在西方的亚裔人。但目前缺乏确切证据。

### 三、病理改变

DPB 的病理特征为弥漫分布的以呼吸性细支气管为中心的细支气管炎及细支气管周围炎，炎症累及呼吸性细支气管壁全层。病理改变局限于呼吸性细支气管和肺泡管，是区别于其他疾病的特征表现。

1. 肉眼观　双肺表面弥漫分布灰白色结节，结节较均匀一致；切面可见广泛细支气管为中心的结节、细支气管扩张。

2. 镜下　病变围绕呼吸性细支气管和终末细支气管，管壁增厚，管腔内见单核细胞及少量中性粒细胞，细支气管壁全层有淋巴细胞、浆细胞及单核细胞浸润，肺泡壁有淋巴细胞浸润，细支气管及肺间质见慢性炎症细胞浸润，可见泡沫细胞（含大量脂肪滴的巨噬细胞）。部分患儿见呼吸性细支气管腔内息肉样肉芽组织，致管腔狭窄或闭塞以及肺间质纤维化。无坏死性血管炎、肉芽肿形成和明显的嗜酸性粒细胞浸润。病变晚期见末梢细支气管扩张，远端肺泡过度充气而形成肺气肿，疾病终末期发展为肺心病。

### 四、临床表现

#### （一）症状和体征

本病的症状和体征无特异性。多数患者缓慢发病，成人常在 40 岁或 50 岁后发病，儿童 DPB 多于 10 岁以后发病。常见的三大主症为持续咳嗽、咳痰、活动后气促。疾病早期起病隐匿，咳嗽伴少量无色痰或白痰，咯血少见；并发感染时痰呈黄色或绿色，痰量增多，日痰量可至 100ml 以上。患者病情反复，症状逐年加重，出现进行性活动后呼吸困难，病程较长者可继发支气管扩张、肺源性心脏病、呼吸衰竭以致死亡。患者大多伴有慢性鼻旁窦炎，鼻部症状常早于肺部症状。有的病例几乎没有自觉症状，偶从确诊为慢性鼻旁窦炎时被早期发现，但活动后呼吸困难较一般人明显。查体可闻及双肺干、湿性啰音，以两下肺为著。病程长者可见桶状胸，肋间隙增宽，肺部叩诊呈过清音，呼吸音减弱。约 1/3 患儿可见杵状指。

#### （二）影像学检查

1. 胸部 X 线　胸部 X 线是诊断本病的依据之一。70% 患者在初诊可见双肺散在结节影，其典型表现为：两肺弥漫散在颗粒结节影，直径约 2~5mm，边缘不清，以双下肺为著，常伴肺过度充气，病情进展时可有结节影增大和支气管扩张。有时右中叶和左舌段不张及轻度支气管扩张，部分患者可见"双轨征"。疾病晚期下肺野可出现环状或囊泡阴影。

2. 胸部 CT　DPB 肺过度膨胀时，可使结节状阴影不易在胸部平片发现；肺部 CT 尤其是高分辨 CT（HRCT）显示弥漫性分布的小叶中央型小结节影和线状阴影以及外周的支气管扩张更为清晰，是诊断本病的主要方法。HRCT 在 DPB 诊断中有重要意义，其特征性表现：①弥漫小叶中心结节影，大小约 2~5mm，分布广泛，不均匀，以某一段、叶或两下肺为主，无融合趋势，结节与胸膜存小间隙。②"树芽征"（图 10-1），为小叶中心分支状阴影或短线状影，边界欠清，"树芽征"由呼吸性细支气管近端增厚的细支气管壁及充满分泌物的扩张的细支气管组成，肺动脉也参与部分该影像组成。③支气管壁增厚,细支气管扩张("双轨征"),病程长者可殃及近端支气管。可有空洞及肺间质纤维化表现,表现为条索影、不规则网格影,无特异性。晚期可出现全肺支气管扩张征。DPB 与其他呼吸系统慢性疾病难以通过症状体征鉴别时,因前者胸部 HRCT 表现具有特征性,临床症状不典型者,行 HRCT 检查即可鉴别。只有两者均不典型者,需行病理活检确诊。Akira 等发现,DPB 治疗后结节、树芽征、黏液栓减少甚至消失,此为可逆性改变,而小支气管扩张及肺间质纤维化不可逆转,故应及早诊断治疗,控制病情进展恶化。

鼻旁窦 CT 多数患者合并慢性鼻旁窦炎,最常累及上颌窦。鼻旁窦炎病史是诊断本病的重要依据,怀疑本病时,须行鼻旁窦 CT 检查和仔细询问病史。

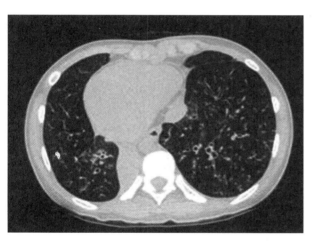

**图 10-1　弥漫性泛细支气管炎**
两肺下叶见中心结节影、树芽征及斑片状密度增高影,
细支气管呈囊状或柱状扩张

### (三) 血清学检查

90% 的日本 DPB 患者血清冷凝集试验(CHA)效价升高,多在 1:64 以上,但支原体抗体多为阴性;因此,日本将 CHA 作为诊断 DPB 的标准之一,且 CHA 效价变化可作为一个评价 DPB 治疗效果的指标。但非日本 DPB 患者 CHA 效价 ≥1:64 的比率较低,成人患者 CHA 阳性率为 54.1%;因此,CHA 作为诊断标准并不适用于日本以外的其他人种,但若出现效价 ≥1:64 结果,则有较高诊断价值。此外,DPB 患者外周血白细胞总数、CRP 升高,ESR 增快,RF 阳性,血清 IgA、IgG 和 γ 球蛋白等可增高,但均为非特异表现。

### (四) 肺功能

肺功能表现为进行性的气流受限,以重度阻塞性通气功能障碍及轻、中度限制性通气功能障碍为特征,或混合性通气功能障碍。1 秒用力呼气容积与用力肺活量比值(FEV$_1$/FVC)<70%,肺活量占预计值的百分比(VC%)<80%。残气量容积(RV%)>150%,残气量/肺总量的百分比(RV/TLC%)>45%,气道阻力增大;但肺顺应性通常在正常范围内,弥散功能可正常。

### (五) 痰液检查

多数 DPB 患者呼吸道感染持续存在,多为继发感染。初期多为流感嗜血杆菌及肺炎链球菌,其次是克雷伯杆菌和金黄色葡萄球菌,晚期多为铜绿假单胞菌。当痰培养出现铜绿假单胞菌时,病程多已进入进展期,若出现顽固感染,可引起呼吸功能衰竭。

### (六) 肺组织活检

病理检查是确诊 DPB 金标准,发现典型 DPB 病理改变即可确诊。开胸或经胸腔镜肺活检可获取较满意的组织标本,经支气管镜肺活检(TBLB)和 B 超或 CT 引导下经皮肺活检获取标本进行病理检查,创伤小,操作相对简单,但阳性率较开胸肺活检低。

### (七) 支气管肺泡灌洗液

一般肺泡灌洗液中,淋巴细胞、中性粒细胞、巨噬细胞的计数、比例、形态及其他检查均无异常。也有中性粒细胞及 CD8$^+$ 淋巴细胞升高的报道。

## 五、诊断与鉴别诊断

### (一) 诊断

目前 DPB 在国际上尚无统一的诊断标准。我国 DPB 的临床诊断参考日本厚生省于 1998 年修订的 DPB 的临床诊断标准。诊断包括必须项目和参考项目。

1. **必须项目**　①持续咳嗽、咳痰及活动后呼吸困难(两年以上);②合并慢性鼻旁窦炎或既往史;③胸部 X 线见两肺弥漫结节影,或胸部 CT 或 HRCT 见两肺弥漫小叶中心结节影和"树芽征"。

2. **参考项目**　①听诊闻胸部间断性湿啰音;②1 秒用力呼气容积占预计值百分比(FEV$_1$/FVC)<70%,动脉血氧分压<80mmHg(非吸氧条件下);③CHA 增高(>1:64)。

临床确诊:符合必须项目①②③,以及参考项目 2 项以上。一般诊断:符合必须项目①②③。

可疑诊断:符合必须项目①②。病理诊断有助于确诊。典型病例经临床结合 HRCT 即可诊断,临床和影像学改变不典型者,才需取肺活检。

**(二) 鉴别诊断**

多数 DPB 患者合并慢性鼻窦炎,因此被认为是鼻窦支气管疾病谱的一种。患者临床症状和体征缺乏特异性,易与其他慢性肺部疾病混淆,如肺结核、原发性纤毛不动综合征、免疫缺陷引起的反复下呼吸道感染、支气管扩张症、非特异性间质肺疾病等。

1. 粟粒性肺结核　DPB 影像学表现为弥漫性小叶中心性结节,需与粟粒性肺结核鉴别。粟粒性肺结核为严重结核感染,可有结核病接触史,起病急,一般情况差,可有发热、盗汗、消瘦等结核中毒症状,且肺内结节影为均匀分布,无"树芽征"及细支气管壁增厚、扩张等表现。而 DPB 的结节影主要分布在下肺。

2. 原发性纤毛不动综合征　原发性纤毛不动综合征由于纤毛结构缺陷导致纤毛功能异常,引起慢性鼻窦炎、慢性中耳炎、反复或慢性支气管炎、反复肺炎最后导致支气管扩张,也是鼻窦支气管疾病之一,需与 PCD 鉴别;此外,还有 Kartagener 综合征患者并发 DPB 的报道。但原发性纤毛不动综合征患者影像学上无弥漫性小叶中心性结节。透射电镜和扫描电镜可见呼吸道柱状上皮细胞纤毛超微结构缺陷可与 DPB 鉴别。

3. 支气管扩张症　DPB 与支气管扩张存在许多相似之处,较难鉴别。咳嗽、咳痰、气急、血沉增快、C-反应蛋白增加、冷血凝素滴度增高等因素在两者均可能存在,但 DPB 患者咳嗽、咳痰和呼吸困难几乎同时出现,而支气管扩张患者呼吸困难出现较晚,且影像学上无弥漫性小叶中心性结节,但晚期 DPB 亦可产生弥漫性支气管扩张,因而有人认为 DPB 可能是弥漫性支气管扩张的原因之一。病理组织学检查发现,支气管扩张病理改变主要在传导性气道,肺间质中很少有泡沫细胞聚集。

4. 免疫缺陷引起的反复下呼吸道感染　呼吸系统是免疫缺陷病最易累及的器官,常见的免疫缺陷病,如 X-连锁无丙种球蛋白血症、普通变异型免疫缺陷病、IgG 亚类缺乏症等常并发反复下呼吸道感染,反复严重肺部感染可继发支气管扩张。但免疫缺陷病患儿可有肺外感染病灶,体液及细胞等免疫学检查异常;且影像学上无弥漫性小叶中心性结节。

5. Ⅰ型裸淋巴细胞综合征　Ⅰ型裸淋巴细胞综合征(bare lymphocyte syndrome type Ⅰ,BLS)是一种少见的原发免疫缺陷病,为 HLA-Ⅰ类分子缺陷引起抗原呈递细胞表面 HLA-Ⅰ类分子的表达明显减少,临床上表现为慢性咳嗽、咳痰,伴慢性鼻窦炎、肺通气功能损害、冷凝集试验滴度升高及肺内弥漫性小结节,大环内酯类抗生素治疗有效;因此,BLS 除 HLA-Ⅰ类分子检测呈阴性外,其临床特征与 DPB 极其相似,临床上很难鉴别,是否 HLA-Ⅰ类分子缺陷本身就是 DPB 的病因之一,还有待进一步研究证实。

6. 非特异性间质肺疾病　以进行性呼吸困难为主要症状,其次为干咳,合并感染时可有咳痰。部分患者吸气末可闻及双肺 velcro 音(也称喀喇音,即吸气后出现的细湿啰音,音调高,颇似撕开尼龙扣带时发出的声音,形成于小支气管或肺泡内)为其特征性体征,伴有不同程度发绀和杵状指;胸部 CT 主要为肺间质改变,可见两肺基底部和外带网格状、蜂窝样、磨玻璃样改变,合并感染时可见斑片状高密度影,随病程进展可出现细结节样或网状结节影,易与 DPB 混淆。但非特异性间质肺疾病患者影像学上无弥漫性小叶中心性结节及"树芽征",其肺弥散功能减低,病理改变与 DPB 不同,可与 DPB 鉴别。

## 六、治疗与预后

以往 DPB 的治疗主要包括早期使用糖皮质激素、抗生素、祛痰药和支气管舒张剂等缓解症状和并发症,但是这些治疗并不能有效地改善气流受限和炎症状况。在疾病的晚期,对于慢性呼吸衰竭只能依赖于吸氧和呼吸支持。经过多年的临床研究和观察,现已确立长程大环内酯类药物(早期主要为红霉素)能有效地改善患者症状、体征、肺功能、肺部 CT 表现,提高存活率。在此之前,DPB 被认为是一种预后不良的慢性气道感染性疾病。1983 年 DPB 的 5 年和 10 年生存率分别为 62.1% 和 33.2%,随着红霉素长疗程法应用于临床,DPB 的 5 年生存率达 91%,死亡率也从 10% 降至 2%,患者预后明显改善。但是有铜绿假单胞菌感染者的预后仍较差,10 年生存率仅为 12%。

目前认为,红霉素类药物对 DPB 的治疗作用并非通过其抗菌作用机制,可能与其固有的多位点抗炎和免疫调节作用有关:①抑制气道分泌促炎性细胞聚集的 IL-8、TNF-a 和 NF-κB 因子；②抑制黏蛋白以及阻断氯离子通道，减少气道分泌；③抑制淋巴细胞增生和活化，促进单核-巨噬细胞成熟和分化；④抑制铜绿假单胞菌生物膜的形成，抑制细菌过氧化物及弹性硬蛋白酶等毒性代谢产物产生，减少气道上皮损伤。但是迄今尚未证实 16 元环的大环内酯类药物，如交沙霉素等有相同的抗炎和免疫调节作用。现临床上所用的基本是红霉素为代表的 14 元环和 15 元环的阿奇霉素等大环内酯类药物，长程治疗的药物剂量为常规抗菌剂量的 50%。虽然有许多研究报道了大环内酯类药物的有效性，但是具体的疗程尚未完全确定。在已报道的病例中，处于疾病早期者需治疗 6 个月以上；对病情处于进展期的病例需持续治疗 2 年以上；但对于伴有严重呼吸功能障碍的患者，需要长期给药；停药后复发者再用药有效。

停药指征：临床症状、体征消失，氧分压、肺功能正常，胸部 HRCT 检查提示小叶中心结节影消失。过早停药或不遵医嘱用药均易复发，所以 DPB 治疗中患者的依从性很重要。停药后需长期定时临床和 CT 随访，警惕复发。

当患者出现以下指征，可考虑使用抗生素：①以感冒或流感为诱因引起 DPB 患者病情急性恶化。通常继上呼吸道感染症状后，有发热、咳脓痰，CRP 阳性、ESR 加快及白细胞增多等急性感染表现，病原菌多为流感嗜血杆菌或肺炎球菌。②持续感染状态的慢性恶化。持续脓性痰，痰量逐渐增加，呼吸困难进行性加重，发热少见，但 CRP、ESR 等阳性，病原菌多为嗜血杆菌和铜绿假单胞菌。对于以上感染可用头孢菌素、氨苄青霉素、氨基糖苷类联合治疗。对易产生铜绿假单胞菌取代者，不能长期使用上述抗铜绿假单胞菌药

物，对流感嗜血杆菌感染者，应避免长期使用青霉素及头孢菌素抗菌药，以免产生铜绿假单胞菌取代，加重病情。

研究表明，80% 的 DPB 患者术后不出现下呼吸道症状；但下呼吸道症状一旦出现，予手术治疗也不能改善下呼吸道症状。因此，当鼻窦炎不能通过内科治疗治愈，且未出现下呼吸道症状时，可行鼻旁窦手术。

（农光民　蒋　敏）

## 参 考 文 献

1. 山中晃. 慢性闭塞性肺疾患の問題点とくにびまん性泛细支气管支炎について. 内科,1969,23:442-451.
2. 本间日臣. びまん性泛细气管支炎. 日胸疾会杂志,1975,13:383-386.
3. 工藤翔二. 慢性支气管炎及弥漫性泛细支气管炎. 日本医学介绍,1987,8(5):196-199.
4. Azuma A, Kudoh S. Diffuse panbronchiolitis in East Asia. Respirology,2006,11(3):249-261.
5. 武秀华,沈策. 弥漫性泛细支气管炎动物模型的建立. 中华结核和呼吸杂志,2005,6(28):394-397.
6. 刘鸿瑞,刘彤华,任华. 弥漫性泛细支气管炎临床病理分析. 中华病理学杂志,2001,5(30):325-327.
7. Akira M, Higashihara T, Sakatani M, et al. Diffuse panbronchiolitis: follow-up CT examination. Radiology,1993,189(2):559-562.
8. Kudoh S, Azuma A, Yamamoto M, et al. Improvement of survival in patients with diffuse panbronchiolitis treated with low-dose erythromycin. Am J Respir Crit Care Med,1998,157(6 Pt 1):1829-1832.
9. Kudoh S, Uetake T, Hagiwara K, et al. Clinical effects of low-dose long-term erythromycin chemotherapy on diffuse panbronchiolitis. Nihon Kyobu Shikkan Gakkai Zasshi,1987,25(6):632-642.

# 第四节　弥漫性肺泡出血症

弥漫性肺泡出血(diffuse alveolar hemorrhage,DAH)是一种由多种病因引起的能危及生命的临床综合征，主要表现为咯血、贫血、呼吸困难或呼吸衰竭，以及影像学上呈双肺弥漫性肺浸润影。DAH 出血来源于肺微循环，包括肺泡毛细血管、小动脉和小静脉。儿童 DAH 可在各个年龄段发病，临床表现和病因的异质性大，病因谱与成人略有差异，因此早期识别尤其是明确其病因诊断很具挑战性。尽管目前 DAH 的诊断和管理有了较

大进步，但死亡率依然很高。

## 一、病因与分类

DAH 是由于肺微循环包括肺小动脉、小静脉、毛细血管的损伤，导致肺泡腔出血所致。凡引起广泛的肺微循环损伤的任何病因，均可在其病变过程中发生 DAH，但 DAH 最常受累的部位是肺毛细血管。DAH 的共同病理特点是肺泡出血，出血 36～72 小时后，血红蛋白转化为含铁血黄

素,肺泡巨噬细胞吞噬含铁血黄素后成为含铁血黄素细胞。

DAH 不是一种独立性疾病,其病因广泛、复杂,包括免疫相关或非免疫相关的血管炎、感染、中毒、药物、肺损伤、造血干细胞移植及心血管疾病、凝血功能异常等,部分病因至今尚未明了。

血管炎性疾病是成人 DAH 的主要原因,成人根据有无血管炎或毛细血管炎将 DAH 分为三大类:与血管炎/毛细血管炎相关的 DAH、与血管炎/毛细血管炎无关的 DAH、其他因素导致的 DAH。既往对儿童 DAH 认识是将其分为原发性(特发性)和继发性。病因未明的 DAH,称为特发性肺含铁血黄素沉积症(idiopathic pulmonary hemosiderosis,IPH)。

一直以来 IPH 被认为是儿童最经典的 DAH。IPH 最早于 1864 年由 Virchow 首先报道,是一组病因未明,以贫血、咯血、弥漫性肺浸润为主要表现的综合征;随后的病理学研究发现这些患儿肺内有大量含铁血黄素细胞沉积,但未发现血管炎/毛细血管炎、肉芽肿形成或免疫复合物沉积等病理改变,因此称之为"特发性肺含铁血黄素沉积症"。IPH 成人少见。20 世纪 90 年代以前,以贫血、咯血、弥漫性肺浸润为主要表现的患儿多数因病因检查阴性而被诊断为 IPH。20 世纪 90 年代以后,随着抗中性粒细胞抗体(ANCA)等新的生物学标志物、新诊断技术的进展,一些最初被诊断为 IPH 的患儿后来被证实是 ANCA 相关性血管炎(AAV)、Goodpasture 综合征等其他疾病;近年来还发现一些各项指标均符合 IPH 诊断,但肺活检证实为肺泡毛细血管炎的病例;此外,由于肾上腺皮质激素及免疫抑制剂的应用,使部分 IPH 患儿得以长期存活,随访研究发现,存活超过 10 年的 IPH 患儿,约 1/4 于 10 年后被诊断为干燥综合征、SLE 等自身免疫性疾病。

随着对儿童 DAH 病因学认识的提高,充实了儿童 DAH 的病因谱,IPH 可能不再是儿童 DAH 最主要的疾病,儿童 DAH 病因分类也向成人分类模式转变。2007 年,Susarla 等借鉴成人 DAH 分类,提出将儿童 DAH 的病因分为三大类:肺泡毛细血管炎相关性疾病、无肺泡毛细血管炎及心血管疾病。但这一分类法需要组织病理学检查依据,儿科临床实际操作难度大。因此,2016 年 Park 参考成人 DAH 分类,将儿童 DAH 病因分为:免疫介导相关的 DAH、非免疫介导相关的 DAH(表 10-1)。

表 10-1　儿童弥漫性肺泡出血病因分类

| 免疫介导相关 | 非免疫介导 |
| --- | --- |
| ANCA 相关性血管炎 | 心血管疾病 |
| 肉芽肿性炎血管炎 | 二尖瓣狭窄 |
| 显微镜下多血管炎 | 动静脉畸形<br>肺静脉闭锁 |
| 嗜酸细胞性肉芽肿性多血管炎 | 肺淋巴管肌瘤病 |
| 系统性红斑狼疮 | 肺动脉高压 |
| 类风湿关节炎 | 肺毛细血管瘤病 |
| 炎性肌病 | 左心功能障碍 |
| 抗磷脂抗体综合征 | 非心血管疾病 |
| 过敏性紫癜<br>IgA 肾病 | 感染(铜绿假单胞菌、曲霉菌、巨细胞病毒、疱疹病毒等) |
| 冷球蛋白血症<br>白塞氏病 | 弥漫性肺泡损伤(辐射、细胞毒性药物、急性呼吸窘迫综合征) |
| 低补体血症荨麻疹性血管炎 | 造血干细胞移植 |
| 肺移植排斥反应 | 特发性肺含铁血黄素沉着症 |
| 药物引起的血管炎(华法林、阿司匹林、胺碘酮、苯妥英钠) | 婴儿急性特发性肺出血<br>Heiner 综合征(牛奶过敏)<br>Lane-Hamilton 综合征 |
| 抗肾小球基底膜抗体综合征<br>(肺出血肾炎综合征) | 凝血功能障碍 |
| 特发性肺泡毛细血管炎 | |

注:ANCA:抗中性粒细胞胞质抗体 anti-neutrophil cytoplasmic antibodies

与成人不同的是,此分类删除了可卡因吸入所致 DAH,增加了婴儿急性特发性肺出血(acute idiopathic pulmonary hemorrhage,AIPH)。AIPH 是 DAH 的特殊类型,其表现为婴儿急性呼吸衰竭以及肺出血。最初认为与产生真菌毒素的纸葡萄穗霉有关,但未获得证实。最近,对美国马萨诸塞州的 4 例 AIPH 婴儿的研究发现,2 例有血管性血友病,而另外 2 例为临界血管性血友病,其病因至今尚不明确。

Lane-Hamilton 综合征既往被认为属于 IPH 的范畴;最早由 Lane 和 Hamilton 于 1971 年报道,

临床表现为弥漫性肺泡出血合并乳糜泻,现已证实患儿体内存在特异性抗麦角蛋白抗体、抗肌内膜抗体和抗组织转谷氨酰胺酶抗体,饮食中剔除麸质后临床症状明显好转;建议作为 DAH 一个独立的病因诊断。

## 二、临床表现与体征

DAH 起病方式可呈慢性、隐袭,亦可呈急性、暴发、迅速进展,甚至很快发生呼吸衰竭,需机械通气支持。DAH 的病程表现可为急性、亚急性或两者重复交替。主要表现为:咯血、贫血、呼吸困难、低氧血症及双侧弥漫性肺浸润。

咯血可能持续数小时或数天,约三分之一患儿没有咯血,因为肺泡容量相对较大,能够吸收大量血液而使其不扩散到支气管引起症状。许多婴幼儿不会咯血动作,直接将血液吞入消化道。而在出现明显咯血症状的时候,还需要与呕血或假性咯血鉴别,如黏质沙雷氏菌能够分泌类似血液的鲜红色素,感染肺部时可使分泌物呈红色。出血量多少不能单纯根据咯血量来判断,而应综合患者的血压、血红蛋白下降程度来衡量。需要注意的是,DAH 早期红细胞压积或血红蛋白下降可能并不明显。

呼吸困难的程度与原发病及出血程度有关。原发病史及出血时间长,容易导致肺间质增生或纤维化而出现呼吸困难;原发病史及出血时间短,但出血量大,同样会导致呼吸困难。

DAH 因原发病不同,可伴或不伴肺外表现。如果患儿有以下临床病史,应警惕 DAH 的可能:

### (一) 有全身症状和体征的 DAH

包括:①近期有过敏性紫癜或冷球蛋白血症性血管炎;②使用某种可能诱导 DAH 的药物或毒物,如抗凝血剂、D-青霉胺、呋喃妥因、胺碘酮、丙硫氧嘧啶、西罗莫司、可卡因等;③暴露于如偏苯三酸酐、杀虫剂、农药或有毒物质;④伴随全身性血管炎、心血管疾病、二尖瓣病变、实体器官或造血干细胞移植。

肉芽肿性血管炎(granulomatosis with polyangitis,GPA)常有上呼吸道组织肿胀、溃烂,伴有鼻窦疾病、肺实质结节、肾脏或皮肤损害、抗蛋白酶3抗体及c-ANCA阳性,组织活检证实为肉芽肿显微镜下多血管炎(microscopic polyangitis,MPA),多数可发生较明显的肺泡出血及急性肾小球肾炎,伴有皮肤损害、P-ANCA 阳性,组织活检为坏死性非肉芽肿性病变。如果 DAH 与哮喘、嗜酸性粒细胞增多、肺炎症细胞浸润等同时存在,需考虑嗜酸细胞性肉芽肿性多血管炎(eosinophilic granulomatosis with polyangitis,EGPA)。

有报道儿童乳糜泻并发 DAH 更多见于唐氏综合征患儿,应予注意。

### (二) 没有全身症状和体征的 DAH

当患儿无明显上述临床表现时,应考虑以下4种情况:①抗肾小球基底膜病变轻度累及肺部,没有肺部症状和体征,但在肺部可以找到抗肾小球基底膜抗体;②MPA 尚未累及肺,仅表现为抗髓过氧化物酶阳性(MPO)阳性、p-ANCA 阳性;③孤立性寡免疫肺泡毛细血管炎;④特发性肺含铁血黄素沉着症(idiopathic pulmonary hemosiderosis,IPH)。

## 三、辅助检查

### (一) 一般检查

包括血常规、红细胞沉降率和 C-反应蛋白、出血、凝血时间、尿常规、生化、肾功能、动脉血气分析、血清补体、相关病原学检查排除感染因素等。

血常规中血红蛋白的指标可呈现与咯血量不一致的进行性降低,在临床怀疑 DAH 患儿中出现贫血及血红蛋白动态下降需给予充分重视。多种血管炎所致的 DAH 可出现红细胞沉降率和 C-反应蛋白升高、血尿和蛋白尿、肾功能改变等,其中蛋白尿和镜下血尿在 GPA 和 MPA 的早期就可出现。

### (二) 肺功能检查

肺功能检查对 DAH 的病因诊断无特异性帮助。

1. 一氧化碳弥散功能测定　贫血患者一般一氧化碳弥散功能降低;DAH 患者由于肺泡出血,血红蛋白能够吸收一氧化碳,导致一氧化碳弥散功能升高,因此,贫血伴一氧化碳弥散功能增高有助于 DAH 的诊断。但肺泡出血超过 48 小时后一氧化碳弥散功能增高可不明显。小年龄及危重患儿不能配合,限制了一氧化碳弥散功能的临床应用。

2. 通气功能测定　常见限制性通气功能障碍。由于 DAH 反复发作可导致肺间质纤维化,出现限制性通气功能障碍,即肺总容量减少,肺活量降低,但是 $FEV_1/FVC$ 可正常。阻塞性通气功能障碍较少见，表现为 $FEV_1$、$FEV_1/FVC$ 下降。可能是因为血中性粒细胞渗入肺泡囊引起的活性氧物和蛋白水解酶的释放，导致小气道和肺实质损伤引。能导致气道阻塞的有结节病、MPA 等，淋巴管平滑肌瘤病、组织细胞增生症、肺泡毛细血管炎引起气道阻塞较少，有时候 IPH 也能引起。

**（三）呼出气一氧化氮测定**

由于血红蛋白可与一氧化氮结合，导致呼出气一氧化氮降低；且一氧化氮与血红蛋白结合的速度快于一氧化碳，因此该检查较为敏感。由于操作简便，危重患者也能完成，具有较好的临床应用前景。

**（四）影像学检查**

胸部平片是 DAH 的初筛检查。胸部高分辨率 CT（HRCT）有助于明确病变的性质、程度及范围。影像学变化与病变过程密切相关。早期无特异性表现。在急性肺出血期，两肺野透亮度普遍减低，呈磨玻璃样改变及大片云絮状阴影（图 10-2），以中下肺野多见。肺部病变经治疗后多在 1~2 周内明显吸收，有时可延续数月或反复出现。在慢性反复发作期，两肺广泛分布小结节影及细小的网状影。进入静止期或后遗症期，肺纹理增多而粗糙，可有小囊样透亮区或纤维化改变，并可出现肺动脉高压和肺心病征象。

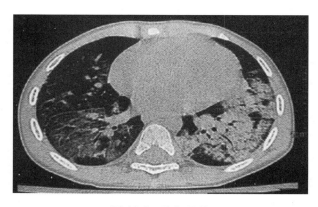

**图 10-2　胸部平片**
两肺野透亮度普遍减低，可见磨玻璃样改变及大片云絮状阴影

**（五）HLMs 检查及支气管镜检查**

痰液、胃液、支气管肺泡灌洗液（BALF）普鲁士蓝染色后可见巨噬细胞内充满含铁血黄素颗粒，称为 HLMs。BALF 中 HLMs 阳性率最高，尤其对临床症状不典型，或痰液、胃液检查阴性者应早期进行支气管镜检查。通过支气管镜 BALF 检查可明确肺泡出血和出血范围，并行细菌、真菌、病

毒、卡氏肺孢子虫等病原体检测排除感染。排除外伤性出血，在相同部位 BALF 中红细胞计数升高，特别是 HLMs 占肺泡巨噬细胞 20% 以上有助于 DAH 的诊断，但 HLMs 并不能提示具体病因。

因经支气管镜活检取材少，容易造成漏诊和误诊，目前对疑似 DAH 或已诊断 DAH 患者经支气管镜活检的方法尚存争议。

**（六）血清学检查**

初选试验可包括抗核抗体（ANA）、抗双链（dsDNA）抗体、ANCA、抗基底膜（GBM）抗体和抗磷脂抗体（APL）、类风湿因子（RF）、抗环瓜氨酸肽抗体（anti-CCP）。SLE 患儿可有高滴度 ANA 和抗 dsDNA，而补体水平降低。Goodpasture 综合征的循环抗 GBM 抗体阳性。MPA、EGPA 可出现 p-ANCA 阳性，GPA 可出现 c-ANCA 阳性，RF、anti-CCP 阳性见于幼年特发性关节炎。Heiner 综合征可有牛奶特异性 IgE 阳性。Lane-Hamilton 综合征可特异性抗麦角蛋白抗体（AGA）、抗肌内膜抗体（AEA）和抗组织转谷氨酰胺酶抗体（ATA）阳性。

**（七）组织学检查**

虽然少数疾病不需要通过组织活检来确诊，但组织活检仍是确诊 DAH 病因的重要手段。活检的组织应选取比较容易采集的部位，比如皮疹、上气道组织。如果怀疑 AAV、SLE、Good-Pasture 综合征，肾活检是首选；必要时可采用胸腔镜或外科肺活检。除了常规的组织病理学，有时需进行组织免疫荧光和电镜检查以助于病因诊断，尤其是肺毛细血管炎。但作为有创检查具有一定的风险。

**四、诊断**

早期诊断对患者的治疗和预后至关重要。诊断分两个层次，确诊 DAH 和确诊病因。

1. 首先确定是否存在肺泡出血，了解其严重性和进展速度。对有咳嗽、咯血、呼吸困难、贫血、X 线胸片和/或 CT 呈弥漫性肺浸润的患儿，动态进行全血细胞计数以评估贫血严重程度及病情进展，并行 HLMs 检查协助诊断。凡符合下列临床表现者可确诊为 DAH：①咯血，从极少量到大咯血，需要严格除外已知病因之咯血，如感染、结核、新生物、支气管扩张等；②贫血，与咯血量不平行的缺铁性贫血；③胸部平片及 CT 示间质性病变或广泛肺泡弥漫浸润影，亦可有不对称局限浸润，

一般无胸水和肺不张;④无明显原因憋气、呼吸困难、血氧分压下降、肺弥散功能增高,甚至呼吸衰竭;⑤BLAF 中 HLMs>20%。

2. 明确肺泡出血的具体病因。病史往往能够提供线索,特别需要了解是否存在出血性疾病、医源性凝血功能障碍、二尖瓣病变、肾功能不全、结缔组织病、系统性血管炎,以及环境暴露、用药情况等。体检可能帮助发现特殊病因,如皮肤和关节异常可提示结缔组织病或血管炎,耳、鼻和鼻旁窦仔细检查可以发现 GPA。进一步完善常规检查:出血、凝血时间,尿常规检查,肾功能,血清补体,病原学检查,肺弥散功能等。视临床需要选择特殊检查:ANCA、ANA、抗 GBM、APL、纤支镜肺活检、外科肺活检、肾活检等,以明确病因。

应注意的是,在疾病早期单次检查阴性不一定能确定 IPH 的诊断。法国 12 个中心对最初诊断为 IPH 患儿的随访研究显示,5 年后 50% 的患儿 SMA 阳性,45% 的患儿 ANA 阳性,40% 的患儿 ANCA 阳性,20% 的患儿 RF 阳性,33% 的患儿牛奶特异性 IgE 阳性,28% 的患儿 AGA 阳性。欧美、中国儿童 ILD 协作组,及笔者多年的临床研究显示,部分最初诊断为 IPH,通过增强 CT 证实为肺静脉闭锁,肺活检证实为肺泡毛细血管炎,或血清学抗 GBM 抗体阴性但肾脏活检证实为 Good-Pasture 综合征,或在后续的长期随访中血清学自身抗体阳性或出现 SLE 等疾病的典型症状;提示 IPH 的诊断必须建立在除外其他疾病的基础上,必要时行组织学检查,并应定期随访观察其病情演变。

激素及免疫抑制剂治疗可改善 IPH 的预后,也提示 IPH 也许是尚未被认识的免疫介导的某种特异性疾病。

## 五、治疗

DAH 治疗的目的是缓解患者症状,降低死亡率和并发症,并最小化相关治疗带来的副作用。DAH 的治疗包括肺泡出血的对症支持治疗和原发病治疗。

### (一)肺泡出血及大咯血的对症支持治疗

对所有急性起病的 DAH,应尽快控制肺泡出血,稳定病情,防止疾病进展。大咯血虽不常见,但十分危险。一次咯血量>100ml 或咯血伴面色苍白、呼吸急促、发绀或有窒息症状,均可认为是大咯血。

1. 保持呼吸道通畅　让患儿头朝下,仰面,使咽喉与主气管尽可能减少弯曲,保持呼吸道通畅,及时吸痰、吸血,防止窒息。

2. 呼吸支持　有缺氧者予吸氧。严重出血者气管插管,使用呼气末正压通气(PEEP)能有效抑制肺泡毛细血管出血。有报道应用体外膜肺氧合技术能为下一步治疗争取时机。

3. 输血　严重出血者输血以纠正贫血。

4. Lane-Hamilton 综合征患儿应进食不含麸质的饮食　尽管有学者质疑牛奶过敏的存在。但有报道 DAH 伴缺铁性贫血及血清牛奶沉淀素的阳性婴儿,饮食中剔除了牛奶后症状明显好转,再次食用牛奶后出现症状反复,因此对 Lane-Hamilton 综合征患儿建议停服牛乳和乳制品。

5. 合并感染时选用抗菌药物　伴有肾衰竭者必要时行透析治疗。

### (二)原发病治疗

DAH 多数是因自身免疫或其他原因引起的肺泡毛细血管破坏。糖皮质激素和免疫抑制剂是最常用的治疗方法。

治疗通常分为两个阶段:最初的"诱导缓解"阶段控制疾病进展,随后"维持缓解"阶段,并注意降低药物不良反应。

1. 糖皮质激素　糖皮质激素能有效减少炎症细胞和细胞因子分泌,改善肺泡上皮肿胀,减少肺泡出血。对免疫相关性 DAH 早期使用糖皮质激素效果好。

对威胁生命的 DAH,尤其是免疫介导的 DAH、IPH,可予甲泼尼龙冲击治疗,10~30mg/(kg·d),连续静脉滴注 3 天,病情缓解后改为泼尼松 1~2mg/(kg·d)口服,逐渐减量至能控制症状的最低维持量。也有学者认为中低剂量甲泼尼龙有同样效果,静脉滴注 3~5 天后减量,逐渐过渡到口服。

2. 免疫抑制剂　如单用糖皮质激素治疗尤其是冲击治疗后仍效果不佳者,可联合免疫抑制剂治疗。

对重症病例,特别是 AAV、合并有严重肾病、胶原性疾病及重症 IPH,诱导缓解阶段可予环磷酰胺冲击治疗,600~800mg/m²,3~4 周静滴 1 次,病情缓解后可改为维持量 1~2mg/(kg·d),与泼尼松维持量合用。或在维持治疗阶段转换为小剂量激素联合硫唑嘌呤、甲氨蝶呤、羟氯喹等免疫抑制剂,可以起到长期缓解、预防复发的作用,并可减少激素的不良反应。维持治疗时间主要依 DAH 缓解情况及基础疾病的情况而定。在没有活动性疾病情况下，维持治疗一般持续 12～18 个月。在考虑患者复发的高风险时可延长维持治疗时间。

3. 其他治疗

（1）Good-Pasture 综合征、血管炎、SLE 等免疫复合物滴度非常高者可采用血浆置换或免疫吸附疗法。

（2）高剂量激素联合免疫抑制剂或血浆置换都无效的难治性 DAH，可考虑一些新的治疗药物。如 AAV、CVD 可选用静注丙种球蛋白（IVIG）、利妥昔单抗，幼年特发性关节炎可选用来氟米特、英夫利昔；但这些针对原发病治疗的药物在原发病并发 DAH 时的疗效还有待更多的观察。

（3）重组人活化因子 Ⅶa（rFⅦa）：rFⅦa 最初是被批准用来治疗血友病的出血，进一步研究显示，rFⅦa 还可治疗血小板减少或血小板功能缺陷所致出血性疾病。国外近来将 rFⅦa 用于其他治疗均无效的 DAH，有报道对血管炎、CVD 及干细胞移植相关致死性 DAH 有效。可静脉或者经支气管镜气道局部给药，但有血栓形成的风险。

（4）肺移植：有报道，保守治疗无效的晚期 DAH 病例进行肺移植治疗，但均在术后复发，因例数较少，疗效无法评价。

## 六、预后

既往认为 IPH 的预后很差，首次发作后平均存活时间 3～5 年。死亡原因为慢性肺纤维化以及大量肺出血导致呼吸衰竭。近年的回顾性研究显示，接受长疗程激素和免疫抑制剂治疗的 IPH 患儿总体预后较好，部分患儿可长期存活。因免疫介导的 DAH 通常与全身疾病相关，这些患儿的病死率与全身其他器官的情况有很大关系，总体来说死亡率依然很高。

（农光民　蒋　敏）

## 参 考 文 献

1. Collard HR, Schwarz MI. Diffuse alveolar hemorrhage. Clin Chest Med, 2004, 25(3): 583-592.

2. Park MS. Diffuse alveolar hemorrhage. Tuberc Respir Dis (Seoul), 2013, 74(4): 151-162.

3. Lara AR, Schwarz MI. Diffuse alveolar hemorrhage. Chest, 2010, 137(5): 1164-1171.

4. Kwok SK, Moon SJ, Ju JH, et al. Diffuse alveolar hemorrhage in systemic lupus erythematosus: risk factors and clinical outcome: results from affiliated hospitals of Catholic University of Korea. Lupus, 2011, 20(1): 102-107.

5. Ioachimescu OC, Stoller JK. Diffuse alveolar hemorrhage: diagnosing it and finding the cause. Cleve Clin J Med, 2008, 75(4): 258, 260, 264-265.

6. Le Clainehe L, Le Bourgeois M, Fauroux B, et al. Long-term outcome of idiopathic pulmonary hemosiderosis in children. Medicine(Baltimore), 2000, 79(5): 318-326.

7. Susarla SC, Fan LL. Diffuse alveolar hemorrhage syndromes in children. Curr Opin Pediatr, 2007, 19(3): 314-320.

8. Taytard J, Nathan N, de Blic J, et al. French RespiRare® group. New insights into pediatric idiopathic pulmonary hemosiderosis: the French RespiRare® cohort. Orphanet J Rare Dis, 2013, 14(8): 161.

9. Young L R, Deterding R R, Fan L L. Diffuse lung disease in young children: application of a novel classification scheme. American Journal of Respiratory & Critical Care Medicine, 2007, 176(11): 1120-1128.

10. 中华医学会儿科学分会呼吸学组全国儿童弥漫性实质性肺疾病/间质性肺疾病协作组. 中国儿童间质性肺疾病的临床研究. 中华儿科杂志, 2011, 49(10): 734-739.

11. 李燕, 农光民. 儿童特发性肺含铁血黄素沉着症 84 例临床分析. 临床儿科杂志, 2009, 27(4): 347-349.

# 第五节　闭塞性细支气管炎

闭塞性细支气管炎（bronchiolitis obliterans, BO）是一种细支气管炎性损伤所致的慢性气流受限综合征。1901 年，德国病理学家 Lange 首次报道并命名了闭塞性细支气管炎，其病理上表现为细支气管的部分或完全闭塞，临床主要表现为重症肺炎或其他原因引起的气道损伤后持续咳嗽、喘息、呼吸困难，对支气管舒张剂无反应。感染后 BO（post-infectious bronchiolitis obliterans, PBO）预后相对好，绝大部分患儿可存活；其他原因导致的 BO 预后差，死亡率高，严重影响儿童的身体健康和生活质量。

## 一、病因

### （一）感染

感染是儿童 BO 的首位病因。最常见的病原为腺病毒(3、7、21 血清型)、麻疹病毒、肺炎支原体感染所致 BO 也较多见,其他病原感染如呼吸道合胞病毒、单纯疱疹病毒、流感病毒、副流感病毒、百日咳杆菌、B 族链球菌和流感嗜血杆菌等也可导致 BO 发生。

**(二) 风湿性疾病**

重症渗出性多形性红斑又称 Stevens-Johnson 综合征(SJS),是儿童 BO 的常见原因之一。其他风湿性疾病,如类风湿关节炎、系统性红斑狼疮、硬皮病、干燥综合征等也可发生 BO。

**(三) 吸入因素**

有毒气体(包括氨、氯、氟化氢、硫化氢、二氧化硫等)等均可损伤气道黏膜,导致慢性气道阻塞性损伤,可发展成 BO。

**(四) 器官移植**

骨髓或造血干细胞移植后急性移植物抗宿主反应和实体器官移植后慢性排异反应是 BO 发生的高危因素。此外,移植前的状态、移植相关的疾病,尤其是病毒性肺炎、免疫抑制剂的应用等也是 BO 的发病因素。

**(五) 其他**

如药物因素等。少数患儿找不到明确诱因。

## 二、发病机制

发病机制尚未完全明了。目前认为闭塞性细支气管炎致病因素的靶点为呼吸道上皮细胞。各种病原体,尤其是病毒感染时黏膜上皮细胞和血管内皮细胞人白细胞抗原表达增加,造成免疫活性细胞和细胞因子对黏膜上皮细胞的非特异性损害。由于免疫反应介导,上皮细胞在修复过程中发生过度炎症反应和纤维化,从而导致细支气管炎症、管腔狭窄和闭塞。

BO 的发生可能与感染病毒的类型、宿主的免疫反应、遗传易感性及环境因素有关。一些研究显示,腺病毒感染、需机械通气支持的严重急性肺损伤是发展成 BO 的高危因素。

## 三、病理

1901 年,德国病理学家 Lange 首次报道 1 例新生肉芽组织阻塞细支气管的病例,并将其命名 BO。因此,BO 是一个病理学的诊断,由于炎症和免疫反应损伤细支气管上皮及上皮下组织,机体异常的上皮再生和组织修复导致病变发生。闭塞性细支气管炎的病理改变呈斑片样分布,可表现

为狭窄性细支气管炎和增殖性细支气管炎。狭窄性细支气管炎为细支气管周围纤维化,压迫管腔,导致管腔狭窄闭塞,这种损伤是不可逆的,是 BO 的特征性改变。增殖性细支气管炎则是以管腔内肉芽组织增生为特征,尤其累及呼吸性细支气管、肺泡管和肺泡,具有潜在可逆性。以上两种类型的病理改变可以同时存在,并可以伴有大气道的支气管扩张、肺不张、血管容积和/或数量的减少。

一项 34 例 BO 肺组织病理学的研究显示,97%的儿童 BO 为狭窄性细支气管炎,伴有不同程度的炎症和气道阻塞。

## 四、临床表现

一般为亚急性或慢性起病,进展可迅速,依据细支气管及肺的损伤严重度、广泛度和疾病病程表现各异,病情轻重不一,临床症状和体征呈非特异性,临床表现可从轻微喘息样症状到进行性加重,导致呼吸衰竭,甚至死亡。患儿常在急性感染或肺损伤后出现慢性咳嗽、喘息和呼吸困难,运动不耐受,可达数月或数年,逐渐进展,并可因其后的呼吸道感染而加重。未合并感染时抗感染治疗不能使症状缓解,对支气管舒张剂反应差。

体格检查可见三凹征,喘鸣音和湿啰音是最常见体征,可伴有呼气延长及呼吸音减弱。杵状指/趾不多见。

## 五、辅助检查

**(一) 血气分析**

约有 40%患者有不同程度的低氧血症,多有二氧化碳潴留,可以用来评估疾病的严重性。

**(二) 肺功能**

特异性地表现为不可逆的阻塞性通气功能障碍,即呼气流量明显降低。气流受限是早期变化,第一秒用力呼气容积($FEV_1$)以及用力肺活量 25%~75%水平的平均呼气流量($FEF_{25\%~75\%}$)降低是诊断闭塞性细支气管炎的敏感指标。随病情进展,肺功能可由阻塞性通气功能障碍变为限制性或混合性通气功能障碍。支气管舒张试验为阴性。

**(三) 胸部 X 线**

X 线胸片的敏感性和特异性不强。约 40%的闭塞性细支气管炎患儿 X 线胸片未见异常,亦可表现为两肺过度充气,支气管充气相。合并感染时,影像学出现斑片状浸润影。

**（四）高分辨率 CT**

高分辨率 CT（HRCT）能更清楚地显示小气道病变，其表现出的马赛克灌注征、支气管扩张、支气管壁增厚和气体潴留等征象，有助于 BO 的诊断。

马赛克灌注征（mosaic perfusion）是指肺密度减低区与肺密度增高区夹杂相间呈不规则的补丁状或地图状分布的表现。肺密度减低区反映了由于狭窄性细支气管炎和增殖性细支气管炎造成的局部气体滞留和由于局部缺氧、血管痉挛造成的血流灌注减少，是 BO 的病变区域。相对密度增高区域反映的是代偿性的灌注增加，如图 10-3 所示。

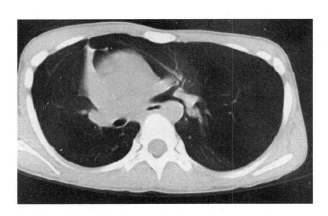

图 10-3　马赛克灌注征

呼气相 CT 较吸气相 CT 对诊断小气道阻塞更加敏感，马赛克灌注出现率更高。建议 5 岁以上能配合的患儿尽量行呼气相 CT 以助 BO 诊断。部分合并单侧透明肺，又称 Swyer-James 综合征，是由于幼年时患腺病毒肺炎、麻疹肺炎或百日咳后形成 BO，并伴有血管炎的改变，阻止了肺泡囊正常发育所致。影像学表现为单侧肺部分或全部透光增强、纹理稀少、体积减小，如图 10-4 所示。

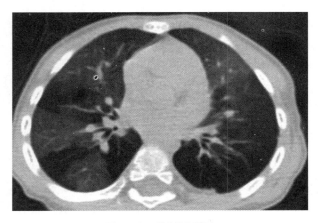

图 10-4　单侧透明肺

**（五）肺通气灌注扫描**

显示斑块状分布的通气、血流灌注减少。

**（六）支气管镜**

主要是除外气道发育畸形的存在。

**（七）肺活检**

肺活检是诊断 BO 的金标准，但由于病变呈斑片状分布，肺活检有创且不一定能取到病变部位，因此不是每个患儿都需进行肺活检。对于临床及 HRCT 表现不典型或病情迅速进展者，可行肺活检确诊。

## 六、诊断与鉴别诊断

**（一）临床诊断**

由于 BO 病变呈斑片样分布，肺活检不一定能取到病变部位，临床应用受限，目前 BO 的诊断主要为临床诊断。标准如下：

1. 前驱病史　发病之前往往有感染或其他原因所致的细支气管损伤史。

2. 临床表现　持续或反复喘息或咳嗽、呼吸急促、呼吸困难、运动不耐受。双肺可闻及广泛喘鸣音、湿啰音，并持续 6 周以上，对支气管舒张剂反应差。

3. 辅助检查　胸部 HRCT 显示马赛克灌注征、支气管扩张、支气管壁增厚。肺功能显示小气道阻塞性通气功能障碍或混合性通气功能障碍，支气管舒张试验为阴性。

4. 排除其他引起咳喘的疾病　如呼吸道感染、支气管哮喘、支气管肺发育畸形、肺结核、弥漫性泛细支气管炎等。

**（二）确定诊断**

BO 确诊需病理证实。既符合 BO 的临床诊断标准，又有 BO 的典型病理改变者可确诊。

**（三）鉴别诊断**

1. 下呼吸道感染　特别是各种免疫缺陷病所致反复肺炎，致咳喘症状反复持续。BO 一般无发热等感染征象，临床和影像学表现持续存在。

2. 支气管哮喘　BO 和哮喘均有喘息表现，且 BO 胸片多无明显异常，易误诊为哮喘。可根据喘息对支气管舒张剂的治疗反应、过敏性疾病病史或家族史、HRCT 的表现及支气管舒张试验等对这两种疾病进行综合判断鉴别。

3. 先天性气管、支气管、肺及心血管发育畸形　在小年龄儿童尤其多见，可表现为持续咳喘，行心脏彩超、肺增强 CT、气道和血管三维重建、心血管造影及支气管镜检查可协助鉴别诊断。

4. 肺结核　特别是支气管淋巴结结核、支气管内膜结核可出现持续咳喘,需与 BO 鉴别。结核接触史、结核中毒症状、影像学见典型结核病灶、PPD 试验或 TSPOT 试验阳性、结核菌涂片培养、支气管镜检等有助于鉴别。

5. 弥漫性泛细支气管炎　多有鼻窦炎,胸部 HRCT 显示双肺弥漫分布小叶中心结节和支气管扩张,而非马赛克征和气体闭陷征。小剂量红霉素治疗有效。

6. 气管内异物伴感染　一般可有突然呛咳的病史,局限性的哮鸣音,胸部影像学表现为单侧肺气肿或局部肺不张等。BO 多以急性肺部感染或急性肺损伤起病,持续咳喘,肺部可闻及广泛哮鸣音和湿啰音。

## 七、治疗

目前尚无全球公认的 BO 治疗准则。动物实验显示早期诊断、早期治疗能够阻断 BO 进程,但不可逆的气道阻塞一旦形成,则无特效治疗。

### (一) 对症治疗

1. 氧疗及呼吸支持　对持续存在低氧血症的患儿给予氧疗,使血氧饱和度达到 90% 以上。病情危重者可予持续呼气末正压通气或使用呼吸机进行呼吸支持。

2. 支气管舒张剂　短效 β-肾上腺素能受体激动剂短期吸入可能部分改善喘息症状。

3. 抗生素　BO 患儿易反复发生呼吸道感染,当患儿有感染征象,如出现发热、喘息症状加重、痰量增多时建议使用抗生素。最常见的病原是肺炎链球菌、流感嗜血杆菌等或混合感染。抗生素的一般疗程为 2~3 周。

4. 营养支持　BO 患儿的能量消耗增加,需要给予足够热卡和能量支持,以保证机体正常的生长发育及免疫功能,减少反复感染。

### (二) 抗感染治疗

1. 大环内酯类抗生素　阿奇霉素、红霉素有抗炎特性。建议儿童口服阿奇霉素 5mg/(kg·d),每周连服 3 天;或红霉素 3~5mg/(kg·d),每天口服。需定期检查肝肾功能。疗程数月。

2. 糖皮质激素

(1) 吸入治疗:对于吸入支气管舒张剂有一定效果且临床症状较轻的患儿可直接吸入糖皮质激素,或作为全身应用激素的维持治疗,如布地奈德雾化液、丙酸氟替卡松气雾剂等。

(2) 全身应用:病情较重者可在病程早期应用。如泼尼松片 1mg~2mg/(kg·d)口服或甲泼尼龙 2~4mg/(kg·d)静脉注射,病情平稳后改为口服,1 个月后逐渐减量,总疗程不超过 3 个月。

3. 孟鲁司特　白三烯受体拮抗剂,有抑制气道炎症的作用。儿童可按常规剂量使用。

### (三) 其他治疗

肺移植为那些药物治疗无效、持续存在严重气流受限、伴有肺功能进行性降低和越来越依赖氧气支持的 BO 患儿提供了长期存活的机会。多用于移植后 BO 和 SJS 后 BO。

## 八、预后

BO 的预后与其病因和病情发展的速度相关,一般感染后 BO 预后相对较好,多数病情不再进展,绝大部分患儿可存活。其临床好转可能是由于儿童不断的生长发育,而不是细支气管病变的消退。其他原因导致的 BO 预后差,死亡率高。

(农光民　蒋　敏)

## 参考文献

1. Kurland G, Michelson P. Bronchiolitis obliterans in children. Pediatr Pulmonol, 2005, 39 (3): 193-208.

2. Dudek AZ, Mahaseth H, DeFor TE, et al. Bronchiolitis obliterans in chronic graft-versus-host disease: analysis of risk factors andtreatment outcomes. Biol Blood Marrow Transplant, 2003, 9 (10): 657-666.

3. Tomikawa, SO, Rodrigues JC. Current research on pediatric patients with bronchiolitis obliterans in Brazil. Intractable Rare Dis Res, 2015, 4 (1): 7-11.

4. Colom AJ, Teper AM, Vollmer WM, et al. Risk factors for the development of bronchiolitis obliterans in children with bronchiolitis. Thorax, 2006; 61 (6): 503-506.

5. Zhang L, Silva FA. Bronchiolitis obliterans in children. J Pediatr (Rio J), 2000, 76: 185-192.

6. Nicod LP. Mechanisms of airway obliteration after lung transplantation. Proc Am Thorac Soc, 2006, 3 (5): 444-449.

7. Mauad T, Dolhnikoff M, São Paulo Bronchiolitis Obliterans Study Group. Histology of childhood bronchiolitis obliterans. Pediatr Pulmonol, 2002, 33: 466-474.

8. Arakawa H, Webb WR. Air trapping on expiratory high-resolution ACT scans in the absence of inspiratory scan abnormalities: correlation with pulmonary function tests and differential diagnosis. AJR Am J Roentgenol, 1998, 170

（5）：1349-1353.

9. Colom AJ, Teper AM. Clinical prediction rule to diagnose post-infectious bronchiolitis obliterans in children. Pediatr Pulmonol,2009,44（11）：1065-1069.

10. 王维,申昆玲,曾津津. 儿童闭塞性细支气管炎 42 例临床分析. 中华儿科杂志,2008,46：732-738.

# 第六节　支气管扩张症

支气管扩张症（bronchiectasis）是支气管因反复感染及分泌物阻塞,造成管壁破坏、变形和扩张的慢性化脓性疾病。病变一般为不可逆性,进展较慢。约 50% 的成人患者症状起自小儿时期。主要表现为经常发热、咳嗽、多痰,甚至咯血。过去曾认为近 50 年来,由于加强呼吸道感染疾病的防治以及抗生素的及时应用,支气管扩张症的患病率有所减少,但这一观点并无确切的流行病学证据。目前为止,我国没有支气管扩张症在普通人群中患病率的流行病学资料,支气管扩张症的患病率仍不清楚,需要进行大规模的流行病学调查。

## 一、病因与发病机制

支气管扩张症可分为先天性支气管扩张症和继发性支气管扩张症。前者多与先天性发育缺陷及遗传因素有关,后者则与支气管感染和阻塞有关。在继发性支气管扩张症的发病机制中,支气管感染和支气管阻塞两者互为因果,相互影响,形成恶性循环。

### （一）支气管先天发育不全

对支气管扩张症患儿都要考虑是否存在先天性异常。

1. 支气管软骨发育不全　患者先天性支气管发育不良,表现为有家族倾向的弥漫性支气管扩张。

2. 先天性巨大气管-支气管症　是一种常染色体隐性遗传病,其特征是先天性结缔组织异常、管壁薄弱、气管和主支气管显著扩张。

3. 马方综合征　为常染色体显性遗传,表现为结缔组织变性,可出现支气管扩张,常有眼部症状、蜘蛛指（趾）和心脏瓣膜病变。

### （二）感染

下呼吸道感染是支气管扩张症最常见的原因,是促使病情进展和影响预后的最主要因素。儿童呼吸道尚未发育完善,支气管管腔细小,组织嫩弱,同时呼吸道感染的机会较多,下呼吸道感染将会损伤发育不完善的气道组织,造成持续、不易清除的气道感染,最终导致支气管扩张。特别是在患麻疹、百日咳、病毒性肺炎（尤其是腺病毒 21 型所致者）后,其支气管组织受到严重破坏,重者累及细支气管壁的支持组织,如弹力纤维、肌肉组织的破坏,形成纤维性病变;新生的上皮细胞由无纤毛的鳞状上皮替代了有纤毛的柱状上皮,致丧失纤毛活动,而难以清除管腔中的分泌物,且影响了支气管的血液循环,造成血液运转不良,终致支气管软化。此外,周围肺组织的纤维性变或胸膜增厚对支气管形成牵引作用,以及间歇不断的咳嗽引起胸腔内压力的增高,均可导致本症的发生。

有文献对我国不同年代儿童支气管扩张的原因进行分析并发现,在 20 世纪 70 年代以前,引起感染性支气管扩张的原因主要为肺结核、麻疹、百日咳;20 世纪 70～90 年代,麻疹、百日咳、结核感染后的支气管扩张明显减少;20 世纪 90 年代以后,麻疹、百日咳、结核感染后的支气管扩张基本消失,而主要为细菌、病毒、支原体感染后的支气管扩张。刘秀云等的研究结果显示,感染后支气管扩张病例中（无免疫缺陷和原发纤毛运动障碍等基础疾病）,约 45.5% 为支原体肺炎、9.0% 为结核感染、6.1% 为麻疹、39.4% 为其他严重肺炎后（多数感染不能确定病原）。

### （三）阻塞因素

支气管阻塞易引起肺不张。阻塞可来自管腔内（如下气道异物吸入或气道内肿瘤、支气管炎症或渗出物的积蓄）,也可来自管腔外的压迫（如支气管淋巴结结核、肋骨的骨质增生压迫）。支气管长期受到阻塞后,使分泌物引流不畅,增加了继发感染的机会,最后发展成为支气管扩张。

### （四）免疫功能缺陷

对于支气管扩张症患儿应考虑是否存在免疫功能缺陷,尤其是抗体缺陷,病因未明的支气管扩张症患者中有 6%～48% 存在抗体缺陷。最常见的疾病为普通变异型免疫缺陷病（common variable immunodeficiency,CVID）。CVID 是一种异源性免疫缺陷综合征,以全丙种球蛋白减少症、反复细菌感染和免疫功能异常为特征。其他尚有 X-连锁无丙种球蛋白血症（X-linked agammaglobulinemia，XLA）及 IgA 缺乏症等，由于气管-支气管分泌物中缺乏 IgA 和/或 IgG 中和抗体，易导致反复发生病毒或细菌感染。由于呼吸道反复感染、气道黏液栓塞，最终气道破坏，导致支气管扩张。除原发性免疫功能缺陷外，获得性免疫缺陷综合征（acquired immune deficiency syndrome，AIDS）、类风湿关节炎等免疫相关性疾病也与支气管扩张症有关。

### （五）纤毛功能异常

原发性纤毛不动（primary ciliary dyskinesia，PCD）综合征是一种常染色体隐性遗传病，支气管纤毛存在动力臂缺失或变异等结构异常，使纤毛清除黏液的功能障碍，导致化脓性支气管感染、支气管扩张、慢性鼻炎、浆液性中耳炎、男性不育、角膜异常、窦性头痛和嗅觉减退。PCD 患者上呼吸道症状多始于新生儿期，儿童支气管扩张患者应注意采集详细的新生儿期病史、慢性上呼吸道病史及中耳炎病史。Kartagener 综合征是其中一个亚型，表现为内脏转位、支气管扩张和鼻窦炎三联征。

### （六）其他疾病

囊性纤维性变（cystic fibrosis，CF）是一种全身外分泌腺功能紊乱的常染色体隐性遗传病，主要侵犯呼吸道和消化道。CF 患儿呼吸道分泌大量异常稠厚分泌物，由此导致反复呼吸道感染和支气管扩张、肺纤维化等不可逆性肺损害。黄甲综合征患者往往伴有支气管扩张和胸腔积液。

## 二、病理与病理生理

支气管扩张可呈双肺弥漫性分布，亦可为局限性病灶，其发生部位与病因相关。由普通细菌感染引起的支气管扩张以弥漫性支气管扩张常见，并以双肺下叶多见。后基底段是病变最常累及的部位，这种分布与重力因素引起的下叶分泌物排出不畅有关。支气管扩张左肺多于右肺，其原因为左侧支气管与气管分叉角度较右侧为大，加上左侧支气管较右侧细长，并受心脏和大血管的压迫。左舌叶支气管开口接近下叶背段，易受下叶感染波及，因此临床上常见到左下叶与舌叶支气管扩张同时存在。另外，右中叶支气管开口细长，并有 3 组淋巴结环绕，因此易受结核肿大淋巴结压迫或因吸入异物导致引流不畅而发生感染并引起支气管扩张。

支气管扩张症的病变多发生在 3、4 级中等大小的支气管，因支气管的反复感染而出现破坏性过程。炎症先损坏管壁黏膜的纤毛柱状上皮，修复时则转变为不带纤毛的立方上皮或扁平上皮。管壁的弹力纤维、肌肉组织和软骨组织，均有不同程度的破坏，并有组织水肿、圆形细胞浸润，终为纤维组织所代替。炎症的发展可逐渐扩展到周围组织，终引起纤维化、肺不张、肺气肿，甚至出现很多与支气管相通或不相通的小脓肿。扩张部位的肺小动脉，常发生血栓形成，致该处血液改由支气管动脉供应，在肺小动脉和支气管动脉的终末，常有扩张和吻合而形成血管瘤，附着于管壁黏膜下，极易受损发生破裂，导致咯血。

根据病理解剖形态不同，支气管扩张症可分为 3 种类型：①柱状支气管扩张：支气管管壁增厚，管腔均匀平滑扩张，并延伸至肺周边；②囊柱型支气管扩张：柱状支气管扩张基础上存在局限性缩窄，支气管外观不规则，类似于曲张的静脉；③囊状支气管扩张：支气管扩张形成气球形结构，末端为盲端，表现为成串或成簇囊样病变，可含气液面。

## 三、临床表现

### （一）症状

主要为咳嗽、多痰、咯血及反复肺部感染。患儿均有长期咳嗽病史，且多伴有咳痰，可随气候变化、体位改变而出现，如在冬季重而夏季轻、晨起或临睡前明显。多痰尤多见于年长儿，痰液可为黏液性、黏液脓性或脓性。收集痰液于玻璃瓶中静置后可出现分层现象：上层为泡沫，下悬脓性成分，中层为混浊黏液，最下层为坏死沉淀组织。合并感染时，咳嗽和咳痰量明显增多，痰带有臭味，当厌氧菌感染时更为明显。咯血亦较多见，量少者痰中带血丝，多者大量咯血。其发生次数和数量常由少而多，与病变范围成正比。但患儿少见因大量咯血而需急症抢救者。临床上常见因咯血入院检查而发现为气管扩张症者。患儿常伴有发热、乏力、食欲缺乏、消瘦、贫血及发育障碍。支气管扩张症常因继发肺部感染导致病情急性加重，可表现为原有症状加重（如痰量增加或脓性痰、呼吸困难加重、咳嗽增加、肺功能下降、疲劳、乏力加重）或出现新的症状（发热、胸痛、咯血），且肺部炎症消散缓慢，病程迁延，反复发作，常局限于同一病变部位。

### （二）体征

主要包括肺部固定性啰音、杵状指/趾、胸廓畸形、鼻旁窦炎等。

1. 肺部固定性啰音　病变部位多可听到湿性啰音，以肺底部最为多见。啰音不易消失，消失后又在下一次感染时同一部位再次出现。如有呼吸音降低、叩诊浊音，乃与并发肺不张、肺实变或胸膜病变有关。部分患儿可闻及哮鸣音或粗大的干啰音。

2. 杵状指/趾　出现早晚不定，最早者在病程 1~2 个月即可发生，其与病情轻重及病变类型无关，多见于慢性病程，尤有缺氧症状时；病愈后可消失。

3. 胸廓畸形　小儿骨骼较软，长期咳嗽或胸内病变可形成胸廓畸形，如胸廓萎陷、鸡胸、脊柱侧凸等。

4. 鼻旁窦炎　部分病例可有鼻旁窦炎存在（上颌窦炎比较多见），其与支气管扩张症互成因果关系。即因经常性咳嗽，气管分泌物可引起鼻旁窦感染；而鼻腔分泌物可流入下呼吸道，从而导致阻塞及感染，加重支气管扩张。

## 四、并发症

支气管扩张症除易发生下呼吸道感染外，尚可并发肺不张、肺气肿、肺脓肿、脓胸等，患儿常因上述并发症而来诊。肺心病或肺性骨关节病等并发症少见于小儿患者。

## 五、辅助检查

### （一）影像学检查

1. 胸部 X 线检查　在疾病早期胸片可见肺纹理粗乱，此因支气管壁增厚，周围结缔组织增生，因而肺纹理增多、增粗，排列紊乱，边缘模糊，并在外侧带不见支气管管径逐渐变细。有时两肺下叶可见有肺不张，中叶或舌叶较少，而上叶更为少见。肺部继发感染时，常见为云絮状或斑片状阴影，吸收缓慢，重复感染时可在同一部位重复出现。此外尚可见到胸膜增厚或胸廓畸形，可能与反复感染有关，特别在毁损肺的病例中。胸片中有时尚可显示蜂窝状或卷发状透明区，以肺底部和肺门附近为多见，为本症的典型表现，常提示为囊状扩张，但少数也可能是柱状扩张。

2. 胸部高分辨率 CT 扫描　胸部高分辨率 CT 扫描是诊断支气管扩张症最常用的影像学诊断方法（图 10-5，图 10-6）。柱状支气管扩张时，

CT 表现为支气管的内径大于伴随肺动脉的直径。当支气管平行于扫描层面时，柱状扩张的支气管呈"轨道征"；当支气管垂直于扫描层面时，柱状扩张的支气管呈环形或厚壁环形透亮影，与伴行的肺动脉形成"印戒征"。囊柱型支气管扩张时，若支气管平行于扫描层面，CT 表现为"串珠"状改变；若支气管垂直于扫描层面，CT 则表现为粗细不均的囊柱状扩张。囊状支气管扩张时，多个囊状扩张的支气管彼此相邻可表现为"蜂窝"状改变，合并感染时其内可出现气液平面。另外，支气管扩张症的 CT 表现可见指套征（扩张的支气管内气体消失，分泌物潴留于支气管内形成 Y 形或 V 形高密度影）、肺实变以及肺段性肺不张等伴发征象。

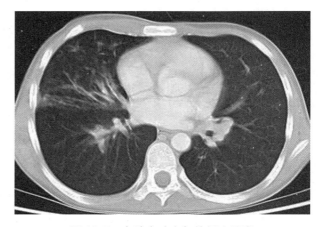

图 10-5　右肺中叶支气管轻度扩张

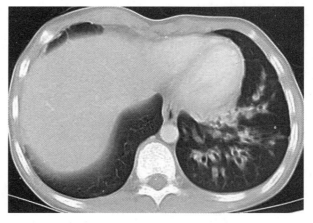

图 10-6　左肺下叶支气管扩张伴黏液栓

3. 支气管碘油造影　支气管碘油造影是经导管或支气管镜在气道表面滴注不透光的碘脂质造影剂，可明确支气管扩张的形态、部位及范围。但由于该检查为创伤性检查，现已被胸部高分辨率 CT 扫描所代替，因此极少应用于临床。

## （二）实验室检查

1. 血常规和炎性标志物　血白细胞和中性粒细胞计数、血沉、C-反应蛋白反映疾病活动性及感染导致的急性加重,当细菌感染导致疾病加重时,白细胞计数和分类升高。

2. 血气分析　可用于评估肺功能受损状态,判断是否合并低氧血症和高碳酸血症。

3. 病原学检查　支气管扩张症患者应行下呼吸道微生物学检查,持续分离出金黄色葡萄球菌或铜绿假单胞菌时需注意除外囊性纤维性变。

4. 免疫功能检查　支气管扩张症患者气道感染时各种免疫球蛋白(IgG、IgA、IgM)可升高,合并免疫功能缺陷时则可出现免疫球蛋白缺乏。若出现以下情况需考虑免疫功能检查评估:抗体筛查显示存在抗体缺乏;抗体筛查正常但临床怀疑免疫缺陷时;确诊或疑似免疫疾病家族史;虽经长疗程的多种抗菌药物治疗,仍存在反复或持续的严重感染,包括少见或机会性微生物感染或多部位受累。

5. 其他　临床怀疑 CF 时可做汗液氯化物检测及囊性纤维化跨膜传导调节蛋白基因突变分析;糖精试验和鼻腔或支气管黏膜活检用于诊断 PCD。

## （三）支气管镜检查

以下情况可考虑支气管镜检查:①局限性支气管扩张患者可行支气管镜检查,除外异物堵塞;②高分辨率 CT 怀疑气道畸形;③怀疑吸入性肺疾病,支气管镜标本细胞学检查发现含脂质的巨噬细胞,提示存在胃内容物误吸;④多次痰培养阴性及治疗反应不佳者,可经支气管镜行支气管肺泡灌洗术获取下呼吸道分泌物,进行病原学检查。

## （四）肺功能检查

因气道炎症和管腔内黏液阻塞,多数支气管扩张症患者肺功能检查提示有不同程度气流阻塞,表现为阻塞性通气功能障碍;病情较长的支气管扩张,因支气管和周围肺组织纤维化,可引起限制性通气功能障碍,伴有弥散功能减低。

## 六、诊断与鉴别诊断

### （一）诊断

胸部高分辨率 CT 是诊断支气管扩张症的主要手段,同时应结合既往病史、临床表现、体征及实验室检查等进行综合分析判断。在患儿出现下列情况时应考虑支气管扩张症的可能:患肺炎、麻疹、百日咳之后长期咳嗽、咳痰,治疗反应不佳,肺部感染不易恢复、反复急性加重者;长期咳嗽、咳痰较多,尤在晨晚明显,肺部有固定性啰音,经久不消失,难以用一般支气管炎或肺炎解释者;原因不明的咯血在成人多考虑为肺结核,在小儿则首先考虑本症可能;各种原因引起的肺不张,如原发病因已解除,而病变经久仍不吸收者。

### （二）鉴别诊断

支气管扩张症需要与慢性支气管炎、肺结核、肺脓肿、先天性肺囊肿、肺隔离症、特发性肺含铁血黄素沉着症、肺吸虫病等相鉴别(表 10-2)。

表 10-2　以慢性咳嗽、咳痰、咯血为主要症状的支气管扩张症的鉴别诊断

| 诊断 | 鉴别诊断要点 |
| --- | --- |
| 支气管扩张症 | 大量脓痰,固定湿啰音,可合并杵状指/趾、胸廓畸形、鼻旁窦炎,X 线胸片或高分辨率 CT 提示支气管扩张和管壁增厚 |
| 慢性支气管炎 | X 线胸片提示间质性慢性支气管炎、肺气肿等改变;与早期支气管扩张症的鉴别,有赖于在病程中反复检查肺部湿啰音是否固定于同一部位以及高分辨率 CT 作为鉴别 |
| 肺结核 | 影像学检查提示肺浸润性病灶或结节状空洞样改变,细菌学检查可确诊 |
| 慢性肺脓肿 | 影像学检查提示厚壁空洞,内可有液平面,周围有炎性浸润或纤维索条阴影 |
| 先天性肺囊肿 | 并发感染时可出现发热、咳嗽、咳痰或咯血,影像学检查提示孤立性液性囊肿呈界线清晰的圆形致密阴影,孤立性含气囊肿呈圆形或椭圆形薄壁的透亮空洞阴影,与支气管相通的囊肿可见薄壁而含气液平面的囊肿影,周围肺组织多无浸润 |
| 肺隔离症 | 叶内型肺隔离症可表现为反复肺部感染而出现发热、咳嗽、咳痰及咯血,胸部 CT 可显示异常的供血动脉和实质改变从而确诊肺隔离症 |
| 特发性肺含铁血黄素沉着症 | 表现为肺内异物刺激所致的慢性咳嗽、低热、咯血,偶见大量吐血,痰内或胃液内找到含铁血黄素巨噬细胞可确诊 |
| 肺寄生虫病 | 如肺蛔虫症、钩虫病、肺吸虫病等,根据病原学检查、血象、X 线检查,结合病史和当地寄生虫病流行情况可确诊 |
| 心血管疾病 | 部分先天性心脏病如法洛四联症可表现为咳嗽伴咯血症状,此类患儿有明确的心脏病病史,体检可有心脏杂音 |

## 七、治疗

支气管扩张症的治疗目的包括:治疗潜在病因、控制感染以阻止疾病进展,维持或改善肺功能,减少急性加重,减少日间症状和急性加重次数,改善患儿生活质量。

### （一）物理治疗

促进呼吸道分泌物排出、去除气道梗阻是支气管扩张症长期治疗的重要环节。对于支气管分泌物即痰液的排出可用体位引流技术,即采用适当的体位,依靠重力的作用促进某一肺叶或肺段中分泌物的引流。体位引流对较大儿童能取得合作者效果较好,每天 1~2 次,每次 20~30 分钟,在饭前或饭后 1~2 小时内进行,按病变部位采取不同体位进行引流。禁忌证包括无法耐受所需体位、无力排出分泌物、抗凝治疗、胸廓或脊柱骨折、近期大咯血和严重骨质疏松等。其他排痰技术还包括:①震动拍击:腕部屈曲,手呈碗形在胸部拍打,可使聚集的分泌物易于排出;②主动呼吸训练:即深呼吸,用力呼气,放松及呼吸控制,此呼吸训练有利于气道分泌物排出;③雾化治疗:雾化吸入灭菌用水、生理盐水或 $\beta_2$-受体激动剂均可提高祛痰效果。

### （二）抗菌药物治疗

支气管扩张症患儿出现病情急性加重时应使用抗菌药物治疗。支气管扩张症急性加重期常见病原体有肺炎链球菌、流感嗜血杆菌、卡他莫拉菌、金黄色葡萄球菌及肠道菌群(肺炎克雷伯杆菌、大肠埃希菌等),初始经验性治疗时选用的抗生素要注意针对上述病原菌。应对支气管扩张症患儿急性加重期开始抗菌药物前进行痰培养,并根据病情变化、痰培养及药敏试验结果及时调整抗菌药物。急性加重期抗菌药物治疗的最佳疗程尚不确定,一般建议 14 天左右。支气管扩张症稳定长期应用抗菌药物的效果有待于进一步研究。

### （三）咯血的治疗

大咯血是支气管扩张致命的并发症,严重者可导致窒息。预防咯血窒息是大咯血治疗的首要措施。出现窒息时应采取头低足高 45° 俯卧位,取出患者口中血块,轻拍健侧背部促进气管内血液排出,必要时行气管插管。药物治疗包括垂体后叶素、促凝血药(氨基己酸、氨甲苯酸、酚磺乙胺及血凝酶等)。介入治疗和外科手术治疗亦是大咯血的一线治疗方法。

### （四）非抗菌药物治疗

1. 祛痰剂　痰液黏稠时,尤在体位引流前,宜加用祛痰剂(如氯化铵、碘化钾、N-乙酰半胱氨酸、溴己新等)使分泌物易于排出。

2. 糖皮质激素　有成人的研究结果显示吸入激素可减少排痰量、改善生活质量,但是吸入或口服糖皮质激素对儿童支气管扩张症的治疗效果有待于进一步研究。

3. 免疫球蛋白　低丙种球蛋白血症患者进行丙种球蛋白替代治疗可减少呼吸道细菌感染发生,防止支气管扩张病变的进展;X 连锁低丙种球蛋白血症和普通变异型免疫缺陷病早期使用丙种球蛋白替代治疗,能够有效防止支气管扩张的形成。

### （五）手术治疗

症状明显,病变局限,为手术治疗的指征。但遇病变轻者,家属不易接受;病变广泛时,又难予手术。故对具体病例,应权衡利弊。一般小儿肺泡再生能力强,即使对全肺切除者,耐受力也较好,胸廓也不致畸形,因此临床多主张早期手术。手术的指征为:①内科治疗 1 年以上,仍有发展趋势;②病变部位已有肺不张,长期不愈;③病变不超过 2 个肺叶,如超过而健康情况允许,可切除其中严重者;④咯血次数增加,渐趋严重;⑤反复感染,药物不易控制者。

## 八、预防

1. 加强体格锻炼,增强机体抵抗力,使能适应气候变化,减少疾病。

2. 防治呼吸道传染病及肺炎,必要时应予长期随访,尽量减少反复感染。

3. 对气道异物、肺不张、肺气肿,应及时进行支气管镜检查,找出原因,取出异物,减少阻塞。

4. 积极治疗鼻旁窦炎、慢性扁桃腺炎、龋齿等病灶,防止分泌物及病原菌流入下呼吸道,从而导致阻塞及感染,加重支气管扩张。

（鲍一笑　刘海沛）

### 参 考 文 献

1. 成人支气管扩张症诊治专家共识编写组. 成人支气管扩张症诊治专家共识. 中华结核和呼吸杂志,2012,35(7):485-492.

2. 万莉雅,李欣,范永琛. 小儿支气管扩张症的病因诊断及治疗分析. 中国实用儿科杂志,2002,17(10):608-610.

3. 刘秀云,江载芳. 儿童支气管扩张 91 例病因分析. 临床儿科杂志,2011,9(2):127-129.

4. Martínez-García MÁ, Soler-Cataluña JJ, Catalán-Serra P.

Clinical efficacy and safety of budesonide-formoterol in non-cystic fibrosis bronchiectasis. Chest, 2012, 141（2）: 461-468.

# 第七节 气道异物

气道异物(airway foreign bodies)多见于 3 岁以内小儿。其严重性取决于异物的性质和造成气道阻塞的程度,轻者可致气道黏膜损伤和继发感染,重者为猝死原因之一。临床上可因病史问诊不全面或症状不典型而致误诊或漏诊。如能及时诊断,早期排除并取出异物,则可完全恢复正常。

## 一、病因

小儿气道异物可因下列情况发生:

### (一) 饮食种类不合适

婴幼儿咀嚼功能较差,喉部保护性反射功能不全,此时如给予带核或硬质食物,易呛入气道。笔者曾对 1 027 例气道异物进行分析,其中 1 岁以下婴儿 101 例,占 9.8%,1~3 岁最多,为 746 例,占 72.6%。

### (二) 照顾不周

学龄前儿童有较强的好奇心和活动能力,同时对危险认识不足,一旦家长或监护人不注意,常将物品塞入口中。Jackson 等收集 3 000 例气道异物进行分析,其中 87% 是由于不当心、照顾不周引起。如在进食时,小儿多话或诱使发笑、啼哭、争吵;或进食过快;或有口含食物、玩具的习惯;或在用餐时奔跑,极易在深吸气时将异物吸入气道。

### (三) 药物麻醉

在麻醉过程中,咳嗽反射被抑制或消失,若发生呕吐,可将胃内容物吸入气道,引起窒息。或在气管切开后,由于护理不当,外套管脱落,造成气管阻塞。

### (四) 神志不清或延髓性麻痹

当因病昏迷时,咽反射减弱或消失,呕吐物或鼻饲食物易进入气道;有报道,在病重时肠腔蛔虫可上行钻入气管。部分患儿因脑发育不良或其他原因导致咽协调能力或吞咽能力差,也易发生异物吸入。

气道异物的品种繁多,临床所见的异物有四类:①植物类,占多数,常见的有花生、黄豆、蚕豆、瓜子、水果核、玉米、饭粒、胡桃、枣子等。笔者曾对 1 027 例气道异物进行分析,植物性异物 849 例,占 81.9%。②动物类,如鱼骨、肉骨、螺蛳、牙齿或蛔虫等。③金属类,包括钱币、别针、发夹、铁钉、图钉、大头针、缝针、气管外套管等。④化学制品,有塑料笔套、橡皮筋以及各种塑料小玩具。

## 二、病理生理

异物吸入气管后,根据异物的大小、性质及阻塞部位、程度和时间,而产生一系列病理变化。

### (一) 异物大小

异物大者可嵌顿在喉部或气管,致突然窒息甚至死亡;体积小者可导致部分阻塞,或随呼吸而落入主支气管、叶支气管,临床症状较轻,有时无症状出现(即无症状间期),而在咳嗽或体位变动时异物移动,临床又出现刺激或阻塞症状。

### (二) 异物性质

除引起气道阻塞外,由于异物性质不一,炎症轻重程度亦不同。如植物类异物,含有游离脂肪酸,不但具有刺激性,易引起气道黏膜弥漫性炎症反应,还可在钳取过程中,因异物吸收水分后膨胀、软化或破碎,造成手术取出困难。金属类或塑料类异物的刺激性小,感染亦较植物类异物为轻。

### (三) 阻塞部位

喉部异物可致严重喉水肿。气管异物能随呼吸而移动,致阻塞部位常不固定。阻塞在支气管的异物多位于右侧,且下叶支气管多于上叶支气管,此因右支气管的分支较垂直和管腔较大之故。

### (四) 阻塞程度

异物进入气道的不同部位后,可引起相应部位的阻塞。阻塞程度的完全与否,可产生各种不同的病理结果。如当完全性阻塞时,其远端肺泡发生萎陷(肺不张);如为不完全性阻塞时,空气能进而不能出,可造成局部肺泡膨胀(肺气肿)。或其他未阻塞部分出现代偿性肺气肿;也可因严重肺气肿导致肺泡破裂,气体沿间质空隙进入邻近组织,造成纵隔气肿、皮下气肿或气胸等。

### (五) 阻塞时间

在兔支气管内注入植物性异物后,兔在 20 分钟内发生肺气肿,6~42 小时内出现肺不张和肺部感染,14~58 天内可发展成为支气管扩张。异物进入气道后的时间长短不一,短者为数小时或数天,当异物取出后,气道黏膜即可完全恢复正常;长者可达数月或数年之久,造成肺组织慢性炎变,反复发生感染,最后终致慢性支气管炎、慢性肺炎、肺脓肿或支气管扩张等症。

### 三、临床表现

当异物刚入气道时,小儿常出现突发性剧烈呛咳、憋气、恶心,甚至呕吐、喘鸣,严重可致呼吸困难或发绀。此病史极为重要,但有时易被忽视。有些病例,一次发作后症状可暂时缓解数小时或数天,此乃因异物暂时停留在气道某处,刺激减小之故。以后症状间歇不断,虽经治疗亦不见效。由于异物性质和停留部位不同而产生不同症状。

#### (一) 喉部异物

异物较大,多嵌顿于喉部,可突然窒息而死亡。一般患儿出现喉鸣、声哑、失音、吞咽困难,咳剧时可咯血,并伴吸入性呼吸困难和发绀等。

#### (二) 气管异物

异物在气管内可随呼吸而移动,因此引起阵发性剧咳、喘鸣、吸入性呼吸困难、发绀。安静入睡时症状减轻,体位移动或咳嗽后则加重。体检时因异物随呼气时撞击声门下部,故听诊时有气管拍击声,咳嗽时尤为显著,触诊时可有撞击感,但异物固定后消失。

#### (三) 支气管异物

异物进入一侧支气管或叶支气管后,在剧烈咳嗽同时可伴两侧肺部哮鸣音(反射性支气管痉挛),随后症状暂时减轻,但仍可有反复轻度喘鸣,以后因阻塞发生肺不张或肺气肿,而产生相应体征。当发生炎症时,引起支气管黏膜充血、肿胀和渗出,临床出现发热、咳嗽加剧,患侧肺可有哮鸣音或干、湿啰音;在哮鸣音减轻时,局部呼吸音减低。随病程延长,肺部体征可反复出现。

### 四、预后与并发症

本病的预后与异物大小、性质、停留部位、时间、患儿的年龄和并发症,以及手术顺利与否有关。如能及早取出,可获彻底痊愈;极少数因异物吸入时窒息时间过长,引起脑缺氧,虽经取出异物终致终身后遗症;有些在手术钳取时,也可发生突然窒息或并发纵隔气肿、气胸等;对误诊过久的病例,因肺组织受损,可有支气管扩张或不可逆性肺

不张等并发症,最后亦须手术治疗。

### 五、实验室检查与辅助检查

#### (一) 血常规及血沉

继发感染者血白细胞增多,中性粒细胞占多数。血沉可增快。

#### (二) 胸部 X 线检查

根据异物的不同性质,分为透光与不透光两种。对不透光异物能直接确定异物的部位、大小或形状;而对透光异物,则仅能根据呼吸道梗阻情况间接加以判断。此时除正、侧位胸部摄片外,也可在荧光透视下观察纵隔、横膈和心脏部位。以下几种征象有临床意义:

1. 纵隔摆动　在透视下,呼气时纵隔移向健侧,而吸气时回复原位,即向患侧摆动。提示患侧有阻塞性肺气肿存在,为支气管异物的主要征象。

2. 肺不张　常在 24 小时后出现,显示异物所在部位,可作为异物定位诊断(图 10-7)。

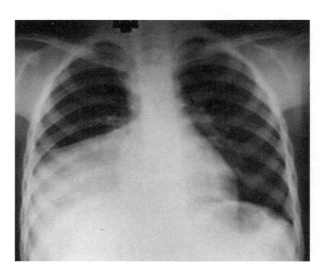

**图 10-7　右下支气管异物**
男性,3 岁,因咳嗽 1 周住院。发病前有吃瓜子呛咳史。胸片显示右下肺不张。经支气管镜检查,取出异物

3. 肺气肿　气管异物时,胸片可正常或伴两肺透亮度增高,横膈平坦,活动减弱。如为单侧性透亮度增高,提示异物存在于同侧,提示系不完全梗阻所致,但偶可见于健侧,为代偿性肺气肿之故(图 10-8)。

4. 肺部多变性病变　一般肺部可出现渗出或实变阴影。这些病变或迁延不愈,或反复出现,甚至合并纵隔气肿、皮下气肿或局限性气胸,易造成误诊。

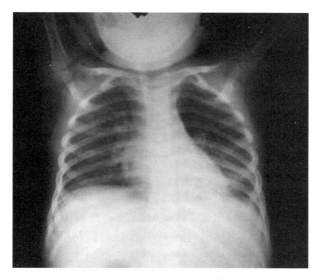

**图 10-8　左支气管异物**
女性,4岁,因咳嗽1个月余住院。异物吸入史不详。胸片显示左下肺部感染,左上肺气肿。经作支气管镜检查,取出异物,左侧肺气肿及左下炎症好转

5. 不透光阴影　咽喉部不透光异物,需作颈部正、侧位摄片,除可检测气道口径大小外,还可能鉴别气道或食管的异物。

**（三）胸部 CT**

胸部 CT 采用横断面扫描,能逐层显示气道内情况,还可以在此基础上进行立体三维重建,比较容易发现异物及其异物所在部位及大小,对于异物诊断具有重大意义。同时胸部 CT 较胸部 X 线片更易显示异物导致呼吸道阻塞后引起的一系列间接征象,如局限性肺气肿、肺不张等(图 10-9)。

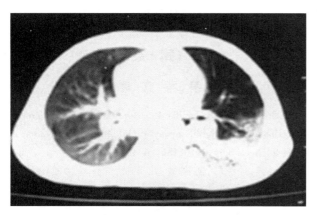

**图 10-9　CT 显示局限性肺气肿伴肺不张、肺炎**

**（四）呼吸内腔镜检查**

包括直接纤维喉镜和支气管镜检查,可起确定诊断和治疗作用。对原因不明的呼吸道阻塞病例,应作为常规检查。有时可意外发现异物和其

他病变。如检查失败但临床仍有可疑者,应隔周复查。

## 六、诊断

根据异物吸入史、典型症状、体征和肺 X 线检查的结果,诊断一般不难。少数患儿需经胸部 CT 检查甚至支气管镜检查才能得以确诊。但临床上亦可误诊。由于本症常导致呼吸道阻塞和感染,对吸入史不重视或监护人不在场易被误诊为喉气管支气管炎、百日咳、支气管哮喘、肺炎、肺不张、支气管扩张等呼吸道其他疾病。误诊时间可自数天至数年。主要的误诊原因可包括:

**（一）忽视异物吸入病史**

异物吸入史为诊断本症的重要依据,但有时病史不完全,可被家长或医生所忽视。如家长未曾目睹,幼儿又不能主诉;或异物吸入时为家长用手挖出部分,症状一度好转,易为家长所遗忘;或由于年龄较大儿童畏惧家长责罚,故而隐瞒,不敢明言;或因临床医生未详细询问病史,或对病史不重视等。

**（二）被呼吸道感染症状所迷惑**

如患儿症状表现不典型,来诊时又以呼吸道感染症状为主诉,则甚易误诊为其他呼吸道疾病。

**（三）对 X 线检查结果未能仔细分析**

由于异物属植物性,X 线能透过而不显影,故胸部 X 线检查阴性而排除本症。此外,有时因炎症严重,胸部见有明显炎症或其他征象而不去追究病因,导致临床上误诊。

早在 1936 年,Jackson 即提出气道异物的误诊并非由于医生的无能,而是因未予重视所致。因而在临床工作中,必须做到详细询问病史。对迁延不愈、反复发作的病例,X 线表现又不能以一般肺炎或其他肺部疾患来解释者,或疑为支气管哮喘而过去未有类似发作者或治疗效果不佳者,均应耐心启发家长回忆既往史,尤其是第 1 次发作时的经过情况。要注意典型症状,进食时小儿突然发生呛咳、憋气、失音、气促、呕吐、大汗,甚至窒息感,即应引起警惕。当症状一度缓解,以后反复咳喘,并有感染症状出现,亦应加以重视。

应正确判断胸片或胸透所显示的异常情况。不透光性异物可在 X 线检查时直接发现,而透光性异物所造成呼吸道阻塞的间接征象,则须加以鉴别。但当胸部 X 线检查"正常"时,不能排除本症。

## 七、鉴别诊断

应与下列疾病作鉴别：

### （一）喉气管支气管炎

患儿有咳嗽、喘鸣、声哑、吸气性呼吸困难等，与气管异物相仿。但在起病初期，本病可伴感染中毒征，经治疗可得痊愈，不易迁延或复发。

### （二）支气管哮喘

本病常有反复发作或家族和个人过敏史，经支气管舒张剂治疗后可见缓解。而气道异物所致咳嗽气喘对支气管舒张剂疗效不佳，易出现继发感染，影像学检查可发现有局限性气道梗阻征象。

### （三）复发性肺炎

多见于体弱、免疫力低下或原有心肺疾病的患儿，常与误诊的气道异物伴有感染相混淆。但本症多可查到原发病因，如为原因不明者，应进一步检查，排除气道异物引起的可能。

## 八、治疗

正确的诊断和处理是本症治疗的关键。已发生神志不清、失音、面色发绀的患儿应立即就地现场急救，待改善缺氧状态后再作处理。具体方法因年龄而异：

（1）1岁以内婴儿采用叩背胸部挤压法：A. 患儿背部朝上，头低于肩胛线，注意不应呈倒立位。用右手掌跟部冲击患儿肩胛之间，4~5次，向头部方向。B. 患儿面部朝上，用右手示指、中指冲击患儿胸骨下段，4~5次，方向同上。C. 清除患儿口鼻部的异物或分泌物。D. 如患儿无呼吸，立即给予呼吸复苏（面罩加压给氧呼吸）。如未成功，重复ABCD。

（2）1岁以上者采用腹部挤压法：A. 患儿骑坐于医护人员的两腿上，背朝医护人员或平卧，用掌根放于患儿的剑突和脐连线的中点，快速向上向内冲击压迫，手法宜轻柔，重复6~10次。B. 检查患儿口腔，清除其内分泌物或异物。C. 无自主呼吸者，给予面罩加压给氧呼吸。如未成功，重复ABC。

病情相对平稳的患儿确诊为异物吸入后，应行镜检取出，否则随时可发生窒息。在出现呼吸道梗阻时，宜进行急诊手术。不论异物嵌顿在何部位，均易罹致肺部严重并发症。但若全身情况极差，合并严重感染、循环衰竭、脱水、酸中毒等，则宜先经内科处理好转后，争取时机钳取异物。

镜检包括直接喉镜或支气管镜、软式支气管镜检查。传统观念认为，硬式支气管镜是支气管异物取出术的最优选择。但近年来随着软式支气镜技术的发展，其在气道异物中的诊断治疗地位明显升高。对较大或质地较硬的异物、大气道活动性异物一般应首选硬式支气管镜钳取，而左右上叶、深部异物、植物性残渣、异物可疑者则更适合采用软式支气管镜治疗。少数部位特殊或因其他原因无法取出异物者可作开胸手术取异物。一般应先行摄片明确异物部位，并做好一切抢救准备，以防意外。术后如出现吸气性呼吸困难等喉梗阻症状，可给予肾上腺素加布地奈德雾化液雾化吸入，严重者给予地塞米松等糖皮质激素治疗。气道黏膜有继发细菌感染时，宜加用抗菌药物。

## 九、预防

气道异物属儿科急症，后果严重，故应加强宣教，提高育儿常识，对家属或保育员进行教育，指出本病是完全可以预防的。对婴幼儿不应给予花生米、瓜子、豆类或带核、带骨的食物。在小儿活动环境周围，不宜置放易于放入口内的小玩具或用品，以防小儿将其纳入口中。小儿玩具或其零件直径不应小于3cm。在进食时不要和小儿讲话，亦不应逗笑或责骂。小儿更不可边吃边跑。对不合作或昏迷小儿应随时将口中呕吐物清除，以防意外。

（鲍一笑　刘海沛　陈志敏）

## 参 考 文 献

1. Shah RK, Patel A, Lander L, et al. Management of foreign bodies obstructing the airway in children. Arch Otolaryngol Head Neck Surg, 2010, 136（4）: 373-379.
2. 汪天林，孙越峰，陈志敏. 儿童喉、气管异物的诊治分析. 中华急诊医学杂志, 2006, 15（6）: 549-551.
3. 鲍兴儿，陈军民，陈志敏，等. 纤维支气管镜对儿科呼吸道异物的诊治作用. 中华急诊医学杂志, 2004, 13（5）: 337-338.

# 第十一章

# 肺部感染性疾病

## 第一节 病毒性肺部感染

### 一、病原学

病毒是引起婴幼儿时期肺部感染的重要病原,病毒可直接感染肺部,也可为上呼吸道炎和支气管炎向下蔓延所致。其病变广泛,病理损害不仅在肺泡管、肺泡,毛细支气管以及肺间质均可累及,使肺的正常气体交换发生障碍,从而导致低氧血症和呼吸性酸中毒,严重者可危及生命。

引起儿童社区获得性肺炎(CAP)的常见病毒包括:呼吸道合胞病毒(RSV)、鼻病毒、流感病毒、人偏肺病毒(hMPV)、副流感病毒(PIV1、2、3、4型)、人博卡病毒(hBoV)、冠状病毒(229E、OC43、NL63、HKU1 和 SARS)、腺病毒(ADV)、肠道病毒、水痘病毒、EB 病毒、巨细胞病毒(CMV)和麻疹病毒。其中 RSV 是引发婴幼儿肺炎的首位病毒病原,据统计 3 岁以下的婴幼儿都曾经至少感染过一次 RSV。hMPV 与 hBoV 分别是在 2001 年和 2005 年新发现的呼吸道病毒。鼻病毒既往被认为是引起急性上呼吸道感染最常见的病毒病原,最新的研究认为鼻病毒与儿童肺部感染密切相关。由于近期 $H_1N_1$ 的大流行,流感病毒所占比例亦有所增高,其传变之快,远远超出了研发治疗药物的速度。ADV 是引起婴幼儿重症肺炎的常见病原体,如治疗不当易遗留慢性气道炎症,甚至发展为闭塞性毛细支气管炎,已成为治疗方面的难点。CMV 与麻疹病毒主要见于发展中国家。

### 二、实验室检查

目前病毒检测的方法主要包括以下 4 种:病毒分离培养、血清学抗体检测、免疫荧光抗原检测及核酸 PCR 法检测。

#### (一)病毒分离

病毒分离是诊断病毒感染的金标准,但费时较长,不能用于临床早期诊断,其成功率取决于能否采到含有足够量的活病毒样本和找到敏感的分离组织或动物。病毒以拭子采集标本为主。收集后立即浸泡入含有 2ml 的 pH 7.4 等渗平衡盐溶液(Hank 溶液)小瓶中,1ml Hank 溶液最少含 100U 青霉素和 $100\mu g$ 的链霉素。有的病毒如合胞病毒、流感病毒等很不稳定,应尽快接种至敏感的动物和组织,前者最好在床边接种,能明显地提高阳性分离率。采集标本的时间最好在发病的早期,RSV 发病 3 天内取材;腺病毒宜在发病 1 天内采集,阳性率为 86%(表 11-1)。

表 11-1　病毒性呼吸道感染的实验室诊断方法

| 病毒 | 存在部位 | 病毒分离组织 | 血清学诊断 |
| --- | --- | --- | --- |
| 流感病毒 | 鼻咽部 | 鸡胚羊膜腔或尿囊腔接种,组织培养(猴肾、人胚肾或人胚肺细胞) | 血红细胞凝集抑制试验、补体结合试验、中和试验 |
| 副流感病毒 | 咽部 | 组织培养(猴肾或人胚肾细胞) | 补体结合试验、血红细胞凝集抑制试验、中和试验 |
| 呼吸道合胞病毒 | 痰、咽部 | 组织培养(Hep-2 或 Hela 细胞) | 补体结合试验、中和试验 |
| 腺病毒 | 鼻咽部、痰、唾液、扁桃体、增殖体、肺、肝、脑、肾、脾、淋巴结 | 组织培养(人胚肾或 Hela 细胞) | 补体结合试验、血红细胞凝集抑制试验、中和试验 |

续表

| 病毒 | 存在部位 | 病毒分离组织 | 血清学诊断 |
|------|---------|-------------|-----------|
| 肠道病毒 | 咽部、粪便 | 新生的鼠接种、组织培养（猴肾、人羊膜、Hela 细胞、人胚肾或人胚肺细胞） | 中和试验、补体结合试验、血红细胞凝集抑制试验 |
| 鼻病毒 | 鼻咽部 | 组织培养（人胚肾细胞） | 补体结合试验、中和试验 |

## （二）血清学检查

主要是用已知抗原来鉴定待检患儿血清，仅能作为追溯性诊断和血清流行病学研究。通常取发病后急性期血清及恢复期血清，后者是在发病 4 周后采取。尤其对抗体生长较差的小婴儿，两次间隔不应少于 10 天，以 2~3 周为好。双份血清抗体效价之间上升，表示新近感染，4 倍或更高的增长具有病原学意义。虽仅提供一回顾性的诊断，但仍有价值，至今还是实验诊断病毒感染和鉴定病毒的重要手段。国内常用的是传统的中和试验、补体结合试验、红细胞凝集及凝集-抑制试验、红细胞吸附及吸附-抑制试验等，现多用微量法，便于儿科临床应用。

## （三）快速诊断方法

1. 免疫荧光技术 取患儿鼻咽脱落细胞制成涂片，要求每张涂片要有 50 个以上分散完整的细胞。本法主要分直接法和间接法。直接法是将抗病毒的特异性抗体球蛋白标记荧光素直接同标本中的病毒抗原结合。在 20W 高压汞灯特制荧光显微镜下观察：阳性细胞在特异的抗原抗体相结合部位，发生黄绿色荧光。间接法是将异硫氰酸荧光素（FITC）标记到抗病毒抗体球蛋白即第二抗体上，检测抗病毒抗体与病毒抗原抗体的结合物。直接法简单，特异性强，但不如间接法敏感。间接法只需标记一种第二抗体便可检测多种病毒抗原，其敏感性较直接法更高。观察阳性细胞要注意其形态及荧光强度。根据病毒在细胞内复制部位不同，荧光出现的位置也不一致，腺病毒为胞核内荧光，合胞病毒和副流感病毒为胞质内荧光，而流感病毒胞质和胞核内均可出现荧光。免疫荧光技术已广泛用于检测流感和其他呼吸道病毒感染。

2. 核酸检测法 核酸检测法灵敏度高，可以完成同时检测多种病毒，对新发病毒也能起到及时有效的检测作用。尽管 PCR 方法特异性较强，但在部分无症状的人群中也可检测到病毒阳性；同时，PCR 方法也会导致多种病毒混合检出阳性

率增高，探究何种病毒才是真正引起呼吸道疾病的根本病因，为以后的研究工作提出了新的挑战。

## 三、防治原则与措施

### （一）病毒性肺部感染治疗原则

综观国外儿童 CAP 指南及共识中，甚少有明确提及针对特异性病毒病因的治疗方案，仍以支持疗法及对症治疗为主。

### （二）常用抗病毒药物

常用抗病毒药物，见表 11-2。

表 11-2 不同病毒的治疗与预防措施

| 病毒 | 治疗 | 预防 |
|------|------|------|
| 流感病毒 A/B | 奥司他韦（口服）<br>扎那米韦（吸入，静脉）<br>Peramiavir（静脉） | 疫苗 |
| 流感病毒 A | | |
| RSV | 利巴韦林（吸入、静脉）疗效不确定） | 帕珠单抗 |
| 腺病毒 | 西多福韦 | 3、4、7 型腺病毒疫苗 |
| 鼻病毒 | Placonari | 鼻喷 α-干扰素 |
| 肠道病毒 | Placonari | |
| 水痘病毒 | 无环鸟苷（静脉） | 疫苗 |

1. 奥司他韦（oseltamivir） 是一种作用于神经氨酸酶的特异性抑制剂，通过抑制神经氨酸酶可以抑制成熟的流感病毒脱离宿主细胞，从而抑制流感病毒在人体内的传播以起到治疗流行性感冒的作用。应尽可能在发热 48 小时内使用（36 小时内最佳），疗程为 5 天。奥司他韦的成人用量为 75mg，每天 2 次。1 岁及以上年龄的儿童患者应根据体重给药：体重不足 15kg 者，予 30mg，每天 2 次；体重 15~23kg 者，45mg，每天 2 次；体重 23~40kg 者，60mg，每天 2 次；体重大于 40kg 者，75mg，每天 2 次。

2. 金刚乙胺（rimantadine） 对甲型流感有一

定预防和治疗效果。尽量在病程 2 天内使用。盐酸金刚烷胺用量：1~9 岁，4mg/（kg·d），每天最大剂量不超过 150mg；9 岁以上，每天 200mg，分 2 次口服，疗程 3~5 天。甲基金刚胺疗效更佳，用量酌减。

3. 利巴韦林（Ribavirin）　是一类广谱抗病毒药，系合成的核苷类抗病毒药，体外研究显示利巴韦林可抑制 RSV 等病毒。

4. 阿昔洛韦（aciclovir）　又称无环鸟苷为 2'-脱氧鸟苷的无环类似物，系化学合成的核苷类抗毒药。主要用来治疗单纯疱疹病毒感染、水痘、带状疱疹。另外也应用在移植手术后，预防人类疱疹病毒第四型等巨细胞病毒感染的预防性投药。同时具有口服剂型与静脉注射剂型。静脉注射 8 小时 1 次，每次 500mg/m²，于 1 小时内滴入；口服每次 20mg/kg，每天 4 次，连用 5 天。

5. 更昔洛韦（ganciclovir，GCV）　为核苷类抗病毒药，是鸟嘌呤核苷衍生物，可抑制受染细胞中 CMV DNA 合成，较阿昔洛韦抗 CMV 作用强 100 倍，是目前抗 CMV 感染的首选药物。一般选用静脉给药，时间需>1 小时。治疗方案：①诱导治疗，5mg/kg，12 小时 1 次，持续 2~3 周；②维持治疗，5mg/（kg·d），连续 7 天，若维持阶段疾病进展，可考虑再次诱导治疗。更昔洛韦主要副作用为骨髓抑制，其他不良反应有肝功能损害、呕吐、皮疹等。肾损害者应减量使用。为预防 GCV 的不良反应需注意：①用药前检查血常规、肝功能、肾功能；②诱导治疗期间，每 2~3 天复查血常规，每周复查肝肾功能。诱导治疗期结束后再复查，并检查 CMV DNA 水平，以观察疗效；③维持治疗期间每周复查血常规，每 2~4 周复查一次肝功能。

6. 膦甲酸（foscarnet sodium，PFA）　是病毒 DNA 聚合酶抑制剂，可用于更昔洛韦治疗无效者，也可与 GCV 联合应用。治疗方案为诱导治疗：60mg/kg，8 小时 1 次，连用 2~3 周后改为维持治疗，90~120mg/（kg·d），再用 2~3 周。PFA 主要副作用是肾毒性，其他不良反应有红细胞下降、电解质紊乱、胃肠不适等。儿童用药的安全性和有效性尚不确定。

7. 西多福韦（cidofovir）　为脱氧胞苷酸类似物，不需病毒酶激活，除具抗 CMV 活性外，对其他病毒，如腺病毒、单纯疱疹病毒也具抗病毒活性作用。研究发现，干细胞移植受者 CMV 感染初次抗病毒治疗失败后，西多福韦可作为二线药物使用。该药对某些耐药病毒株的治疗具重要意义。

8. 干扰素　干扰素是一种强有力的生理性抗病毒制剂，是机体有关细胞经诱导后所产生的天然抗病毒蛋白，对多种病毒性疾病有一定的疗效。机体经病毒侵袭或经干扰素诱导剂作用后，30 分钟左右即能合成干扰素，是一种较安全、不产生耐药性的广谱抗病毒制剂。干扰素由某一种病毒感染所产生，可保护人体细胞抵抗其他病毒的侵袭，对 RNA 病毒如流感、麻疹、柯萨奇病毒和 DNA 病毒如疱疹、水痘、巨细胞病毒及腺病毒等，都有一定疗效。

（三）糖皮质激素

病毒性肺炎时是否要用糖皮质激素治疗，尚有争论。对呼吸道梗阻特别对小婴儿毛细支气管炎及合并肺水肿的患儿有一定疗效，但由于糖皮质激素能抑制免疫并使钠潴留，有促使充血性心力衰竭发生的缺点。对持久的支气管梗阻，可用较大剂量作静脉点滴，但不宜超过 3~5 天。

（四）中药治疗

对轻症病毒性呼吸道感染，用中药治疗有一定疗效。重症肺炎宜采用辨证论治，主要通过清热解毒、活血化瘀等方法，对减轻中毒症状、缩短热程有较好效果。

（五）综合治疗

包括对症治疗，保持适当的热量和水分的供给，纠正电解质紊乱，减轻支气管及毛细支气管的阻塞，缓解呼吸困难、及时给氧，以及防止继发细菌感染，均应全面考虑。一般病室温度不宜过高，保持在 18~20℃为宜，要经常湿化空气，必要时用超声雾化器来湿润上下呼吸道，使分泌物易于排出。咳嗽严重时可给予祛痰剂，不宜用止咳药。贫血严重者，可少量输血（5ml/kg），每周 1~2 次。若突然出现呼吸衰竭或心力衰竭时，应及时处理。此外，尚应注意防止脑水肿及 DIC 的出现，及时抢救，以降低死亡率。

（六）抗生素治疗

一般认为不宜采用抗生素来预防继发性细菌性感染，但在明确有继发细菌性感染时，应尽量明确病原（包括痰液检查），选择敏感抗生素，给予积极治疗。

四、病毒性肺部感染的预防

21 世纪初，BTS 指南增加了预防 CAP 的相关内容，如在流感病毒流行的季节，应该规律地注射流感疫苗，以预防流感病毒引起的CAP。2014年美国儿科学会指南认为RSV单克隆抗体可以有效预防高危婴幼儿的RSV感染，并对高危婴幼儿作出准确的定义，即RSV流行季节<6个月的早产儿（<32周龄）及<1岁伴有慢性肺疾病或先天性心脏病的儿童。

### 五、常见的病毒感染性肺炎

#### （一）呼吸道合胞病毒肺炎

1. 病原学　1956年Morris等从黑猩猩的鼻分泌物中分离出黑猩猩感冒病毒（CCA），此后在1961年Channock等从肺炎患儿的咽拭子中，分离到一株与CCA相同的能引起细胞融合病变的病毒，因其与呼吸道疾病密切有关，故将其命名为呼吸道合胞病毒（（respiratory syncytial virus，RSV），并确认RSV是婴幼儿下呼吸道感染最常见的重要病毒病原。RSV为副黏液病毒科肺炎病毒属、单负链RNA病毒，大小约150nm，为球形或丝状，病毒表面有脂蛋白组成的包膜，包膜上有由糖蛋白组成的长12~16nm突出物。包膜表面的G和F蛋白介导病毒入侵气道上皮细胞，具有免疫原性能使机体产生中和抗体。G蛋白高度变异，相应的细胞受体并不明确，与抗原表位决定簇和病毒基因多样性的关系密切，在根据抗原性区分RSV A、B亚型方面G蛋白作用重大。RSV缺乏血凝和溶血活性，也不产生干扰素，但RSV活性可被干扰素抑制，对pH 3和乙醚敏感，在氯化铯溶液中的密度为1.23，对温度也很敏感，37℃ 24小时及4℃ 4天时90%的病毒感染性消失，55℃ 5分钟完全灭活，病毒置44.5%蔗糖或50%甘油在（-70~-20）℃条件下可保存2年以上，逐渐冻结或反复冻融可使病毒感染力下降。RSV不能在鸡胚和鸡胚成纤维细胞中增殖，但能在人或某些动物的原代和传代细胞中生长繁殖并产生明显细胞病变（CPE），表现为细胞变圆，折光增强，融合细胞突起，HE染色可见胞质内内涵体。

2. 流行病学　RSV感染广泛分布在世界各地，自然宿主是人，传染源是患儿及RSV排毒者。成人感染病毒常表现为上呼吸道感染，症状较轻，但婴幼儿感染则常表现为支气管炎、毛细支气管炎、支气管肺炎或喘憋性肺炎等下呼吸道感染，症状较重。一般认为RSV无健康带病毒现象，排病毒时间与病情严重程度相关，病情重则排病毒时

间长，出院患儿排毒时间为1~21天，平均6~7天。尚未发现长期排病毒现象，但也有人从健康儿童咽拭子反复分离到RSV。由RSV引起的毛细支气管炎及肺炎以2个月龄至2岁婴幼儿为高，RSV再感染多为轻型上感表现，以5~9岁学龄儿多见。儿童的排病毒作用比较重要，成人患者的传播作用亦不容忽视，尤其在密切接触新生儿、婴幼儿时常可造成传染。RSV传染性较强，除通过呼吸道分泌物、空气飞沫传播外，亦可通过分泌物污染的物体或手接触传播。RSV感染分泌物的浓度可达$TCID_{90}10^{-4}$/ml，在固体表面可存活6小时，是医院内交叉感染的重要病原之一。在哮喘病房的RSV检出率达85%，在儿科、早产儿及新生儿病房已有RSV流行报道。医院内交叉感染RSV所致症状重，住院时间长，心血管病患儿感染RSV时病死率增高。RSV也可与其他病原混合感染使疾病加重，是小儿呼吸道疾病猝死的重要病因，而较大年龄儿童与成人体内已有一定水平的免疫抗体，常以轻症出现，但RSV感染后不产生永久免疫。

人对RSV的易感性与年龄有关，好发于两岁以下婴幼儿、免疫缺陷及年老体弱者。研究表明：2岁时几乎所有的儿童均感染过RSV，1岁时超过一半感染过RSV；普通人群中2%的婴儿因RSV毛细支气管炎住院治疗，而早产儿合并慢性肺疾病者患RSV毛细支气管炎的概率高达33%。流行时间与地理气候有关：温带地区，每年11月至次年4月流行；热带雨林地区，RSV呈全年流行。在中国大多数地方，RSV相关疾病流行高峰在1、2月份。世界各地可能在同一时间流行不同的A、B亚型，而同一地区可以出现A、B亚型流行的变迁，多数情况下A亚型是流行的优势亚群。

我国婴儿毛细支气管炎在城市常呈散发流行，在农村有时出现暴发或局部流行，甚至在较大面积出现流行。患儿性别分布男多于女，本病有明显的接触传染及家庭聚集性。

3. 病理生理　RSV引起的毛细支气管炎致病机制复杂，与病毒引起的细胞病理改变、免疫反应以及个体遗传差异性的共同作用有关。关于RSV毛细支气管炎与反复喘息、哮喘的关系，研究显示：一方面，RSV感染引起气道上皮细胞的损伤，可以直接影响气道结构和功能，或者在变应原长期作用下诱导异常免疫反应，进而形成气道炎症及高反应性；另一方面，机体的易感因素包括基

因多态性、肺功能异常、心血管畸形及免疫调节功能异常等，可能是造成 RSV 重症毛细支气管炎、反复喘息的真正原因。

RSV 经飞沫传播，潜伏期平均为 4 天，病毒进入人体后，能在呼吸道和中耳内繁殖，可从鼻咽部、气管、中耳渗出液中分离到 RSV，但尚未从患者的血液和粪便中分离到 RSV。

在婴儿体内，RSV 首先繁殖于咽部，以后延及支气管、细支气管，引起支气管和细支气管的上皮细胞坏死，最后侵犯肺泡。纤毛功能和保护黏液膜受到破坏，最后侵犯肺泡。在气管黏膜层充满着空泡样环状细胞，上皮层内有淋巴细胞和浆细胞的渗出，支气管周围单核细胞浸润，细支气管被黏液、纤维素及坏死的细胞碎屑堵塞；小支气管、肺泡间质及肺泡内亦有炎症细胞浸润。由于支气管梗死，可继发肺气肿、肺不张。除呼吸器官病变外，有时尚有肝灶性坏死、间质性肝炎、肠炎以及脑组织充血、水肿、脑膜充血的脑炎等改变。

RSV 感染尸检时，肺组织在显微镜下可见广泛的支气管肺炎改变，伴有小片的肺不张和大面积的肺气肿。毛细支气管的上皮细胞坏死，淋巴细胞浸润，管腔内黏液分泌物增多，还有由细胞碎片和纤维素形成的栓子。至于肺泡除个别有扩张外，无淋巴细胞的浸润。在肺炎患儿中，则可见病变部位集中于肺泡和毛细支气管，主要表现为炎症和单核细胞渗出。

4. 临床表现　RSV 感染与年龄关系密切。新生儿常呈不典型上呼吸道症状，伴嗜睡、烦躁；2~6 个月婴儿常表现为毛细支气管炎、喘憋性肺炎；儿童、成人则多见上呼吸道症状；老年人感染 RSV 常可使慢性支气管炎症状加重或恶化。

大部分感染 RSV 的患儿可以在家里观察治疗，当出现呼吸频率增加（尤其是大于 60 次/min）、吸气性三凹征、发绀或鼻翼扇动、尿量减少，则提示病情加重或全身恶化，需要及时就诊。RSV 感染患儿是否需要住院治疗很大程度上取决于患儿的年龄以及疾病的严重程度。

RSV 引起毛细支气管炎，患儿的住院指征为：

（1）小于 3 个月。

（2）孕周小于 34 周的早产儿。

（3）心肺疾病或免疫缺陷病。

（4）呼吸频率高于 70 次/min。

（5）表现出精神差、嗜睡。

（6）喘鸣和自主呼吸空气时，氧饱和度低于 92%，有呼吸窘迫的可能。

（7）高碳酸血症。

（8）肺不张或胸部摄影提示实变。

本病在临床上大体分为潜伏期、前驱期、喘憋期、肺炎期及恢复期，病程约 3~7 天。潜伏期 3~5 天，可出现上呼吸道的症状，如鼻炎、咽炎。发热一般不高，很少超过 39℃，甚至可不发热。经 1~2 天出现毛细支气管炎的症状。呼吸困难表现为阵发性的喘鸣，以呼气性呼吸困难为主，唇周发绀和烦躁不安，严重时呼吸可达 60~80 次/min，有鼻翼扇动和吸气时三凹现象，两肺满布喘鸣音。甚至出现阻塞性肺气肿，表现为胸廓膨隆，肋间隙增宽；叩诊呈过清音，阻塞严重时呼吸音降低。由于肺部膨胀，膈肌下移，肝、脾被推向下方，而被误诊为心衰引起的瘀血性肝大。由于过度换气加上喘息，呼吸困难，不能吮乳，常伴有脱水。较大年龄儿患 RSV 肺炎时，以非喘型为主，临床表现与其他病毒性肺炎相似。RSV 引起下呼吸道感染者经常并发中耳炎，而其他呼吸道病毒引起感染时很少有并发中耳炎者。

5. 辅助检查

（1）血常规：一般在正常范围内，50% 以上的患儿白细胞总数低于 $10×10^9/L$，70% 以上中性粒细胞少于 50%。病毒感染时常见的淋巴细胞减少在 RSV 感染时未曾见到。

（2）血气分析：主要表现为 $PaO_2$ 减低，$PaCO_2$ 增高的现象有时不太明显，说明缺氧程度较明显。

（3）肺部 X 线检查：胸片表现为支气管肺炎和间质性肺炎的改变，亦可有肺气肿、肺不张、暂时性肺大疱以及肺门淋巴结肿大等。

（4）病原学检查：①免疫荧光法：目前已有免疫荧光试剂盒早期、快速检测患儿鼻咽抽吸物中脱落上皮细胞的 RSV 抗原。②逆转录聚合酶链反应（RT-PCR）：是目前诊断 RSV 的方法之一。③病毒分离及鉴定：鼻咽抽吸物（NPA）和床边接种比鼻咽拭子（NPS）和非床边接种的分离阳性率高。组织培养常用 HeLa、Hep2、KB、人胚肾或羊膜细胞、猴肾细胞等，细胞病变的特点是出现融合区和融合细胞，HE 染色可见数十个核聚集在一起或围绕在多核巨细胞周围，包浆内可见嗜酸性包涵体，抗 RSV 血清可抑制细胞病变的出现，可用 CF、IFA 等鉴定病毒。

6. 诊断与鉴别诊断　根据临床表现和患儿

的年龄以及发病季节、流行病史,参考实验室检查和 X 线胸片结果,不难作出诊断。RSV 毛细支气管炎易与支气管哮喘混淆,前者多见于 6 个月以内小婴儿;而后者一般在 1 岁以内的婴儿不发生,年长儿多见,且往往有哮喘的家族史,并有反复多次发作的病史;支气管哮喘发作时,多无感染性前驱病史,呼气显著延长,嗜酸细胞增多,用小剂量支气管扩张剂能使哮喘暂时缓解。此外需与毛细支气管炎鉴别的有充血性心力衰竭、气管异物、胰腺囊性纤维性变以及细菌性支气管炎并发广泛的阻塞性肺气肿等。对诊断不明确的病例,实验室诊断极为重要。

7. 治疗

（1）RSV 感染引起的毛细支气管炎基本处理原则:①监测病情变化,保持病情稳定;②供氧以及保持水电解质内环境稳定。

（2）尚无抗 RSV 疗效确切的药物,国外研究报道可采用三氮唑核苷雾化吸入治疗 RSV 感染的高危患儿。

（3）有过敏性疾病家族史,如哮喘、过敏性鼻炎,可以考虑诊断性雾化吸入肾上腺素或者沙丁胺醇治疗。肾上腺素在门诊患儿的疗效优于沙丁胺醇跟安慰剂,尚无数据支持其在住院患儿的疗效。

（4）3%高渗盐水雾化:SickKids 主张考虑给予 3%高渗盐水雾化。Zhang 等人的一项荟萃分析及系统回顾认为:3%高渗盐水雾化能有效缓解严重的临床症状,同时缩短住院时间。此外,Ralston 等人的相关实验结果证实其副作用(如支气管痉挛)的发生率低,仅在 0.3%左右。

8. 预防　目前尚无预防 RSV 感染的有效疫苗。帕利珠(palivizumab)是一种单克隆抗体,作为被动免疫方式逐渐发展并取代 RSV 免疫球蛋白,可减少 RSV 感染导致的住院率,同时能明显减少重症发生率。预防感染的方法包括:洗手;尽量避免暴露于被动吸烟环境与环境污染;避免接触感染者及感染物品;提倡母乳喂养;针对高危患儿预防性使用帕利珠单抗。空气和尘埃并非院内感染的主要途径,在呼吸道疾病高发季节,有效预防院内感染得益于对该问题的高度重视以及积极遵守综合防止交叉感染策略。

9. 预后　绝大多数毛细支气管炎患儿能够完全康复,不遗留后遗症状。住院患儿中 3%~7%需要机械通气。在英国,由 RSV 感染引起的 1

岁以下儿童的死亡率是 84/100 000,大多数的死亡发生于 6 个月的患儿以及合并有心脏和肺部疾病的患儿。在毛细支气管炎患儿中有 34%~50%会继发气道高反应性疾病。RSV 或者其他病原体如鼻病毒感染诱发气道高反应性的机制目前尚不明确。

**（二）流感病毒肺炎**

1. 病原学　流感病毒(influenza virus)属于正黏病毒科,是分节段的负链 RNA 病毒。病毒核酸为 8 个分节段的单链负股核糖核酸,每个片段可编码 1~2 种蛋白。根据病毒的基质蛋白主要分为甲(A)、乙(B)、丙(C)三型,其中以甲型(influenza A virus,IVA)最为常见,可广泛流行及人畜共患。根据病毒包膜表面所含血凝素(hemagglutinin,HA)和神经氨酸酶(neuraminidase,NA)两种刺突的抗原性,可将甲型流感病毒分若干亚型,目前已发现 HA 有 16 种($H_1$~$H_{16}$),NA 有 9 种($N_1$~$N_9$)抗原。

2. 流行病学　有记录以来,已经出现了至少 14 次的流感大流行,其中较为人们所熟知的西班牙流感(1918~1919)是人类历史上的最致命事件之一,使全球超过 1/2 人口感染,其病原体 $H_1N_1$ 流感病毒,是现在人群中流行的所有甲型流感病毒的起源病毒,其后出现的亚洲流感(1957~1958),病原体就是西班牙流感病毒获得了 3 个新的基因片段而产生的。关于流感流行的季节性,一般认为中国流感流行高峰,北方地区出现在 12 月或次年 1 月,南方地区则在 4、5、7、8 月和 11、12 月。

3. 病理生理　流感病毒经飞沫传播,侵入患者的上、下呼吸道或直接进入肺泡。停留在呼吸道上皮细胞黏液毯中的流感病毒,能和宿主细胞的黏蛋白等特异性受体相结合,局部黏液分泌物中的抗体(主要是 IgA)能与病毒结合而中和。黏液中尚有糖蛋白抑制素,能与病毒结合,阻止病毒附着在宿主细胞的特异性受体上,以达到防止感染的目的,但这些抑制物最终被病毒本身的神经氨酸酶所破坏,结果使病毒得以进入呼吸道上皮细胞,并在其中进行繁殖。在感染细胞中新合成的病毒颗粒,能穿过呼吸道黏膜而进入其他细胞或血液中,引起进行性感染,从而出现一系列的临床症状。

气管、支气管和细支气管及肺泡管上皮细胞,受流感病毒的侵袭后发生变性、坏死及出血灶,同时有淋巴细胞、浆细胞浸润,结果使黏膜肿胀,细胞脱落而致管腔狭窄,使气体通过发生障碍,尤以呼气时最明显,从而引起肺气肿。若阻塞的细支气管内气体被吸收,则可发生肺不张。肺泡腔内充满含中性粒细胞、单核细胞和红细胞的炎性分泌物,有的可见透明膜,肺泡间质增厚,严重影响气体交换,从而导致不同程度的缺氧状态。若继续进展,则 $PO_2$ 下降,$CO_2$ 潴留,加之流感病毒毒素作用和代谢异常及酸碱平衡紊乱等因素,可造成高热、昏迷、惊厥和呼吸循环衰竭等中毒症状。

4. 临床表现　潜伏期为 1~3 天,最短者数小时,最长 4 天。起病急,高热,持续在 39℃ 以上,多为稽留热,亦可为不规则热型。自诉全身不适、头痛、肌痛、流涕、咳嗽、喘息等。严重者可出现呼吸困难,其程度与较少体征不呈比例。有时呼吸音减弱,少数病例在发病第 2~3 天出现肺水肿,咳出大量粉红色泡沫痰,肺底部可闻水泡音。胸腔可有积液,黄色微浑,量自数十至数百毫升不等。

轻症与重症病程长短不一,病程可迁延至 3~4 周。病情进展迅速,2~3 天即可出现肺部病变,50%~94% 的病例可有呼吸困难,此时半数病例伴有呕吐及腹泻。少数病例发生肠出血,在极期近 1/4 患者可出现神经系统症状。

5. 并发症　流感肺炎并发细菌感染者较多,常见致病菌为金黄色葡萄球菌、肺炎双球菌、嗜血流感杆菌及溶血性链球菌等。其病变可为支气管肺炎、大叶性肺炎或肺脓肿。多表现为单纯性流感病毒肺炎病情好转,热退后又发热,全身中毒症状加重,体温升高,咳嗽加剧,呼吸困难,明显发绀,胸部听诊有广泛湿啰音,叩诊浊音。血象白细胞与中性粒细胞显著增高,易并发心肌炎、心包炎或 Reye 综合征。偶见并发脑炎、DIC 等疾病。

6. 辅助检查

(1) 血常规:白细胞总数与中性粒细胞可增高,并有核左移,血沉正常或增高。

(2) 胸片:肺门两旁有不整齐絮状或小点状阴影,少数见片状阴影,并有局部或弥漫增深的支气管影。两肺内侧带纹理增多,有时呈模糊或出现条索状影,或聚集成网状。上述表现轻症在疾病第 2 周开始吸收,重症则消失很慢。

(3) 病原学检查:①病毒分离,最好在 3 天内采集急性期患儿咽部分泌物;②免疫荧光法可快速诊断流感病毒;③反转录聚合酶链反应;④急

性期和恢复期双份血清抗体,进行血凝抑制试验和补体结合试验,恢复期血清抗体大于或等于急性期 4 倍者为阳性。

7. 诊断与鉴别诊断　在流感流行季节,短时间内很多婴幼儿同时发病,持续高热,并有肺炎症状和体征,用抗生素治疗无效时应考虑流感肺炎的诊断。确诊有赖于病原学检查,包括病毒分离、血清学检测及免疫荧光、免疫酶技术等,阳性者即有诊断意义。本病应与其他病毒性肺炎相鉴别。

8. 治疗

(1) 急性期应卧床休息,多饮水,预防并发症。对高热烦躁者给予解热镇静剂。避免使用阿司匹林,防止 Reye 综合征发生。咳嗽剧烈者,给予镇咳或祛痰剂。有继发细菌感染时,给予相应的抗生素治疗。

(2) 病原治疗:①奥司他韦,应尽可能在发热 48 小时内使用(36 小时内最佳),疗程为 5 天;②盐酸金刚烷胺及甲基金刚烷胺,对甲型流感有一定预防和治疗效果,尽量在病程 2 天内使用。

9. 预防

(1) 隔离患儿:对流感患儿做到“三早”:早发现、早诊断、早隔离。最好实行就地隔离治疗 1 周,或至热退后 2 天。避免去大医院集中就诊,以减少传播机会。

(2) 切断传播途径:流行期间应避免人群密集和大型集会,注意室内通风。患儿口鼻分泌物及污染物应随时消毒。

(3) 保护易感人群:①疫苗预防:有减毒活疫苗和灭活疫苗。接种后 0.5~1 年有预防同型流感的作用,发病率可以降低 50%~70%。②药物预防:盐酸金刚烷胺或金刚乙胺有预防甲型流感的作用。奥司他韦对甲型和乙型流感均有预防作用。

10. 预后　国外报道病死率为 24%,而国内则高达 52.6%。近年来由于重症减少,病死率明显下降。患儿的病死率与年龄呈反比,年龄愈小,病死率愈高,有神经系统症状者预后多较严重,有消化道出血者预后不良。

(三) 腺病毒肺炎

1. 病原学　腺病毒 (human adenovirus, hAdV) 是一种无包膜的双链 DNA 病毒,基因组长 25~45kb,理论上可编码 22~40 个基因。目前发现 hAdV 有 64 个血清型,分属于 A~G 七个亚组,其中引起呼吸系统疾病的主要血清型为 B1 组

（B3、B7、B16、B21、B50）和 C 组（C1、C2、C5、C6），近来发现 B2 组（B11、B14、B34、B35）也参与严重呼吸系统疾病发病，甚至导致暴发流行。上呼吸道感染常与血清型 C1、C2、B3、C5 及 B7 相关，而下呼吸感染常与血清型 B3、E4、B7、B14、B21 和 B35 相关。

2. 流行病学　hAdV 肺炎曾是我国小儿患病率及死亡率最高的病毒性肺炎。流行病学研究表明，在呼吸道感染儿童人群中 hAdV 的阳性率在 2%~10%，在免疫缺陷儿童人群中，hAdV 的阳性率高达 50% 左右。hAdV 如 hAdV-7h、hAdV-14p1、hAdV-14a1 等血清型易致严重致死性呼吸道疾病，尤其在婴幼儿及免疫抑制人群中。腺病毒肺炎病情大多较重，可伴有多种严重并发症，如呼吸衰竭、肺不张、单侧透明肺等，更易并发肺纤维化、闭塞性毛细支气管炎等非可逆性病变。

3. 病理生理　腺病毒肺炎的主要病理改变为支气管炎和肺泡间质炎，严重者病灶互相融合，气管、支气管上皮广泛坏死，坏死组织和炎症浸润物充满支气管腔内，引起支气管腔闭塞，加上肺实质的严重炎性病变，更妨碍了通气和气体的交换，最后导致低 $O_2$ 血症和 $CO_2$ 潴留。患儿通过增加呼吸和心率次数以增加每分通气量。为了增加呼吸的深度，呼吸辅助肌也参与活动，出现鼻翼扇动及三凹现象。若 $CO_2$ 排出受阻而引起潴留，则可发生呼吸衰竭。缺氧和 $CO_2$ 潴留可使全身酸性代谢产物增加，再加上不进食等因素，引起代谢性酸中毒，而 $CO_2$ 潴留又可产生呼吸性酸中毒。低 $O_2$ 血症与 $CO_2$ 潴留使小动脉反射性收缩，形成肺动脉高压，致右心负担加重；hAdV 及体内毒性代谢产物直接作用于心肌，能引起中毒性心肌炎。两者均可导致心力衰竭。中枢神经系统对缺氧及 $CO_2$ 潴留较敏感，可导致脑毛细血管扩张，血脑屏障通透性增加，引起脑细胞间质水肿，患儿出现抽搐、脑水肿、脑疝等症状。低 $O_2$ 血症和毒素的作用还可引起胃肠道功能障碍，表现为呕吐、腹泻、腹胀，甚至肠麻痹。因此，AP 不是单纯局部性疾病，而是全身性疾病。以上病理生理的改变，关键在于肺炎引起的缺氧。

4. 临床表现　绝大多数病例继上呼吸道感染、咽结膜热或其他呼吸道传染病后发病。在发生肺炎前可先有咳嗽、咽炎、结膜炎和口腔黏膜充血等症状，部分病例早期可出现斑丘疹样皮疹。一般中毒症状较重，如发热、厌食、精神萎靡等。高热时面色呈苍白或灰白色，这可能与中毒致末梢血管收缩有关。在 39℃ 以上，多呈稽留或为不规则热型，轻症患者亦有 3~5 天即退热者。一般病程为 10~14 天，个别病例发热时间最长为 20 天。

多数患儿自起病时即有咳嗽，表现为频发的连续性阵咳，在肺炎好转时咳嗽加重，并可持续 2~3 周以上。患儿有程度不等的呼吸困难、鼻翼扇动、唇周发绀、喘憋逐渐加重。严重病例可出现三凹征，并具有喘息和憋气的梗阻性呼吸困难，或由于肺实质的炎性病变严重，使肺部换气功能受严重损害，失去有效的代偿，以致引起呼吸衰竭。肺部体征在病的早期不明显，发热 4~5 天后方出现肺部体征。叩诊呈浊音，呼吸音减低，并可听到湿啰音或捻发音，肺部有实变时可闻管状呼吸音。常合并有胸膜反应和胸腔少量积液，在胸水中可分离出 hAdV。

在发热 2~3 天后，患儿有明显精神萎靡、嗜睡或烦躁与嗜睡交替出现。有的患儿随着病情的加重，可出现昏迷和惊厥发作。若同时出现脑膜刺激症状，则可考虑为 hAdV 脑膜脑炎。严重肺炎时，可出现脑水肿和中毒性脑病的症状。患儿两眼凝视或上翻、意识障碍，甚至惊厥、昏迷，球结膜、视神经乳头有水肿，两侧瞳孔不等大，呼吸不规则，甚至出现点头样呼吸、呼吸暂停，终因脑疝、呼吸衰竭而死亡。脑脊液检查通常无明显改变。

由于循环系统受累，患儿面色苍白或发灰、四肢发凉、心率增快、心音微弱。大约 40%~50% 的重症腺病毒肺炎可出现心力衰竭。

在腺病毒肺炎中毒症状严重时，可使血管挛缩，破坏血小板，释出凝血活酶引起血管内凝血，加之低氧血症常损害毛细血管内皮细胞，使血小板凝集，裂解后释出凝血活酶，亦可促进血管内凝血。由于代谢性及呼吸性酸中毒抑制了肝素，加强凝血机制。高碳酸血症所致毛细血管扩张，促使血流变慢，诱发弥散性血管内凝血（DIC）。出血倾向早期多为消化道隐性出血，晚期则多有显性出血，皮肤可见出血点、瘀斑，同时有鼻、口腔黏膜、消化道出血等症状。

消化道症状可表现为食欲减退、呕吐、腹泻。严重时发生中毒性肠麻痹，有腹胀及肠鸣音消失。腹胀严重时更加重了呼吸困难，缺氧严重者胃肠道毛细血管渗透性增加，引起消化道出血，吐咖啡色样物，大便潜血试验阳性，甚至有血便。

在腺病毒肺炎时,网状内皮系统反应较强。早期即可出现肝、脾大,且消退缓慢,全身淋巴结也有不同程度的肿大。个别患儿血清蛋白降低和转氨酶升高,提示肝脏有损害。

5. 并发症 腺病毒肺炎时易继发细菌性感染,常见的有金黄色葡萄球菌、肺炎球菌、大肠埃希菌等。AP 患儿,在发病后高热持续 10～14 天以上而不见好转,或热已有下降趋势而后又复上升,或病情一度减轻而又见恶化时,均应考虑有继发细菌感染的可能。此时痰色呈脓样,痰液或咽拭子培养细菌阳性。X 线检查肺部病变增多或出现新的病变。末梢血象白细胞及中性粒细胞增高,核左移或粒细胞有中毒颗粒。有继发菌感染时,较一般腺病毒肺炎更为严重。

6. 实验室检查

（1）血常规:白细胞总数在早期均减少或正常,小部分病例可超过 $10×10^9$/L,以淋巴细胞为主。有继发细菌感染时,白细胞可升高,且中性粒细胞也增加。

（2）血气分析:主要表现为 $PaO_2$ 减低,$PaCO_2$ 有增高的现象,在缺氧程度较明显的病例表现显著。

（3）胸部 X 片:在肺部体征不明显时,X 线胸片已有改变。轻症仅表现为支气管周围炎。一般病例以大病灶改变为主,右侧多于左侧;小病灶改变分布于两肺的内中侧带及两侧下部。随着病情发展,病灶密度增高,病变也增多,分布较广,有的互相融合成大病灶状。部分病例在病的极期可有胸膜反应或胸膜积液,量不多。个别可见到肺气肿、肺不张。部分轻症病例肺部阴影在 1～2 周左右吸收。严重者病变大都在 2 周后开始消退,3～6 周后才完全吸收。腺病毒肺炎的轻症病例,肺部 X 线表现与一般支气管肺炎相似,病程为 10 天左右。

（4）病原学检查

1）分离培养:标本应尽早从感染部位采集。采集患者咽喉、眼分泌物,粪便和尿液等,加抗生素处理过夜,离心取上清接种敏感细胞(293、Hep-2 或 HeLa 细胞等),37℃ 孵育后可观察到典型 CPE,即细胞变圆、团聚、有拉丝现象,最突出的表现是许多病变细胞聚在一起呈葡萄串状。

2）病毒鉴定:用荧光标记的抗六联体抗体与分离培养细胞作用来鉴定 hAdV,也可用血凝抑制(hemoagglutination inhibition,HI)试验或中和试验

(neutralization test,NT)检测属和组特异性抗原并鉴定病毒的血清。

3）PCR:可用于 hAdV 感染的诊断,引物设计主要根据 hAdV 六联体、VAⅠ 和 VAⅡ 编码区序列,能检测所有血清型。

4）血清学检查:常用血清学方法包括 IF、CF、ELISA、HI 及 NT 等试验,采取患者急性期和恢复期双份血清进行检测,若恢复期血清抗体效价比急性期增长 4 倍或以上,即有诊断意义。快速检测血清可用 ELISA 法或乳胶凝集试验。

7. 诊断与鉴别诊断 根据临床症状:①持续高热、咽峡炎、结膜炎和麻疹样的皮疹;②肺部体征往往在高热 4～5 天后出现,可听到中细湿啰音;③在肺部体征不明显时,X 线改变即可出现;④用抗生素治疗不见好转,病情逐渐加重。出现以上临床表现时可疑为腺病毒肺炎。

诊断困难的病例,实验室检查可能有帮助。常用的实验室诊断方法有:①从患儿咽拭子或鼻洗液标本培养 hAdV,后者的阳性率较咽拭子培养的阳性率要高,方法可靠,但需 7～14 天方有结果;②早期快速诊断,常用的有效方法是免疫荧光法和 PCR 法。

本病需与麻疹肺炎、肺结核病等鉴别。早期临床症状为发热、咽峡炎、结膜炎和麻疹样皮疹,需与麻疹鉴别。如有麻疹的接触史、发热 3～4 天后口腔黏膜出现 Köplik 斑。咽部脱落细胞直接、间接免疫荧光抗体检查和免疫酶标抗体法检测患儿的咽部脱落细胞中 hAdV 抗原,均为阴性时,则应考虑为麻疹感染。此外,肺结核原发综合征、粟粒型肺结核、干酪样肺炎需与腺病毒肺炎鉴别。在以上结核感染时,临床表现如高热持续不退,有时也可出现呼吸困难、发绀,用抗生素治疗无效等,需与腺病毒肺炎鉴别。在肺结核时,肺部物理检查体征不如腺病毒肺炎明显,可结合结核接触史及结核菌素试验等来鉴别。

8. 治疗 至今尚无抗 hAdV 的药物。综合治疗是治疗腺病毒肺炎的主要治疗措施,包括对症治疗以及治疗在病情发展中不断出现并发的危重症状。减轻呼吸道阻塞,缓解呼吸困难及缺氧等都很重要。

9. 预后 病情的严重程度与病毒血清型的毒力有关,如 7 型较 3 型为重,有免疫功能缺陷的患儿感染 hAdV 时,病情较重。有报道,hAdV 和流感病毒、麻疹病毒和其他病毒之间有交相感应、

相互影响的作用。在流感流行时,常可见 hAdV 感染的病例出现。麻疹感染时易合并 hAdV 感染,实际上一部分麻疹肺炎由 hAdV 感染所致,此时病情较严重,预后不良。

年龄与严重程度也有关系,一般情况下年幼儿 hAdV 感染往往较年长儿为重。腺病毒肺炎后的肺组织受到严重破坏,病变的恢复、吸收过程需要数周至数个月。少数可延长至数年尚留有肺部后遗症,如闭塞性毛细支气管炎、支气管扩张、肺气肿、肺心病、肺不张、肺纤维化等。

10. 预防　小儿集体机构有 hAdV 感染时,需采取隔离措施。有些患儿在退热后 2 ~ 5 天咽部和粪便标本尚可培养出病毒,因此,患儿的隔离期应为 2 周或延至热退。灭活疫苗或减毒活疫苗均可能有致癌作用,不宜应用。AP 时病毒除在肺内繁殖外,尚可在肠组织等处繁殖,因此可利用这一特点,是否可采用口服疫苗的途径预防 hAdV 感染,尚待进一步研究。

### (四) 巨细胞病毒肺炎

1954 年,Smith 首次从鼠唾液腺中分离到巨细胞病毒(cytomegalovirus,CMV),以后又从多种动物中获得,直至 1964 年才正式定名为巨细胞病毒。已知 CMV 在人群中的感染相当普遍,据统计,美国的 3 808 例新生儿中,有 CMV 感染者 22 例,即每年约有 5 000 名婴儿发病。在小儿尸检中,无论死因如何,有无 CMV 感染症状,约有 15% ~ 20% 的患儿在许多脏器内均可分离出 CMV。随着抗肿瘤药物和器官移植的广泛应用,其发病率亦明显上升。CMV 多为隐性感染,也可引起巨细胞病毒感染,可发生在出生前、出生时或出生后。发生在出生前(胎内感染)者为先天性感染;若在出生时或出生后患病者为后天性感染,前者主要表现为中枢神经系统的损伤,后者多有肺组织的严重病变。

1. 病原　引起巨细胞病毒肺炎的病原是 CMV,属疱疹病毒类,具有高度的种属特异性,血清学证明人类与其他哺乳类动物都各有其 CMV 感染。在电镜下 CMV 颗粒与其他疱疹病毒形态相似,不易区别。

人 CMV 只能在人胚成纤维细胞或人胚肺衍生的二倍体细胞中培养,以后者最敏感。CMV 在细胞培养中的增殖非常缓慢,细胞病变最快在接种后 3 ~ 4 天,但通常在 1 ~ 2 周出现,甚至有的长达 6 周。细胞最初成圆形肿胀,首先见到 1 ~ 2 个

病灶区,逐渐扩散到整个细胞。病变区内可找到具有包涵体的巨大细胞。电镜观察发现 CMV 的合成复制在被感染细胞的核内开始进行,合成 DNA 后突破核膜,进入细胞质,在此过程中 CMV 获得衣壳。在 DNA 未合成前,CMV 先产生一种早期抗原(EA),此抗原在细胞感染 20 分钟后出现,远较细胞病变为早,在诊断学上有重要意义。

尽管人体内普遍存在血清特异性 CMV 抗体,但具有较高抗体水平的患儿在感染后数月乃至数年内持续排毒,说明体液免疫不能有效地抑制病毒复制。对 CMV 感染后人体细胞免疫反应的研究发现,此时机体非特异性细胞免疫功能基本正常,但针对 CMV 的特异性细胞免疫功能受到明显抑制,干扰素的产生亦迟滞。细胞免疫受抑制的程度与年龄成反比,主要见于婴幼儿。有报道,在 CMV 感染患儿的血清中可检出循环免疫复合物。

2. 流行病学　CMV 是一种全球性分布的病毒,我国近年来亦有报道,能发生于各年龄组,虽临床发病较少但在新生儿中血清补体结合抗体在 70% 以上,故本病多发生于新生儿及 6 个月以内的婴儿。年长儿发病者不多,成人少见。传染途径多样,孕妇感染 CMV 后通常无症状,可通过胎盘感染胎儿,临床表现为先天性 CMV 感染;从刚出生的婴儿各组织器官中,可找到带包涵体的巨细胞,证实了宫内经胎盘感染的存在。由于孕妇在妊娠后期可从尿道(4% ~ 5%)和宫颈(10% ~ 15%)分离到病毒,5% ~ 15% 的孕妇产后乳汁中有病毒,故新生儿即或能幸免宫内感染,但在分娩过程中仍可受染。在生后感染中,呼吸道亦是主要感染途径,还有通过密切接触或输血而感染的。在使用免疫抑制剂以及先天性免疫缺陷、肿瘤患儿中,CMV 的发病率明显高于正常儿童。这可能是机体的免疫力降低,激发了原来潜伏的 CMV,导致严重的显性感染。

3. 病理生理　CMV 肺部感染引起病理改变,根据发病年龄分为 3 个类型:

(1) 肺部感染伴有全身病变:主要是全身各脏器广泛受累,而肺部病理改变轻微,多为先天性感染。胸膜、喉、气管均正常,胸部淋巴结不肿大,仅有少许紫红色梗死斑样灶,压切面有血色液体。镜下支气管变化较轻,无溃疡及坏死。支气管壁血管充血,肺泡充血和水肿,肺泡间中隔轻度增厚,肺泡炎的病灶内充满吞噬细胞,肺泡和支气管腔中有巨细胞,在细支气管壁和黏液腺中及肺泡

周围发现巨细胞。

（2）原发性 CMV 肺炎：肺组织损害为主要的或唯一的病理改变。肺组织充血，切面凹凸不平，外观呈灰黄色，压之有血样浆液渗出。镜下支气管腔内充满炎性多核细胞和单核细胞碎片。支气管壁增厚和充血，肺间质有细胞浸润。细支气管周围黏液腺有单核细胞浸润，肺泡间中隔明显增厚，组织细胞增生，肺泡隔间的边缘发现巨细胞病毒。

典型 CMV 感染的细胞肿胀很大，核内有巨大的嗜酸性包涵体（或偶为嗜碱性包涵体），有一不染色的晕轮与细胞核膜分开，可见庞大膨胀的细胞核，细胞质内也能看到包涵体。

（3）纤维素性肺炎：肺组织呈粟粒样坏死灶，呈小点状结节，坚实而有弹性，界限明显，亦可散在或融合。镜下病变开始时为分散出血坏死性病灶，肺泡充满纤维素、红细胞、成熟粒细胞、组织细胞和细胞碎片，这些病灶肿胀肺泡均含有包涵体，肺泡内常有透明膜改变。

若 CMV 感染为全身性疾病，除肺部病变外，还有肝、脑、肾、消化道、唾液腺、心、肾上腺、性腺、皮肤等均可受累。主要改变为间质性炎症和灶性坏死。受染细胞肿大，含有包涵体。

婴儿和成人在疾病上表现不同不仅是由于它们敏感性不同，还与成人以前接触过病原有关。在婴儿包涵体主要发生在上皮细胞中，而成人则发现在间叶成分中。接受肾移植的患者，从肺中分离出 CMV，表明肺部有感染。有人认为高水平的血清抗体和免疫复合物的存在，提示变态反应可能参与了发病过程，细胞免疫的抑制亦可能与此有关。

4. 临床表现　CMV 感染引起的疾病可有先天、后天、局部、全身、隐性、显性及轻症和重症等表现。年龄越小，显性感染越多；年龄大者则以隐性和局部感染居多；免疫功能不良者重症多，病死率亦高。CMV 肺炎的临床表现基本与其他病毒性肺炎相类似。呼吸道受累的病例，往往于病初先出现慢性咳嗽，少数患儿可出现类似百日咳样临床经过。如未并发细菌感染，体温一般不高或仅有低热。病情严重者可出现进行性呼吸困难甚至发绀。在呼吸道症状出现的同时，常伴脾大、肝大、黄疸或周围血象单核细胞增多，有时可有血小板减少。体检不易发现明显的肺部物理体征，或即使出现肺部体征，其出现时间也要晚于肺部 X

线征象，主要是间质性肺炎的表现，一侧或双侧肺野可见小片状阴影。有时在此基础上出现网状或结节样阴影，此种现象多发生在肺尖部，有时可有明显的肺气肿。婴儿病例同时有呼吸道及消化道症状，或有神经系统症状如嗜睡、昏迷、惊厥等。生前感染者，出生后症状表现轻重不一，除上述症状外可有体重轻、小头畸形、脑积水、视网膜炎、脑神经障碍等。颅骨 X 线检查有时可见脑室旁钙化。

5. 病程演进　CMV 肺炎若为全身受累的一部分，其病程演进随全身变化而改变。就肺炎而言，病程经过通常很短，但也可延长至数周或数月。临床上少数患儿可因呼吸困难迅速发展到窒息死亡。

6. 诊断与鉴别诊断　对临床有呼吸系统症状，同时伴肝脾大、单核细胞增多或血小板减少、黄疸或神经系统受累的患儿，应警惕 CMV 肺炎，尤其在接受免疫抑制剂治疗的患儿中，更为可能。胸部 X 线检查对诊断颇为有助。若结合实验室检查诊断不难。特异性 IgM 和 EA 的阳性结果对诊断有重要意义。由于 CMV 感染普遍，且常为无症状性潜伏感染，此时大多伴有病毒尿存在，因此尿沉渣细胞检测阳性结果可作为诊断依据。

CMV 肺炎与其他病毒性肺炎仅就本身的临床症状，不易区别，若伴有全身其他症状可作参考，确诊需靠实验室的病原诊断。

此外，CMV 肺炎尚应与败血症、单纯疱疹、先天性麻疹和弓形体病等表现有肺炎者相鉴别。

7. 并发症　长期接受免疫抑制药物治疗和器官移植的患儿，发生 CMV 感染和肺炎时易并发细菌感染，也可合并腺病毒感染。有的患儿可发生弥散性间质性肺纤维化。

8. 实验室检查

（1）病毒分离或巨细胞包涵体的检测：传统方法是从血、尿、唾液、脐血等受检标本中培养出病毒，若呈阳性即可确诊。但阳性率和敏感性很低，且耗时长达 1 个月以上，临床已很少应用。

（2）巨细胞病毒抗原检测：是通过应用单克隆抗体与特异性抗原结合的原理，借免疫组化手段测受检材料中的 CMV 抗原。目前最常用的抗原为 PP56，该抗原为病毒活动性感染早期标志物。PP56 是一种磷酸蛋白，占病毒蛋白的 15%，活动性 CMV 感染时，PP56 只在中性粒细胞、单核细胞、血管内皮细胞中表达。该方法检测病毒抗原时间仅需 24~32 小时,灵敏度为 89.18%,特异性为 100%。

（3）hCMV 核酸检测:在各种组织或细胞标本中可检测 CMV DNA 或 mRNA 片段,常用的检测方法有核酸杂交和 PCR 技术,具快速、特异性强、敏感性高等特点。一旦检出 CMV mRNA 或高载量 hCMV DNA 提示有活动性感染。

（4）血清学检查:抗 hCMV IgM 是原发感染或活动性感染标志。IgM 不能通过胎盘,如果脐血或生后 2 周 CMV-IgM 阳性可诊断为先天性感染。儿童 CMV IgM 阳性表示新近感染。抗 CMV-IgG 阳转表明原发感染,双份血清抗体效价≥4 倍增高提示活动性感染。母亲抗 CMV-IgG 可以通过胎盘,生后逐渐减少,6～8 周降至最低,如 3～6 个月时抗 CMV-IgG 滴度一直维持在低水平,可以排除先天感染可能。如抗 CMV-IgG 滴度持续升高 6 个月以上,应考虑为宫内或出生后感染。此法应多次耐心进行检查,以提高阳性率。但一次未查到巨细胞者不能排除 CMV 感染。

9. 治疗　对 CMV 肺炎的治疗,除对症处理和支持疗法外,目前尚无特殊治疗方法。

（1）抗病毒治疗

1）更昔洛韦（ganciclovir,GCV）:可抑制受染细胞中 CMV DNA 的合成,较阿昔洛韦抗 CMV 作用强 100 倍,是目前抗 hCMV 感染的首选药物。一般选用静脉给药,时间需>1 小时。治疗方案:诱导治疗,5mg/kg,12 小时一次,持续 2～3 周;维持治疗,5mg/(kg·d),连续 7 天,若维持阶段疾病进展,可考虑再次诱导治疗。GCV 主要副作用为骨髓抑制,其他不良反应有肝功能损害、呕吐、皮疹等。肾损害者应减量使用。为预防 GCV 的不良反应需注意:①用药前检查血常规、肝功能、肾功能。②诱导治疗期间,每 2～3 天复查血常规,每周复查肝、肾功能。诱导治疗期结束后再复查,并检查 CMV DNA 水平,以观察疗效。③维持治疗期间,每周复查血常规,每 2～4 周复查一次肝功能。

2）膦甲酸（foscarnet,PFA）:病毒 DNA 聚合酶抑制剂。可用于 GCV 治疗无效者,也可与 GCV 联合应用。治疗方案:诱导治疗,60mg/kg,8 小时一次,连用 2～3 周后改为维持治疗,90～120mg/(kg·d),再用 2～3 周。PFA 主要副作用是肾毒性,其他不良反应有红细胞下降、电解质紊乱、胃肠不适等。儿童用药的安全性和有效性尚不明确。

3）西多福韦（cidofovir）:西多福韦为脱氧胞苷酸类似物,不需病毒酶激活,除具抗 CMV 活性外,对其他病毒,如腺病毒、单纯疱疹病毒也具抗病毒活性作用。研究发现,干细胞移植受者 CMV 感染初次抗病毒治疗失败后,西多福韦可作为二线药物使用。儿童用药的安全性和有效性尚不明确。

（2）对症治疗:肝炎时应给予降酶、退黄、护肝治疗;并发肺炎有呼吸困难时予以吸氧等;注意防治二重感染。

10. 预防

（1）卫生措施:对 CMV 患者的分泌物及排泄物应彻底消毒。加强卫生宣传,养好良好的个人卫生及公共卫生习惯。

（2）切断传播途径:①严格掌握的输血适应证及献血员的筛查。②器官移植前常规对供体进行 CMV 血清学检查。使用冷冻去甘油血制品或洗涤红细胞可减少输血后感染。在移植前后预防性使用抗 CMV 药物或同时使用高效价 CMV 免疫球蛋白能降低 CMV 感染率。③高危新生儿的预防:对母乳中 CMV 阳性者,原则上尽量不哺乳。若必须喂养,对带病毒母乳,需处理后食用,将母乳置-20℃冻存后再加巴斯德灭菌法（62.5℃）可消除病毒感染性。

（3）主动免疫:在 20 世纪 70 年代,有人利用实验室适宜的 CMV 即 Ab16 株和从先天感染患儿分离到的 CMV 即 Towne 株制成减毒活疫苗,但未发现有保护作用。目前国外利用生物工程技术制备亚单位疫苗,如 gB、gH 和 pp65,正在研究之中。

11. 预后　CMV 感染的预后取决于 CMV 的全身症状。一旦出现典型症状者,预后较差,2/3 以上病例多在发病后 1 个月内死亡,少数病例可表现为急症。幸存者也可能遗有严重后遗症,特别是神经系统损害严重者预后差,间质性肺炎者预后多不良。

**（五）麻疹肺炎**

麻疹是由麻疹病毒引起的小儿时期最常见的急性呼吸道传染病。典型临床表现有发热、咳嗽、流涕、结膜炎、麻疹黏膜斑即 Köplik 斑及全身斑丘疹,疹退后留有色素沉着及糠麸样脱屑。最常见并发症有肺炎、喉炎。本病传染性极强。好发年龄为 6 个月至 5 岁,近年来 6 个月以下和 15 岁以上发病人数明显增多。感染后可获得持久免疫力。终年均有散发,流行多见于冬、春季。由于麻疹疫苗广泛使用,麻疹的发病率和死亡率已经大幅度下降。

麻疹肺炎是麻疹最常见的并发症,也是麻疹患儿死亡的主要原因。以婴幼儿为多见,尤其是佝偻病或营养不良者更易并发肺炎。肺炎可发生在麻疹的各个时期,以出疹后1周内最常见。麻疹肺炎多由细菌或病毒的继发感染所引起,由麻疹病毒本身引起的肺炎较少见。

1. 病原学 麻疹病毒属于副黏液病毒科,是一种核糖核酸(RNA)型病毒,病毒体呈多形态或球形。病毒对外界的抵抗力不强,在流通空气中或日光下半小时即失去活力。对一般消毒剂均敏感,紫外线下很快失活。

引起麻疹肺炎的病因可分为3种情况:

(1)麻疹早期发生肺炎者,多系麻疹病毒本身所引起,临床较少见。

(2)麻疹发病期间,由于呼吸道黏膜损伤,可继发细菌和病毒感染而发生麻疹肺炎,大部分麻疹肺炎的病因是这种继发的细菌或病毒感染。可能为一种病原体引起,亦可能为两种病原体的混合感染,常见的病原如肺炎球菌、葡萄球菌、流感杆菌及腺病毒等。

(3)文献中有许多研究发现麻疹肺炎坏死灶与巨细胞肺炎形态一致。1954年Ender和Peeble分离出麻疹病毒,在组织培养中见到巨细胞形成。1958年Mc Carthy等,由3例巨细胞肺炎尸检中的1例分离出与麻疹病毒不能区别的病毒,这3例患者各患有严重的疾病,如胰腺囊性纤维性变、白血病、婴幼儿网状内皮细胞增多症,有麻疹接触史,但无临床麻疹的表现。还有报道4例白血病患者患典型麻疹合并肺炎,2例死亡后,经病理证实为巨细胞肺炎,生前和死后尸检组织中分离出麻疹病毒。此2例麻疹病毒在上呼吸道存在的时间很长。由于患儿不能按正常方式形成抗体,麻疹发生皮疹后病毒仍可持续数周、1个月或1年之久,均可由咽部、尸体肺部或其他脏器中分离出病毒。麻疹合并巨细胞肺炎最易发生在特殊情况下,尤其是易出现于免疫功能不全或恶性肿瘤时,如血液病、心力衰竭和营养不良等,麻疹往往表现为不典型、无皮疹或Köplik斑。此外尚有许多作者提出除麻疹外,有的病毒亦可引起这种组织病理变化。从上述不同看法表明,巨细胞肺炎的病原因素虽尚有争论,但总的趋向认为可能是麻疹的一个特殊形式。

2. 病理生理 研究者用恒河猴作实验性麻疹,发现麻疹病毒早期感染呼吸道上皮细胞和淋巴结,也浸及肺门及纵隔淋巴结,并可从间质性肺炎的肺组织中分离出病毒。由麻疹病毒引起的巨细胞肺炎,属间质性肺炎。肺部病灶可互相融合,病变多位于肺的后部及基底部,主要是侵犯网状内皮系统,致淋巴结肿大,支气管黏膜下层变厚,淋巴细胞及单核细胞可向支气管周围浸润,严重者可致坏死。镜下肺炎病灶中肺泡、支气管和黏液腺的上皮细胞肿胀,核分裂,产生多核巨细胞,呈圆形或细长形,一些细胞核和细胞质内含有嗜酸性包涵体。

麻疹病程中,由于呼吸道上皮细胞受损,导致继发细菌或病毒感染而引起肺炎者,占麻疹肺炎的大多数。其病理改变是在上述病变的基础上又出现相应的变化。如细菌引起者可出现化脓性支气管肺炎的病理变化,由腺病毒感染者则伴有腺病毒肺炎的病理改变。

另外,由于支气管分泌物、脱落巨细胞和上皮细胞充满了管腔,产生阻塞,可引发肺不张和肺气肿。

3. 临床表现 麻疹肺炎在临床上分为3型:

Ⅰ型:巨细胞性肺炎在临床上多数无麻疹样皮疹或皮疹很少,而仅表现为呼吸困难,并逐渐加重,病程可长达数周。肺部听诊可闻及干湿啰音。X线上显示整个肺野满布弥漫性小浸润阴影,组织学检查肺内可见有包涵体的巨细胞病理改变。在发病数周后仍可从上呼吸道中分离出病毒。此型预后不良,如合并细菌感染死亡率更高。

Ⅱ型:多为继发细菌或病毒感染的麻疹肺炎,此型患者多数在退热后又出现热度,同时伴皮疹迅速消退,皮肤苍白,咳嗽加重,呼吸困难,全肺野满布啰音,在数日内病情极度恶化,口唇、舌黏膜干裂,血压下降,病情呈危重状态。继发细菌感染时麻疹肺炎的血常规检查白细胞及中性粒细胞均增多,C-反应蛋白(CRP)阳性。若治疗不及时,可因心力衰竭和其他严重症状以及并发症而死亡。

在急性期若合并腺病毒感染,称为麻疹并发腺病毒肺炎;麻疹已进入恢复期又感染腺病毒者,称为麻疹性继发腺病毒肺炎。其临床症状与一般腺病毒肺炎相似,但多有超高热,并常出现惊厥及手足小抽动,缺氧及呼吸困难严重,易发生喉炎。

多数患儿肺部病变常波及两肺,且多较早发生心力衰竭,病死率高。如一般腺病毒肺炎在 2 岁以上很少死亡,而合并感染者 2 岁以上病死率约为 15%。远期预后一般较腺病毒肺炎严重。在大部分死亡病例的肺泡上皮细胞内可见到典型或可疑的核内包涵体。

Ⅲ型:即异型麻疹肺炎,患者在接种麻疹灭活疫苗(少数是减毒活疫苗)后发病。一般缺乏呼吸道症状,仅在 X 线检查中发现肺炎,但也有出现干咳、胸痛、重度缺氧,甚至遗留肺功能障碍。皮疹初发于四肢,与正常麻疹发疹顺序不同,且集中于四肢末端,多为出血性,或形成水疱,或为猩红热样皮疹等,亦有不出现皮疹者。

患者多有肺内网状内皮系统肿胀和肺不张,也有以肺门淋巴结或纵隔淋巴结肿大和肺不张为主,偶见呈弥漫性病变。有时在胸腔积液内发现有大量嗜酸性粒细胞,说明此型发病可能与变态反应有关。

4. 病程演进 轻症麻疹肺炎症状轻、病程短、体征少,皮疹出齐后迅速恢复。有的病例临床症状严重,细支气管壁发生痉挛,加之分泌的黏液稠厚,使管径缩小,易发生肺不张及肺气肿,缺氧显著,发绀明显,并有喘憋,可迅速导致心力衰竭和 DIC 而致死亡。如并发细菌或腺病毒感染,病程常迁延。一般随机体状态及病原体毒力强弱以及并发症的情况,决定病程迁延的程度和转归。

5. 并发症 麻疹病毒肺炎一般并发症较少,继发细菌或病毒感染的麻疹肺炎可出现渗出性胸膜炎、脓胸、脓气胸、纵隔气肿、肺大疱、肺脓肿、败血症及支气管扩张症等并发症。

6. 实验室检查

(1)多核巨细胞检查:取患者鼻咽及颊黏膜处黏液作涂片,用瑞氏染色直接镜检多核巨细胞,阳性率为 90.3%,一般以出疹前 2 天至出疹后 1 天的阳性率为最高。

(2)麻疹肺炎的 X 线改变发生较早,大致可分为:①肺部有块状浸润,上肺多于下肺,大小不等,边缘不清,密度均匀而淡薄,多在 2~3 周内消失;②沿支气管周围的弥漫性斑点状浸润,从肺门向肺野扩展,下肺多于上肺;③上述两种改变的混合型。也可见有胸膜积液、肺不张、肺气肿、肺大疱、肺脓肿等 X 线改变。

(3)病原学检查

1)病毒分离:可将患者发病早期的血液及眼、鼻、咽部分泌物经处理后,接种于原代人胚肾细胞中分离病毒。观察到融合的巨细胞病变为阳性,则需进一步用麻疹病毒的标准免疫血清作中和试验、血凝抑制试验及补体结合试验,以鉴定病毒。

2)免疫荧光法:检测鼻咽脱落细胞及尿液沉渣内的麻疹病毒抗原,数小时即可作出诊断。有人应用免疫荧光法检测麻疹病毒的特异性 IgM,获得了较满意的结果,亦能作为早期诊断的手段。

7. 诊断与鉴别诊断 若临床具有肺炎的临床表现及体征,并同时具有典型的麻疹皮疹及 Köplik 斑,病前有麻疹接触史等,易作出诊断。若麻疹皮疹不典型或无皮疹、接触史及接种史不清楚,如Ⅰ型巨细胞性肺炎,需结合患儿有无免疫缺陷、使用免疫抑制药物等既往史以及特异性实验室检查来确定。后者包括从患儿鼻咽、眼结合膜、Köplik 斑等处涂片检查多核巨细胞,有时含有包涵体;早期从患儿血液和呼吸道的分泌物中分离病毒;采用免疫荧光法检查麻疹病毒抗原等,若为阳性即可确诊。有肺门淋巴结肿大者,应与肺结核相鉴别。

8. 治疗 麻疹肺炎的治疗原则基本与一般肺炎相同,即采用综合疗法。包括:

(1)一般护理与治疗:注意隔离患儿,调节室温在 18~20℃,保持室内空气新鲜,多饮温开水,供给易消化的食物;保持口腔卫生,眼分泌物过多可用 4% 硼酸液冲洗;经常给患儿翻身,如出现剧咳、体温过高、喘憋等可给予对症处理。

(2)并发症治疗:根据各种并发症及时给予积极有效的治疗。抗生素无预防并发症作用,不宜滥用。

(3)中医治疗:中医认为麻疹属于温热病范畴。前驱期以辛凉透表法,促进皮疹透发;出疹期宜清热解毒,佐以透疹;恢复期养阴清理余热,调合脾胃。

9. 预防 患儿应隔离至出疹后 5 天,有并发症延长至出疹后 10 天。集体儿童机构中有接触史的易感儿应检疫 3~4 周。

(1)主动免疫:对易感者应接种麻疹减毒活疫苗。按照我国政府规定的儿童计划免疫程序,初种对象为 8 个月以上儿童,7 岁时复种。禁忌证:高热、急性传染病、活动性肺结核、免疫缺陷病及正在使用免疫抑制剂的患儿。

(2)被动免疫:适用于 2 岁以下的年幼、体弱或患病的易感儿,接触后 5 天内注射可暂免发病,接触后 5~9 天内注射可减轻症状。方法:丙种球蛋白 0.25ml/kg,肌内注射。维持免疫时间为 3~8 周。

10. 预后　麻疹肺炎的预后与以下因素有关:

（1）年龄:年龄越小,越易发生并发症且病死率高。

（2）营养状况:有营养不良、佝偻病的患儿不仅易发生肺炎,且病程容易迁延,并发症重,病死率高,预后不良。

（3）临床表现较重:皮疹出而不透,或皮疹稀少,颜色暗淡,或因末梢循环障碍而皮疹隐退者,预后不良,病死率高。

（4）肺炎类型:Ⅲ型麻疹肺炎大多预后良好,症状消失快,但带毒可持续数月。有免疫功能不全或恶性肿瘤者并发麻疹肺炎时,病死率高。麻疹肺炎发生心力衰竭或 DIC 时,预后不良。由细菌或病毒继发感染的麻疹肺炎,易引起严重并发症,影响预后。

**（六）水痘病毒肺炎**

过去曾认为水痘是一种症状轻微、预后良好的小儿传染病,近年来经临床深入观察,发现水痘病毒感染时肺部受累的情况并不少见,仅由于其中部分病例症状极轻而未加注意。随着大剂量免疫抑制剂在临床上的使用,以及器官移植的开展,水痘病毒肺炎的发生率有增长趋势,且预后不良,因而对此病应提高警惕。

1. 病原学　水痘病毒已被证实与带状疱疹病毒为同一微生物,目前多已改称水痘-带状疱疹病毒,属疱疹病毒属,仅有一个血清型,与单纯疱疹病毒有交叉补体结合抗原,只能在人胚成纤维细胞中增殖。

2. 流行病学　水痘病毒主要通过直接接触水痘疱疹的浆液、呼吸道的飞沫或第三者在患儿与易感儿之间的传递作用而感染。感染宿主后的复制繁殖部位可能是呼吸道,以后进入血液循环,到达全身。感染后的潜伏期为 7~23 天,平均为 17 天。水痘病毒亦可通过母体经胎盘感染胎儿,引起先天性感染。

儿童水痘病毒性肺炎的发病率低于成人。但在先天性或继发性免疫缺陷病,尤其是在细胞免疫缺陷患儿中,水痘病毒肺炎的发病率显著升高且症状严重。

3. 病理生理　水痘病毒肺炎患儿尸检,可发现在胸膜表面有直径为 2~4mm 的结节状物存在,呈紫红色,其性质颇似水痘皮疹,同时在胸膜腔内有浆液性渗出。类似胸膜上的结节状物亦可出现在肺实质和气管以及支气管的黏膜上。气管及支气管黏膜可有散在的局灶性溃疡,可引起黏膜出血。光学显微镜下见有 3 种主要病变:结节性坏死灶、血管性炎性渗出和细胞内包涵体。在结节性坏死灶中,有时可见干酪样物质或钙化。在坏死灶周围部的呼吸道上皮细胞及血管内皮细胞中,可见典型的 A 型包涵体。在肺泡中则充满含有巨噬细胞与中性粒细胞的纤维性渗出液。

对水痘病毒肺炎患者进行通气功能和血气分析,结果表明此时肺泡内气体交换功能存在障碍,并由此引起 $CO_2$ 潴留及低氧血症,而气道通气功能则基本正常。

4. 临床表现与病程演进　水痘肺炎的呼吸道症状一般在出皮疹后 1~5 天出现。轻症患者仅有干咳或呼吸困难,重者在进行性呼吸困难的基础上出现发绀。据调查,约半数患者有胸痛,1/3 患者有血痰。肺部病变的严重程度与皮肤疱疹的性质有关,多数病情险恶者其皮疹表现为局部融合,甚至为出血性,且常伴有口腔黏膜溃疡;体温升高,波动于 38~40℃。轻症患儿多在 1 周后症状缓解或消失。病程迁延超过 2 周者,往往出现心力衰竭、昏迷等,预后不良。

水痘病毒肺炎肺部体征往往轻微,其表现与临床症状的严重程度不平行。肺部体征出现的早晚及其性质取决于肺部结节状病变的融合,若有融合灶,体检时可发生实变体征。较常见的是喘鸣音、干啰音或细小水泡音。有时可出现一过性胸膜炎,听诊可闻胸膜摩擦音,或有胸腔积液的表现。

肺部 X 线片表现远较物理体征明显,在一些肺部体征缺如的患者中,X 线可显示典型的水痘病毒肺炎的改变,如肺纹理增强及肺门影增深,或在肺野中出现 2~15mm 不等的结节状影,其分布可涉及各肺叶,但以肺门及两下肺为著。肺部 X 线表现一般在皮疹后 3~6 天出现,在其后 2 周内可有继续进展性表现,2 周后约半数患者在结节状阴影中出现小透光区,肺部阴影的消失先见于结节状阴影,多在 1.5 个月后消失,但临床症状则往往在 2~3 周时缓解。肺纹理增深在数月后方消失,数年后有些患者肺部可出现钙化灶。

水痘病毒肺炎易继发细菌性感染,表现为高热不退,病情突然恶化,血或咽拭子培养阳性,以及肺部 X 线征象出现细菌性肺炎特征。由于有些水痘病毒肺炎患儿症状轻微未能及时就诊,而有些患儿为其他恶性疾病或外科手术后继发水痘病毒肺炎,故水痘肺炎的真正发病率及其预后很难准确估计。

5. 实验室检查

（1）血常规:白细胞总数减少,淋巴细胞相对增加。

（2）病原学检测

1）病毒抗原检测:采用免疫荧光或免疫组化法检测疱疹拭子或活检标本中 VZV 抗原,或用 PCR 方法测定样本中特异性基因片段,较病毒分离更快速、敏感。

2）病毒分离:取出疹后 3~4 天内疱疹液或脱皮疱疹处拭子接种人胚肺成纤维细胞可以分离病毒。

3）血清学检查:双份血清特异性抗体 IgG 升高 4 倍以上或特异性 IgM 阳性,均提示近期感染。

6. 诊断与鉴别诊断　根据发病前与水痘患者有密切接触史（在非流行季节应注意与带状疱疹患者的接触史）,以及水痘皮疹出现的前驱病史,结合临床症状、体征、X 线所见和实验室检查结果,可作出水痘病毒肺炎的诊断。

临床上需要鉴别的最主要疾病是肺结核,尤其是粟粒性肺结核,因其不仅在临床表现上与水痘病毒肺炎相似,而且在 X 线征象上亦有类同之处。两者之间有主要鉴别意义的是前驱病史、有无皮疹、实验室检查结果和结核菌素试验,结核菌素试验简便易行,可助鉴别。水痘病毒肺炎由于细胞免疫受抑制,结核菌素试验常呈阴性。

7. 治疗

（1）临床治疗主要是对症支持疗法。防止皮疹被抓破及皮肤继发细菌性感染。避免使用阿司匹林类药,减少 Reye 综合征发生。

（2）激素类药物能抑制细胞免疫而加重水痘病毒肺炎病情,目前已多不使用。若因其他疾病原已使用激素者,一旦出现水痘病毒肺炎,应停止继续使用激素;若原有疾病不允许停用激素,则应减量使用,以防水痘病毒肺炎恶化。

（3）对水痘病毒肺炎或免疫功能受损者可给予抗病毒治疗,如阿昔洛韦静脉注射,8 小时 1 次,每次 $500mg/m^2$,于 1 小时内滴入。口服每次 20mg/kg,每天 4 次,共 5 天。

（4）继发细菌感染时给予抗生素治疗。

8. 预防

（1）隔离患儿:隔离患儿直至全部皮疹结痂为止。对接触的易感者,检疫 3 天。

（2）主动免疫与被动免疫:对正在使用大剂量激素、免疫功能受损和恶性病患者,在接触水痘 72 小时内使用水痘-带状疱疹免疫球蛋白肌内注射,可以起到预防作用。接触水痘后立即使用减毒活疫苗,可以预防发病,即使患病也很轻微。

**（七）手足口病的肺部表现**

手足口病（hand-foot-mouth disease,HFMD）是一种主要由柯萨奇病毒 A16（CA16）和肠道病毒 71（EV71）经多种途径传播而引起的以发热和手、足、口部皮疹为临床特征的儿童传染病。该病是一种自限性疾病,绝大多数病例 1 周内痊愈,但少数重症病例可并发脑炎、心肌炎、肺水肿或肺出血,病情进展迅速,病死率高。

1. 病原学　EV71 是小 RNA 病毒科、肠道病毒属成员。手足口病可以波及全身多个器官和系统。

2. 流行病学　近十年来,中国台湾和东南亚地区不断有 HFMD 暴发流行,并在 5 岁以下儿童出现严重并发症,甚至暴发性死亡,而我国大陆则相对少见。手足口病的肺部表现主要有呼吸困难、咳白色及粉红色泡沫样痰和肺部湿啰音;多伴有精神萎靡、脑膜刺激征和颅内压增高症状;病前无心、肺、肝、肾疾患,亦无补液过多过快情况,常规利尿、强心治疗无效。

3. 致病机制　EV71 感染不仅可引起 HFMD 和疱疹性咽峡炎,还可以侵犯神经系统,主要表现为急性无菌性脑膜炎、脑干脑炎、脊髓灰质炎样麻痹、吉兰-巴雷综合征等。多发生于 5 岁以下幼儿,1 岁以下婴儿发病率最高。并发中枢神经系统感染患儿可引发神经源性肺水肿（指在无原发性心、肺和肾等疾病的情况下,由颅脑损伤或中枢神经系统其他疾病引起的突发性颅内压增高而导致的肺水肿,也称中枢性肺水肿）和肺出血,进而发展为以呼吸衰竭为主的全身多脏器功能障碍综合征,甚至多脏器衰竭而死亡。大量尸检和组织病理学研究的证据表明,EV71 引起的肺水肿是神经源性的。Wong 等发现中枢神经系统内主要病变部位在脑桥组织,病理学检查可见血管周围套袖样病变及脑实质内炎症细胞浸润。我国台湾

HFMD 大流行时的 MRI 影像同样证实了这一点。以上研究也支持了这样一种推测:EV71 首先破坏脑干组织特定的具有调节功能的结构,引起自主神经功能的紊乱,最终导致肺水肿。

4. 临床表现　HFMD 引起的神经源性肺水肿,在临床上以急性呼吸困难和进行性低氧血症为特征,类似于急性呼吸窘迫综合征(ARDS),但在早期仅表现为心率增快、血压升高、呼吸急促等非特异性临床表现。胸部 X 线检查也常无异常发现或仅有双肺纹理增粗模糊,使得早期诊断较为困难;待出现皮肤苍白、湿冷和濒死感、双肺湿啰音、白色或粉红色泡沫痰、严重低氧血症或胸部 X 线检查双肺大片浸润影时虽易明确诊断,但已进入病程晚期,救治成功率很低,病死率高达90%。因此,重症 HFMD 患儿应特别重视呼吸和动脉血气的动态监测,一般认为在排除心、肺原发疾病,无误吸,无过快、过量输液时,当发现呼吸频率进行性加快,而氧合指数($PaO_2/FiO_2$)呈进行性下降,临床上虽无神经源性肺水肿的典型表现,也应警惕神经源性肺水肿的发生;当氧合指数($PaO_2/FiO_2$)≤300 即可确诊,需及时采取有效的治疗措施。

5. 实验室检查

(1)血常规:白细胞计数正常或降低,病情危重者白细胞计数可明显升高。

(2)血生化检查:部分病例可有轻度谷丙转氨酶(ALT)、谷草转氨酶(AST)、肌激酶同工酶(CK-MB)升高,病情危重者可有肌钙蛋白(cTnI)、血糖升高,乳酸水平升高,C-反应蛋白(CRP)一般不升高。

(3)血气分析:呼吸系统受累时可有动脉血氧分压降低、血氧饱和度下降,二氧化碳分压升高,酸中毒。

(4)脑脊液检查:神经系统受累时可表现为,脑脊液外观清亮,压力增高,白细胞计数增多,多以单核细胞为主,蛋白正常或轻度增多,糖和氯化物正常。

(5)病原学检查:从咽和气道分泌物、疱疹液、粪便检测到 CA16、EV71 等肠道病毒特异性核酸阳性或分离到肠道病毒。

(6)血清学检查:急性期与恢复期血清 Cox-A16、EV71 等肠道病毒中和抗体有 4 倍以上的升高。

(7)胸 X 线检查:表现为双肺纹理增多,网格状、斑片状阴影,部分病例以单侧为著。

(8)磁共振:神经系统受累者可有异常改变,以脑干、脊髓灰质损害为主。

(9)脑电图:可表现为弥漫性慢波,少数可出现棘(尖)慢波。

(10)心电图:无特异性改变。少数病例可见窦性心动过速或过缓,Q-T 间期延长,ST-T 改变。

6. 诊断与鉴别诊断　根据发病季节、好发年龄及与手足口病患儿密切接触史,结合临床表现有手、足、口、臀部皮疹伴发热或不发热,可作出临床诊断。极少数重症病例皮疹不典型,临床诊断困难,需结合病原学或血清学检查作出诊断。

7. 治疗

(1)NPE 治疗的主要措施是在有效脱水降颅内压的基础上实施辅助机械通气治疗。

(2)重症 HFMD 合并 NPE 的治疗原则为以脱水降颅压、大剂量激素和静脉用丙种球蛋白冲击,以及呼吸循环支持治疗为主的综合治疗措施。其中控制颅内压主要采用 20% 甘露醇,必要时加用甘油果糖和呋塞米以增强脱水效果。酌情应用糖皮质激素治疗,参考剂量:甲基泼尼松龙 1～2mg/(kg·d);氢化可的松 3～5mg/(kg·d);地塞米松 0.2～0.5mg/(kg·d),病情稳定后,尽早减量或停用;个别病例进展快、病情凶险可考虑加大剂量,如在 2～3 天内给予甲基泼尼松龙 10～20mg/(kg·d)(单次最大剂量不超过 1g)或地塞米松 0.5～1.0mg/(kg·d)。静脉注射免疫球蛋白,总量 1g/kg,应用 3～5 天。

(3)对于已经出现 NPE 的病例,应积极给予机械通气治疗。在机械通气治疗中,根据儿童的病理生理特点,应多采用经口气管插管,通气模式以压力控制为主,通气参数(呼吸频率、呼气末正压、吸氧浓度、吸呼比和支持压力等)的设定与调整应以保证患儿充分氧合和避免并发症的发生为前提条件。

(4)对于重症手足口病患儿可以尝试特异性免疫血清疗法。

8. 预防

(1)早发现、早报告、早诊断、早治疗是控制本病扩散最有效的措施。目前尚无有效的疫苗对本病进行预防。

(2)手足口病传播途径多,做好儿童个人、家庭和托幼机构的卫生,勤洗手是预防本病染的关键。

（3）本病流行期间不宜带儿童到人群聚集、空气流通差的公共场所，居室常通风，教室、宿舍通风（每天 2~3 次，每次超过半小时）。轻症患儿不必住院，宜居家治疗、休息，以减少交叉感染。隔离治疗期 2 周。

（刘恩梅　王笑秋）

## 参 考 文 献

1. 齐家仪. 小儿呼吸系统疾病学. 北京：人民卫生出版社，1989.

2. Ruuskanen O，Lahti E，Jennings LC，et al. Viral pneumonia. Lancet，2011，9，377（9773）：1264-1275.

3. Steven J Drews，David J. Marchanta Respiratory Syncytial Virus：Infection，Detection，and New Options for Prevention and Treatment. Clinical Microbiology Reviews，2017，30（1）：278-319.

4. 中华医学会儿科学分会呼吸学组，《中华儿科杂志》编辑委员会. 毛细支气管炎诊断、治疗与预防专家共识（2014 年版）. 中华儿科杂志，2015，53（03）：168-171.

5. Ralston SL，Lieberthal AS，Meissner HC. AAP：Clinical Practice Guideline：The Diagnosis，Management，and Prevention of Bronchiolitis. Pediatrics，2014，134（5）：1474-1502.

6. 中华医学会儿科学分会呼吸学组，《中华儿科杂志》编辑委员会. 儿童闭塞性细支气管炎的诊断与治疗建议. 中华儿科杂志，50（10）：743-745.

# 第二节　支原体肺炎

肺炎支原体（mycoplasma pneumoniae，MP）是儿童呼吸道感染常见病原体之一，主要引起急性呼吸道感染性疾病，临床表现多种多样，可从普通的上呼吸道感染到严重的致死性肺炎。儿童社区获得性肺炎管理指南中指出：MP 是 5~15 岁儿童社区获得性肺炎的常见病原体，发生率占 10%~30%，仅次于链球菌肺炎发病率，占非典型性肺炎首位。而且，根据近年来报道发病年龄有低龄化趋势。同时，MP 还能引起全身多系统、多器官的肺外并发症，如脑炎、心肌炎、肾炎、肝炎等，并能诱发、加重儿童支气管哮喘。此外，近几年发现儿童难治性肺炎支原体肺炎（refractory mycoplasma pneumoniae pneumonia，RMPP）的病例越来越多，它们中有的表现为对大环内酯类抗生素疗效不佳，有的患儿病程长易反复发作，甚至迁延不愈，有的病情重伴有多脏器功能损伤，甚至危及患儿生命。因此，肺炎支原体肺炎应引起广泛重视。

## 一、病因

肺炎支原体（MP）是柔膜体纲中支原体目、支原体科、支原体属中的一种，大小界于细菌和病毒之间，是目前唯一能在无生命的培养基上生长繁殖的最小微生物。它具有高度多形性，超微结构简单，无细胞壁，以三层结构的外膜包绕，胞质内含核糖体颗粒及双链脱氧核糖核酸，其基因组大小为 835kbp。MP 培养时依靠葡萄糖为能源，代谢葡萄糖产酸，使液体培养基 pH 下降，呈现酸性颜色变化。它在固体培养基上的菌落直径为 0.1mm，呈"油煎蛋"状，能溶解豚鼠红细胞。MP 革兰氏染色阴性，只有一个血清型，在其一端有一种特殊的末端结构，此结构为 MP 黏附于宿主细胞的结合位点，在此部位的 P1 蛋白分子量为 170kDa（160~190kDa），对胰酶敏感，具有抗原性及免疫原性，对黏附和致病具有重要作用，用此抗原制成的单克隆抗体能抑制其对上皮细胞的吸附，并能抑制肺炎支原体的滑行运动。在肺炎支原体感染患儿的血清中可测出针对 P1 蛋白的抗体。

## 二、流行病学

MP 感染为全球性，一年四季均可发病。每 3~7 年有一次流行，流行时发病率常增加 3~5 倍。MP 通过飞沫以气溶胶微粒的形式传播，传染性较小，需要长时间密切接触才能发病。在学校、家庭、军营、监狱等人群密集场所易相互传染。肺炎支原体肺炎（mycoplasma pneumoniae pneumonia，MPP）潜伏期 16~32 天，潜伏期即具传染性，出现症状 1 周内呼吸道含菌量最高，至症状缓解数周仍具传染性，甚至患儿临床症状痊愈后 MP 仍可在咽部存留 1~5 个月甚至更长时间。

近几年 MP 肺炎发病率有增高趋势。有文献报道，肺炎支原体肺炎占住院肺炎患儿的 32%，门诊肺炎患儿的 33%，其中 <3 岁的患儿占 20%。MP 易感人群为儿童和青少年，免疫力低下、有基础疾病的患儿。因此 MP 感染患儿多集中在 6~9 岁年龄段，1 岁以下感染者少见。初次感染多见

于婴幼儿,但大多为隐性感染。如果出现临床症状,多以下呼吸道感染为主,病情重,肺外并发症以消化系统和循环系统症状为主,神经、皮肤、泌尿系统等亦可受累。

### 三、发病机制

MP 感染的发病机制目前尚未完全清楚,主要与以下因素有关:

#### (一)病原体的直接作用

呼吸道黏膜上皮细胞的纤毛是防御呼吸道感染的第一道防线。MP 侵入呼吸道后,借滑行运动定位于黏液毯的窝内,以其尖端特殊结构牢固地黏附于上皮细胞表面的受体上,以抵抗黏膜纤毛的清除和吞噬,并由此而得以在呼吸道定植。P1 蛋白是其发挥黏附作用的主要蛋白。目前公认:除 P1 蛋白外,还有 P30 黏附蛋白和其他 7 个蛋白也参与 MP 感染时的黏附作用。MP 通过其一端的特殊末端结构,穿过宿主呼吸道黏膜纤毛层后黏附于宿主呼吸道上皮细胞表面,定居后,进入细胞间隙,导致细胞损伤,主要破坏支气管和细支气管的黏膜层,发生上皮细胞肿胀、坏死、脱落,微绒毛运动停滞,同时出现淋巴细胞、浆细胞浸润。肺泡壁也可因炎症细胞浸润而增厚。

#### (二)上皮细胞的毒性变化

肺炎支原体通过飞沫传染,当病原体侵入呼吸道后,由于其细胞膜上有神经胺受体,可紧密吸附于宿主的呼吸道上皮细胞表面,穿过宿主呼吸道黏膜纤毛层后借助于 P1 等蛋白抗原黏附于宿主呼吸道上皮细胞表面受体上,吸收其自身所需的营养成分,释放有毒代谢产物氨、过氧化氢、蛋白酶及毒素等,使宿主细胞的触酶失去活力,纤毛运动减弱、停止乃至脱落、消失,RNA 及蛋白质合成减少、功能受损以至死亡、脱落,从而引起局部气道炎症。

#### (三)免疫调节机制异常

肺炎支原体的发病除病原体直接侵犯引起的感染性炎症外,尚存在复杂的免疫学发病机制。MP 感染后可产生血清特异性 IgM、IgG、IgA 及 IgE,但体液抗体保护作用不完全。呼吸道局部产生的分泌型抗体 SIgA 对防止再感染有较强的保护作用,但产生较晚。MP 感染后 IgE 反应增加,可出现 IgE 介导的 I 型超敏反应,促使哮喘急性发作,并可加重病情,其机制可能与 MP 感染和哮喘有着极为相似的遗传易感性有关。MP 感染还

可改变红细胞膜表面的 I 型血型抗原,产生红细胞冷凝集素。过多的冷凝集素可引起自身免疫性溶血性贫血。另外由于 MP 与人体心、肺、肝、脑、肾及平滑肌等组织存在着部分共同抗原。当 MP 感染机体后一方面可产生相应组织的自身抗体,出现该器官组织相应症状;另一方面逃避机体的免疫监视得以长期存活于宿主体内。MP 还能刺激致敏淋巴细胞和巨噬细胞产生 IL-2、IL-6、IL-10、TNF-a 及 γ-干扰素等细胞因子,细胞因子的过量分泌对机体产生不利影响,引起相应的疾病。另外入侵的 MP 可在肺组织或血管内与 IgG、IgM 结合沉积于肺、其他器官局部或全身血管基底膜,进而激活补体产生 C3a、C5a、C3b 等,形成免疫复合物(circulating immune complex,CIC),直接或间接使大量中性粒细胞、巨噬细胞趋化到沉积部位从而发生免疫炎性损伤,同时由于消耗补体,导致血清补体活性和浓度降低,尤其是重症 MP 感染,由于 CIC 沉积于不同脏器血管而产生相应脏器的炎性损伤,临床可出现多种症状和器官功能障碍。MPP 的并发症可能是由 CIC 介导的免疫炎症损伤所致。

### 四、病理改变

肺炎支原体经飞沫传播,侵入呼吸道黏膜后,并不侵入细胞内,而是吸附于细胞表面,在其表面增殖并释放毒性物质,如过氧化氢、酶、膜脂类等,造成组织损伤。其基本病理改变是间质性肺炎及急性毛细支气管炎。显微镜下可见局部黏膜组织充血、水肿、变厚,细胞膜被损伤,上皮细胞纤毛运动消失,单核细胞及浆细胞浸润,细支气管中可见到中性粒细胞及坏死的上皮细胞。由于局部炎症及分泌物较多,刺激呼吸道黏膜而引起较剧烈的咳嗽。

重症病例经支气管镜还可看到 MPP 患儿的呼吸道黏膜粗糙、充血、肿胀、管壁纵行皱褶、黏液性分泌物增多、黏膜滤泡样增生(即黏膜腺体小结样突起)、支气管狭窄、黏液栓或塑型性支气管炎、黏膜糜烂、段支气管通气不良、肉芽增生甚至管腔闭塞等表现。

### 五、临床表现

MPP 大多起病较缓慢,也有急性起病者,病初有流涕、咽痛、头痛、肌痛、食欲缺乏等,经 2~3 天后出现发热、咳嗽等症状。其主要临床表现如

下：

### （一）发热

绝大部分患儿表现有发热，体温常达39℃左右。热型不定，常见有弛张热、间歇热、不规则发热等。发热持续时间较长，可达1~2周，如抗生素选择不当，发热持续时间可能更长。

### （二）咳嗽

感染2~3天后开始出现咳嗽，初为干咳，以后可咳出白色黏痰，甚至带血丝。部分患儿可表现为百日咳样的顽固性剧烈咳嗽。咳嗽持续时间多为2周左右，亦可长达4周。

### （三）肺部体征

大多数患儿可在整个病程中无任何阳性体征，少数患儿肺部可闻及干、湿啰音或呼吸音减弱，但短时间内可很快消失，而且肺部体征常在X线改变之后出现，故缺乏肺部体征是本病的特点之一。

### （四）肺内并发症

MP感染除引起上呼吸道感染、支气管炎、肺炎等呼吸道感染外，也可引起各种肺内并发症。

1. 肺不张　较为常见，患儿表现为咳嗽严重，涉及部位广泛时临床上可出现呼吸困难、肺部听诊呼吸音下降甚至消失等，但多伴随病情的好转而迅速恢复。

2. 胸膜炎　较为多见，有明显咳嗽、胸痛，甚至出现呼吸困难。一般胸水量为100~200ml左右，很少超过500ml，胸水多为浆液性，比重大于1.015，含红、白细胞。

3. 肺间质病变　较为少见，极少数患儿可因肺间质病变迅速加重而发生弥漫性肺间质纤维化，病情迅速恶化，出现极度呼吸困难，终致死亡；也可因肺部间质性炎症迁延不愈和支气管梗阻导致支气管扩张症，临床上可出现大量咳痰，甚至咯血。

4. 肺脓肿　较为罕见，发生肺脓肿时高热、咳嗽明显，咳黄绿色痰，X线胸片可见脓腔及液平，一般经治疗后迅速好转。

### （五）肺外并发症

MP除引起上呼吸道感染、支气管炎、肺炎等呼吸道感染外，还可引起各种肺外并发症。这些并发症几乎累及各个系统，可引起皮疹、脑病、心脏病、溶血性贫血、肾衰竭、关节炎、肝病等一系列肺外表现。其发生率占小儿MP感染的7%~36%，并发症多出现于呼吸道感染出现症状后3~30天。

1. 神经系统　住院的MPP患儿中有7%表现有神经系统损害的症状，其中以MP脑炎最常见，约占70%。其他还有横断性脊髓炎、多发性神经根炎、瑞氏综合征、脑干综合征、末梢神经病变、脑出血、脑梗死等。随着病变程度以及部位不同可有不同的临床表现，如高热、惊厥、昏迷、脑膜刺激症状、局灶性神经体征（共济失调、斜视、偏瘫或感觉异常），也可有精神行为异常。约有30%的患儿病情较重，其中急性横断性脊髓炎是最严重的神经系统并发症之一，发生率为每年1.34/10万~8.20/10万；80%左右的患儿在出现神经精神症状之前3~30天有呼吸道症状，少数患儿以中枢神经系统症状为首发表现，也有患儿在病程中不伴呼吸道症状就出现严重神经系统后遗症，包括智力障碍、舞蹈症、惊厥、运动障碍等。长期意识障碍者预后不佳。脑电图异常超过4周提示后遗症可能性较大。

2. 心血管系统　MPP合并心脏受累的发生率为4%~5%，可表现为心肌炎、心包炎、全心炎、充血性心力衰竭、各种不同程度的房室传导阻滞、心律失常等。血管受损可致动脉炎、无脉症。因心血管受累的部位、程度不同，产生的临床表现可不同，而且与其他原因引起的心脏疾病无显著的差别。

3. 血液系统　以亚临床型溶血性贫血多见，也可表现为血小板、白细胞减少，甚至并发噬血细胞综合征（hemophagocytic syndrome，HPS）。

4. 消化系统　MPP患儿中胃肠道受累的主要表现有恶心、呕吐、腹泻、腹痛等，可单一或联合症状发生。这些非特异性表现常发生在疾病早期，持续1周左右。另有部分患儿表现有肝大和血清转氨酶升高；少部分患儿发生急性胰腺炎，以年长儿居多，症状大多出现在病程的第2周，临床表现类似流行性腮腺炎并发的胰腺炎。

5. 泌尿系统　MPP患儿可出现蛋白尿、血尿、肾衰竭。临床表现较链球菌感染后肾小球肾炎为轻，发病机制与链球菌感染后肾小球肾炎相似。

6. 皮肤　皮疹的发生率较高，可见红色斑丘疹、麻疹样或猩红热样皮疹，也可有水痘-大疱型疹，还可表现为渗出性多形红斑的Stevens-Johnson综合征。

7. 运动系统　MPP患儿可出现非特异性肌

痛和关节痛,关节炎症状可出现在多个大、中、小关节,但伴有关节肿胀、疼痛、渗液的关节炎仅占0.9%,大多均在短期内恢复。

8. 其他　MPP 患儿并发中耳炎较为多见,尤其在发病初期,年长儿可诉说听力减退及耳痛,轻症常易遗漏。由于外耳细胞受损所致单侧聋者少见。

MPP 患儿的临床表现有较大个体差异,部分患儿发病初期就表现为寒战、高热、乏力、头痛、周身不适、刺激性干咳,伴有黏痰、脓痰,甚至血痰;重症患儿除高热、头痛、全身酸痛和乏力外,还有明显的干咳、气促等症状,少数患儿可发展为呼吸衰竭,甚至进展为呼吸窘迫综合征(acute respiratory distress syndrome,ARDS)。大多数 MPP 患儿体征不明显,部分患儿肺部可闻及少许干、湿啰音。另外 MPP 患儿的临床表现与年龄有很大的关系,婴儿多表现中、高热,剧烈咳嗽,伴喘促、发绀,有不同程度的精神萎靡或烦躁等中毒症状,肺部体征较年长儿明显,X 线胸片以支气管肺炎为多见,而一般 3 岁以上年长儿多表现为不规则发热、频咳、干咳,可伴胸痛、咽痛,全身症状明显而肺部体征可不明显,但肺外并发症多见。X 线胸片以大片状肺炎多见。部分患儿可表现为气道高反应性,甚至可诱发和加重哮喘发作,导致儿童哮喘难以控制。

MPP 的病程一般为 3~4 周,肺部病变大多可恢复,如果出现肺内或肺外并发症,病程可长达数月,并可反复发作,迁延时久。

## 六、影像学检查

MP 感染时,病原体的直接损害和免疫应答异常等机制均可引起肺实质和间质的炎症,但每个个体的病变类型与强度差异很大,因而 MPP 患儿的影像学表现多样化。由于 MPP 的病理基础是 MP 侵犯呼吸道纤毛上皮细胞引起支气管壁的炎症、水肿、溃疡形成,早期肺纹理增粗、模糊及网织状影,常呈肺段分布,沿着支气管分布的磨玻璃影(树杈征)和支气管“充气征”也是 MPP 最常见的 CT 表现。随着病情发展,可出现肺泡实质性浸润改变。因而 MPP 可表现为结节影、磨玻璃影、支气管增粗、实变影等。

MPP 的影像学基本特征可分为三种:

1. 肺部间质性浸润　肺纹理增多、增粗,病变以肺门周围及下肺最常见;局部支气管壁增厚,

小叶间隔增厚;不对称性分布;肺气肿征象少见。

2. 肺部实变性浸润　常表现为网织条索影中出现磨玻璃样或出现斑点状、片絮状、云雾状实变,阴影密度高而不均匀,常表现为段、叶性病灶,病灶间可见更致密锐利条索状影,附近或远离部位常可见少量间质炎症。

3. 不对称性肺门结构紊乱或肺门淋巴结肿大,容易和肺门淋巴结核相混淆。

除上述改变外,还可见胸腔积液、肺不张及肺脓肿影像。与成人相比,MPP 患儿更易出现肺实变、胸腔积液、淋巴结肿大及受累肺段容积变小。大部分患儿有肺门淋巴结肿大;少数患儿还可残留肺间质纤维化;偶见间质性肺炎及急性毛细支气管炎引起胸膜下肺泡破裂而出现自发性气胸。

MPP 的影像学表现与患儿就诊时间早晚及个体差异有关,而且与临床表现也不一致。病灶持续时间较长,一般持续 4 周左右,最长可持续 4 个月。

## 七、实验室诊断

由于儿童 MPP 的临床表现特征性不强,实验室检查对于明确诊断尤显重要,有关病原体免疫学检测更是临床确诊的主要依据。

### (一) 一般检查

外周血白细胞计数正常或增加,大多数患儿以中性粒细胞增高为主,可有轻度贫血和网织红细胞增加;血沉常增快;C-反应蛋白正常或轻度增高;部分病例转氨酶和心肌酶谱轻度增高。

### (二) MP 的分离与培养

取疑似患儿的咽部分泌物、痰、血液、胸水、腹水、关节腔穿刺液、脑脊液、皮肤水疱液、心包穿刺液、尿液等标本接种于肺炎支原体特殊培养基,按操作要求培养 1~4 周后转种并用血清学或荧光免疫法进一步鉴定。到目前为止,MP 的分离培养是诊断 MP 感染的金标准,但存在临床标本中病原体含量少、呼吸道污染的杂菌较多、分离培养需要时间长及阳性率低的特点,尚不能依靠它解决临床快速诊断问题。

### (三) 特异性抗体的检测

感染 MP 后,特异性 MP-IgM 抗体出现早,一般在感染后 1 周出现,3~4 周达高峰,以后逐渐降低,1~5 个月转阴,部分患儿可更长。由于 MP 感染的潜伏期为 2~3 周,当患儿出现症状而就诊时,MP-IgM 抗体可能已达到较高的水平,因此

MP-IgM 阳性可作为急性期感染的诊断指标，但 MP-IgM 阴性不能否定 MP 感染。MP-IgG 较 IgM 出现晚。在体内持续存在时间较长，需动态观察，如果 IgG 与 IgM 联合检测，可提高诊断率。MP-IgA 有时出现比 IgM 早，但消失快。因而检测 MP-IgA 有一定特异性，尤其在重复感染患儿。同时检测 3 个 MP 特异性抗体，其中有 2 个抗体阳性，结合临床可作为 MP 近期感染的诊断依据。检测特异性抗体的方法可以用以下几种：

1. 补体结合试验　在急性期或恢复期抗体效价（主要为 IgM）4 倍或 4 倍以上升高或单一抗体效价>1∶32，对于诊断 MP 感染敏感性为 86%～90%，特异性为 87%～94%，结合 MP 特异性 MP-IgM 抗体测定，能将诊断的敏感性增加到 99%。由于试验用的脂质抗原存在于人体组织及某些细菌，有时出现交叉反应而出现假阳性，给鉴别诊断带来困难且操作繁琐，这种方法目前临床上不常用。

2. 间接血凝试验　用超声波粉碎的肺炎支原体致敏已经醛化及鞣化的绵羊红细胞，做间接血凝试验，抗体于发病 1 周左右出现，2～3 周达高峰，2～3 个月后降低。实验操作简单，敏感性比补体结合试验稍强。改良的间接血凝方法是根据 IgM 抗体捕获原理检测血清中特异性 IgM 抗体。微量反应板上先包被抗人 IgM（μ 链特异）抗体，再加入待检血清，孵育后冲洗，最后加入肺炎支原体致敏的红细胞，即可测出 IgM 抗体。本法特异性增强，敏感性增加。

3. 免疫荧光试验　是用 MP 在平板上生长的菌落印片做抗原，用间接免疫荧光法检侧 MP-IgM 和 IgG 抗体。双份血清抗体滴度呈 4 倍以上升高，滴度 IgM 在 1∶4 以上、IgG 在 1∶16 以上有诊断意义。

4. 酶联免疫吸附试验　本试验敏感性高，可分别检测 IgM、IgG 和 IgA，但特异性较差。近年来，采用 μ 链捕获酶联免疫吸附试验检测肺炎支原体 IgM 抗体，即用抗人 μ 链抗体，特异的结合待检血清中 IgM，特异性和敏感性可增强。

5. 颗粒凝集试验　该方法基于特异性免疫凝集原理，当待测标本存在特异性 MP 抗体时，抗原抗体发生反应使颗粒凝集，发生清晰的肉眼可见的凝集反应，不需任何设备，操作简便，特异性及灵敏度高，可用于早期诊断，适合实验室常规检查。

6. MP 外膜蛋白抗体测定　MP 的某些膜蛋白具有抗原性及免疫原性。P1 蛋白是主要免疫原之一，检测 P1 蛋白抗体可用于肺炎支原体感染的实验诊断。本法特异性很强，但不易推广。

此外，50%～90% 的肺炎支原体感染患儿血清中出现冷凝集素，能使患儿自身或 O 型人血红细胞在 4℃ 条件下发生凝集，滴度高于 1∶500 时可发生溶血。冷凝集素属 IgM 型抗体，是针对红细胞膜 I 抗原的抗体，出现早，发病 5～6 天即可出现，2～3 个月消失。抗体滴度随肺炎严重程度增加。但冷凝集为非特异性，效价<1∶64 也可见于其他疾病，如传染性单核细胞增多症、流行性感冒、风疹、腺病毒感染和其他病毒性疾病，故目前认为这一试验并不适合于 MP 感染的确诊。

（四）特异性抗原的检测

MP 特异性抗原的检测对于临床诊断很重要，检测方法可以用以下几种：

1. 双抗体夹心 ELISA 法（酶联免疫吸附试验）　是以聚苯乙烯反应板为固相建立抗体夹心 ELISA，直接检测患者鼻咽抽吸物或痰中的 MP 抗原，可检出 $10^5$ cfu/ml 肺炎支原体。其结果与特异性 IgM 检测及分离培养符合性良好，检出率高于分离培养，且操作较方便。

2. 免疫荧光法　是用荧光标记的多克隆抗体或单克隆抗体以间接法或直接法检测呼吸道分泌物中肺炎支原体抗原，86% 可获阳性结果。该法特异性强，敏感性高。

3. 单克隆抗体检测支原体外膜蛋白抗原 P1 蛋白是具有免疫原性的膜蛋白之一。用酶联免疫吸附捕获法，以 MP-P1 抗原单克隆抗体检测标本中 P1 蛋白，特异性强，3 小时即可完成，敏感性为 $10^4$ cfu/ml。该方法不仅操作简单、快速，还能证明新近存在 MP 感染。

（五）分子生物学诊断

1. MP-DNA　培养及血清学检测均需要较长时间，而检测 MP-DNA 则具有快速、准确等诸多优势。检测 MP-DNA 的方法主要有使用 DNA 探针及 PCR 技术。

利用 PCR 技术检测 MP-DNA 快速方便、操作简单，在临床上广泛应用于 MP 感染的早期诊断。取患儿咽部分泌液、痰液、肺泡灌洗液等临床标本，经洗涤、离心等处理后将获得的模板进行变性退火、延伸循环扩增后，将其产物进行测定，可检出≥10 cfu/ml 的 MP。该方法灵敏度及准确度很高。PCR 检测技术受标本收集部位、疾病阶段、技术误差等影响。引物、酶及其浓度、目标核酸序列的量及纯化程度、退火温度、循环次数等均可影响 PCR 结果。可用于 PCR 检测的 MP-DNA 片段有 *P1* 基因、*16S RNA* 基因、*tuf* 基因等。而常用的用于检测 MP-DNA 的 PCR 技术有：传统 PCR、巢式 PCR、实时荧光 PCR 等。

根据核苷酸链碱基严格互补配对的特性，用放射性或非放射性物质标记已知的核酸探针，通过放射自显影或非放射性检测系统（酶促显色反应或荧光检测体系）检测标本中是否存在互补的目的核酸，能测出微量 MP。对诊断 MP 感染具有快速、特异的优点，但敏感性不如 PCR 技术，有待进一步提高。目前用于 MP 研究的探针有人工合成的核苷酸探针和全 DNA 探针。

2. MP-RNA　RNA 是生物体 DNA 转录产物，生物体死后不再产生 RNA，且 RNA 在病原菌体外快速降解，在死亡病原体中几乎检测不到，故检测病原菌 RNA 属于活病原体直接检测，能提示近期感染，而非既往感染，较病原菌 DNA 检测更精确，也可以检测用药后疗效。MP-RNA 检测具有特异性强，灵敏度高，反应条件简单，适用于早期、近期感染诊断等特点。常见的检测 MP-RNA 的方法有逆转录-聚合酶链式反应（RT-PCR）、转录介导扩增技术（TMA）、核酸序列依赖扩增技术（NASBA）、实时荧光核酸恒温扩增检测技术（LAMP）等。LAMP 是由 Notomi 等在 2000 年发明的一种新的核酸扩增技术，具有快速、操作简单、高特异性、高敏感性等优势。

目前血清学诊断方法仍被认为是 MP 感染实验室诊断的金标准，尤其是血清颗粒凝集试验和 ELISA 法，具有简便、快速、特异性强、灵敏度高和能进行早期诊断的优点。此外，随着近年来分子生物学技术的发展及经验的积累，使 PCR 方法检测 MP-DNA 或 RNA 逐渐被临床所接受。

## 八、诊断与鉴别诊断

根据发病年龄，临床表现有发热、剧烈咳嗽，肺部体征少而 X 线所见相对较重，用青霉素治疗无效，大环内酯类治疗效果良好，常需考虑 MP 肺炎可能，血清特异性 MP-IgM 和 MP-IgG 抗体检测是目前诊断 MP 感染最常用的实验室依据。单份血清特异性 MP-IgM 抗体持续升高，即 MP-IgM 抗体>1∶160，或者双份血清（间隔 2 周）特异性抗体

检测，恢复期抗体滴度升高 4 倍或下降至原来的 1/4 可明确诊断。MP-IgG 无早期诊断价值，但可供回顾性诊断，是病原学追踪的较好手段。

肺炎支原体分离培养同样是诊断的金标准，但技术要求高、耗时较长、无临床早期诊断价值，故不推荐作为临床常规诊断方法。

## 九、治疗

MPP 的治疗与一般肺炎的治疗原则大致相同，但仍需注意 MPP 的抗生素使用特点和肾上腺糖皮质激素的应用以及肺外并发症的治疗。

### （一）抗生素的应用

肺炎支原体对青霉素、头孢菌素等 β-内酰胺类治疗无效，但对抑制微生物蛋白质合成的大环内酯类抗生素（如红霉素、螺旋霉素、交沙霉素、罗红霉素、阿奇霉素、克拉霉素）、作用于 DNA 旋转酶造成染色体不可逆损害的喹诺酮类抗生素（如诺氟沙星、环丙沙星、左氧氟沙星、莫西沙星等）和阻止肽链延伸和细菌蛋白质合成、抑制 DNA 复制的四环素类抗生素（如多西环素、米诺霉素等）都特别有效。喹诺酮类抗生素可能对骨骼发育产生不良影响，因而 18 岁以下儿童使用受到限制。四环素类抗菌药物则由于有牙齿发黄或牙釉质发育不良等副反应，限应用于 8 岁以上患儿。因此，大环内酯类抗生素是目前治疗儿童 MP 感染的首选药物。大环内酯类抗生素包括第一代（红霉素）、第二代（阿奇霉素、克拉霉素、罗红霉素）、第三代（酮内酯类如泰利霉素、塞红霉素）等，目前用于 MP 治疗的主要是第一代和第二代大环内酯类抗菌药物，第三代尚未用于儿童 MP 治疗。阿奇霉素每天仅需 1 次用药，使用天数较少，生物利用度高，细胞内浓度高，依从性和耐受性均较高，已成为治疗首选。阿奇霉素用法：10mg/（kg·d），每天一次，轻症 3 天一个疗程，重症可连用 5～7 天，4 天后可重复第二疗程。总疗程 10～14 天，个别严重者可适当延长。停药依据临床症状、影像学表现以及炎性指标决定，不宜以肺部实变完全吸收和抗体阴性作为停药指征。

### （二）肾上腺糖皮质激素的应用

目前认为 MPP 感染后出现的炎症反应主要是免疫应答异常所致，因此，对急性期病情发展迅速、表现严重病例、胸腔积液或肺部病变迁延而出现的肺不张、肺间质纤维化、支气管扩张或有肺外并发症者，可应用肾上腺糖皮质激素。常用氢化

可的松 5~10mg/(kg·d)静点,地塞米松 0.1~0.25mg/(kg·d)静滴或泼尼松 1~2mg/(kg·d)分次口服,疗程 3~5 天或更长。目前认为,早期应用糖皮质激素佐治 MPP 可较快缓解临床症状,缩短病程,提高治愈率。但应用激素时需注意排除结核等感染。

**（三）肺外并发症的治疗**

当 MPP 合并泌尿、神经及心血管等系统并发症时,需用阿奇霉素 10mg/(kg·d)或克拉霉素 15mg/(kg·d),总疗程不少于 2~3 周为宜。MP 合并心肌炎时,抗感染需用 4~6 周;同时补充足够的钾、适量的液体,并且应用 1,6-2 磷酸果糖（FDP）,轻型者口服,重症静滴。必要时可在控制 MP 感染的同时酌情使用肾上腺糖皮质激素,并针对不同的并发症采用不同的对症处理办法。

对诊断 MPP 特别是婴幼儿重症肺炎伴特殊综合征（皮肤黏膜淋巴结综合征、幼年型类风湿关节炎全身型）或伴肺外并发症者,临床应用红霉素正规治疗无效者,应考虑耐药菌株感染可能,及时加用糖皮质激素或其他特殊治疗（大剂量丙种球蛋白等）,可提高疗效。

## 十、预后

本病预后佳,一般无后遗症,自然病程 2~4 周不等,但近年发现支原体肺炎并发症很多,且较严重,也有死亡病例。有人对临床及 X 线完全恢复的患儿作 $^{133}$Xe 局部肺功能检查,发现患儿换气及血流异常,提示应对恢复的患儿进行追踪观察。

## 十一、难治性肺炎支原体肺炎

目前难治性肺炎支原体肺炎的初步定义为:经大环内酯类抗生素治疗 1 周左右效果不佳,病情重,除严重肺部病变外还伴肺外多系统并发症,或者病程大于 3~4 周,甚至迁延不愈的 MPP。其发病原因主要涉及四个方面:①大环内酯类抗生素耐药机制;②免疫学参与的发病机制;③误诊、误治及发生混合感染;④存在基础疾病。

**（一）发生机制**

大环内酯类抗生素是治疗小儿 MPP 的首选药物。然而,近年来部分患儿对大环内酯类抗生素出现耐药,从而增加了 MP 治疗的难度。大环内酯类抗生素通过与细菌核糖体 50s 大亚基组成部分 23SrRNA 结构域 Ⅱ 区和 Ⅴ 区直接结合而起抑制肽链合成作用,若其结合部位的碱基点突变或结合位点发生甲基化或二甲基化就会影响抗生素与核糖体的结合,最终影响其灭菌作用。难治性 MPP 免疫学发病机制主要包括免疫抑制反应和自身免疫反应过强等。难治性 MPP 患儿感染期出现细胞免疫功能紊乱主要表现为:CD4$^+$T 细胞数量明显降低,致其相关联的细胞因子分泌紊乱,在抗感染免疫中 T 淋巴细胞相应的活化功能也发生障碍,从而导致患儿机体免疫功能低下,清除病原体发生困难;同时 T 细胞活化障碍还可导致 B 细胞增殖、分化不能。由于 T 细胞辅助的特异性抗体产生障碍,进而导致机体体液免疫功能低下。另外,MP 作为一种超抗原,与机体心、肾、脑、平滑肌、皮肤等机体重要组织器官存在共同抗原,可引起机体产生特异性抗自身组织和细胞的抗体,抗原抗体形成免疫复合物,继而激活免疫系统、活化补体及表达一系列细胞因子而发挥过强的免疫应答反应,引起抗原抗体复合物沉积部位增生和进一步损伤。除对大环内酯类抗生素产生耐药及免疫学参与发病的机制外,混合感染和发病初期的误诊误治也是导致难治性 MPP 的原因之一。细菌、病毒和结核分枝杆菌是常见的混合感染病原体,而且年龄越小混合感染发生率越高。混合感染易使病情变得复杂,导致迁延不愈,增加了治疗的难度,造成难治病例的发生。基础疾病,包括先天性或获得性免疫功能缺陷、先天性心脏病、先天性遗传代谢病、先天性肺支气管疾病及营养不良等也是导致 MPP 难治的原因之一。

**（二）临床表现**

难治性 MPP 较普通 MPP 病情重,进展迅速,短时间内即可出现肺部大面积受累,部分患儿还可发生坏死性肺炎及闭塞性支气管炎等,严重影响肺的通气、换气功能,甚至发生呼吸衰竭或 ARDS,且易同时合并发生肺外并发症,严重者可表现全身炎症反应综合征（systemic inflammatory response syndrome,SIRS）或导致多器官功能障碍综合征（multiple organ dysfunction syndrome,MODS）、多脏器功能衰竭（multiple organ failure,MOF）,甚至引起死亡。

**（三）诊断**

目前难治性 MPP 的诊断标准包括:

1. 经大环内酯类抗生素治疗效果不佳（单用大环内酯类抗生素治疗 1 周左右患儿病情仍未见好转）。

2. 临床表现病情重或出现严重肺外并发症。

3. 病程超过 1 个月仍迁延不愈,加上血清学和/或 PCR 技术明确诊断的 MPP。

### (四)治疗

目前,治疗 MPP 的首选药物仍是大环内酯类抗生素,一般疗程为 10~14 天,难治性 MPP 患儿常需延长疗程。部分患儿疗效不佳需考虑可能已发生混合感染,此时可加用青霉素类或头孢类抗生素,拓宽抗菌谱,以期达到广谱抗菌作用。还可应用大环内酯类抗生素联合利福平治疗。治疗难治性 MPP 时,需及时、早期、短程应用糖皮质激素,这对阻止炎症反应的发展、减轻感染中毒症状、预防和控制并发症等很重要。严重病例合并大片病灶,尤其是存在肺不张者可行支气管镜灌洗治疗。危重患儿可应用大剂量糖皮质激素冲击治疗或在应用激素的同时应用大剂量丙种球蛋白以进一步起到免疫支持治疗的作用,从而改善其预后。

## 十二、预防

MP 感染可造成小流行,故应采取相应的预防措施。但因患儿发病后排出 MP 时间较长,可达 1~2 个月,而且肺炎支原体隐性感染者多,因此,隔离患儿难以实施,预防效果不大。对有密切接触史的托儿所、幼儿园的婴幼儿及家庭成员,可预防性应用红霉素 10 天,可降低发病率。最近有人报道:接种 MP 灭活疫苗后可出现一过性抗体上升,但因 MPP 的发病是由于再感染并有免疫因素的参与,故目前尚未广泛使用。

(陈志敏　曹兰芳)

### 参 考 文 献

1. 中华医学会儿科学分会呼吸学组,《中华儿科杂志》编辑委员会. 儿童社区获得性肺炎管理指南(试行)(上). 中华儿科杂志,2007,45(2):83-89.
2. 中华医学会儿科学分会呼吸学组,《中华儿科杂志》编辑委员会. 儿童社区获得性肺炎管理指南(试行)(下). 中华儿科杂志,2007,45(2):223-227.
3. Miyashita N,Sugiu T,Kawai Y,et al. Radiographic features of Mycoplasma pneumoniae pneumonia:differential diagnosis and performance timing. BMC Med Imaging,2009,9:7.
4. 李琳,曹兰芳,顾梯成,等.肺炎支原体肺炎及支气管哮喘 HLA-DRB1 基因位点频率研究.临床儿科杂志,2003,21(1):29-31.
5. Chaudhry R,Varshney AK,Malhotra P. Adhesion proteins of Mycoplasma pneumoniae. Front Biosci,2007,12:690-699.
6. 陈正荣,季伟,蔡利红,等.肺炎支原体致支气管肺炎和大叶性肺炎患儿的临床和实验室检查特征的分析.临床儿科杂志,2012,30(8):744-748.
7. Garmoer JM,Noel G,Retormaz K. Extrapulmonary infections due to Mycoplasma pneumoniae. Arch Pediatr,2005,12(Suppl 1):s2-6.
8. Daxboeck F,Krause R,Wenisch C. Laboratory diagmosis of Mycoplsma pneumoniae infection. Clin-Microbiol-Infect,2003,9(4):263-273.
9. Daxboeck F,Blacky A,Seidl R,et al. Diagnosis,treatment,and prognosis of Mycoplasma pneuminiae childhood encephalitis:systematic review of 58 cases. J-Child-Neuro,2004,19(11):865-871.
10. 左满凤,罗望梅,舒琼璋,等.激素在儿童支原体感染性大叶性肺炎中的应用.临床肺科杂志,2012,17(4):610-611.
11. 曹兰芳.儿童难治性肺炎支原体肺炎的诊治现状和进展.临床儿科杂志,2010,28(1):94-97.
12. 辛德莉,马红秋.难治性肺炎支原体肺炎的发病机制.实用临床儿科杂志,2012,2(4):233-234.
13. 焦安夏.支气管镜术在难治性肺炎支原体肺炎诊治中的应用.实用临床儿科杂志,2012,27(4):240-241.
14. Redisic M,Torn A,Gutierrez P,et al. Severe acute lung injury caused by mycoplasma pneumoniae:Potential role for steroid pulses in treatment. Clin Infect Dis,2000,31:1507-1511.
15. Waites KB,Balish MF,Atkinson TP. New insights into the pathogenesis and detection of Mycoplasma pneumoniae infections. Future Microbiol,2008,3(6):635-648.

# 第三节　细菌性肺部感染

## 一、总论

### (一)概述

肺炎是儿童常见的下呼吸道疾病,占住院疾病的首位。1991—1993 年中国 5 岁以下儿童肺炎死亡监测结果显示,我国 5 岁以下儿童死亡的首位原因是肺炎(773/10 万),占全部死亡的 19%,严重威胁儿童健康。肺炎四季均可发病,以冬、春气温骤变季节多见。婴幼儿尤为多见。

婴幼儿时期由于呼吸系统生理解剖上的特

点,如气管、支气管管腔狭窄,黏液分泌少,纤毛运动差,肺弹力组织发育不完善,血管丰富,肺泡较少,含气量少,易被黏液阻塞等,并且此时免疫系统未充分发育,机体抵抗力较差,这些因素不仅使婴幼儿易发生肺炎,且比较严重。儿童肺炎常见病原包括细菌、病毒、支原体、衣原体等。其中细菌性肺炎可以原发,也可以继发。病毒、支原体及衣原体等感染能够破坏呼吸道的防御机制,为继发细菌感染创造条件。常见与细菌感染相关的病毒有 RSV、流感病毒 A 型和鼻病毒等。与单独细菌或者病毒感染相比,混合感染可导致更严重的炎症反应及临床表现。尽管个别病毒性肺炎本身可以导致死亡,但大部分病毒性肺炎死于继发性细菌性肺炎。

**(二) 分类**

肺炎的分类:

1. 按病理分类　分为大叶性肺炎、支气管肺炎、间质性肺炎、毛细支气管炎、吸入性肺炎等。

(1) 大叶性肺炎:炎症先起于肺泡,经肺泡间孔(Cohn 孔)向其他肺泡扩散,致使部分肺段或整个肺段、肺叶发生炎症改变。典型者表现为肺实质炎症,通常并不累及支气管。致病菌多为肺炎链球菌,多见于年长儿及成人。

(2) 支气管肺炎:病原体经支气管入侵,引起细支气管、终末细支气管及肺泡的炎症。病变分散于两肺下叶。婴幼儿以此类型多见。

(3) 间质性肺炎:以肺间质为主的炎症,累及支气管壁及支气管周围,有肺泡壁增生及间质水肿,因病变仅在肺间质,故呼吸道症状较轻。

2. 按病情分类

(1) 轻症:病情较轻,呼吸系统外仅有轻度受累或无受累现象。

(2) 重症:病情严重,有呼吸道以外系统的明显受累或伴有全身中毒症状、低氧血症等。

3. 按病程分类

(1) 急性肺炎:病程 1 个月以内。

(2) 迁延性肺炎:病程 1~3 个月。

(3) 慢性肺炎:病程 3 个月以上。

4. 按病因分类　随着微生物学的发展,许多肺炎可以找到明确的病原体。肺炎按病原体分类,对于临床诊断和治疗具有重要指导意义。

(1) 细菌性肺炎:如肺炎链球菌、金黄色葡萄球菌、肺炎克雷伯杆菌、流感嗜血杆菌、卡他莫拉菌、铜绿假单胞菌等所致的肺炎。

(2) 病毒性肺炎:如呼吸道合胞病毒、腺病毒、冠状病毒、流感病毒、麻疹病毒、肠道病毒、巨细胞病毒、单纯疱疹病毒等所致的肺炎。

(3) 真菌性肺炎:如白色念珠菌、曲霉菌、新型隐球菌、肺孢子菌所致的肺炎等。

(4) 非典型病原体所致肺炎:如支原体、衣原体和军团菌等所致的肺炎。

(5) 其他病原体所致肺炎:如立克次体(如 Q 热立克次体)、弓形虫(如鼠弓形虫)、寄生虫(如肺包虫、肺吸虫、肺血吸虫)等所致的肺炎。

(6) 非感染因素引起的肺炎:吸入性肺炎(羊水、食物性、类脂物、异物性等吸入引起)、过敏性肺炎、嗜酸性粒细胞性肺炎、放射性肺炎等。

5. 按感染环境分类　由于病原学检查阳性率低,培养分离结果滞后,病因分类在临床实际中应用受限,目前可按肺炎的感染环境分成两类,有利于指导经验治疗。

(1) 社区获得性肺炎(community acquired pneumonia,CAP):是指原本健康的儿童在医院外获得的感染性肺炎,包括感染了具有明确潜伏期的病原体而在入院后潜伏期内发病的肺炎。社区获得性肺炎常见的病原体有肺炎链球菌、支原体、衣原体、流感嗜血杆菌以及呼吸道病毒(如甲型流感病毒、乙型流感病毒、腺病毒、呼吸道合胞病毒、副流感病毒)等。

(2) 医院获得性肺炎(hospital acquired pneumonia,HAP):指患儿入院时不存在,也不处于潜伏期,而于入院 48 小时后在医院内发生的肺炎,包括呼吸机相关性肺炎(ventilator associated pneumonia,VAP)和卫生保健相关性肺炎(healthcare associated pneumonia,HCAP)。无感染高危因素患儿的病原体常为肺炎链球菌、流感嗜血杆菌、金黄色葡萄球菌、大肠埃希菌、肺炎克雷伯杆菌、不动杆菌属等;有感染高危因素患儿的病原体常为铜绿假单胞菌、肠杆菌属、肺炎克雷伯杆菌等。

近年来,由于广泛应用各种抗生素,肺炎的病原学已发生了变化,病毒性肺炎越来越占优势,而细菌性肺炎住院患病率却有所降低。研究报道,724 名肺炎患儿中,病毒感染占 36.3%,以 RSV 占首位;细菌感染占 28.3%,以肺炎链球菌、流感嗜血杆菌为主。在细菌性肺炎方面,肺炎球菌肺炎虽然仍占一定位置,但革兰氏阴性杆菌则有上升趋势。值得注意的是,在儿童时期,病原体的分布与年龄密切相关。B 族链球菌和革兰氏阴性肠道细菌是新生儿时期最常见的病原体,主要由出生时从母体垂直传播而获得;3 周至 3 个月的婴儿肺炎常见的是细菌感染,以肺炎链球菌最多见;而在 4 个月到学龄前儿童,病毒是常见的病原体,以 RSV 最多见;肺炎支原体在学龄儿中常见。

**(三)病理生理**

肺炎时,由于气道炎症、肺泡气体交换面积减少和病原微生物的作用,可发生不同程度的缺氧、二氧化碳潴留和感染中毒症状,造成一系列的病理生理变化。

1. 呼吸功能不全 由于通气和换气障碍,氧进入肺泡和氧自肺泡弥散至血液和二氧化碳排出均发生障碍,血液含氧量下降,动脉血氧分压($PaO_2$)和动脉血氧饱和度($SaO_2$)均降低,致低氧血症和血 $CO_2$ 浓度升高。当 $SaO_2<85\%$,还原血红蛋白$>50g/L$ 时,则出现发绀。肺炎早期仅有缺氧,无明显二氧化碳潴留。为代偿缺氧,呼吸和心率加快以增加每分通气量和改善通气血流比。随着病情的进展,通气和换气功能严重受损,在缺氧的基础上出现 $CO_2$ 潴留,此时 $PaO_2$ 和 $SaO_2$ 下降,$PaCO_2$ 升高,当 $PaO_2<50mmHg$($6.67kPa$)和/或 $PaCO_2>50mmHg$($6.67kPa$)时,即为呼吸衰竭。为吸入更多的氧气,呼吸深度增加,呼吸辅助肌也参与呼吸活动,因而出现鼻翼扇动及三凹征。

2. 酸碱平衡失调及电解质紊乱 严重缺氧时,体内有氧代谢发生障碍,无氧酵解增强,酸性代谢产物增加,加上高热、进食少、脂肪分解等因素,常发生代谢性酸中毒;同时由于二氧化碳排出受阻,可发生呼吸性酸中毒;因此,严重患儿可存在不同程度的混合性酸中毒。6 个月以上小儿,呼吸代偿功能稍强,通过加深加快呼吸,加快排出二氧化碳,可致呼吸性碱中毒,血 pH 变化不大,影响较小;而 6 个月以下的小儿,代偿能力较差,二氧化碳潴留常明显,甚至发生呼吸衰竭。缺氧和二氧化碳潴留导致肾小动脉痉挛而引起水钠潴留,且重症肺炎缺氧时常有抗利尿激素(ADH)分泌增加,缺氧使得细胞膜通透性改变、钠泵功能受限,使 $Na^+$ 进入细胞内,造成低钠血症。

3. 循环系统受累 病原体和毒素侵袭心肌,引起心肌炎;缺氧使肺小动脉反射性收缩,肺循环压力增高,右心负荷加重。肺动脉高压和中毒性心肌炎是诱发心力衰竭的主要原因。重症患儿常出现微循环障碍、休克,甚至弥散性血管内凝血(DIC)。

4. 神经系统受累 严重缺氧和二氧化碳潴留使得血与脑脊液 pH 降低,高碳酸血症使脑血管扩张、血流减慢、血管通透性增加,致使颅内压升高。严重缺氧使脑细胞无氧代谢增加,造成乳酸堆积、ATP 生成减少以及 $Na^+$-$K^+$ 泵转运功能障碍,引起脑细胞内钠、水潴留,发生脑水肿。此外,病原体毒素作用亦可引起脑水肿。

5. 胃肠道功能紊乱 低氧血症和病原体毒素可使胃肠黏膜糜烂、出血,上皮细胞坏死脱落,导致黏膜屏障功能破坏,使胃肠功能紊乱,出现腹泻、呕吐,甚至发生中毒性肠麻痹。毛细血管通透性增高,也可导致消化道出血。

**(四)临床表现**

轻症主要累及呼吸系统,表现为呼吸系统症状;重症因严重缺氧和毒血症,除呼吸系统改变外,尚可累及循环系统、消化系统、神经系统,以及引起电解质和酸碱平衡紊乱而出现一系列相应的症状和体征。

1. 一般症状 起病急骤或迟缓。骤发的有高热、拒食或呕吐、嗜睡或烦躁、喘憋等症状。发病前可有上呼吸道感染的症状。热型不定,多为不规则热,亦可为弛张热或稽留热。需注意的是,新生儿、重度营养不良患儿体温可不升或低于正常,常出现拒食、呛奶、呕吐或呼吸困难。

2. 呼吸系统 主要有咳嗽、气促、呼吸增快,重者有鼻翼扇动、口周及指/趾端发绀及三凹征等。早期肺部啰音不明显,可有呼吸音粗糙、减低,以后可闻及固定的中、细湿啰音,以背部两侧下方及脊柱两旁较多,深吸气末尤为明显。叩诊多为正常,但当病灶融合累及部分或整个肺叶时,可出现肺实变体征,如叩诊浊音、语颤增强和支气管呼吸音等。并发胸腔积液者,患侧胸部叩诊浊音,语颤减弱,呼吸音减弱。若病情进一步发展,可导致肺部换气及通气功能严重障碍而引起外周性呼吸衰竭。急性呼吸衰竭是导致婴幼儿肺炎病情恶化和死亡的主要原因之一。

3. 循环系统 常见者有心肌炎、心力衰竭等。病原体和毒素侵袭心肌,引起心肌炎。缺氧使肺小动脉反射性收缩,肺循环阻力增高,右心负荷增加。如前所述,肺动脉高压和中毒性心肌炎是诱发心力衰竭的主要原因。肺炎合并心衰的表现:①呼吸突然加快$>60$ 次/min。②心率突然增快$>180$ 次/min。③患儿突然极度烦躁不安,明显发绀,面色苍白或发灰,指/趾甲微血管再充盈时间延长。以上三项不能用发热、肺炎本身和其他合并症解释者。④心音低钝、奔马律、颈静脉怒张。⑤肝脏迅速增大。⑥尿少或无尿。具备前5项即可诊断为心力衰竭。此合并症过去多、现在少,北方较南方多。亦有学者认为不存在此症,只是肺炎本身的一些表现。

重症患儿可见微循环障碍,甚至引起休克及弥散性血管内凝血(DIC),表现为精神萎靡或嗜睡、面色苍白、脉细弱、四肢凉、血压下降、皮肤呈花纹状,并可见皮肤、黏膜、消化道出血等症状。革兰氏阴性杆菌肺炎患儿常出现休克。

4. 神经系统　轻度缺氧表现为烦躁不安或嗜睡。若病情进展,可并发中毒性脑病。出现下列症状和体征者,需警惕发生此症的可能:①烦躁、嗜睡,眼球上窜、凝视;②球结膜水肿,前囟隆起;③昏睡、昏迷、惊厥;④对光反射迟钝或消失;⑤呼吸节律不整,呼吸心跳解离(有心跳,无呼吸);⑥脑膜刺激征,脑脊液检查除压力增高外,其余均正常。在肺炎基础上,除外高热惊厥、低血糖、低血钙及中枢神经系统感染(脑炎、脑膜炎),有1~2项者提示脑水肿,伴有其他1项者可确诊。

5. 消化系统　一般为食欲减退、呕吐、腹泻、腹痛等症状。发生中毒性肠麻痹时,表现为腹胀、膈肌升高,听诊肠鸣音减弱或消失。重症患儿还可呕吐出咖啡样物,大便隐血试验阳性或柏油样便。

6. 水、电解质和酸碱平衡紊乱　常发生代谢性酸中毒、呼吸性酸中毒,重者可存在不同程度的混合性酸中毒。部分患儿因呼吸加深加快,二氧化碳排出增加,可致呼吸性碱中毒。缺氧和二氧化碳潴留导致肾小动脉痉挛而引起水钠潴留。部分患儿可出现抗利尿激素异常分泌综合征(syndrome of inappropriate secretion of antidiuretic hormone,SIADH):①血钠≤130mmol/L,血渗透压<275mmol/L;②肾脏排钠增加,尿钠≥20mmol/L;③临床上无血容量不足,皮肤弹性正常;④尿渗透克分子浓度高于血渗透克分子浓度;⑤肾功能正常;⑥肾上腺皮质功能正常;⑦ADH升高。若ADH不升高,则可能为稀释性低钠血症。SIADH与中毒性脑病有时表现类似,但治疗却完全不同,应注意鉴别。

7. 弥散性血管内凝血　可表现为血压下降,四肢凉,脉速而弱,皮肤、黏膜及胃肠道出血等。

## (五)X线检查

以支气管肺炎为例,介绍X线表现。早期肺纹理增强,透光度减低;以后两肺下野、中内侧带出现大小不等的点状或小斑片状影,或融合成大片状阴影,可波及节段。可有肺气肿、肺不张。伴发脓胸时,早期患侧肋膈角变钝;积液较多时,可呈反抛物线状阴影,纵隔、心脏向健侧移位。并发脓气胸时,患侧胸腔可见液平面。肺大疱时则可见完整薄壁、无液平面的大疱。

## (六)实验室检查

1. 外周血检查　细菌性肺炎白细胞计数升高,中性粒细胞增高,并可有核左移现象,细胞质中可有中毒颗粒。病毒性肺炎白细胞计数大多正常或偏低,亦有少数升高者,时有淋巴细胞增高或出现异型淋巴细胞。细菌感染时,C-反应蛋白值多上升,而非细菌感染时则上升不明显。

2. 病原学检查

(1)细菌学检查

1)细菌培养和涂片:采取气管吸取物、肺泡灌洗液、胸水、脓液和血标本作细菌培养和鉴定,同时进行药物敏感试验,对明确细菌性致病菌和治疗有指导性意义。亦可作涂片染色镜检,进行初筛试验。

2)其他检查:已用于临床的有对流免疫电泳法测定肺炎链球菌多糖抗原和葡萄球菌磷壁酸抗体(滴度≥1:4为阳性,特异性高,准确率为94.6%)。试管凝集实验对军团菌的诊断为目前首选的简易方法,双份血清抗体滴度≥4倍升高或单份血清抗体滴度≥1:320为阳性。鲎珠溶解物试验用于检测革兰氏阴性菌内毒素。

(2)病毒学检查

1)病毒分离和血清学试验:取气管吸取物、肺泡灌洗液接种于敏感细胞株,进行病毒分离,是诊断病毒性病原体的有效方法。于急性期和恢复期(14天后)采取双份血清测定特异性IgG抗体水平,若有抗体升高≥4倍为阳性。传统的病毒分离和检测双份血清滴度的结果可靠,但费时较长,往往只能作为回顾性诊断和其他方法的对照,限制了其在临床上的使用。

2)快速诊断方法:①检测抗原:采取咽拭子、鼻咽分泌物、气管吸取物或肺泡灌洗液涂片,或快速培养后细胞涂片,使用病毒特异性抗体(包括单克隆抗体)免疫荧光技术、免疫酶法或放射免疫法可发现特异性病毒抗原;②检测抗体:血清中IgM

特异性病毒抗体出现较早,消失较快,若病毒特异性 IgM 抗体阳性说明是新近感染;③其他快速诊断方法:如核酸分子杂交技术或聚合酶链反应(PCR)技术的敏感性很高,但易被污染而出现假阳性,对实验室要求较高。

（3）其他病原学检查

1）肺炎支原体（MP）：①冷凝集试验:≥1∶64 有很大参考价值,但该试验为非特异性,可作为过筛试验。②特异性诊断:包括 MP 分离培养、特异性 IgM 和 IgG 抗体测定及特异性基因检测。咽拭子、痰、胸腔积液及肺泡灌洗液中培养分离出 MP 是诊断最可靠的依据。但技术要求高,且耗时长,至少 7 天,因而缺乏早期诊断价值。急性期和恢复期双份血清特异性 IgG 抗体比较有 4 倍以上的升高,或 IgM 单份血清特异性 IgM 抗体的明显升高,是目前临床诊断 MP 感染的主要实验室依据。采用 PCR 技术对临床标本中的 MP 进行检测,敏感性和特异性均佳,尤其是荧光定量实时 PCR,可对 MP 感染做出早期诊断,适用于年幼儿童、免疫功能低下等无法产生 IgM 者。

2）衣原体:能引起肺炎的衣原体为沙眼衣原体（chlamydia tracomatis,CT）、肺炎衣原体（chlamydia pneumoniae,CP）和鹦鹉热衣原体。细胞培养用于诊断 CT 和 CP。直接免疫荧光或吉姆萨染色法可检查 CT。其他方法有酶联免疫吸附试验、放射免疫电泳法检测双份血清特异性抗体或抗原,核酸探针及 PCR 技术检测抗原。

（七）诊断

临床上根据发热、咳嗽、气促等症状,肺部听诊有固定的中、细湿啰音或 X 线提示有肺炎改变者,作出诊断并不困难。在肺炎的诊断确立之后应进一步了解引起肺炎的可能病因和病情的轻重。若为反复发作者,还应尽可能明确导致反复感染的原发疾病或诱因,如原发性或继发性免疫缺陷疾病、呼吸道局部畸形或结构异常、呼吸道纤毛结构或功能异常、支气管异物、先天性心脏病、营养不良或环境因素等。

评价病情的严重程度对于决定在门诊或入院治疗其或 ICU 治疗至关重要。肺炎严重性主要取决于三个主要因素:局部炎症程度、肺部炎症的播散和全身炎症反应程度。目前国内外对重症肺炎的诊断标准并不完全一致。

WHO 儿童急性呼吸道感染防治规划指出,在肺炎的基础上出现激惹或嗜睡、拒食、胸壁吸气性凹陷及发绀,则可诊断为重症肺炎。

英国胸科学会提出的重症肺炎诊断标准为:①体温＞38.5℃,全身中毒症状重或有超高热;②呼吸极度困难,发绀明显,肺部啰音密集或有肺实变体征,胸部 X 线示片状阴影;③有心力衰竭、呼吸衰竭、中毒性脑病、微循环障碍、休克任一项者;④合并脓胸、脓气胸和/或败血症、中毒性肠麻痹者;⑤多器官功能障碍者。其中①、②为必备条件,同时具备③～⑤中任 1 项即可诊断为重症肺炎。

中华医学会儿科分会呼吸学组,结合我国实际情况,制顶的重度肺炎诊断标准为:①婴幼儿:腋温≥38.5℃,呼吸≥70 次/min（除外发热、哭吵等因素影响）,胸壁吸气性凹陷,鼻翼扇动,发绀,间歇性呼吸暂停,呼吸呻吟,拒食;②年长儿:腋温≥38.5℃,呼吸＞50 次/min（除外发热、哭吵等因素影响）,鼻翼扇动,发绀,呼吸呻吟,有脱水征。病理生理界定:①严重的通气、换气功能障碍;②重症全身炎性反应（出现低灌注、休克或多脏器功能障碍）。

（八）治疗

应采取综合措施,原则为控制炎症、改善通气功能、对症治疗、防止和治疗并发症。

1. 一般治疗及护理　注意隔离,避免交叉感染。供给足够营养,重症患儿进食困难者,可予肠道外营养。室内空气要流通,并保持适当的室温（18～20℃）及湿度（60%）。保持呼吸道通畅。经常翻身变换体位,以减少肺部瘀血,促进炎症吸收。注意水和电解质的补充,纠正酸中毒和电解质紊乱。

2. 抗感染治疗

（1）抗生素治疗:明确为细菌感染或病毒感染继发细菌感染者应使用抗生素。使用原则为:①根据病原菌选用敏感药物:使用抗菌药物前应进行细菌培养和药物敏感试验,以便指导治疗,未获培养结果前,可根据经验选择药物;②所选药物在肺组织中有较高浓度;③早期用药;④联合用药;⑤足量、足疗程。重症患儿宜静脉联合用药。

（2）抗病毒治疗:与抗细菌的抗生素相比,抗病毒药物种类较少,可选用利巴韦林、阿昔洛韦、更昔洛韦等。干扰素可抑制病毒复制,起到抗病毒的作用。

3. 对症治疗

（1）氧疗:有缺氧表现,如烦躁、口周发绀时

需吸氧,可用鼻前庭导管给氧,经湿化的氧流量为
0.5~1L/min,浓度不宜超过 40%。年龄较小或重
症者,可用面罩、氧帐、鼻塞给氧,面罩给氧流量为
2~4L/min,浓度为 50%~60%。

(2)退热与镇静:一般先用物理降温,如头
部冷敷、冰枕、温水擦浴;口服布洛芬、对乙酰氨基
酚等。高热严重病例可予氯丙嗪、异丙嗪各
0.5mg/(kg·d),肌内注射。

(3)气道管理:及时清除鼻痂、鼻腔分泌物
和吸痰,气道湿化,保持呼吸道畅通,以改善通气
功能。

(4)镇咳祛痰。

(5)腹胀的治疗:低血钾者补充钾盐。中毒
性肠麻痹时,需禁食和胃肠减压,可使用酚妥拉明
0.3~0.5mg/kg 加 5% 葡萄糖 20ml 静滴。

4. 糖皮质激素的使用　一般肺炎不需要使
用糖皮质激素。严重的细菌感染时,在有效的抗
生素应用同时如出现以下指征时可使用糖皮质激
素:①严重喘憋或呼吸衰竭;②全身中毒症状明
显,出现超高热;③合并感染中毒性休克;④出现
脑水肿。宜短期治疗,不超过 3~5 天。常用激素
剂量为:泼尼松口服 1~2mg/(kg·d),静滴氢化
可的松 5~10mg/(kg·d)或甲泼尼龙 1~2mg/
(kg·d)。使用超过 5~7 天者,停药时宜逐渐减
量。

5. 并发症治疗

(1)心力衰竭的治疗:吸氧、镇静、利尿、强
心、血管活性药物。

1)利尿:可用呋塞米、依他尼酸,剂量为
1mg/kg,稀释成 2mg/ml,静注或静滴;亦可口服呋
塞米、依他尼酸或双氢克尿噻等。

2)强心药:可使用地高辛或毛花苷丙静脉注
射。

3)血管活性药物:血管活性药物可使周围小
动脉扩张,减低心排血阻力(后负荷),扩张小静
脉以减少回心血量。常用酚妥拉明 0.3~0.5mg/
kg,最大剂量不超过 10mg/次,肌内注射或静注,
必要时 1~4 小时重复使用;亦可使用巯甲丙脯酸
和硝普钠。

(2)肺炎合并中毒性脑病的治疗:脱水、改
善通气、扩血管、止惊、糖皮质激素、促进脑细胞恢
复。

1)脱水剂的应用:首选 20% 甘露醇为主要
脱水剂,根据病情每次为 0.25~0.5~1.0g/kg,每

6 小时一次。

2)改善通气:必要时予人工辅助通气、间歇
正压通气,稳定后改为正常通气。

3)扩血管药物:缓解脑血管痉挛,改善脑微
循环,减轻脑水肿,常用酚妥拉明、654-2。

4)止惊:常选用地西泮 0.2~0.3mg/kg 静脉
推注,也可采用 5% 水合氯醛灌肠,大多数效果好。
如果无效,可用咪唑安定静脉注射。

5)糖皮质激素:具有非特异性抗炎、改善血
管与血脑屏障的通透性的作用。一般选用地塞米
松,剂量为 0.25mg/kg,每 6 小时 1 次,一般不超
过 3 天。

6)促进脑细胞恢复药物:可选用三磷腺苷
(ATP)、胞磷胆碱、维生素 $B_1$ 和维生素 $B_6$ 等。

(3)脓胸和脓气胸:患者应及时进行胸腔穿
刺或切开引流。

(4)液体疗法及纠正酸碱失衡和电解质紊
乱:重症肺炎宜静脉输液供给足够的热量、水和电
解质,以防止脱水及纠正酸碱失衡。婴幼儿肺炎
时细胞外液一般有增加趋势,故输入水分宜少。
可按基础代谢热量 50kal/(kg·d),液体量 60~
80ml/(kg·d)给予,其张力以 1/3~1/5 张为宜。
如伴有严重吐泻,应根据血清钾、钠、氯及血气分
析测定结果予以纠治。重症肺炎以失代偿性酸中
毒最为常见,其中包括呼吸性酸中毒、代谢性酸中
毒及混合性酸中毒(32.6%)。单纯呼吸性酸中毒
的治疗主要应以改善通气功能为主,但当血 pH<
7.20,已失代偿并合并代谢性酸中毒时,可静脉滴
注 5% 碳酸氢钠。其用量如下:碳酸氢钠(mmol)
= 0.3×碱缺失(BD)mmol/L(mEq/L)×体重,可先
用半量。必须指出,在通气未改善时,使用碳酸氢
钠有加重 $CO_2$ 潴留的可能。因此,保证充分通气
和氧合是应用碳酸氢钠纠正酸中毒不可忽视的前
提。

(5)对于并存佝偻病、贫血、营养不良者,应
予相应支持治疗。

6. 生物制剂　重症患儿可选用静脉注射用
丙种球蛋白,400mg/(kg·d),3~5 天为一疗程。

## 二、链球菌肺炎

肺炎链球菌(streptococcus pneumoniae,SP)广
泛分布于自然界,为细菌性肺炎的主要病原体。
尽管强有力的抗生素不断出现,但肺炎链球菌感
染仍居世界疾病死因的第 6 位。肺炎链球菌是社

区获得性肺炎最常见的致病菌和急性呼吸窘迫综合征、脑膜炎、脓毒血症休克的主要死因之一。

肺炎链球菌可导致鼻窦炎、中耳炎、支气管炎和肺炎等非侵袭性感染,也是导致2个月以上儿童侵袭性感染的最常见病原体。SP经血流播散入侵原本无菌的与外环境无直接相通的器官组织所致的败血症、菌血症、脑膜炎、菌血症性肺炎,以及脓胸、心内膜炎、心包炎、腹膜炎、关节炎等侵袭性感染,称为侵袭性肺炎链球菌病(invasive pneumococcal disease,IPD)。

**(一)病原**

肺炎链球菌为链球菌属细菌,革兰氏染色阳性,菌体呈矛头状,常以宽端相对、尖端向外成双排列,细胞外壁有荚膜。该菌对温度抵抗力较弱,在阳光直射1小时或52~56℃加热15~20分钟即被灭活。对化学消毒剂均很敏感,含氯消毒剂如氯胺、二氯异氰尿酸钠水剂5分钟内可灭活。对干燥的抵抗力较强,在干燥的痰液中可生存数月。荚膜的多糖抗原是肺炎链球菌毒力的必需条件,也是分群和分型的基础。根据荚膜多糖的抗原特性,肺炎链球菌可分为86个血清型,但其分布可因调查的时间、地域和研究人群的不同而异。引起小儿肺炎的主要为6、14、19及23型感染。此病一般为散发,但在集体托幼机构有时也有流行。肺炎链球菌可引起大叶性肺炎,均为原发性,多见于3岁以上小儿,年长儿较多。因为此时机体防御能力逐渐成熟,可使病变局限于一个节段或一个肺叶而不致扩散。婴幼儿时期偶可发生。感染肺炎链球菌或接种疫苗后,机体可产生针对荚膜多糖的抗体,从而起到预防的作用。

**(二)发病机制**

肺炎链球菌广泛分布于自然界,人类是其唯一宿主。肺炎链球菌可定植于正常人的鼻咽部,在儿童鼻咽部定植的比率尤其高,我国5岁以下健康或上呼吸道感染儿童中,鼻咽拭子肺炎链球菌分离率可达20%~40%。当人体免疫力降低时,有毒力的肺炎链球菌入侵人体而致病。肺炎链球菌不产生毒素,不引起原发性组织坏死或形成空洞。其致病力是由于有高分子多糖体的荚膜对组织的侵袭作用,首先引起肺泡壁水肿,出现白细胞与红细胞渗出,含菌的渗出液经Cohn孔向肺的中央部分扩展,甚至累及几个肺段或整个肺叶,因病变开始于肺的外周,故叶间分界清楚,易累及胸膜,引起渗出性胸膜炎。

**(三)病理变化**

病理以肺泡炎为主,很少涉及肺泡壁或支气管壁的间质。一般多局限于一个肺叶或其大部分,也可同时发生于几个肺叶,右上叶或左下叶最为多见。未经治疗的肺组织最初显著充血,第2~3天肺泡内含纤维素渗出物、大量红细胞和少量中性粒细胞,以及大量肺炎链球菌,为红色肝变期。第4~5天肺泡内充满网状纤维素,内有大量中性粒细胞及单核细胞,红细胞渐消失,肺叶由红色转变为灰色,为灰色肝变期。后白细胞大量破坏,产生蛋白溶解酶,纤维素被溶解,为消散期。实际上,肝变期病理阶段并无确切分界,经早期抗菌药物治疗,此种典型的病理分期已很少见。病变消散后肺组织结构多无损坏,不留纤维瘢痕。少数患儿肺泡内纤维蛋白吸收不完全,甚至有成纤维细胞形成,形成机化性肺炎。若未及时使用抗菌药物,部分患儿可并发脓胸,亦有部分患儿因细菌经淋巴管、胸导管进入血液循环,可引起脑膜炎、心包炎、心内膜炎、关节炎等肺外感染。

**(四)临床表现**

1. 症状　起病多数较急,数日前可有"上感"表现。患儿有发热、咳嗽、气促等症状,多数热型不规则,可为弛张热或稽留热,新生儿、体弱儿体温不升或低于正常。早期咳嗽多不重,痰少或无痰,恢复期痰液增多。可有呕吐、腹泻,少数患儿有腹痛,易误诊为阑尾炎。少数患儿出现头痛、颈强直等脑膜刺激症状。

2. 体征　患儿呈急性热病容,面颊绯红、鼻翼扇动、三凹征、唇周发绀,口角及鼻周可有单纯疱疹。早期肺部体征无明显异常,仅有胸廓呼吸运动度减小,叩诊稍浊。病灶融合时有实变体征,叩诊呈浊音,可闻及管状呼吸音。病变消散期两肺可闻及中、细湿啰音,背部两下方及脊柱旁尤明显。重症时可有惊厥、谵妄、昏迷等中毒性脑病表现。亦有少数患儿始终不见异常体征,需及时行X线胸片协助诊断。

**(五)并发症**

未经适当治疗的患儿可发生坏死性肺炎、脓胸、肺脓肿、心肌炎、心包炎、脑膜炎、关节炎等。严重败血症或毒血症者可发生感染性休克。近年来,国内外报道肺炎链球菌坏死性肺炎病例较以往增加,引起了学者的关注。肺炎链球菌不产生坏死毒素,其导致坏死性肺炎的机制尚不明确。目前有学者认为可能与肺炎链球菌的血清型有关,某些血清型肺炎链球菌可引起组织坏死,如国外有研究发现肺炎链球菌坏死性肺炎的发生与血清型 3、19A 型感染有关。也有研究认为,坏死性肺炎与肺炎链球菌耐药后毒力改变或肺梗死引起的肺坏疽有关。

### (六) 实验室检查

血白细胞计数 $(10~20)×10^9/L$,中性粒细胞多在 80% 以上,C-反应蛋白常阳性。痰涂片可见革兰氏阳性球菌。呼吸道分泌物、血液、胸水培养可获肺炎链球菌。聚合酶链反应(PCR)检测及荧光标记抗体检测可提高病原学诊断率。

### (七) X 线检查

婴幼儿早期胸片纹理增强,两肺后中下野有大小不等点状浸润,或融合成片状阴影;累及胸膜时,可见肋膈角变钝、间叶胸膜增厚;部分可见肺气肿、肺不张。年长儿胸片示肺叶或节段大片致密影。多数患儿在起病 3~4 周后阴影消失。

### (八) 诊断与鉴别诊断

根据典型的症状和体征不难诊断,但本病早期缺乏咳嗽和胸部体征,易与其他急性热病相混。呕吐、头痛、谵妄等表现,应与中枢神经系统及中毒型菌痢区别。呕吐、腹痛,应与阑尾炎鉴别。支气管结核合并肺段病变或干酪性肺炎的体征与胸片所见,可与大叶性肺炎相似,但起病缓慢、肺部阴影持续时间长,结核菌素试验阳性。另外,还应与其他病原菌引起的肺炎鉴别。

### (九) 治疗

1. 一般疗法。

2. 抗菌药物治疗　一经诊断即应给予抗菌药物治疗,不必等待细菌培养结果。

(1) 侵袭性肺炎链球菌性肺炎的治疗:对肺炎链球菌引起 IPD 患者,疑似肺炎链球菌脑膜炎或其他细菌性脑膜炎的所有儿童(包括新生儿),初始经验治疗应使用万古霉素联合头孢噻肟或头孢曲松。如对 β-内酰胺类(青霉素和头孢菌素)过敏者,可考虑万古霉素和利福平联合给药。可供选择以治疗肺炎链球菌脑膜炎的其他抗菌药物包括美洛培南。一旦获取脑脊液培养和药敏结果,则应据此调整抗菌药物。如果对青霉素、头孢噻肟或头孢曲松敏感,则应停止万古霉素的继续使用,只有当肺炎链球菌对青霉素和头孢噻肟或头孢曲松不敏感时,才应该继续使用万古霉素。婴儿和儿童 IPD 静脉抗菌药物的推荐剂量和用法,见表 11-3。

表 11-3　儿童 IPDs 静脉抗菌药物推荐剂量和用法

| 抗菌药物 | 肺炎链球菌脑膜炎 | | 非脑膜炎 | |
| --- | --- | --- | --- | --- |
| | 剂量/(kg·d) | 间隔时间(h) | 剂量/(kg·d) | 间隔时间(h) |
| 青霉素 G | 25 万~40 万 | 4~6 | 25 万~40 万 | 4~6 |
| 头孢噻肟 | 225~300mg | 8 | 75~100mg | 8 |
| 头孢曲松 | 100mg | 12~24 | 50~75mg | 12~24 |
| 万古霉素 | 60mg | 6 | 40~45mg | 6~8 |
| 利福平 | 20mg | 12 | 无使用指征 | 无使用指征 |
| 氯霉素 | 75~100mg | 6 | 75~100mg | 6 |
| 氯林可霉素 | 无使用指征 | 无使用指征 | 25~40mg | 6~8 |
| 美罗培南 | 120mg | 8 | 60mg | 8 |
| 亚胺培南 | 无使用指征 | 无使用指征 | 60mg | 6 |
| 利奈唑胺 | 无使用指征 | 无使用指征 | 30mg | 8 |

经抗菌药物治疗后,高热常在 24 小时内消退或数日内逐渐下降,若体温降而复升或 3 天后仍不降者,应考虑肺炎链球菌的肺外感染,如脓胸、心包炎或关节炎等,及时做相应治疗,其中脓胸应积极排脓引流。对合并感染性休克或中毒性脑病的患儿,应及时抢救。

(2) 非侵袭性肺炎链球菌性肺炎的治疗:轻度肺炎可在门诊口服抗菌药物治疗,首选口服阿莫西林,剂量加大至 80~90mg/(kg·d),也可选择阿莫西林克拉维酸(7:1剂型)、头孢羟氨苄、头孢克洛、头孢丙烯、头孢地尼等。我国肺炎链球菌对大环内酯类抗菌药物高度耐药,克拉霉素、阿奇霉素只作为替代选择。重度肺炎应该住院治疗,初始经验治疗选择静脉途径给药。要考虑肺炎链球菌耐药,但以 PIS 为主,可以首选阿莫西林克拉维酸(5∶1)或氨苄西林舒巴坦(2∶1),或头孢呋辛或头孢曲松或头孢噻肟。对危重者宜使用头孢曲松或头孢噻肟联合大环内酯类,特别在治疗初始 48~72 小时。万古霉素和利奈唑胺不宜作为首选。

### (十) 预防

1. 一般预防措施　儿童的生长发育阶段应给予足够的营养,及时合理地添加辅食。要积极防治某些营养性疾病,如佝偻病、贫血、营养不良等。适当户外活动,锻炼身体,增强体质。居室应定期通风,保持室内空气新鲜,减少烟尘。重视预防感染性疾病的一般措施,在呼吸道感染性疾病高发季节,减少暴露在人群拥挤的公共场所的机会。

2. 特异性预防及疫苗　接种肺炎链球菌疫苗是特异性的预防措施,我国目前已经上市的有两种,7 价肺炎链球菌结合疫苗(PCv7,包括 4、6B、9V、14、18C、19F 和 23F 型)和 23 价肺炎链球菌多糖疫苗(PPV23,包括 1、2、3、4、5、6B、7F、8、9N、9V、10A、11A、12F、14、15B、17F、18C、19A、19F、20、22F、23F 和 33F 型)。PPV23 只含荚膜多糖抗原,不含载体蛋白,由于多糖为 T 细胞非依赖性抗原,因此,2 岁以下儿童对此疫苗缺乏有效的免疫应答,其适用人群为 2 岁以上的高危人群和 65 岁以上的老人。PCv7 由 7 种常见致病血清型的多糖抗原与白喉类毒素载体蛋白 CRM197 结合构成,为 T 细胞依赖性抗原,能够有效刺激机体免疫系统,产生足够的保护性抗体,并具有免疫记忆。其适用人群为 5 岁以下的儿童,尤其是 2 岁以下的儿童只能使用 PCv7 进行保护。

### 三、金黄色葡萄球菌肺炎

金黄色葡萄球菌肺炎(staphylococcal aureus pneumonia)简称金葡菌肺炎,多见于新生儿和婴幼儿,常为原发性感染,年长儿多继发于金葡菌败血症。一年四季均可发病,以冬、春季节发病率较高。无论是吸入或血行性金葡菌肺炎均可并发肺脓肿和脓胸。近年来由于抗生素的不合理使用,金葡菌的耐药菌株明显增加。

### (一) 病原

金黄色葡萄球菌为革兰氏阳性球菌,为需氧或兼性厌氧菌,在普通培养基上生长良好,菌落可呈金黄色。在血琼脂平板上产生的菌落较大,周围有透明溶血圈。由于滥用抗生素,耐药菌株不断出现,且多呈多重耐药性。自 1961 年发现第 1 株耐甲氧西林金黄色葡萄球菌(methicillin resistant staphylococcus aureus,MRSA)以来,在全世界范围内 MRSA 广泛传播,常造成医院感染的暴发流行。近年来,对万古霉素耐药的菌株也已经出现。目前,MRSA 已逐渐取代甲氧西林敏感金葡菌(methicillin sensitive staphylococcus aureus,MSSA)成为社区获得性肺炎的主要病原菌之一。金葡菌致病性强,产生各种毒素和胞外酶。另外,杀白细胞素(Panton-Valentine leukocidin,PVL)阳性金黄色葡萄球菌相关性坏死性肺炎的发生率在逐渐地增加,值得注意。

### (二) 发病机制

金黄色葡萄球菌的致病物质主要是毒素与酶,如溶血毒素、杀白细胞素、肠毒素等,具有溶血、坏死、杀白细胞及血管痉挛等作用,透明质酸酶可促进感染扩散。金葡菌凝固酶为阳性,是化脓性感染的主要原因。

1. 外毒素　是一种滤过性不耐热性混合物,注入动物体内后能使动物死亡及引起皮肤坏死,并有 α、β、γ 及 δ 四种可溶性溶血素。溶血素可引起溶血、贫血、黄疸。

2. 杀白细胞素　可致白细胞减少。

3. 凝固酶　大多数有致病性的葡萄球菌能产生凝固酶,凝固酶能使纤维蛋白沉积于金葡菌表面,从而防碍吞噬细胞的吞噬作用,或可防止细菌在细胞内破坏。致病性葡萄球菌对吞噬作用有抵抗力,被白细胞吞噬后能活跃地在细胞内繁殖,不易被抗生素及周围体液中的免疫物质(如 IgA、IgM、溶菌酶等)所消灭,并能随血液广泛散布。非致病性葡萄球菌被白细胞吞噬后在细胞内很易死亡。

4. 透明质酸酶　葡萄球菌能产生透明质酸酶,可促进感染扩散。

金葡菌可通过呼吸道或通过人的直接接触进行传播。多寄生于人的上呼吸道及皮肤,新生儿出生后 5 天 10%~90% 带菌,脐部较鼻前庭带菌早,1 岁以后鼻部带菌率为 20%~40%。另外,医院内空气、灰尘、器械、家具等常有金葡菌存在,且不少为耐药菌株,因而在医院中及新生儿室内,金葡菌交叉感染或流行屡见不鲜。幼婴儿及新生儿呼吸道黏膜柔嫩,支气管上皮细胞纤毛少,摆动力弱,清除细菌的能力差,局部呼吸道黏膜分泌溶菌酶及 SIgA 不足,合成免疫球蛋白功能不成熟,整个呼吸道黏膜屏障作用低下,因而婴幼儿及新生儿感染金葡菌肺炎发病率较高。此外呼吸道病毒感染有利于金葡菌的传播,尤其是较长时间的流感流行,易于并发金葡菌肺炎。金葡菌可由上呼吸道感染后发生支气管原性感染或经血行而感染肺部。曾有报道,小儿金葡菌败血症 104 例,发生肺炎者 47 例,占 45.5%,发生胸膜炎与肺脓肿者各 3 例,占 2.8%。小儿金葡菌肺炎与脓胸多发生于幼小婴儿,1 岁以下占 60%~70%,3 个月或 3 个月以下婴儿占 30%。

### (三) 病理

病理改变以肺组织广泛出血性坏死和多发性小脓肿形成为特点。脓肿中有红细胞、白细胞、坏死的组织碎片及大量金葡菌。或在肺组织本身发现肺大疱样病变。胸膜下小脓肿若发生破裂可形成脓胸或脓气胸,或形成支气管胸膜瘘,造成张力性气胸。并可引起败血症及其他器官的迁徙性化脓灶,如化脓性心包炎、脑膜炎、肝脓肿、皮肤脓肿、骨髓炎和关节炎。

### (四) 临床表现

1. 新生儿 多在皮肤脓疱或脐炎后出现低热、黄疸消退延迟或加重、呻吟、拒奶、呼吸急促、发绀、喘鸣等症状,肺炎进展迅速。

2. 年长儿 一开始可有 1~2 天上呼吸道感染症状,或有皮肤小疖肿的病史,数天到 1 周后,突起发热,多呈弛张高热。精神萎靡,咳嗽,痰呈黏液脓性或棕红色,呼吸困难,发绀,呕吐、腹泻,鼻翼扇动,三凹征。全身中毒症状明显,可有面色苍白、发灰、皮肤发花、肢端冰冷、心音低钝、血压下降等休克表现。可有各种类型皮疹,如荨麻疹或猩红热样皮疹。

3. 婴儿 除上述症状外,有嗜睡、烦躁不安甚至惊厥。

肺部早期呼吸音降低,可闻及中、细湿啰音。肺部病变发展迅速,可出现脓胸、脓气胸甚至肺脓肿。此时叩诊呈浊音,语颤和呼吸音减弱或消失。

### (五) 实验室检查

1. 血白细胞总数明显升高,中性粒细胞比例增加,核左移,可出现中毒颗粒。婴幼儿、重症患儿可出现外周血白细胞减少,但中性粒细胞百分比仍较高。

2. 痰涂片可见大量成堆葡萄球菌和脓细胞。

3. 血、脓液、胸水培养多为阳性。

4. 血清抗体可阳性。

### (六) X 线检查

早期与一般肺炎相同,但病变发展迅速,X 线胸片有如下特点:

1. 临床表现与胸片所见不一致,疾病早期临床症状已很严重,而肺部 X 线改变不明显,或仅有肺纹理增深或双侧或单侧小片状浸润;当临床症状趋于好转时,在胸片上却可见明显病变,如肺脓肿、肺大疱等(图 11-1)。

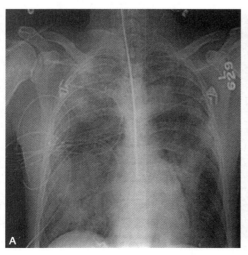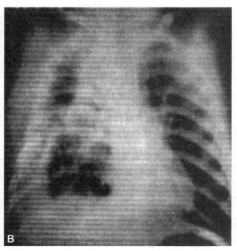

**图 11-1 金黄色葡萄球菌肺炎**
A. 可见多发性小脓肿;B. 可见并发的肺大疱

2. 病变发展极快,肺部小片状浸润或小块状实变可于数小时内发展成为多发性肺脓肿或肺大疱,在短时间内可形成脓胸、脓气胸、或突然发生张力性气胸、纵隔气肿。

3. 病程中多合并小脓肿、脓气胸、肺大疱,重者可见纵隔积气、皮下气肿及支气管胸膜瘘。

4. 胸片上病灶阴影持续时间较一般细菌性肺炎时间长,在 2 个月时可能还未完全消失。

5. 如果胸片提示多肺叶渗出、空洞和胸腔积液等,需考虑为产 PVLCA-MRSA 肺炎。

### （七）并发症

1. 脓胸　表现为高热不退,呼吸困难加重;患侧呼吸运动受限,语颤减弱,叩诊呈浊音;呼吸音减弱,有时可闻及管状呼吸音。当脓液较多时,患侧肋间隙饱满,纵隔和气管向健侧移位。胸部 X 线示患侧肋膈角变钝,或呈反抛物线状阴影。胸腔穿刺可抽出脓液。

2. 脓气胸、张力性气胸　肺脏边缘的脓肿破裂并与肺泡或小支气管相同即造成脓气胸。表现为突然呼吸困难加剧,剧烈咳嗽,烦躁不安,面色发绀。叩诊积液上方呈鼓音,呼吸音减弱或消失。若支气管破裂处形成活瓣,气体只进不出,可形成张力性气胸,可危及生命,必须积极抢救。立位 X 线检查可见液气面。

3. 肺脓肿　由于金葡菌对肺实质破坏较重,实变的中心坏死液化,形成多个小脓肿,患儿肺炎症状不见改善,高热不退,中毒症状严重,咳嗽剧烈;若为单个较大的脓肿与支气管相通,年长儿可吐脓性痰,量多而臭,幼婴痰多吞入胃中不能很好吐出,或可有口臭。X 线检查可见肺野厚壁空洞内有液平面。周围血白细胞增高,中性粒细胞分类数高。

4. 肺大疱　由于细支气管形成活瓣状的部分阻塞,气体进多出少或只进不出,肺泡扩大、破裂形成大疱,可一个亦可多个。体积小者无明显症状,体积大者可引起呼吸困难。X 线可见薄壁空洞。

5. 败血症　并发败血症时,其他脏器也可出现脓肿,如肝、脾、肾、腹膜、骨髓、心包,脑膜化脓性病灶及肾皮质坏死等亦可见到。

### （八）诊断

1. 病原学诊断

（1）在抗生素治疗前进行痰、鼻咽拭子、浆膜腔液、血液或肺穿刺物的培养,可有一定阳性率。

（2）快速诊断法为取痰或胸水涂片作革兰氏染色,发现中性粒细胞及革兰氏阳性球菌呈葡萄串链排列,可立即提供葡菌肺炎初步诊断的参考。

（3）用对流免疫电泳（CIE）检测金葡菌感染的患者血清中磷壁酸抗体,滴度≥1∶4 为阳性,可协助金葡菌感染的病原学诊断,复查该抗体的升降还有助于病情监测,以供治疗参考。

2. 诊断　1 岁以下尤其是 3 个月以下婴儿患肺炎时,起病急、病情发展迅速时可考虑本病。如近期有上呼吸道感染,身体任何部位的皮肤疖肿,或其他葡萄球菌感染灶的存在,可提供有价值的诊断线索。伴肺大疱脓胸或肺脓肿形成者为金葡菌肺炎的典型改变。

### （九）鉴别诊断应与下列疾病相鉴别

1. 原发性肺结核　患儿一般有结核病接触史,结核菌素试验阳性。胸片肺门淋巴结阴影增大,周围可有炎性改变,肺内大片浸润其中有透光区,由此可以鉴别。

2. 呼吸道吸入　能透 X 线的异物如植物、动物的软骨等形成肺脓肿,患儿可有发热、咳嗽,肺部 X 线表现类似肺脓肿,但对一般抗生素治疗效果不好,应警惕由异物所致。患儿有异物吸入史,突然出现呛咳,可有肺不张和肺气肿。

3. 横膈疝　横膈疝可伴肠曲进入胸腔,多为胸腹裂孔疝,多见于新生儿,儿童亦可见到。按进入胸腔脏器的多少及年龄不同有很大差别,临床可有呼吸困难与发绀,在食后及哭闹后加剧,可反复发生肺炎、腹痛与呕吐。体检可见患侧胸壁呼吸运动减弱,心界向对侧移位。患侧叩诊呈鼓音,肺呼吸音减低或消失,并可闻及肠鸣音,X 线可协助诊断。

4. 其他病原体引起的肺炎　如原发性肺念珠病可有急性发热、咳嗽、吐痰,X 线检查可有类似肺炎或肺脓肿改变,抗生素治疗无效,痰涂片及痰培养可有白色念珠菌。对抗真菌治疗效果好。

### （十）治疗

1. 一般对症处理　同一般肺炎。

2. 抗生素治疗　抗生素的选择在取得培养标本后,必须立即开始抗生素治疗,治疗原则为:

（1）早期:一旦明确诊断,立即进行治疗。

（2）足量:抗生素剂量要大,维持高水平血药浓度。

（3）足疗程：临床好转，体温正常后，还需治疗2周以上，停药过早，容易复发。

（4）静脉用药。

（5）不轻易换药：由于本病在应用有效抗生素治疗后，需要5～7天以上体温才能下降，故应用抗生素至少需要5～7天，证明无效后才考虑换药。对青霉素敏感者，可选用苯唑西林、邻氯西林。对于MRSA，可选用：①万古霉素：15mg/kg，静滴，每6小时给药1次；②克林霉素：10～13mg/kg，静滴，每6～8小时给药1次［不超过40mg/（kg·d）］；③利奈唑胺：10mg/kg，静滴，每8小时给药1次（每次不超过600mg）。合并脓毒症休克者应联合用药，如利奈唑胺+克林霉素+利福平，疗程至少3～4周。同时加强支持治疗，可以用新鲜血浆、静脉用丙种球蛋白等。

发展为脓胸或脓气胸时，可给予胸腔穿刺治疗，如脓液多或黏稠不易抽出，易施行闭塞引流术治疗。

### （十一）预后

并发脑膜炎、心包炎、张力性气胸者，预后较差。

### （十二）预防

1. 小儿必须注意营养摄入，安排好合理的生活制度，多进行户外活动，多行日光照射，勤洗澡，搞好皮肤黏膜清洁卫生工作，增强体质，提高机体免疫力。

2. 合理使用抗生素，以减少耐药金葡菌菌株的产生。

3. 医院、幼托机构等要建立健全卫生消毒隔离制度，新生儿室及手术室要定期作空气、墙壁、地板、被褥及食具的消毒工作，严禁有金葡菌感染的人员进入。

## 四、革兰氏阴性杆菌肺炎

近年来，革兰氏阴性杆菌如流感嗜血杆菌、肺炎克雷伯杆菌、铜绿假单胞菌以及大肠埃希菌所致肺炎有增加趋势。可能有以下几点原因：①临床上大量应用广谱抗生素或联合使用多种抗生素，致使敏感菌株受到抑制，而对大多数抗生素耐药的铜绿假单胞菌、大肠埃希菌、肺炎克雷伯杆菌等得以繁殖，导致菌群失调，引起肺炎。②医源性因素如雾化治疗、气管切开或长期气管插管、动静脉或尿道插管、湿化器或人工呼吸器的使用、腹膜透析以及血液透析等均可因医疗器械污染致病菌

而引起感染。③白血病或其他恶性淋巴瘤患儿长期服用免疫抑制药物，可使其免疫功能障碍而易感染。如肾上糖腺皮质激素可使循环中的T细胞减少，淋巴母细胞转化率降低；此外糖皮质激素对于巨噬细胞的聚集及中性粒细胞的趋化性均有抑制作用。细胞毒药物可抑制体液和细胞免疫反应，减少循环中的中性粒细胞和淋巴细胞。④营养不良患儿体液及细胞免疫功能低下，易发生感染。

### （一）流感嗜血杆菌肺炎

流感嗜血杆菌肺炎（hemophilus influenzae pneumonia）好发于6个月至5岁的小儿。

1. **病原**　流感嗜血杆菌为革兰氏阴性杆菌，呈多形性，无芽胞、鞭毛，不能运动，为兼性厌氧菌。有荚膜的黏液型菌株，毒力较强。有荚膜的流感嗜血杆菌含有荚膜多糖抗原，具有型特异性，能刺激机体产生保护性抗体。根据生化反应和荚膜多糖抗原不同，可以分为9个生物型和a～f共6个血清型，其中b型对儿童致病力最强，f型次之。不含荚膜不能分型者为不定型，且近年研究表明，其他各型流感嗜血杆菌同样可引起人体多种感染性疾病。首都儿研所研究表明，肺炎患儿流感嗜血杆菌阳性者中，不定型流感嗜血杆菌占多数（70%），为重要的致病菌。流感嗜血杆菌较广泛地寄居于健康人的鼻、咽、眼及阴道黏膜中，常与正常菌群共生，是社区获得性肺炎的重要病原菌。亦可引起儿童化脓性脑膜炎、鼻咽炎、咽喉会厌炎、鼻窦炎、化脓性关节炎等。大多数社区获得性肺炎的研究显示，流感嗜血杆菌是细菌性肺炎较为常见的病因，仅次于肺炎链球菌。近年来，世界各地流感嗜血杆菌菌株对β-内酰胺类抗生素、四环素、氯霉素及复方新诺明的耐药率正以较快的速度上升；世界各地报道的单一耐药率和多重耐药率也不断增加，引起了医学界的普遍关注。其耐药机制包括β-内酰胺酶的产生、细菌青霉素结合蛋白的改变、外膜蛋白通透性的下降、产生生物被膜和乙酰转移酶等。

2. **发病机制**　大多数流感嗜血杆菌感染系由于b型所致。b型菌株荚膜的多核糖基磷酸核糖醇（ribital phosphate，PRP）具有抗吞噬、抗补体的作用，因而增加了它的毒性。无荚膜菌株的侵袭力虽较b型弱，但常与黏膜表面的定植和邻近组织（如中耳、鼻窦等）病变有关。流感嗜血杆菌感染常见于6个月～5岁的小儿。约90%的新生

儿血中含有来自母体的杀菌抗体，而年长儿则由于感染后获得了杀菌抗体，故在年龄分布方面，流感嗜血杆菌肺炎在<6个月婴儿及年长儿的发病率很低。

某些呼吸道病毒感染可为流感嗜血杆菌肺炎的发病创造有利条件。临床观察曾发现在流行性感冒流行之际，同时患有流感及流感嗜血杆菌感染者，病情多较严重。

3. 病理　病变可为局限（节段性或大叶性肺炎），也可为弥散分布（小叶性肺炎），多为大叶性分布，偶可见两叶肺或两叶以上肺部受累。病变肺组织可见多形细胞或淋巴细胞浸润，支气管或细支气管上皮细胞遭受破坏，间质有水肿，常有红细胞浸润，呈出血性。

4. 临床表现　起病前常有上呼吸道感染症状，继之出现发热、咳嗽、咳痰，全身症状重，中毒症状明显，重者呼吸困难和鼻翼扇动等，累及胸膜者有胸痛。病程可持续数周。肺部叩诊呈浊音，可闻及管状呼吸音及湿啰音。免疫功能低下者易并发败血症、脓胸、心包炎、脑膜炎以及化脓性关节炎等。

5. X线检查　示一叶或多叶节段性或大叶性炎性阴影，下叶多受累，少数为弥漫性支气管肺炎或毛细支气管炎改变。可见局限性胸膜炎改变或少量积液。弥漫性支气管肺炎早期与急性毛细支气管炎相似，如间质水肿明显，后炎症加重，出现粟粒状阴影，常于肺底部融合。

6. 合并症　脓胸最常见，其他可有心包炎、脑膜炎以及化脓性关节炎，多见于体弱、免疫功能低下者。

7. 诊断　以下几点可提示流感嗜血杆菌肺炎：

（1）大多数病例为社区获得性，以3岁以下儿童多见。

（2）起病较慢，多数患者有感冒前驱症状。

（3）主要症状为痉挛性咳嗽，全身症状重，中毒症状明显，常有高热、呼吸困难及衰竭。

（4）白细胞增高明显，通常为$(15 \sim 30) \times 10^9/L$，有时伴淋巴细胞的相对或绝对升高。

（5）胸部X线检查显示以大叶实变为主，少数呈支气管肺炎改变，或伴胸腔积液。但病原学检查是最终的确诊依据。

8. 治疗　抗菌治疗既往首选氨苄西林，但近年来的细菌耐药检测显示对氨苄西林耐药的流感

嗜血杆菌增加。目前临床抗菌治疗一般首选阿莫西林+克拉维酸钾或氨苄西林+舒巴坦，备选第2、3代头孢菌素或大环内酯类药物（如阿奇霉素、克拉霉素）。也有学者推荐用利福平20mg/（kg·d），认为其可减少儿童再次感染流感嗜血杆菌时对氨苄青霉素的耐药性。

**（二）肺炎克雷伯杆菌肺炎**

肺炎克雷伯杆菌肺炎（（Klebsiella pneumoniae pneumonia）是由肺炎克雷伯杆菌引起的肺部炎症。肺炎克雷伯杆菌是医院获得性肺炎的重要致病菌，占医院获得性革兰氏阴性杆菌肺炎中的30%。病情多较严重，病死率较高。

1. 病因　本菌为革兰氏阴性短粗、卵圆形杆菌，常成双排列。无鞭毛，有荚膜，能发酵乳糖。根据荚膜抗原可分成72型。荚膜抗原有阻止吞噬细胞向病灶移动的作用。

肺炎克雷伯杆菌在自然界广泛存在，属于条件致病菌，常存在于人体的呼吸道和肠道。一般不致病。当机体免疫力降低时，细菌可从口咽部侵入肺部，亦可通过飞沫传播而致病。近年来，肺炎克雷伯杆菌耐药率显著升高，主要表现为多药耐药菌株增多，对三代头孢菌素耐药性升高，对四代头孢菌素、β-内酰胺酶抑制剂复合物耐药性也呈升高趋势。其耐药的主要机制为产生特异的β-内酰胺酶，包括超广谱β-内酰胺酶（extended-spetrum beta-lactamases，ESBLs）和头孢菌素酶（AmpC beta-lactamase）。

2. 病理　本菌常迅速引起肺内浸润、实变、坏死，甚至空洞形成。病变呈大叶性、小叶性或两者同时出现。肺上叶常被波及，但常见多叶肺受累。肺泡壁毛细血管充血，肺泡腔内充满大量中性粒细胞、红细胞、纤维蛋白及病原菌的渗出液，后发生肺泡壁坏死、液化并形成脓肿。

3. 临床表现　多急性起病，寒战、高热，体温大都在39℃以上，一般呈稽留型或败血症型，热程较长。伴有呼吸困难、发绀、痉挛性或频繁咳嗽，咳出大量红棕色黏稠胶冻样痰。少数有腹痛、腹泻、呕吐。重症患者可有血压下降、黄疸、发绀、意识障碍，出现呼吸衰竭和休克。肺部体征较少，典型病例出现肺实变体征。常见并发症为肺脓肿，可呈多房性蜂窝状，后可形成纤维性变；其次为脓胸、胸膜肥厚。

4. X线检查　示肺段或大叶性致密实变阴影，其边缘往往膨胀突出，多见于上叶后段和下叶

尖段。部分患儿可见肺脓肿、肺空洞及脓胸。

5. 治疗 早期经验性抗生素治疗，一般用头孢菌素（如头孢拉定、头孢孟多、头孢呋辛钠、头孢他啶等）。轻症可单独用药，重者应联合用药。因产 ESBLs 的肺炎克雷伯菌株的比例不断增加，有条件的医院应常规检测 ESBLs，对阳性菌株应根据药敏选用亚胺培南或含 β-内酰胺酶抑制剂的第三代头孢菌素、头霉烯类抗生素治疗。抗生素治疗应持续 2~3 周，如有空洞或脓胸应延长用药达 4~6 周。

**（三）铜绿假单胞菌肺炎**

铜绿假单胞菌肺炎（pseudomonas aeruginosa pneumonia）是一种坏死性支气管肺炎。本病病情重，病死率高，多发生于有严重心肺疾病的患儿、早产儿、免疫缺陷患儿、营养不良患儿等。

1. 病因 铜绿假单胞菌为革兰氏阴性菌，有鞭毛，能运动，因能产生绿色色素，感染创口时可形成绿色脓液。铜绿假单胞菌广泛存在于自然界（水、土壤、植物、动物和人）中。医院环境更易污染此菌，如洗涤槽、肥皂盒、药物、食物、雾化器、湿化器、人工呼吸器以及刷子、拖把等均可被污染。由于其偏爱潮湿环境，故在人体上的定植常发生在会阴部、腋窝及耳朵等处。传染源可来自：①医务人员；②住院患儿开放病灶如皮肤、尿道、呼吸道及消化道的铜绿假单胞菌感染；③污染的器械等。铜绿假单胞菌是引起住院患者特别是 ICU 患者肺炎的主要院内病原菌，是医院获得性肺炎的首要病因。在医院内最易受到铜绿假单胞菌感染的是中性粒细胞减少和进行机械通气的患者，其死亡率可超过 30%。

2. 侵入途径 细菌可通过医务人员的手，饮食及水，各种操作如静脉插管、导尿、气管切开、气管插管、各种吸入治疗或人工呼吸器治疗而侵入人体。侵入途径与年龄及原发病有关。婴幼儿及儿童侵入途径多为皮肤、脐部、呼吸道和胃肠道等，而年老者多经泌尿道侵入。亦有血源性者，如铜绿假单胞菌菌血症患者感染可经血液侵袭肺而致肺炎。

3. 发病机制

（1）细菌的因素：铜绿假单胞菌的致病物质包括内毒素、毒素 A、胞外酶 S、弹性蛋白酶和磷酸酯酶 C 等，而内毒素是其中最主要的一种。内毒素在革兰氏阴性杆菌感染中发挥了重要的炎症诱发和促进作用，严重的肺部革兰氏阴性杆菌感染使得全身尤其是肺部受内毒素刺激，大量炎症效应细胞被激活，分泌产生各种炎症介质，作用于肺部引起急性肺损伤，甚至导致 ARDS，内毒素入血后造成内毒素血症，可以作用于各个脏器，严重者可发生多器官功能衰竭。

（2）人体的抵抗力降低：在宿主免疫功能正常情况下，铜绿假单胞菌致病力不大。一般年长儿及成人均有一定的免疫力，当患儿的防御功能受损时，就会增加对铜绿假单胞菌的易感性。以下为铜绿假单胞菌感染的高危因素：①中性粒细胞的吞噬作用对抵御铜绿假单胞菌感染非常重要，当白细胞计数明显降低（如<1×10⁹/L）时，易患本病。②其他：如某些恶性肿瘤，如白血病、恶性淋巴瘤患儿服免疫抑制药物，而使机体细胞免疫功能降低者；有侵入性医疗操作者；长期应用广谱抗生素者；长期应用激素者；免疫缺陷性疾病患儿；早产婴、年幼体弱婴儿、营养不良患儿等免疫力低下者均易患本病。

4. 病理 病变可分布于各叶肺部，但以双下叶及上叶下部受累者多见。病理特征为在肺部形成凝固性和出血性坏死结节病灶，触之为软骨样硬结，直径为 0.2~0.5cm，境界清晰。硬结外观因出血带环绕而呈红色，其切面中心为黄色凝固性坏死组织。坏死灶可融合成片。镜下见坏死灶内肺泡壁部分破坏，部分残存，肺泡腔内充满坏死性中性粒细胞（核破裂、核溶解消失）及保存较好的单核细胞和淋巴细胞，坏死灶周围充血、水肿并可见出血带。肺泡间质亦坏死，但炎症反应较轻，主要为淋巴细胞和单核细胞浸润，明显缺乏中性粒细胞。常可见胸膜反应或浆液血性胸腔积液。肺部亦可遍布散在性小脓肿，肺泡隔坏死，脓腔内充满液化坏死物，炎症细胞浸润明显，以淋巴细胞和单核细胞为主，伴有坏死的中性粒细胞。

经呼吸道吸入者先引起坏死性支气管、细支气管炎，后累及邻近肺组织。炎症通过 Cohn 孔在肺泡间扩散，融合成片，造成亚段、段、叶和全肺叶实变。肺血管病变较少。

经血源感染者，铜绿假单胞菌可在肺泡毛细血管壁上形成菌落，并引起血管壁炎症，肺泡毛细血管有血栓形成，重者可发展成中、小肺血管炎，管壁水肿甚至坏死与血栓形成。周围肺组织形成凝固性和出血性坏死灶。

5. 临床表现 起病时常出现上呼吸道感染症状，在短期内病情迅速发展。患儿寒战、高热，发热呈间歇或弛张型,早晨比下午高。咳嗽、咳痰,呈脓性绿色,可有咯血,呼吸困难,全身中毒症状明显,可累及胸膜。重症者有意识障碍、昏迷,甚至休克。体检:肺部体征无明显大片实变,可听到湿性啰音;伴有胸膜炎者,叩浊、呼吸音减低。伴有菌血症患儿,则除上述症状外,尚可出现黄疸、贫血、肝脾大以及典型的皮肤改变。

6. X 线检查　早期肺部充血,X 线表现为肺间质水肿。随之出现结节状浸润影,双侧分布,以双下叶肺受累者较多见。可因肺组织坏死而形成脓腔,大小不一,壁薄,类似金葡菌肺炎的空洞。累及胸膜者可见胸腔积液。

7. 治疗　头孢他啶是所有抗假单胞菌的头孢菌素中最有活性和杀菌能力的,且不易产生耐药性;亚胺培南在体外有很好的抗假单胞菌活性,但在一些研究的治疗过程中可出现耐药性,且大剂量使用会引起癫痫发作;美罗培南对 PA 活性比亚胺培南更好,且可大剂量使用,但在治疗过程中仍会出现耐药性;哌拉西林/他唑巴坦处于中间地位。

**(四) 大肠埃希菌肺炎**

大肠埃希菌肺炎是由大肠埃希菌引起的革兰氏阴性菌肺炎,常发生于全身衰竭或免疫功能低下的患儿。

1. 病因和病理　大肠埃希菌为革兰阴性两端钝圆的短杆菌,有时近似球形。大多菌株有鞭毛,能运动。少数菌株可形成荚膜。本菌为肠道的正常菌群,但在某些条件下,如年龄幼小、体弱、营养不良、广泛应用抗生素以及免疫力低下等均可促使其侵入机体而生病。大肠埃希菌有菌体 O 抗原、膜 K 抗原、鞭毛 H 抗原和菌毛 F 抗原。本菌常为医院内感染的重要病原,在临床上的分离率为 14.2%。感染途径有血源性播散、内源性和外源性吸入 3 种方式。

2. 病理改变　镜下为出血性肺炎,表现为间质单核细胞增多、肺泡毛细血管充血、肺泡腔蛋白质渗出。

3. 临床表现　大多有原发泌尿道或胃肠道感染,特别是免疫功能低下患儿。突然出现寒战、高热、咳嗽、咳黄脓痰,常伴恶心、呕吐、腹泻、腹痛。重症者可有血压下降、黄疸、意识障碍。肺底可闻及湿啰音,无实变体征。约 40% 患儿有脓胸体征。部分病例住院时的主要表现即为感染性休克。

4. X 线检查　肺部 X 线改变无特征,可见单侧或双侧下肺有小片状浸润阴影,边缘模糊,有时可融合。部分可见胸腔积液征。

5. 治疗　首选第 3 代或第 4 代头孢菌素或哌拉西林等广谱青霉素,备选替卡西林/克拉维酸、哌拉西林/他唑巴坦;产 ESBLs 菌轻中度感染首选替卡西林/克拉维酸,哌拉西林/他唑巴坦,重症感染或其他抗菌药物治疗效不佳时选用厄他培南、亚胺培南、美罗培南和帕尼培南。产 AmpC 酶者可首选头孢吡肟,备选亚胺培南、美罗培南和帕尼培南。治疗应持续 2 周以上。

**(五) 军团菌肺炎**

军团菌肺炎于 1976 年在美国费城首次暴发,1982 年我国学者首次报告该病例,以后对军团菌感染的认识逐渐深入。军团菌肺炎是军团菌引起的一种以肺部感染为主、伴全身多系统损害的急性传染病,可发生于任何年龄段。在儿童的肺部感染性疾病中,军团菌肺炎占有一定的比例。

1. 病原　军团菌是一类需要特殊营养的革兰氏阴性需氧菌,细菌短小,在普通培养基上不生长。军团菌感染后,在单核细胞内繁殖,因此,抗体、补体及多核细胞对军团菌缺乏抑制与杀伤作用。军团菌广泛存在于自然水和人工水以及土壤中,尤其是空调设备冷却水中的检出率最高。目前已分离出 48 个种、70 个血清型,其中至少 20 种与人类疾病有关。与人类关系最为密切的为嗜肺军团菌种(Legionella pneumophile,Lp),已发现 15 个血清型(L1~L15)。另外,常见的致病非嗜肺军团菌种包括米克戴德军团菌(Lm)、杜莫夫军团菌(Ld)、博兹曼军团菌(Lb)、佐单军团菌(Lj)等。

2. 发病机制　含有军团菌的直径小于 5$\mu$m 的小颗粒气溶胶可在吸入后直接穿入呼吸性细支气管和肺泡造成感染。含菌微粒的危害性取决于细菌的存活和稳定状态,后者又取决于细菌本身若干因素,包括代谢活性、侵入途径、菌株毒力等,以及有无其他微生物或原虫,尤其是阿米巴的混合感染。有研究发现,Lp 侵入并在阿米巴体内繁殖为细菌传播致病提供了良好的条件。

军团菌直接侵犯破坏组织细胞,各种毒素的毒性作用是造成肺组织炎性损伤的基本因素。外膜蛋白 MIP 可促进吞噬细胞对细菌的摄入并破坏细胞的杀菌功能;LP 的外毒素有消化卵黄囊和灭活 α-抗糜蛋白酶的作用;脂多糖(LPS)有利于细菌黏附宿主细胞,保护细菌免受细胞内酶的破坏,促进单核吞噬细胞对细菌的摄入,阻止吞噬体与溶酶体的融合;磷酸酶和蛋白酶影响吞噬细胞的杀菌功能。此外由于吞噬细胞在吞噬细菌时细胞的裂解作用,可使其内的一些酶类物质及氧化代谢产物进入细胞外,引起组织的广泛损伤。而军团菌感染常见的多脏器损伤主要由毒血症引起,细菌直接侵犯肺外器官组织的情况少见。

3. 病理 肺急性期为纤维素性化脓性炎症,主要分为两型:Ⅰ型为急性纤维素性化脓性炎,以大量纤维素渗出、中性白细胞崩解、细胞碎片及巨噬细胞为主;Ⅱ型为急性弥漫性肺泡损伤,可见肺泡上皮增生、脱屑及透明膜形成,急性后期为机化性肺炎。胸膜病变为浆液性、浆液纤维素性胸膜炎或化脓性胸膜炎。胸外病变为炎症性病变、中毒性病变及继发性病变,无特异性。

4. 临床表现 嗜肺军团菌引起两种基本临床类型:非肺炎型称庞蒂亚克热(Pontiac 热),肺炎型称军团菌肺炎。

非肺炎型的潜伏期为 24~48 小时,表现为流感样症状,包括骤起发冷、寒战、发热、四肢无力、头痛、肌痛、胸痛及胸骨区紧缩感,并可有恶心、呕吐、腹泻、眩晕及畏光;无肺炎表现,但偶见恢复期出现胸膜摩擦音;无肝、肾等脏器损害。病程1周左右,预后良好。

肺炎型潜伏期 2~10 天,前驱症状似上感,随后高热,可达 40℃,伴寒战、咳嗽、咳痰、呼吸困难、头痛、胸痛、肌肉疼痛,约半数患儿可有水样腹泻,精神萎靡。少数有咯血及心动过缓。肺部听诊患侧可闻及湿啰音,累及胸膜时可有胸膜摩擦音,叩诊为浊音。部分患儿肝、脾及淋巴结肿大。实验室检查 WBC 总数大于 $30×10^9/L$,有中性粒细胞核左移,WBC 减少者预示预后差。

5. X 线检查 主要为实质性浸润阴影,病变呈多发性、多样性、多变性,表现为大片状或斑片状、不规则条索状及纱网状阴影。病变常自肺叶下部向周围侵犯,发展迅速。免疫低下的重症患儿可出现空洞和脓胸。约 1/3 的患儿有胸腔积液。

6. 诊断 临床缺乏特异性,与其他肺炎难以鉴别,确诊必须依靠特殊的化验检查:①培养。呼吸道分泌物、痰、血或胸水在活性炭母浸液琼脂培养基(BCYE)或其他特殊培养基上培养有军团菌生长。②呼吸道分泌物直接荧光法(DFA)检查阳性。③血间接荧光法(IFA)检查前后2次抗体滴

度呈 4 倍或以上增高,达 1:128 或以上。④血试管凝集实验(TAT)检查前后 2 次抗体滴度呈 4 倍或以上增高,达 1:160 或以上;血微量凝集实验(MAA)检查前后 2 次抗体滴度呈 4 倍或以上增高,达 1:64 或以上。凡具有以上①、②、③项中任何一项者,即可诊断为军团菌肺炎。对于 IFA 或 TAT 效价有一次增高(IFA = 1:256 或 TAT = 1:320),同时有临床及 X 线胸片炎症表现的病例可考虑为可疑军团菌肺炎。

7. 治疗 抗菌治疗应首选红霉素,轻症 $50mg/(kg \cdot d)$,分 3~4 次口服,中、重度 $30~50mg/(kg \cdot d)$,分 2 次静滴,至临床症状好转后改口服,疗程至少 3 周。若红霉素不能耐受,可选用罗红霉素 $10mg/(kg \cdot d)$、克拉霉素 $10mg/(kg \cdot d)$ 或利福平 $10mg/(kg \cdot d)$。此外,环丙沙星亦有良好疗效。

**(六)革兰氏阴性杆菌肺炎的诊断**

革兰氏阴性杆菌肺炎临床表现易相互混淆,确诊主要依靠病原学检查。早期进行病原学诊断,及时采用合理而有效的治疗是改善预后的关键。在已确诊为肺炎者,有关病原学诊断的措施分述如下:

1. 痰培养 痰培养连续 2 次以上检出同一种病原菌者,有一定诊断参考价值。如痰培养与血、胸水培养结果一致,则更有意义。婴儿常不易将痰液咳出,可采用消毒导管吸出支气管分泌物作培养,对确定病原菌有帮助。镜检革兰氏染色痰涂片发现多量革兰氏阴性杆菌外尚有较多量的中性粒细胞,有一定诊断参考价值。

2. 鼻咽拭子培养 发现肺炎克雷伯杆菌、铜绿假单胞菌、大肠埃希菌或流感嗜血杆菌等,可能为定植菌而无诊断价值。因此,鼻咽拭子培养阳性者必须结合临床特点进行全面分析,才有参考意义。

3. 血培养 临床上的重症病例,尤其是中毒型应作血培养以确定是否伴有菌血症,但血培养阳性率并不高。因此,近期内血培养和痰培养结果相同者,才有诊断价值;或血培养阳性,X 线检查示有肺炎亦可作出病原学诊断。

4. 胸腔液、心包液检查 合并胸膜炎、脓胸或心包炎者可作胸液、脓液或心包液培养,其结果阳性者有诊断价值。

5. 羊水培养 羊水培养的结果与新生儿痰、血液培养结果一致者,有助于病原学诊断。

6. 胶乳微量凝集和对流免疫电泳技术　胶乳微量凝集（latex particle agglutination, LPA）和对流免疫电泳技术（counterimmuno-eleetrophoresis, CIE）对流感嗜血杆菌肺炎能作出快速诊断。LPA及 CIE 均能测定荚膜抗原，但 LPA 较 CIE 更为敏感。

7. 肺穿刺　遇有严重病例有大块肺炎融合病变者，用上述方法均未能得出病原菌时，最后可考虑肺穿刺，取穿刺液作培养阳性者有诊断价值。

**（七）预防**

1. 流感嗜血杆菌菌苗　流感嗜血杆菌荚膜多糖菌苗的接种，对于 1 岁以上的小儿能起到良好的保护作用，而对于 1 岁以内婴幼儿则作用不大，因该菌苗对前者能引起较高抗体水平的反应，而对后者的反应，则远远不能令人满意。故一般不主张给 1 岁以下的婴儿接种流感嗜血杆菌荚膜多糖疫苗。

接种方法：将 0.5ml 流感嗜血杆菌荚膜多糖疫苗（含 12.7μg）注入上臂皮下（3~5 个月的婴儿减半）。

最近采用 PRP 菌苗+P（4 个混浊单位的灭活百日咳杆菌细胞作为佐剂）10μg/0.5ml 肌内注射。每隔 2 个月接种一次，共 3 次。接种 3 次后 PRP 抗体的效价增加 2 倍以上者达 70%。值得进一步探讨。

2. 铜绿假单胞菌疫苗　预防接种用 7 价提纯抗原（heptavalent purified soluble autiqen）制成的疫苗对易患铜绿假单胞菌感染者预防接种，注射后 5~7 天即可产生抗体。对癌症及烧伤患儿有一定保护作用，但对严重白细胞减少症的作用不大。

## 五、肺脓肿

肺脓肿（lung abscess）是肺组织坏死形成的脓腔。通常分为吸入性肺脓肿、血源性肺脓肿与继发性肺脓肿 3 大类。本病男多于女。吸入性肺脓肿多见于学龄期及学龄前期儿童，临床以高热、咳嗽和咳大量脓臭痰为特征。胸部 X 线显示一个或多发的含气液平的空洞。自抗菌药物广泛使用以来，小儿肺脓肿的发病率已明显降低。

**（一）病因和发病机制**

病原体常为上呼吸道、口腔的定植菌，包括需氧、厌氧和兼性厌氧菌。90%肺脓肿患儿合并有厌氧菌感染。毒力较强的厌氧菌在部分患儿可单独致病。常见的其他病原体包括肺炎链球菌、金黄色葡萄球菌、肺炎克雷伯杆菌和铜绿假单胞菌及厌氧菌。

吸入性肺脓肿病原体经口、鼻、咽腔吸入致病。正常情况下，吸入物经气道黏液-纤毛运载系统、咳嗽反射和肺巨噬细胞可迅速清除。但当全身免疫力、气道防御清除功能下降时，吸入的病原菌可致病。此外，还可由于鼻窦炎、牙槽脓肿等脓性分泌物被吸入而致病。脓肿常为单发，其部位与支气管解剖和体位有关。由于右主支气管陡直、粗大，吸入物易进入右肺。仰卧位时，多见于上叶后段或下叶背段；坐位时好发于下叶后基底段；右侧卧位时，则好发于右上叶前段或后段。病原体多为厌氧菌。

支气管异物阻塞是导致小儿肺脓肿的重要原因。肺脓肿还可继发于某些细菌性肺炎（如金黄色葡萄球菌、铜绿假单胞菌肺炎等）、支气管扩张、肺结核空洞。肺部邻近器官化脓性病变（如膈下脓肿、脊柱脓肿）波及肺可引起肺脓肿。

因皮肤外伤感染、疖、痈或骨髓炎等所致的菌血症，菌栓经血行播散到肺，引起小血管栓塞、炎症和坏死而形成肺脓肿。致病菌多为金黄色葡萄球菌、表皮葡萄球菌。

**（二）病理**

早期为肺组织炎症和细支气管阻塞，后有血管栓塞，肺组织坏死和液化形成脓腔，最后可破溃到支气管内，致脓痰和坏死组织排出，脓腔消失后病灶愈合。如脓肿靠近胸膜，可发生局限性纤维素性胸膜炎，发生胸膜粘连。周围健全的肺组织可代偿性膨胀。若治疗不充分或支气管引流不畅，坏死组织留在脓腔内，炎症持续存在则转为慢性，脓腔周围肉芽组织和纤维组织增生，腔壁变厚。引流支气管上皮向内增生，覆盖于脓腔壁上，周围的细支气管受累变形或发生不同程度的扩张，可引起反复的炎症感染。

**（三）临床表现**

起病多较急，部分可隐匿。发热无定型，可有持续或弛张高热，伴寒战，咳嗽为阵发性。有时出现气急、呼吸困难、恶心、呕吐、精神萎靡等，年长儿可诉胸痛。数日后，随着脓腔与支气管交通，咳嗽加剧，出现量多而有臭味的脓痰，静置后可分为三层：上层泡沫、中层清夜、下层黏液脓块，常伴咯血。婴儿不吐脓痰，可表现为呕吐、腹泻。大量脓痰吐出后，发热及中毒症状可减轻。

肺部体征与肺脓肿的范围、部位及周围炎症程度有关。病变很小或位于肺的深部者，一般无异常体征。脓腔较大、已与支气管相同时，叩诊呈空瓮音。脓肿周围有大量炎症，叩诊可呈浊音，语颤增强，呼吸音减低，可闻及湿啰音；若脓腔接近胸壁，可出现支气管呼吸音。慢性肺脓肿患者可有杵状指/趾。

**（四）X线检查**

早期肺脓肿呈大片浓密阴影，边缘模糊，常按肺段分布。脓肿与支气管交通后，则可见典型的脓腔与液气平面（图11-2）。脓腔周围有炎症浸润，构成较后的壁。恢复期肺部炎症逐渐吸收，脓肿内液平面消失、空洞缩小乃至完全闭合，最后留有少许纤维条索状阴影。慢性肺脓肿脓腔壁增厚，内壁不规则，有时呈多房性，周围有纤维组织增生及邻近胸膜增厚，肺叶收缩，纵隔可向患侧移位。部分表现并不典型，为孤立团块影或不规则浸润影，伴局限融解或小空洞、局部充血征、边缘粗长索条影及邻近胸膜增厚粘连等。

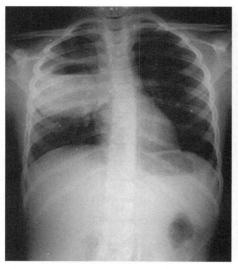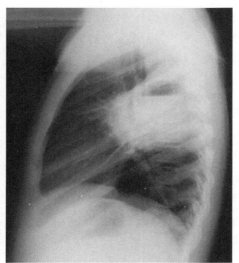

图 11-2　右侧肺脓肿

血源性肺脓肿，病灶分布在一侧或两侧，散在分布小片状炎性阴影，或有边缘较整齐的圆形阴影，伴有小的空洞和液平面。炎症吸收后，亦可能有局灶性纤维化或小气囊后遗阴影。

**（五）实验室检查**

急性期血白细胞总数高达（20～30）×10⁹或更高，中性粒细胞增高；慢性期白细胞接近正常，可有贫血。痰液涂片可见弹力纤维，培养可获得致病菌。

**（六）预后**

经适当治疗后，一般预后良好。吸入异物所致者，在取出异物后可迅速痊愈。治疗不及时或脓肿巨大，并发支气管扩张症、化脓性心包炎、化脓性脑膜炎等的患儿，预后较差。

**（七）诊断与鉴别诊断**

根据发病经过、咳痰情况与痰的性质，结合体征与X线所见，诊断多无困难。疖痈、骨髓炎和/或败血症患者，如有长期发热、咳嗽等症状时，应作胸片检查，以及时发现血源性肺脓肿。

肺脓肿应与下列疾病相鉴别：

1. 先天性肺囊肿　肺囊肿继发感染有发热、咳嗽、咳脓痰症状，但囊肿的外壁整齐，周围无炎症浸润，透视见气囊随呼吸胀缩为其特征。若有以往一系列胸片进行对比，显示多发或单发的长期存在而位置不变的囊状阴影，则对诊断的帮助更大。

2. 包裹性脓胸　尤其伴有支气管胸膜瘘者，胸腔积液可经瘘管而咳出，X线检查亦显圆形或椭圆形的液囊腔。但在与胸壁呈切线位X线检查时，可见包裹性脓胸紧贴胸壁而不在肺内。超声波检查在离体表较浅的部位有液平段出现，并可作胸腔穿刺得到证实。

3. 肺大疱　常见于金葡菌肺炎消散期，需与肺脓肿鉴别。前者的空腔较后者形成迅速而易变，壁薄，多无液平面，短期内可自然消失。

4. 空洞性肺结核　起病隐袭，多呈低热，全身中毒症状不如肺脓肿明显,少脓痰。X 线检查空洞周围炎症反应不明显,且有新旧病灶并存,同侧或对侧肺野常有播散性病灶,空洞内无或仅有少量液平,痰抗酸染色常能找到结核菌。

5. 支气管扩张伴感染　起病缓慢,有反复发作病史,病变以两下肺多见,支气管碘油造影可以鉴别。

**（八）治疗**

对于肺脓肿,必须争取早期诊断,积极、彻底治疗。总的原则是抗菌药物治疗和脓液引流。

1. 全身疗法　应注意加强营养、补充液体、增强体质;室内应保持良好的通风换气;酌情输氧、输血或血浆。

2. 抗生素治疗　主要依靠抗生素治疗。一般在疾病早期病原菌未明确前选用能覆盖上述细菌的抗需氧菌和抗厌氧菌的药物。既往早期大剂量的青霉素疗效尚可。但近年来的细菌耐药检测显示细菌对青霉素对耐药率明显增加,肺脓肿的抗生素经验治疗要考虑覆盖耐药菌。一般早期可选用阿莫西林/克拉维酸钾或第二、三代头孢菌素。有病原学结果的可根据痰细菌培养和药敏试验选用敏感抗生素,对上述抗生素过敏或无效者,可换用碳青霉烯类或万古霉素等药物。如为全身脓毒症,应加大抗生素剂量。厌氧菌感染给予克林霉素或甲硝唑治疗。抗生素一般在主要症状消失后 1 周或 X 线胸片示病变有吸收好转后,再逐渐减量停药。

3. 脓液引流

（1）体位引流:根据病变部位,对较大儿童可做体位引流,每天 3 次,每次 15～20 分钟。对婴幼儿要经常更换体位,轻拍背部,促使痰液排出。

（2）祛痰剂:可用祛痰药或雾化吸入生理盐水、祛痰药或支气管舒张剂以利痰液引流。

4. 手术治疗　多无需手术。以下情况可考虑外科手术:慢性肺脓肿,纤维组织大量增生,并发支气管扩张;反复感染,大量咯血;支气管胸膜瘘或脓胸经抽吸、引流和冲洗疗效不佳者。

**（九）预防**

增强体质;注意口腔卫生,防治齿或齿龈的化脓性感染与上呼吸道慢性炎症;及时清除小儿支气管异物;加强对昏迷、抽搐、全身麻醉或口腔手术的医疗护理,防止呕吐物或分泌物等吸入肺内

等,对预防肺部化脓感染、减少肺脓肿的发生均有意义。

（赵德育）

# 参 考 文 献

1. 王艳萍,等. 1996 年至 2000 年全国 5 岁以下儿童死亡监测主要结果分析. 中华预防医学杂志,2005,39:260-264.

2. 赵国昌,等. 上海地区儿童急性肺炎病原学和临床流行病学研究. 中国抗感染化疗杂志,2003,3(3):134-137.

3. 沈晓明. 儿科学. 第 7 版. 北京:人民卫生出版社,2008.

4. 中华医学会儿科学分会呼吸学组,中华儿科杂志编辑委员会. 儿童社区获得性肺炎管理指南（2013 修订）（上）. 中华儿科杂志,2013,51(10):745-752.

5. Heffelfinger JD,et al. Evaluation of children with recurrent pneumonia diagnosed by World Health Organization criteria. Pediatr Infect Dis J,2002,21(2):108-112.

6. British Thoracic Society of Standards of Care Committee. BTS guidelines for the community acquired pneumonia in childhood. Thorax,2002,57(suppl)):S1-S34.

7. 袁壮. 50 年来小儿肺炎诊治策略的变迁. 中国实用儿科杂志,2006,21(12)):881-908.

8. Wegner JD. Vaccines for the developing world:current status and future directions. Vaccine,2001,19:1588-1591.

9. Hausdorff WP,et al. Which pneumococcal serogroups cause the most invasive disease:implications for conjugate vaccine formulation and use,part I. Clin Infect Dis,2000,30:100-112.

10. Yao KH,et al. Streptococcus pneumonias diseases in Cllineso children:past, present and future. Vaccine,2008,26:4425-4433.

11. Lin CJ,et al. Radiographic, clinical, and prognostic features of complicated and uncomplicated community-acquired lobar pneumonia in children. J Microbiol Immunol Infect,2006,39(6):489-495.

12. Bender JM,et al. Pneumococcal necrotizing pneumonia in Utah:does serotype matter? Clin Infect Dis, 2008, 46(9):1346-1352.

13. Kalaskar AS,et al. Severe necrotizing pneumonia in children, Houston, Texas, USA. Emerg Infect Dis, 2009, 15(10):1696-1698.

14. 中华医学会儿科学分会,中华预防医学会. 儿童肺炎链球菌性疾病防治技术指南（2009 年版）. 中华儿科杂志,2010,48(2):104-112.

15. Sievert DM,et al. Staphylococcus aure resistant to vancomycin-United States. MMWR Morb Mortal Wkly Rep,2002,51(26):567.

16. Groom AV, et al. Community-acquired methicillin-resistant Staphylococcus aureus in a rural American Indian community. JAMA,2001,286(10):1201-1205.

17. Nathwani D,et al. Guidelines for UK practice for the diagnosis and management of methicillin-resistant Staphylococcus aureus(MRSA)infections presenting in the community. Journal of Antimicrobial Chemotherapy, 2008,61(5):976-994.

18. 解静平. 儿童流感嗜血杆菌血清型及生物型分型研究. 临床儿科杂志,1997,15(4):23.

19. Apisarnthanarak A,et al. Etiology of community-acquired pneumonia. Clin Chest Med,2005,26(1):47-55.

20. Giamarellou H. Therapeutic guidelines for Pseudomonas aeruginosa infections. Int J Antimicrob Agents,2000,16 (2):103-106.

21. Newman JH. Sepsis and pulmonary edem. Clin Chest Med,l985,6(3):371-391.

22. Vogel SN,et al. Defective Fc receptor-mediated phagocytosis in C3H/HeJ macrophages. I. Correction by lymphokine-induced stimulation. J Immunol,1979,123(6): 2842-2850.

23. Giamarellou H. Therapeutic guidelines for Pseudomonas aeruginosa infections. Int J Antimicrob Agents,2000,16 (2):103-106.

24. 马越,等.2002年临床常见细菌耐药性监测. 中华检验医学杂志,2004,27:38-45.

25. Allewelt M. Diagnosis and therapy abscess forming pneumonia. Ther Umsch,2001,58:599-603.

26. Patradoon-Ho P,et al. Lung abscess in children. Paediatr Respir Rev,2007,8(1):77-84.

27. 周新华. 不典型肺脓肿的放射影像学诊断. 中华结核和呼吸杂志,1998,6:36.

28. 胡亚美. 诸福棠实用儿科学. 第7版. 北京:人民卫生出版社,2002.

29. 陆再英. 内科学. 第7版. 北京:人民卫生出版社, 2008.

# 第四节　真菌性肺部感染

真菌广泛存在于自然界,也可寄生于正常人的皮肤、口腔、呼吸道或阴道等处。真菌引起的呼吸道感染,主要包括两种:原发的吸入感染和条件致病。前者较为少见。条件致病的诱发因素为:①应用广谱抗生素导致呼吸道菌群失调。②消耗性疾病及营养不良(如长期腹泻、白血病、恶性肿瘤、结核病等),使患儿免疫力降低。长期患病常可引起胸腺淋巴组织萎缩,以致细胞免疫功能低下。真菌感染为急性白血病的常见并发症,且往往导致死亡。③应用免疫抑制剂(如肾上腺糖皮质激素及细胞毒药物),导致患儿免疫功能障碍,真菌容易侵入内脏引起深部真菌病。④免疫功能缺陷等:T细胞缺陷的小儿(如先天性胸腺发育不全),易发生反复的侵袭性真菌感染。⑤医疗操作(如静脉插管给予高能营养液、血液透析,外科手术包括人工瓣膜置换等),念珠菌等可经过这些途径侵入血液,引起血液感染,甚至引起播散性真菌病,可波及心、肺、肝、脾、肾等内脏。近年来随着广谱抗生素、细胞毒药物以及肾上腺糖皮质激素的广泛应用,深部真菌病有增多趋势。1998年至2007年,我国一项多中心回顾性调查分析表明,临床确诊的肺真菌病前三位分别为肺曲霉病(37.9%)、肺念珠菌病(34.2%)、肺隐球菌病(15.6%)。

本节内容包括较为常见的肺部真菌病,即肺念珠菌病、肺隐球菌病、肺曲霉病、肺接合菌病以及少见的肺部真菌感染,如镰刀菌病、毛孢子菌病等。

## 一、肺念珠菌病

肺念珠菌病(pulmonary candidiasis)目前更名为假丝酵母菌病,系由白念珠菌或其他念珠菌感染所致,多继发于其他疾病,偶可原发,是儿科临床常见的一种深部真菌病,多见于婴幼儿。

**（一）病因及发病机制**

念珠菌是一种酵母菌,呈椭圆形,直径2~4μm,出芽繁殖,可产生真、假菌丝及芽孢。其中白念珠菌为最常见的致病菌,该菌可寄生于正常人的皮肤、呼吸道和消化道,一般不致病,但在患儿菌群失调、免疫功能低下时,可因该菌大量繁殖而致病。感染方式多为内源性。肺念珠菌病的感染途径有两种:一是吸入途径,即定植于口腔和上呼吸道的念珠菌在机体的防御机制削弱时吸入至下呼吸道和肺泡,导致原发性支气管肺念珠菌病,当体质衰弱、免疫力低下患儿吸入大量菌丝及孢子时,偶可致原发性肺部念珠菌病;二是通过血流途径引起肺组织感染,即为继发性肺念珠菌病。

**（二）病理**

念珠菌侵入肺组织并大量繁殖,对细胞产生

毒性作用和炎症损伤。早期以中性粒细胞浸润为主,后期产生单核细胞为主的肉芽肿性损害及由巨细胞与上皮样细胞所形成的结节。肺泡常有淋巴细胞及巨细胞浸润。严重病例的急性播散性病变为凝固性坏死,常由多发性灰白色微小脓肿形成,其境界清晰,中心有干酪坏死,在病灶中及其周围可见酵母样的孢子、真假菌丝。

**(三) 临床表现**

肺念珠菌病分为以下 3 型:

1. **支气管炎型** 主要见于癌症患儿(如白血病)或严重的慢性肺部感染。病变累及支气管及周围组织,但未侵犯肺实质。支气管黏膜覆盖着一层灰黄色膜状物。症状主要为咳嗽、咳痰,有时可将上述膜状物咳出,痰液为黏稠性,多不发热。镜检痰液可找到菌丝及孢子。X 线检查:两肺中、下野肺纹增深。

2. **肺炎型** 念珠菌入侵肺泡,引起肺实质炎症改变,其病变仅累及肺部者较为少见,但可见于新生儿、早产儿或体弱婴儿。主要症状为发热、气促、口唇发绀,听诊肺部有湿啰音,临床上很难与支气管肺炎相鉴别。但咳嗽较为剧烈,痰呈无色胶冻样,有时带血丝。肺部病变易融合成片,查体可显示实变体征。X 线检查:肺部病变主要分布在中、下野,尤以下部为多,一般不侵犯肺尖。可呈弥漫性斑点状和棉絮状阴影,与一般支气管肺炎相似;亦可呈大片致密的肺炎阴影。阴影在短期内变化很大,一处肺野阴影减退,另一处阴影又可增多。少数患儿可并发渗出性胸膜炎。少数患者影像学表现为肺间质性病变,亦可呈粟粒状阴影或趋于融合。

3. **过敏型** 念珠菌的孢子吸入到呼吸道后可引起过敏性支气管肺病,出现喘息等表现,临床和影像学表现类似变应性支气管肺曲霉病。

**(四) 诊断**

肺念珠菌病的临床症状及 X 线表现均无特征性。由于念珠菌肺炎与细菌性肺炎所引起的症状及体征均很相似,且前者常在细菌感染的基础上发生,易被原发病所掩盖,诊断较为困难,须提高警惕。

1. **病原学诊断**

(1) 痰培养及涂片:约 10% ~ 20% 正常人的痰液中可查得此菌。气道内念珠菌的定植和/或呼吸道分泌物被口咽部念珠菌污染的情况极为常见,不能将呼吸道分泌物培养阳性而无其他证据

作为病原学诊断的标准。必须区别念珠菌是寄生状态抑或为致病状态。念珠菌在侵入黏膜致病时多形成假菌丝,故痰直接涂片发现念珠菌孢子及假菌丝则有助于诊断。以沙堡(sabouraud)葡萄糖琼脂培养基作为痰念珠菌分离培养,于 37℃ 温箱或室温下培养 3~5 天,可见乳白色、湿润、酵母样菌落生成。念珠菌菌种的常规和生化鉴定通常包括尿素酶试验、芽管试验、厚壁孢子试验、碳源同化和发酵试验以及商品化的念珠菌显色培养、API20C AUX、ID32C 和 VITEK 2 全自动微生物分析系统等。其中白念珠菌转种于玉米粉吐温培养基培养后,可见到大量假菌丝及厚壁孢子及芽管试验阳性,以此可与其他致病念珠菌相鉴别。

(2) 血培养:对身体浅表部位发生念珠菌感染或念珠菌肠炎者,应早期、反复送检血培养。阳性结果有诊断价值。多部位标本连续培养阳性时应提高警惕,须结合危险因素、临床表现、相关辅助检查等综合判断。

(3) 对新生儿患者,应检查母亲阴道有无念珠菌病。产妇患念珠菌阴道炎时,新生儿经产道吞入或吸入污染的羊水可致病。

(4) 血清标志物检查:主要有 $\beta$-1,3-葡聚糖(G)试验、甘露聚糖、烯醇化酶抗原,目前国内仅开展 $\beta$-1,3-葡聚糖(G)试验。该试验适用于除隐球菌和接合菌外的所有深部真菌感染的早期诊断,尤其是念珠菌和曲霉菌。

(5) 肺穿刺:遇危重病例肺部有大块融合病变者,可作肺穿刺,取穿刺液作培养及直接涂片,发现病原菌有确诊意义。

2. **肺组织病理检查** 病变组织内可见念珠菌孢子和菌丝,病变周围有急慢性炎症细胞浸润。血念珠菌培养阳性,痰或支气管分泌物多次连续培养出与血培养相同种的念珠菌则更支持诊断。

**二、肺隐球菌病**

肺隐球菌病(pulmonary cryptococcosis)是由新型或格特隐球菌感染所致。其中,新型隐球菌多感染免疫抑制人群,多引起脑膜脑炎;而格特隐球菌多感染免疫正常人群,多表现为肺部感染。隐球菌感染常表现为肺炎和/或脑膜炎,以后者最为常见。各年龄皆可发病,但婴儿患病率较低。

**(一) 病因及发病机制**

新型和格特隐球菌为圆形或卵圆形的酵母菌,直径约 4~20μm,芽生繁殖。在人组织内具多

糖荚膜,有抗原性。本菌常可从土壤、鸽粪、树等自然环境中分离出。本菌感染方式主要为吸入干燥的酵母细胞或有性繁殖后的单孢子,经呼吸道在肺部形成原发病灶,并经血行播散至脑部,引起脑膜脑炎,亦可播散至肝脾、骨关节等少见部位。正常人吸入孢子后,由于自身免疫力,感染常很快被控制,很少产生症状。如吸入孢子较多或有免疫抑制,则可引起肺部病灶或伴全身性播散,以脑膜受累最为常见。本病多发生于长期应用广谱抗生素、肾上腺糖皮质激素以及细胞毒药物者,感染与细胞免疫功能低下有关,亦可发生于一些无明显免疫功能下降的人群。

**(二) 病理**

病变早期,因隐球菌的荚膜可引起胶冻状物质,抑制白细胞趋化因子,因此炎症反应较轻,中性粒细胞很少,只有少数淋巴细胞和组织细胞浸润。新鲜活动的病灶中可见大量隐球菌。在晚期慢性病灶内可见巨噬细胞、巨细胞和淋巴细胞浸润,很少有中性粒细胞浸润,可见巨噬细胞及巨细胞吞噬隐球菌。肺部病变有以下几种表现:①胸膜下纤维结节直径<1cm,可在死于隐球菌脑膜炎患者的肺部发现,病灶中含大量隐球菌;②局灶性肉芽肿,其中心可见坏死,呈胶状;③慢性肉芽肿,中心坏死,产生空洞型病变;④肺部呈播散性粟粒型病变与粟粒性结核结节极相似,可见肺部一较大原发病灶。一般病变很少化脓、纤维化、钙化、梗死或出血。

**(三) 临床表现**

可见以下几种表现:①肺部病变虽属原发,但多数患者无明显呼吸道和全身症状。胸片检查发现结节状阴影,肺段切除发现肺隐球菌病。②呼吸道和全身症状不明显,直至中枢神经系统症状出现,才诊断为隐球菌脑膜炎。胸片可为阴性,尸解时始发现肺部原发病灶。③有间歇发热、咳嗽有黏液或黏液脓性痰伴咯血,或痰中带血丝、盗汗及体重减低而被误诊为肺结核者。少数患者病灶延及胸膜,可有胸痛,甚至引起胸膜炎。

体格检查一般很少有阳性体征,或病灶部位可叩得浊音及呼吸音减低。

**(四) 影像学检查**

X线改变无特异性。肺部隐球菌病常位于两肺下叶、舌叶及右中叶。可表现为:孤立性块影,多见于原发性肺隐球菌病;单发或多发结节影;单发或多发斑片状影,约10%患者有空洞形成,常为继发性肺隐球菌病;弥漫性粟粒状阴影。肺隐球菌病新近发现,可侵犯纵隔淋巴结,引起淋巴结肿大,常与肺内病变,尤其是粟粒病变、结节病变并存。

**(五) 诊断及鉴别诊断**

1. 病原学诊断

(1) 痰培养和涂片:检查的阳性率一般低于25%。涂片墨汁染色在不亮的视野下,可见到4~20$\mu$m 直径、有荚膜的圆形酵母细胞,有时可见出芽孢子,但无菌丝。在沙堡葡萄糖琼脂培养基上,37℃或室温下孵育可得乳黄色菌落。尿素酶、酚氧化酶试验阳性,API20C AUX、ID32C 和 VITEK 2 全自动微生物分析系统亦可鉴定。刀豆氨酸-甘氨酸-溴麝香草酚蓝(CGB)培养基可用于鉴别新生和格特隐球菌。痰或支气管分泌物中找到本菌,应结合临床作出诊断。

(2) 脑脊液检查:在有脑膜炎临床表现的患者中,取脑脊液作涂片墨汁染色及培养可检出隐球菌。早期脑膜炎脑脊液涂片阳性率可达85%以上,而且培养的阳性率也较高。在确诊为隐球菌脑膜炎后,应同时检查肺部原发病灶。

(3) 血和骨髓培养:特别是在免疫功能低下的患者,培养多次获得隐球菌者有助于播散型隐球菌病的诊断。一般血培养较少获得阳性,如为阳性则提示严重感染。

(4) 抗原检测:即乳胶凝集试验检测隐球菌荚膜多糖抗原,是一种简便、快速、敏感度和特异度强的检测方法。脑膜炎患者脑脊液抗原的阳性率达92%,血清的阳性率为75%,可用于血清、脑脊液检测。抗原滴度的改变还可提示疗效和预后。

2. 肺活检 亦有助于确诊。遇有与鸽群、鸽粪密切接触史者,应结临床及实验室检查结果排除本病。

3. 本病应与肺结核、肺癌、肺转移性肿瘤、韦格纳肉芽肿及其他深部真菌病(如念珠菌、曲霉病)相鉴别。

## 三、肺曲霉病

肺曲霉病(pulmonary aspergillosis)系由曲霉菌所致,本病在小儿较成人少见,发病可能与职业及外界接触有关。

**(一) 病因及发病机制**

曲霉为常见的一种污染真菌。有些曲霉可使

人及动物致病。目前公认致病的曲霉有烟曲霉、黑曲霉、黄曲霉、构巢曲霉及土曲霉等,以烟曲霉最常见。曲霉孢子呈圆或椭圆形,直径 2.5 ~ 3μm,菌丝有分支分隔。

曲霉存在于谷物、稻草、腐败的植物、土壤、家禽及牲畜的皮毛中。曲霉主要侵犯肺部,大多由呼吸道吸入含大量曲霉孢子的尘埃而引起。一般情况下,吸入曲霉孢子并不致病,但在组织损伤、炎症或慢性病、机体抵抗力下降或长期应用广谱抗生素、肾上腺糖皮质激素以及细胞毒药物等情况下,常可致病。

曲霉病主要继发于肺结核、支气管扩张、肺脓肿、肺炎、肺囊肿或肺癌的基础上。儿童少见。临床上主要分为以下类型:变应性支气管肺曲霉病、侵袭性肺曲霉病以及曲霉球。

**(二)病理**

曲霉菌丝在支气管黏膜上生长,但不侵蚀管壁,黏膜炎症轻微。如侵蚀肺组织,则可引起局限性曲霉肉芽肿或广泛性肺炎伴组织坏死,形成多发性小脓肿,病灶中可见曲霉分隔菌丝,排列成放射状,在氧气供应充足的情况下,可产生分生孢子梗及分生孢子头。可见类似结核结节的慢性肉芽肿病灶,其中有巨细胞、上皮样细胞、组织细胞及淋巴细胞,PAS 染色可见曲霉菌丝。严重免疫低下者,则不见肉芽肿改变。血管亦可受侵,引起血管周围炎、血管破坏及血栓形成等。此外曲霉可寄生于肺部慢性坏死病灶的空腔内,菌丝体在破坏组织中繁殖,积聚在空腔内与细胞碎屑、纤维蛋白及炎性细胞形成曲霉球,但并不侵犯组织。

在严重免疫低下的患者中,病灶可有急性凝固性坏死伴坏死性血管炎、血栓、菌栓和出血。菌栓尚可经血行播散至其他脏器,如脑、心、肾、肝、脾、胰腺、肠、骨骼、甲状腺、淋巴结、皮肤等处,并可在上述脏器和组织中形成多发性曲霉性脓肿。

**(三)临床表现**

分为以下 3 种类型:

1. 侵袭性肺曲霉病 此型多见于小儿。起病可急可缓,有不规则发热,体温可高达 40℃以上,常伴有咳嗽及呼吸困难,偶有胸痛。肺部体征可不明显。急性起病者可导致肺梗死,并经血行播散至其他内脏而引起全身性感染,全身中毒症状严重,部分患儿可出现中毒性肝炎及肾衰竭。此型多发生于原发性免疫缺陷或白血病及淋巴瘤等长期应用肾上腺糖皮质激素、细胞毒等药物的患者。

X 线检查:疾病早期可见晕轮征,即磨玻璃样环状阴影环绕病灶周围,稍后出现底边邻近胸膜、尖端朝向肺门的楔形阴影,与肺血栓栓塞症导致的肺梗死类似。空气新月征出现较晚,表现为病灶中出现新月状的低密度透光区,较常见于免疫抑制患者中性粒细胞恢复期。另外,可见肺部呈弥漫性、细绒毛状或边缘清楚的斑点状阴影,以中、下肺野较密集,或仅一叶肺受累。病变可随病情进展而增大,融合成大片阴影,可有空洞形成。偶有胸膜反应。

2. 曲霉球 此型罕见于儿童。本菌寄生于肺部慢性坏死病灶的空腔内,常在支气管扩张、肺结核空洞、慢性肺脓肿或胰腺囊性纤维性变基础上发生。曲霉在营养丰富、空气充足的肺部空腔中生长,形成真菌球(fungus ball)。多数患者除原发病症状外,并无明显症状;亦可出现发热、呼吸困难、咳痰、痰带血丝或咯血等表现,以咯血最为常见,后者可能由于菌丝体侵袭空洞周围的血管所致。

X 线检查:此型特征为症状轻而 X 线改变显著,典型改变为"真菌球"。X 线表现为:肺空腔样病变中有一球型致密阴影,水样密度,可移动,团块与窄洞壁之间有气腔分隔。少数球体可位于空腔中央而出现"月晕"状的环形透亮区。周围炎症反应极少。病变最常见于上叶。

3. 变应性支气管肺曲霉病 过敏性体质的患者吸入含烟曲霉孢子的尘埃后,可反复发作喘息,并可伴有发热和咳痰,偶可咳出棕色痰栓。气道分泌物中常可检出曲霉,但曲霉不侵袭组织。曲霉孢子阻塞细小支气管可致短暂性肺段不张,亦可引起远端肺游走性浸润。慢性病例可有小支气管近端的扩张。

X 线检查:肺部浸润为游走性,且原有病变阴影未消失,又出现新的肺部浸润,并可见肺不张或支气管扩张改变;也可表现为指套征,是由于黏液和菌丝等形成黏液嵌塞所致。

**(四)诊断**

1. 病原学诊断 对疑似病例可作以下检查:

(1)痰及支气管吸取物中检得曲霉:取痰或支气管吸取物涂片检查可发现菌丝和孢子,以发现菌丝的价值较大。在沙堡葡萄糖蛋白胨琼脂培养基上,37℃以上孵育后出现丝状真菌菌落,镜检可见分生孢子头及分隔菌丝。一次阳性可能为寄生状态,必须多次阳性并结合临床表现进行诊断。

(2) 病理检查:具有诊断意义。活检标本(包括肺部病灶、淋巴结、皮肤坏死性溃疡等)病理切片检查可见分隔菌丝,分支成45°角。菌丝3~4μm直径,典型者呈放射状排列。

(3) 血清学检查

1) 在诊断侵袭性肺曲霉病时,半乳甘露聚糖(GM)和/或β-1,3-葡聚糖(G)试验可呈阳性,但应注意假阳性。

2) 变应性支气管肺曲霉病急性期血清IgE和抗曲霉特异性IgE明显增高,外周血嗜酸性粒细胞可增多,抗曲霉抗原的沉淀抗体或IgG阳性。

(4) 皮肤试验:变应性支气管肺曲霉病患者中,以烟曲霉为抗原进行皮肤试验,曲霉抗原皮肤划痕试验在(15±5)分钟内出现即刻反应。

2. 对早产儿、低出生体重儿、营养不良、免疫功能低下及母亲有曲霉感染者,应提高警惕,必要时做真菌检查。

3. 临床特点 不能单靠痰中曲霉一次阳性结果就下结论,必须结合临床特点和/或病理检查(组织中查到曲霉菌丝),方能作出诊断。

(五) 鉴别诊断

1. 肺结核 曲霉球须与肺结核相鉴别。其鉴别要点为后者有结核病接触史、结核菌素试验阳性、痰涂片查到结核分枝杆菌及抗结核治疗有明显疗效等。

2. 细菌性肺炎及败血症 侵袭性肺曲霉病有播散病变时易误诊为细菌性肺炎及败血症。遇有高热、咳嗽、呼吸困难伴有严重中毒症状患者,其胸部X线改变为局限性或双肺多发性浸润或结节状阴影,病灶常迅速扩大、融合成实变并对多种抗生素治疗无效时,应作相应检查除外肺部曲霉感染。

3. 支气管哮喘 变应性支气管肺曲霉病需与支气管哮喘并发肺炎相鉴别。前者痰真菌检查可多次发现烟曲霉,影像学表现多有黏液嵌塞或支气管扩张征象,抗曲霉血清IgE和抗曲霉特异性IgE明显增高,抗曲霉IgG阳性。当哮喘患者血清IgE明显升高,应考虑到变应性支气管肺曲霉病。

## 四、肺接合菌病

接合菌病(zygomycosis)通常分为毛霉病和虫霉病。毛霉菌病(mucormycosis)系由毛霉目的毛

霉属、根霉属或梨头霉属等引起,但以根霉属引起者最为常见,主要发生在免疫抑制患者。虫霉病少见,通常发生在热带或亚热带地区的免疫健全的患者,常见的感染部位为鼻窦(39%)、肺部(24%)和皮肤(19%)。

(一) 病因

肺接合菌病系由毛霉目中的毛霉属、根霉属或梨头霉属所致。毛霉属和根霉属为较常见的致病菌,前者好侵犯肺部,后者好侵犯鼻、鼻窦、脑及消化道。

毛霉的菌丝较宽,直径6~20μm,菌丝无横隔,分支少且成直角。在空腔器官的病灶,菌体较茂盛,常可见孢子柄、顶囊、链形孢子。毛霉菌广泛存在于自然界如空气、土壤、粮食、水果及水中。可经呼吸道侵入肺部。若产妇阴道黏膜有毛霉菌感染,新生儿通过产道时吸入呼吸道即可发病。免疫力降低是感染的诱发因素,因此白血病、淋巴瘤、营养不良、婴儿腹泻、糖尿病、肝肾疾病、严重烧伤、尿毒症及长期应用抗生素、免疫抑制剂如细胞毒药物以及糖皮质激素等患者,均易患本病。

(二) 病理

毛霉病中,本菌侵袭支气管壁并产生薄层渗出物,其中可见菌丝,菌丝可穿过支气管壁侵犯肺门组织,特别是肺动脉及肺静脉壁,导致血栓形成和邻近肺组织的梗死、缺血和坏死;可见化脓,但很少呈肉芽肿改变;有中性粒细胞、浆细胞和淋巴细胞浸润,嗜酸性细胞则少见;肺血管壁可见菌丝的浸润。虫霉病的组织病理是诊断的主要依据,病理的特征性改变是可以见到粗大有隔菌丝周围绕以颗粒性嗜酸物质(Splendore-Hoeppli现象),不侵犯血管。

(三) 临床表现

毛霉病分为5型:鼻脑型、肺型、皮肤皮下组织型、胃肠型、播散型。本节仅叙述肺型。虫霉病主要包括蛙粪霉病、耳霉病。

毛霉菌通过呼吸道侵入支气管和肺,引起支气管炎和支气管肺炎样症状。起病较急,可有发热、咳嗽等症状。由于毛霉菌极易侵袭血管壁,并在大小肺动脉的弹力膜内繁殖,造成严重的内膜损害,产生血栓和肺梗死现象,临床上因而有胸痛、咳血痰或大咯血。白血病和淋巴瘤患者最易感染,可在数日至1个月内死亡。

肺部X线检查结果不一,可呈广泛性小斑片状阴影、结节状阴影、空腔形成或呈融合性、节段性

的肺炎样(肺实变)改变。有时可见胸膜反应、胸腔积液等。

**(四) 诊断**

病原学诊断:

1. 由于接合菌在自然界中广泛存在,可能为定植菌,亦可能是实验室的污染菌,因此组织真菌培养结果的解释应慎重,只有多次分离相同的菌株,并且在组织的直接镜检中见到明确的菌体或组织病理中有典型的真菌引起的坏死或侵袭血管的证据方可确定。痰及胸水涂片检查可找到毛霉菌菌丝。菌种鉴定则需依靠培养。培养阳性率低,在一项研究中,19 例活检确诊的肺毛霉病的痰或肺泡灌洗液的培养有 18 例为阴性。大多数毛霉在培养基中均生长良好,可长至培养皿的顶盖并可将其顶起。菌落形态呈纤维样或棉花糖样。

2. 肺组织病理切片中发现血管壁内毛霉菌菌丝可作出诊断。

3. 临床上遇有上述诱发因素伴有肺炎的临床表现时,应作真菌检查排除肺毛霉菌病的可能。

**五、其他少见的肺部真菌感染**

其他导致肺部感染的少见致病真菌包括组织细胞质菌、镰刀菌、毛孢子菌、尖端赛多孢子菌等。除组织细胞质菌可导致正常人群的肺部感染外,其余致病真菌多感染免疫抑制人群,如艾滋病、器官移植、淋巴瘤、白血病、长期应用糖皮质激素或免疫抑制剂者等。

**(一) 肺组织胞质菌病**

系由双相真菌荚膜组织胞质菌感染所致。本病有美洲型和非洲型两种,两者的病原菌、流行地区及临床表现均不相同。非洲型很少侵犯肺部。本节仅叙述美洲型肺组织胞质菌病。

1. **病因**　由荚膜组织胞质菌所致。本菌属双相菌,在人体组织内及 37℃ 为酵母相,在室温下为菌丝相。后者产生小分生孢子。其直径为 $2\sim5\mu m$。酵母为卵圆形,末端芽生,多存在于人体巨噬细胞内。本菌广泛存在于自然界,可从流行区的土壤中分离出。带菌的尘埃可经呼吸道侵犯肺部,引起原发性肺部感染,由于机体免疫力的产生,常常不治自愈而形成钙化灶;少数患者因免疫力低下,同时吸入大量孢子可引起全身性播散。本病在我国少见。吸入本菌后可在肺部引起原发性肺泡炎,由此经淋巴道传到肺门淋巴结并可经

血行播散,主要侵犯网状内皮系统。数周后,引起机体反应,产生特异性细胞免疫,肺组织可产生以单核细胞为主的炎性反应伴有肉芽肿形成,类似结核结节,其中心有干酪样坏死。当机体免疫力增强时,肺部原发灶及淋巴结病灶大多自愈并有纤维化及钙化形成。其病理变化类似结核,但本病病灶的吞噬细胞及巨细胞内,以特殊染色镜检可见荚膜组织胞质菌。胸膜很少波及。

2. **临床表现**　肺组织胞质菌病可有以下 3 种类型。

(1) 原发性肺组织胞质菌病:由于吸入荚膜组织胞质菌的孢子而引起。临床表现轻重不一,潜伏期为 10~15 天。如吸入孢子量少,肺部病变局限,则大多无症状,或表现为低热、咳嗽、无力等,病程可呈慢性经过,但多数能自愈。如吸入大量孢子,则均出现症状如发热、咳嗽、胸痛、头痛和全身乏力等,肺部无体征或可呈肺炎体征。肺部可有浸润性病变,类似非典型肺炎并伴有肺门淋巴结肿大。

(2) 播散性组织胞质菌病:一般少见,但多见于儿童,特别是免疫力低下者。全身中毒症状明显,多伴高热、烦躁、消瘦、食欲缺乏、肝脾和淋巴结肿大、贫血、白细胞减少甚至全血细胞减少等;部分病例伴皮肤黏膜损害如肉芽肿、结节、坏死性丘疹、脓肿等;有时皮肤出现紫癜,后者可由于血小板减少所致。预后不良,病死率高。

(3) 慢性空洞型肺组织胞质菌病:仅见于成人。属慢性再发性病变,多呈边缘清楚的肺实变,常形成一个或多个空洞伴有纤维化,类似再感染的肺结核。主要症状为咳嗽、呼吸困难及体重减轻等。

3. **胸部 X 线检查**　可见浸润性病变,多伴有肺门淋巴结肿大。治愈后多遗有肺部原发灶和淋巴结的钙化。钙化淋巴结若侵入支气管可形成支气管结石。血型播散性组织胞质菌病,两肺有粟粒样结节,肺门淋巴结常肿大,X 线改变类似急性粟粒性肺结核,若及时治疗,经数年后可形成广泛点状钙化。慢性空洞型肺组织胞质菌病,则示上叶肺有空洞形成。

4. **病原学诊断**　各种标本(痰、血、骨髓、溃疡渗出液等)瑞氏染色后镜检,在单核细胞、吞噬细胞或中性粒细胞内可见直径 $2\sim5\mu m$ 的椭圆形酵母样孢子。除镜检外,可送培养确定病原菌及其致病性。镜检形态:组织胞质菌呈淡嗜碱性酵

母细胞样孢子,圆形或卵圆形,大小较一致,无腊肠状细胞。组织胞质菌素皮肤试验可用于病程两周以上者,系用 1% 溶液 0.1ml 作皮内试验,阳性者示以往或现在有本菌感染,但严重病例可获阴性结果。在流行地区大多数小儿均呈阳性结果,因此,该试验对本病的确诊帮助不大。一般不作此试验,以免干扰血清学试验的结果。

5. 诊断与鉴别诊断 患儿有曾在流行地区的居住史,肺部有浸润性病变及肺门淋巴结肿大,或有粟粒性病变类似结核但结核菌素试验又为阴性者,应考虑本病的可能性,需作进一步检查。本病需与肺结核、粟粒性肺结核及肺炎支原体肺炎相鉴别。

**(二) 肺镰刀菌病**

镰刀菌是土壤中常见的腐生菌,广泛分布于自然界土壤、植物中,是一种条件致病菌,可以引起侵袭性或局限性感染。镰刀菌已成为白血病患者侵袭性真菌感染中仅次于曲霉的病原菌。吸入镰刀菌孢子,可导致真菌性鼻炎和肺炎。吸入后还可引发哮喘、过敏性鼻炎、肺泡炎等过敏性疾病。镰刀菌在免疫严重受损患者可引起播散性感染。

近年,镰刀菌导致的真菌性肺炎的发生率大幅上升,免疫受损个体在吸入镰刀菌孢子后可发生肺部感染。白血病是最容易合并镰刀菌肺炎的疾病,75% 的镰刀菌病有播散性表现。皮肤表现以紫色结节伴中央坏死最常见。

病原学检测中,痰液直接镜检发现菌丝,真菌培养阳性。支气管肺泡灌洗液经直接镜检发现菌丝,真菌培养阳性。血液标本 G 试验连续 2 次阳性,或血培养阳性,40% ～ 75% 的镰刀菌感染病例可以在血标本中培养出镰刀菌。组织病理标本中,可发现有隔、分支菌丝。

肺部镰刀菌感染的诊断需结合宿主因素、临床特征、微生物学检查和组织病理学检查等综合结果。

**(三) 肺毛孢子菌病**

毛孢子菌是一种酵母样菌。毛孢子菌感染已成为除念珠菌外致人类播散性感染的第二大酵母菌感染。其中阿萨希毛孢子菌为主要致病菌。毛孢子菌广泛分布于自然界中,特别是土壤和腐败的木材。毛孢子菌可引起皮肤、毛发、指甲、肝、肺以及全身播散性感染。

毛孢子菌感染可呈急性或慢性过程。急性毛孢子菌病发病急、进展迅速。慢性患者病程可长达数月至数年,出现间断或持续性发热、脾大、肝功能异常或进行性器官衰竭。感染累及肺部时,则有咳嗽、咳痰、痰中带血等临床表现。

病原学检查:毛孢子菌肺部感染的组织病理改变主要表现为感染性肉芽肿,六胺银染色在感染组织中可见形态各异的菌丝及圆形或卵圆形孢子,也可见到芽生孢子、关节孢子和假菌丝,肺组织充血、水肿,见灶状急性化脓性炎症及肉芽肿性炎症,周围肺组织肺泡扩张,可见局部出血。镜下观察:酵母细胞呈圆形或卵圆形,直径 2～7μm,在镜下发现分隔菌丝、关节孢子、假菌丝及芽生孢子则有利于诊断。培养后菌落形态主要表现为酵母样菌落,呈脑回状、乳白色至淡黄色、表面皱褶、暗淡、边缘有菌丝生长。菌种鉴定主要依赖于碳源同化试验,API20C AUX、ID32C 和 VITEK 2 全自动微生物分析系统亦可鉴定。

毛孢子菌病易被漏诊或误诊。如患者具有易感因素和典型临床表现,应考虑本病的可能。早期主要根据病原学、真菌学检查及鉴定、组织病理表现对毛孢子菌病进行诊断。

**(四) 肺尖端赛多孢子菌病**

尖端赛多孢子菌即波氏假阿利什菌的无性型,是一种非常顽固的条件致病菌,在土壤、污水、腐物等环境中广泛存在。尖端赛多孢子菌大多引起深部感染,感染最常损害的部位是肺部、关节、颅内、眼部、皮下组织等。

肺部感染表现为咳嗽、咳痰,痰呈白色、含血丝,甚至咯血,呈持续性发热,无寒战、盗汗、呼吸困难、胸痛、肺部湿啰音等。影像学检查:CT 检查大多数肺损害表现为多发边缘模糊的结节性球形影,结节病灶周围有磨玻璃样液渗出,即周围有出血性坏死,向外周扩大形成低透光带即"晕征",可形成空洞和出现新月形气影即"新月征",内见真菌球影。表现更像侵袭性肺曲霉病的征象,两者的不同点是尖端赛多孢子菌致死性感染进展更快速。

病原学检查:在细胞涂片和组织切片 PAS 染色中,尖端赛多孢子菌菌丝通常是薄壁的具隔膜和分支的透明菌丝,直径约 2.5～5μm,不易与曲霉鉴别。尖端赛多孢子菌菌丝往往为轻度的不规则分支,也有报道曾发现大量的锐角分支或二叉分支的菌丝。痰、支气管肺泡灌洗液等标本均可送检,经沙堡葡萄糖琼脂培养基可培养出尖端赛多孢子菌,菌落呈柔软羊毛状,最初呈白色,背面灰黑色,随后菌落变灰变黑,中心处呈黑色。镜下可见薄壁、分支、分隔、透明菌,长或短的分生孢子梗,分生孢子梗末端着生单个或多个分生孢子。另外,G 实验是公认的筛查真菌感染的试验,但其不能确定为何种真菌,尖端赛多孢子菌感染时 G 试验呈阳性。

尖端赛多孢子菌感染的诊断相对困难,因其临床特征和组织病理学与曲霉病、镰刀菌病相似。根据患者有无免疫缺陷病史或外伤、污水淹溺史,临床发病特点,影像学检查,真菌培养,病理检查可以诊断。早诊断、早治疗可以提高患者生存率。

### 六、呼吸道真菌病的防治

#### (一) 治疗

1. 抗真菌治疗 必须早期、联合、足量、足疗程治疗,以免复发。对分离获得致病真菌的,应行体外抗真菌药物敏感试验,参考药敏结果选择用药。对有血行感染者,总疗程可达 2~3 个月以上,过早停药可致复发。

(1) 两性霉素 B(amphotericin B,AmB):为广谱抗真菌药物,对念珠菌、隐球菌、曲霉、接合菌、组织胞质菌、镰刀菌等所致的严重深部真菌病有效。该药可与真菌细胞膜上的麦角固醇结合,使细胞膜的通透性发生改变,导致细胞质内钾离子及糖外漏进而杀灭真菌。口服不能吸收,必须由静脉滴入。开始剂量宜小,随病情变化及患者对药物的反应情况,酌情加大剂量。初为 0.1mg/(kg·d),逐天增加 0.1mg/kg,直至每天或隔天 1mg/kg,肺真菌病总疗程至少两个月。对于肺毛霉菌病及肺曲霉病,剂量可达 1.5mg/(kg·d)。危重患者第 1 天就应接受可以发挥治疗效果的剂量(0.33mg/kg);第 2 天剂量为 0.66mg/kg;第 3 天即加至 1mg/kg。用上述剂量时,均需由静脉途径可给予氢化可的松或地塞米松以控制毒性反应。总疗程剂量约 50mg/kg,但应<1.5g(两性霉素的剂量)。

首先以注射用水 10ml 溶解,振摇 10~15 分钟后,抽取所需剂量加于 5% 葡萄糖液中,稀释成为 0.1mg/ml 的浓度静滴(避光),至少 8 小时内滴完,给药过快或用药浓度过高可导致抽搐、心室纤颤甚至心跳暂停,必须引起注意。常见的副作用为寒战、高热、恶心、呕吐;其次为低血钾症、肝肾损害等。小儿常易发生注射部位的静脉炎。使

用本药期间应定期检查尿素氮、肌酐以及血钾。约 25% 的患者发生低血钾,宜口服补充。停药 1 周以上者宜重新从小剂量开始治疗。

由于两性霉素 B 的毒副作用,限制了在临床的广泛应用。为减少毒副作用,开发了三种以脂质为运载工具的 AmB:两性霉素 B 脂质复合体、两性霉素 B 胶质分散体以及两性霉素 B 脂质体。三者的抗菌谱与传统剂型的 AmB 相同;由于脂质体减少了在肾脏的分布,因而减低了药物的肾毒性,并减轻了静滴时的即刻反应,提高了耐受性。但由于费用太高,不宜作为一线用药,对传统 AmB 效果不佳或不耐受者,有肾毒性高危因素的患者中可考虑使用。

(2) 三唑类抗真菌药:通过抑制真菌羊毛甾醇 14a-脱甲基酶,影响细胞膜麦角固醇的合成而起作用。

1) 氟康唑(fluconazol,FCZ):低分子量、水溶性唑类抗真菌剂,既可以口服也可以静脉注射。生物利用度高(>90%),在体内分布广,脑脊液中浓度为血浓度的 60%。该药通过肝脏以及胃肠道的细胞色素酶 P4503A4 同工酶代谢,由肾脏排出,对于肾功能受损的患者应调整用药剂量。具有良好的安全性,患者耐受性好,常见副作用包括消化道反应、头疼、头晕及肝功能异常等。可用于念珠菌病、隐球菌病以及毛孢子菌病的治疗;大多数念珠菌对 FCZ 高度敏感,但克柔念珠菌对于 FCZ 天然耐药,光滑念珠菌对于 FCZ 的敏感性降低。目前,氟康唑仍然是念珠菌感染治疗的一线用药。由敏感念珠菌属所引起的念珠菌血症,推荐成人剂量是 400mg/d;对于儿童的严重念珠菌感染,剂量为 6~12mg/(kg·d)。隐球菌对于 FCZ 同样敏感。对于隐球菌病,推荐使用 AmB 以及氟胞嘧啶进行联合治疗,然后采用 FCZ 进行维持治疗,维持剂量成人为 200~400mg/d,儿童为 3~6mg/(kg·d)。

2) 伊曲康唑(Itraconazole,ICZ):伊曲康唑是脂溶性的药物,剂型有口服胶囊、口服液以及注射液。ICZ 存在广泛的药物相互作用,患者不能同时服用有损于 ICZ 吸收或是加速 ICZ 代谢的药物。ICZ 不仅对于念珠菌、隐球菌、毛孢子菌等有效,同时对组织胞质菌、尖端赛多孢子菌、曲霉等有效。可以用于治疗深部真菌感染,特别是侵袭性曲霉感染。对于曲霉病的治疗剂量为 400mg/d 或更高。ICZ 溶液以及注射液能充分吸

收,已经用于治疗和预防曲霉病,ICZ 静脉内给药成人为 200mg,每 12 小时 1 次,用药 2 天,然后 200mg/d。儿童剂量目前不明确,可参考国家处方集。静脉给药对于肾功能受损的患者应引起注意,但这些患者仍可用口服制剂。

3）伏力康唑（Voriconazole,VCZ）：是从氟康唑衍生而来的新一代三唑类抗真菌药物,目前已经用于临床。抗菌谱广,体外试验表明它对于念珠菌、隐球菌和毛孢子菌都有良好的抑菌活性;对一些霉菌如曲霉、尖端赛多孢子菌、镰刀菌和荚膜组织胞质菌等都有抑制作用;但对于接合菌无抑制活性。口服伏力康唑后吸收迅速,生物利用度高达 96%,在体内分布广泛,能穿透脑膜,在脑脊液以及脑组织可达到有效浓度。78%~88% 的药物经过肾脏排泄,肾功能减退者不宜用注射剂,因其赋形剂经肾排泄。该药不良反应主要为视觉异常,如视力模糊、闪光感、色觉异常等,为一过性,与剂量呈正相关;还有光敏感。其他副作用包括发热、皮疹、碱性磷酸酶或胆红素水平升高。该药已成为抗曲霉菌的一线用药。VOR 的治疗目前推荐 2~14 岁儿童:7mg/kg,每 12 小时 1 次,口服或静脉点滴。

（3）5-氟胞嘧啶（5 fluorocytosine,5-FC）:本药抗菌谱较窄,仅对念珠菌、隐球菌有效,对其他真菌效果不佳。其作用机制为竞争性地抑制核酸的合成。口服吸收良好,口服 3~4 小时后,血中浓度达高峰,并可进入脑脊液及其他体液。口服量为 50~150mg/（kg·d）,分次服用（每 6 小时 1 次）,疗程为 1~3 个月。本药易产生耐药性,毒性及副作用较 AmB 小。服药后偶有恶心、呕吐、腹泻、口腔炎,个别患者有皮疹、发热、白细胞减少、血小板减少、转氨酶及尿素氮增高等。有严重肝、肾疾病者不宜应用。用药期间应定期检查血象和肝、肾功能。单独应用 5-FC 的疗效不够理想,本药宜与 AmB 联用,两者有协同作用,并使真菌对 5-FC 的耐药性减少,但隐球菌有较好的抑菌作用。

（4）棘白菌素类药物:棘白菌素类药物作用于真菌的 $\beta$-1,3-葡聚糖合成酶,抑制细胞壁的合成。这类药物能迅速的不可逆的与酶相结合,导致真菌迅速死亡。此类药物目前应用于临床的主要为卡泊芬净。

卡泊芬净对念球菌病、曲霉病、组织胞质菌病均有较好的效果。口服吸收不好。改为儿童剂量见药物说明书和国家处方集。卡泊芬净的清除是通过肝脏的非细胞色素酶途径,在中度肝功能受损的患者须调整用药剂量。卡泊芬净的毒副作用少,无肾毒性,肝毒性也小。该药对某些因氟康唑耐药治疗失败的念珠菌感染有很好的疗效。在两性霉素 B 或是伊曲康唑治疗失败的或是两性霉素 B 不能耐受的侵袭性曲霉病患者中用卡泊芬净治疗,治疗总有效率为 45%,其中对于两性霉素 B 不能耐受者的治疗有效率为 75%,证明卡泊芬净对于侵袭性曲霉病有良好的效果。

2. 免疫治疗

（1）转移因子:可增强真菌感染患者对真菌抗原的反应性和改善患者全身情况,而使感染较易控制。有报道应用抗真菌药无效者,加用转移因子后病灶消失。疗程视病情而定。

（2）胸腺肽:有报道白念珠菌肺炎给予抗真菌药口服,病情不见好转,加用胸腺肽每天 2mg,肌内注射,1 个月后治愈。

3. 手术治疗 如患肺空洞内曲霉球且有反复咯血者,可行外科手术切除。手术前后以抗真菌药物控制感染。

**（二）预防**

1. 不宜滥用广谱抗生素,不宜较长时间服用广谱抗生素、激素或细胞毒药物。

2. 及时发现和治疗局灶性真菌感染,以免真菌侵犯内脏造成血行播散。口腔及肠道念珠菌感染宜口服制霉菌素,婴儿每次 10 万~20 万 U,儿童每次 20 万~50 万 U,每天 3~4 次,疗程 7~10 天。

3. 孕妇阴道如有真菌感染,应积极治疗,以切断此传播途径。

4. 长期输液、静脉插管、输注高营养液、气管插管或放置导尿管等,均应注意无菌操作,定期更换,必要时拔除。

5. 积极治疗原发病,提高患儿的机体免疫力。

6. 对易感人群包括肿瘤、器官移植、AIDs、血液病、长期应用激素或细胞毒药物的患儿,应定期进行真菌检查和监测,一旦发现真菌感染应及早处理。

（赵顺英）

# 参 考 文 献

1. 刘又宁,余丹阳,孙铁英,等. 中国 1998 年至 2007 年临床确诊的肺真菌病患者的多中心回顾性调查. 中华结核和呼吸杂志,2011,34(2):86-90.

2. Feng X,Yao Z,Ren D,et al. Genotype and mating type analysis of Cryptococcus neoformans and Cryptococcus gattii isolates from China that mainly originated from non-HIV-infected patients. FEMS Yeast Res,2008,8(6):930-938.

3. 赵蓓蕾,施毅,桑红,等. 现代肺部真菌病学. 北京:人民军医出版社,2004.

4. Greenberger PA. Clinical aspects of allergic bronchopulmonary aspergillosis. Front Biosci,2003,8:S119-S127.

5. Roden MM,Zaoutis TE,Buchanan WL,et al. Epidemiology and outcome of zygomycosis:a review of 929 reported cases. Clin Infect Dis,2005,41(5):634-653.

6. Walsh TJ,Groll A,Hiemenz J,et al. Infections due to emerging and uncommon medically important fungal pathogens. Clin Microbiol Infect,2004,10(1):48-66.

7. Yang R,Ao J,Wang W,et al. Disseminated trichosporonosis in China. Mycoses,2003,46(11-12):519-523.

8. Cortez KJ,Roilides E,Quiroz-Telles F,et al. Infections caused by Scedosporium spp. Clin Microbiol Rev,2008,21(1):157-197.

# 第五节　小儿肺结核病

## 一、总论

有史以来,结核一直是威胁人类健康最重要的慢性传染病。在结核病被发现之前,通过病理解剖,已对结核病有了一定的了解。1830 年 Schönlain 首先采用了"结核病(tuberculosis)"这一名词。1876 年创 Parrot 定律"凡支气管淋巴结病变属结核性时,必有肺实质病变"。1882 年 Koch 发现了结核菌,为制造菌苗作预防注射奠定了基础,从此人们有可能来控制和防治结核病。1921 年 Calmette 和 Guérin 制成了卡介苗并应用于临床,开创了结核病的防治工作。20 世纪 40 年代,链霉素和对氨基水杨酸钠等相继问世,从此结核病的化疗时代开始,随着抗结核药物的不断发现,以及联合化疗的应用,特别是 50 年代异烟肼及 60 年代利福平的出现和其在临床的应用,结核病已从一个危及人类生命最常见的病因,变为防有措施、治有办法的疾病。但是结核病从未停止过对人类的威胁。近年来,结核病向人类发起了新一轮的挑战。当前,全球 1/3 的人感染结核分枝杆菌,每年有 800 万新发结核病患者,有 300 万人死于结核,是全球由单一致病菌导致死亡人数最多的疾病。

### (一)流行病学

新中国成立前,结核病在我国为最常见的慢性传染病之一,死亡率极高。新中国成立后由于人民生活水平的不断提高,防治措施的大力开展,结核病流行情况,逐步下降。以北京城区为例,结核病死亡率由 1949 年的 230/10 万,下降至 1981 年的 10/10 万左右。0~4 岁组的死亡高峰(1949 年此组死亡率高达 296.3/10 万)已消失,近年来此年龄组已基本无死亡病例。尽管如此,根据卫健委发布资料显示:目前结核病被列为我国重大传染病之一,是严重危害人民群众健康的呼吸道传染病。根据世界卫生组织的统计,我国是全球 22 个结核病流行严重的国家之一,同时也是全球 27 个耐多药结核病流行严重的国家之一。目前我国结核病年发病人数约为 130 万,占全球发病的 14.3%,位居全球第 2 位。

2010 年第五次全国流行病学调查结果显示:15 岁及以上人群活动性肺结核的患病率为 459/10 万,涂阳肺结核患病率 66/10 万,较 2000 年流调结果相比呈下降趋势。肺结核患病率均为男性高于女性,随着年龄增加逐步增高,75~79 岁组达到高峰。东部地区活动性和涂阳肺结核患病率为 291/10 万、44/10 万;中部地区活动性和涂阳肺结核患病率为 463/10 万和 60/10 万;西部地区活动性和涂阳肺结核患病率为 695/10 万和 105/10 万;西部地区患病率显著高于中部和东部。乡村活动性和涂阳患病率为 569/10 万和 78/10 万;城镇活动性和涂阳患病率为 307/10 万和 49/10 万,乡村患病率高于城镇。耐多药率为 6.8%(19/280)。公众结核病防治知识知晓率仅为 57.0%(720 912/1 264 905)。肺结核患者的家庭年人均纯收入为 3 292 元,其中 66.8% 的患者家庭年人均纯收入低于全国人均纯收入水平的 60%。

2012 年的流调结果以及目前临床的诊断病例,提示目前我国儿童结核病疫情还不容忽视。其流行环节主要有:

1. 传染源　患活动性肺结核成人以及年长儿是儿童结核病的传染源,小儿结核感染率及患病率在传染源地更高,如安徽省调查显示凡痰液涂片中结核菌阳性者的家中,小儿感染率为 47.46%;而痰菌阴性患儿家中小儿感染率仅为

10.9%,提示控制成人结核病疫情对于降低儿童结核病的发病非常重要,有与成人活动性肺结核患者接触史有助于儿童结核病的诊断。北京儿童医院曾对110例活动性结核病人接触儿206名作15年随访观察,患病率为5.8%,累计患病率为7.6%,其中痰菌阳性病人接触儿累计患病率10.2%,而痰菌阴性病人接触儿累计患病率则为1.9%。

2. 传染途径　主要为飞沫传染,小儿与排菌病人密切接触最易受染,如父母、祖父母、托幼机构或学校老师等。曾有多次关于托幼机构或学校学生结核暴发流行的报告。

3. 易感者　受感染者约有5%~15%发病。发病与否和个体、环境及病原菌特性有关。据国外研究,在黑色人种中,HLA-BW抗原者发生结核较一般人高8倍,且病情较严重。江载芳等研究了101例结核患儿(其中35例为结脑)易感性问题,发现H-LA-B27及BWs35与结核病密切相关。特别是有BW35抗原者,发生结核危险较一般小儿高7倍,发生结脑危险高15倍。

经济水平和生活水平,包括居住条件、营养情况、生活方式、人口密度及工作环境等,与发生结核病亦有关。因此结核病总是与贫穷、落后、战争、饥荒相联系。

此外,结核菌毒力与数量对结核的发病也很重要。近年来耐药菌株的增多,更是治疗上的棘手问题。

**（二）病因**

结核菌属分枝杆菌属,弱固紫染色阳性,在染色过程中呈抗酸性,故又称"抗酸杆菌",无荚膜,无鞭毛,不能运动,无芽胞,多形态,但多呈细长、微弯的小棒状杆菌,有时呈分枝状或念珠状。干燥结核菌在阴凉处1~2年后仍可有毒力,易被直接日晒或紫外线杀死。牛奶中的结核菌在65℃加热30分钟,或煮沸1分钟,即可死亡。

结核菌是一种胞内寄生菌,结核免疫以细胞免疫为主。机体受结核菌感染后,在产生免疫力的同时,也产生变态反应。结核菌素试验阳性是机体免疫和变态反应的证明。关于变态反应和免疫力的相互关系,迄今未完全清楚。有人认为两者无关,但多数人认为两者有密切关系。变态反应和免疫是同一细胞免疫过程中的两种不同表现。适量的结核菌在机体内可直接或间接活化巨噬细胞,产生免疫。有变态反应的个体,其免疫力较未感染的个体为高。但若进入机体的菌量或毒力过大,或机体的变态反应过强,病灶内大量淋巴因子,如促炎因子和淋巴毒素等的作用,反可加剧炎症反应,发生大片干酪性坏死,造成组织严重损伤或结核菌播散。因此过强的变态反应,对免疫力反而有害。

**（三）结核菌素试验**

结核菌素试剂目前常用的有两种,即旧结核菌素(OT)和结核菌纯蛋白衍化物(PPD)。我国目前通用皮内法,可用PPD 5U于前臂屈侧中、下1/3交界处皮内注入,使成7~8mm皮丘。如近期做两次试验,第2次应在第1次部位斜上方3~4cm处,避免结核菌素复强作用。注射后72小时看结果,以局部硬结直径判断反应强度,判断标准如下:

1. −　硬结直径小于5mm。
2. +　硬结直径为5~9mm。
3. ++　硬结直径为10~19mm。
4. +++　硬结直径为20mm以上或见水疱及坏死。

结核菌素试验阴性,多表示未受感染,但不能完全除外结核,应注意假阴性情况。如:①变态反应前期;②严重结核患儿如急性粟粒性结核病或结核性脑膜炎;③身体极度衰弱如Ⅲ度营养不良、恶病质、营养不良水肿;④急性传染病(如麻疹)后;⑤先天性免疫缺陷病;⑥长期应用免疫抑制剂如肾上腺糖皮质激素等;⑦结核菌素质量问题或注射技术不妥及判断错误。

结核菌素阳性可见于:接种卡介苗后,已有自然感染但未发病,结核病患者以及患过结核病已恢复健康者。

接种卡介苗后及自然感染阳性反应的重要区别点是:①自然感染反应较强,即硬结质地较硬,颜色更深红,边缘清楚,范围或面积较大(硬结直径大于15mm),硬结消退后遗留色素沉着或甚至脱屑。②自然感染每次试验阳性的反应较强,持续时间较长,可长达数日,但卡介苗接种后的阳性反应,2~3天即消失。③自然感染阳性反应变动少,无逐渐减弱倾向,持续久、可终生;而卡介苗接种后阳性反应逐渐减弱,持续时间短,3~4年后反应即可阴转。

**（四）预防**

结核病预防措施包括早期发现结核患儿,菌阳患儿隔离及管理,合理化学疗法彻底治愈结核患儿,从而消灭传染源。卡介苗接种及接触儿的化学预防。

1. 卡介苗接种　Calmette 及 Guérin 于 1908 年开始将一株毒力很强的牛型结核分枝杆菌历经 13 年的 231 代培养传代,使毒性减低到不能再对动物致病,但能使动物产生免疫及变态反应,后称卡介苗。小儿接种卡介苗后发生轻度原发感染,激活细胞免疫,对结核菌产生获得性免疫力,一旦传染结核则属"再染"型,病变不易进展或播散。1921 年首先应用于临床,给新生儿口服。1924 年后在世界广泛应用。我国从 1934 年开始接种,但大规模应用始于新中国成立后。国内外接种结果证明了卡介苗对小儿的预防效果,其保护力在第一个 5 年内可达 80%。卡介苗接种可降低小儿重症结核病如结脑和粟粒性肺结核的发病率及死亡率,即使有少数人接种后仍可发病,但病情明显减轻,全身血行播散及结核性脑膜炎较少发生。卡介苗的免疫期限约为 3~5 年,甚至更长。

卡介苗接种方法有皮内注射法、皮上划痕法及口服法 3 种。

(1) 皮内注射法:优点是菌苗用量少(菌苗浓度为 0.5~0.75mg/ml,每次注射 0.1ml),注量准确,结核菌素试验阳转率较高(可达 90% 以上),维持时间较长。目前为我国多数地区所采用。

(2) 皮上划痕法:操作较简单,无需特殊器械。但菌苗用量大(菌苗浓度为 75mg/ml,每次 1~2 滴),阳转率不够高(一般 50%~80%),维持时间较短。

(3) 口服法:简单,但菌苗用量太大(菌苗浓度为 10mg/ml,口服 1ml,隔天 1 次,共 3 次),仅用于新生儿。阳转率高达 90% 左右。

皮内接种 3~4 周后,局部出现红肿硬结,脓疱形成后破溃结痂,2~3 月痊愈,遗留绿豆大小瘢痕。从瘢痕大小和有无,可了解是否接种过及接种是否成功。

卡介苗应于新生儿期初次接种。婴幼儿及儿童凡结核菌素试验阴性者均应接种,初种后每隔 3~6 年应复种 1 次,直到 18 岁。定期及时复种卡介苗,可增加 T 淋巴细胞记忆细胞数量,使巨噬细胞活化而增强细胞免疫。

2. 化学预防　一般可应用异烟肼 10~15mg/(kg·d),进行预防性药物治疗,疗程 6~9 个月,对象包括:①密切接触开放性结核病人的婴幼儿,不论结核菌素试验是阳性还是阴性;②3 岁以下婴幼儿未接种卡介苗而结核菌素试验阳性者;③结核菌素试验新近由阴性转为阳性的小儿;④结核菌素试验阳性,虽 X 线胸片无异常,但有结核中毒症状者;⑤结核菌素试验阳性小儿新患麻疹或百日咳者;⑥结核菌素试验阳性小儿需用激素治疗者。

(五) 肺结核分类法

小儿结核病分型基本是沿用成人的分型:

1. 旧分类法　我国自 1952 年到 1978 年一直沿用前苏联肺结核临床分类法,计有 5 项指标,包括病变类型、病程发展阶段、代偿功能程度、病变部位及排菌情况。肺结核分为 10 大类型:①原发综合征;②支气管淋巴结结核;③急性粟粒型肺结核;④亚急性及慢性血行播散型肺结核;⑤局灶型肺结核;⑥浸润型肺结核;⑦干酪性肺炎;⑧慢性纤维空洞型肺结核;⑨肺硬变;⑩胸膜炎。1978 年,全国结核病防治工作会议首次制订了适合国情的肺结核五型分类法。

2. 新分类法　近年来,随着结核病控制研究的发展,为适应结核病控制和临床工作的需要,2001 年 7 月 20 日,原卫生部批准新的《结核病分类》为中华人民共和国卫生行业标准(WS19602001),从 2002 年 1 月 1 日起实施。

3. 肺结核类型

(1) 原发性肺结核(Ⅰ型):为原发结核感染引起的临床病症,包括原发综合征及胸内淋巴结结核。并发淋巴结支气管瘘时,如淋巴结肿大比较显著,而肺内仅有较少的播散性病变时,仍归本型。

(2) 血行播散性肺结核(Ⅱ型):包括急性血行播散性肺结核(急性粟粒性结核)及亚急性、慢性血行播散性肺结核。

(3) 继发性肺结核(Ⅲ型):是成人肺结核的主要类型。肺部有渗出、浸润和/或不同程度的干酪样病变,可见空洞形成。干酪性肺炎和结核球也属本型。

(4) 结核性胸膜炎(Ⅳ型):临床上已排除其他原因引起的胸膜炎。包括干性胸膜炎、渗出性胸膜炎、结核性脓胸。

(5) 其他肺外结核(Ⅴ型):按部位及脏器命名,如骨关节结核、肾结核等。

4. 病变范围及部位　肺结核病变部位按左侧、右侧、双侧,范围按上、中、下肺野记述。

（1）上肺野：系指第 2 前肋下缘内端水平以上。

（2）中肺野：包括上肺野以下，第 4 前肋下缘内端水平以上。

（3）下肺野：系指中肺野以下。有空洞者在相应肺野加空洞。

5. 痰菌检查 痰菌检查为诊断和考核疗效的主要指标。痰菌检查阳性以（+）表示；阴性以（-）表示。必须注明痰液检查方法，以涂（涂片）、集（集菌）或培（培养）表示。如涂（+）、集（-）。患儿无痰或未检查时，应注明"无痰"或"未查"。

6. 活动性及转归 在判断患儿的活动性及转归时，可综合患儿的临床表现、肺内病变、空洞及痰菌等情况决定。

（1）进展期：凡具备下列 1 项者属进展期：①新发现的活动性病变；②病变较前恶化、增多；③新出现空洞或空洞增大；④痰菌阳性。

（2）好转期：凡具备下述 1 项者属好转期：①病变较前吸收好转；②空洞闭合或缩小；③痰菌阴转。肺结核进展④或好转期均属活动性，均需要治疗和管理，即登记管理Ⅰ组（传染性）和Ⅱ组（非传染性）。

（3）稳定期：病变无活动性，空洞闭合，痰菌连续阴性（每个月至少查痰菌 1 次）连续 2 个月以上。如空洞仍然存在，则痰菌需连续阴性 1 年以上。稳定期患儿为非活动性肺结核，属初步临床治愈，系尚需观察的患儿，即登记管理Ⅲ组。

稳定期患儿经观察 2 年，病变无活动性，痰菌仍持续阴性（应尽可能用集菌或培养法），作为临床痊愈，取消登记。如仍有空洞，则须观察 3 年以上，才能取消登记。

如因各种原因或初步诊治时缺乏对比资料而不能确定活动性或转归时，可记"活动性未定"。一般仍以活动性肺结核处理为宜。

7. 记录程序 按上列 4 项内容顺序记录，血行播散型肺结核后应加括号说明"急性"或"慢性"。如有肺外结核或重要合并症，可附记在最后。

举例：原发性肺结核右中涂（-），进展期初治；血行播散性肺结核（急性）双侧正中下培（+），进展期初治。

8. 美国分型法 1974 年，美国胸科协会根据接触史、结核菌素反应、疾病部位、痰菌、X 线表现及化疗状况制订的分型法，适合于小儿及成人。

1981 年稍有修订。美国结核病分类法如下：

（1）无结核接触，未受感染（无接触史，结核菌素阴性）。

（2）有结核接触，无感染证据（有接触史，结核菌素阴性）。

（3）结核感染，无疾病（结核菌素阳性，细菌学阴性，X 线无结核病变，无结核病症状）。

（4）结核病，目前患病。

1）病变部位：Ⅰ肺，Ⅱ胸膜，Ⅳ淋巴结，Ⅴ骨、关节，Ⅵ生殖泌尿系，Ⅶ粟粒，Ⅷ脑膜，Ⅸ腹膜，Ⅹ其他。

2）细菌学现状。

3）化疗情况。

4）X 线所见。

5）结核菌素皮试。

截至目前，小儿结核病基本上采用成人的分类法，尚无更理想的分型。

**（六）一般治疗**

应避免继续与开放性结核病人接触，防止重复感染。保护患儿不患麻疹、百日咳等急性传染病。室内空气要新鲜，适当进行户外活动。

**（七）抗结核药物治疗**

1. 属抗生素的种类有链霉素（S）、卡那霉素（Km）、阿米卡星（Am）、卷曲霉素、紫霉素、环丝氨酸、氟喹诺酮类及利福平（R）。属化学制剂的主要有 6 种，即异烟肼（H）、对氨水杨酸钠（PAS）、乙硫异烟胺（Eto）、乙氨丁醇（E）、吡嗪酰胺（Z）及氨硫脲。在儿科应用最多的为 S、H、R、PAS、E、Z 及 Pto。

（1）链霉素（S）：为最早用于临床的抗结核药物，对生长分裂繁殖活跃的细胞外菌有杀菌作用，S 不易进入巨噬细胞，又难在细胞内酸性环境中发挥作用，故对繁殖缓慢及静息状态的细胞内菌无杀菌作用。此药易透入胸水，但不易穿过正常的脑膜。在单独用 SM 治疗时，结核菌易产生耐药性。剂量为 20mg/（kg·d），1 次注射。小儿最大剂量每天不超过 0.75g，疗程为 2～3 个月。作用为对第Ⅷ对脑神经的损害，可引起耳鸣、耳聋、眩晕及共济失调。将剂量减少、疗程缩短及不用双氢链霉素后，耳聋已少见。其他副作用有过敏反应、造血系统反应及轻度肾损害。

（2）异烟肼（H）：是小儿最有效的抗结核药物，能穿过细胞膜，可进入胸水、脑脊液、肺组织，甚至干酪病变内。对巨噬细胞内外结核，均有杀菌作用,又可分泌到乳汁及通过胎盘。H 通过在肝脏乙酰化作用而灭活。根据其代谢速度快慢,可分为快灭活型及慢灭活型,系由遗传基因决定,如黑人及东方人多乙酰化快,即快灭活型。小儿多属快灭活型,这也许是小儿副作用发生较少的原因之一。INH 副作用较少,大剂量可致神经兴奋、多发性神经炎及肝损害。肝损害的发生率随年龄增长而增高。当 H 加 R 合用时,较易出现血转氨酶升高,甚至出现黄疸。因此在两药合用时,剂量均不宜超过 10mg/(kg·d)。H 与苯妥英钠合用时可产生中枢神经系统症状、嗜睡及共济失调。H 单用易产生耐药菌株。剂量 10 ~ 15mg/(kg·d),可全天量 1 次口服,因高峰浓度较持续浓度更为重要。

(3) 对氨水杨酸钠(PAS):为抑菌药,作用小,不能进入巨噬细胞内。其功用与 S 或 H 合用,以延缓其耐药现象。PAS 能与 NH 在肝中竞争乙酰化,提高后者的血浓度,从而增强其疗效。PAS 不易渗透入浆膜腔及脑脊液。剂量 200 ~ 250mg/(kg·d),饭后口服,每天 3 次。副作用主要为胃肠道反应,表现为食欲缺乏、恶心、呕吐、腹泻。此外,还可见肝损害,偶见黄疸、白细胞减少及过敏反应等。小儿对 PAS 耐受性较成人为好,但由于作用较弱,近年来多被 R 或 E 代替。

(4) 利福平(R):和 H 相似,在细胞内外均可达到 MIC10,因此对细胞内、外结核菌,均有杀灭作用,是对耐药菌感染及用于短程化疗的主要药物。杀菌作用较 H 快,对干酪病灶内处于静息状态的代谢缓慢结核菌有杀灭作用,其灭菌作用超过 H。R 口服后吸收分布良好,渗入脑膜浓度约为血浓度的 20%。PAS 和巴比妥类可抑制 R 在肠道吸收,不宜合用。R 剂量为 10mg/(kg·d),清晨空腹 1 次口服。常见副作用为胃肠道症状如厌食、恶心、呕吐及肝脏损害等;疗程中应每 2 周到 1 个月检查肝功能 1 次。偶可致全身过敏症状和溶血性贫血,多见于 R 间歇治疗时。

(5) 乙胺丁醇(E):是抑菌药。近年来多取代 PAS 用于化疗,与其他抗结核药物合用,可延迟耐药性产生。口服后吸收快,但不易进入脑脊液,除非脑膜有炎症。剂量为 15 ~ 25mg/(kg·d),顿服。副作用主要为球后视神经炎,视觉模糊,不能区别颜色,严重者偶可致视力丧失。副作用在大剂量时容易发生。用药中应定期检查视力、视野。

(6) 异烟胺:与 H 同为异烟酸的衍生物,但不含肼基。对耐 S、H、PAS 的结核分枝杆菌有抑制作用。口服后迅速吸收,如口服 0.5g,2 ~ 3 小时可达最高血浓度(7μg/ml),80% 可渗入脑脊液。我国制剂有乙硫异烟胺(1314-TH Eto)及丙硫异烟胺(1321-TH Pto),后者副作用较小。剂量 10 ~ 20mg/(kg·d),分 2 ~ 3 次口服。副作用以消化道反应为主,表现为食欲差、恶心、呕吐,可有肝脏损害,表现为转氨酶升高,甚至黄疸。偶见精神症状、周围神经炎及痤疮等。

(7) 吡嗪酰胺(Z):过去应用较少,近年通过实验室研究及临床观察,对此药有新的评价。目前在国内外已成为成人短程疗法的主要药物。Z 为杀菌药,在酸性环境中如细胞内易发挥作用,杀菌力强。Z 在细胞内浓度可达 MIC 值 10 倍以上,尤对巨噬细胞内结核菌有特殊的杀灭作用。因此对预防结核复发,有特殊作用。Z 口服后吸收良好,可广泛分布于全身组织,亦能进入脑脊液。过去认为 Z 对肝有毒性作用而少用,近年来将剂量由 50mg/(kg·d)减至 30mg/(kg·d),并将疗程缩短后,毒性大见减少。据使用于成人的经验,Z 作用主要在治疗开始后的 3 个月内,3 个月后作用即减少。副作用主要为肝损害、关节痛和高尿酸血症。

(8) 卡那霉素(KM):对 S、H、PAS 耐药的结核菌有抑制作用,多用于耐 S 时代替 S 用。Km 和 S 有单向交叉耐药,即耐 S 的结核菌仍可对 Km 敏感,但耐 Km 的结核菌对 S 亦不敏感。剂量为 15mg/(kg·d),肌内注射每天 1 次。副作用主要是对第Ⅷ对脑神经有损害,其次为肾损害,副作用远较 S 为多见。

2. 治疗原则

(1) 早期治疗:早期病变细菌处于生长代谢活跃状态,药物最宜发挥作用,早期病变较易恢复。

(2) 剂量适宜:要既能发挥最大杀菌或抑菌作用,同时患儿又能耐受,副作用不大。

(3) 联合用药:病灶内菌群对药物敏感性不一,又有不同比例的自然耐药变异菌存在,故联合用药可防止耐药性产生。联合用药又可针对各种代谢状态的细菌,针对细胞内及细胞外细菌群选药,以达到强化疗效作用。要选有协同作用的药联合应用,如 H+R、H+PAS 或 R+E 等。

（4）规律用药：要按规定方案坚持治疗，不可随意间断。如中途停药时间过长或不规律用药，就会使在化疗作用下已减少或被抑制的细菌有再度繁殖的机会，且容易产生耐药性。

（5）坚持全程：目的在于消灭仍存在的静止状态结核菌，防止复发。

（6）分段治疗：不论是传统的长程疗法或是新出现的短程化疗，均要分段治疗。

1）强化期：用强有力的药物联合治疗，目的在于迅速消灭敏感菌及生长分裂活跃的细菌，并使可能存在的耐药得到抑制。强化阶段一般要2~3个月，是化疗的关键阶段。

2）巩固期：目的在于杀灭持续存在的细菌，巩固疗效，防止复发。一般4~6个月，短程疗法总疗程约为半年。

复治患儿最常用的方案是2SHREZ/6HRE 或3HREZ/5HRE。

各型小儿肺结核常用抗结核药治疗方案，见表11-4。

**表 11-4 各型小儿肺结核常用抗结核药物种类、剂型及疗程**

| 病型 | 药物选择（I） | 剂量 mg/（kg·d） | 服法 | 疗程（月） | 备注 |
|---|---|---|---|---|---|
| 结核感染 | INH | 10 | 口服 | 6~9 | |
| 轻及中度结核（原发综合征、支气管淋巴结核、结核性胸膜炎及继发性肺结核等） | 2SHRZ/4HR 或 2HREZ/4HR | H10~15 S20~30 R10 Z30 E15~25 | 口服 肌内注射 口服 口服 口服 | 6 | 小于8所得儿童慎用S、E |
| 重症结核（粟粒型肺结核、干酪性肺炎、空洞型肺结核及结脑等） | 2SHRZ/10HRE 或 2HREZ/10HRE | H15~20 S20~30 R10~15 E15~25 Z 30 | 口服 肌内注射 口服 口服 口服 | 12~18 | 总疗程可以适当延长 |

H，异烟肼；S，链霉素；R，利福平；E，乙胺丁醇；Z，吡嗪酰胺

## 二、原发性肺结核

小儿原发性肺结核是原发性结核病（primary tuberculosis）的重要组成部分。小儿由于其解剖生理学及生物免疫学特点，致使结核病的临床表现，类型、病程及转归均与成人不同。小儿结核病是结核菌第一次侵入人体后发生的原发感染，主要表现为原发性结核病发生和发展的过程，即小儿感染结核菌后，经4~8周（2~10周）潜伏期，结核菌素试验阳转，一部分小儿同时可有发热、结节性红斑及疱疹性结膜炎；肺部发展为原发性肺结核，主要是原发综合征和支气管淋巴结核；于1年内局部进展蔓延或全身播散的危险性最大，最常见为支气管结核、结核性胸膜炎、粟粒性结核病和结核性脑膜炎。肺外结核除结脑外，以淋巴结结核、骨结核、腹膜结核较多见，多发生于原发感染后2~3年内，而肾结核为晚期结核类型，多在感染5年后发生。

### （一）概述

小儿原发性肺结核具有原发性结核病的特点，主要表现在下列几方面：

1. 组织及器官对结核菌高度的敏感性　即全身各个组织、器官对结核菌处于高度敏感状态，其临床表现为：①肺内病灶周围广泛炎症反应；②皮肤及黏膜受累，表现为疱疹性结膜炎、小腿结节性红斑、瘰疬病面容；③关节可呈多发性一过性关节炎，又称结核性风湿热；④浆膜渗出性病变，表现为多发性浆膜炎；⑤结核菌素试验强（+）反应。上述表现往往先于肺结核病变出现，并掩盖其症状而造成假象。

2. 淋巴系统广泛被波及　表现为全身浅表淋巴结可肿大，炎症较久可形成粘连、变形、质地较硬，淋巴结穿刺或活检可发现结核病变及结核菌，胸腔淋巴结肿大可于X线检查发现，为小儿最常见的结核病型。肠系膜淋巴结也可发生病变，上述肿大淋巴结均有干酪坏死的倾向，成为全

身播散的根源。

3. 全身播散的倾向 小儿原发结核易发生淋巴及血行播散，表现为：①粟粒型结核病多见；②结核性脑膜炎发病较多；③肺外结核，如皮疹、粟粒疹及瘰疬较成人多。

4. 愈合方式 原发结核病变干酪坏死后有钙盐沉着，往往以钙化而告终。

小儿原发性肺结核主要包括原发综合征和支气管淋巴结结核及其任何组成部分（肺、支气管淋巴结或胸膜）进行性类型。

小儿原发综合征有3个组成部分：①肺内原发灶；②引流淋巴管炎；③气管旁、支气管旁或支气管肺淋巴结炎。此外还可有胸膜反应，有人称之为第4个组成部分，过去在20世纪50~70年代应用的肺结核十大分类中，将原发综合征列为第Ⅰ型，支气管淋巴结结核为第Ⅱ型。支气管淋巴结结核包括部分实际上的原发综合征在内，仅因原发灶范围较小或被纵隔或骨阴影掩盖。因此，在X线片上不可见，或因原发灶已吸收，仅留下肿大淋巴结，故在临床上诊断为支气管淋巴结核。目前使用的结核新分类法将此二型并为一型，即原发性肺结核。

**（二）病理生理**

动物试验显示$^{32}$P标记的卡介苗菌注入皮下后，1小时内局部淋巴结可发现细菌，数小时内可散布到全身。有人证明通过不同途径使动物感染，30分钟后在骨髓内就可找到结核菌，在许多器官及组织可引起形态学改变，最常见为骨髓及淋巴结的改变。这些材料说明在原发感染后，原发综合征形成前，有一潜在的隐匿的菌血症时期。

肺结核主要为呼吸道飞沫传染。当结核菌吸入到肺泡后，被肺泡巨噬细胞吞噬破坏。结核感染后病理变化决定于机体免疫力（已致敏T淋巴细胞数量及吞噬细胞功能）及感染的结核菌数量及毒力。当结核菌与已致敏的淋巴细胞均多时，呈渗出性反应。当大量结核菌而致敏T淋巴细胞量少时，产生无反应性结核病变。当有足够的致敏淋巴细胞而结核菌量少时，呈增殖性病变。当结核菌毒力很强及肺吞噬细胞功能减弱时，结核菌可在细胞内繁殖，杀死细胞后溢出细胞外，吸引血液中单核细胞形成结核结节。T细胞和趋化淋巴因子对结核肉芽肿的形成有重要作用。巨噬细胞死亡及组织破坏后发生干酪坏死。又当细胞免疫功能减弱时，血内吞噬细胞不能遏止细菌生长

时发生细菌血行播散。

肺部原发灶多位于胸膜下，在肺上叶底部和下叶的上部，以右侧较多见。它是一种结核性肺泡炎改变，有大量巨噬细胞，纤维蛋白及中性多形核白细胞，中心多有干酪样坏死，干酪病灶周边可见由上皮样细胞、淋巴细胞及朗格汉斯细胞组成的结核结节。结核菌由原发灶侵犯局部引流淋巴管及相应的淋巴结引起炎症。原发灶一般在0.5~2cm。典型的原发综合征呈双极病变，即一端为肺原发灶，另一端为肿大的肺门淋巴结。由于小儿机体处于高度过敏状态，原发灶呈甚小，而病灶周围炎却甚广泛，使原发病灶范围扩大到一个肺段或甚至一叶。小儿年龄愈小，此种大片性病变愈明显，此时原发综合征的三个组成部分连接融合在一起，不能呈现出典型的双极现象。

原发灶约90%为单发，但亦可多发，有多达10个以上者。引流淋巴结肿大多为单侧，但亦有对侧淋巴结受累者。原发灶可完全吸收，亦可硬结钙化，最早可发病后2个月，一般6~9个月，完全钙化至少需3年。肺门淋巴结硬结钙化较慢，有时一处淋巴结已部分硬结钙化，而其他部位者病变仍活动，保留干酪样坏死状态。

当病变进展时，原发灶及淋巴结内病变均可干酪液化形成原发空洞；肿大淋巴结可引起支气管病变甚至淋巴结支气管瘘和支气管堵塞造成肺段性病变。受累肺段常是原发灶所在的肺段。原发灶及淋巴结内结核菌侵入血流形成血行播散性结核病，成为某些肺外结核的主要传染来源。如原发综合征，经淋巴或血行播散到肺其他部位引起迁移性病灶，过去称为原发后播散，是少年及成人继发结核的主要来源。

**（三）临床表现**

发病急缓轻重不一，轻者可无症状，仅于健康检查透视时才被发现。一般多有低热及轻度结核中毒症状。较重者急性发病可似感冒、伤寒或肺炎，高热持续2~3周，后降为低热，同时有盗汗、食欲缺乏、体重减轻、睡眠不安及咳嗽等症状。当胸腔内淋巴结高度肿大时，可发生一系列压迫症状，如压迫喉返神经可致声音嘶哑；压迫气管支气管可致阵发性百日咳样咳嗽及金属样音或双音性咳嗽、喘鸣、呼气性或吸气性梗阻；压迫静脉可致前胸部一侧有怒张的静脉网。全身浅表淋巴结可轻到中度肿大，肺部一般多无阳性体征，肝脾可轻度肿大，部分患儿可有疱疹性结膜炎及结节性红

斑等过敏表现。结核菌素试验多呈阳性。

**（四）病程及转归**

良性病程一般多见于年龄较大儿童，或婴幼儿免疫力较强及病变不大时。发病 3~4 个月后病变开始吸收，以后可完全吸收或硬结钙化。部分小儿虽病变已趋硬结或钙化，但中毒症状仍继续存在，成为慢性结核中毒症。良性病程的原发性肺结核预后良好，病变多在 2~3 年内完全钙化或吸收。

不良病程为免疫力低下的小儿，尤以婴幼儿当严重感染时病程经过不良，常伴有种种恶化进展，或并发其他病型，多见于原发性肺结核发病 1 年内尤以半年内为多。如：

（1）结核性胸膜炎及叶间胸膜炎：小儿对结核菌高度过敏状态是形成胸膜炎的主要因素。另外，邻近胸膜的结核病灶可直接蔓延到脏层胸膜造成炎症，以及淋巴播散和血行播散也是造成胸膜炎的途径。

（2）肺原发灶周围炎或淋巴结周围炎：肺病灶或淋巴结病灶周围炎加剧及扩大，有人称为浸润性恶化，可发生在吸收好转期或甚至硬结期时。临床上可无症状，多于数月内消失。

（3）原发空洞形成：肺原发灶干酪样坏死及溶解崩溃后可形成原发空洞。原发空洞远较继发浸润型肺结核空洞为少见。

（4）支气管结核：肺门淋巴结病变向支气管内蔓延，形成支气管结核及肺段性病变。

（5）干酪性肺炎：原发空洞或淋巴结内带有大量结核菌的干酪样物质，破入支气管后，造成干酪性肺炎。

（6）急性粟粒性结核病及结核性脑膜炎：原发灶或肺门干酪样坏死的淋巴结破溃入血管致大量结核菌侵入血液造成全身血行播散性结核病，在肺表现为粟粒型肺结核，在中枢神经系统为结核性脑膜炎，是原发性肺结核最凶险的合并病型。

凡有上述恶化者，病变进展时病程可延长到 2~3 年，在有严重合并病型时，如粟粒型结核病、结脑、干酪性肺炎，预后不良。

**（五）诊断及鉴别诊断**

要全面综合病史、接触史、卡介苗接种史、临床表现、结核菌素试验及影像学检查，作出客观评价及诊断。

**（六）X 线检查**

原发综合征时可见原发灶大小不一。年龄较

大儿病灶周围炎较轻，因此阴影范围不大，多呈小圆形或小片状影；在婴幼儿病灶周围多较广泛，可占据一肺段或甚至一肺叶。同时气管旁或支气管旁淋巴结肿大；肺实质的原发灶及肿大淋巴结间可见索条状淋巴管炎阴影；典型的原发综合征呈哑铃状双极阴影。但急性期三个组成部分常融合在一起不易辨认。只有经过治疗，病灶周围炎吸收，显示出孤立的原发灶时，才可见到典型哑铃状阴影（图 11-3，图 11-4）。

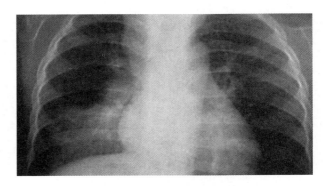

**图 11-3　原发综合征**
胸部 X 线显示右中下肺原发病灶、右肺门淋巴结肿大、右纵隔淋巴结肿大

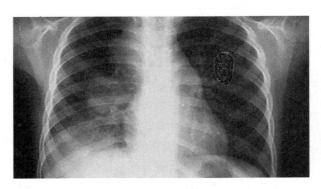

**图 11-4　原发综合征**
胸部 X 线显示右下肺原发病灶、右肺门和右纵隔淋巴结肿大

以支气管淋巴结结核为主时肺野内常不见病灶，而只胸腔内淋巴结肿大，呈均匀模糊无构造结节状阴影。浸润型支气管淋巴结结核时，边缘模糊不清；肿瘤型时，则边缘锐利呈圆形、椭圆形或分叶形（图 11-5，图 11-6）。

**（七）CT 扫描**

增强 CT 可显示纵隔和肺门淋巴结肿大，对其诊断具有重要价值。胸内淋巴结结核 CT 表现有如下特征：

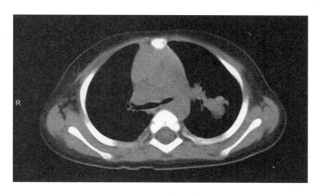

**图 11-5　原发综合征**
胸部 CT 提示左下肺原发病灶、淋巴结肿大和淋巴管炎，呈哑铃形改变

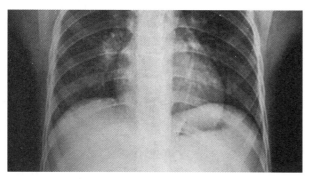

**图 11-6　右肺门淋巴结结核**
胸部 X 线提示右肺门淋巴结肿大，肿瘤型

（1）单侧多见，约占 80%，其中以右侧为多。

（2）肺门及纵隔淋巴结均可受累，但以肺门淋巴结受侵犯多见，占 60%。

（3）可合并肺内结核病变。

（4）密度大多较高，有时伴有钙化。

（5）CT 强化扫描可见边缘环形强化，中央密度减低，并伴有液化表现，该表现是淋巴结结核的重要特征。

（6）尽管有时淋巴结肿大很明显，但其周围的大血管等器官不受侵犯。

**（八）鉴别诊断**

在 X 线检查前，原发性肺结核应与上呼吸道感染、流感、风湿热、伤寒及沙门氏菌属感染鉴别。

在 X 线检查后如肺部原发灶呈肺段或大叶性浸润时，应与细菌性大叶性肺炎、支原体肺炎相鉴别。如呈大病灶小叶性浸润时，应与细菌性小叶性肺炎、病毒性肺炎、嗜酸性粒细胞增多性肺浸润鉴别。以支气管淋巴结结核为主时，浸润型者应与百日咳、麻疹、气管炎时的急性支气管淋巴结

炎相鉴别。肿瘤型时，应与胸腔内肿瘤鉴别，如前纵隔的小儿胸腺肿大、胸腔甲状腺肿、胸腺肿瘤、皮样囊肿。

**（九）治疗**

治疗目的是消灭存在于各种环境中的结核分枝杆菌，防止耐药菌的生长。不同的药物都有其不同的特点。对于细胞外细菌，即在空洞周围及液化坏死物质中快速生长的细菌，数量极多，异烟肼（isoniazid，H）最有效，开始治疗的 2 天内，异烟肼可杀死 90% 的活菌。处于半休眠状态生长缓慢的胞外菌，通常见于干酪样病灶内，在某一特定时间内活力可以突然增强，利福平（rifampicin，R）最有效，适用于间断活跃的细菌。对巨噬细胞内即酸性环境下缓慢生长的半休眠菌，吡嗪酰胺（pyrazinamide，Z）最有效。在缺氧等不利环境下，部分结核分枝杆菌可以彻底休眠没有代谢，同时为了适应环境，改变自身结构并随时准备复活。这部分休眠菌对各种药物均不敏感。

在治疗过程中，医生的职责包括合理选择药物种类和剂量、预计患者的依从性、监测并处理药物不良反应、判断激素的应用指征。原发性肺结核治疗的关键在于淋巴结结核，晚期主要表现为干酪性病变，常见液化坏死，如抗结核治疗后未能控制应考虑手术治疗。

**（十）药物治疗方案**

1. 无明显症状的原发性肺结核　可选用 2 个月 HRZ/4 个月 HR 的短程方案，能治愈 90% 以上对药物敏感的患儿，不良反应发生率<2%。对痰菌阴性的儿童，3 药联合是足够的，但病灶的吸收较缓慢。强化期不主张加乙胺丁醇（ethambutal，E），可能会降低儿童的耐受性。每周 2~3 次的间歇治疗是否同样有效，目前看法不一，需谨慎使用。

2. 有明显症状的原发性肺结核　特别是支气管淋巴结结核，可选用 2 个月 SHRZ/4 个月 HRE 的方案，疗程适当延长到 9~12 个月。但年龄小于 8 岁的儿童，因认知及表达能力有限，不利于及时发现药物不良反应，因此不宜使用 S 和 E。在这种情况下，仍然可用 2HRZ/10HR 的方案，如有必要，酌情加用丙硫异烟胺（Pto）。

**三、支气管结核**

支气管结核（endobronchial tuberculosis）常伴发小儿原发性肺结核，儿童多为全层病变，由淋巴

结支气管瘘引起,在支气管镜广泛应用于临床后,方被重视。由于小儿支气管结核病变,多由支气管淋巴结病变从支气管腔外向内蔓延而来,此与成人型肺结核首先侵犯气管黏膜不同,故称之为"支气管结核"较"支气管内膜结核"更为确切。

小儿支气管结核多见于小儿原发结核,常为引起多种症状及影像学改变的主因,亦为肺结核后遗现象、疗效不理想及难以彻底治愈之原因,因此对小儿支气管结核的临床与诊断,有全面了解的必要。

（一）发病情况

小儿原发结核合并支气管结核的发生率为5%~20%。由于作支气管镜检查的选例不同而发现率亦不同,一般选例严格的临床疑诊病例,国内外报道可在30%~90%之间。主要表现为管腔堵塞狭窄、溃疡、穿孔、干酪病变或肉芽肿等。以3岁以下婴幼儿为多见;可能是年龄越小,淋巴结肿大越严重,同时其支气管壁柔软而口径细小,更易受肿大淋巴结的压迫及发生穿孔。

在小儿原发结核时支气管结核主要由淋巴结蔓延而来,首先肿大淋巴结压迫支气管,致使其粘连固定,压迫支气管致狭窄,病变自外向内蔓延造成内膜浸润、溃疡或肉芽增生,或穿孔形成淋巴支气管瘘。结果引起肺段性病变或肺气肿。支气管病变以右侧(尤以右上叶支气管口)为多见。

（二）临床表现

年龄越小,症状越明显。Lincoln报告6个月以下婴儿90%有症状,6~11个月婴儿62%有症状,而3~4岁为18%,大于5岁者为5%。常见症状除结核中毒症状外,尚有咳嗽,其特点为刺激性咳、阵咳、金属音咳或双音咳嗽。亦有在呼吸道狭窄基础上同时有支气管痉挛,而致发生阵发性喘息。至于咯血则较少见。

体检可有发绀、呼气性或吸气性呼吸困难、哮鸣,叩诊有肺实变或鼓音,听诊有干性啰音、喘鸣音、高调笛音及水泡音。

（三）病程经过

病程较长,支气管镜检查很少能于1个月内看到病变愈合,常需数月时间,方能治愈。一般用抗结核药物疗程需1年以上。

（四）并发症和后遗症

最常见的为肺段性病变,包括肺不张和/或肺实变,其次为阻塞性肺气肿、支气管播散、支气管穿孔、支气管结石、干酪性肺炎等。远期后遗症有

支气管扩张。根据一些支气管造影及小儿胸外科手术材料证明,小儿原发结核后支气管扩张并不少见。Jones在未治疗的小儿支气管结核病例中,发现1/3有支气管扩张。D-avies发现82例肺段性病变中,45%导致萎陷和纤维化;Brock报告结核后支气管狭窄及支气管扩张,多在右中叶,称为"中叶综合征"。

（五）预后

经积极治疗后,大多数病例可以痊愈,死亡病例多因并发症所造成。

（六）影像学检查

除肿大的淋巴结外,常见肺段病变包括肺实变、肺不张、肺不张加肺实变、梗阻性肺气肿、支气管播散。X线体层摄片可见肿大淋巴结、支气管狭窄、隆嵴角度加大(图11-7,图11-8)。

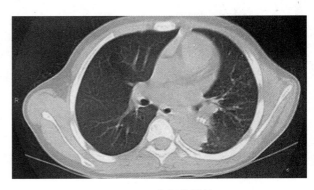

**图 11-7 支气管结核**
胸部 CT 提示左下肺不张、钙化,伴有支气管播散

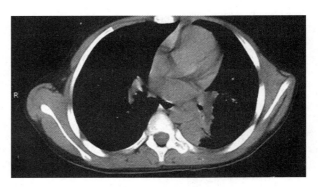

**图 11-8 支气管结核**
胸部 CT 提示左下肺不张和支气管狭窄

LincoIn报告156例支气管结核小儿,90%有支气管梗阻,主要表现为肺不张。北京儿童医院的材料53%有支气管阻塞。肺段性病变按常见顺序为:①右中叶;②右上叶(尤以前段多见);③左上叶;④右下叶;⑤左下叶。两侧肺的分布情况,右侧:左侧约为2:1。有些患儿可反复发生肺段病变,

Miller 观察 160 例患儿的 180 个肺段性病变,其中 18 个患儿有两叶以上病变,其中以右中叶和右下叶多见。Lincoln 观察到两叶以上病变更多,如 156 例小儿,共有 316 个肺段病变。Miller 观察 545 例能确定感染时间的结核感染小儿,159 例(29%)发生肺段病变,90% 以上发生于感染后 1 年内,以 3 个月内为最多。年龄愈小,发生率愈高,1 岁以内小儿肺段病变发生率为 43%,1~5 岁为 23.8%,6~10 岁为 25%,11~15 岁为 16.5%。

### (七) 鉴别诊断

本病应与下列疾病相鉴别:

1. 气管支气管先天畸形　如气管支气管先天性瘘。症状为喘鸣、梗阻性呼吸困难、声音嘶哑,肺部并发化脓性病变时,可与支气管结核合并肺段性病变相似,鉴别根据结核菌素试验阴性、肺部 X 线片无肿大淋巴结及支气管镜检查结果。

2. 急性喉、气管、支气管炎　80% 为病毒性,主要是副流感病毒引起,常呈暴发型,起病急,有发热、咽痛、惊厥、呕吐等毒血症症状及喉、气管梗阻,表现为犬吠样咳嗽、声音嘶哑、吸气性喉鸣,皮肤发绀或灰白色,以及三凹现象。鉴别依赖结核菌素试验、肺部 X 线摄片及支气管镜检查等。

3. 支气管真菌病　如念珠菌病、酵母菌病、球孢子虫病及放线菌病等,在小儿较少见,其溃疡肉芽肿较结核性肉芽颜色更红,分泌物和渗出物常混有血液。最可靠的鉴别方法为从支气管镜下采取组织进行活体检查或分泌物培养。

4. 肺、气管、支气管肿瘤　如支气管囊肿、肠原性囊肿、支气管乳头状瘤、纤维瘤或腺瘤、肺错构瘤、畸胎瘤、神经纤维瘤等,症状有干咳、呼吸困难,支气管受堵塞而致肺不张。继发感染时有发热、咳嗽、咳痰、咯血、气促、喘憋等。作者等曾见 10 例畸胎瘤、肠原性囊肿及支气管腺瘤,极难与支气管结核鉴别,后经结核菌素试验、支气管镜检查及细菌学检查,方得到确诊。

5. 气管异物合并肺不张及继发感染　可见类似支气管结核合并肺段性病变。鉴别依靠异物吸入史、结核菌素试验、胸部 X 线摄片及支气管镜检查等。

### (八) 治疗

除营养及抗结核药物治疗基本同原发性肺结核外,根据不同情况,给予下列药物:

1. 肾上腺糖皮质激素　据报道激素加抗结核药物对肿瘤型肿大淋巴结效果不显著,对早期

发生的肿大淋巴结压迫引起的肺不张则有明显疗效。

Nemir 采用双盲法对照观察 100 例支气管结核小儿,用泼尼松加抗结核药物治疗,对仅有支气管受压变狭窄时效果最好。泼尼松具抗炎作用,并为抗结核药透入淋巴结创造条件。晚期当干酪物质已溃破入支气管,则无明显疗效。Kendig 主张早用泼尼松 1mg/(kg·d),疗程为 6~12 周。适应证为早期无干酪坏死的肿大淋巴结,压迫支气管,引起肺不张,黏膜水肿充血致支气管腔狭窄(但无穿孔及干酪物堵塞者)。

2. 支气管镜内治疗　作支气管镜检查不只为诊断,而且有治疗作用。当出现支气管压迫症状时,宜及时取出肉芽组织。当支气管淋巴结核,突然溃破入气管造成堵塞时,常需作支气管镜,以取出干酪坏死物质。

3. 外科手术　肿瘤型支气管淋巴结核,突然破溃入支气管造成堵塞及窒息威胁时,可行淋巴结摘除手术或干酪物清除术。作者曾对 10 例支气管结核小儿,经外科手术清除淋巴结内干酪坏死物质及修补瘘孔后治愈;也曾见 3 例小儿在等待手术期间,突然由于大量干酪样物质破溃入气管而窒息,其中 2 例未及手术即死亡,1 例因窒息呼吸心搏停止 20 分钟,经心肺复苏抢救后手术存活,但留有严重脑缺氧后遗症,智力丧失,呈去大脑状态,最后因继发感染死亡。支气管狭窄伴有持久的空洞,尤其是张力性空洞、肺不张、支气管扩张有反复咯血或排菌者,可作肺叶或肺段切除术。

## 四、干酪性肺炎

根据结核菌在肺组织内的病理范围,可分为大叶性干酪性肺炎和小叶性干酪性肺炎两种,病理生理与临床表现基本相同。

### (一) 病理生理

本病是由结核菌引起,在小儿主要是因胸腔内淋巴结中带有大量结核菌的干酪物质,溃破入气管或支气管而被吸入肺组织所造成;可能是小叶性或大叶性(或节段性)干酪性肺炎;也可能是肺原发灶呈大叶性浸润,在机体的免疫功能急骤降低时,浸润性病变迅速呈现干酪样坏死,而演变成干酪性肺炎;或原发空洞内干酪液化物中,含大量结核分枝杆菌,经支气管播散,造成小叶性干酪性肺炎;血行播散性肺结核在机体呈高度过敏状

态时,也会迅速发生干酪样坏死,形成小叶性干酪性肺炎。因此,机体免疫功能非常低下和对结核菌过敏反应的增高,是干酪性肺炎的重要内在原因。

当结核菌大量存在时,机体的高度过敏性,遇到结核菌的致敏物质(主要为磷脂及蛋白),造成细胞及组织的坏死(即干酪性坏死)。这种干酪性坏死是一种变质性反应,呈均匀性,开始时渗出物中的纤维蛋白结构消失,炎细胞及肺泡脱落细胞境界消失,细胞质混浊肿胀,核浓缩碎裂溶解,直至组织完全坏死。最后肺泡的内容均匀化。但肺泡壁仍保存,以后肺泡壁破坏,即融合形成细叶性、小叶性或甚至大叶性干酪性肺炎。

干酪样坏死肉眼见为淡黄色干燥的均质状物,酷似奶酪。光镜下观察为一片均匀粉红色染的坏死物质,干酪坏死灶附近可见大量结核分枝杆菌。

**(二) 临床表现**

干酪性肺炎起病多较急,有高热及明显中毒症状,呼吸困难,咳嗽多痰,可有咯血。也有起病较缓慢、症状较轻者,但病程迁延,病情逐渐恶化,患儿面色苍白、食欲缺乏、体重下降、低热、盗汗,有时可出现发绀。

体检见患儿呈重病容,呼吸急促,肺部听诊轻者有少许散在干啰音,重者有管状呼吸音及大量中、小水泡音。

**(三) 病程及预后**

过去无抗结核药物时,干酪性肺炎几乎全部死亡,尤以儿童及青春期少年为多见,常于发病3个月内死去。应用抗结核药物治疗后,预后已大见改善,但其病死率仍较其他型肺结核为高。一般患儿病愈后,肺部遗有纤维化和钙化。疗效不佳及病程迁延时,可逐渐演变为慢性纤维空洞型肺结核。

**(四) 辅助检查**

血象呈中度或高度中性粒细胞增多及核左移,血沉显著增快,痰液及胃液中容易找到结核菌。

1. 胸部 X 线片　干酪性肺炎的病理学特征在初期为高度渗出性病变,不久坏死组织发生溶解。因此,胸部 X 线片检查时初期病变部位呈密度增高的炎性阴影。因这种炎性阴影属于干酪坏死性炎症,故密度较一般肺炎的单纯炎性渗出性阴影为高,仔细观察阴影并不是非常均匀,在大块

的炎性阴影中,常隐约可见密度更高的干酪性病灶。此后,干酪性病变很快发生溶解,在密度增高的炎性阴影中迅速出现不同形状和大小的密度减低的透亮区。大叶性干酪性肺炎表现为一个肺段或肺叶大片实变阴影,病灶密度较一般肺炎的炎性渗出性阴影为高,病变进展,干酪性病灶发生溶解时,在密度增高的阴影中有单发或多发大小不等的空洞。小叶性干酪性肺炎表现为两肺散在密度不均之团块状阴影,内有蜂窝状透亮区或大小不等之空洞。除上述表现外,可伴有同侧或对侧支气管播散病灶。

2. 胸部 CT　胸部 CT 检查在显示空洞、支气管播散病灶、淋巴结肿大方面优于普通 X 线片,还可测定肺内实变阴影的 CT 值,高 CT 值提示干酪性肺炎。强化 CT 扫描显示肺组织坏死,如有支气管淋巴结肿大可环行强化。

**(五) 鉴别诊断**

1. 大叶性干酪性肺炎　应与下列疾病鉴别:

(1) 细菌性大叶性肺炎:起病较干酪性肺炎更急,中毒症状更严重,甚至有时伴发感染性休克,根据结核病接触史、结核菌素试验以及病原学检查,可帮助诊断。

(2) 腺病毒肺炎:重者呈大叶性实变,但其发病及过程有其特有的发展规律。常伴心力衰竭、中毒性脑病及呼吸衰竭,而这些在干酪性肺炎则均少见。根据结核病接触史、结核菌素试验以及病原学检查,可帮助诊断。

(3) 肺脓肿:痰多,呈脓性,带臭味,X 线胸片上脓肿内有液平面,而干酪性肺炎则无上述情况。根据结核病接触史、结核菌素试验以及病原学检查,可帮助诊断。

2. 小叶性干酪性肺炎　应与下列疾病鉴别:

(1) 细菌性支气管肺炎:起病较小叶性干酪性肺炎更急,喘憋明显,呼吸困难及发绀等常较小叶性干酪性肺炎重,无结核接触史,结核菌素试验阴性。

(2) 病毒性肺炎:喘憋及发绀均较重,易伴心力衰竭,肺 X 线片可见间质性病变明显。

(3) 多发性肺脓肿:金葡菌肺炎和肺脓肿与小叶性干酪性肺炎有时鉴别困难。临床上金葡菌肺炎和肺脓肿起病更急,中毒症状及肺部体征更为明显,常伴有败血症表现,但无结核接触史,结核菌素试验亦为阴性。

（六）治疗

1. 抗结核治疗　强化期2~3个月，联合异烟肼、利福平、吡嗪酰胺以及链霉素或乙胺丁醇。使用链霉素要充分告之家长，询问家族耳聋史，并注意检测听力及肾功能，剂量以不超过20mg/（kg·d）为宜。巩固期继用异烟肼、利福平6~9个月。

2. 糖皮质激素治疗　肾上腺糖皮质激素可减少中毒症状，可在抗结核药物治疗同时加用肾上腺糖皮质激素，如泼尼松1~1.5mg/（kg·d），最大量不超过45mg/d，2~4周后逐渐减量，4~6周停完。

### 五、急性粟粒型肺结核

近年来由于结核病流行情况好转，我国许多城市中，小儿急性粟粒型肺结核已很少见，但在边疆和山区地方，此病还能见到，且易并发结核性脑膜炎（简称结脑）。Schwartz综合文献中2 343例粟粒结核，患结脑者1 065例，占45%。北京儿童医院总结1 180例结核性脑膜炎患儿X线摄片检查，证实有粟粒型肺结核者454例，占38.5%。该院1964—1977年间152例结脑死亡病例做尸检，证实合并有粟粒型肺结核者86例，占60.5%。本病有时在诊断方面仍存在一定问题，因有些患儿临床表现及X线变化不典型，结核菌素试验常为阴性，故造成诊断困难。

（一）病理及病理生理

急性粟粒型肺结核是原发性肺结核早期血行播散所致的合并症，多在原发性肺结核起病后3~6个月内发生。本病是全身血行播散性结核病的主要表现之一。其发病最少需两个条件：①大量结核菌同时或短期内侵入血流，如胸腔内或腹腔内干酪坏死的淋巴结溃破，或肺内原发灶及其播散灶溶解后干酪物质溃破而进入血管；②机体呈高度过敏状态，血管壁发生变态反应性改变，致血管通透性增高，因此结核菌易于通过血管壁而进入间质组织中。

病理检查可见肺及其他脏器有大量粟粒大小的灰白色结核病灶，直径约1mm。显微镜下见粟粒结节位于肺泡间隔、血管与支气管周围及小叶间隔，很少在肺泡腔内。结节常为增殖性，有上皮样细胞及朗格汉斯巨细胞。严重病例以渗出或渗出坏死性病变为主。

诱因是机体免疫力下降，如小儿患麻疹及百日咳等急性传染病造成机体抵抗力急剧降低，过去为最常见诱因。

（二）临床表现

起病多较急，发热为首见症状，伴食欲缺乏、体重下降及盗汗等。早期呼吸道症状不明显，以后逐渐出现呼吸急促、呼吸困难、发绀等。此因炎症反应严重，致肺泡毛细血管阻滞所引起的低氧血症表现。较多的患儿可出现中枢神经系统感染症状。

体检多数患儿呈急性病容，部分患儿一般情况尚可，年龄较长者出现伤寒样症状，婴幼儿则表现为肺炎或败血症。

本病的临床特点为其症状和体征与X线检查不一致，即X线片病变明显，而临床呼吸系统症状不严重，肺部检查往往缺少阳性体征。当肺气肿存在时，叩诊可呈过清音；晚期病灶融合溶解时，可闻及细湿啰音。合并自发气胸时，则出现相应体征。此外全身淋巴结可肿大，约半数小儿有肝脾大，偶有脾于髂窝处触及。幼婴除肝脾大外，可伴有黄疸，少数患儿皮肤有粟粒疹。眼底检查约13%~87%患儿见到脉络膜粟粒结节，以急性粟粒型肺结核合并结脑时发现率较高，有报告235例急性粟粒结核34%有脉络膜结核。

（三）病程及预后

急性粟粒型肺结核严重者可合并心功能不全，偶伴发呼吸窘迫综合征及DIC。急性粟粒型肺结核若能及时诊断、正确治疗，均可治愈，预后较好。但若诊断治疗过迟、年龄过小及合并结脑者，预后较差。不治疗病例，多于4~6周死亡；及时治疗患儿，可于治疗后2~3周内退热，1~3个月内X线片呈现吸收好转，最后可完全吸收。少数病例粟粒病灶硬结钙化，以后可出现多数小点状钙化灶。亦有演变成慢性纤维空洞型肺结核者。血行播散病灶在近期或远期可合并肺外结核，最多为结脑，其次为结核性腹膜炎、淋巴结核、皮肤结核及骨结核。远期出现的肺外结核主要为肾结核。

（四）X线检查

在急性粟粒性肺结核病程的早期，结核结节太小，在胸片上看不到粟粒性阴影，因肺部充血和肺间质炎性浸润，胸片表现为磨玻璃影或肺纹理增多和变粗，呈串珠状，有时发出小的分叉，形成网状影或出现稀疏的分布在下肺野的小点状阴影。要注意到这些早期表现，除仔细阅读胸片外，胸片的曝光技术应正常，阅片最好在强光灯下，注意下肺野的外侧带,该区的早期极小粟粒性病灶易被发现。一般在症状出现后2~3周,在X线片上见到典型的粟粒状阴影,个别病例在症状出现后6周始出现典型的粟粒结节。典型的粟粒状阴影出现后,胸片可见无数细小(1~2mm)的粟粒状阴影,布满双肺,密度、大小、分布均匀,正常肺纹理不易辨认,为本病的特征性表现。病灶以增殖性结节为主时,边缘清晰,以渗出性结节为主时,边缘模糊。增殖性结节和渗出性结节也可混合出现。病情进展时粟粒状阴影逐渐增大,甚至达到3~5mm,并可相互融合形成分布、大小不一的片状影。有时在较大的融合灶内出现空洞,导致干酪性肺炎。婴幼儿病灶周围反应显著,渗出明显,并且易于融合,粟粒状阴影边缘模糊,分布、大小不一呈雪花片状,邻肺可有小泡性肺气肿。

由于小儿急性粟粒性肺结核多由原发性肺结核恶化引起,因此,在急性粟粒性肺结核的粟粒阴影中,常可见到原发性肺结核的征象如原发病灶、肺门或纵隔淋巴结肿大,这些征象是诊断急性粟粒性肺结核的有力佐证。同时也常伴有单侧或双侧渗出性胸膜炎。

一般经正规治疗1个月时病灶开始吸收,3~6个月基本吸收。但肺部纹理增多和毛糙持续较久。治疗后肺部X线片有时可见蜂窝性肺气肿、肺大疱、自发性气胸、纵隔气肿和皮下气肿等。病程较长或经不规则治疗时,病变吸收缓慢,可遗留纤维化和钙化灶。

**(五) 胸部CT表现**

胸部CT对早期粟粒阴影的显示较胸部X线片敏感。因此,当临床上不能除外急性粟粒性肺结核,而胸部X线片又未发现粟粒性阴影时,应进行胸部CT检查。急性粟粒性肺结核胸部CT的典型表现为双肺弥漫分布密度、大小均匀的粟粒状阴影。胸部CT对于肺门或纵隔淋巴结肿大和空洞的显示优于胸片,故胸部CT更易发现原发型肺结核征象,如原发病灶、肺门或纵隔淋巴结肿大以及空洞。

**(六) 诊断与鉴别诊断**

有明确的结核接触史、结核菌素试验阳性、临床表现明显及胸片见典型粟粒状阴影,即可确诊。但5%~10%的患儿,结核菌素试验可呈假阴性,故阴性时不能完全除外急性粟粒型肺结核。若见

X线胸片粟粒阴影,同时见到皮肤粟粒疹或眼底脉络膜结节,即有诊断意义。骨髓穿刺和肝与淋巴结活检标本,可以从组织学上发现结核结节病变。细菌培养可有结核分枝杆菌生长(包括胃液、脑脊液、痰液、尿液、腹水等)。有时作纤维支气管镜检及活检可协助诊断。

本病在下列3种情况时,较难确诊:①当粟粒结核病发展过程不典型或为某些假象所掩盖,如伴有黄疸、严重贫血、紫癜等;②有感染中毒症状,结核菌素试验阳性,但胸片未见粟粒改变;③X线胸片显示粟粒阴影,但结核菌素试验阴性。

一般在病初期或未摄X线胸片前,应与各种急性发热病鉴别,如流感、肺炎、伤寒、风湿热,布鲁氏菌病、急性泌尿系感染、感染性心内膜炎及败血症等,此时X线胸片检查及结核菌素试验在帮助诊断上起到决定性作用。粟粒型肺结核一般于发热2~3周后在胸片上显示粟粒阴影(亦有3~6周始出现者),故高度怀疑时应重复拍摄胸片。由于小儿肺部X线片可显示粟粒状阴影的疾病较多,因而即使胸片观察到点状阴影后,仍需与其他疾病鉴别,如:

1. 粟粒型肺炎 起病更急,病史较短,呼吸道症状从一开始即明显,有咳嗽、喘憋、发绀,两肺能闻及细湿啰音。肺部X线片上小斑点状阴影两侧不完全均匀一致及对称。咽拭子、痰液及气管内分泌物培养,可找到病原体(细菌或病毒),病程经过较快,如早期治疗预后较好。

2. 真菌性肺炎 白色念珠菌、球孢子菌、芽生菌、新型隐球菌、组织胞质菌、曲霉菌、毛霉菌等,均可引起肺炎,有时酷似粟粒型肺结核,但临床上多有其他部位真菌感染表现(皮肤、骨骼、胃肠道、脑等),多有长期使用抗生素、激素及其他免疫抑制剂史。胸片上点状阴影大小及分布可不一致,又有间质炎症影及片状阴影。痰液涂片及培养能找到真菌。病程经过较慢,预后不良。

3. 卡氏肺囊虫病 见于小婴儿及应用免疫抑制剂或免疫缺陷的患儿。临床表现为呼吸急促,并有喘憋,进展快速,病死率高。

4. 组织细胞增生症 北京儿童医院1956年最早观察的1例即误诊为粟粒性肺结核,还有勒雪氏病临床及X线胸片均可酷似结核,但有特殊的皮疹,贫血较重,骨髓、皮疹及淋巴结可见到病

理性组织细胞。胸片上的粟粒影两病不易区别，但组织细胞增生症 X 时可呈网状及小蜂窝状阴影，合并自发性气胸者较结核多，病史更长，预后较差。如不治疗，可在 2~12 个月内死亡。

5. 特发性肺含铁血黄素沉着症　本病有其特殊的临床表现及病程。常自幼有周期性发作，表现为发热、咳嗽、呼吸困难及低血色素性贫血，有时长期误诊为婴儿缺铁性贫血，胸片可显示弥漫性点状阴影，有时融合成毛玻璃状，后期呈弥漫网状影，肺门淋巴结多不肿大。鉴别诊断靠痰液或胃液中找到含铁血黄素巨噬细胞，病程较长，呈间歇发作，预后较差，生存者常合并心肺功能障碍。

6. 恶性肿瘤肺部粟粒状转移　临床多有原发病如白血病、霍奇金病、淋巴肉瘤、神经母细胞瘤及肾胚瘤等的各自症状与体征。胸片呈粟粒状或小斑片状影。进行血象、骨髓检查及痰液或胸水中找到肿瘤细胞可鉴别，病程经过快，预后极差，大多死亡。

**（七）治疗**

1. 一般治疗和对症治疗　加强营养和休息，降温、止咳化痰、吸氧，必要时可输血或丙种球蛋白以提高机体的免疫能力。

2. 抗结核治疗　强化期一般联合使用异烟肼、利福平、吡嗪酰胺和链霉素，强化期治疗需 2~3 个月，巩固期继续应用异烟肼、利福平治疗 6~9 个月。急性粟粒性肺结核时肝脏也可受累，但并不影响抗结核药物的应用，需密切观察。

3. 糖皮质激素治疗　糖皮质激素有控制体温、减轻中毒症状、促进粟粒阴影和渗出性病变吸收、减少纤维化的作用，对于急性粟粒性肺结核患儿，在足量抗结核药物治疗的同时，可并用肾上腺糖皮质激素。根据患儿病情轻重，静脉应用氢化可的松或口服泼尼松。氢化可的松剂量为 5~10mg/(kg·d)，泼尼松剂量为 1~1.5mg/(kg·d)，足量 2~4 周，以后逐渐减量，总疗程 6~8 周。

4. 并发症的治疗

（1）结核性脑膜炎治疗：一旦诊断急性粟粒性肺结核，应常规进行脑脊液检查，观察是否合并结核性脑膜炎。合并结核性脑膜炎者，抗结核药物和激素的应用均按结核性脑膜炎处理。

（2）其他并发症治疗：急性粟粒性肺结核可

合并急性心力衰竭、急性呼吸衰竭、弥漫性血管内凝血，也可发生气胸、纵隔气肿和皮下气肿。应予相应处理。

## 六、先天性结核病

先天性结核病少见，迄今能收集到的世界文献约有 200 余例报告。20 世纪 60 年代以前全部死亡，60 年代以后渐有治愈的报道。北京儿童医院近 10 年来见到本病 4 例，3 例死亡，1 例存活。

**（一）病理生理**

本病传染途径有两种：

1. 由脐静脉血行感染　多为生母患全身性结核，致胎盘亦受累，结核菌经脐静脉内血液带至胎儿肝脏，造成原发结核灶，伴有肝门淋巴结肿大，形成原发综合征。此外亦可绕过肝脏，经 Aranti 管（或称静脉导管）至右心及肺动脉，进入肺组织，形成原发灶；同时亦可从右心房经卵圆孔及动脉导管进入胎儿大循环，造成全身血行播散。

2. 由羊水感染胎盘感染　由羊水感染胎盘的结核病灶溃破而污染羊水，胎儿吸入带结核菌的羊水后，在肺部形成原发综合征，亦可咽入消化道在肠内形成原发综合征。此外亦可在扁桃体或中耳内形成原发病灶及颈淋巴结核病变。

本病的病理特点为原发灶、粟粒病灶及局部引流淋巴结肿大，均可出现干酪样坏死，含有大量结核菌。病变边缘可见中性粒细胞，但淋巴细胞及上皮样细胞相对较少，朗格汉斯巨细胞多不见，反映机体抵抗力及细胞反应功能低下，而细菌则迅速繁殖。尸检可见肺、脾、肝、肾、肾上腺、淋巴结病变呈凝固性坏死，或嗜碱性无能性坏死，无典型结核结节，似革兰氏阴性细菌败血症，用抗酸染色可见坏死灶内有大量成堆的结核分枝杆菌。

**（二）临床表现**

疾病的严重程度随感染结核菌量多少、首侵部位及病变大小而异。有些病例多于尸检时方被诊断。一般在出生后第 2 周起病，亦有在生后 1 个月起病。病婴食欲差，体重不增。肝原发综合征表现主要为黄疸，属阻塞性，系肝门淋巴结肿大压迫肝胆管而造成胆道梗阻所致。患儿有恶心、呕吐、食欲缺乏、腹泻及体重下降，呈慢性消耗病容，肝脾大。患肝原发综合征者，常伴肺原发综合征或全身血行播散结核。此时即可出现呼吸道症状。典型阻塞性黄疸起病者尸检时见肝门、总胆管周围及胆囊口有多个肿大淋巴结压迫胆管，致挤压胆囊时无胆汁流出。羊水吸入感染者或由脐静脉导管血行播散者，原发综合征位于肺脏，同时伴全身血行播散。于出生后1~6周起病的婴儿，最早症状为发热、咳嗽，似急性细菌性肺炎，但用抗生素治疗无效，患儿呼吸困难，并见发绀。但亦有呼吸系统症状不重者，体检肺部可正常，或能听到水泡音，肝脾多肿大。

### （三）病程及预后

由于先天性结核诊断困难，常导致诊断过迟，未得特异性药物的及时治疗，故预后均差。即使治疗成功的病例，病程亦较迁延，治愈者可于肺、肝、脾、肌肉，见有广泛的钙化灶。亦有存活的患儿出现智力及运动发育迟缓者。

### （四）X线检查

两肺有广泛的弥漫性病变呈粟粒结节样或大小不等的实变阴影，有时浸润融合可占整个肺叶，易误诊为金葡菌肺炎及肺脓肿。

由于先天性结核患儿反应低下，结核菌素试验多呈假阴性，尤以出生1个月内为多见，一般结核菌素量要用到1mg，始出现阳性反应。文献报告有患儿迟至7个月时，结核菌素试验始变为阳性。胃液结核菌培养多阳性，此外肺穿刺、骨髓穿刺和淋巴结活检，亦能找到结核菌。

### （五）诊断及鉴别诊断

Beitzki对先天性结核的诊断标准为：①病变性质为结核无疑；②肝脏内有原发综合征（因由脐静脉血行感染，故为宫内感染的可靠证据）；③病变发现于胎儿、出生时或生后数天内，否则要排除一切宫外感染，方可考虑为先天性结核。以后Myers又增加一条，即凡出生后2周内结核菌素反应为阳性者。总之，先天性结核诊断较难，应根据孕母有活动性结核病史，或胎盘发现有结核病变时，方可确诊。但应注意，有时孕母于产后数月才出现临床症状而得到正确诊断。

应与本病鉴别的疾病首先有新生儿肺炎、肺脓肿、新生儿败血症及阻塞性黄疸等，其次应与后天性结核鉴别。当患儿出生1个月后发病，结核菌素试验于4~10周呈现阳性反应者，最难与生后早期感染的后天性结核鉴别。虽此种鉴别并无实际意义，但应了解新生儿及幼婴的感染日期，以

便早期诊断，进行治疗，此点极为重要。一旦诊断确立，即应与患母隔离。

### （六）治疗

强化期应用异烟肼、利福平、吡嗪酰胺联合治疗2个月，继续期异烟肼、利福平联合用药4~6个月，总疗程6~9个月。如果患儿无免疫功能缺陷，可治愈。

### （七）预防

若孕母患活动性结核，尤其是血行播散性结核时，婴儿出生后应立即与患母隔离，并应用INH 10~15mg/（kg·d），3个月后作结核菌素试验及胸部X线摄片检查，若皆为阴性，可接种卡介苗，同时与患母继续隔离，直至无传染性为止。若3个月后结核菌素试验转为阳性，而肺部X线片阴性，可继续用INH化学预防1年。若X线片出现病变，即按先天性结核治疗。

亦有人主张在新生儿出世后即用耐INH菌株的卡介苗接种，同时服用INH。

## 七、非典型分枝杆菌肺部感染

非典型分枝杆菌感染是一种非结核分枝杆菌感染，从病理到临床能引起与结核病相似的病变，易造成鉴别诊断困难。近年来本病报告渐多，特别是近20年来结核菌感染大幅度下降后，非典型分枝杆菌文献增多，引起临床工作者的重视。易感者多有慢性肺部疾患，如肺结核、硅肺、肺尘埃沉着病或恶性肿瘤等，农村居民较城市居民发病率高。

### （一）病因

非典型分枝杆菌系分枝菌属，广泛分布于湿热地带，为需氧、不运动的抗酸杆菌，可存在于水、土壤、植物及冷血动物中。通常对温血动物致病力较低，人与人之间的传播及媒介传播未被证实。非典型分枝杆菌菌体较结核分枝杆菌大而细长，呈多形性，很少发现分枝状。菌落多呈球形或半球形，光滑而色呈橙黄、金黄、淡黄及白色。在结核菌培养基及普通琼脂培养基均可生长。Runyon将其分为4个组：

1. 光中产色素株（photochromogens）　如 *M. kansasii*，在光中生长时产生色素，呈黄、橙红色。

2. 暗中产色素株（scotochromogens）　如 *M. scrofulaceum*，甚至在暗中生长时可产生色素。

3. 非色素株（non-chromogen） 如 *M. intracellulare*，在培养基上不产生色素。

4. 迅速生长产色素株（rapid growers） 如 *M. fortuitum* 和 *M. chelonei*，生长迅速，7 天内即可培养出。

非典型分枝杆菌对豚鼠无致病性，对 PAS 有耐药性是其特征。对 SM 及 INH 也常有耐药性。能引起人类疾病的菌株为慢性生长菌株，如 *M. scrofulaceum*（2 组）、*M. avium-intracellulare*（3 组）、*M. avium-intracellulare* 与 *M. scrofulaceum* 合称 MA-IS 复合体，及 *M. kansasii*（1 组）。非结核分枝杆菌所致肺部感染主要是由 *M. kansasii*（约占 60%）及 *M. intracellulare*（约占 30%）引起。

**（二）病理**

非典型分枝杆菌引起的病理变化与结核菌组相似，有淋巴细胞、上皮样细胞聚集、结核结节和肉芽肿变化以及干酪样坏死等。淋巴结的炎症反应多呈非特异性反应，较多为水肿及中性多形核白细胞增多，坏死发生较早，更易液化。小儿时期以侵犯淋巴结为多见。此外，病变可发生在皮肤、骨骼、腱鞘、关节、泌尿生殖器，偶有发生血行播散者。

**（三）临床表现**

非典型分枝杆菌肺部感染多见于成人，如 Gale 在 1 667 名住院患者中发现 47 例致病性非典型分枝杆菌感染（2.8%），其中 45 例为肺部疾病。菌株主要为 *M. kansasii* 及 *M. intracellulare*。在成人，非典型分枝杆菌多侵犯肺部，在临床及病理上均似慢性肺结核。

非典型分枝杆菌肺部感染小儿较少见，有报告 13 例 17 岁以下小儿肺部非典型分枝杆菌感染。侵犯肺的菌株主要为 *M. kansasii* 及 *M. intracellulare*、*M. fortuitum*。

肺部非典型分枝杆菌感染常在慢性肺疾患，如肺气肿、肺尘埃沉着病、慢性支气管炎、肺结核、支气管扩张及纤维化病变基础上发病。好发部位在肺尖及上叶前段，但亦可发生予其他部位。常见空洞形成，多为薄壁或多发性，空洞周围浸润较少，浸润吸收后薄壁空洞常持续存在。病变易向附近蔓延，但少见支气管播散。病变部位有胸膜肥厚表现。

临床表现酷似轻症肺结核，有低热、全身不适及疼痛、轻咳，偶有少量咯血。小儿肺部感染时，

非典型分枝杆菌可由支气管淋巴结经气管壁侵入气管黏膜下层，或肿大支气管淋巴结溃破入支气管，形成支气管内病变，极似小儿原发结核。Powell 曾见 1 例 13 个月婴儿非典型分枝杆菌支气管内膜炎，其临床甚似毛细支气管炎。

本病常见有浅层淋巴结发炎，多由暗中产色素株的 *M. Scrofulaceum* 和 *M. intr-acellulare* 引起；其次为 *M. kansasii*，细菌由上呼吸道入侵。Lincoln 复习文献，在 15 个国家 17 岁以下小儿 447 例中，各个年龄均可见，但以 1～5 岁为多见。常发生于颈部及下颌，亦可见于其他部位如腋窝、腹股沟及滑车淋巴结。多为一侧，呈单个或一组淋巴结肿大，无痛，不伴有任何全身症状，易液化，溃破后形成瘘管。

临床表现为全身播散型的最常见病菌为 MAIS 复合株，其次为 *M. kansasii*。主要发生于接受大量免疫抑制剂，尤其是激素治疗的患儿。临床有淋巴结肿大，肝脾增大，肺部病变明显，并可有多发性骨病变、皮肤瘘管及肠溃疡等。Lincdn 报告 12 例小儿播散性非典型分枝杆菌病，全部死亡，其中 9 例小于 3 岁，主要分为三组：①*M. intracellulare* 感染，表现为广泛结肠溃疡，有大量病菌，但无骨骼受侵；②类似急性网状内皮细胞增生病型，多数有骨质病损，病变持续进展；③迁延型，有时缓解，但最终逐渐恶化。Wolinsky 复习 78 例播散型患儿，其中 19 例小于 5 岁，9 例 5～15 岁，病死率为 70%～80%。

此外，皮肤及软组织亦可感染，多由海鱼分枝杆菌所致。细菌由皮肤破损处入侵。细菌可寄生于鱼类，多在水中传播，可造成游泳池肉芽肿流行，以 10～16 岁儿童较多见。典型部位为两臂肘部擦伤处。表现为生长缓慢的肉芽肿，溃疡结痂，边缘较厚而不规则，痂下有浆液脓性分泌物，不痛，数月后可自行愈合，局部淋巴结不肿大。软组织感染表现为脓肿，发生于外伤、注射或手术后。

临床尚有报告非典型分枝杆菌可引起慢性骨质损害及骨髓炎而形成慢性瘘管。亦可发生脑膜炎。

**（四）病程演进与预后**

非典型分枝杆菌感染多呈慢性病程，少数病例可缓慢消退，多数为逐渐进展。病程转归与发病时原有的肺组织病理严重程度、开始时肺部病变范围和患儿一般健康状况有关。各型分枝杆菌的临床和药物敏感情况，见表 11-5。

表 11-5　除麻风分枝杆菌外的分枝杆菌所致人类疾病及药敏情况

| 菌株 | 疾病表现 | 药物敏感性 | | | | | | | |
|---|---|---|---|---|---|---|---|---|---|
| | | NH | AS | M | S | TH | MB | EP | 其他 |
| *M. tuberculosis* | 肺,全身播散,几乎所有器官 | + | + | + | + | + | + | + | 对 PZA 敏感 |
| *M. bovis* | 肺,全身播散,淋巴结炎、脑膜炎、骨关节、生殖泌尿系 | + | + | + | + | + | 不明 | 不明 | 对 PZA 耐药 |
| *M. bovis*（BCG） | 肺,全身播散,骨关节 | + | 不明 | + | 不明 | 不明 | 不明 | 不明 | 对 PZA 耐药 |
| *M. kansasii* | 肺、关节炎、皮肤、全身播散,生殖泌尿系脑膜炎,骨髓炎 | +− | +− | +− | + | + | + | + | 对红霉素敏感 |
| *M. marinum* | 肉芽肿、皮肤、喉、滑囊炎、骨髓炎、腱鞘炎、癣（孢子丝菌素皮肤病） | − | − | +− | + | + | + | + | 对 TMP-SMX DOX、KM 敏感 |
| *M. szulgai* | 肺、滑囊炎、淋巴结炎 | +− | − | +− | − | + | +− | + | 对 KM,CM 及 VM 耐药 |
| *M. gordonae* | 人工瓣膜时心内膜炎 | +− | − | − | − | + | +− | + | |
| *M. scrofulaceum* | 肺、淋巴结炎、关节炎 | − | − | +− | +− | +− | − | − | 对红霉素敏感 |
| *M. avium-intracellulare* | 肺,全身播散,淋巴结炎、脑膜炎、骨关节、咽肉芽肿、支气管内肉芽肿 | − | − | − | +− | +− | +− | +− | 对红霉素敏感 |
| *M. terrae* | 骨髓炎、滑膜炎 | − | − | + | 不明 | − | + | + | 对红霉素敏感 |
| *M. ulcerans* | 慢性皮肤溃疡 | − | − | + | + | − | − | + | 对红霉素敏感 |
| *M. trivole* | 关节炎 | | | | | | | | |
| | 肺 | + | + | + | + | + | + | + | |
| *M. chelonei* | 肺,全身播散,肾移植后、淋巴结炎、角膜炎、注射及外伤感染后脓肿 | +− | − | − | − | +− | − | − | 对 AK 敏感 KMEry 士磺胺士 |
| *M. fortulitum* | 肺、角膜、全身播散,淋巴结炎、骨髓炎、注射及伤口感染后脓肿 | − | − | − | − | +− | +− | − | 对 AK、KM 及 DO 敏感 Ery 士 |

本病的病变局限时如淋巴结炎,预后较好。全身播散性病变的预后差,尤其在患儿免疫功能低下时,病死率高。Rosenzweig 认为影响预后的主要因素为原肺部基础病理严重程度及病变范围,而非化疗方案所能决定。

（五）实验室检查

非典型分枝杆菌感染时,对非典型分枝杆菌抗原如 Runyon Ⅰ组的 PPD0、Ⅱ组的 PPD～G、Ⅲ组的 PPD-B 及Ⅳ组的 PPD-F 呈较强阳性,皮内试验红硬直径可达 15～20mm,而对结核分枝杆菌的抗原 PPD-T 或 OT 则为弱阳性或阴性反应。

（六）诊断与鉴别诊断

遇有下列情况时,可疑诊为非典型分枝杆菌感染:①淋巴结炎脓肿溃破,形成瘘管,抗结核治疗无效;②培养出的分枝杆菌对第一线抗结核药物耐药;③在结核病发病率甚低、牛型结核感染已消灭的地区,小儿患"结核性"淋巴结炎时;④疑似结核病患儿,营养状态良好,但 OT 为弱阳性时。

进一步确诊可用不同分枝杆菌菌株的结核菌素或 PPD 作皮试鉴别,从结核菌得到的特异抗原是 PPD-T,又称 PPD-S。从非结核分枝杆菌得到的特异抗原是：PPD-Y（Ⅰ组）、PPD-G（Ⅱ组）、PPD-B（Ⅲ组）和 PPD-F（Ⅳ组）。如 *M. avium-intracellulate*（Battey 株）感染时患儿对 PPD-B 反应较强，对 PPD-S 反应为弱阳性，而结核感染则反之。*M. avium* 感染时对 PPD-B 反应强于 PPD-S；*M. kansasii* 感染时，患儿对 PPD-Y（kansasii）反应强于 PPD-S。但目前由于缺乏标准的试剂供临床应用，因此双支试技术尚不能普遍用于临床实践。细菌培养须用特殊技术作菌型鉴定，以判断是否为非典型分枝杆菌感染。

本病与结核病的鉴别，见表 11-6。

**表 11-6　非典型分枝杆菌感染和结核病的鉴别**

| 要点 | 结核病 | 非典型分枝杆菌感染 |
|---|---|---|
| 活动结核患儿接触史 | 常有 | 罕见 |
| 颈淋巴炎 | 不常见，双侧 | 常见，单侧 |
| PPD-T 皮试（硬结直径） | 15mm 或以上 | 0～14mm |
| 胸片 X 线片 | 有病变显示 | 多正常 |
| 抗结核药物治疗 | 有效 | 多无效 |

### （七）治疗

全身支持疗法极为重要，特异性治疗最好根据药敏试验。大多数非典型分枝杆菌感染对各种抗结核药物特别是对 PAS 等第一线药物，均有耐药性，有效药物为 RFP、环丝氨酸、ETH 及 EMB。

Gale 建议联合用药，在最好的 4 种主药（SM、INH、RFP、EMB）中，选 3 种联合治疗。他治疗 47 例非典型分枝杆菌感染患者，其中 45 例为肺部疾病，随访 6 个月，疗效良好者（痰阴转、X 线病灶消散、无残余空洞）仅 14 例（约为 30%），病死率高达 30%，治疗效果不满意。Herrod 治疗 1 例 7 岁小儿由 *M. fortuirum* 所致的肺部病变，对 KM 及红霉素敏感，经红霉素治疗 1 年后痊愈。Mergileth

等认为 *M. kan-sasii* 肺感染用三联（INH + RFP + EMB）疗效好。

*M. kansasii* 肺部感染不治疗时，可导致进行性肺部损坏，约有 20%～54% 的患儿需外科手术。Harris 报告 59 例 *M. kansasii* 肺病治疗，成功率达 92%。在初治及复治加用 RFP 组患儿，均较不用 RFP 组有较高的痰菌阴转率，尤以复治组效果显著。因此主张 RFP 保留为复治用。他建议开始治疗用 INH+EMB+SM，如治疗 4～6 月后培养仍为阳性，则应加用或调换 RFP，疗程至少 18 个月，或病变无活动性后至少再治疗 6 个月。Wolinsky 建议 RFP+INH+EMB 三联化疗 2 年。

*M. avium-intracellulare* 肺部感染化疗效果更差，且易复发。小儿肺感染合并支气管内病变时，用抗结核药物加激素和支气管摘除术疗效尚满意，较好的化疗组合为 INH+RFP。

非典型分枝杆菌引起的颈淋巴结炎，用化疗多无效。Ⅰ组分枝杆菌引起的有时 RFP 加红霉素有效。一般可在 RFP、ETH、EMB、INH、SM、KM 及红霉素中选 3～4 种药。特别是 RFP 及 ETH 因弥散通透力强，故治疗效果好。Mandell 等用 RFP 10mg/（kg·d），6～11 个月，治疗 4 例小儿颈淋巴结炎，均吸收治愈。化疗无效时可作外科切除术。Mackeller 等认为采用切除手术为最理想疗法，因非典型分枝杆菌绝少发生血行播散。因此手术不但效果好，且可防止瘘管形成及复发。

全身播散包括心内膜炎及脑膜炎，可见于免疫缺陷或用免疫抑制剂小儿。此时抗结核化疗需用包括 RFP 及 ETH 在内的至少 3～4 种抗结核药如 RFP、INH 或 ETH 及 EMB 口服，同时肌内注射 SM 或 KM。

较常见的非典型分枝杆菌感染抗生素治疗，见表 11-7。

**表 11-7　非典型分枝杆菌抗生素治疗**

| 药物 | 每天剂量（mg/kg） | 最大每天剂量 | 每天投药次数 | 疗程 | 主要毒性反应 |
|---|---|---|---|---|---|
| 异烟肼 | 15～20 | 500mg | 1 或 2 | >12 个月 | 肝 |
| PAS | 200 | 12g | 3 或 4 | >12 个月 | 胃肠 |
| 利福平 | 10～20 | 600mg | 1 或 2 | 6～12 个月 | 胃肠 |
| 乙胺丁醇 | 10～15 | – | 1 | >12 个月 | 神经炎、视力 |
| 7-二甲氨基-6-脱甲四环素 Minocycline | 2.0 | 400mg | 2 | 2～3 个月 | 牙齿、眩晕 |
| 链霉素 | 20～40 | 1.0 | 1 或 2 | 2～4 个月 | 耳、肾 |

（赵顺英　张　英）

## 参 考 文 献

1. 江载芳,申昆玲,沈颖.诸福棠实用儿科学.第 7 版.北京:人民卫生出版社,2015.

2. 王黎霞,等.2010 年全国第五次结核病流行病学抽样调查报告.中国防痨杂志,2012,(08):485-508.

3. 刘二勇,等.卡介苗接种效果和不良反应.中国实用儿科杂志,2016,(05):347-349.

4. 江载芳.实用小儿结核病学.北京:人民卫生出版社,2006.

5. Hoagland D,Y Zhao,RE Lee. Advances in Drug Discovery and Development for Pediatric Tuberculosis. Mini Rev Med Chem,2016,16(6):481-497.

6. Schito M,et al. Perspectives on Advances in Tuberculosis Diagnostics,Drugs,and Vaccines. Clin Infect Dis,2015,61 (Suppl 3):S102-118.

7. Graham SM,et al. Clinical Case Definitions for Classification of Intrathoracic Tuberculosis in Children:An Update. Clin Infect Dis,2015,61(Suppl 3):S179-187.

8. Avery ME. et al. The Lung and its Disorders in the Newbo rn Infants. 4th ed. Philadelphia:WB Saunders Company,1981.

9. Marais BJ, HS Schaaf. Tuberculosis in children. Cold Spring Harb Perspect Med,2014,4(9):p. a017855.

10. Hawn TR,et al. Tuberculosis vaccines and prevention of infection. Microbiol Mol Biol Rev, 2014, 78 (4): 650-671.

11. Seddon JA,D Shingadia. Epidemiology and disease burden of tuberculosis in children:a global perspective. Infect Drug Resist,2014,7:153-165.

12. Dodd PJ,et al. The global burden of tuberculosis mortality in children:a mathematical modelling study. Lancet Glob Health,2017,5(9):e898-e906.

13. Graham SM,et al. Clinical Case Definitions for Classification of Intrathoracic Tuberculosis in Children:An Update. Clin Infect Dis,2015,61(Suppl 3):179-187.

14. Shahzad T,M. Irfan Endobronchial tuberculosis-a review. J Thorac Dis,2016,8(12):3797-3802.

15. Wong JS,et al. Bronchoscopic management of airway obstruction in pediatric endobronchial tuberculosis. Can Respir J,2006,13(4):219-222.

16. Dannerberg AM and Sugimoto M. Liquefaction of caseous foci in tuberculosis. Am Rev Resp Dis, 1976, 11(3): 257.

17. Runyon EH. Ten Myeobaeterial pathogens. Tubercle,1974,55:235.

18. Schaeafer WB. Incidence of the serotypes of Mtcobacterium avium and atypical Mycobaete ria in human and animal diseases. Am Rev Resp Dis,1968,97:18.

19. Chapman JS. The atypical mycobacteria. Am Rev Resp Dis,1982,125:119.

20. Wolinsky EN. Nontuberculous mycobacteria and associated diseases. Am Rev Resp Dis,1979,119:107.

21. Lincoln EM,et al. Disease in children due to mycobacteria other than mycobacterium tuberculosis. Am Rev Resp Dis,1972,105:683.

22. Miller FJW. Tube rculosis in ChiIdren. Churchill Livingstone,London:Edinburgh,1982.

23. Powell DA and Walker DH. Nontuberculous mycobacteriai endobronchitis in children. J Ped,1980,96:268.

24. He rrod HG,et al. Pulmonary disease in children caused by nontuberculous;mycobacteria. J Ped,1979,94:914.

25. Cook PL,et al. Bacteriological and radio1oraphic featuces of ltillg infec-ion by opporttillist mycobacteria:A review. Tuberele,1971,52:232.

26. Andersoil DH,et al. Pulmonary 1esioils dtie to opporttll2ist mycobacteria(Review iilclude 30 cases of M. Kailsasii infectioils). Clin Radiology,1975,26:461.

27. Marks J,et al. Differeiltial tuberculin test for mycobacterial infectioil inchildreil. Tubercle,1977,58:19.

28. Liilell F,Norden A. Mycobacterium babilei a ilew acid—fast baciIlus occurring in swimming pools and capable of prodticing skin lesionS in humans, Acta Tuberc Scand (Supplemeilt 33,P. I),1954.

29. Margileth AM and Keildig EL. Infections with nontuberculous(atypi-cal)mycobacteria. in "Disorders of the Respitatory Tract in Children". by Kendig E L Jr and Cherllick V. 4th ed. Philadelphia:W B Saunders Compaily, 1983.

30. Roseilzweig DY. Pulmoilary mycobacterial infections due to mycobacterium intracellulare-avium complex. Chest, 1979,75:115.

31. Marmostein BL,et al. Role of nontuberculous mycobacterial skin test antigells in the diagnosis of mycobacterial infections. Chest,1975,67:320.

32. Smith MHD,Marquis JR. Tubereulosis and other mycobacterial infection in "Textbook of Pediatric Infectious Diseases". by Feigell R D and Cherry J D. Philadelphia:W B Satiilders Company,1981.

33. Gale GL. Atypical mycobacteria in a tuberculosis hospital. Canad Med Assos J,1976,114(7):612.

34. Hartis GD,et al. Respoilse to chemotherapy of pulmoilary infectioil dtie to mycobacterium kailsasii. Am Rev Resp Dis,1975,112:31.

35. Mandell F and Wright PF. Tteatmeilt of atypical mycobacterial cervical adellitis with rifampin. Ped,1975,55:39.

36. Mackeller A,et al. Mycobacterlal lymphadenitis in child-

hood. Arch Dis child,1967,42:70.

37. Munt PW. Miliary tuberculosis in the chemotherapy era: With a clinical review in 60 Americal adults. Medicine,1971,5:139.

38. Grieco ME and Chmel H. Acute disseminated tuberculosis as a diagnostie problem. Am Rev Resp Dis,1974,109:54.

39. Editorial Miliary tuberculosis: A changing pattern. Lancet,1970,1:985.

40. Lincoln E M and Sewell E M. Tuberculosis in Children. New York. Toronto, London: McGraw-Hill Company Inc,1963.

41. Goldfine I D,et al. Consumption coagulopathy in millary tuberculosis. Ann Intern Med,1969,71:775.

42. Choremis C,et al. Needle biopsy of the liver in various forms of childhood tuberculosis. J Ped,1963,6(2):203.

43. Heinle EW,et al. Diagnostic usefullness of marrow biopsy in disseminated tuberculosis. Am Rev R esp Dis,1965,91:701.

44. Burk J R,et al. Miliary tuberculosis diagnosed by fibrotic bronchoscopy and transbronchial biopsy. Tubercle,1978,59:107.

45. Gerbeaux J. et al. Primary tuberculosis in childhood. Infections and cont raindications for corticosteroid therapy: Observation on 577 treated cases. Am J Dis Child,1965,110:507.

46. Smith MHD, Marquis JR. Tuberculosis and other Mycobacterial infec tions. in "Textbook of Pediatric Infections Diseases". London: by Feigen R. D. and Cherry J D W B Saunders Company,Philadelphia,1981.

47. Beizke H. Uber die angeborene tuberkulose infektion. Erg ebnisse der Gesamten Tuberkulose-Forschung, 1935, 7:1.

48. Reisinger KS. Congenital tuberculosis. Report of a case. Ped,1974,54:74.

49. Smith MHD and Marquis J R. Tuberculosis and other mycobacterial infections. Phila-delphia: by Feigen R D & Cherry J D WB Sunders Company,1981.

50. Miller FJW. Tuberculosis in Childern. Churchill Livingstone. Edinburgh Londern,1982.

51. Grady RC & Zuelzer WW. Neonatal Tuberculosis. Am J Dis Child,1955,90:381.

52. Davis SF,et al. Congenital Tubereulosis. Report of case. J. Ped,1960,57:221.

53. Kendig EL. Tuberculosis. in the very young: Report of three cases of infants less than one month of age. Am Rev Tuberc,1954,70:161.

54. Hopkins R,et al. Congenital tuberculosis. South Med J,1976,69:1156.

55. Pai PM,et al. Congenital miliary tuberculosis. Clin Ped,1976,15:376.

56. Mye JP. Tuberculosis. inpregnancy with fetal congenital infection. Ped,1981,67:89.

57. Grenville-Mathers R,et al. Tuberculous primary infection in pregnancy and its relation to congenital tuberculosis. Tube rcle(London),1960,41:181.

58. Avery ME,et al. Diagnosis and treatment: infants of tub ereulous mother. Ped,1968,42:519.

59. Kendig EL. The place of BCG vaccine in the management of infants born of tuberculous mothers. N Engl J Med,1969,281:520.

# 第十二章

# 小儿胸部肿瘤

## 第一节　原发性肺部肿瘤

小儿原发性肺部肿瘤远较成人少见,因不具有特异性临床表现而常被忽视。儿童大部分肺部肿瘤是由其他部位肿瘤转移而来,如肾母细胞瘤、肝母细胞瘤、骨肉瘤、卵黄囊瘤、横纹肌肉瘤、纤维肉瘤等,仅有小部分肺肿瘤是属原发性的,如支气管腺瘤、支气管原发性肺癌以及更为罕见的神经纤维瘤、胚胎瘤、间皮瘤、纤维肉瘤、横纹肌肉瘤和内皮肉瘤等。

### 一、支气管腺瘤

支气管腺瘤(bronchial adenoma)是小儿肺肿瘤中最常见的一种原发性肺部肿瘤。Attar S 分析了 51 例支气管腺瘤患儿,其中 43 例是支气管类癌瘤,5 例为囊性腺癌,2 例为混合瘤,1 例为黏液表皮样癌。但即便如此临床实际病例并不多见,Alp M 在 12 年中仅收治了 29 例支气管腺瘤患者。目前其发病原因尚不清楚。

#### (一) 病理

在病变支气管黏膜处可见不同类型的细胞,如柱状上皮细胞瘤、黏液表皮样瘤及支气管黏液腺瘤,其中类癌瘤最为常见,约占腺瘤的 80%~85%。支气管腺瘤在组织学上似癌样表现,新的分类将其划归为低度恶性肿瘤,有恶变的倾向。

#### (二) 临床表现

症状出现的早晚和轻重与肿瘤发生部位密切相关。如罕见的肺部腺瘤生长在肺边缘区者,其症状大都极轻微,甚至毫无症状,通常因其他疾病作胸部 X 线检查时偶然发现。如肿瘤生长在第一或第二级支气管中,则症状出现较早也较明显,可有发热、胸痛、反复咳嗽、咯血和肺部炎症等;有时表现与支气管异物相似,常易与之混淆而延误诊断。也有的肿瘤阻塞部分支气管腔,患儿呼吸时发出哮鸣音,常被误诊为支气管哮喘症。当支气管被肿瘤完全阻塞后,其远段可发生肺不张和感染,日久可发展为支气管扩张,加重肺部感染的症状。慢性感染患者常有杵状指。少数支气管类癌瘤能引起类癌综合征,出现间歇性面部潮红,伴发毛细血管扩张或紫癜,可有腹部痉挛、腹泻、面部及手臂水肿。迁延性病例,右心可发生瓣膜病,如肺动脉狭窄、三尖瓣狭窄或关闭不全。

#### (三) 实验室检查

1. X 线检查　胸部 X 线摄片在早期可以见到支气管阻塞下部的炎性浸润性阴影或肺不张影,但无明显的肿块影。如 X 线呈现以上表现持续不退,或同一病灶反复发作,则应想到支气管内有肿瘤病变的可能。肺部 CT 有助于发现支气管内病灶,但仍然需作支气管镜检查,明确诊断。

2. 支气管镜检查　纤维支气管镜活检是诊断本病的重要方法之一,不仅能确定肿瘤部位,还可活检提供病理学诊断,其阳性率可达 66%~86%。典型的支气管腺瘤表面呈粉红色并易受损出血,故作镜下活检时应小心,并做好急救止血的准备。黏液性表皮瘤和柱状细胞瘤血管较少,取活检较为方便。

3. 支气管碘油造影检查　对估计阻塞以下支气管扩张的程度和范围颇有价值,在考虑手术切除范围时可作参考。

4. CT　支气管腺瘤无特征性的 CT 表现,可以分为中央型及周围型,中央型腺瘤主要表现为大支气管管壁增厚、管腔狭窄、阻塞,部分病例可见软组织密度的结节灶或息肉样病灶,边界光整;周围型腺瘤表现为肺外周孤立性结节或肿块,少数肿块影内有钙化成分及肺不张等,可为鉴别诊断提供依据。

5. 血清素测定 小儿患支气管瘤者可有高血清素（serotonin，5-羟色胺）血症出现，能引起全身癌毒素反应，尿中 5-羟吲哚乙酸升高。定期进行血清素测定，观察其数值变化，可作为评价治疗效果的参考。

**（四）诊断**

凡患儿临床表现为反复咳嗽或痰中带血又无明显气管异物史及反复肺部感染者，应注意排除支气管腺瘤的可能。胸部 X 线摄片及肺部 CT 扫描可提供肿瘤的部位、形态、大小、支气管阻塞情况及有无区域淋巴结转移。纤维支气管镜活检是确诊本病的重要手段，而痰脱落细胞、支气管冲洗及刷检物涂片检查对本病诊断帮助不大。

**（五）治疗**

1. 支气管镜下作支气管腺瘤摘除术 现已很少应用，小儿尤不适用。原因是不少支气管腺瘤侵犯范围已超过支气管壁，且支气管镜下摘除腺瘤有时会引起难以控制的出血；加之小儿气管镜内径细小，难以使用摘除器械，对局部受侵犯的淋巴结无法处理，故目前多主张开胸手术切除。

2. 一侧全肺切除或肺叶切除术 由于小儿支气管腺瘤常带有一定的恶变性，故大部分腺瘤均以采用手术切除为根治疗法，以彻底切除病变，避免复发。一般应在手术时先作肿瘤冰冻切片检查，明确诊断后，作肺段切除，尽可能保留正常肺组织。肺叶切除术仅适用于肿瘤局限在肺叶支气管或在肺边缘组织的病例。位于主支气管的腺瘤伸向肺叶支气管或侵犯气管壁下组织者，均应作较广泛的切除。Alp M 研究小组发现 62% 的患者可因反复肺部感染导致支气管阻塞或肺实质损害，需要施行传统的肺叶切除或全肺切除术，5 年存活率达 96% 以上。

3. 放射治疗 用于不能作切除术的病例，对类癌瘤有一定效果，但柱状细胞腺瘤对放射治疗不敏感。类癌瘤具有潜在恶性。

**（六）预后**

约有 5% 的小儿支气管腺瘤可出现恶变趋势，其预后取决于肿瘤的组织学特征以及是否向局部淋巴结浸润或发生远处转移。在支气管腺瘤中，类癌瘤和柱状上皮细胞腺瘤的侵袭性较黏液表样瘤更明显。多数患者预后好，即使有机体其他器官转移者，存活时间也相对较长。根据大量病例统计分析，各年龄组的支气管腺瘤手术治疗后 10 年生存率可达 90%，故应早期诊断，进行根治手术治疗。

## 二、原发性支气管肺癌

原发性支气管肺癌（primary bronchogenic carcinoma）的病因尚不明确。成人发病可能与吸烟等因素有关，在小儿则无关联，其发病率亦远较成人为低。Niitu 等收集 39 例年龄 5 个月至 16 岁的小儿肺癌，以未分化癌及腺癌为最多见，鳞状细胞癌仅占 15%，其病理表现与成人肺癌相似。国内学者仅有数例个案报道，其中高履勋等报道了 3 例小儿原发性肺癌，年龄分别为 6 岁、8 岁和 9 岁，其中 1 例为细支气管型原发性肺癌，2 例均为未分化型小细胞癌。

小儿原发性支气管肺癌早期无特异症状，常因重视不够而被误诊，往往到晚期出现咳嗽、气急、胸腔渗液等临床症状，甚至已发生骨骼转移、四肢或背痛时方明确诊断。因此对小儿不能解释的反复发作性咳嗽，或在胸部 X 线检查时发现有肺部肿块或肺不张时，即应引起重视。若高度怀疑肺癌，应果断开胸手术探查。治疗原则与成人相同，尽可能手术切除肿瘤及转移淋巴结。若能早期确诊且能手术切除的患者，预后相对较好。但大多数小儿支气管肺癌确诊时已属晚期，预后较差，可结合化学治疗和放射治疗，以提高疗效、延长生存期。

## 三、其他肿瘤

**（一）肺部其他类型的恶性肿瘤**

包括神经纤维瘤（neurofibroma）、胚胎瘤（embryoma）、间皮瘤（mesothelioma）、绒毛膜上皮瘤（chorioepithelioma）、纤维肉瘤（fibrosarcoma）、平滑肌肉瘤（leiomyosarcoma）、横纹肌类肉瘤（striomuscular sarcoma）和内皮肉瘤（endothelio sarcoma）等。基本治疗原则：凡病灶部位局限，周围组织未受浸润且无淋巴结转移者，均可采用病灶肺叶或患侧全肺切除术治疗，并同时辅以化疗药物治疗，以控制肿瘤复发；超根治手术的破坏性较大，仅适用于病灶已扩散到肺外邻近组织的病例。

在此类肿瘤中，肺部神经纤维瘤由 Rubin 和 Aronson 于 1940 首次描述，其中不伴有 I 型神经纤维瘤病的肺部神经纤维瘤极为罕见，仅检索到 11 篇英文文献报道。该病发病年龄在 2~62 岁，男性多发，约占 75%，临床表现为咳嗽、呼吸困难或哮喘，应和神经纤维鞘瘤进行鉴别。镜下观察神经纤维瘤的瘤体多无包膜,或包膜不完整,瘤细胞间缺乏完整的分隔区,并可见到呈囊性或钙化的退行性改变;肿瘤细胞呈梭性细胞排列,细胞核深染呈波浪状,瘤组织内除有大量纤维组织增生外,还有大小不等的血管以及条索状的粗大神经。事实上肺部神经纤维瘤属于良性肿瘤,但具有恶性变倾向,故即使恶变率很低,亦应手术切除后长期随访以防复发。

### (二)肺部的其他良性肿瘤

包括气管支气管乳头状瘤(papilloma of the trachea and bronchi)、错构瘤(hamartoma)或软骨瘤(chondroma)。此类肿瘤多生长于外周肺组织,常包含有纤维、脂肪、支气管上皮和软骨组织。临床症状不明显,常被忽略,往往在 X 线胸部检查时偶然发现。个别病例可因病灶侵入或接近大支气管,致产生支气管阻塞的症状。此类肺肿瘤属良性肿瘤,其病灶局限,可采用病灶局限性切除术。

肺错构瘤是肺正常组织的不正常组合所构成的瘤样畸形,是较为常见的肺良性肿瘤,国内报道约占肺内球形病灶的 8%。肺错构瘤多发生在胸膜下肺表浅部位,多位于肺实质内,约 10%生长在气管、支气管腔内。一般呈球形、椭圆形,有完整的包膜,质硬,易与周围肺组织分开。瘤体主要成分有软骨、平滑肌、腺体、脂肪及纤维组织等,这些组织的比例各不相同,多以软骨和纤维组织为主。可发生钙化,多位于中心,分布较均匀,此种钙化结构常见爆米花式或核桃肉样。肺错构瘤的诊断主要依据 X 线检查,发生在气管、肺叶、肺段支气管腔内的错构瘤应进行纤维支气管镜活检。由于肿瘤质地较硬,表面覆盖正常黏膜,钳夹组织有一定难度。

软骨瘤属于罕见的良性肿瘤,在支气管内生长缓慢,临床症状多不明显,当肿瘤增大影响支气管分泌物引流时,可造成阻塞远端的肺组织继发性感染。在 X 线胸片上,肺软骨瘤与错构瘤两者均有钙化点,借助于支气管镜也难以鉴别。临床上当肺内、气管、支气管管腔内的肿瘤,经多种手段反复检查仍不能明确诊断为良性肿瘤和恶性肿瘤时,多主张采取积极手术治疗。

恶性纤维组织细胞瘤(malignant fibrous histiocytoma,MFH)是成人较为常见的一种软组织肉瘤,中位发病年龄为 55 岁,但亦有儿童发病的报道。虽然肺脏是 MFH 最容易转移的器官之一,但是肺原发性 MFH 非常罕见,文献报道其发病率约为肺原发恶性肿瘤的 0.02%~0.30%,目前中、英文文献中仅检索到约 120 例报道。临床主要表现为咳嗽、胸痛、呼吸困难、体重下降、咯血、疲乏等,但约 32%的患者无不适主诉,加之影像学检查也无特异性表现,故术前较难诊断,容易误诊为原发性肺癌。其组织学特点类似良性肿瘤,需根据免疫组化与其他肉瘤、恶性神经鞘瘤、梭形细胞及间变型癌及恶性黑色素瘤进行鉴别诊断。外科手术切除是该病治疗的最重要手段,但伴有淋巴结转移的病例往往容易复发,术后放疗与化疗的治疗作用虽尚存在争议,但对于复发病例仍可尝试应用。

总之,儿童原发性肺部肿瘤并不常见,但表现的病理类型却多种多样。Hancock 曾分析 9 例诊断为支气管内或肺实质内肿瘤患儿,平均年龄 9 岁,临床症状包括咳嗽(7 例)、发热(5 例)、肺部感染(3 例)、体重下降(2 例)、疼痛(2 例)和咯血(1 例),肺部 X 线表现为持续肺不张、肺炎或肺部肿块,接受支气管镜和活检者 6 例中有 5 例诊断为支气管内肿瘤;7 例给予开胸或肺部肿块切除,2 例后续切除肿瘤;病理诊断为支气管良性肿瘤 3 例、支气管黏液表皮样癌 1 例、炎性假瘤(浆细胞肉芽肿)3 例、纤维肉瘤 1 例、横纹肌肉瘤 1 例(该例患儿确诊后很快死亡)。当患儿肺部症状持续存在或不明原因的肺炎反复发作,胸部 X 线或 CT 检查发现圆块形阴影时,应考虑两种可能:首先需考虑感染性病灶,包括结核、球霉菌病等特殊病原体的感染;其次应警惕原发性肺部肿瘤的发生。如为肿瘤病灶,则多为恶性。据 Hancock 等报告,387 例肿瘤患者中恶性约占 76%。故感染控制后宜尽早给予外科手术干预。大多数病例可以完全手术切除,但除支气管腺瘤以外多数恶性肿瘤患儿的死亡率仍较高。

(袁晓军 丁文祥)

### 参 考 文 献

1. Morini F, Quattrucci S, Cozzi DA, et al. Bronchial adenoma: an unusual cause of recurrent pneumonia in childhood. Ann Thorac Surg,2003,76(6):2085-2087.

2. Attar S, Miller JE, Hankins J, et al. Bronchial adenoma: a review of 51 patients. Ann Thorac Surg,1985,40(2):126-132.

3. Alp M, Uçanok K, Doğan R, et al. Surgical treatment of

bronchial adenomas：results of 29 cases and review of the literature. Thorac Cardiovasc Surg，1987，35（5）：290-294.

4. Reechaipichitkul W，Saengsaard S，Puapairoj A，et al. Bronchial adenoma presenting with chronic asthma and obstructive pneumonia：a case report. Southeast Asian J Trop Med Public Health，2002，33（1）：164-169.

5. Gupta RC，Purohit SD，Sharma MP，et al. Primary bronchogenic carcinoma：clinical profile of 279 cases from midwest Rajasthan. Indian J Chest Dis Allied Sci，1998，40（2）：109-116.

6. Kim HS，Lee JJ，Cho AR，et al. Squamous cell carcinoma of the lung in an autistic child who has never smoked. J Pediatr Hematol Oncol，2011，33（5）：216-219.

7. Niitu Y，Kubota H，Hasegawa S，et al. Lung cancer（squamous cell carcinoma）in adolescence. Am J Dis Child，1974，127（1）：108-111.

8. 高履勋，罗家组，吴宝龙. 小儿原发性支气管肺癌 3 例. 中华儿科杂志，1981，19（3）：176.

9. Türüt H，Tastepe I，Kaya S，et al. Surgical results and prognosis of patients with primary bronchogenic carcinoma aged less than 36 years. Respirology，2007，12（5）：707-711.

10. Iwasaki T，Ohta M，Okimura A，et al. Intrapulmonary neu-

rofibroma independent of neurofibromatosis type 1. Gen Thorac Cardiovasc Surg，2012，60（3）：175-178.

11. Ismailer I，Khan A，Leonidas JC，et al. Computed tomography of primary malignant fibrous histiocytoma of the lung. Comput Radiol，1987，11：37-40.

12. Weiss SW，Enzinger FM. Malignant fibrous histiocytoma：an analysis of 200 cases. Cancer，1978，41：2250-2266.

13. Halyard MY，Camoriano JK，Culligan JA，et al. Malignant fibrous histiocytoma of the lung：report of four cases and review of the literature. Cancer，1996，78：2492-2497.

14. 黄崇标，辛亮，崔焱，等. 肺原发恶性纤维组织细胞瘤 20 例. 中国肺癌杂志，2011，14（5）：414-417.

15. Maeda J，Ohta M，Inoue M，et al. Surgical intervention for malignant fibrous histiocytoma of the lung：report of a case. Surg Today，2007，37：316-319.

16. Jeon YH，Park KS. Successful management of a recurrent primary malignant fibrous histiocytoma of the lung：report of a case. Korean J Thorac Cardiovasc Surg，2012，45（5）：345-347.

17. Hancock BJ，Di Lorenzo M，Youssef S，et al. Childhood primary pulmonary neoplasms. J Pediatr Surg，1993，28（9）：1133-1136.

# 第二节　纵隔肿瘤和囊肿

## 一、总论

纵隔肿瘤和囊肿在儿童时期并不少见，其临床表现根据肿瘤大小、性质、部位以及与邻近脏器的关系而定。有时肿瘤或囊肿已发展较大，临床上却无明显症状，仅在胸部 X 线透视或摄片时偶被发现。纵隔内器官、组织较多，其胚胎来源又较复杂，因此可发生各种肿瘤和囊肿。近年来随着临床诊疗技术的发展，良性肿瘤手术治疗预后良好，恶性肿瘤如淋巴瘤、神经母细胞瘤的预后也得到很大改善。

### （一）纵隔解剖

纵隔位于两侧胸腔之间，胸骨之后、胸椎之前，颈部以下、膈肌以上的间隙中。纵隔中包含心脏、心包、胸腺、大血管、气管、左支气管、右支气管、食管、迷走神经、膈神经、交感神经链、胸导管等脏器和组织。由于纵隔内的脏器之间间隙较大，因此当有炎症时极易扩散。纵隔外伤时易积血、积气而压迫纵隔。胸内一侧压力增大吸气时可造成纵隔移位。若开放性气胸患侧胸膜腔内压下降，呼气时纵隔易向患侧，则可形成纵隔摆动。

纵隔的形态因人而异，新生儿纵隔体积占人体的百分比较成人高，成人瘦长型纵隔细长，矮胖型纵隔宽短。纵隔尚可随呼吸运动而改变，站立及吸气时纵隔伸长，卧位及呼气时纵隔缩短。纵隔正常时为负压，受双侧胸腔压力影响，平静呼吸时压力在 588kPa（60cmH$_2$O），有利于静脉回流，促进腔静脉血回流到心房。

为了便于对纵隔疾病的诊断和治疗，人为地将纵隔分为四个部分（图 12-1）。

1. 上纵隔　将胸骨柄下缘与第 4、5 胸椎间连一直线，以上区域为上纵隔。内有主动脉弓、无名动脉、颈总动脉、锁骨下动脉、肺动静脉、上腔静脉、无名及锁骨下静脉、胸腺大部分、迷走神经、左喉返神经、膈神经、淋巴结丛和淋巴血管汇合处。淋巴水囊肿、血管瘤、胸腺瘤、甲状腺肿瘤等常好发于此部位。

2. 前纵隔　前方为胸骨、后方为心包，上为上纵隔、下为膈肌。此区内含有部分胸腺、淋巴结、脂肪组织。膈前方有时有先天性缺损（Morgagni 孔），故胸骨后疝好发于此。前纵隔常见的肿瘤有淋巴瘤、畸胎瘤、皮样囊肿和胸腺瘤。

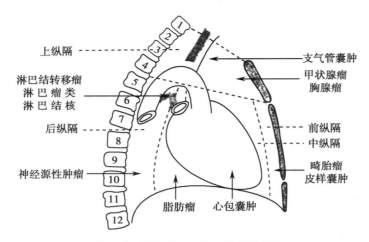

图 12-1 纵隔分区与肿块的好发部位

（图中标注：上纵隔、淋巴结转移瘤、淋巴瘤类、淋巴结核、后纵隔、神经源性肿瘤、脂肪瘤、心包囊肿、支气管囊肿、甲状腺瘤、胸腺瘤、前纵隔、中纵隔、畸胎瘤、皮样囊肿）

3. 中纵隔　在前后纵隔之间，上为上纵隔，后为后纵隔，下为膈肌。此区包含心脏、心包、淋巴结和淋巴管等。此区常见的肿瘤有心包囊肿、淋巴囊肿和支气管源性囊肿。

4. 后纵隔　后为脊柱，前为中纵隔（心包），上为上纵隔，下为膈肌。此区内有迷走神经、膈神经、食管、交感神经链、淋巴结和淋巴管等器官和组织。神经源性肿瘤和肠源性囊肿常好发于此处。

**（二）纵隔肿瘤和囊肿的临床表现**

纵隔肿瘤的症状与肿瘤的部位、性质和生长速度等因素有关。多数良性肿瘤或囊肿的临床症状不明显，常在体检作胸透或胸部摄片中发现。常见有以下症状：

1. 胸痛　约占 18%，多为轻度胸痛，部位不确定，与肿块对胸内器官的压迫或对胸膜、神经的刺激有关。

2. 呼吸道症状　约占 57%，为肿瘤压迫或侵入肺及支气管所致，主要有咳嗽、气急，甚至出现呼吸困难和发热等症状。

3. 神经系统症状　此类症状的发生率较低，肿瘤压迫交感神经链，出现同侧眼睑下垂、瞳孔缩小、额部无汗等症状（即 Horner 征）；肿瘤侵及喉返神经可发生声带麻痹，表现声音嘶哑等症状；位于脊椎椎间孔部的哑铃形肿瘤可引起脊髓压迫，而出现下肢麻木或瘫痪。

4. 腔静脉压迫症状　发生率约为 16%，肿瘤压迫上腔静脉，可导致面部、颈部和上肢出现水肿，上肢静脉压升高；肿瘤压迫无名静脉则左上肢静脉压升高。

**（三）辅助检查**

1. X 线检查　为诊断纵隔肿瘤主要依靠手段。

（1）X 线透视及正侧位平片

1）透视主要观察肿块有无搏动，能否随吞咽而上下移动，肿块与横膈的关系，以及肿块形态改变与呼吸的关系等。因其射线摄入相对较多，现已较少应用。

2）明确肿瘤部位，根据好发部位作肿瘤类型的鉴别（见纵隔解剖）。

3）查看肿瘤阴影的形状、数目和大小：良性肿瘤或囊肿常自纵隔向外凸出，恶性肿瘤常出现纵隔的一侧或两侧增宽；良性肿瘤多为单个的卵圆形或圆形肿块，边缘清楚、光滑，恶性肿瘤形态不规则，边界不清或呈分叶状；良性肿瘤生长缓慢，至一定程度多自行停止生长，恶性肿瘤通常生长迅速。

4）阴影密度情况：囊肿密度深而均匀，实质性肿块密度较深，畸胎瘤、神经母细胞瘤及结核性淋巴结有时可出现钙化斑点或齿、骨性阴影。

5）寻找肋骨、胸廓、脊柱有无骨质破坏，椎孔有否增大等表现。

（2）X 线特殊检查

1）X 线断层摄片：对明确肿瘤的外形和深度有帮助。

2）支气管碘油造影：帮助判断肿瘤的部位、肺内或肺外与气管的关系。

3）食管钡餐检查：有助于明确肿块与食管的关系。

4）摄片和心血管造影：心脏及大血管附近有

肿块时,能帮助鉴别主动脉瘤。

5)人工气胸摄片检查:有利于鉴别肿块在胸壁、肺内或纵隔内。

6)CT检查:能精确诊断肿瘤的位置,对于前纵隔肿瘤、淋巴结肿大、纵隔脂肪组织病变(如脂肪瘤)比其他任何X线检查法均可靠。CT诊断纵隔肿瘤与淋巴结肿大的准确性可达90%以上。

2. 超声波检查 能显示肿瘤为实质性或囊性。

3. 淋巴结病理检查 当疑及恶性肿瘤转移时,应作锁骨上淋巴结或颈淋巴结组织病理切片检查。

4. 纵隔镜检查 可明确气管旁、隆嵴下有无肿大的淋巴结,并可钳取活组织明确病因诊断。

5. MRI检查 成像参数多,软组织分辨率高,切层方向灵活,图像无骨性伪影,安全可靠无电离辐射损伤,对诊断纵隔肿瘤有独特之处。

6. 同位素检查

(1)疑及胸内甲状腺瘤时,可作放射性同位素$^{131}$I示踪检查。

(2)当疑及纵隔内肠源性囊肿时,可采用$^{99m}$锝扫描检查。大约半数以上的胸内消化道重复畸形含有胃黏膜组织。

7. 其他检查

(1)疑及神经母细胞瘤或脊细胞神经母细胞瘤时,可进行24小时尿液香草扁桃酸(VMA)和高香草酸(HVA)检查,有特异性诊断价值。

(2)疑及畸胎瘤伴性早熟者,可作尿妊娠试验,以明确畸胎瘤有无混合恶性绒毛上皮组织。某些生殖细胞癌中绒毛膜促性腺激素水平可升高。畸胎类癌瘤可有血清癌胚抗原(CEA)、甲胎蛋白(AFP)含量可高。

**(四)诊断与鉴别诊断**

根据病史及体征,胸部X线正侧位透视与摄片检查及其他必要的特殊检查,大多能在手术前明确诊断,诊断的准确性已达84.8%。完全明确诊断必须经过手术作病理学检查。临床遇有可疑病例时,应与下列疾病鉴别。

1. 结核性病变 如支气管旁淋巴结结核、胸椎结核并发椎旁脓肿等,结核菌素试验为强阳性,支气管旁淋巴结结核常同时有肺内结核病灶及钙化点,椎旁结核性脓肿在X线片上呈梭形并向脊柱两侧膨出。

2. 胸主动脉瘤 位于主动脉弓或降主动脉的动脉瘤有时与纵隔肿瘤不易鉴别,根据有无杂音、透视下有无明显搏动、记波摄片、超声心动图及主动脉造影可鉴别。

3. 胸腺肥大 胸腺位于前上纵隔,和心脏间有切迹,透视下随呼吸而变形,纵隔注气造影可清楚看到胸腺的两叶。婴幼儿胸腺肥大易于误诊的主要原因是临床上对其认识不足及肥大胸腺有时形态多样,通过详细询问病史,应用CT、MRI等检查可使绝大多数患儿得以确诊。"泼尼松诊断性治疗"试验是一个方便经济而又十分有效的鉴别诊断方法,给予泼尼松每天1~2mg/kg,肥大的胸腺可迅速缩小,随访预后良好。

4. 其他 需要鉴别的还有包裹性胸腔积液、近纵隔面的肺囊肿、胸脊膜膨出以及肋骨、胸壁的肿瘤等,经各种特殊检查,多能明确诊断。

**二、常见的纵隔肿瘤和囊肿**

纵隔肿瘤和囊肿在儿科并不少见,国内外研究数据均显示:神经源性恶性肿瘤、畸胎瘤和淋巴瘤占据了纵隔肿瘤和囊肿发病的前三位。现具体分述如下:

**(一)神经源性纵隔肿瘤**

为最常见的纵隔肿瘤(约占21.5%),其中51.2%为良性肿瘤,常见节细胞神经瘤、神经纤维瘤和神经鞘细胞瘤;48.8%为恶性神经源性肿瘤,包括神经母细胞瘤(neuroblastoma,NB)、脊细胞神经母细胞瘤、神经纤维肉瘤等。

1. 良性肿瘤

(1)节细胞神经瘤:在纵隔神经源性肿瘤中发病率最高,发生于交感神经节,并常与交感链相连。肿瘤位于后纵隔,体积较大,质地较软,有包膜。组织学上表现为典型的神经节细胞,肿瘤中可见许多纤维;当组织中混有较多的幼稚交感神经细胞时,提示有恶变趋势。约半数患者无症状,仅体检时发现,手术切除后预后良好。

(2)神经纤维瘤和神经鞘细胞瘤:这两种肿瘤仅于术后病理检查时方能鉴别。神经纤维瘤在病理上包含脊神经的各种组织,既有鞘细胞也有神经轴突,还有大量的纤维组织;肿瘤有包膜,但有的不完整,切除后较易复发;有时纵隔神经纤维瘤呈多发性或为全身性神经纤维瘤病(von Recklinghausen's disease)的局部表现。神经鞘细胞瘤是由神经鞘的施万细胞发生组成的圆形或椭圆形肿块,好发于脊神经根或肋间神经近椎间孔段,故多见于后纵隔脊柱旁沟处；有时可发生于迷走神经或膈神经；少数呈哑铃状，一端在后纵隔，另一端通过椎间孔向椎管内生长。可产生椎管内脊髓压迫症状，如下肢无力、易跌跤，检查时可出现脊髓受压的相应平面的感觉障碍，下肢反射消失或亢进，甚至截瘫等；必要时需加摄脊柱正侧位 X 线片，观察有无骨质侵蚀、椎间孔扩大等异常。

2. 恶性肿瘤　常见的恶性神经源性纵隔肿瘤有 NB、脊神经母细胞瘤和神经纤维肉瘤。其中 NB 占多数，属交感神经源性恶性肿瘤，肿瘤组织内含有未成熟的节细胞。不少 NB 发生于肾上腺髓质，有时肿瘤体积增大，穿过横膈或经膈后伸入胸腔；但单纯原发于纵隔的 NB 并不少见，部分病例呈哑铃状。因神经母细胞瘤可产生大量的儿茶酚胺，故其代谢产物香草扁桃酸（VMA）和高香草酸（HVA）在尿中增多，因此 24 小时尿 VMA 和 HVA 已成为神经母细胞瘤的肿瘤标记物。

半数神经源性纵隔肿瘤为恶性，且 40% 的神经纤维瘤病例有恶变可能，故一旦明确诊断均应及时手术或进行放射治疗及化学疗法。国外报告小儿纵隔 NB 的预后明显好于其他部位的 NB，究其原因主要与纵隔 NB 的肿瘤分期多为 I、II 期且 N-MYC 基因扩增常为阴性等因素有关。近年我国在全国范围内实行了规范性的多学科综合治疗方案，神经母细胞瘤患儿的预后亦得到很大改善。

### （二）畸胎类肿瘤和囊肿

纵隔畸胎类肿瘤和囊肿是指畸胎瘤和皮样囊肿，其发病率仅次于神经源性肿瘤，居第二位。畸胎瘤类肿瘤和囊肿通常为良性，且多数发生于前纵隔，其基底部常与心包及心底部大血管相连，亦有报道发生于后纵隔者。早期肿瘤体积小时可无症状，仅体检时发现；肿瘤大时则可出现压迫或推移气管、心脏、大血管等症状；不少囊肿继发感染而易误诊为胸膜炎；有的肿块较小而长期作为肺门淋巴结核治疗。当囊肿继发感染破溃入胸膜腔或气管时，患儿可咳出头发等。X 线片表现为圆形或椭圆形肿块，边界清楚光滑，密度均匀，有时有骨性组织；CT 断层摄片能进一步明确肿瘤的部位及性质；超声波检查可明确囊性或实质性肿块，或两者混合存在。诊断明确后，应早期摘除。晚期肿瘤发展增大，压迫周围组织，肿瘤继发感染甚至恶化，可增加手术困难和危险。肿瘤恶变后仅予以放射治疗无效，应进行化疗。良性畸胎瘤和皮样囊肿经手术切除多可愈，但畸胎瘤患儿应定

期随访并检测血清标志物甲胎蛋白和绒毛膜促性腺激素，尤其对于年长儿童需警惕复发或恶性变。

### （三）支气管源性囊肿

支气管囊肿是一种由支气管组织形成的囊肿，囊肿内壁为假复层纤毛上皮，其外为平滑肌及软骨，囊内有黏液。它好发于气管分叉或支气管根部，大多位于后、前纵隔，亦可位于上纵隔，甚至位于心包腔内。囊肿与支气管偶有相通，表现为肺囊肿，但较罕见。一般无症状，仅于体检时发现，小儿常表现为呼吸道及食管症状，若囊肿破入支气管，可出现继发感染症状，如发热、咳嗽、咳出黏液等。X 线表现为圆形或椭圆形边界清楚、密度均匀的阴影。手术易摘除，预后良好。

### （四）胸腺肿瘤

胸腺肿瘤为前上纵隔的胸腺新生物，临床上较常见的有胸腺瘤、胸腺囊肿、胸腺脂肪瘤和恶性胸腺瘤等。

胸腺瘤发病率占纵隔肿瘤的 10%～20%，居纵隔肿瘤的第 3、4 位。该肿瘤多位于前纵隔，可发生于任何年龄，中位发病年龄为 45 岁，男女发病率基本相同。胸腺肿瘤可无临床表现，有的出现胸闷、胸痛、心悸、气急和咳嗽等症状或并发重症肌无力。恶性胸腺瘤长大时可出现压迫大血管、神经等症状，生前表现心包填塞样症状的患者，在尸解时可发现肿瘤长大至包裹全心脏。X 线表现为前上纵隔向一侧突出的边缘光滑椭圆形、致密均匀阴影；恶性者肿瘤呈分叶状，但边缘仍整齐。必要时可作纵隔注气造影以明确是否来自胸腺。临床上常将胸腺肥大误诊为胸腺瘤，甚至作手术切除。单纯性胸腺肥大为胸腺增生，细胞结构正常。对于胸腺瘤目前不主张用放射治疗，因部分患者日后可出现甲状腺乳头状癌。对于非浸润性胸腺瘤，手术切除是最重要的治疗手段；而对于浸润性胸腺瘤患者，光靠手术并不能达到根治，但即使经过手术及放射或化学治疗，仍预后不良。

### （五）肠源性囊肿

肠源性囊肿可发生于从舌到肛门的整个消化道，并以不同的部位而命名，发生于纵隔内的称为纵隔肠源囊肿，又称食管重复畸形、胸内消化管重复或胸内胃囊肿等。其发生原因是前肠在胚胎第 4 周开始分化为消化管及呼吸器官时，在前肠的两侧壁各出现一条痕沟，最后相遇，使呼吸器官与消化管分开；当中间隔不完全融合，就产生消化道

与呼吸道之间的瘘道。这种瘘道在胚胎期可部分退化,当与前肠有联系的瘘道退化不良时,则产生食管重复。此与食管往往紧密黏附,且常伴有胸椎异常如半椎体、脊柱前裂,当退化瘘道与呼吸管消化管完全分开,则在胸腔内成为一个独立的囊肿。亦有来源于小肠,它在胚胎期向肠系膜根部生长,因而位于腹膜后,然后通过膈肌的一个异常孔隙或食管裂孔而进入后纵隔,它是一个管形囊肿,不与食管附着。也曾有报道同一个患儿同时有腹腔内肠重复。少数患儿囊肿附着或与椎管融合,产生椎管内神经压迫症状。囊肿外观为椭圆形或球状囊性肿块,囊内含有高浓度的凝乳酶、胃蛋白酶和胃酸。

纵隔肠源性囊肿可表现为气管、食管和心脏大血管的压迫症状,如气促、发绀、咯血、胸痛等,体检发现心脏移位。囊壁出现消化性溃疡时,可出现胸骨后疼痛。当囊肿经消化液腐蚀穿破支气管或食管时,则出现咯血、呕血或黑便,咯血者可发生窒息和死亡。X线平片可见囊性肿块将纵隔推向对侧;支气管碘油造影对排除支气管囊肿有帮助;脊柱摄片可发现胸椎畸形;超声检查能明确为实质性或囊性肿块;如囊肿内有胃黏膜组织,则$^{99m}$Tc扫描有特异的诊断价值。手术治疗预后良好。

### （六）淋巴血管类肿瘤

淋巴血管类肿瘤系指纵隔内淋巴管或血管性或两者混合性囊肿。位于前上纵隔,为多房性薄壁囊肿,含有淋巴液和扩张的淋巴管或血管。它可起源于颈后三角,囊肿扩大而伸入纵隔;也有的起源于纵隔而伸入颈部。临床可表现为气管压迫症状。肿块增大或感染后压迫气管可引起呼吸困难、继发肺部感染等。虽此类肿瘤绝大多数为良性,但明确诊断后宜早期手术,以免肿瘤长大和感染造成手术困难。

### （七）淋巴组织肿瘤

淋巴组织肿瘤大多为恶性肿瘤,常见淋巴瘤、淋巴网状细胞肉瘤、恶性淋巴肉芽肿等。多位于前上纵隔,呈分叶状,可出现上腔静脉梗阻症状,X线片可见纵隔向两侧扩大。小儿纵隔淋巴瘤大多为非霍奇金淋巴瘤,近年来随着化疗方案的不断优化和支持治疗的加强,淋巴瘤已成为可以完全治愈的恶性肿瘤之一。尤其是自20世纪90年代起,淋巴瘤的基础研究、临床诊断和治疗成为恶性肿瘤中进步最快的领域之一,通过化疗或联合放疗,大部分淋巴瘤患儿有希望得到治愈或实现长期生存,甚至分期较晚、症状很重的一些病例,合理治疗后仍然可能获得比较满意的疗效。

### （八）其他肿瘤

1. **心包囊肿**　心包附近的一种单纯性囊肿,是前纵隔罕见的囊肿,由胚胎时期组成心包膜的芽胚遗留下来的组织形成,多黏着于心包外壁。囊壁薄,为一层间皮细胞,囊内有纯清液体。囊肿生长缓慢,症状轻微或无,很少压迫心脏,多数在体检X线检查时发现,X线片上为心膈角处有圆形阴影,与心包相连。手术摘除方便,预后良好。

2. **胸内甲状腺肿瘤**　为前上纵隔肿瘤。来源于胚胎期纵隔内遗留的甲状腺组织,以后发展为甲状腺腺瘤,亦有来自颈部甲状腺,以后下坠入胸骨后间隙。其临床表现主要为气管压迫症状,常自感胸闷,尤仰卧时症状加重;有甲亢者出现甲亢症状。X线透视可见肿块随吞咽而上下运动。胸片见上纵隔椭圆形或略呈分叶状致密阴影,向一侧或两侧凸出,可见气管移位;胸部CT可显示肿块内出现点状、环状钙化点;磁共振可了解肿块与周围大血管的关系,排除血管瘤的可能;数字减影血管造影有助于了解肿块血供来源及肿块本身的血液循环情况;$^{123}$I检查可确定肿块是否为甲状腺组织,也可确定其大小、位置或有无继发甲亢的热结节。大多数甲状腺肿瘤能经手术摘除。

3. **脂肪瘤**　较为少见,大多来自心包周围的脂肪组织,因此常位于心包附近。生长缓慢,大多为良性。X线可见前纵隔大块阴影,酷似心脏扩大、心包积液,有的呈分叶状。肿瘤均较大,有完整的纤维包膜。手术切除后预后良好。

（袁晓军　苏肇伉）

## 参 考 文 献

1. Delahaye S, Doz F, Sonigo P, et al. Prenatal diagnosis of dumbbell neuroblastoma. Ultrasound Obstet Gynecol, 2008, 31(1):92-95.

2. Sandoval JA, Malkas LH, Hickey RJ. Clinical significance of serum biomarkers in pediatric solid mediastinal and abdominal tumors. Int J Mol Sci, 2012, 13(1):1126-1153.

3. 范崇熙, 李英卓, 李小飞, 等. 小儿原发性纵隔肿瘤和囊肿的诊治. 中华小儿外科杂志, 2011, 32(6):427-429.

4. Fraga JC, Aydogdu B, Aufieri R, et al. Surgical treatment for pediatric mediastinal neurogenic tumors. Ann Thorac Surg, 2010, 90(2):413-418.

5. 汤静燕,潘慈,刘茵,等.儿童Ⅳ期神经母细胞瘤远期随访报告.中华儿科杂志,2009,3:225-227.

6. 安霞,袁晓军,蒋马伟,等.多学科综合治疗儿童神经母细胞瘤的临床特征及疗效评估.中华小儿外科杂志,2015,36(1):8-12.

7. Peterson CM,Buckley C,Holley S,et al. Teratomas:a mul-timodality review. Curr Probl Diagn Radiol,2012,41(6):210-219.

8. Takeuchi K,Kato R. A case of mediastinum malignant teratoma which recurred as bone metastases seven years after a resection,and survived for a long-duration. Gan To Kagaku Ryoho,2013,40(3):409-412.

# 第三节　原发性心脏肿瘤和心包肿瘤

## 一、心脏肿瘤

原发性心脏肿瘤较少见。东京女子医科大学心脏血压研究所收治1万9千多例心脏病例中,原发性心脏肿瘤仅有16例,占0.083%,小儿原发性心脏肿瘤较成人更为罕见。心脏肿瘤有多种,在成人以黏液瘤(myxoma)较多见,约占心脏肿瘤的50%,但有关小儿的报道极少。在小儿时期的心脏肿瘤中,以横纹肌瘤(rhabdomyoma)、纤维瘤和畸胎瘤最为多见,其中大多数肿瘤为良性。

### (一) 临床表现

症状和体征根据肿瘤的性质和所在部位的不同而各异。心腔内肿瘤可致心内填塞引起昏厥或心衰,也可因肿瘤本身的碎片或血栓脱落,引起不同部位的栓塞症状。如属右心系统者,则可引起反复肺动脉栓塞;属左心系统者,可引起脑部、下肢、肾脏等全身各部位的栓塞。若肿瘤生长在靠近传导系统的心肌组织内,可损伤心脏传导系统,引起心律失常。左房黏液瘤可致二尖瓣阻塞造成类似二尖瓣狭窄的体征。恶性肿瘤晚期可出现消瘦、发热、食欲不佳、易倦等全身性恶病质表现。

### (二) 实验室检查

胸部X线摄片显示心影变化随肿瘤所在部位和大小各异,无统一固定的标准影像。如心肌肿瘤可表现为局部心影增大;左房黏液瘤可见肺瘀血,酷似二尖瓣狭窄心影。诊断为畸胎瘤时,X线片有时可见钙化影。心脏肿瘤最早出现且最常见的心电图表现为心律不齐,有时也可出现期外收缩、室上性心动过速、室性心动过速、心室颤动、左右束支传导障碍等异常,轻者可见心室肥大或ST段、T波变化。当肿瘤损害房室传导系统时,可发生房室传导阻滞,导致猝死。

### (三) 常见的小儿心脏肿瘤

1. 心脏横纹肌瘤　是儿童中最常见的原发性心脏肿瘤,也是仅次于黏液瘤的第2位常见的良性心脏肿瘤,在新生儿和婴幼儿更多见。心脏横纹肌瘤被认为是错构瘤而非真正的肿瘤,可能由胚胎心脏成肌细胞衍化而来,部分病例在子宫内就已得到诊断,其发病机制目前仍了解甚少。

其病理生理特点为横纹肌瘤深入心肌组织中,突出于心腔内,引起心腔阻塞或相应部位的瓣口阻塞,从而影响左、右心室的功能。由于原发性肿块累及传导组织,可发生心脏节律的改变,或发生于心腔引起心瓣膜梗阻。病理大体标本可看到横纹肌瘤为散在的结节状的灰色或黄白色肿块,大小约0.5~2.5cm,无真正的肿瘤包膜,但仍属良性病变。约90%的病例为多发性,少数为孤立性,故完全切除极为困难。组织学上描述肿瘤细胞像"蜘蛛细胞(spider cell)",由充满糖原的细胞质及延长放射至细胞周边的细胞丝组成。

心脏横纹肌瘤患者的临床表现取决于肿瘤大小、数目及部位。常见征象是心脏杂音,易产生血流梗阻和心律失常。小的肿瘤一般无症状,较大的肿瘤可阻塞心腔或瓣膜导致显著的血流动力学损害。三尖瓣的梗阻可产生卵圆孔的右向左分流,出现发绀现象;累及传导系统者可产生严重的心律失常,包括完全性房室传导阻滞和药物难以控制的室性心动过速。横纹肌瘤本质上是心肌内固体肿瘤,故心脏超声心动图检查显示肿瘤侵及心肌的许多区域,直径从几毫米到几厘米,表现出均一的回声光团;大的横纹肌瘤可导致左右心腔的流入道或流出道的梗阻,但未见心包渗出的报道。在胎儿期如发生水肿或心律失常可通过二维超声心动图检查以明确诊断,在新生儿或婴儿期如发生严重充血性心力衰竭或室性心动过速等,应高度怀疑这一疾病并通过超声、磁共振或计算机断层扫描等非侵入性影像技术进行检查。对于存在梗阻或心律失常患儿,行心导管检查能获得有关血流动力学或电生理资料。心脏横纹肌瘤患者可发生充血性心力衰竭、动脉栓塞、细菌性心内膜炎等并发症。此外还应与心脏黏液瘤、心肌纤维瘤、心脏血管瘤等疾病鉴别。心脏黏液瘤为心脏原发良性肿瘤中最常见者,80%发生于左心房,亦可见右心房、左心室等处。女性发病略多,瘤体多呈单个息肉状、球状或分叶状，软而脆，表面光滑，大小不等。常带有长短不一的瘤蒂，蒂长者可阻塞血流引起症状，表面部分大小不等的碎片容易脱落而引起栓塞。B超及磁共振等影像学检查，除对肿物的形态特征作出判断外，对于黏液瘤的组织学特性也常能作出初步判断。

存在明显症状的腔内型横纹肌瘤具有手术指征。对于婴儿患者无症状或仅有轻微症状者不主张手术治疗。手术治疗的原则是减轻梗阻症状，保护心室及瓣膜功能，防止损伤传导系统，对于无法进行传统手术的患儿可进行心脏移植。

2. 心壁内纤维瘤 约占小儿心脏肿瘤的25%，为小儿心脏肿瘤中较多见的一种。常生长于室间隔或左心室，很少见生长于右心室者，如侵犯及传导束，可引起死亡。多为实质性，有包囊，切开后剖面呈白色。组织结构包括胶原纤维、成纤维细胞和伴有被挤开的心肌纤维。临床症状有时似主动脉瓣下或肺动脉瓣狭窄。胸部X线片可见心影扩大，有可见钙化影；心血管造影有助于诊断。手术切除可获效果。文献报道手术可成功切除巨大的心室内纤维瘤，随访效果良好。

3. 其他心脏肿瘤 儿童期其他罕见心脏肿瘤的组织结构属混合型组织结构。如错构瘤常生长于心室呈结节状，内含脂肪、弹力纤维和血管组织，多无主诉症状。畸胎瘤常生长在心包或大动脉根部。

4. 心脏恶性肿瘤 在小儿不多见，多属肉瘤，如纤维肉瘤、横纹肌肉瘤或血管肉瘤。以横纹肌肉瘤为例，小儿极为罕见，临床表现进展较快，可产生心腔阻塞症状或突然死亡，手术切除效果不佳。

### 二、心包肿瘤

心包肿瘤有间皮瘤（mesothelioma）、畸胎瘤、脂肪瘤、纤维瘤或血管瘤，以恶性瘤为多见。小儿心包肿瘤发病率甚低，良性心包囊肿则更稀少。心包肿瘤可出现各种奇特的X线片心影，当心包积液时，X线可见心影特殊扩大，并有奇脉、颈静脉怒张；心电图检查显示低电压及ST和T波变化；心包穿刺能抽出含血液体；涂片找癌细胞可有助诊断。良性心包囊肿手术切除效果良好。

（袁晓军）

### 参 考 文 献

1. Penha JG, Zorzanelli L, Barbosa-Lopes AA, et al. Heart neoplasms in children: retrospective analysis. Arq Bras Cardiol, 2013, 100(2): 120-126.
2. Steger CM, Hager T, Ruttmann E. Primary cardiac tumours: a single-center 41-year experience. ISRN Cardiol, 2012, 2012: 906109.
3. Izevbaye I, Sun J, Fazlollah L. Numerous cortical tubers and rhabdomyomas in a case of sudden unexpected infant death. Am J Forensic Med Pathol, 2011, 32(4): 331-335.
4. Haydin S, Onan B, Kiplapinar N, et al. Combined resection and radiofrequency ablation of rhabdomyoma in a child with sustained ventricular tachycardia. J Card Surg, 2012, 27(5): 649-652.
5. Padalino MA, Vida VL, Boccuzzo G, et al. Surgery for primary cardiac tumors in children: early and late results in a multicenter European Congenital Heart Surgeons Association study. Circulation, 2012, 126(1): 22-30.
6. Kimura N, Matsubara M, Atsumi N, et al. Successful surgical removal of a giant interventricular fibroma: surgical approach without ventriculotomy. Ann Thorac Surg, 2013, 95(3): 1072-1074.
7. Lima Rde C, Mendes A, Bezerra E, et al. Surgical treatment of primary cardiac rhabdomyosarcoma. Rev Bras Cir Cardiovasc, 2009, 24(2): 242-244.
8. Günther T, Schreiber C, Noebauer C, et al. Treatment strategies for pediatric patients with primary cardiac and pericardial tumors: a 30-year review. Pediatr Cardiol, 2008, 29(6): 1071-1076.

## 第四节　原发性胸壁肿瘤

胸壁肿瘤是指胸壁深层组织的肿瘤，不包括皮肤和皮下组织的浅表肿瘤，仅占胸部肿瘤的5%。胸壁肿瘤有原发性和继发性之分。原发性胸壁肿瘤甚为罕见，分良性、恶性两大类，其中恶性肿瘤占绝大多数。胸壁肿瘤可来自骨组织，良性肿瘤包括软骨瘤、血管瘤样骨囊肿、骨软骨瘤、骨样骨瘤、骨纤维瘤、组织细胞瘤和肋骨巨细胞瘤等，其中以软骨瘤略多见；恶性肿瘤包括软骨肉瘤、骨肉瘤和未分化间皮瘤等，其中软骨肉瘤在婴儿期和儿童期最多见。胸壁肿瘤亦可来自软组织，良性者有神经纤维瘤、血管瘤、脂肪瘤等；恶性者有纤维肉瘤、神经纤维肉瘤、Askin瘤、横纹肌肉瘤和血管肉瘤等。原发性胸壁肿瘤常表现为无痛性肿块且生长缓慢，少数患者可伴发咳嗽和发热。继发性胸壁肿瘤为原发于肺和乳腺等处癌性病灶直接侵犯，或者远处脏器恶性肿瘤经血道转移至胸壁所致。胸壁肿瘤在早期多无明显症状，往往是在体格检查或行胸部 X 线检查时偶然发现。其症状轻重及发现早晚，与肿瘤发生的部位和病理类型密切相系。一般前胸壁肿瘤位置比较表浅，较后胸壁肿瘤更易被发现。如果肿瘤靠近肋间神经、臂丛神经或其他神经组织者，易产生压迫神经的相应症状。年幼儿常不能表达肿瘤引起的局部隐痛，年龄较大的儿童多能叙述局部有疼痛感。恶性肿瘤生长较为迅速，尤其是向胸腔内发展者，可压迫肺组织或引起胸膜渗液等占位性病变，而出现气急、咳嗽等症状。病情重者可有食欲减退、消瘦、贫血等恶性肿瘤体质表现。胸部 X 线检查可显示胸腔或胸壁肿块阴影，有时可见钙化或囊性阴影。

## 一、胸壁骨肿瘤

约 80% 的胸壁肿瘤生长于肋骨及肋软骨。其中软骨瘤及骨软骨瘤属良性，软骨肉瘤及骨软骨肉瘤属恶性。此类肿瘤早期多无症状，生长也较慢，有恶性变时增大加快，压迫神经时可出现疼痛症状，发生于肋骨头部者可侵蚀脊柱。X 线摄片显示骨质膨大，骨质及软骨结构分布情况不一。典型良性软骨瘤常有宽蒂，有恶变的软骨肉瘤则骨质明显破坏。恶性者可向肺部转移。

软骨肉瘤常易被良性的组织学表现所蒙蔽，有时甚至肿瘤已有转移，但诊断尚未能确定。临床经验提示，凡胸壁扁平骨的软骨瘤，除为明显的骨软骨瘤外，均需考虑有恶性可能。

肋骨骨囊肿多见于青少年，可伴发病理性骨折。X 线显示局限性骨质膨大，中央有透明区。

小儿骨内皮细胞瘤（endothelioma of bone）又称骨尤因肉瘤（Ewing's sarcoma of bone），肿瘤恶性程度高、生长迅速，会引起局部疼痛、发热和皮肤红肿，易与一般炎症相混淆。此肿瘤的典型 X 线表现为骨质破坏，并有骨膜骨质增生，呈现特有的"洋葱皮"样阴影。Joseph 曾报告 1 例 4 岁女孩患左第 8 肋疼痛性肿块，无其他 X 线病变表现，活检证明为内皮细胞瘤。将受累肋骨及其上下肋骨包括胸膜一并切除，但 3 个月后仍发生腹腔转移；采用大剂量化疗及放射治疗后 2 年死亡。但近年来随着新辅助化疗、手术及局部放疗的多学科综合治疗模式的推广，原发于肋骨的尤因肉瘤患儿的长期无病生存率已大大提高。

## 二、胸壁软组织肿瘤

小儿胸壁软组织肿瘤有海绵状血管瘤、纤维瘤、硬纤维瘤（desmoid tumor）、神经纤维瘤及纤维肉瘤等。其中纤维瘤及纤维肉瘤原发于胸壁筋膜或骨膜，见于青少年时期，恶性居多。临床表现为胸壁深部肿块，质坚实而固定，X 线胸片显示软组织肿块阴影。肋骨一般无变化，但亦可有肋骨被肿瘤压迫侵蚀的影像。早期增大缓慢，晚期向胸腔内或向胸外扩展较快。

胸壁血管瘤多发生于婴儿及儿童，有的为单纯深部肌肉海绵状血管瘤，有的则同时伴发胸壁皮肤毛细血管瘤。可随年龄增长而长大，深度、部位和范围大小均可变化。此瘤为良性，但常因其侵犯胸部软组织的深度及广度而处理困难。

神经纤维瘤或肉瘤较少见，可生长于肋间神经或其他神经，分神经纤维瘤和神经鞘瘤两种。赵丽红等报道 1 例 16 岁男性肋间神经纤维瘤病例，因左侧胸痛、胸闷憋气 1 个月，行胸片检查提示左侧大量胸腔积液，入院后行胸腔闭式引流术，共引流 8 300ml 血性液体。胸水病理可见大量间皮细胞聚集，散在异型性异质性细胞伴分泌，可疑为瘤细胞。胸部 CT 显示左侧胸腔第 8~9 肋骨水平可见不规则分叶状匍匐蔓延的囊实性软组织密度影，病变内可见多发囊性区域，邻近第 8~9 肋受压变形。于第 8~9 肋间切除肿物，术后病理诊断为恶性黏液性神经纤维瘤。术后给予放疗，随访半年，患者一般情况良好，未再出现胸水及肿瘤复发。

## 三、原发性胸壁肿瘤的治疗

小儿胸壁肿瘤除血管瘤以外，其他肿瘤的恶性度均较高，故在手术时要按恶性肿瘤的标准处理，尽量彻底切除病灶，避免肿瘤复发。为了明确诊断，术前应作活体组织检查，或于手术时取样作冰冻切片检查等，但术前活检易引起肿瘤扩散，且冰冻切片对骨肿瘤的性质也不易辨认，故有人不主张采用。

手术时皮肤切口要求尽量避免直接切在肿瘤表面，尽可能地做弧形皮瓣切口，使手术后皮肤缝合处远离切除肿瘤的胸壁缺口，以避免缝合口感染裂开，引起胸腔感染。肿瘤如位于胸大肌或背阔肌的肌腹之下，肌肉也无肿瘤侵犯时，可不必切除肌肉，只需将肌腹牵开或分开进行肿瘤摘除即可。若肿瘤位于胸大肌或前锯肌的胸壁附着区，则肌肉必须连同肿瘤一并切除。

由于胸壁肿瘤除血管瘤外恶性率较高，故对

肿瘤所在的胸壁,宜采用块状切除,范围要较肿瘤广泛,包括局部肌肉、骨骼或软骨和胸膜。如肿瘤已侵及胸骨,则胸骨也应一并作部分切除,若肿瘤界限模糊,则切除的范围应更加广泛。如此手术治愈的概率可相应提高。

当肿瘤比较局限,胸壁切除范围不广,大部肌肉可被保存的情况下,不必作胸壁重建。如为巨大原发性胸壁肿瘤,需切除大面积胸壁时,手术的原则是力求肿瘤根治又不影响胸壁的修复与重建。最好的修复方法是劈分健侧肋骨骨片或连同筋膜一并移植于胸壁缺损处,或用人工材料如网格状钛合金材料,具有相容性好、强度高,用于巨大胸壁缺损,尤其是胸骨切除后的胸壁修补,具有修复与塑形的双重功效。

(袁晓军)

## 参 考 文 献

1. Bagheri R, Haghi SZ, Kalantari MR, et al. Primary malignant chest wall tumors: analysis of 40 patients. J Cardiothorac Surg, 2014, 9:106.

2. Zidane A, Traibi A, Arsalane A, et al. Pediatric Ewing sarcoma of the rib: role of neoadjuvant chemotherapy in tumoral shrinking and sterilization. A case report. Rev Pneumol Clin, 2011, 67(6):371-374.

3. Zhao XG, Chen G, Chen XF. Giant periosteal chondroma of the rib associated with mediastinum deviation. Ann Thorac Surg, 2012, 94(3):1014.

4. Kim S, Lee S, Arsenault DA. Pediatric rib lesions: a 13-year experience. J Pediatr Surg, 2008, 43(10):1781-1785.

5. 赵丽红,郑洪,蒋萍. 恶性肋间神经纤维瘤 1 例. 中华内科杂志, 2009, 48(7):593.

6. Nakagawa T, Watanabe H, Nakazato K, et al. Periodic appearance and disappearance of a chest wall(serratus anterior development) cavernous hemangioma that was finally resected in a child. Gen Thorac Cardiovasc Surg, 2013, 61(8):469-472.

7. 李国庆,梅举,钟竑,等. 巨大原发性胸壁肿瘤的外科治疗. 上海交通大学学报(医学版), 2010, 30:729-731.

# 第五节　原发性膈肌肿瘤

## 一、病因

膈肌的原发性肿瘤相当少见,儿童更为罕见,两侧膈肌发生肿瘤机会无明显差别。大多是继发于周围的器官和组织,如肺、食管、胃、肝、胆囊、结肠、肋骨、脊柱和后腹膜。多数原发性良性肿瘤来源于间叶组织,常见的有纤维瘤、脂肪瘤、脂肪黏液瘤、血管瘤、间皮瘤,少数来自神经组织,如神经纤维瘤、神经鞘瘤。膈肌原发肿瘤中也包括囊肿、炎性包块如支气管囊肿、间皮性囊肿和囊性畸胎瘤等。膈肌原发恶性肿瘤中以纤维肉瘤、神经源性细胞肉瘤较多,横纹肌肉瘤极为少见。

## 二、临床表现

良性膈肌肿瘤可发生于任何年龄,多数无临床症状,多在 X 线检查时偶然发现,有时患者仅诉季肋部疼痛和干咳。恶性膈肌肿瘤可引起剧烈的胸痛,肋缘下不适感常放射至肩部。膈肌肿瘤偶尔能在下胸部或上腹部触及。出现胸部闷胀、顽固性咳嗽、呃逆、呼吸困难,并常伴发胸腔积液。神经源性肿瘤的患儿常有杵状指和肥大性骨关节病的表现。

## 三、实验室检查

X 线检查表现为膈肌上抬、变形、或膈肌表面上的肿块阴影,若向上进入胸腔内,则肿物外缘清晰光滑,周围肺组织除受压外无其他改变,吸气时肿块与横隔一同移动;CT 和 MRI 可显示肿瘤内部结构及与周围脏器关系;与肺及腹腔内病变鉴别时,可依靠人工气胸和/或人工气腹 X 线检查;B 超检查也可以帮助除外肝、脾的病变。

## 四、诊断

膈肌肿瘤缺乏特异性症状、体征,诊断主要依靠 X 线、CT 等影像学检查。诊断困难时可经腹腔镜或胸腔镜做活组织检查。需与膈疝、肺底肿瘤、膈下肿瘤和包裹性积液进行鉴别。

## 五、治疗

良恶性膈肌肿瘤鉴别诊断困难,故一经诊断,应早期手术治疗。根据膈肌缺损大小,可采用直接切缘对拢缝合、自体或人工材料修复。患者只要全身情况允许,无手术禁忌,就需要手术切除。切除范围连同较宽的正常膈肌边缘,切除后的膈肌可直接缝合修补,缺损大者须用替代物修补,常用有阔筋膜和涤纶布片。周边部的膈肌肿瘤,其邻近的一部分胸壁亦应切除。胸壁缺损可用可塑性整形材料,并且覆盖以血运丰富的皮、肌肉层瓣。恶性膈肌肿瘤术后根据组织类型还需结合化疗、放疗及免疫治疗。

(袁晓军)

## 参 考 文 献

1. Choi YS, Liu HC, Yeh TC, et al. Primary diaphragmatic yolk sac tumor and review of the literature. J Pediatr Hematol Oncol,2011,33(2):77-79.
2. Blum U,Häring R. Primary diaphragmatic tumor? Cavernous liver hemangioma. Radiologe,1989,29(4):201-202.
3. 刘若鹏,孙庆波,丛德刚,等. 原发性膈肌肿瘤二例. 中华普通外科杂志,2004,19(1):39.
4. 杨乃普,马迎春,张静. 原发性膈肌肿瘤. 临床医学杂志,1986,3:167-168.
5. 王书中,曾幼鲁. 原发性横膈神经纤维瘤. 实用放射学杂志,2001,17(4):317-318.
6. Nitanda H,Taguchi R,Yamazaki N,et al. Tumors of the diaphragm,diagnosis and surgical treatment. Kyobu Geka,2014,67(11):982-989.

# 第六节 朗格汉斯细胞组织细胞增生症

朗格汉斯细胞组织细胞增生症(Langerhans cell histiocytosis,LCH)是一组以朗格汉斯细胞增生、浸润和肉芽肿形成,嗜酸性粒细胞、单核细胞和淋巴细胞等不同程度增生为组织病理学特征的疾病。朗格汉斯细胞由 Paul Langerhans 于 1868 年首次描述,是来源于骨髓的一种表皮树突状细胞,为免疫反应中重要的抗原递呈细胞。LCH 在临床上是一组异质性疾病,临床表现、治疗反应及预后存在明显的差异,过去曾被视作 3 种独立的疾病:勒-雪病(Letterer-Siwe disease,LSD)、韩-薛-柯病(Hand-Schüller-Christian disease,HSCD)和骨嗜酸性细胞肉芽肿(eosinophilic granuloma of bone,EGB)。1953 年 Lichtenstein 提出它们均有相同的组织细胞,是同一疾病的不同类型或不同发展阶段,故统称为组织细胞增多症 X。X 系指其病因均未明,病理机制也未完全阐明。1973 年 Nezeloft 提出组织细胞增多症 X 由朗格汉斯细胞异常增多所致。1987 年国际组织细胞协会协作组正式将其更名为朗格汉斯细胞组织细胞增生症,沿用至今。LCH 呈散发,见于任何年龄组,但以儿童居多,儿童 LCH 的发病率为 2/100 万~5/100 万,约是儿童急性白血病的 1/10。

## 一、病因

LCH 的病因迄今未明。感染可能是疾病的触发因素,患儿常有中耳炎、呼吸或消化系统感染,但目前仍未发现确切的感染证据。目前多数研究表明,LCH 的组织细胞异常增生和浸润,可能与机体的免疫状态(包括调理素)的功能缺陷有关。LCH 患儿的 CD4$^+$ T 细胞减低、CD4/CD8 T 细胞比值下降。此外,端粒酶表达差异、BRAF 基因突变与 LCH 的发病也有一定相关性。LCH 各类型的预后差别很大,有学者认为是一种恶性克隆性疾病,但目前大多认为 LCH 是介于免疫介导的非肿瘤性增生性疾病和恶性肿瘤之间,与肿瘤的关联性尚有待于进一步研究。

## 二、病理组织学

LCH 的基本病理变化为弥漫性或局限性朗格汉斯细胞增生与浸润,亦可形成肉芽肿,破坏局部组织造成缺损,可伴有散在的嗜酸性粒细胞、单核细胞、多核巨细胞等炎症细胞不同程度的增生。光学显微镜下可见朗格汉斯细胞体积大,细胞质丰富,轻度嗜酸性,核呈椭圆形或肾形,核膜薄,染色质细,可有不明显的核仁。免疫组化 CD1a 抗原和 S-100 神经蛋白阳性为诊断 LCH 的最重要标志。电镜可找到朗格汉斯细胞所特有的 Birbeck 颗粒。骨髓、皮肤、淋巴结、肝、脾、肺或骨骼等组织器官均可受累。肺浸润灶可坏死,破坏小支气管,再由空气吸收扩张而形成多个小囊肿。有时肺部嗜酸性粒细胞肉芽肿形成小结节,分布均匀,酷似粟粒型肺结核。此种肺部病变可单独存在或与其他器官病变并存,单独存在时称为肺嗜酸性肉芽肿病。累及肺间质可引起间质性肺气肿、纵隔气肿或气胸。

## 三、临床表现

### (一)症状和体征

LCH 是一组高度异质性的疾病,可累及人体的任何组织和器官,但最常受累的器官依次为骨骼（80%）、皮肤（33%）和脑垂体（25%），肝脏、脾脏、造血系统和肺受累者分别为15%左右，累及淋巴结和中枢神经系统（除外脑垂体）者各约5%～10%和2%～4%。因此LCH的临床表现错综复杂，易造成误诊。一般年龄越小，病情越重。

1. 发热　热型不规则，可表现为稽留热或弛张热，抗生素治疗多无效。

2. 皮疹　常见于胸背部、头皮、发际和耳后，呈多形性，起初为红色或棕色针尖到粟粒大小的出血性斑丘疹，高出皮面，之后演变为湿疹样或脂溢性、渗出性皮疹，触诊有沙粒感，最后皮疹结痂、鳞片状脱屑，残留色素白斑。单纯皮肤受累多见于新生儿和小婴儿，有自限性倾向，但对于多系统损害的LCH患者，各期皮疹可同时存在或成批出现，迁延反复。

3. 肝、脾、淋巴结大　常和发热、皮疹有伴随关系，发热、出疹时，肝脾大；热退、疹消时，肝脾缩小。肝、脾可中度至重度大，脾大更为显著。

4. 骨质破坏症状　系朗格汉斯细胞在骨质内浸润、增生所致溶骨性破坏。病变初期受累部位呈包块状突起，可有轻压痛，当病变侵蚀骨外板时，肿块变软而有波动，可触及骨质缺损的边缘。累及颅骨时可在顶骨、枕骨、眼眶、颞骨岩部、下颌骨等处出现伴有压痛的包块，眼球突出，牙齿松动或疼痛。若中耳道有肉芽肿病变可引起颞骨与乳突破坏，常有外耳道溢脓、耳后肿胀和传导性耳聋。如果蝶鞍区破坏，垂体或下丘脑受累，可表现为多饮、多尿。

5. 肺部浸润症状　极为多见，通常年龄越小肺部越容易受累，常有咳嗽、气促、发绀，易发生肺炎或肺泡破裂，形成大小不等的肺泡囊肿或出现气胸、皮下气肿，严重者可发生呼吸衰竭而死亡。肺部病变可以是嗜酸性细胞肉芽肿、韩-雪-柯病和勒-雪病多系统表现的一部分，也可只局限于肺部受累。

6. 骨髓浸润症状　侵犯骨髓者常出现贫血、粒细胞减少。

**（二）临床类型**

1. 勒-雪病　多见于发病年龄2岁之内的婴幼儿，70%的患儿小于1岁，新生儿期亦可发病。多数病例起病急骤，进展迅速，全身多器官受累。典型症状为发热、皮疹、外耳道溢脓、中度或重度贫血及肝、脾、淋巴结肿大，常合并感染，伴有出血倾向。如果肺部出现广泛浸润，常为重症表现，患

儿可出现咳嗽、胸痛、气急、呼吸困难及发绀，可见吸气时肋间凹陷，肺部听诊闻及啰音，但体征常少于胸部X线摄片或CT等影像学征象。

2. 韩-雪-柯病　多见于3～5岁的儿童，病程缓慢。典型病例可随病程进展相继出现大小不等的颅骨或其他扁平骨缺损、单侧或双侧眼球突出和尿崩症三大症状。10%的患儿可同时出现三联症，多数病例仅出现其中1～2个症状。1/3以上病例伴有黄色丘疹样皮疹，多发生于面部、躯干等处。此外常伴有发热，肝、脾、淋巴结肿大，牙龈及齿槽肿胀、发炎、坏死、萎缩，牙齿松动脱落，外耳道流脓等。呼吸系统症状以咳嗽、呼吸急促为多见。

3. 嗜酸性细胞肉芽肿　是LCH中预后最好的一型，多见于年长儿童。主要表现为单发或多发性骨骼损害，体内任何骨骼均可累及，尤以头颅、脊椎、肋骨、四肢长骨及骨盆为多见。病灶局部界限清楚，可有疼痛及肿胀，可形成自发性病理性骨折，亦可穿透皮肤形成瘘管。若脊椎受侵犯，可引起神经症状，表现为肢体麻木、疼痛、无力、瘫痪等；如侵犯椎管内引起脊髓压迫征可表现为截瘫。一般缺乏全身症状，亦无肝脾、淋巴结肿大。少数病例表现为肺部或其他皮肤等脏器的嗜酸性细胞肉芽肿。

国际组织细胞协会根据患者在诊断时受累器官的范围将LCH分为单系统疾病（single system disease，SS-LCH）和多系统疾病（multisystem disease，MS-LCH）两大类。SS-LCH是指仅有1个器官或系统受累，MS-LCH则是2个及2个以上的器官或系统受累，且无论是否伴有危险器官（包括造血系统、脾脏和肝脏）受累。此外，中枢神经系统危险病变（central nervous system risk lesions）是近年出现并逐渐被认可的概念，这些LCH患者极易发生不可逆的神经系统退行性病变，病程迁延，因此颅面骨受累、伴有外耳道炎/中耳炎/耳溢液的耳病变、伴有突眼症的眼部受累以及中枢神经系统受累，这些部位均被归类为中枢神经系统危险病变。

## 四、实验室检查

**（一）血液学检查**

血常规无特异性改变。勒-雪病可显示不同程度的正细胞正色素性贫血，白细胞计数高低不等，分类无特殊，血小板正常或减少。韩-雪-柯病

的血象改变较勒-雪病少而轻,嗜酸性粒细胞肉芽肿多无血象改变。骨髓细胞学检查显示部分 LCH 病例有骨髓增生低下,可见组织细胞增多,但罕见嗜血现象。部分患儿可出现肝功能损害。

**（二）尿比重测定**

如尿比重常在 1.001～1.005 或尿渗透压<200mOsm/L,提示可能有蝶鞍破坏、垂体或下丘脑受累。

**（三）免疫功能检测**

体液免疫除 IgM 增高外,大都正常。细胞免疫 CD3 多减低,CD4/CD8 降低或增高,可有淋巴细胞转化功能降低。

**（四）X 线摄片检查**

具有重要的诊断价值。

1. 肺 肺部是最易受累的器官之一,典型 X 线改变为肺间质浸润,表现为肺野透亮度减低呈毛玻璃状,两肺弥散的网状阴影,或伴有粟粒状细小点状阴影,肺门增大,严重病例可见弥散性小囊肿、肺气肿,少数病例可出现气胸或胸膜反应甚至积液。

2. 骨骼 病变部位呈虫蚀样改变或溶骨性凿穿样损害,形状不规则。颅骨受损可出现圆形或不规则骨质破坏区,边缘清楚。蝶鞍、颅底或颌骨、眼眶骨质均可累及,长骨与肋骨损害少见,但可能发生病理性骨折。脊椎骨受累时,可压缩变形。

**（五）CT 或 MRI 检查**

1. 骨骼 颅骨缺损最多见,最早出现于顶、枕、眼眶、颞骨岩部、下颌骨等处,表现为大小不等的圆形或类圆形不规则骨缺损,边界清晰、边缘无硬化,可在颅内外板形成软组织肿块。受累脊柱的 MRI 可表现为椎体呈楔形或完全变扁呈钱币状,椎间隙多保持正常。肋骨及骨盆 CT 可显示单发或多发溶骨性破坏,有边缘硬化、骨膜反应及软组织肿胀,其中髋臼破坏区上缘反应性硬化为诊断本病的重要征象。长骨病变沿纵轴扩展,范围较广泛,自髓腔开始破坏骨皮质,使骨皮质变薄,髓腔局部扩大,呈单房或多房囊状破坏或溶骨性破坏,破坏区周围有平行或葱皮样骨膜反应。

2. 肺部 CT 双上中肺叶受累显著,肺底部通常不受累。早期表现为双肺内广泛分布的细支气管周围渗出的小斑片影、毛玻璃影和小结节影,部分病灶可以融合成大片状。小结节影可弥漫分布于小叶内、支气管血管束旁及小叶间隔旁

等,以肺外围为主,其边缘模糊、不规则,直径一般<10mm,同时可合并结节内小环状、小囊状改变。此后可出现肺内形态各异的纤维条索影,但纤维灶一般较细短,部分呈网格状影,随着病变的进一步发展,肺内纤维化程度逐步增高。病变中晚期,可出现肺气肿及大小不等囊状影,其形态呈圆形、类圆形,少部分囊状影亦可呈多边形、不规则形;囊状影其直径一般<10mm,少数>10mm者可能与多个囊腔融合有关;囊壁薄而光整,囊壁厚度<2mm,随着囊状影的增多可出现蜂窝肺(图12-2,图12-3)。

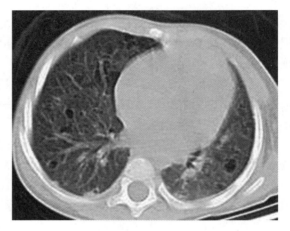

图 12-2 LCH 肺部浸润 CT 图像(治疗前)

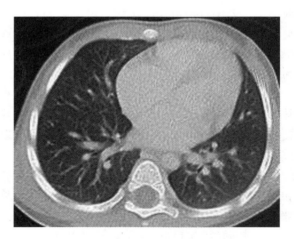

图 12-3 LCH 肺部浸润 CT 图像(治疗后)

3. 肝脏 CT 主要表现为肝大、肝内胆管扩张;门静脉周围树枝状低密度灶及"门脉晕征",增强后动脉期呈轻度至中度强化;肝门区及腹膜后淋巴结肿大;弥漫性低密度小结节灶,增强后呈环状强化。这些特点有助于该病的早期诊断。

**（六）活体组织检查**

病理活检是确诊 LCH 的主要方法,故应尽可

能做病损处的活体组织检查。皮疹穿刺液印片和皮肤活检最为常用。镜检可见表皮层、真皮层及血管网内中度分化的非充脂组织细胞浸润，细胞质不明显，核大呈豆形或多形，但无嗜酸性粒细胞浸润，CD1a 和 CD207（Langerin）染色阳性是确诊 LCH 必需的免疫组化指标，但值得注意的是肝脏活检标本常表达阴性。淋巴结肿大者可行淋巴结病理活检，骨质缺损者进行肿物刮除时可做刮除物检查。对于仅累及椎体而无周围软组织肿胀，例如扁平椎或寰枢椎的齿突破坏，此时应谨慎权衡活检的利弊，一旦确定无法获得组织病例学诊断，在随后的 6 个月内应密切随访影像学变化。

## 五、诊断标准

凡原因不明的发热、皮疹、贫血、耳溢脓、反复肺部感染及肝、脾、淋巴结肿大、眼球突出、尿崩等症状者均应疑及本病。结合临床表现、影像学检查和病理活检可明确诊断，其中病理学检查是诊断 LCH 最可靠的依据。1987 年国际组织细胞学会协作组将确诊的可信度分为 3 个分级标准。

Ⅰ级（拟似诊断）：具有典型的临床表现，常规病理的光学显微镜检查发现朗格汉斯细胞（组织细胞）浸润、增殖。

Ⅱ级（明确诊断）：在初步基础上，以下四种染色中有两种或两种以上阳性：ATP 酶阳性，S-100 蛋白阳性，α-D-甘露糖苷酶阳性，花生凝集素结合试验阳性。

Ⅲ级（最终诊断）：光镜检查免疫组化显示 CD207（Langerin）、CD1a 和/或 S100 染色阳性。

## 六、鉴别诊断

### （一）发热、肝脾大及贫血

应与噬血细胞综合征、白血病、恶性组织细胞病、败血症等鉴别。噬血细胞综合征还具有高甘油三酯血症、低纤维蛋白原、NK 细胞活性降低或缺失和可溶性 IL-2 受体明显升高等典型改变。白血病的骨髓和外周血中可见白血病细胞。恶性组织细胞病的骨髓涂片或病理活检可见较多幼稚的异常或恶性组织细胞，病情凶险，进展快，常短期内死亡。败血症等感染性疾病予以抗感染有效。

### （二）真菌感染

可能与本病的鳞屑样皮损相混淆，但本症皮损愈合后形成小的瘢痕和色素脱失为其特点，皮疹压片可见分化较好的组织细胞。

### （三）肺部病变

易误诊为肺炎、肺含铁血黄素沉着症等，这些疾病无特征性皮疹、无骨骼损害可作鉴别。LCH 肺部病变明显者早期易与粟粒性肺结核混淆，鉴别要点在于：前者常有典型的出血性湿疹样皮疹和骨质缺损损害，受累组织活检及免疫组化见典型的组织上细胞，无结核接触史，结核菌素试验阴性，抗结核治疗无效可排除粟粒型肺结核；后者常有结核接触史，结核菌素试验阳性，肝脾大较少见，临床症状较肺部 LCH 严重。中晚期肺部 LCH 应与小叶中央型肺气肿、囊状支气管扩张鉴别。小叶中央型肺气肿表现为双肺以上叶为主的散在、广泛的肺小叶内低密度灶，其边缘模糊，通常不能见到壁组织，而肺部 LCH 囊状影有明显的囊壁，边缘清晰。囊状支气管扩张常呈一簇囊腔聚集一起，并按肺叶、段分布，囊腔内可伴气液平面，囊腔很少分布在外周肺内；相应肺组织体积可缩小及肺血管变形，而肺部 LCH 无以上改变。

### （四）骨骼损害

应与骨髓炎、尤因肉瘤、骨肉瘤、骨淋巴瘤、神经母细胞瘤骨转移相鉴别。骨髓炎抗感染治疗有效，肿瘤活检可鉴别上述各肿瘤。此外，颅骨的溶骨性损害、突眼以及眼睑瘀斑往往是神经母细胞瘤的表现。

## 七、治疗

由于 LCH 临床变化多样、病情轻重悬殊，故治疗方案应根据发病时疾病的累及范围和严重性而定。

### （一）治疗原则

1. 对于 SS-LCH

（1）单系统单个骨损害患者的治疗，应根据其临床表现、病损的部位和大小，以及影像学资料综合考虑，因有部分单个骨损害患者可以自愈，但如果是发生在承重骨或出现脊髓压迫症、剧烈疼痛、功能障碍以及毁容等情况，则需要积极治疗。因病灶在颅底、颞骨、眼眶和脊柱的患者发生后遗症的概率较高，故因接受全身系统性治疗。

（2）单系统多个骨损害：因该类患者的复发率明显高于单系统单个骨损害患者，因此通常给予包括糖皮质激素和长春碱类药物在内的全身性化疗后，长期生存率可达 100%。

（3）单纯累及皮肤：既往多给予局部外用皮

质激素治疗,但迄今为止尚无确切的证据证明其有效性。目前对于局部治疗无效或病损范围较大的儿童患者,常联合采用静脉或口服皮质激素、长春碱类药物或甲氨蝶呤等治疗。

（4）仅淋巴结受累的 LCH 患者:较为罕见,通常给予淋巴结切除即可。

（5）原发性肺部 LCH:多见于青少年及成人患者,儿童患者的治疗经验有限。戒烟、口服低剂量皮质激素或合用 2-氯脱氧腺苷、长春碱类药物。

（6）孤立的尿崩症或垂体受累:单纯尿崩症本身无须化疗,但如果出现垂体柄增厚或在下丘脑-垂体轴部位出现占位,则需考虑化疗。

（7）脑部受累:除外垂体柄病灶,无论是脑实质或脑膜受累,均应给予系统性化疗。

2. 对于 MS-LCH 尤其婴幼儿的多系统 LCH 常累及危险器官,无论其复发率、死亡率以及后遗症的发生比例均远远高于其他年龄段儿童,预后欠佳。目前国际上公认的治疗原则为:

（1）以皮质激素和长春碱类药物作为治疗的基本框架。

（2）前 6 周的治疗反应是预测其预后的良好指标。

（3）整个疗程至少为 1 年,以减少复发的概率。

**（二）化学疗法**

常用药物有长春新碱（VCR）、长春地辛（VDS）、泼尼松（Pred）、依托泊甙（VP16）、6-巯基嘌呤（6-MP）、氨甲蝶呤（MTX）和环磷酰胺（CTX）等。一般治疗 4~6 周为 1 疗程,每周复查血象,合并感染或白细胞低于 $3\times10^9$/L 时,药物应减量或停药,休息 2~4 周再重复应用至症状缓解、病灶静止,总疗程维持在半年至 1 年半左右。近年国外尝试氯法拉滨、沙立度胺或借用治疗弥漫性大 B 细胞淋巴瘤的 MACOP-B 方案等新化疗法,取得了一定疗效。

**（三）免疫治疗**

LCH 的发病与 T 细胞免疫功能异常有关,故病情严重者可在化疗同时予胸腺肽治疗,每天或隔天肌内注射,连用 1 个月病情稳定或好转后,可改为每周 2~3 次,连用 6 个月。亦可使用 α-干扰素治疗,对于减少化疗副作用、改善免疫功能有一定作用。

**（四）放射治疗**

鉴于局部放射治疗可引起长期并发症及潜在的第二肿瘤的风险,目前绝大多数学者已不再推荐 LCH 患者接受放疗。但给予小剂量（如 4~6Gy）局部照射,对尿崩症有一定的缓解作用。

**（五）手术治疗**

除对单一局部骨病变可实施手术刮除术外,手术仅限于活检以明确诊断或解除脊髓压迫症。

**（六）其他措施**

合理使用抗生素,积极控制感染病灶,并注意加强支持治疗。不适于放疗或放疗后症状再现的尿崩症患儿,可给予垂体后叶素控制症状。

## 八、预后

本病预后差异较大,既可表现为自限性疾病,又可迅速进展甚至死亡,约 30%~40% 的患儿可发生永久性后遗症。与发病年龄、受累器官功能损害程度及治疗反应有关。发病年龄越小,脏器受累越多,预后越差。勒-雪病大多病程短促,如未及时诊断治疗,常在数周或数月内因脏器功能衰竭或合并感染而死亡。韩-雪-柯病病程可迁延数年,约有半数病例能长期生存,但多伴有尿崩、生长迟缓、反应迟钝、学习困难等后遗症。发病年龄大于 5 岁者常仅为单纯骨损害,大多可自愈,但部分患儿亦可复发。

（袁晓军）

**参 考 文 献**

1. Langerhans P. Uber die Nerven der menschlichen Haut. Virchows Arch,1868,44:325-337.
2. Lichtenstein L. Histiocytosis X:integration of eosinophilic granuloma of bone,Letterer-Siwe disease,and Schuller-Christian disease,as related manifestations of a single nosologic entity. Arch Pathol,1953,56:84-102.
3. Nezelof C,Basset F,Rousseau MF. Histiocytosis X. Histogenic arguments for a Langerhans' cell origin. Biomedicine,1973,8:365-371.
4. Chu T,Angio GJ,Favara BE,et al. Histiocytosis syndromes in children. Lancet,1987,2:41-42.
5. Guyot-Goubin A,Donadieu J,Barkaoui M,et al. Descriptive epidemiology of childhood Langerhans' cell histiocytosis in France,2000-2004. Pediatric Blood Cancer,2008,51:71-75.
6. da Costa CE,Egeler RM,Hoogeboom M,et al. Differences in telomerase expression by the CD1a+ cells in Langer-

hans' cell histiocytosis reflect the diverse clinical presentation of the disease. J Pathol,2007,212(2):188-197.

7. Badalian-Very G,Vergilio JA,Degar BA,et al. Recurrent BRAF mutations in Langerhans' cell histiocytosis. Blood, 2010,116(11):1919-1923.

8. Kansal R,Quintanilla-Martinez L,Datta V,et al. Identification of the V600D mutation in Exon 15 of the BRAF oncogene in congenital,benign Langerhans' cell histiocytosis. Genes Chromosomes Cancer,2013,52(1):99-106.

9. Juvet SC,Hwang D,Downey GP. Rare lung diseases Ⅲ: Pulmonary Langerhans' cell histiocytosis. Can Respir J, 2010,17(3):55-62.

10. Haupt R,Minkov M,Astigarraga I,et al. Langerhans cell histiocytosis (LCH): guidelines for diagnosis, clinical work-up, and treatment for patients till the age of 18 years. Pediatr Blood Cancer,2013,60(2):175-184.

11. Grois N,Fahrner B,Arceci RJ,et al. Central nervous system disease in Langerhans cell histiocytosis. J Pediatr, 2010,156:873-881.

12. Orkin SH,Fisher DE,Look AT,et al. Nathan & Oski's Hematology of Infancy and Childhood. Philadelphia: Elsevier,2009.

13. Ng-Cheng-Hin B. Langerhans cell histiocytosis:old disease new treatment. Q J Med,2011,104:89-96.

# 第七节　儿童白血病的肺部浸润

急性白血病是儿童时期最常见的恶性肿瘤,随着以危险度分级为依据的化疗方案不断完善、造血干细胞移植的推广应用以及对于支持治疗的重视和加强,儿童白血病已不再是不治之症。国际儿童肿瘤协作组(COG)通过对 1990—2005 年间诊治的 21 626 例急性淋巴细胞白血病(acute lymphoblastic leukemia,ALL)患儿的长期随访和美国 St. Jude 儿童研究医院发表在 2013 年《柳叶刀》上的数据显示,目前 ALL 的 5 年无病生存率已达到 90%,我国一些较大的儿童血液/肿瘤治疗中心也可达到 75%～80%;急性髓细胞白血病的长期无病生存率则由原来 20% 提高到目前的 50%～60%。然而严重的肺部并发症仍是导致白血患儿童死亡的重要原因之一,其中白血病肺部浸润的发生率在 29%～62%,可发生于白血病治疗的任何阶段,但诱导治疗的前 2 周最常见,尤其是发病时外周血白细胞计数明显增高的患者更易发生,在影像学上很难与肺部感染和肺出血相鉴别,死亡率高达 50%。由于白血病肺部浸润的临床特点及影像学表现无特异性,常可延误诊断。

## 一、病因与发病机制

目前白血病肺部浸润病变的病因尚不明确,一般认为:

1. 白血病细胞浸润肺组织后,可引起弥散性肺间质纤维化,肺毛细血管壁增厚,白血病细胞在血管内淤滞,加之生理性无效腔的存在,使肺毛细血管正常通气区域的弥散功能发生障碍,氧弥散能力降低,即肺泡-毛细血管阻塞综合征(alveolar-capillary block syndrome)。

2. 外周血白细胞计数增高可使白血病细胞黏滞性增加,血流动力学改变,加之这些细胞较坚硬,变形性减小,进入低压力的肺血管系统时,易黏附于毛细血管内皮细胞层,引起血管床阻塞,成为发生白血病细胞肺部浸润的高危因素。由于幼稚粒细胞较幼稚淋巴细胞、成熟淋巴细胞和成熟粒细胞更易造成血液黏滞度增加,因此急性髓细胞白血病发生肺内小动静脉栓塞的概率明显高于淋巴细胞白血病,尤其当外周血白细胞计数>50×$10^9$/L 时,肺部白细胞淤滞常是急性髓细胞白血病的致命并发症。研究发现,急性髓细胞白血病发生肺白细胞淤滞与 CD56/NCAM 表达存在相关性,CD56 表达阳性的高白细胞急性髓细胞白血病患儿早期死亡率较高。

3. 白血病细胞代谢旺盛,耗氧量大,当外周血白细胞计数>300×$10^9$/L 时,即使动脉氧分压正常,仍可因大量白血病细胞耗氧而致氧合血红蛋白饱和量降低。此外,外周血白细胞增加,血管内白细胞聚集,不断损伤肺血管床,也可加重低氧血症。

4. 部分白血病患儿外周血白细胞计数正常甚至低于正常值,推测其肺部浸润的机制可能是幼稚粒细胞在血管床内淤滞,血管弹性降低而加重出血,进而导致呼吸循环功能衰竭而死亡;但亦有学者认为是由于白血病细胞与肺血管内皮细胞之间的亲和性改变所致。

5. 肿瘤组织较正常组织更易引起血栓形成,有效的化疗可明显降低肿瘤细胞和中性粒细胞淤滞,但肿瘤细胞裂解可引起肿瘤内凝血质的释放,加重血栓形成。研究表明中性粒细胞可能是纤溶酶原的来源,化疗后血液循环中正常中性粒细胞数量下降可引起血浆纤维蛋白原溶解活力降低。此外,血小板参与的体液调节在肺部栓塞的产生上也起了重要作用。

6. 白细胞蛋白酶(protease)在免疫球蛋白、内毒素或补体参与下可损伤毛细血管内皮,使肺功能发生异常。

7. 输血中的白细胞凝集素和白细胞作用可激活补体,介导肺血管内白细胞聚集,引起非心源性肺水肿,使氧合作用受阻,影响气体交换。

8. 骨髓移植成功后肺部白血病复发,原因可能在于:急性白血病进行骨髓移植前预处理时,放射线全身照射及环磷酰胺的剂量可能在肺实质内未达有效水平,局部白血病细胞未被完全杀灭;放射线照射直接引起细胞损伤和基因突变;移植前预处理引起致癌病毒及辅助致癌病毒的释放和暴露,反而引起正常白细胞的白血病变。

## 二、病理变化

尸检发现白血病细胞在肺部的弥散性浸润发生率可高达31%～80.3%,但胸部 X 线的诊断率很低,可能是由于白血病细胞浸润部位以肺泡壁及间质为主,病变早期很难显示相应的 X 线征象。白血病肺部浸润通常有以下 2 种类型:①侵犯肺毛细血管和肺泡壁间隔;②侵犯肺小血管周围或支气管周围间质、小叶间隔、胸膜下及肺泡腔。此外,肺门和纵隔淋巴结也常累及。白血病细胞淤滞所致小动脉、小静脉和毛细血管阻塞,肺泡壁、小支气管和小血管壁及周围间质浸润均为非实质性浸润;非以上部位的浸润而且邻近肺泡腔充满白血病细胞者为实质性浸润。非实质性浸润者肉眼通常无法看到异常,而实质性浸润者则常形成肉眼能见到的粟粒及结节状病灶。

## 三、临床表现

### (一) 发热

尸检发现白血病肺部浸润发生率较高,但临床出现肺部症状者较少见,约90%左右的患者仅表现为发热,这种临床表现与病理改变不相符的现象是白血病肺部浸润的特点之一。

### (二) 呼吸系统表现

肺部浸润的白血病患儿可表现为干咳、气促,两肺呼吸音粗糙,但多无啰音,X 线或 CT 表现与症状常不一致。肺门淋巴结肿大时可压迫呼吸道,出现哮鸣音。肺出血者可有实变或胸腔积液体征。严重病例可发生急性呼吸窘迫综合征,表现为呼吸困难和严重的低氧血症,呼吸次数大于40 次/min,发绀、心动过速,甚至心衰,肺部听诊可无异常,可于症状出现数小时后发生嗜睡或精神错乱。Wiernick 等曾报告 7 例急性粒细胞白血病患者强化疗后肿瘤细胞明显减少,循环血内中性粒细胞数量降低,加上因严重血小板降低予输注血小板,致血浆血小板第Ⅲ因子含量增加,从而引发急性肺栓塞,患者呼吸衰竭、死亡。

### (三) 不同白血病亚型发生肺部浸润的风险不同

其中急性髓细胞白血病中单核细胞白血病M5 亚型并发 ARDS 的概率最高。Azoulay 等报道了 20 例急性髓细胞白血病并发 ARDS 患者,其中15 例接受机械通气,10 例死亡。这些患者有 3 个显著特征:均为单核细胞白血病 M5 亚型;均伴有进行性加重的呼吸窘迫症状;均在初始化疗后发生呼吸道症状恶化。

## 四、实验室检查与影像学检查

### (一) 血象

外周血白细胞大于 $50×10^9$/L 时,常发生肺血管内白血病细胞淤滞;大于 $200×10^9$/L 时,发生率几乎达 100%;白细胞大于 $250×10^9$/L,原始细胞大于 50%时,低氧血症、呼吸衰竭的发生率较一般白血病增加 2 倍以上。

### (二) 骨髓象

大多数白血病患者出现肺部浸润的同时伴有骨髓复发,但有些仅为单纯的髓外白血病复发,此时骨髓原始细胞可不升高。

### (三) 胸部 X 线摄片

可见单侧或双侧弥散性结节状或絮片状阴影、双侧弥散性间质性肺炎、局部肺叶浸润或肿块样病变,可伴有胸腔积液等胸膜浸润表现。

### (四) 胸部 CT

主要表现为肺间质改变,如支气管周围间质细胞浸润或纤维化,肺泡间隔增生,肺泡萎缩,肺野呈磨玻璃样改变,或出现实变影、结节影;可有小叶间隔增厚,支气管血管束增粗,周围肺动脉增粗等。当高分辨率 CT 表现为肺间质增生,应高度怀疑有肺部浸润的可能(图 12-4,图 12-5)。

### (五) 脑电图

严重病例可见弥漫性慢波变化。

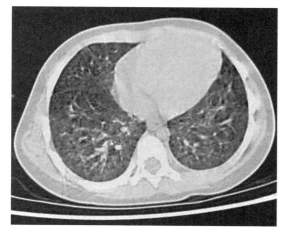

图 12-4　女性,3 岁,急性髓细胞白血病肺部浸润 CT

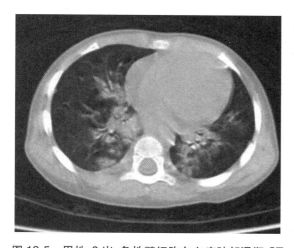

图 12-5　男性,3 岁,急性髓细胞白血病肺部浸润 CT

### （六）动脉血气分析

若动脉氧分压降低,二氧化碳分压增高,pH 减低,提示低氧血症。

### （七）心电图检查

无特异性改变。

### （八）纤维支气管镜检查

目前有关纤维支气管镜检查( fiberoptic bronchoscopy,FOB )在诊断白血病肺部浸润中的作用和检查时机尚存争议。Furuya 等对 31 例怀疑有肺部并发症的白血病患儿实施了 FOB 检查,其中 2 例确诊为白血病肺部浸润。支气管肺泡灌洗也是诊断肺泡出血的有力依据。故对于怀疑有肺部浸润的白血病患儿,FOB 检查是一种有效和安全的手段。

### （九）肺组织活检

肺组织活检是确诊白血病肺部浸润的唯一方法。若白血病患者的胸片或 CT 显示弥散性间质性肺炎,对治疗反应欠佳且经支气管肺泡灌洗仍无法获得明确病因时,应及时进行肺组织活检。常用的手术方式有经支气管针吸活检、经胸廓针吸活检、开放式肺活检、电视胸腔镜辅助下的活检和 CT 引导下的经皮活检。

### 五、诊断

当下述情况出现时,应考虑有白血病肺部浸润的可能:

1. 具有白血病的基础病史。

2. 外周血白细胞和原始细胞计数明显增高时,出现严重的呼吸系统病变,胸片或胸部 CT 显示弥散性间质性肺炎改变。

3. 抗感染治疗 5~7 天无效或症状加重,而予以抗白血病治疗后短期内呼吸窘迫症状明显改善,完全缓解后胸片或 CT 显示肺部病变消失。

4. 肺组织活检或肺泡灌洗液中找到白血病细胞,即可明确诊断。

### 六、鉴别诊断

白血病伴发弥散性间质性肺炎、出现呼吸窘迫综合征时应与下列疾病鉴别:

1. 细菌性、真菌性或病毒性肺炎　白血病患者由于自身免疫功能低下,加之强化疗后粒细胞减少甚至缺乏,极易感染各种致病细菌、真菌及病毒,若及时采取相应的抗感染治疗,肺部感染可获得有效控制。

2. 肺出血、肺栓塞及梗死　急性粒细胞白血病及慢粒急变期,白血病细胞可在肺小血管的积聚,引起肺栓塞、梗死症状,并伴局部继发性出血。此外,化疗药物的毒性作用、原发病或免疫因素亦可导致肺出血,故需与其他原因所致肺出血疾病相鉴别。

3. 呼吸困难、急性呼吸衰竭　幼年粒-单核细胞白血病髓外浸润患者,如果出现呼吸困难、呼吸衰竭为首发症状时,需要与哮喘和感染鉴别。后者仅需给予控制气道慢性炎症的抗炎药物和缓解气道痉挛的支气管舒张剂治疗;而前者抗感染治疗则无效或症状加重,给予抗白血病药物治疗后呼吸衰竭可明显改善。

4. 药物　长期使用马利兰、环磷酰胺、氨甲蝶呤等化疗药物,可引起肺纤维化,严重时胸片显示弥散性间质性肺炎改变,需注意询问病史予以鉴别。

## 七、治疗

对于高度怀疑或确诊为白血病肺部浸润的患者，应及时治疗，以避免疾病迅速进展导致死亡。

1. 化学药物治疗 采用强而有效的多种药物联合化疗，大部分白血病肺部浸润患者的外周血白细胞和原始细胞迅速降低，肺部浸润可在短期内消失。

2. 对于呼吸窘迫综合征患者，除加强化疗治疗外，必要时可给予气管插管、机械通气、氧疗等支持疗法，支持疗法至少维持 48 小时以上，以争取时间让化疗药物充分发挥作用杀灭白血病细胞在肺部的浸润。

## 八、预后

肺部浸润是影响白血病预后的一个独立预后因素，伴有发热和肺部浸润的白血病患者的死亡率明显高于无肺部浸润者，故临床及时发现白血病肺部浸润对预后非常重要。及早干预治疗可有效降低因肺部并发症导致的死亡，尤其对于诱导或巩固治疗阶段的粒细胞缺乏患者更应高度重视。对于以无法解释的呼吸急促或呼吸困难为首发症状的白血病患者，需及时给予强有力的呼吸道管理并同步予以化疗。白血病所致弥散性间质性肺部病变早期极少发生呼吸衰竭，呼吸衰竭的出现多为临终前表现，死亡率约为 8.9% 左右。但对于年轻患者，在缺乏其他器官功能不可逆的证据之前，仍应给予强化疗加上机械性通气、加压氧吸入等支持疗法，若及时治疗使白血病细胞迅速减少，仍有可能得到挽救。

（袁晓军）

## 参 考 文 献

1. Hunger SP, Lu X, Devidas M, et al. Improved survival for children and adolescents with acute lymphoblastic leukemia between 1990 and 2005: a report from the children's oncology group. J Clin Oncol, 2012, 30(14): 1663-1669.

2. Inaba H, Greaves M, Mulligan CG. Acute lymphoblastic leukaemia. Lancet, 2013, 381(9881): 1943-1955.

3. Pui CH, Mulligan CG, Evans WE, et al. Pediatric acute lymphoblastic leukemia: where are we going and how do we get there? Blood, 2012, 120(6): 1165-1174.

4. 顾龙君, 李娟, 薛惠良, 等. ALL-XH-99 方案治疗儿童急性淋巴细胞白血病 158 例疗效分析. 中华血液学杂志,

2004, 25(1): 1-4.

5. Pui CH, Schrappe M, Ribeiro RC, et al. Childhood and adolescent lymphoid and myeloid leukemia. Hematol Am Soc Hematol Edu Program, 2004: 118-145.

6. Erdur B, Yilmaz S, Oren H, et al. Evaluating pulmonary complications in childhood acute leukemia. J Pediatr Hematol Oncol, 2008, 30(7): 522-526.

7. Malipatil B, Ganesan P, Majhi U, et al. Leukemic infiltration of lung mimicking fungal pneumonia. Indian J Hematol Blood Transfus, 2014, 30(1): 68-69.

8. Nucci M, Nouér SA, Anaissie E. Distinguishing the Causes of Pulmonary Infiltrates in Patients With Acute Leukemia. Clin Lymphoma Myeloma Leuk, 2015, 15: S98-103.

9. Novotny JR, Nückel H, Dührsen U. Correlation between expression of CD56/NCAM and severe leukostasis in hyperleukocytic acute myelomonocytic leukemia. Eur J Haematol, 2006, 76(4): 299-308.

10. Soeiro AM, Parra ER, Canzian M, et al. Pulmonary histopathological alterations in patients with acute respiratory failure: an autopsy study. J Bras Pneumol, 2008, 34(2): 67-73.

11. Valdovinos Mahave MC, Salvador Osuna C, del Agua C, et al. Respiratory distress syndrome due to hyperleukocytic leukemias. An Med Interna, 1999, 16(7): 359-360.

12. Novotny JR, Nückel H, Dührsen U. Correlation between expression of CD56/NCAM and severe leukostasis in hyperleukocytic acute myelomonocytic leukaemia. Eur J Haematol, 2006, 76(4): 299-308.

13. Aragona M, Aragona F. Unexpected death by leukostasis and lung leukostatic tumors in acute myeloid leukemia. Study of four cases. Minerva Med, 2000, 91(10): 229-237.

14. Stine KC, Saylors RL, Saccente CS, et al. Treatment of deep vein thrombosis with enoxaparin in pediatric cancer patients receiving chemotherapy. Clin Appl Thromb Hemost, 2007, 13(2): 161-165.

15. Wiernik PH, Serpick AA. Pulmonary embolus in acute myelocytic leukemia. Cancer. 1969; 24(3): 581-584.

16. Azoulay E, Fieux F, Moreau D, et al. Acute monocytic leukemia presenting as acute respiratory failure. Am J Respir Crit Care Med, 2003, 167: 1329-1333.

17. Furuya ME, Ramírez-Figueroa JL, Vargas MH, et al. Diagnoses unveiled by early bronchoscopy in children with leukemia and pulmonary infiltrates. J Pediatr Hematol Oncol, 2012, 34(8): 596-600.

18. Afessa B, Tefferi A, Litzow MR, et al. Outcome of diffuse alveolar hemorrhage in hematopoietic stem cell transplant recipients. Am J Respir Crit Care Med, 2002, 166(10):

1364-1368.

19. Gustafsson B, Hellebostad M, Ifversen M, et al. Acute respiratory failure in 3 children with juvenile myelomonocytic leukemia. J Pediatr Hematol Oncol, 2011, 33(8): 363-367.

20. Boehm A, Rabitsch W, Locker GJ, et al. Successful allogeneic hematopoietic stem cell transplantation for acute myeloid leukemia during respiratory failure and invasive mechanical ventilation. Wien Klin Wochenschr, 2011, 123

(11-12): 354-358.

21. Chaoui D, Legrand O, Roche N, et al. Incidence and prognostic value of respiratory events in acute leukemia. Leukemia, 2004, 18(4): 670-675.

22. van der Vlugt AH, Bos AP, Hoekstra MO. Clinical thinking and decision making in practice. A child with tachypnea and dyspnea. Ned Tijdschr Geneeskd, 2001, 145(13): 625-627.

# 第十三章

# 肺通气异常

## 第一节 肺 气 肿

肺气肿（pulmonary emphysema）系指终末细支气管远端（包括呼吸性细支气管、肺泡管、肺泡囊和肺泡）气腔增大，肺泡过度膨胀或肺泡壁破裂形成气囊。可为局限性或弥漫性，可侵犯肺的局部或全部。儿童肺气肿的类型主要包括阻塞性肺气肿及代偿性肺气肿等，其中以阻塞性肺气肿最为常见。肺气肿的病因及发病机制较为复杂，迄今尚不十分清楚，儿童多与感染、有害气体吸入、长期吸入过敏原、空气污染或长期被动吸烟等有关。现认为与遗传因素也有一定关系，如缺乏 $\alpha_1$-抗胰蛋白酶的患儿，当肺部有炎症时，中性粒细胞和巨噬细胞的蛋白分解酶可损害肺组织而发生肺气肿。近年认识到，机体蛋白酶与蛋白酶抑制物之间失去平衡，可能是肺气肿发病机制的一个重要因素。

### 一、病理分型

#### （一）全叶性气肿

从细支气管至肺叶隔膜皆受累，伴有肺泡壁的过度膨胀及破坏。该型主要由 $\alpha_1$-抗胰蛋白酶缺乏所致。

#### （二）小叶中央性气肿

接近终末细支气管的肺泡过度膨胀及破坏，外周肺泡相对正常。该型主要与长期吸烟或被动吸烟有关。

#### （三）隔旁肺气肿

病变位于终末细支气管的远端，接近隔壁。常见于瘦、高的青少年，可发生自发性气胸。

#### （四）不规则性气肿

邻近瘢痕组织的肺泡过度膨胀所致。肺泡的过度膨胀可能与瘢痕区域的局部牵拉有关。不规则肺气肿在小儿较常见，特别是有肺内瘢痕形成或慢性肺不张的患儿。其病因包括支气管肺发育

不良、坏死性肺炎、囊性纤维化及高压力的机械通气之后。

#### （五）间质性气肿

各种原因导致细支气管或肺泡间隔破裂，使空气进入肺间质形成间质性肺气肿。可由于肺部病变如麻疹肺炎、百日咳肺炎、哮喘持续状态等引起。吸入异物合并炎症反应、肺出血、肺不张、肺发育不良等亦可导致。此外，医源性因素也可引发间质性肺气肿，如新生儿窒息抢救复苏时，使用压力过大的正压呼吸时间过长，均可使肺泡壁破裂。气体可沿血管或淋巴管逆行至纵隔，形成纵隔气肿。空气若沿肌内筋膜间隙上升至颈深部及皮下组织，则形成胸颈部皮下气肿。当空气向肺的外周扩张时，可使胸膜下肺泡破裂，空气可进入胸膜间隙形成气胸。

### 二、病因

小儿时期肺气肿的病因以代偿性肺气肿及阻塞性肺气肿最为常见。此外，新生儿或婴儿早期也可偶见先天性肺叶气肿。

#### （一）代偿性肺气肿

代偿性肺气肿（compensatory emphysema）可为急性或慢性。常见于大叶性肺不张、肺炎、脓胸、气胸、肺发育不全、肺叶切除后等，在病灶周围正常肺组织的肺泡代偿性过度充气，最终导致肺泡的过度膨胀。通常不伴气道和肺泡壁的破坏或仅有少量肺泡壁破裂。临床上代偿性与阻塞性肺气肿有时不易区别，但胸部 X 线透视时，前者在呼气时患肺密度增强，容量减少；而在阻塞性肺气肿则透亮度和容量不变。

#### （二）阻塞性肺气肿

阻塞性肺气肿（obstructive emphysema）与各

种原因所致的支气管阻塞有关。当支气管或细支气管不完全阻塞时,尽管存在管腔狭窄,但由于吸气时胸腔负压增大,引起支气管管腔扩张,空气易进入肺泡;而在呼气时胸腔内压升高,支气管管腔缩小,呼出空气比较困难,致使空气滞留形成肺气肿。如果肺泡内压不断增高,可导致肺泡过度膨胀甚至破裂。阻塞性肺气肿可分为局限性与弥漫性两种。

1. 局限性阻塞性肺气肿　主支气管不完全性阻塞时,发生大叶性气肿,分支气管不完全阻塞时,发生某些小叶性气肿。阻塞的原因可为异物吸入;肺炎时分泌物过度黏稠形成栓子;支气管内膜结核和/或气管-支气管淋巴结核肿胀压迫支气管壁;支气管腔内或纵隔肿瘤等。

2. 弥漫性阻塞性肺气肿　急性弥漫性阻塞性肺气肿是广泛细支气管病变的结果,通常是可逆性的。多见于婴儿期,常继发于下列疾病,包括急性毛细支气管炎、支气管肺炎、间质性肺炎、大叶性肺炎、哮喘、粟粒性肺结核、胰腺囊样纤维性变合并呼吸道感染、吸入硬脂酸锌粉末或其他刺激性物质、急性喉气管支气管炎以及继发于先天性心脏病的慢性肺充血等。急性阻塞性肺气肿多为可逆性,当原发病痊愈后,多自行消失。慢性者的肺泡壁破裂,间隔断裂,融合成膨胀的气囊,肺组织的弹性永久消失,成为不可逆性肺气肿。

### (三) 先天性肺叶性气肿

先天性肺叶性气肿(congenital lobar emphysema)多由先天性支气管发育畸形(软骨缺损、支气管狭窄、支气管黏膜过长等),移位血管压迫,纵隔疝导致支气管扭结等所致。可在生后几小时或几天内出现症状,呈进行性呼吸急促、呼吸窘迫及发绀。胸部 X 线显示一个或两个肺叶的过度膨胀。通常左上叶多见,但也可见于任一肺叶。如果呼吸窘迫明显,或膨胀的肺叶继续增大压迫邻近组织,则需要外科处理。

### 三、肺功能改变

因空气在肺泡内滞留,致使残气量和残气量占肺总量百分比增高,时间肺活量和最大通气量减低。疾病初期肺活量可正常,但后期会下降。最大呼气中期流速和时间肺容量显著减少,表现为明显的阻塞性通气功能障碍。如病变持续进展,也可由于吸入气体分布不均、有效通气量减低,导致换气功能障碍,进而出现低氧血症。

### 四、临床表现

临床症状出现的时间及病情轻重取决于肺气肿的病因、气肿的范围、气肿的膨胀程度及是否进展等。先天性肺叶性气肿在新生儿期即可起病;代偿性肺气肿及阻塞性肺气肿多继发于其他疾病后发生。详细询问病史对判断肺气肿病因至关重要。轻症婴儿大叶性肺气肿在婴儿期可无症状,不做 X 线检查难以发现。轻度肺气肿患儿主要有咳嗽、喘息、反复上呼吸道感染、活动后呼吸困难、体重不升等。重度肺气肿可出现严重呼吸窘迫、呼吸困难、呼吸增快、三凹征明显和发绀;单侧重度肺气肿可因胸腔内压力升高致使纵隔及心脏移位,极易发生心力衰竭。如肺气肿区范围小,或与肺不张同时存在,临床则不易发现。肺部查体示患侧胸廓隆起,两侧胸廓不对称,患侧肺呼吸运动减弱,可有三凹征;叩诊呈过清音,重者可有气管及心脏向健侧移位,肝脏向肋弓下移位;患侧肺呼吸音减弱甚至消失,有时可听到少许啰音。

### 五、影像学检查

胸部 X 线透视或摄片对诊断至关重要。表现为肺气肿区透亮度增强,胸廓扩张,肋间隙增宽,活动减弱,膈顶扁平下移,纵隔可移位。

#### (一) 轻度肺气肿

胸部平片难以显示,当终末气道过度充气达到一定程度时,可表现为患侧肺野透亮度增加,即黑肺,肺纹理稀少。

#### (二) 慢性弥漫性阻塞性肺气肿

除两肺透亮度增加,肺纹理稀疏、变细、变直外,还有肋间隙增宽,肋骨水平,膈顶低平,心影呈垂位心。侧位胸片示胸廓前后径增大呈桶状,胸骨后增宽。

#### (三) 局限性阻塞性肺气肿

与阻塞部位有关,可为一侧、一叶肺或一段肺,局部透亮度增高,肺纹理稀疏、变细、变直。

#### (四) 代偿性肺气肿

由胸腔负压所造成肺泡膨大,而肺泡壁完整,可为一侧肺、一叶肺或一段肺。

#### (五) 间质性肺气肿

自肺野中外带向肺门行走的不规则透亮线条影,局部气体积聚较多时形成小囊状透亮影。当气体沿间质间隙进入纵隔,形成纵隔内不同程度的积气,表现为沿着纵隔心影一侧或两侧外缘平行的气体透亮带影。

## 六、并发症

### （一）自发性气胸

好发于阻塞性肺气肿，多因胸膜下肺大疱破裂，空气泄入胸膜腔所致。

### （二）呼吸衰竭

阻塞性肺气肿往往呼吸功能严重受损，在某些诱因如呼吸道感染、分泌物干结潴留、不适当氧疗、应用静脉输液过量、外科手术等的影响下，通气和换气功能障碍进一步加重，可诱发呼吸衰竭。

### （三）慢性肺源性心脏病

低氧血症和二氧化碳潴留以及肺泡毛细血管床破坏等，均可引起肺动脉高压。在心功能代偿期，并无右心衰竭表现。当呼吸系统病变进一步加重，动脉血气恶化时，肺动脉压显著增高，心脏负荷加重，加上心肌缺氧和代谢障碍等因素，可诱发右心衰竭。

### （四）睡眠呼吸障碍

阻塞性肺气肿患者睡眠时通气降低较为明显，可引起低氧血症，睡眠质量降低，可出现心律失常和肺动脉高压等。

## 七、治疗

治疗原则为解除病因、积极对症、预防并发症

发生。解除呼吸道梗阻的病因为治疗的关键。感染引起者，需积极控制呼吸道感染；黏液栓子或异物阻塞引起的大叶性肺气肿可用支气管镜检查清除之。有症状的先天性大叶性肺气肿患儿须及早手术治疗。新生儿期出现症状者，不进行手术者死亡率可达100%。新生儿有张力性肺气肿又极度衰竭时，可考虑胸腔穿刺抽气，以争取时间做肺叶切除术。可适当应用雾化吸入支气管扩张剂、痰液溶解剂等以改善通气为目的的对症处理。

（尚云晓）

## 参 考 文 献

1. 齐家仪. 小儿呼吸系统疾病学. 北京：人民卫生出版社，1989.
2. Boas SR and Winnie GB. Emphysema and Overinflation. In Kliegman RM. Nelson Textbook Pediatrics. 19th ed. USA：Elsevier Saunders，2011.
3. 胡亚美，江载芳. 诸福棠实用儿科学. 第 7 版. 北京：人民卫生出版社，2002.
4. 潘恩源，陈丽英. 儿科影像诊断学. 北京：人民卫生出版社，2007.
5. 范茂槐，曾骐，张娜，等. 先天性大叶性肺气肿的诊断和治疗. 中国全科医学，2008，11（14）：1262-1263.
6. Ulku R，Onat S. Congenital lobar emphysema：Differential diagnosis and therapeutic approach. Pediatrics International，2008，50：658-661.

# 第二节　肺　大　疱

肺大疱（pneumatocele）是一种局限性肺气肿，由于肺泡内压升高，肺泡高度膨胀，肺泡壁破裂并相互融合，最后形成巨大的囊泡状改变。

## 一、病因

分为先天性疾病和后天性疾病两大类。先天性肺大疱多由先天肺组织发育不良所致；后天性肺大疱多伴发于肺炎、慢性支气管炎和肺气肿。后天性多见，2 岁以下的婴幼儿是肺大疱发生的高危人群。北京儿童医院资料显示，80%继发于金黄色葡萄球菌肺炎；此外可见于麻疹肺炎、链球菌肺炎、肺炎链球菌肺炎、大肠埃希菌肺炎及肺结核。外伤后和持续正压通气等也可发生。多由小支气管的活瓣性阻塞所引起。因炎症可导致小支气管黏膜水肿，造成管腔部分阻塞，产生活瓣作用，空气能进入肺泡而不易排出，肺泡内压力增

高，肺泡间隔逐渐因泡内压力增加而破裂，乃形成巨大的含气囊腔。婴幼儿因其咳嗽力较差，支气管肌肉与弹力纤维发育不良，支气管腔直径较狭窄；感染后，黏膜易充血、水肿，纤毛运动减弱，肺泡与支气管内分泌物不易清除，容易造成支气管不全阻塞而发生肺大疱。

## 二、病理

肺大疱数目不定，大小不一。肉眼见肺大疱为一薄壁的透明圆形囊肿。发生在原肺炎部位，且限于有肺气肿者，其周围无炎症病灶，为一条完整的肺不张所包围，内壁光滑。有时可有炎症渗出液，形成液平线，可同时发现一至数个肺大疱。组织学见大疱内壁由被压缩的肺泡壁组织、纤维组织及含有变形的胸膜组织组成，无内衬的上皮细胞。若为间质性大疱，则大疱位于肺胸膜下的

结缔组织内,压缩肺实质,与肺胸膜分开后,形成间质性肺大疱。大疱形成后可不断扩张,压迫周围肺组织,导致余肺膨胀不良。多发性、张力性和巨大肺疱可占据一侧胸腔,压迫纵隔向对侧移位。

### 三、临床表现

临床症状取决于肺大疱的体积与数量。单发及体积较小的肺大疱,患儿可无任何症状。体积大或多发性肺大疱,患儿可出现呼吸困难等症状。肺大疱可出现在肺炎的任何时期,但特别多见于肺炎病灶的消散期。发生于肺炎消散期的肺大疱多无自觉症状,体温与脉搏正常,无呼吸困难,日后多能自然吸收痊愈。如果肺大疱内部压力过大,可发生破裂,延及胸膜,并发气胸或张力性气胸。当肺炎患儿,尤其是金葡菌等感染,突然出现烦躁、剧烈咳嗽、呼吸困难、口周发绀,气管和纵隔向对侧移位,患侧叩诊呈鼓音,呼吸音消失,应考虑气胸发生。金葡菌肺炎时,多合并脓胸或脓气胸。

### 四、影像学表现

肺大疱在 X 线下为一薄壁的圆形影,侧面可为圆形或椭圆形,其周围为一条环状很薄光滑的白色细线,乃压缩的肺不张组织,有时在改变体位时,肺大疱亦可改变形状,偶见大疱内有液平面。肺大疱的特点为出现迅速、变化迅速。有时上、下午可不相同,直径可忽大忽小,个数可忽多忽少,因此必须依靠动态 X 线追踪观察,才能发现其特点。肺大疱的诊断主要依赖于胸部 X 线检查。当症状及体征均轻微时,如果 X 线检查不及时则容易漏诊。肺大疱出现在原有肺炎部位,且在肺炎病灶消散之后。通常,肺大疱多在原发肺炎痊愈后数周或数月内自行完全消失,偶可持续数年。

### 五、鉴别诊断

#### (一) 结核性肺空洞

有确切的肺部结核诊断依据,病情进展缓慢。结核性空洞是由于干酪样物质溶解排出后形成的,X 线显示空洞壁较厚,可为多个,周围有结核病灶及浸润,故轮廓常不规则,与肺大疱壁薄周围无浸润完全不同。

#### (二) 肺脓肿

常见于金葡菌肺炎。临床表现为高热、中毒症状、脓臭痰,白细胞总数增高,核左移;X 线检查显示空洞周围有化脓性炎症浸润。

#### (三) 先天性肺囊肿

出生时就有,其发生与肺炎无关。壁较厚,整齐,边缘不光滑。圆形,其形态、个数、位置持久不变。X 线显示环状而不规则的透明阴影。日后不能自然消失。

#### (四) 局限性小气胸

小气胸为椭圆形,位于肺野外围,有高度透明现象,其中无肺纹阴影,可见被压缩的肺边缘;而肺大疱为圆形,位于肺野内部。小气胸在短时间(约 2 周)内即可完全吸收,而肺大疱往往需要 2 周以上时间才吸收。

#### (五) 膈疝

为多发性空泡透明阴影,可有液平面。钡餐胃肠检查易与之鉴别。

### 六、治疗

无症状的肺大疱不需治疗,伴有慢性支气管炎或肺气肿的患者,主要治疗原发病变。继发感染时应用抗生素。如肺炎已经消退,即停止用抗生素。并发自发性气胸时,可穿刺抽气。并发渗出性胸膜炎或脓胸时,选用敏感抗生素,可行胸膜腔穿刺抽脓、洗涤及引流。肺大疱一般经过几个星期后,均能自行吸收缩小,完全消失,不遗留后遗症,故不需要任何治疗。如肺大疱体积大,占据一侧胸腔的 70%~100%,临床上有症状,而肺部无其他病变的患者,可以手术切除肺大疱,使受压肺组织复张,呼吸面积增加,肺内分流消失,减低气道阻力,增加通气量,可明显改善患儿胸闷、气短等呼吸困难症状。肺大疱患儿应避免剧烈运动,尤其不能过度屏气。

(尚云晓)

### 参 考 文 献

1. Kerby GS. Respiratory Tract and Mediastinum. In: Hay WW, et al. Current Pediatric Diagnosis and Treatment. 18th ed. USA: The McGraw-Hill Companies, 2007.

2. Al-Saleh S, Frcpc M, Grasemann H. Necrotizing pneumonia complicated by early and late pneumatoceles. Can Respir J, 2008, 15(3): 129-132.

3. Yang TC, Huang CH, Yu JW, et al. Traumatic Pneumatocele. Pediatr Neonatol, 2010, 51(2): 135-138.

4. Maimon NM, Day A. Traumatic pneumatocoele. Respirology, 2007, 12: 617-618.

5. Boas SR and Winnie GB. Emphysema and Overinflation. In Kliegman RM. Nelson Textbook Pediatrics. 19th ed. USA: Elsevier Saunders, 2011.

# 第三节　$\alpha_1$-抗胰蛋白酶缺乏症

$\alpha_1$-抗胰蛋白酶缺乏症（$\alpha_1$-antitrypsin deficiency，简称 $\alpha_1$-AT 缺乏症）是一种常染色体隐性遗传病。本病以婴儿期出现胆汁淤积性黄疸、进行性肝功能损害和青年或小儿时期发生肺气肿为临床特征。

## 一、病因

$\alpha_1$-AT 是一种在肝脏合成并分泌入血的糖蛋白，在血液中可阻止非特异性的中性粒细胞蛋白酶诱导宿主组织损伤。人体每天可合成数克[34mg/（kg·d）]$\alpha_1$-AT，作为一种单一蛋白，其血清浓度仅次于白蛋白。$\alpha_1$-AT 是一种多肽糖蛋白，可抑制体内存在的各种蛋白溶解酶，如弹力酶、胰蛋白酶、纤维蛋白溶解酶、凝血酶等，也能抑制细菌死亡后所释放出的蛋白溶解酶等。它的存在可能与组织免受各种蛋白溶解酶的破坏有关。$\alpha_1$-AT 的常染色体共显性 Z 等位基因的纯和突变，即 WHO 命名的"PiZZ"是 $\alpha_1$-AT 缺乏的经典类型。$\alpha_1$-AT 和其他抗蛋白酶在蛋白分解酶的灭活中非常重要，Z 基因突变的蛋白产物储积在肝细胞内不能有效分泌，结果导致血清中 $\alpha_1$-AT 缺乏，缺乏 $\alpha_1$-AT 后会导致蛋白水解酶在肺内蓄积，从而破坏肺组织，继发性引起肺气肿。

## 二、临床表现

### （一）呼吸系统症状

起病时间以青春期以后多见，与 $\alpha_1$-AT 缺乏有关的成人早年发生的肺气肿的基因型多为 PiZZ。在儿童中，PiZZ 型 $\alpha_1$-AT 缺乏症患儿一般不发展为有临床症状的肺气肿，但此类患儿在儿童期发生哮喘的风险增加。吸烟、职业性肺病、环境大气污染物都会显著增加发生进行性不可逆肺病的风险，因为这些因素会增加蛋白水解酶对肺结缔组织的损伤。少部分儿童可较早出现慢性肺部症状，有生后 18 个月或 2 岁起病的报道；包括呼吸困难、喘鸣、咳嗽及广泛的肺气肿（通过肺活检证实）。亦有报告患儿始终无咳嗽等症状，或仅有数次急性支气管炎发作，到青春期才发展成肺气肿。呼吸道症状可因感染（如麻疹病毒）等加重，少数到 50 岁以上才出现肺气肿，部分有明显家族性倾向。

### （二）消化系统症状

$\alpha_1$-AT 缺乏症在婴儿期的典型表现为婴儿胆汁淤积（婴儿肝炎综合征），可表现为黄疸、腹胀、瘙痒、食欲缺乏、体重增长不良和肝脾大。在幼儿和年长儿中，PiZZ 型 $\alpha_1$-AT 缺乏症可表现为生长迟滞、食欲缺乏或肝大。有些儿童因常规体检时，才发现无症状性肝大或脾大而就诊。除轻度、无临床意义的血清 ALT、AST 升高，许多孩子表现健康，无肝损伤迹象。少数未被识别的慢性肝病和肝硬化患儿表现为腹水、胃肠道出血或肝功能衰竭。

### （三）体格检查

可见生长发育迟滞、胸廓前后径增宽、叩诊呈过清音，如伴感染可出现湿啰音。重者出现杵状指/趾。严重的肺气肿压迫横膈，肝脾容易触及。

## 三、实验室检查

### （一）诊断 $\alpha_1$-AT 缺乏症的金标准是用等电聚焦凝胶电泳测定患者血清中 $\alpha_1$-AT 蛋白表型。

### （二）测定外周血中 $\alpha_1$-AT 水平

如果明显降低对诊断有重要参考价值。血中 $\alpha_1$-AT 水平还可用于比较表型结果和预测蛋白水平（表 13-1）。

表 13-1　$\alpha_1$-AT 表型与相应的血清 $\alpha_1$-AT 水平

| 表型 | PiMM | PiMZ | PiSS | PiSZ | PiZZ | 无蛋白产生 |
|---|---|---|---|---|---|---|
| 血清水平（μM） | 20.0~48.0 | 12.0~35.0 | 15.0~33.0 | 8.0~19.0 | 2.5~7.0 | 0 |

μM 转换为 mg/dl 则乘以 5.2

### （三）肝活检

婴儿表现多样，包括巨细胞变、小叶性肝炎、显著的脂肪变、纤维化、肝细胞坏死、小胆管缺失或增生。年长儿童和成人可表现为小叶炎症、不同程度的肝细胞坏死、纤维化、肝硬化、脂肪变性，大部分患者的肝细胞内都会出现淀粉酶不能消化的 PAS 阳性小体。

### （四）其他

总胆红素和结合胆红素升高、血清丙氨酸氨基转移酶（ALT）和天冬氨酸氨基转移酶（AST）升高、低白蛋白血症、维生素 K 缺乏或肝脏合成功能障碍导致的凝血功能障碍性疾病。

### 四、X 线检查

可有肺气肿表现，常有下肺野过度充气，血管影减少，而上肺野纹理正常，可出现大疱，后者常在肺底部，胸透时可见到横膈活动减弱。

### 五、鉴别诊断

有呼吸道症状者需与免疫缺陷病、胰腺囊性纤维病变、支气管哮喘、支气管扩张等疾病鉴别。肝部病变需与巨细胞病毒性肝炎、胆道闭锁、胆总管囊肿及各种先天性代谢病如半乳糖血症、果糖不耐受症、肝糖原累积症和肝豆状核变性等相鉴别。

### 六、治疗

#### （一）一般性治疗

由于 $\alpha_1$-AT 缺乏可导致慢性阻塞性肺疾病（COPD），因此对 COPD 的治疗措施也适于本病。对于 $\alpha_1$-AT 低的小儿即使无肺部症状，也应尽量避免被动吸烟、避免接触尘埃和污染的空气。保持气道通畅。肺部感染时，积极应用敏感性抗生素；常规应用肺炎链球菌及流感疫苗；应用支气管舒张剂。

#### （二）特异性治疗

有四种治疗方案选择：①静脉应用从人血浆中分离而得的酶做替代治疗，注射剂量为 60mg/（kg·d），目的是增加血清和肺部的 $\alpha_1$-AT。通常正常血浆浓度是 $180\sim280$mg/dl，一般达到 80mg/dl 的含量就可以防止肺气肿的发生。治疗安全，因为 $\alpha_1$-AT 相对较耐热，且容易被肝炎病毒或其他病毒所灭活。美国 FDA 已经核准对 PIZZ 型纯合突变患者使用从血液中提取的纯化的酶制剂。

替代治疗对严重的阻塞性肺疾病（$FEV_1$ 预计值的 $30\%\sim65\%$）或轻微肺疾病中肺功能急剧下降的患者非常有效。②吸入治疗：雾化吸入 $\alpha_1$-AT 可增加 $\alpha_1$-AT 缺乏者下呼吸道中 $\alpha_1$-AT 的浓度及抗弹性蛋白酶的活性，呈剂量依赖性。吸入 $\alpha_1$-AT 100mg，每天 2 次吸入，可产生较持久的肺部抗弹性蛋白酶的保护效应。但该方法目前还未通过 FDA 临床效果认证，尚处于研究开发阶段。③重组 $\alpha_1$-AT 酶。④合成弹性蛋白酶抑制剂。此外，在肺疾病末期也可选择肺移植手术。资料显示，肺移植后的 5 年成活率接近 50%，合并闭塞性细支气管炎是肺移植后死亡的主要原因。

（尚云晓）

## 参 考 文 献

1. 齐家仪. 小儿呼吸系统疾病学. 北京：人民卫生出版社，1989.
2. 秦莉，罗光华. $\alpha_1$-抗胰蛋白酶缺乏症的研究进展. 国际检验医学杂志，2013，9（34）：1111-1114.
3. Winnie GB，Boas SB. α1-antitrypsin deficiency. In：Kliegman RM. Nelson Textbook Pediatrics. 19th ed. USA：Elsevier Saunders，2011.
4. Kerby GS. Respiratory Tract and Mediastinum. In：Hay WW，et al. Current Pediatric Diagnosis and Treatment. 18th ed. USA：The McGraw-Hill Companies，2007.
5. American Thoracic Society/European Respiratory Society Statement. Standards for the diagnosis and management of individuals with alpha-1 antitrypsin deficiency，Am J Respir Crit Care Med，2003，168：818-900.
6. Kelly E，Greene CM，Carroll TP，et al. Alpha-1 antitrypsin deficiency. Respiratory Medicine，2010，104：763-772.
7. Mulgrew AT，Taggart CC，McElvaney NG. Alpha-1-Antitrypsin Deficiency：Current Concepts. Lung，2007，185：191-201.
8. 刘丽艳，陆怡，王建设. 儿童期 $\alpha_1$-抗胰蛋白酶缺乏症. 肝病，2008，13（1）：66-68.
9. 张学俊，曹海军，王宗奎，等. 人 $\alpha_1$-抗胰蛋白酶缺乏症的临床治疗及 $\alpha_1$-PI 规模化制备的进展. 中国输血杂志，2011，7（24）：630-633.

## 第四节　肺　不　张

肺不张（atelectasis）是指任何原因引起的肺无气或肺泡内气量减少，伴有肺组织萎陷、肺体积缩小。病变范围可以是弥漫性的，也可以是局限性的，既可侵犯整个肺、单叶或多叶，也可仅累及节段或亚节段。肺不张不是一种疾病名称，而是由多种病因所引起的病理形态学改变。本病多见于婴儿和儿童。

## 一、病因

### （一）肺实质受到外力压迫

当肺实质部分或全部受到外部的压迫时,可使肺膨胀受限,导致肺不张发生。常见病因:大量胸腔积液、张力性气胸、膈疝、胸廓内肿瘤、心脏增大等。

### （二）支气管受到外力压迫阻塞

支气管受外周的压迫,如肺门或纵隔淋巴结肿大(如肿瘤型支气管淋巴结结核)、肿瘤(如淋巴瘤、白血病、转移瘤等)、囊肿、增大的心脏及血管环压迫(如高位室间隔缺损致肺动脉扩大,压迫左总支气管)等引起支气管阻塞,导致肺不张发生。

### （三）支气管腔内阻塞

由于婴儿的支气管管腔较狭小,当有异物吸入、感染、气道平滑肌痉挛及管壁病变时,容易引起管腔内堵塞,导致肺不张。肺内感染性疾病(如肺炎)是小儿肺不张的最常见病因,感染可导致气道内分泌物增多、黏稠或有黏液栓子形成,大量黏稠(或脓性)分泌物堵塞支气管可引起可引起管腔狭窄;若患儿存在免疫缺陷、纤毛运动功能障碍、慢性肺疾病、支气管哮喘等基础疾病,或存在咳嗽无力、排痰不畅、长期卧床等因素,则更易促使肺不张的发生。细菌是引起小儿肺不张的常见病原,近年来肺炎支原体也较多见。支气管病变也可导致肺不张,包括气管支气管软化、支气管狭窄、气管-支气管发育不全、支气管黏膜下结核、管壁肉芽肿(结核)、白喉伪膜延及气管及支气管等。

### （四）细支气管内阻塞

常见于细支气管炎、间质性肺炎及支气管哮喘。初期表现为梗阻性肺气肿,其后则一部分完全梗阻,形成肺不张,与肺气肿同时存在。

### （五）呼吸抑制或麻痹

神经、肌肉和骨骼等异常皆可导致肺不张发生。常见疾病有脑性瘫痪、多发性神经根炎、脊髓灰质炎、脊椎肌肉萎缩、脊髓外伤、重症肌无力及骨骼畸形(佝偻病、漏斗胸、脊柱侧弯)等。此外,抑制呼吸中枢药物(如吗啡)、膈神经麻痹、大量腹水所致腹腔内压力增高、肋骨骨折、上腹部或胸腔手术、敷料包扎过紧、胸部外伤、烧伤、腹部手术切口对腹肌的损伤等,均可限制腹肌与横膈的活动,使呼吸活动受限、呼吸浅表,从而影响咳嗽和排痰,导致肺不张。

### （六）肺表面活性物质缺乏

肺表面活性物质是一种磷脂蛋白质混合物,衬覆在肺泡内面,具有降低肺泡的气-液交界面表面张力的作用,有稳定肺泡防止肺泡萎陷的功能。如果表面活性物质缺乏则肺泡表面张力增大,肺泡回缩力增加,肺泡即萎陷,造成多处微型肺不张。可见于早产儿(肺发育不成熟)、支气管肺炎(表面活性物质生成减少)、创伤、休克初期(过度换气,迅速消耗了表面活性物质)、麻醉剂刺激或吸入毒气、肺水肿等。此外,低氧血症或氧中毒(长期高浓度吸氧)也可导致肺表面活性物质缺乏。

## 二、病理生理

支气管阻塞首先引起阻塞性肺气肿,致肺泡内气体积聚,气体经肺泡毛细血管血液循环逐渐吸收,从而出现肺泡萎陷,萎陷范围又受肺泡间的Kohn孔与细支气管-肺泡交通道Lambert小管的发育影响,故患儿年龄愈小,肺不张愈多见,范围亦愈大。肺泡萎陷区的血流灌注影响不大,故通气/灌注比率减少,出现轻重不等的低氧血症。阻塞时支气管腔内有分泌液积聚与停滞,促使细菌繁殖。如果支气管阻塞得以缓解,气体重新进入病变部位,并发的感染消散,肺组织最终可恢复正常。恢复时间则取决于感染程度。如肺不张长期存在,在肺不张基础上容易继发感染,造成支气管损害及炎性分泌物潴留,日久可发生支气管扩张及肺脓肿。

## 三、临床表现

临床症状与肺不张的病因及程度有关。

### （一）小范围肺不张

如肺段或亚段不张,症状不明显,病变区可有呼吸音减弱,叩诊浊音,偶闻喘鸣音,在开始充血阶段,可闻及湿性啰音,以后消失。

### （二）大范围肺不张

如一侧或双侧肺不张,急性起病者可出现烦躁不安、呼吸困难、呼吸浅促、干咳、心率增快、发绀等;年长儿可诉胸痛。吸气时患侧胸廓扩张幅度减少,胸部扁平,呼吸运动受限;病变区呼吸音减弱甚至消失,有时可闻及干湿性啰音,叩诊浊音。重者可引起心脏与纵隔向患侧移位,患侧横膈上升。若为异物吸入所致,常突然出现阵发性剧咳、喘鸣,以右肺多见。大块肺萎陷在小儿较少见,多见于胸腹部手术后、胸部外伤、吸入大量异物、神经肌肉性疾病引起膈肌完全麻痹等。手术引起者常出现在手术后的第1天,有发热、呼吸困难、发绀、烦躁不安,叩诊有浊音,听诊呼吸音减弱甚至消失,语颤减弱,呼吸与心率增快,肋间隙狭窄,多有呼吸性酸中毒。

### (三) 中等范围肺不张

如右肺中叶不张,可无症状或症状轻微,起病较慢,呼吸困难也较少见。中叶不张时,体征较少,难以查出。由于邻区代偿性肺气肿,叩诊浊音往往不明显。上肺叶不张时,气管移至患侧而心脏不移位,叩诊浊音也仅限于前胸;下肺叶不张时,气管不移位而心脏移向患侧,叩诊浊音位于背部近脊椎处。

## 四、X线检查

是确诊肺不张的重要依据。支气管完全阻塞18~24小时后,肺内气体被血液吸收,肺泡萎陷,病变的肺体积缩小,密度增高。肺不张的X线表现与不张的部位、范围及不张肺内有无病变有关,最直接、最可靠的征象是肺体积缩小,密度增高和相应的叶间胸膜移位。

### (一) 一侧肺不张

为单侧主支气管完全阻塞引起,患侧体积缩小,肺野呈均匀致密阴影(白肺),同时有胸廓萎陷,肋间隙狭窄,膈顶明显升高;气管、纵隔、心脏向患侧移位,健侧肺有代偿性肺气肿。

### (二) 大叶性肺不张

由肺叶支气管完全阻塞引起,肺叶体积缩小,密度均匀增高,呈白肺,边缘锐利,肺门、叶间胸膜和纵隔向患侧移位,相邻的肺叶有不同程度的代偿性肺气肿。

右肺上叶不张时,右上叶肺组织密度增高,体积缩小;后前位胸片示右肺上野见一扇形或三角形密度增高影,其尖端指向肺门,底部与胸壁接触;肺门上提,中下叶发生代偿。

右肺中叶肺不张时,后前位片显示右肺门外下方有片状模糊阴影,尖端向肺野,基底在肺门缩小的三角形,侧位表现为自肺门向前下方倾斜的带状,或尖端向肺门的长三角形阴影。CT示右肺中叶缩小,在右心缘旁呈三角形密度增高影,尖端指向外,底向心缘,严重时可为带状或线状。

右肺下叶不张时,其X线表现与左肺相似,即于两肺下野内侧有尖端在上、基底在下的三角形致密阴影。肺门阴影下移,上中叶有代偿性肺气肿,肺纹理下移疏散。右肺下叶不张显示较左侧清楚,左肺下叶不张可因心影的重叠而显示不清;在斜位或过度曝光条件的X线片上,常能见到。侧位时下叶不张表现斜裂向后下方移位,下叶区域的透亮度减低。

左肺上叶不张时,后前位片表现为左肺上中肺野中带的模糊阴影,上部密度较高而下部较淡,且无清楚边界,气管左移。侧位片见斜裂向前移位,下叶呈代偿性肺气肿,其背段可向上扩张达第2胸椎水平。CT示左上肺叶体积缩小,向前上方移位,密度增高呈"楔形"或"三角形",其尖端指向肺门,底边与前胸壁相连。

### (三) 肺段不张和肺小叶不张

后前位片一般呈楔形致密阴影,尖端向肺门,基底向外,肺段体积缩小;相邻的肺段有代偿性肺气肿。亚节段性肺不张为片状,X线呈水平位条状,位于横膈穹窿上方,正侧位均可见到。肺小叶不张多是由末梢细支气管被黏液阻塞引起。在哮喘发作时,可出现很多节段性肺不张,呈弥漫性条状阴影,易误为肺炎,在1~2天哮喘被控制后,再摄片检查即见消失。

### (四) 盘状肺不张

为亚段或次亚段肺不张的影像表现。胸片显示为一侧或两侧肺下野、膈顶上方横形的条状或盘状密度增高影。CT表现为下肺野膈肌附近的横条状致密影。

## 五、并发症

### (一) 肺过度膨胀

在肺不张区邻近部分或对侧肺,出现代偿性肺气肿;亦可有部分支气管腔发生不完全性阻塞,形成活瓣,空气只能吸入不能呼出,发生肺过度膨胀。若肺泡壁破裂,肺组织损坏,出现肺大疱。

### (二) 肺纤维化与支气管扩张

肺不张持续不再充气,久后发生纤维化与支气管扩张。

## 六、病程演进与预后

细支气管炎、支气管肺炎、哮喘合并肺不张,主要发生在疾病的极期,待原病治愈后,肺不张即行消失。肺囊性纤维化时因支气管内充满黏液样物质,往往需用黏液溶解剂或支气管镜检查机械吸痰,管腔始能畅通。吸入异物的患儿年龄愈小,愈易发生肺不张。吸入的花生或豆类,体积可以膨胀增大,不易取出,X线片上不显影,极易漏诊,日后继发感染。肺结核及长久未取出的异物等引起的肺不张,易造成永久性纤维化与支气管扩张。

## 七、治疗

### (一)积极消除造成肺不张的病因

如为异物吸入引起,应立即行气管镜或支气管镜检查并取出之。如为气胸或大量胸腔积液压迫所致,需积极进行胸腔穿刺或引流术解除压迫。如果由气道黏稠分泌物或黏液栓引起,条件允许时也应及早进行支气管镜检查并抽吸黏液,使不张的肺得以重新充气;分泌物的病原微生物培养及细胞学检查对抗生素的选择及肺内感染的治疗非常重要。如为胸腔内肿物、血管等压迫所致,需要手术解除。

### (二)积极的胸部理疗

鼓励咳嗽和做深呼吸。患儿应采取使患侧处于最高位的体位,以有利引流(体位引流)。翻身、拍背可辅助咳痰。叩背手法为手掌微凹手背呈弓形,由下至上,由边缘到中央,有节奏地叩拍患者背部;对大龄儿童可嘱其深呼吸;在等渗盐水雾化吸入后进行叩背并配合咳嗽可加强痰液咳出效果。

### (三)雾化吸入治疗

肺炎引起的肺不张,可试用生理盐水或高渗盐水(3%)雾化吸入治疗,其作用是湿化气道、促进气道黏液分泌并能稀释黏液、促进排痰,痰液变稀薄后便于咳出。不过,若为支气管哮喘引起的肺不张,则不建议使用,因其可引起气道反应性增高,诱发哮喘发作。吸入支气管舒张剂(如沙丁胺醇等),通过对支气管的扩张效应可有利于气道内黏液的排出。

### (四)黏液溶解剂

静脉应用黏液溶解剂(如盐酸氨溴索)对促进痰液排除有较好的疗效,是重要的辅助治疗药物。雾化吸入黏液溶解剂在预防和治疗肺不张中的价值尚不肯定。

### (五)抗感染

感染因素所致的肺不张需积极给予抗生素治疗。早期应根据该医院或本疗区常见病原菌选择抗生素,病原明确时需要根据药敏检测选择;支气管镜下获得的标本培养结果更为可靠。肺不张持续愈久,则发生破坏性、纤维性和支气管扩张病变的可能性愈大。因为不论何种原因造成肺不张,往往均发生感染,故当痰量增多和变脓性时,均应给予恰当抗生素治疗。

### (六)其他

若药物及支气管镜均不能使之再充气,有反复严重呼吸道感染或反复咯血者根据患者年龄、病叶或节段的部位、肺损害的范围、引起肺不张的原因、有无合并感染以及全身健康状况,来决定是否切除肺不张肺叶或节段。肿瘤等引起的肺不张需综合考虑采用手术治疗。去除原发病后仍不能缓解的气管内狭窄或堵塞(如严重的慢性肉芽肿等),近年来可采用激光、冷冻等气道内介入治疗以缓解阻塞。

(尚云晓)

## 参 考 文 献

1. 魏克伦. 儿科疾病鉴别诊断学. 北京:军事医学科学出版社,2004.
2. Kliegman RM. Nelson Textbook Pediatrics. 19th ed. USA:Elsevier Saunders,2011.
3. 潘恩源,陈丽英. 儿科影像诊断学. 北京:人民卫生出版社,2007.
4. Raman TSR, Mathew S, Ravikumar, et al. Atelectasis in children. Indian Pediatric,1998,35:429-435.
5. Kerby GS. Respiratory Tract and Mediastinum. In:Hay WW, et al. Current Pediatric Diagnosis and Treatment. 18th ed. USA:The McGraw-Hill Companies,2007.
6. Thomas K,Habibi P,Britto J,et al. Distribution and pathophysiology of acute lobar collapse in the pediatric intensive care unit. Crit Care Med,1999,27:1677-1679.

# 第五节 肺中叶综合征

肺中叶综合征(middle lobe syndrome)又称中叶-舌部综合征、右肺中叶不张综合征、右中叶慢性不张合并肺炎等。1937年由Brock最早报道,故也称Brock综合征。1948年Graham进一步研究发现本病征中肿大的淋巴结为非特异性炎症,并命名为右肺中叶综合征。

右肺中叶综合征是指由于支气管本身病变或管外受压阻塞,引起右肺中叶肺不张、肺叶缩小,或并发炎症实变。本病征并非单一因素所致,广义来说,凡是局限于右肺中叶的肺不张或慢性炎症,不论其病因如何、是否伴有支气管旁淋巴结肿大或支气管腔狭窄,都可以属于中叶综合征的范畴。临床表现有反复咳嗽、咳黏液痰或脓性痰,有时有咯血或发热等慢性支气管炎或支气管扩张合并感染的症状。

## 一、病因

### (一)细菌感染

细菌感染可引起反复发作的亚急性或慢性中叶肺炎,从而可导致右肺中叶综合征,是小儿的最常见病因。肺炎链球菌和流感嗜血杆菌是儿童最常见的病原。

### (二)结核病

因围绕支气管的淋巴结发生结核性肿大,压迫中叶支气管,或因结核侵蚀支气管壁及其内膜,引起支气管狭窄,发生阻塞性肺不张。

### (三)支气管哮喘

小儿中叶综合征常合并哮喘,尤其在哮喘持续状态或合并感染时,容易发生。

### (四)其他

黏稠分泌物、脓性物或异物阻塞中叶口;肿瘤(转移或淋巴瘤)压迫中叶支气管;支气管扩张等。

## 二、病理生理

右肺中叶易患肺不张是由于中叶支气管较其他支气管相对细长,右主支气管分支时所形成的角度尖锐,开口位于上下肺淋巴引流的交汇处,周围有很多淋巴结分布,因此易受肿大淋巴结的压迫和侵蚀,形成狭窄和梗阻。此外由于中叶较小,位于上下叶之间,解剖学上具有相对独立性,但又缺乏侧支通气,更易发生肺不张。本病征的病因可为结核性,如儿童期的原发综合征,往往原发病灶小而淋巴结肿胀明显,压迫中叶支气管造成支气管狭窄;非结核性,由右肺中叶本身的炎症病变所致;及能引起支气管淋巴结肿大的疾病(如组织胞质菌病、结节病等)。不论特异性或非特异性感染,当引起淋巴结肿大时,均可压迫中叶支气管,特别在其开口处,引起分泌液淤积而加重炎症,或形成中叶肺不张。小儿中叶综合征常合并哮喘,尤其在哮喘持续状态时容易发生,目前机制不清。

也有报道有家族倾向,推测可能与遗传因素也有一定关系。

## 三、临床表现

本病征可见于儿童及其他任何年龄中。起病急,以发热、咳嗽、咳痰及喘憋为主要症状。急性发作时有肺炎的临床症状及体征,发作的间歇期有慢性咳嗽、支气管扩张或慢性肺化脓体征。可有长期咳嗽、咳黏液或脓性痰,偶可咯血。患儿常反复患肺炎或喘息性支气管炎,重者可出现呼吸困难甚至发绀。急性炎症或异物引起的起病急,结核引起的起病缓慢。体征可有喘鸣音、湿性啰音、干性啰音,右肺可有呼吸音减弱,少数可在右肺中叶区听到呼吸音减弱,叩诊浊音。病程久者,体重减轻,胸廓前后径增宽,少数可有杵状指/趾。本病征临床表现无特异性,单从临床症状、体征不易确诊,需结合X线胸片及其他辅助检查诊断。

## 四、辅助检查

### (一)X线检查

后前位胸片可见右侧肺门下部、右心缘旁有密度增高的阴影,阴影上界较清楚,不超过肺门阴影的中位,其他部分边缘不清楚。水平叶间隙多向下移。前弓位胸片可见一典型三角形阴影,基底向纵隔,尖端向肺野,两侧边缘锐利。右侧位胸片在中叶部可见一棱形阴影,并可观察肺门部位有无肿块或淋巴结钙化情况。根据叶间隙的变化,侧位易看出中叶不张的程度和胸膜粘连情况。CT示右肺中叶缩小,在右心缘旁呈三角形密度增高影,尖端指向外,底向心缘,严重时可为带状或线状。

### (二)支气管镜检查

可发现并清除异物,并可对分泌物进行细菌学或细胞学鉴定以及活体组织检查;吸出支气管内的分泌物并加冲洗,可使中叶有复张的可能。此外尚可观察中叶支气管开口处有无受压、水肿、狭窄、充血或分泌物阻塞征象。有时X线检查改变轻微而支气管镜可发现明显异常。

### (三)支气管造影

造影能将中叶支气管及其分支的情况全部显出,若中叶支气管及其分支不能充盈或充盈不良,整个中叶支气管所占面积明显缩小,则表示中叶肺不张。

### 五、诊断思路

右肺中叶综合征在小儿并不少见,需要引起儿科医生的高度注意。反复发作的亚急性或慢性中叶肺炎最易引起,其次为肺结核;其他原因尚有异物、黏稠分泌物阻塞、支气管扩张、肿瘤压迫等。对反复患右肺中叶肺炎、支气管哮喘或喘息性支气管炎合并右肺感染的患儿,要高度怀疑本病。临床特点是反复咳嗽、咳痰、发热、胸痛、咯血,右胸前有时可闻少许湿啰音。胸部 X 线检查,可行后前位、右侧位、前弓位摄片,可见中叶区呈三角形的密度增高阴影。支气管造影及支气管镜检查有助于病因诊断。同时应检测其免疫功能、结核菌素试验等。若病程迁延,肺炎反复发作,中叶肺组织破坏严重,可发生纤维化与囊样支气管扩张,表现为长期咳嗽,咳出脓痰或血脓痰,肺功能损害。

### 六、治疗

针对病因的治疗至关重要,预后取决于病因。应及早进行相关检查,明确病因,针对病因早期治疗。细菌感染引起者,根据细菌培养及药敏结果选择恰当及足疗程的抗生素;对结核性中叶综合征则予规范抗结核治疗多可治愈。异物引起者应积极行支气管镜检查并清除异物;肿瘤应及早手术治疗。对经内科治疗数月,肺炎仍反复发作且病情严重,在间歇期症状体征与 X 线阴影不消失,或肺功能损害严重,肺中叶组织大部破坏,认为已是不可逆性中叶综合征者,即应在间歇期手术切除病变的中叶。祛痰剂、分泌物溶解剂、支气管扩张剂等可辅助治疗。

（尚云晓）

## 参 考 文 献

1. Gudbjartsson T, Gudmundsson G. Middle Lobe Syndrome: A Review of Clinicopathological Features, Diagnosis and Treatment. Respiration 2012, 84: 80-86.

2. Rubin BK. Respecting the middle lobe syndrome. Pediatr-Pulmonol, 2006, 41(9): 803-804.

3. Donnelly D, Crichlow A, Everard ML. Outcomes in children threat for persistent bacterial bronchitis. Thorax, 2007, 62(1): 80-84.

4. Priftis KN, Mermiri D, Papadopoulou A, et al. The role of timely intervention in middle lobe syndrome in children. Chest, 2005, 128(4): 2504-2510.

5. 童志杰,黄建军,余嘉璐,等. 儿童右肺中叶综合征 30 例病原学分析. 实用儿科临床杂志, 2009, 24(4): 291-292.

# 第六节　小儿单侧肺异常透亮综合征

单侧肺异常透亮或过度透亮综合征,是 1953 年由 Swyer 及 James 首先报告(1 例 6 岁小儿患"单侧肺气肿"),故又称 Swyer-James 综合征。次年,Macleod 陆续报道 9 例,故又称 Swyer-James-Macleod 综合征或 Macleod 综合征。亦称单侧透明肺、单侧半透明肺或单侧获得性肺叶气肿。X 线表现为患侧肺较健侧肺的透亮度明显增加。

### 一、病因

目前尚不十分清楚,可能与下列因素有关。

#### （一）肺部感染

现多认为婴儿期的严重肺部感染可能为本病征的原因,60% 有反复呼吸道感染史。病原体可为腺病毒、麻疹病毒、呼吸道合胞病毒、肺炎支原体、百日咳杆菌、结核分枝杆菌、流感嗜血杆菌等。有报道 2 例小儿,均在患麻疹后出现单侧肺过度透亮,在患麻疹前曾作胸部 X 线检查未见异常,故认为生后感染可引起本综合征。

#### （二）先天性肺动脉发育异常

单侧肺过度透亮亦常见于肺动脉异常,多数为肺动脉发育不全,极少数为肺动脉缺如。据患单侧肺过度透亮患儿的血流动力学检查,发现患侧肺血管有不同程度的阻力增加,这样能使大部分血流向健侧肺脏,患侧肺功能循环血量即见减少,从而产生肺动脉发育不全。

#### （三）支气管阻塞

本病征亦可由于单侧支气管被外物阻塞(包括支气管分泌物及异物),从而产生单侧肺异常透亮的 X 线变化。

**（四）单侧支气管受外物的压迫**

受压后引起呼吸通道不畅或阻塞,可发生两侧肺透明度的差异,如胸腔肿瘤或囊肿等。

## 二、病理与病理生理

患侧整个肺容积缩小,但肺泡异常扩张,无组织结构的破坏。本征的最主要改变为支气管及小支气管呈不同程度的管腔狭窄,以致完全阻塞。根据支气管树的发育情况,此种改变非为先天性发育异常,而系小儿时期肺部炎症的后果。也有镜检报告为闭塞性细支气管炎所致纤维化引起广泛的细支气管、小气道闭塞及肺泡过度膨胀。

现认为,本征本质上是一种感染所致的闭塞性细支气管炎。因为肺泡一直持续发育至 8 岁,在此之前严重的呼吸道感染导致终末和呼吸性细支气管及肺泡芽的破坏,继发病变区血流减少,以致于患侧肺泡数目减少、患肺容积减小、肺动脉发育障碍,为维持正常肺容积,段支气管及近端细气管过度扩张,出现肺气肿。

## 三、临床表现

感染引起者,有肺或支气管的反复感染病史,如反复咳嗽、咳痰、咯血、喘息、呼吸困难等。大部分症状与是否合并支气管扩张有关,无合并者症状明显轻于合并者。也可并发自发性气胸。少数患儿症状也可极不典型,可毫无自觉症状,仅在体检时发现。患侧叩诊呈鼓音,听诊时呼吸音减低或消失,有时可闻细湿啰音或散在的干啰音。若患侧系左肺,则心浊音界缩小或消失;患侧为右肺,则肝浊音界下降。若因异物吸入,则多有典型病史,剧烈呛咳,继而出现呕吐及呼吸困难。片刻后症状逐渐减轻或缓解,以后视异物停留部位而出现不同症状,当发生单侧肺异常透亮时,异物多位于单侧支气管内。

## 四、辅助检查

### （一）X 线检查

为诊断本综合征的主要手段。胸部 X 线摄片可见患侧全肺过度透亮或肺门阴影缩小,肺血管纹理纤细、稀疏和/或变直(但不消失);比较吸气相、呼气相影像学变化,则可发现有呼气相气体潴留;可合并支气管扩张、空腔、胸膜下浸润等间质性病变。透视检查于深呼气时见纵隔及心脏轻度推向健侧,深吸气时纵隔向患侧摆动,或患侧膈肌运动范围较受限制,其顶部扁平,位置较低。胸部高分辨 CT(HRCT)在显示小气道病变及鉴别方面明显优于胸部平片。

### （二）支气管造影

可见其表现随不同病因而变化。由于肺血管异常引起的单侧肺过度透亮时,可见支气管病变分布范围广泛,且有不同程度和类型的支气管扩张,以及支气管树外围分支的不充盈或变形等。

### （三）血管造影

部分病例患侧肺动脉直径狭小,周围充盈不良或完全无充盈。

## 五、诊断思路

诊断主要依赖影像学。胸部 X 线片可见患侧全肺透亮度增高、呼气相气体潴留、肺门阴影缩小(肺动脉变小)、肺血管纹理纤细、稀疏和/或变直。胸部 HRCT 检查更易发现肺透亮度异常,明显优于 X 线平片。胸部 HRCT 不仅可显示平片上不能显示的细小病变如间质、血管病变,而且可以排除大气道阻塞、囊肿、血管病变所致的肺透亮度增高。

感染是婴儿期最常见的病因。如患儿既往有肺部感染病史,尤其是腺病毒、麻疹病毒、合胞病毒等,病情迁延不愈,反复出现咳嗽、咳痰、咯血、喘息、呼吸困难等症状时,要及早行胸部 HRCT 检查。患侧叩诊呈鼓音,听诊时呼吸音减低或消失,有时可闻细湿啰音或散在的干啰音。非感染引起者,早期可无临床症状。异物吸入引起者可有剧烈呛咳、呼吸困难等典型病史帮助判断。胸腔肿瘤或囊肿等压迫单侧支气管所致者,可出现咳嗽及渐进性呼吸困难等症状。肺动脉造影检查有助于先天性肺动脉发育异常的诊断。

## 六、治疗

本综合征主要是病因治疗。感染所致者,主要治疗为积极抗感染。若为异物引起者,应及时行支气管镜异物取出术。一般症状不明显者常无手术治疗的必要。如果内科保守治疗无效、病情加重且有手术指征者,可以手术治疗;有报道手术后可明显改善生活质量及肺功能。

（尚云晓）

## 参 考 文 献

1. 郑阿迈,王永光,柳向鹏,等.Swyer-James 综合征(病例报告及文献复习).中国误诊学杂志,2004,4(1):16-18.

2. Silvaa PSL, Lopesb R, Netoa HM. Swyer-James-MacLeod syndrome in a surgically treated child:a case report and brief literature review. Journal of Pediatric Surgery,2012,47:17-22.

3. Kim CK, Koh JY, Han YS, et al. Swyer-James syndrome with finger clubbing after severe measles infection. Pediatr Int,2008,50:413-415.

# 第十四章

# 小儿呼吸系统变态反应性疾病

## 第一节　总　　论

变态反应这一名词,是指机体对某些抗原初次应答后,再次接受相同抗原刺激时,发生的一种以机体生理功能紊乱或组织细胞损伤为主的特异性免疫应答。

免疫反应是指抗原物质进入机体后,机体为维护体内的自身稳定(homeostasis)而发生的一系列改变,其目的是排除抗原物质(排除异己),保护机体,但反应的结果并非均对机体有利,当机体受抗原物质刺激后,可出现正常或异常的免疫反应。抗原、过敏原(allergen)两词一般可以互相替代,但不是所有的抗原都是过敏原。

超敏感性(hypersensitivity)是指机体受抗原物质刺激后引起的某些类型免疫反应,但这种反应不仅未能使受累机体得到安全,由于反应超出正常范围,反而给机体以严重的甚至是致命的打击。

1904 年 yon Pirquet 首先提出变态反应这一名词,他所谓"改变了的免疫状态"是一种异常的免疫反应。机体暴露于抗原物质,出现了过高或过低的异常免疫反应,统称为变态反应,但一般是指过高的反应(超敏反应)。而过低的变态反应,是某些机体因有免疫缺陷而不产生应有的免疫反应。1968 年 Gell 和 Coombs 从病理生理角度分类,将变态反应分为 4 型,即将速发型分为 Ⅰ 、Ⅱ 、Ⅲ型,迟发型列为 Ⅳ 型,即:①IgE 抗体、肥大细胞、化学介质起主要作用的 Ⅰ 型变态反应;②自身抗体引起组织损伤的 Ⅱ 型变态反应;③免疫复合物病的 Ⅲ 型变态反应;④以淋巴细胞为反应的主体,引起迟发型反应的 Ⅳ 型变态反应。儿童时期变态反应性疾病(变应病、过敏病)最多见于呼吸系统疾病,呼吸系统的变应病过去认为主要是 Ⅰ 型反应,但由于免疫学的进展,一向认为是 Ⅰ 型反应的哮喘,也可有 Ⅲ 、Ⅳ 型反应参与,超敏感性肺炎属 Ⅲ 型反应,也有人认为属 Ⅳ 型反应,现列简表(表 14-1)如下。

表 14-1　变态反应类型

| 要点 | Ⅰ 型 | Ⅱ 型 | Ⅲ 型 | Ⅳ 型 |
|---|---|---|---|---|
| 免疫球蛋白 | IgE | IgG、IgM、IgA | IgG、IgM、IgA | (−) |
| 补体 | (−) | (+) | (+) | (−) |
| 细胞因子 | 组胺<br>硫肽<br>白三烯 | 补体<br>溶酶体 | 补体<br>溶酶体 | 淋巴因子 |
| 细胞 | 嗜碱性粒细胞、嗜酸性粒细胞、肥大细胞 | 巨噬细胞、淋巴细胞、中性粒细胞 | 中性粒细胞、血小板、嗜酸性粒细胞 | 淋巴细胞、单核细胞、巨噬细胞 |
| 病理 | 毛细血管通透性增加<br>黏液分泌亢进<br>支气管平滑肌收缩<br>嗜酸性粒细胞游走 | 细胞溶解<br>K 细胞杀伤<br>细胞吞噬 | 白细胞浸润<br>血栓形成<br>出血、坏死 | 水肿<br>单核细胞浸润 |
| 呼吸系统疾病 | 过敏性鼻炎<br>花粉症<br>特应性哮喘 | 肺出血肾炎综合征 | 过敏性肺炎<br>哮喘<br>Löffler 综合征 | 过敏性肺炎<br>哮喘<br>结核病 |

1974 年又有人增加了与甲状腺内分泌有关的 V 型和与 K 细胞(依赖抗体淋巴细胞)有关的 VI 型变态反应,因与呼吸系统疾病关系不大,在此不予叙述。

## 一、发病机制

变态反应性疾病发病机制可从遗传因素、环境因素和宿主因素三方面考虑,概述于下。

### (一) 遗传因素

变态反应性疾病的发病存在家族的群集现象,患者家庭成员变态反应性疾病患病率较一般群体高,特应性体质以一级亲属中更为明显。目前发现了许多变态反应性疾病相关基因,这些基因与特应性反应、对变应原敏感性的调节密切相关。

### (二) 环境因素

主要包括变应原、呼吸道感染、气候变化、运动、疲劳、感情激动等身体和精神的刺激以及职业、劳动内容等种种环境因素。应了解空气中有何种花粉、屋尘中含何种主要物质,螨的繁殖状态、哪种食品有变应原等,还应有生物学、生态学和食品营养学等医学以外的广泛知识。

### (三) 宿主因素

同一病因可能引起不同的机体反应,反之不同的病因可引起相同的机体反应。对宿主方面的因素,应予以重视,例如容易产生 IgE 的个体、T 细胞或 B 细胞功能低下、分泌型 IgA 不足等体液性或细胞性因子、迷走神经亢进症、β 受体及 H 受体等神经和内分泌受体水平的异常等。此外,一部分儿童变态反应性疾病可随小儿长大而自愈(outgrow)的现象,尚无确切的解释。

## 二、诊断

变态反应性疾病的诊断特点有以下几个方面:

### (一) 问诊

仔细的问诊对发现过敏原很为重要,要详细询问症状出现的状况及其演变情况,进行抗原调查、患儿的治疗历史和家族的变应原史调查等。

### (二) 过敏原检查

皮肤试验(挑刺试验、皮内试验)、被动转移试验以及激发试验(鼻黏膜激发试验)、支气管吸入试验以及运动激发试验等。激发试验必须在具有专门设备和经验的单位进行,要严密观察患儿,积极准备治疗可能发生的大发作。

### (三) 特异实验室诊断技术

包括特异性沉降试验:琼脂扩散试验、特异性组织胺释放试验、特异性淋巴细胞转化试验、测定 IgE 的放射免疫吸附试验( radio immunosorbent test, RIST)、纸放射免疫吸附试验( paper radio immunusorbent test, PRIST)、特异性 IgE 放射性过敏原吸附试验( radio allergosorbent test, RAST)及酶联免疫吸附试验( enzyme linked immunosorbent assay, ELISA)等。这些试验需要特殊设备,在一般医疗机构中不易进行,目前比较重要的是 RAST。此外,血液和鼻腔分泌物中嗜酸性粒细胞的检查,是一般临床单位能够进行的项目。

## 三、治疗

变应性疾病的治疗重点是预防发作(包括回避过敏原)、免疫疗法和药物治疗三方面。

### (一) 预防发作

仔细询问病史及进行皮肤过敏试验之后,对 IgE 介导疾病应尽量排除或回避诱发因素,如花粉、屋尘、真菌和猫狗的皮屑等,对居室要经常清扫或清洗。积极避免和治疗呼吸道感染,若有慢性病灶,应及时清除,要避免环境温度的骤变和情绪压抑或紧张。在缓解期应参加适当的运动锻炼,游泳是最好的锻炼。禁用某些致敏药物如 β-受体拮抗剂或非甾体类抗炎药等。

### (二) 免疫疗法

免疫疗法分为特异性免疫疗法和非特异性免疫疗法两类,前者又称脱敏疗法。当皮肤过敏试验找到过敏原,属于特应性(atopic)疾病,IgE 介导者,经过排除过敏原也不生效,且药物治疗效果不好时,则可考虑进行脱敏疗法。其作用机制是可引起变应原特异性 IgG 显著升高,推测升高的 IgG 与 IgE 竞争结合变应原,阻断 IgE 依赖的肥大细胞被激活,即"抗体封闭"理论。特异性免疫疗法还可减少患者皮肤内、结缔组织和黏膜中肥大细胞数量,抑制炎症聚集、活化和释放介质,并可通过自然变应原触发 T 淋巴细胞应答,下调 TH2 应答或上调 TH1 应答。目前常用屋尘螨类、花粉、动物皮屑、链格孢菌等浸液进行脱敏。脱敏疗法有季节性和常年性两种,一般应进行 2~3 年以上,但此时正值小儿学习时期,长期注射会影响功课,是其不利之处。有学者指出特异性免疫疗法不推荐用于食物过敏、哮喘发作期尤其未控制的严重哮喘和 5 岁以下儿童。

非特异性免疫疗法是指通过免疫调节剂、免疫增强剂和免疫抑制剂来纠正免疫功能紊乱,提高过敏性疾病的防治水平。常用的免疫增强剂有卡介苗多糖核酸、胸腺肽、气管炎菌苗等;免疫调节剂有转移因子、麻疹疫苗和核酸酪素。免疫抑制剂有环孢素、甲氨蝶呤、雷公藤多苷等,但不良反应较多且较严重,较少应用。目前哮喘菌苗特别对小儿内源感染性哮喘及喘息性支气管炎疗效较好。

### (三) 药物疗法

药物治疗极为重要,对特应性和非特应性疾病均可起到作用。主要有七大类,包括肾上腺素能剂、黄嘌呤类、胆碱能受体拮抗剂、抗组织胺剂、色甘酸二钠、皮质类固醇及抗感染药等。

1. 肾上腺素能剂 肾上腺素能受体分为 $\alpha$ 及 $\beta$ 两类,$\beta$ 受体又分为 $\beta_1$ 及 $\beta_2$,现认为 $\beta$-受体兴奋剂主要通过激活腺苷酸环化酶,增加支气管平滑肌细胞内环磷酸腺苷(cAMP)含量而使支气管扩张,$\alpha$-受体拮抗剂主要拮抗内源性儿茶酚胺的 $\alpha$-受体兴奋作用,抑制平滑肌细胞的 cAMP 水平降低及环磷酸鸟苷(cGMP)水平增高,提高 $\beta$-受体功能,使支气管扩张。常用者主要是 $\beta_2$-肾上腺素能受体兴奋剂,最近 $\alpha$-肾上腺素能受体拮抗剂也开始应用于临床。

2. 黄嘌呤类 黄嘌呤类生物碱能抑制磷酸二酯酶活性,使 cAMP 破坏减少,细胞中 cAMP 浓度增加,抑制过敏介质释放,呈现支气管扩张作用。黄嘌呤类与 $\alpha$-受体拮抗剂从不同角度增加细胞内 cAMP 含量,两者有协同作用。氨茶碱是此类药物的代表,临床已广泛应用,近年来新合成了一系列茶碱衍生物。氨茶碱有效血药浓度和中毒血药浓度较接近,剂量不易掌握,近年来采用高压液相色谱测定血中药物浓度,有利于掌握用药剂量和提高疗效。有学者认为长期应用氨茶碱会影响患儿的性格及学习,因而氨茶碱成为第二、三线用药。

3. M 胆碱能受体拮抗剂 毒蕈碱-乙酰胆碱(muscarine-acetylcholine)受体受刺激则支气管收缩,M 胆碱能受体拮抗剂阿托品类治疗哮喘已有悠久历史,但由于其使痰黏稠等副作用,目前已较少使用。阿托品衍生物溴化异丙基阿托品(ipratropium bromide)作用较阿托品强,且不致使痰变稠,可用于哮喘及喘息性支气管炎,对不能耐受 $\beta$ 受体兴奋剂者尤为适用。国产人工合成山莨菪碱

(654-2)、热参及洋金花制剂,也属此类药物。

4. 抗组织胺剂 组织胺受体有 H1 及 H2 两种,抗组织胺剂如苯海拉明、氯苯吡胺,异丙嗪等能拮抗组织胺与 H1 受体的结合,称为"H1 受体拮抗剂",前两者对过敏性鼻炎,后者对喘息性支气管炎有效。但由于哮喘时释放入肺组织的组织胺过高,这些药物还远不能对抗。新的 H1 受体拮抗剂酮替芬(ketotifen)、氮卓斯汀(azelastine)、特非那定(terferadine)、西替利嗪(cetirizine)、氯雷他定(loratadine)、美喹他嗪(mequitazine)等对哮喘疗效较好。

5. 色甘酸二钠 本药无直接松弛支气管平滑肌的作用,其抗过敏作用的机制是可以通过稳定肥大细胞膜,抑制 IgE 介导的肥大细胞脱颗粒,还可抑制嗜酸性粒细胞、中性粒细胞和单核细胞的激活,且对嗜酸性粒细胞、巨噬细胞、中性粒细胞的膜也有较强的稳定作用,阻止速发型变态反应介质的释放。本药对 I 型变态反应特应性哮喘有预防作用,对 III 型变态反应的哮喘和运动激发哮喘亦有一定作用,能预防儿童哮喘发作,对过敏性鼻炎及结膜炎治疗有一定效果,也有对 Löffler 综合征有效的报告。

6. 肾上腺皮质类固醇 是治疗变态反应疾病强有力的药物,除抗炎、抗过敏作用如抑制组织胺等介质的储藏和释放、抑制血管收缩、阻碍细胞游走和减少呼吸道分泌物等之外,对哮喘尚有稳定溶酶体膜、抑制 DNA 合成、抑制水溶性酶的游离等作用。激素有增加 cAMP 蓄积,兴奋呼吸道的 $\beta$ 受体等作用。激素的短期应用,如对花粉引起的鼻结膜炎及严重哮喘发作的应用,效果显著且无明显副作用;长期大量应用时,最主要的是会影响小儿发育。

7. 抗感染药 内源感染性哮喘与病毒、支原体、细菌等关系很大,儿童呼吸系统变应性疾病较易合并感染,及时控制呼吸道感染是一个重要治疗措施。呼吸道感染包括病毒、细菌、支原体、衣原体等,此时可应用适当的抗生素及其他化学药物。

(鲍一笑 华 丽)

## 参 考 文 献

Gell PGH, Coombs RRA. Clinical Aspects of Immunology. 2nd ed. Oxford: Blackwell Scientific Publications, 1968.

# 第二节　变应性鼻炎

变应性鼻炎(allergic rhinitis)是特应性个体接触致敏原后由 IgE 介导的介质(主要是组胺)释放,并有多种免疫活性细胞和细胞因子等参与的鼻黏膜慢性炎症反应性疾病。以鼻痒、喷嚏、流涕、鼻塞、鼻黏膜肿胀等为主要特点。可明显影响患者的生活质量(睡眠、学习、工作、社交和文娱活动),并可诱发支气管哮喘、鼻窦炎、鼻息肉、中耳炎等,或与变应性结膜炎同时发生。

## 一、流行病学

目前全世界约有 4 亿人患有过敏性鼻炎,并且各年龄层都有,发病率在青少年时期达到高峰。青春发育期前,男孩发病率高于女孩,到青春发育期时,女孩发病率高于男孩,成年后,发病率无性别差异。80%的过敏性鼻炎患者在 20 岁之前即有症状。哮喘患者大多合并过敏性鼻炎,并且,重度持续性鼻炎的患者多合并哮喘,即所谓的"一个呼吸道,一种疾病"。

## 二、分类和分度

传统分类是依患者发病有无季节性分为季节性变应性鼻炎和常年性变应性鼻炎。世界卫生组织变应性鼻炎对哮喘的影响(allergic rhinitis impact on asthma,ARIA)工作小组根据患儿发病情况、病程及对患者生活质量的影响,推荐新的分类方法(图 14-1)。也有将传统分类和 ARIA 推荐的分类方法相结合用于科学研究工作,即分为季节性间歇性、季节性持续性、常年性间歇性和常年性持续性。

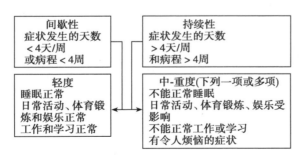

图 14-1　ARIA 推荐的变应性鼻炎分类方法

## 三、病因

常年性过敏性鼻炎的过敏原常是固定的,虽 1 年内可能变换几次,最常见者为室内吸入性过敏原,如屋尘、绒毛和猫、狗的皮屑等,在湿度高的气候里,霉菌芽胞是常见原因。食物引起过敏性鼻炎极为少见,故诊断时必须慎重,有研究发现 1~2 岁以前小儿,特别是小婴儿,进食牛奶后出现鼻堵塞、流清鼻涕和鼻涕流向后方,以致吸乳困难。

## 四、临床表现

过敏性鼻炎以鼻痒、阵发性喷嚏、大量水样鼻涕和鼻塞为主要特征。鼻、上腭、咽、耳等处发痒,也可有眼部发痒,结膜充血、流泪,使患儿极感不适。喷嚏常为反复发作性,每次发作喷嚏从几个、十几个至数十个不等。并可有大量的清水鼻涕,是鼻分泌亢进的表现。有的患者可有鼻腔堵塞,程度轻重不一,季节性变应性鼻炎由于鼻黏膜水肿明显,鼻塞常很严重。部分患者尚有嗅觉减退。

过敏性鼻炎患儿鼻黏膜苍白、水肿,分泌大量水样鼻涕,可引起两侧鼻道堵塞。长期鼻腔通气不畅,患儿被迫张口呼吸,有鼾声出现,平卧时鼻涕流向咽喉部,因此睡觉醒来时常因咽部不适有清嗓子现象。由于鼻痒难受和为减少呼吸道堵塞,小儿时常用手擦鼻,致鼻部发红(兔鼻);长期习惯地抬手擦鼻动作,呈特殊姿势,有人称之为"过敏性敬礼"。有些患儿可见眼睑下暗圈,乃因鼻黏膜水肿,影响血流循环,致静脉内血滞留所造成。

## 五、辅助检查

### (一)鼻镜

常年性患儿鼻黏膜可为苍白、充血或浅蓝色,季节性鼻炎患儿在花粉播散期时鼻黏膜常呈明显水肿。这些变化以下鼻甲最为明显。用 1%的麻黄碱可使肿胀充血的鼻甲缩小,但严重水肿的鼻黏膜反应则较差。

### (二)鼻分泌物涂片

鼻分泌物涂片可见较多嗜酸性粒细胞。

### (三)X 线摄片

由于本病患儿常有鼻窦黏膜肿胀,X 线摄片偶可见鼻窦改变或有液平。但此种表现在上呼吸道感染时亦可见到,故诊断意义不大。

**（四）过敏原检测**

1. 特异性皮肤点刺试验 是以适宜浓度和微小剂量的各种常见变应原浸液作皮肤点刺或皮内注射，如患儿对某种变应原过敏，则在相应部位出现风团和红晕。这种方法比较简便。

2. 致敏原特异性 IgE 检测 主要检测致敏原特异性 IgE，方法可靠，但需要抽血，部分家长不接受，与皮肤点刺试验相比价格较高。

3. 鼻黏膜激发试验 是确定致敏物比较可靠的方法，但儿童应用较少。

## 六、诊断与鉴别诊断

1997 年中华医学会耳鼻咽喉科学分会就提出了变应性鼻炎的诊断标准。

**（一）常年性变应性鼻炎**

1. 记分条件 ①常年性发病，具有打喷嚏（每次连续 3 个以上）、流清涕和鼻黏膜肿胀三个主要临床表现，1 年内发病天数累计超过 6 个月，每天内发病时间累计超过 0.5 小时；②病程至少 1 年。

2. 记分标准 有明确吸入物致敏原线索，有个人和/或家族过敏性疾病史，发作期有典型的症状和体征，各记 1 分，共 3 分。变应原皮肤试验阳性反应，至少有一种为（++）或（++）以上；特异性 IgE 抗体检测阳性或变应原鼻激发试验阳性，且与皮肤试验及病史符合，各得 2 分，共 4 分。鼻分泌物涂片检查嗜酸性粒细胞阳性和/或鼻黏膜刮片肥大细胞（嗜碱粒细胞）阳性得 1 分。得分 6~8 分诊断为常年性变应性鼻炎，3~5 分为可疑变应性鼻炎，0~2 分可能为非变应性鼻炎。

**（二）花粉症**

1. 季节性发病，每年发病季节基本一致，且与致敏花粉传粉期相符合；至少两年在同一季节发病。

2. 发作期有典型的临床症状和体征。

3. 发作期鼻分泌物（和/或结膜刮片）嗜酸性粒细胞阳性，或鼻黏膜刮片肥大细胞（嗜碱粒细胞）阳性。

4. 花粉变应原皮肤试验呈阳性反应，至少一种为（++）或（++）以上，或变应原鼻激发试验阳性、眼结膜试验阳性。

本症应与下列疾病相鉴别：

1. 血管神经性鼻炎 可能系自主神经控制失调引起，找不到过敏原，鼻分泌物中无嗜酸性粒细胞增多。喷嚏很少，鼻痒不明显，后鼻漏症状更为突出，抗组织胺剂治疗无效，需要使用鼻减充血剂治疗。

2. 嗜酸性粒细胞增多性非变应性鼻炎 目前病因不清楚，患者临床表现和变应性鼻炎患者类似，但皮肤特异性点刺试验及血特异性 IgE 检查常阴性，无个人及家族过敏史，使用糖皮质激素治疗有效。

3. 上呼吸道感染 上呼吸道病毒感染初期皆可有鼻塞、流涕等症状，应注意鉴别。

## 七、治疗

本病无论季节性或常年性，均需避免暴露于可能的过敏原，需进行药物或免疫治疗。

**（一）避免暴露于过敏原**

对室内尘埃、皮屑及真菌要尽量回避。处理方法包括定期清扫（或清洗）居室、暴晒衣被、保持室内干燥、应用专业除霉剂控制真菌生长等措施。对有严重持续性鼻漏和鼻堵塞的婴儿，应试行停牛奶观察效果。

**（二）药物治疗**

1. 抗组胺药 此药主要是通过与组胺竞争效应细胞膜上的组胺受体发挥抗 H1 受体的作用。这类药物对鼻痒、喷嚏、鼻漏效果良好，对解除鼻堵塞作用略差。第一代抗组胺药物（如苯海拉明、扑尔敏）大多有中枢抑制和抗胆碱能作用，容易导致嗜睡、口干、视力模糊、尿潴留、便秘等。第二代抗组胺药克服了第一代药物的中枢抑制作用，并且抗 H1 作用明显增强。抗组胺药物是治疗变应性鼻炎的一线药物。

2. 鼻减充血剂 大多为血管收缩剂（如 1% 麻黄碱、羟间唑啉等），对由于容量血管充血引起的鼻黏膜肿胀有效，局部应用 5~10 分钟即可改善鼻通气，持续数十分钟到几小时。短期应用耐药性和鼻黏膜反跳性较少发生，长期滥用可致鼻黏膜血管 α-受体数量减少，出现耐药性，并导致药物性鼻炎。鼻减充血剂与抗组胺药物联用较使用单一药物疗效佳。

3. 肥大细胞膜稳定剂 抑制肥大细胞对炎性介质和非免疫介质的释放。起效较迅速，但维持时间仅 3~4 小时。对喷嚏、鼻痒及流涕效果较好，而对鼻塞效果不甚明显，用于支气管的效果比用于鼻腔好。但需要提前用药，对已发作症状无效，目前已较少使用。

4. 糖皮质激素　能抑制肥大细胞、嗜酸性粒细胞和黏膜炎症反应，减少嗜酸性粒细胞的数目，稳定鼻黏膜上皮和血管内皮屏障，降低刺激受体敏感性，降低腺体对胆碱能受体的敏感性。主要分为全身和局部用药两种，前者主要考虑到患儿自身肾上腺皮质激素分泌的昼夜规律，借助大剂量冲击疗法短期较大剂量给药，以缓解症状，目前临床应用较少；后者则主要在鼻腔局部用药，是目前主要的用药方式，能缓解所有鼻部症状。鼻用糖皮质激素是变应性鼻炎治疗一线药物，对于持续性变应性鼻炎，鼻用糖皮质激素应递减至最小维持剂量长期应用，间歇性变应性鼻炎患儿可发作前 1 个月开始使用，连续使用 3~4 年可试验性停用。副作用：长期应用对儿童生长发育是否有影响迄今无定论，可导致鼻黏膜干燥、出血、真菌感染等，应用方法不当可致鼻中隔穿孔。

5. 特异性免疫治疗　通过逐渐递增某种变应原剂量的方法，提高患儿对该致敏原的耐受能力，达到再次暴露于该致敏原后不再发病或虽发病但其症状却明显减轻的目的。目前关于其免疫机制方面的研究发现，免疫治疗可以诱导外周 T 细胞产生免疫耐受，产生变应原封闭抗体，主要包括 IgG4 亚类，并可产生抗原特异性调节 T 细胞，抑制针对变应原的 $Th_1$、$Th_2$ 细胞因子的反应。现有的荟萃分析结果显示免疫治疗可以改善过敏性鼻炎的症状，减少对症药物的使用，降低新过敏症发生的机会，预防过敏性鼻炎发展为哮喘。目前主要有皮下注射、舌下含服、透皮给药等 3 种给药途径。免疫疗法治疗时间相对较长，一般完成起始阶段（需 3~4 个月）治疗后即可显现疗效，1 年左右可得到明显的临床疗效，再经过 2~3 年的巩固治疗可恢复到正常状态。免疫治疗不足之处：周期长，治疗依从性要求高，存在一定风险，全身不良反应发生率（包括哮喘发作、荨麻疹、过敏性休克，甚至死亡）为 0.006%~0.1%。

（鲍一笑　华　丽）

## 参　考　文　献

1. 《中华耳鼻咽喉头颈外科杂志》编辑委员会，中华医学会耳鼻咽喉科分会. 变应性鼻炎的诊治原则和推荐方案. 中华耳鼻咽喉头颈外科杂志，2005，40（3）：166-167.

2. Bousquet J, Khaltaev N, Cruz AA, et al. Allergic Rhinitis and its Impact on Asthma（ARIA）2008. Allergy, 2008, 63（86）：8-160.

3. Moise Caldero, Thomas Casale, Alkis Togias, et al. Allergen-specific immunotherapy for respiratory allergies：From meta-analysis to registration and beyond. J Allergy Clin Immunol, 2011, 127：30-38.

# 第三节　支气管哮喘

支气管哮喘是由多种细胞，包括炎性细胞（嗜酸性粒细胞、肥大细胞、T 淋巴细胞、中性粒细胞等）、气道结构细胞（气道平滑肌细胞和上皮细胞等）和细胞组分参与的气道慢性炎症性疾病。这种慢性炎症导致易感个体的气道高反应性，当接触物理、化学、生物等刺激因素时，发生广泛多变的可逆性气流受限，从而引起反复发作的喘息、咳嗽、气促、胸闷等症状，常在夜间和/或清晨发作或加剧，多数患儿可经治疗缓解或自行缓解。2014版《全球哮喘防治创议》（Global Initiative for Asthma, GINA）进一步强调哮喘的异质性（heterogeneous），以可变的症状和多变的呼出气流受限为核心要素。

## 一、流行病学

关于儿童哮喘的患病率，不同地区、不同时期及不同报告的数字有很大差异，造成这种差异的原因可能与环境、种族、遗传、社会经济状况等各种因素相关。据报告，2000—2003 年全球 13~14 岁儿童的哮喘患病率在 1.5%~15.6%。另一项在 97 个国家进行的全球儿童哮喘患病率研究显示，各国之间儿童哮喘患病率波动范围非常大，在 0.8%~37.6%。在我国，自 1990 年起全国儿童哮喘防治协作组共进行了 3 次大规模的中国城区儿童哮喘流行病学调查。第一次（1990 年）调查显示，0~14 岁中国城区儿童哮喘患病率为 0.9%；第二次（2000 年）调查显示，0~15 岁儿童哮喘患病率为 1.5%；到 2010 年第三次调查显示，0~14 岁儿童哮喘患病率为 3.02%，是 20 年前的 3.3 倍。由此可见，中国城区儿童哮喘患病率在最近 20 年间呈明显上升趋势。

近年来，随着 GINA 方案在全球的大力推广和应用，以及人们对儿童哮喘发病机制的深入研究，使哮喘儿童得到了更好的预防和治疗，尤其是抗炎药物吸入糖皮质激素的合理应用,使哮喘死亡率在一些国家开始呈下降趋势。

## 二、致病因素

尽管儿童哮喘的致病因素至今仍未明确,但主要还是与个体生物基因、个体环境暴露及其两者间的交互作用密切相关。其中生物遗传因素主要包括个体的遗传基因、性别及肥胖等;而环境暴露则主要与过敏原、感染、微生物、污染物和精神压力相关。

### (一) 个体因素

1. 基因 哮喘是一种多基因相关的疾病。该疾病具有明显的家族聚集倾向,众多基因和环境因素相互作用,共同决定其发生发展,其中遗传度占48%~79%。目前,哮喘基因研究策略包括定位克隆法和候选基因法,常用的分析方法有连锁分析和关联研究。其中,全基因组关联研究(GWAS)日益成为筛查复杂性疾病易感基因的标准方法,GWAS本质上属于定位克隆策略,较经典候选基因法的优势是能找到新基因或通路,较连锁法的优势是能检测到微效基因,但GWAS所需样本量非常大,统计学 $P$ 要求 $5×10^{-8}$ ~ $5×10^{-7}$,费用极高,使其应用受到一定限制。目前,通过定位克隆策略找到的哮喘易感基因有8个,分别是位于染色体1q43区域的OPN3、2q14的DPP10、5q33的CYFIP2、6p21的HLA-G、7p14的GPRA、12q24的SFRS8、13q14的PHF11和20p13的AD-AM33。这些基因表达产物对呼吸道上皮屏障和淋巴细胞功能具有重要的调节作用,使机体容易发生哮喘。此外,通过候选基因策略找到的哮喘易感基因众多,主要分为4类:①与固有免疫和免疫调节相关的基因,如模式识别受体和细胞外受体基因 CD14、Toll 样受体 2(TLR2)、TLR4、TLR6 和 TLR10 等。细胞内受体基因,如核苷酸结合寡聚结构域基因 NOD1、NOD2 等;②与 Th2 细胞分化和作用功能相关的基因,如 IL-4、IL-13、IL-5、IL-5RA、IL-4RA 等;③与呼吸上皮生物功能和黏膜免疫相关的基因,如趋化因子基因 CCL5、CCL11、CCL24 和 CC16 等;④与肺功能、呼吸道重塑和疾病严重性相关的基因,如 $β_2$-肾上腺素受体(ADRB2)、TNF 等。2007 年由 Moffatt 等发现染色体 17q21.1 的 SNPs 与儿童哮喘具有显著关联性。有国外学者对 TLR 相关通路进行研究,发现 IL1RL1 和 TLR4 基因对室内变应原特异性 IgE 有

协同作用,而 IRAK1、NOD1 和 MAP3K71P1 对哮喘有协同作用;并且,微效应位点可通过基因-基因交互作用而产生显著效应。另一项研究就抗氧化相关基因、炎症相关基因和肥胖相关基因的共 17 个 SNPs 与哮喘进行了基因相互作用分析,发现分别自这 3 条通路的谷胱苷肽-S-转移酶编码基因(GSTP1)、IL-4 受体 α 链编码基因(IL4RA)和胰岛素诱导基因(INSIG2)与哮喘发病风险存在协同作用。染色体 17q21 的遗传变异和鼻病毒感染引发的喘息性疾病均与儿童哮喘发生相关的因素,在哮喘发病风险上存在显著的相互作用。

2. 性别 就现有研究而言,14 岁之前的儿童哮喘发病率男孩显著高于女孩,约为女孩的 2 倍,而到青春期之后,发病率则呈现逆转趋势,女性患病率高于男性,这可能与气道直径在儿童期差别不显著,而在成年后男性气道直径大于女性有关。此外,尽管约有八成的哮喘患儿在 6 岁之前就会发病,但是在这些表现为反复喘息的幼儿中,只有少数才会在此后的儿童时期发展成真正的持续哮喘。

3. 肥胖 肥胖者(体重指数 > $30kg/m^2$),尤其是腹部肥胖的女性,哮喘及喘息的发生率增加。肥胖会导致哮喘风险增加的原因目前尚不清楚。可能的原因包括:肥胖导致肺部结构力学变化并产生气道功能改变;肥胖导致促炎性反应的状态;并发症发生率的增加;以及对发育、激素分泌、神经的影响。

### (二) 环境因素

1. 室内外变应原

(1) 屋尘螨:螨虫通常分为尘螨、粉螨、革螨、恙螨等几大类,是一种肉眼不易看见的微型害虫。其中尘螨是引起人类过敏性疾病的主要元凶。尘螨呈全球性分布,除了海拔 2 000m 以上的高寒地带难于生存外,各地都有。特别适于生长在温暖潮湿的地带,如我国华东华南沿海沿江地区。初期繁殖较慢,以后则成几何级数增长,数量惊人。35℃ 以上气温,尘螨出现滞长。在温带地区,春、秋两季出现尘螨种群两个密度高峰,秋季密度高于春季。在空调房间可全年繁殖。屋尘螨广泛分布于居室的阴暗角落、地毯、床垫、枕头、沙发、空调、凉席等处,其尸体、分泌物和排泄物都是过敏原,会使人出现过敏性皮炎、过敏性哮喘、过敏性鼻炎等疾病,严重危害人体健康。全球的流行病学调查表明 80% 以上哮喘患者对尘螨过敏。

家庭环境潮湿、孩子卧室有填充玩具及地毯为屋尘螨的生长繁殖提供了良好的条件,同时也增加了下呼吸道疾病传播的危险性。在分析家庭内环境对儿童哮喘的影响中发现,墙壁有护墙板、地面铺瓷砖为保护性因素,可能与室内环境易于清扫、减少了屋尘螨的生长繁殖有关;家中有地毯则增加了哮喘的危险性,因为地毯是利于屋尘螨生长繁殖的场所,儿童喜欢在地毯上游戏,很容易接触到屋尘螨及其代谢产物进而引发哮喘。

(2)蟑螂:蟑螂是诱发哮喘的重要变应原之一,仅次于尘螨,尤其在城市家庭中更为突出。在我国常见的蟑螂有"美洲大蠊"和"德国小蠊"两种,经研究发现,美洲大蠊有7种主要过敏原,而德国小蠊则多达9种,两者共计有16种主要过敏原。这些过敏原是蟑螂体内的一种蛋白质物,它会随着蟑螂的排泄物、唾液、壳屑等释放出来,当对此蛋白质过敏的人接触到后,就可能诱发哮喘。

(3)宠物:国内家庭常见的宠物主要为猫和狗,由于宠物的唾液、尿液和皮屑中存在着变应原,其皮脂的分泌可能是变应原的重要来源。儿童接触这些变应原后可引发哮喘发作及加重。有趣的是,一些研究显示,早期暴露于宠物环境有利于阻碍儿童哮喘的发生发展,而另一些研究则恰恰相反。

(4)真菌:真菌是一类种类十分庞大的微生物,自然界大约有100多万种,土壤、河流、海洋及一切有机质上均有生长。真菌的传播主要是靠孢子,当然一些真菌的子实体、菌核和菌丝碎片等也可以传播。由于真菌的遗传特性复杂,形态各异而且多变,决定了其变应原性的复杂性。真菌的抗原物质绝大部分来自真菌的孢子和菌丝。室内环境阴暗、潮湿、闷热以及通风不良均有利于真菌的生长。此外,装有空调和空气湿化装置的房间也有利于其生长。真菌侵入气道后逗留时间较短且可被气道内的巨噬细胞等所吞噬,故症状往往是一过性和可逆性的,对于特应性体质儿童来说,当气道反复不断地接触真菌孢子或菌丝体抗原时,在气道巨噬细胞吞噬真菌的同时,气道内的免疫系统还将其作为外来抗原进行提呈处理,由此可以产生针对真菌的特异性IgE而导致气道的致敏,诱发呼吸道的变态反应致使哮喘发作。文献报道,因真菌致敏以及长期未控制的真菌感染会导致哮喘控制不良。

(5)花粉:目前已知可以引起人类致敏的植物花粉多达数百种,不同国家、地区、海拔高度和不同季节可有不同的致敏花粉,由于我国南北跨越温带和亚热带,气温变化很大,加之东西跨度大,受地理及海拔高度的影响,致敏花粉种类有较大的地区差别。广东、广西和海南一带以亚热带植物为主,长江流域一带以温带植物为主,东北、西北、和华北以耐寒植物为主。与哮喘发生有关的花粉主要来自树木、禾草及杂草。能产生致敏花粉的植物一般具有以下4个特点:①借助风力播散花粉,因此易在空气中飘散以致病;②广泛生长,形成可以引起致敏的密度;③花粉产量大,授粉期长;④质地轻、体积小,易于飘散。在所有可以引起过敏症状的花粉中,对其抗原性研究最多、最深入的要属豚草花粉,现已成功地从豚草花粉中分离出至少9种抗原成分。在我国,豚草因分布广泛、繁殖力强大,可引起严重的季节性哮喘发作。

2. 呼吸道病原菌　婴儿时期的呼吸道病毒感染会导致喘息症状的发生。包括呼吸道合胞病毒(RSV)、人类鼻病毒(HRV)以及副流感病毒在内的病毒感染会导致患儿罹患细支气管炎,产生与儿童哮喘类似的症状。现已证实婴幼儿期感染HRV导致的喘息发作与儿童期哮喘的发生呈相关性。而另一方面,早期的呼吸道感染包括麻疹病毒,有时甚至是RSV可对哮喘的发生起保护性作用。常见的呼吸道细菌感染也可导致婴幼儿时期的喘息性疾病。寄生虫感染不会减少哮喘发病,但有研究显示十二指肠虫可降低哮喘发病风险。

已知分枝杆菌(结核分枝杆菌)和某些病毒感染可能促进树突细胞诱导Th1发育,因而较少发生哮喘。由于卫生条件改善,缺乏经常性呼吸道感染,Th1细胞不能得到充分发育,使新生儿时期生理性Th2细胞功能亢进持续发展,形成过敏体质,可能是近年发达国家哮喘发病率急速上升的原因,称为"卫生学说"。然而,众所周知鼻病毒、呼吸道合胞病毒、腺病毒、支原体和衣原体呼吸道感染常致哮喘发作,表明并非所有呼吸道感染均能预防哮喘发生。病原体的抗原成分不同,对人体树突细胞诱导效应也不同。一些感染性抗原成分可诱发哮喘,而另一些感染性抗原具有抗哮喘作用。因此,卫生学说应予以修改,并非感染机会愈少,哮喘的发生率愈低。

由此可见,哮喘与病毒感染之间的关系十分

复杂,特应性体质会影响下气道对病毒感染的反应,病毒感染反过来也可影响特应性体质的形成,当机体同时暴露于过敏原和病毒时,两者间还会产生交互作用。

3. 微生物 微生物对宿主和宿主周围环境的影响可增加或预防哮喘的发病。一个典型的例子就是剖宫产的孩子其罹患哮喘的风险较高。在农村,儿童因暴露于多种细菌内毒素以及屋尘中的各种微生物,使其哮喘发病率明显降低。

4. 被动吸烟 无论是胎儿期还是出生后,暴露于吸烟环境中都是儿童期哮喘发生的重要危险因素。母亲怀孕期间吸烟会影响胎儿肺部发育,并且使其出生后第一年发生喘息性疾病的风险增加 4 倍。

5. 空气污染 在污染环境中儿童的肺功能可有下降表现。室内空气污染包括使用煤气产生的油烟以及取暖产生的燃料悬浮颗粒与儿童或成人哮喘的发生密切相关。另外甲醛、松香、香水、发胶、清洁剂所产生的雾粒均会诱发哮喘发作。最近的一项荟萃分析研究显示,在车流量较大的马路边居住或上学会增加儿童时期哮喘和喘息的发生率。

### (三) 运动因素

运动诱发性哮喘(exercise-induced asthma,EIA)指气道高反应者在剧烈运动后导致急性气道狭窄和气道阻力增高的病理现象,多于运动停止后 5~15 分钟出现咳嗽、胸闷、气短、喘息等症状,同时伴有肺功能相关参数下降,一般于 30~60 分钟内可自行缓解。EIA 在哮喘患者中高达 40%~90%,夏季发病率明显低于冬季和春、秋季,而后两者之间无明显差异,肥胖者发病率明显高于正常人。多数学者认为运动性哮喘与变态反应有关,嗜酸性粒细胞在发病过程中起主要作用,是哮喘的一种特殊表现形式。但也有学者提出一些 EIA 患者并不存在特应性体质,运动仅仅是诱发其喘息发作的唯一因素。

### (四) 精神因素

儿童哮喘与精神因素存在一定关系,极度情绪的表达可引起过度通气并导致低碳酸血症而使气道痉挛。有学者认为精神刺激与暗示疗法可诱发或治疗哮喘。此外,在低收入的城市家庭中,因家庭生存压力较大,儿童哮喘患病率增加,且此类患儿在对抗压力时机体皮质功能水平相对低下,也是其哮喘患病率增加的原因之一。

### (五) 食品药品

研究显示,婴儿时期,与纯母乳喂养相比,配方奶粉的摄入更容易导致喘息性疾病的发生。此外过多食用加工类食品、蔬菜水果摄入不足导致摄入的抗氧化剂减少、不饱和脂肪酸 Omega-6(多存在于人造黄油或蔬菜油中)的过多摄入以及不饱和脂肪酸 Omega-3(多存在于天然鱼油中)的摄入不足,是导致现代哮喘及过敏性疾病发病率上升的原因。

阿司匹林可导致哮喘急性发作,其发生与环氧酶-1 抑制不耐受有关,还与肥大细胞和嗜酸性粒细胞中白三烯 C4 合酶表达增加导致半胱氨酰-白三烯持续释放有关。非甾体类抗炎药物(如对乙酰氨基酚)是诱发哮喘的另一危险因素。部分流行病学研究显示,怀孕妇女及儿童服用对乙酰氨基酚可增加儿童哮喘发生概率,但也有研究显示,孕期服用对乙酰氨基酚与儿童哮喘患病两者间无显著相关。

## 三、发病机制

哮喘本质是由多种炎症细胞和介质参与的气道慢性炎症,由此产生典型的病理生理变化,其发病机制目前尚未完全明确。

一直以来,$Th_1/Th_2$ 应答失衡被认为是经典的支气管哮喘发病机制。$Th_1/Th_2$ 细胞平衡失调,机体正常的免疫耐受功能受损,从而导致免疫细胞及其成分对机体自身组织结构和功能的破坏,是哮喘发病的重要基础。$Th_1$ 细胞的生物学功能为分泌 IL-2 和 IFN-γ,发挥细胞免疫功能效应;$Th_2$ 细胞的功能是分泌 IL-4、IL-5、IL-6、IL-8、IL-10、IL-13 等,辅助 B 细胞合成转化免疫球蛋白。$Th_2$ 细胞分泌的 IL-4 促进 IgE 合成,IL-5 和 IL-8 是嗜酸性粒细胞和中性粒细胞趋化因子,并延长嗜酸性粒细胞在气道内的存活时间。因此,$Th_2$ 细胞功能亢进是形成过敏体质的基础。正常情况下,$Th_1/Th_2$ 细胞处于恒定状态,哮喘患者 $Th_1$ 细胞功能下降,$Th_2$ 细胞功能异常增高,大量炎症因子生成,包括 IFN-γ 生成不足,IL-4、IL-5 分泌增多;IgE 促进肥大细胞、嗜酸性粒细胞生长和分化。最终形成以 IgE 依赖为特征的速发型变态反应及以嗜酸性粒细胞浸润为主的慢性气道炎症。

然而,越来越多的资料表明,一些哮喘患者并不存在 $Th_1$ 细胞功能低下和 $Th_2$ 细胞功能亢进的现象,患者 IFN-γ 可以不低,IL-4 也可不升高。表明哮喘发病机制并非 $Th_1/Th_2$ 失衡单一因素,仅用 $Th_2$

应答增强并不能解释各种类型哮喘的临床特点,它不是哮喘发病的唯一因素,尚有其他机制参与。

近年来发现 $Th_2$/调节性 T 细胞(Treg)细胞失衡在某些类型的哮喘中可能起重要作用。$Th_2$/Treg 细胞平衡事实上并不是一个全新的概念,它更能代表机体针对自身抗原或外来抗原免疫应答的调控全貌,更能解释哮喘的发病机制和病理生理变化。考虑到 $Th_2$ 细胞在哮喘中的关键效应和 Treg 细胞对效应细胞的调控作用,$Th_2$/Treg 细胞失衡可能更代表了哮喘的免疫学发病基础。$Th_1$/$Th_2$ 细胞失衡只是哮喘发病的表面现象,不能解释哮喘发病机制的全貌,其深层原因是机体对外源变应原的免疫耐受遭到破坏,而 $Th_2$/Treg 细胞失衡是造成免疫耐受破坏的根本原因。今后研究的重点可能从纠正哮喘的 $Th_1$/$Th_2$ 细胞失衡转向纠正 $Th_2$/Treg 细胞失衡。

$Th_{17}$ 细胞是继 $Th_1$、$Th_2$ 细胞之后发现的又一效应性 T 淋巴细胞,是体内 IL-17 的主要来源。$Th_{17}$ 免疫应答作为适应性免疫的一个分支,通过分泌一系列细胞因子募集中性粒细胞至抗原入侵部位而在固有免疫应答和适应性免疫应答中发挥重要作用,$Th_{17}$ 应答还具有清除 $Th_1$/$Th_2$ 应答免疫无法处理的特定类型病原体的作用,但它在哮喘发病机制方面的作用仍不确切。IL-17 在哮喘中的作用是近几年的研究热点。许多学者提出,IL-17 主要是在以中性粒细胞浸润为主的重症哮喘和激素抵抗型哮喘中起作用。最新的研究指出,$Th_{17}$ 细胞分泌的 IL-17 可通过直接诱导 IL-8 的产生或者间接诱导粒细胞集落刺激因子(G-CSF)和 CXCL8 来募集和活化中性粒细胞。但也有学者认为,IL-17 与气道阻力和肺功能降低有关,而与气道炎症无关。

## 四、病理变化

哮喘患者肺部最突出的病理改变是支气管平滑肌痉挛、炎性细胞浸润和基底膜增厚。此外,气道黏膜水肿、上皮脱落混合细胞碎屑、黏液分泌增加以及黏膜纤毛功能障碍,会造成气道内栓塞物梗阻,导致肺不张、肺气肿和肺大疱等病变。

尸检时最显著的改变是两肺过度膨胀,在胸膜表面可见气肿泡,随年龄增加而增大。两肺虽然尚且保持有弹性但硬度增加,细支气管和支气管胶状的黏液塞子只有感染时才变为脓性。肺不张呈小片或大片。年幼儿的肺泡壁往往是正常的,较少见到血管外膜和肌层增厚;年龄较大的死亡儿童有肺泡壁增厚、纤维化和肺泡破裂。死于哮喘持续状态者肥大细胞数减少,脱颗粒现象明显。除个别病例有右心肥大外,肺以外的器官大体和显微镜检查均无特征性病理改变。

## 五、临床表现

哮喘症状可由多种因素诱发,劳累、高通气(如大哭大笑)、吸入干冷空气和刺激性气体都会导致哮喘发作。此外,呼吸道感染、吸入过敏原也会导致气道高反应性从而诱发哮喘。

典型哮喘的临床表现为间歇性干咳和呼气相喘息。年长儿可有气短、胸闷主诉,年幼儿则可主诉为间歇性非局限性胸痛。呼吸道症状常在夜间加重,尤其在呼吸道感染或吸入过敏原后,会使症状更为严重和持久。儿童的日间症状通常和日常活动以及玩耍密切相关。其他非特异性症状包括日常活动受限、全身乏力(可能与睡眠欠佳有关)、注意力不集中等。较为严重的哮喘急性发作时,患儿可表现为面部表情焦躁,伴面色苍白、发绀,个别面红耳赤,年长而主诉气短、胸闷、语不成句、不能平卧,年幼儿则烦躁、拒食、要求抱坐。

通常来说,处于缓解期的哮喘儿童可以没有异常体征。而在哮喘急性发作时,体检可发现肺部触觉震颤正常或减退,叩诊过清音,听诊闻及呼气相延长和哮鸣音,部分肺野尤其是右肺后下野呼吸音减低,这主要是由气道阻塞导致的局部低通气所致。有时因气道内存在痰液和炎性分泌物,听诊可闻及湿啰音。节段性的湿啰音和呼吸音减弱同时存在常提示局部肺不张,但该体征很难与支气管肺炎体征相鉴别。哮喘严重发作时,广泛的气道阻塞常导致呼吸困难和呼吸窘迫,由此产生吸气和呼气双相性喘息,从而使体征更为突出,表现为呼气相延长、肺通气减少所致的胸骨上、肋间隙凹陷、鼻翼扇动以及辅助呼吸肌的运动。如出现右心衰竭,则可表现为肝大、眼睑水肿,肺底部水泡音。在某些极端严重病例,严重受限的呼吸道气流可导致喘鸣音消失。

## 六、诊断与鉴别诊断

### (一)诊断

病史是诊断哮喘发作的主要条件,多数典型病例诊断容易。起病时可先有鼻痒、流涕,继而咳嗽、喘鸣发作。亦有患儿哮喘表现为无痰的持续性咳嗽,尤易在夜间就寝后出现,咳嗽用力后气短,但喘鸣不明显。大多数哮喘患儿存在肺功能改变,治疗后可显著改善。当儿童持续性夜间咳嗽,服祛痰止咳药无效,而用支气管扩张剂后咳嗽可立即解除者,应高度怀疑咳嗽是哮喘的症状。

1. 儿童哮喘诊断标准

（1）反复发作喘息、咳嗽、气促、胸闷,多与接触变应原、冷空气、物理、化学性刺激、呼吸道感染以及运动等有关,常在夜间和/或清晨发作或加剧。

（2）发作时在双肺可闻及散在或弥漫性以呼气相为主的哮鸣音,呼气相延长。

（3）上述症状和体征经抗哮喘治疗有效或自行缓解。

（4）除外其他疾病所引起的喘息、咳嗽、气促和胸闷。

（5）临床表现不典型者（如无明显喘息或哮鸣音）,应至少具备以下1项证据:

1）支气管激发试验或运动激发试验阳性。

2）证实存在可逆性气流受限;①支气管舒张试验阳性:吸入速效 $\beta_2$-肾上腺素能受体激动剂（如沙丁胺醇）后15分钟 $FEV_1$ 增加≥12%;②抗哮喘治疗有效;使用支气管舒张剂和吸入（或口服）糖皮质激素治疗1~2周后,$FEV_1$ 增加≥12%;③最大呼气流量（PEF）每天变异率（连续监测1~2周）≥20%。

符合（1）~（4）条或（4）、（5）条者,可以诊断为哮喘。

2. 5岁以下儿童喘息的特点

（1）5岁以下儿童喘息的临床表型和自然病程:喘息在学龄前儿童是常见的临床表现,非哮喘的学龄前儿童也会发生反复喘息。可将5岁以下儿童喘息分成3种临床表型:

1）早期一过性喘息:多见于早产和父母吸烟者,喘息主要是由于环境因素导致肺的发育延迟所致,年龄的增长使肺的发育逐渐成熟,大多数患儿在生后3岁之内喘息逐渐消失。

2）早期起病的持续性喘息（指3岁前起病）:患儿主要表现为与急性呼吸道病毒感染相关的反复喘息,本人无特应症表现,也无家族过敏性疾病史。喘息症状一般持续至学龄期,部分患儿在12岁时仍然有症状。小于2岁的儿童,喘息发作的原因通常与呼吸道合胞病毒等感染有关,2岁以上的儿童,往往与鼻病毒等其他病毒感染有关。

3）迟发性喘息/哮喘:这些儿童有典型的特

应症背景,往往伴有湿疹,哮喘症状常迁延持续至成人期,气道有典型的哮喘病理特征。

但是应该注意,第1、2种类型的儿童喘息只能通过回顾性分析才能做出鉴别。儿童喘息的早期干预有利于疾病的控制,因此不宜在对患者进行初始治疗时即进行如此分类。

（2）5岁以下儿童喘息的评估:80%以上的哮喘起始于3岁前,具有肺功能损害的持续性哮喘患者,其肺功能损害往往开始于学龄前期,因此从喘息的学龄前儿童中把可能发展为持续性哮喘的患儿识别出来进行有效早期干预是必要的。但是目前尚无特异性的检测方法和指标,可用于对学龄前喘息儿童作出哮喘的确定诊断。喘息儿童如具有以下临床症状特点时高度提示哮喘的诊断:

1）多于每个月1次的频繁发作性喘息。

2）活动诱发的咳嗽或喘息。

3）非病毒感染导致的间歇性夜间咳嗽。

4）喘息症状持续至3岁以后。

哮喘预测指数能有效用于预测3岁内喘息儿童发展为持续性哮喘的危险性。哮喘预测指数:在过去1年喘息≥4次,具有一项主要危险因素或两项次要危险因素。主要危险因素包括:①父母有哮喘病史;②经医生诊断为特应性皮炎;③有吸入变应原致敏的依据。次要危险因素包括:①有食物变应原致敏的依据;②外周血嗜酸性细胞≥4%;③与感冒无关的喘息。如哮喘预测指数阳性,建议按哮喘规范治疗。尽管存在过度治疗的可能性,但与使用抗生素相比,抗哮喘药物治疗能明显减轻学龄前儿童喘息发作的严重程度和缩短喘息时间。因此,对于反复喘息而抗生素治疗无效的学龄前儿童建议使用抗哮喘药物诊断性治疗2~6周后进行再评估。必须强调,学龄前喘息儿童大部分预后良好,其哮喘样症状随年龄增长可能自然缓解,因此,对这些患儿必须定期（3~6个月）重新评估以判断是否需要继续抗哮喘治疗。

3. 其他特殊类型的哮喘 包括:

（1）咳嗽变异型哮喘（cough variant asthma,CVA）:是儿童慢性咳嗽最常见原因之一,以咳嗽为唯一或主要表现,不伴有明显喘息。诊断依据:

1）咳嗽持续>4周,常在夜间和/或清晨发作或加重,以干咳为主。

2）临床上无感染征象,或经较长时间抗生素治疗无效。

3）抗哮喘药物诊断性治疗有效。

4）排除其他原因引起的慢性咳嗽。

5）支气管激发试验阳性和/或 PEF 每天变异率（连续监测 1~2 周）≥20%。

6）个人或一、二级亲属特应性疾病史，或变应原检测阳性。

以上 1~4 项为诊断基本条件。

（2）哮喘持续状态：WHO 对哮喘持续状态的定义为哮喘发作时出现严重呼吸困难，合理应用拟交感神经药物和茶碱类药物后仍不见缓解，病情进行性加重，即为哮喘持续状态。哮喘持续状态的主要临床表现为呼吸急促、喘息、面色苍白、大汗淋漓以及烦躁不安，查体可见发绀、辅助呼吸肌收缩，肺部听诊呼吸音明显降低甚至听不到，同时伴有心动过速。早期血气分析表现为低氧血症和由于代偿性过度通气导致的低碳酸血症，如病情进一步恶化，出现二氧化碳增高趋势即提示气道严重阻塞。更为严重者可出现急性肺功能衰竭，心跳、呼吸骤停，甚至全身衰竭而死亡。

**（二）鉴别诊断**

儿童时期，许多呼吸系统或其他系统的疾病会产生与哮喘相似的临床症状和体征。按疾病部位大致包括：①上气道：过敏性鼻炎、慢性鼻炎鼻窦炎、腺样体肥大等；②中气道：咽喉部囊肿、喉软化、气管支气管软化、声带功能异常、血管环、肺动脉吊带、气道外肿块压迫（如肿大淋巴结、肿瘤）、异物吸入、被动吸烟所致慢性支气管炎、吸入有毒气体等；③下气道：支气管肺发育不良、病毒性支气管炎、胃食管反流、支气管扩张（囊性纤维化、免疫缺陷、肺曲霉菌病、原发性纤毛运动障碍）、闭塞性细支气管炎、间质性肺病、肺含铁血黄素沉着症等。

2014 版 GINA 指出，12 岁以上患儿应与慢性上气道咳嗽综合征、声带功能异常、过度通气、呼吸功能失调、支气管扩张、囊性纤维化、先天性心脏病、α-抗胰蛋白酶缺乏、异物吸入等相鉴别；6~11 岁患儿应与慢性上气道咳嗽综合征、异物吸入、支气管扩张、原发性纤毛运动障碍、先天性心脏病、支气管肺发育不良、囊性纤维化等相鉴别；5 岁以下儿童哮喘则应与胃食管反流、气管软化、先天性心脏病、原发性纤毛运动障碍、支气管肺发育不良、免疫缺陷、血管环等相鉴别。

## 七、实验室检查

**（一）肺功能检查**

1. 肺通气功能测定　肺功能测定有助于确诊哮喘，也是评估哮喘病情严重程度和控制水平的重要依据之一。

哮喘患儿气道气流受限程度可通过多种方法进行测定，但其中有两种在 5 岁以上的儿童应用最为广泛，即呼吸量测定法和呼气峰流速测定，2014 版 GINA 亦推荐此两种方法作为 5 岁以上哮喘儿童的肺功能测定方法。

（1）呼吸量测定法：使用肺量测定仪可测定呼吸气流受阻情况，以辅助诊断哮喘，通常测定用力肺活量（FVC）、第 1 秒用力呼气容积（$FEV_1$）以及 1 秒率（$FEV_1/FVC$）这三个指标。$FEV_1$ 是目前临床判断哮喘急性发作期和慢性持续期严重程度的基本指标，测定的重复性好，可敏感反映较大气道阻力。但对于早期或轻度气流阻塞的病例，1 秒率 $FEV_1/FVC$ 比 $FEV_1$ 更敏感。部分轻度哮喘患者，可出现 $FEV_1$ 正常但 $FEV_1/FVC$ 降低的情况，$FEV_1/FVC$ 正常值应>0.8。2014 版 GINA 指出儿童这一指标应>0.9。有学者认为，在缓解期哮喘儿童，绝大多数 $FEV_1$ 位于正常范围，若单以此指标判定病情严重度，可能会低估病情。因此应结合其他肺功能指标如 $FEV_1/FVC$、吸入速效 $\beta_2$-受体激动剂前后 $FEV_1$ 变化率、气道阻力（例如应用脉冲振荡方法）等及哮喘发生频度、缓解药物应用频度等临床指标来综合判定哮喘的严重度。另外，第 19 版《尼尔森儿科学》与 2014 版 GINA 都强调，呼吸量测定法与测定者的测试熟练度有关，$FEV_1$ 必须是在一次完整、用力、延长的呼气情况下测定。因此，儿童需要反复练习以达到可重复的数据结果，通常是取 3 次测量值的最高值。

（2）呼气峰流速（PEF）测定：PEF 是诊断和管理哮喘的重要指标。它反映最大呼气流速-容积曲线（MEFV）测定过程中，用力呼气瞬间最大流速，单位为升/秒（L/s），PEF 发生于 FVC 最初的 0.1 秒时限内，与呼气用力程度密切相关，但不要求延长呼吸，因此除了在肺功能仪上可获得此参数外，也可应用呼气峰流速仪测出。峰流速仪价格便宜、使用简单、携带方便，是目前哮喘儿童实现每天家庭管理的理想工具。然而，PEF 正常值范围大，重复性较差，不可作为单独指标来评价哮喘。在确定正常参考值时，通常应以个人最佳值作为参考，PEF 实测值≥80%预计值或个人最佳值为正常。

在哮喘的病情监测和自我管理中，PEF 的日间变异率是普遍应用的指标。PEF 日间变异率=

（日内最高 PEF－日内最低 PEF）/1/2（日内最高 PEF＋日内最低 PEF）×100％，正常值应<20％，若≥20％（连续监测 1~2 周），有助于哮喘诊断。

2. 气道反应性测定

（1）支气管激发试验：支气管激发试验在小儿主要用于不典型哮喘症状患儿的诊断、咳嗽变异型哮喘诊断以及评估哮喘持续性气道炎症状态。根据激发试验所用刺激物可以分为非特异性药物激发试验（临床常用为乙酰甲胆碱、组胺等）、非药物激发试验（如运动、冷空气、高渗盐水等）、特异性激发试验（如吸入性变应原）。目前临床常用为肺功能仪测定法和 Astograph 测定法。2014 版 GINA 指出，支气管激发试验的敏感性大于特异性，因为在肺囊性纤维化、慢性阻塞性肺病等患儿中也可呈阳性结果。因此合理的说法应是，在未使用吸入糖皮质激素治疗情况下若结果为阴性，可排除哮喘；而结果阳性者未必一定是哮喘。尽管支气管激发试验操作和管理都很规范，但目前临床仍较少应用。

（2）支气管舒张试验：用于测定气流阻塞的可逆程度。方法为：在吸入支气管舒张剂前和吸入后 15 分钟分别测定肺通气功能，计算 $FEV_1$ 的改善率。吸入支气管舒张剂后 $FEV_1$ 改善率≥15％且 $FEV_1$ 绝对值增加 200ml 以上判定为阳性。

我国 2008 版中国儿童支气管哮喘诊断与防治指南指出，对于 $FEV_1$≥正常预计值 70％的疑似哮喘患儿，可选择支气管激发试验测定气道反应性，对于 $FEV_1$<正常预计值 70％的疑似哮喘患儿，选择支气管舒张试验评估气流受限的可逆性，支气管激发试验阳性、支气管舒张试验阳性或 PEF 每天变异率（连续监测 1~2 周）≥20％均有助于确诊哮喘。

（二）胸部影像学检查

哮喘患儿胸部 X 线后前位片或侧位片一般无明显改变。有时可表现为肺透亮度增加、横膈变平以及肺纹理增多。胸部影像学检查可有助于发现哮喘急性发作时的合并症（如肺不张、纵隔气肿、气胸），并且鉴别与哮喘发病类似的其他疾病（如闭塞性细支气管炎、肺囊性纤维化、过敏性霉菌性肺炎、纤毛运动障碍、免疫缺陷病等），对于此类疾病，鉴别需要用到高分辨薄层胸部 CT 扫描。

（三）痰液检查

自发或高渗盐水诱导痰液检查发现嗜酸性粒细胞或中性粒细胞可作为评估气道炎症的指标。然而，2014 版 GINA 指出痰液检查不推荐作为对哮喘的辅助诊断，因痰液中发现嗜酸性粒细胞可存在于其他多种疾病（如嗜酸性粒细胞性支气管炎、慢性阻塞性肺病等）。但也有报告显示，临床上，根据监测痰液嗜酸性粒细胞百分比指导哮喘治疗可降低中、重度哮喘患者的急性发作次数。痰液检查必须在有资质的专科中心，由经过严格培训的医务人员进行操作已获得可靠数据结果。

（四）变应原检查

对识别潜在的重要环境过敏原方面，过敏原检测是有用的。对于所有反复喘息怀疑哮喘的儿童，尤其是无法配合进行肺功能检测的学龄前儿童，推荐进行变应原皮肤点刺试验或血清变应原特异性 IgE 测定，以了解患者的过敏状态，协助哮喘诊断。也有利于了解导致哮喘发生和加重的个体危险因素，有助于制订环境干预措施和确定变应原特异性免疫治疗方案。

（五）气道无创炎症指标检测

呼出气一氧化氮（FeNO）水平，可作为哮喘气道炎症指标，在嗜酸性粒细胞性哮喘中 FeNO 会明显升高，但值得注意的是其他疾病如过敏性鼻炎、嗜酸性粒细胞支气管炎、过敏性肺炎也会引起 FeNO 的升高，故 FeNO 对于哮喘的诊断价值尚未明确。同时，目前 FeNO 检测值的高低也尚不能用来评价和决定哮喘患者是否适用吸入性糖皮质激素治疗。

## 八、分期与分级

（一）分期

根据临床表现哮喘可分为急性发作期、慢性持续期和临床缓解期。急性发作期是指突然发生喘息、咳嗽、气促、胸闷等症状，或原有症状急剧加重；慢性持续期是指近 3 个月内不同频度和/或不同程度地出现过喘息、咳嗽、气促、胸闷等症状；临床缓解期系指经过治疗或未经治疗症状、体征消失，肺功能恢复到急性发作前水平，并维持 3 个月以上。

（二）分级

哮喘的分级包括病情严重程度分级、哮喘控制水平分级和急性发作严重度分级。

1. 病情严重程度的分级　病情严重程度分级主要用于初次诊断和既往虽被诊断但尚未按哮喘规范治疗的患儿，作为制订起始治疗方案级别的依据（表 14-2）。

表 14-2　儿童哮喘严重程度分级

| 严重程度 | 日间症状 | 夜间症状/憋醒 | 应急缓解药的使用 | 活动受限 | 急性发作（需使用全身激素治疗） | 肺功能 |
|---|---|---|---|---|---|---|
| **>5 岁** | | | | | | |
| 间歇状态（第1级） | ≤2天/周，发作间歇无症状 | 无 | ≤2天/周 | 无 | 0~1次/年 | $FEV_1$ 或 PEF ≥ 正常预计值的80%，PEF 或 $FEV_1$ 变异率 <20% |
| 轻度持续（第2级） | >2天/周，但非每天有症状 | 1~2次/月 | >2天/周，但非每天使用 | 轻微受限 | 6个月内≥2次需全身用激素治疗的发作，根据发作的频度和严重度确定分级 | $FEV_1$ 或 PEF ≥ 正常预计值的80%，PEF 或 $FEV_1$ 变异率 20%~30% |
| 中度持续（第3级） | 每天有症状 | 3~4次/月 | 每天使用 | 部分受限 | | $FEV_1$ 或 PEF60%~79%正常预计值，PEF 或 $FEV_1$ 变异率 >30% |
| 重度持续（第4级） | 每天持续有症状 | >1次/周 | 每天多次使用 | 严重受限 | | $FEV_1$ 或 PEF < 正常预计值60%，PEF 或 $FEV_1$ 变异率 >30% |
| **≤5 岁** | | | | | | |
| 间歇状态（第1级） | ≤2天/周，发作间歇无症状 | ≤2次/月 | ≤2天/周 | 无 | 0~1次/年 | |
| 轻度持续（第2级） | >2天/周，但非每天有症状 | 3~4次/月 | >2天/周，但非每天使用 | 轻微受限 | ≥2次/年需全身用激素治疗的发作，根据发作的频度和严重度分级 | |
| 中度持续（第3级） | 每天有症状 | >1次/周，但非每晚有症状 | 每天使用 | 部分受限 | | |
| 重度持续（第4级） | 每天持续有症状 | 经常出现，通常每晚均有症状 | 每天多次使用 | 严重受限 | | |

注:（1）评估过去2~4周日间症状、夜间症状/憋醒、应急缓解药使用和活动受限情况；
（2）患儿只要具有某级严重程度的任一项特点，就将其列为该级别；
（3）任何级别严重程度，包括间歇状态，都可以出现严重的急性发作应当引起注意的是,在确定重度哮喘诊断前需要首先排除以下几点因素:吸入方法不当;药物依从性差;哮喘诊断错误;存在合并症或其他复杂情况;在居住环境中持续存在过敏原或其他诱发因素暴露。

2. 控制水平的分级 哮喘控制水平分级用于评估已经规范治疗的哮喘患儿是否达到哮喘治疗目标及指导治疗方案的调整以达到并维持哮喘控制。以哮喘控制水平为指导的哮喘长期治疗方案可使患者得到更充分的治疗,使大多数哮喘患者达到临床控制(表14-3)。

3. 哮喘急性发作严重度分级 哮喘急性发作常表现为进行性加重的过程,以呼气流量降低为其特征,常因接触变应原、刺激物或呼吸道感染诱发。其起病缓急和病情轻重不一,可在数小时或数天内出现,偶尔可在数分钟内即危及生命,故应对病情作出正确评估,以便给予及时有效的紧急治疗。哮喘急性发作时病情严重程度的分级,见表14-4。

表 14-3 儿童哮喘控制水平分级

| 控制程度 | 日间症状 | 夜间症状/憋醒 | 应急缓解药的使用 | 活动受限 | 肺功能(≥5岁者适用) | 定级标准 | 急性发作(需使用全身激素治疗) |
|---|---|---|---|---|---|---|---|
| 控制 | 无(或≤2天/周) | 无 | 无(或≤2次/周) | 无 | ≥正常预计值或本人最佳值的80% | 满足前述所有条件 | 0~1次/年 |
| 部分控制 | >2天/周或≤2天/周但多次出现 | 有 | >2次/周 | 有 | <正常预计值或本人最佳值的80% | 在任何1周内出现前述1项特征 | 2~3次/年 |
| 未控制 | | | | | | 在任何1周内出现≥3项"部分控制"中的特征 | >3次/年 |

注:(1)评估过去2~4周日间症状、夜间症状/憋醒、应急缓解药使用和活动受限情况;
(2)出现任何一次急性发作都应复核维持治疗方案是否需要调整

表 14-4 哮喘急性发作严重度分级

| 临床特点 | 轻度 | 中度 | 重度 | 危重度 |
|---|---|---|---|---|
| 气短 | 走路时 | 说话时 | 休息时 | |
| 体位 | 可平卧 | 喜坐位 | 前弓位 | |
| 讲话方式 | 能成句 | 成短句 | 说单字 | 难以说话 |
| 精神意识 | 可有焦虑、烦躁 | 常焦虑、烦躁 | 常焦虑、烦躁 | 嗜睡、意识模糊 |
| 呼吸频率 | 轻度增加 | 增加 | 明显增加 | 减慢或不规则 |
| 辅助呼吸肌活动及三凹征 | 常无 | 可有 | 通常有 | 胸腹反常运动 |
| 哮鸣音 | 散在,呼气末期 | 响亮、弥漫 | 响亮、弥漫、双相 | 减弱乃至消失 |
| 脉率 | 略增加 | 增加 | 明显增加 | 减慢或不规则 |
| 奇脉(kPa) | 不存在<1.33 | 可有1.33~3.33 | 通常有2.67~5.33 | 不存在,提示呼吸肌疲劳 |
| 使用速效$\beta_2$-激动剂后PEF占正常预计值或本人最佳值的% | >80% | 60%~80% | <60%或治疗效应维持<2h | <33% |
| $PaO_2$(吸空气)(kPa) | 正常 | >8 | <8,可能有发绀 | 呼吸衰竭 |
| $PaCO_2$(kPa) | <6 | <6 | ≥6,明显上升 | 呼吸衰竭 |
| $SaO_2$(吸空气) | >95% | >92%~95% | 90%~92% | <90% |

注:(1)正常儿童清醒时呼吸频率上限:<2个月,<60次/min;2~12个月,<50次/min;1~5岁,<40次/min;6~8岁,<30次/min;
(2)正常儿童脉率上限:2~12个月,<160次/min;1~2岁,<120次/min;2~8岁,<110次/min;
(3)小龄儿童较年长儿和成人更易发生高碳酸血症(低通气);
(4)判断急性发作严重度时,只要存在某项严重程度的指标(不必全部指标存在),就可归入此严重度等级

## 九、治疗

### （一）治疗目标和原则

2014 版 GINA 强调哮喘长期管理的目标是使患者达到症状良好控制及减少发病风险，并将急性发作、气道损伤和药物副反应的风险降至最低。我国 2008 年指定的儿童支气管哮喘诊断与防治指南明确指出，哮喘患儿的治疗目标为：①达到并维持症状的控制；②维持正常活动，包括运动能力；③维持肺功能水平尽量接近正常；④预防哮喘急性发作；⑤避免因哮喘药物治疗导致的不良反应；⑥预防哮喘导致的死亡。

治疗原则：要坚持长期、持续、规范、个体化治疗原则。急性发作期要快速缓解症状；慢性持续期和临床缓解期要防止症状加重和预防复发，并做好自我管理。注重药物治疗和非药物治疗相结合。

### （二）长期治疗方案

根据年龄分为 5 岁及以上儿童哮喘的长期治疗方案和 5 岁以下儿童哮喘的长期治疗方案。长期治疗方案分为 5 级，从第 2 级到第 5 级的治疗方案中都有不同的哮喘控制药物可供选择。对以往未经规范治疗的初诊哮喘患儿根据病情严重程度分级，选择第 2 级、第 3 级或第 4 级治疗方案。在各级治疗中，每 1~3 个月审核一次治疗方案，根据病情控制情况适当调整治疗方案。如哮喘控制并维持至少 3 个月，治疗方案可考虑降级，直至

确定维持哮喘控制的最小剂量。如部分控制可考虑升级治疗以达到控制。但升级治疗之前首先要检查患儿吸药技术、遵循用药方案的情况、回避变应原和其他触发因素等情况。如未控制则升级直至达到控制。

在儿童哮喘的长期治疗方案中，除每天规则地使用控制治疗药物外，根据病情按需使用缓解药物。吸入型速效 $\beta_2$-受体激动剂是目前最有效的缓解药物，是所有年龄儿童急性哮喘的首选治疗药物，通常情况下 1 天内不应超过 3~4 次。亦可以选择联合吸入抗胆碱能药物作为缓解药物。5 岁及以上儿童如果使用含有福莫特罗和布地奈德单一吸入剂进行治疗时，可作为控制和缓解药物应用。

1. ≥5 岁儿童哮喘的长期治疗方案（图 14-2）

2. <5 岁儿童哮喘的长期治疗方案（图 14-3）

对于 5 岁以下儿童哮喘的长期治疗，最有效的治疗药物是 ICS，对于大多数患儿推荐使用低剂量吸入糖皮质激素（第 2 级）作为初始控制治疗。如果低剂量 ICS 不能控制症状，增加 ICS 剂量是最佳选择。无法应用或不愿使用 ICS 或伴过敏性鼻炎的患儿可选用白三烯受体拮抗剂。口服缓释茶碱在 5 岁以下儿童哮喘长期治疗中具有一定疗效，临床不应完全摒弃该药的使用，但是茶碱的疗效不如低剂量 ICS，而不良反应却更显著。吸入型长效 $\beta_2$-受体激动剂（LABA）或联合制剂

| 严重度分级 | 第1级 | 第2级 | 第3级 | 第4级 | 第5级 |
|---|---|---|---|---|---|
| 非药物干预 | 哮喘防治教育、环境控制 | | | | |
| 应急药物 | 按需使用速效β₂受体激动剂 | | | | |
| 控制药物 | 一般不需要 | 选用下列一种：<br>• 低剂量吸入糖皮质激素（ICS）<br>• 白三烯受体拮抗剂（LTRA） | 选用下列一种：<br>• 低剂量ICS加LABA<br>• 中高剂量ICS<br>• 低剂量ICS加LTRA | 选用下列一种：<br>• 中高剂量ICS加LABA<br>• 中高剂量ICS加LTRA或缓释茶碱<br>• 中高剂量ICS/LABA加LTRA或缓释茶碱 | 选用下列一种：<br>• 中高剂量ICS/LABA加LTRA和/或缓释茶碱加口服最小剂量的糖皮质激素<br>• 中高剂量ICS/LABA加LTRA和/或缓释茶碱加抗IgE治疗* |

*抗IgE治疗适用于≥12岁儿童

图 14-2　≥5 岁儿童哮喘的长期治疗方案

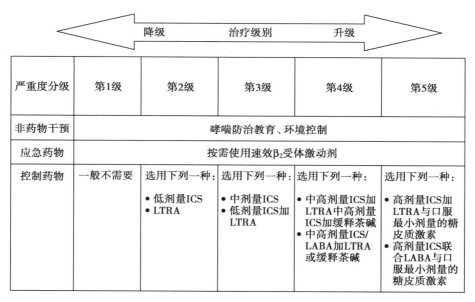

图 14-3　<5 岁儿童哮喘的长期治疗方案

尚未在 5 岁以下儿童中进行充分的研究。

必须强调任何年龄都不应将 LABA 作为单药治疗，只能在使用适量 ICS 时作为联合治疗使用。

**（三）急性发作期处理**

哮喘急性发作定义为一次急性或亚急性发作的哮喘症状渐进性加重，并出现气道气流阻塞。急性发作期的气流阻塞严重时可发展为呼吸窘迫以至危及生命。哮喘急性发作经合理应用支气管舒张剂和糖皮质激素等哮喘缓解药物治疗后，仍有严重或进行性呼吸困难者，称为哮喘危重状态（哮喘持续状态）。如支气管阻塞未及时得到缓解，可迅速发展为呼吸衰竭，直接威胁生命，此时称之为危及生命的哮喘发作。对任何危重哮喘患儿，应将其置于良好的医疗环境中，供氧以维持血氧饱和度在 95% 以上，进行心肺监护，监测血气分析和通气功能，对未作气管插管者，禁用镇静剂。

哮喘急性发作期的治疗主要根据发作的严重程度及对初始治疗的反应，在原基础上进行个体化治疗。

1. 吸入速效 $\beta_2$-受体激动剂　使用氧驱动雾化（氧气流量 6~8L/min）或空气压缩泵。第 1 小时可每 20 分钟吸入 1 次，以后根据病情评估每 1~4 小时重复吸入治疗。药物剂量：每次吸入沙丁胺醇 2.5~5mg 或特布他林 5~10mg。如无雾化吸入器，可使用压力型定量气雾剂（pMDI）经储雾罐吸药，沙丁胺醇每次 2~10 喷（200~1 000μg），用药间隔与雾化吸入方法相同。如无条件使用吸

入型速效 $\beta_2$-受体激动剂，可使用肾上腺素皮下注射，但应加强临床观察，预防心血管等不良反应的发生。药物剂量：每次皮下注射 1∶1 000 肾上腺素 0.01ml/kg，最大剂量不超过 0.3ml。必要时可每 20 分钟一次，但不可超过 3 次。

经吸入速效 $\beta_2$-受体激动剂治疗无效者，可能需要静脉应用 $\beta_2$-受体激动剂。药物剂量：沙丁胺醇 15mg/kg 缓慢静脉注射，持续 10 分钟以上；病情严重需静脉维持滴注时剂量为 1~2mg/（kg·min）[≤5mg/（kg·min）]。静脉应用 $\beta_2$-受体激动剂时容易出现心律失常和低钾血症等严重不良反应，使用时要严格掌握指征及剂量，并及时监测心电图、血气及电解质等。

2. 糖皮质激素　全身应用糖皮质激素是治疗儿童重症哮喘发作的一线药物，早期使用可以减轻疾病的严重度，给药后 3~4 小时即可显示明显的疗效。药物剂量：口服泼尼松 1~2mg/kg。重症患儿可静脉注射琥珀酸氢化可的松 5~10mg/kg，或甲基泼尼松龙 1~2mg/kg，根据病情可间隔 4~8 小时重复使用。2014 版"糖皮质激素雾化吸入疗法在儿科应用的专家共识"指出，轻度哮喘急性发作时，在吸入速效 $\beta_2$RA 的基础上联用雾化吸入高剂量布地奈德混悬液 1mg 作为起始治疗，能更快速有效缓解急性期症状，起始治疗后按症状改善情况，可在 4 小时或 6 小时后重复给药，直到症状缓解。中重度哮喘急性发作时，相关指南推荐每 20~30 分钟 1 次，连用 3 次吸入速效支气

管舒张剂作为第 1 小时起始治疗。目前研究显示,在第 1 小时起始治疗中,联用高剂量、短时间间隔雾化吸入布地奈德(1mg,每 30 分钟雾化吸入 1 次,连用 3 次)能与吸入速效支气管舒张剂发挥协同作用,更快速有效缓解哮喘急性发作症状,改善肺功能,减少全身糖皮质激素使用,降低住院率,在非危及生命哮喘急性发作可替代或部分替代全身用糖皮质激素。对于危及生命哮喘急性发作必须起始治疗时即尽早使用全身用糖皮质激素。第 1 小时起始治疗后根据症状缓解情况,可 2~4 小时重复 1 次雾化吸入布地奈德 1mg,急性期症状获得初步控制后可调至间隔 6~8 小时用药 2~3 天,后逐渐过渡至间隔 8~12 小时用药,并建议继续维持该剂量治疗至少 3~5 天(在门急诊)或 5~7 天(在住院部),然后进入长期控制治疗。

3. 抗胆碱药　是儿童危重哮喘联合治疗的组成部分,其临床安全性和有效性已确立,对 β2-受体激动剂治疗反应不佳的重症者应尽早联合使用。药物剂量:异丙托溴铵每次 250~500μg,加入 β2-受体激动剂溶液作雾化吸入,间隔时间同吸入 β2-受体激动剂。ICON 亦推荐在儿童哮喘急性发作期将异丙托溴铵 0.25~0.5mg 与沙丁胺醇一同雾化。

4. 氨茶碱　静脉滴注氨茶碱可作为儿童危重哮喘附加治疗的选择。药物剂量:负荷量 4~6mg/kg(总剂量≤250mg),缓慢静脉滴注 20~30 分钟,继之根据年龄持续滴注维持剂量 0.6~0.8mg/(kg·h)。如已用口服氨茶碱者,直接使用维持剂量持续静脉滴注。亦可采用间歇给药方法,每 6~8 小时缓慢静脉滴注 4~6mg/kg。

5. 硫酸镁　有助于危重哮喘症状的缓解,安全性良好。药物剂量:25~40mg/(kg·d)(总剂量≤2g/d),分 1~2 次,加入 10% 葡萄糖溶液 20ml 缓慢静脉滴注(20 分钟以上),酌情使用 1~3 天。不良反应包括一过性面色潮红、恶心等,通常在药物输注时发生。如过量可静注 10% 葡萄糖酸钙拮抗。

儿童哮喘危重状态经氧疗、全身应用糖皮质激素、β2-受体激动剂等治疗后病情继续恶化者,应及时给予辅助机械通气治疗。

**(四) 临床缓解期的处理**

为了巩固疗效,维持患儿病情长期稳定,提高其生命质量,应加强临床缓解期的处理。

1. 鼓励患儿坚持每天定时测量 PEF、监测病情变化、记录哮喘日记。

2. 注意有无哮喘发作先兆,如咳嗽、气促、胸闷等,一旦出现应及时用药以减轻哮喘发作症状。

3. 病情缓解后应继续使用长期控制药物,如使用最低有效维持量的 ICS 等。

4. 控制治疗的剂量调整和疗程　单用中高剂量 ICS 者,尝试在达到并维持哮喘控制 3 个月后剂量减少 50%。单用低剂量 ICS 能达到控制时,可改用每天 1 次给药。联合使用 ICS 和 LABA 者,先减少 ICS 约 50%,直至达到低剂量 ICS 才考虑停用 LABA。如使用最低剂量患儿的哮喘能维持控制,并且 1 年内无症状反复,可考虑停药。有相当比例的 5 岁以下哮喘患儿的症状会自然缓解,因此对此年龄儿童的控制治疗方案,每年至少要进行两次评估以决定是否需要继续治疗。

5. 根据患儿具体情况,包括了解诱因和以往发作规律,与患儿及家长共同研究,提出并采取一切必要的切实可行的预防措施,尤其是消除或减少会加重哮喘的环境暴露,包括避免接触变应原,以降低患儿的气道高反应性、减少症状的发生、减少急性发作的可能,保持病情长期控制和稳定。

6. 并存疾病治疗　70%~80% 哮喘儿童同时患有过敏性鼻炎,有的患儿并存鼻窦炎及胃食管反流等。这些共存疾病可影响哮喘的控制,需同时进行相应的治疗。

**(五) 哮喘常用药物**

哮喘常用药物原则上可分为长期控制药物和快速缓解药物两大类,哮喘控制药物有糖皮质激素、长效 β2-受体激动剂、白三烯调节剂、缓释茶碱及抗 IgE 抗体等,而缓解药物常用的有短效 β2-受体激动剂、茶碱及抗胆碱能药物。

1. 用药方法　哮喘的治疗药物可通过吸入、口服或肠道外(静脉、皮下、肌内注射)给药,其中吸入给药是哮喘治疗最重要的方法。吸入药物直接作用于气道黏膜,局部作用强,而全身不良反应少。几乎所有儿童均可以通过教育正确使用吸入治疗。

2. 长期控制药物

(1) 吸入型糖皮质激素(ICS):ICS 是哮喘长期控制的首选药物,可有效控制哮喘症状、改善生命质量、改善肺功能、减轻气道炎症和气道高反应性、减少哮喘发作、降低哮喘死亡率。但 ICS 并不能根治哮喘。对间歇性、病毒诱发性喘息的疗效仍有争论。ICS 通常需要长期、规范使用才能起预防作用,一般在用药后 1~2 周后症状和肺功能有所改善。主要药物有丙酸倍氯米松、布地奈德和丙酸氟替卡松,每天吸入 100~200mg 布地奈德或其他等效 ICS 可使大多数患儿的哮喘得到控制。少数患儿可能需每天 400mg 或更高剂量布地奈德或其他等效 ICS 才能完全控制哮喘。但大多数 5 岁以下患儿每天 400mg 布地奈德或其他等效 ICS 已接近最大治疗效能。局部不良反应包括声音嘶哑、咽部不适和口腔念珠菌感染。可通过吸

药后清水漱口、加用储雾罐或选用干粉吸入剂等降低其发生率。长期研究未显示低剂量吸入激素治疗对儿童生长发育、骨质代谢、下丘脑-垂体-肾上腺轴有明显的抑制作用。儿童常用 ICS 估计等效的每天剂量见表 14-5。

此外,各种吸入装置都有一定的吸入技术要求,医护人员应熟悉并掌握各种吸入装置的特点,根据患者的年龄选择不同的吸入装置,训练指导患儿正确掌握吸入技术,以确保临床疗效。具体使用要点见表 14-6。

表 14-5 儿童常用吸入型糖皮质激素的估计等效的每天剂量

| 药物种类 | 低剂量(μg) | | 中剂量(μg) | | 高剂量(μg) | |
| --- | --- | --- | --- | --- | --- | --- |
| | >5 岁 | ≤5 岁 | >5 岁 | ≤5 岁 | >5 岁 | ≤5 岁 |
| 丙酸倍氯米松 | 200~500 | 100~200 | ~1 000 | ~400 | >1 000 | >400 |
| 布地奈德 | 200~600 | 100~200 | ~1 000 | ~400 | >1 000 | >400 |
| 丙酸氟替卡松 | 100~250 | 100~200 | ~500 | ~500 | >500 | >500 |
| 布地奈德雾化悬液 | 250~500 | | ~1 000 | | >1 000 | |

表 14-6 吸入装置的选择和使用要点

| 吸入装置 | 适用年龄 | 吸入方法 | 注意点 |
| --- | --- | --- | --- |
| 压力定量气雾剂(pMDI) | >7 岁 | 缓慢地深吸气(30L/min 或 3~5s),随后屏气 10s | 吸 ICS 后必须漱口 |
| pMDI 加储雾罐 | 各年龄 | 同上,但可重复吸药多次 | 同上,避免静电影响,<4 岁者加面罩 |
| 干粉吸入剂(DPI) | >5 岁 | 快速深吸气(理想流速为 60L/min) | 吸 ICS 后必须漱口 |
| 雾化器 | 各年龄 | 缓慢潮气量呼吸伴间隙深吸气 | 选用合适的口器(面罩);如用氧气驱动,流量≥6L/min;普通超声雾化器不适用于哮喘治疗 |

(2)白三烯调节剂:白三烯调节剂可分为白三烯受体拮抗剂(孟鲁司特、扎鲁司特)和白三烯合成酶(5-脂氧化酶)抑制剂。白三烯调节剂是一类非激素类抗炎药,能抑制气道白三烯活性,并预防和抑制白三烯导致的血管通透性增加、气道嗜酸性粒细胞浸润和支气管痉挛。目前应用于儿童临床的主要为白三烯受体拮抗剂,可单独应用于轻度持续哮喘的治疗,尤其适用于无法应用或不愿使用 ICS、或伴过敏性鼻炎的患儿。但单独应用的疗效不如吸入糖皮质激素。对病毒感染诱发的哮喘和运动诱发的哮喘有其独特的疗效。可部分预防运动诱发性支气管痉挛。与 ICS 联合治疗中重度持续哮喘患儿,可以减少糖皮质激素的剂量,并提高 ICS 的疗效。该药耐受性好,副作用

少,服用方便。目前临床常用的制剂为孟鲁司特片:≥15 岁,10mg,每天 1 次;6~14 岁,5mg,每天 1 次;2~5 岁,4mg,每天 1 次。孟鲁司特颗粒剂(4mg)可用于 1 岁以上儿童。

(3)长效吸入型 $\beta_2$-受体激动剂(LABA):包括沙美特罗和福莫特罗。LABA 目前主要用于经中等剂量吸入糖皮质激素仍无法完全控制的≥5 岁儿童哮喘的联合治疗。由于福莫特罗起效迅速,可以按需用于急性哮喘发作的治疗。ICS 与 LABA 联合应用具有协同抗炎和平喘作用,可获得相当于(或优于)加倍 ICS 剂量时的疗效,并可增加患儿的依从性、减少较大剂量 ICS 的不良反应,尤其适用于中重度哮喘患儿的长期治疗。鉴于临床有效性和安全性的考虑,不应单独使用

LABA。目前仅有限资料显示了5岁以下儿童使用LABA的安全性与有效性。

（4）茶碱：茶碱可与糖皮质激素联合用于中重度哮喘的长期控制，有助于哮喘控制、减少激素剂量，尤其适用于预防夜间哮喘发作和夜间咳嗽。最好用缓释（或控释）茶碱，以维持昼夜的稳定血药浓度。但茶碱的疗效不如低剂量ICS，而且副作用较多，如厌食、恶心、呕吐、头痛及轻度中枢神经系统功能紊乱、心血管反应（心律失常、血压下降）。也可出现发热、肝病、心力衰竭。过量时可引起抽搐、昏迷甚至死亡。合并用大环内酯类抗生素、西咪替丁及喹诺酮药时会增加其不良反应，与酮替芬合用时可以增加清除率，缩短其半衰期，应尽量避免同用。

（5）长效口服 $\beta_2$-受体激动剂：包括沙丁胺醇控释片、特布他林控释片、盐酸丙卡特罗、班布特罗等。可明显减轻哮喘的夜间症状。但由于其潜在的心血管、神经肌肉系统等不良反应，一般不主张长期使用。口服 $\beta_2$-激动剂对运动诱发性支气管痉挛几乎无预防作用。盐酸丙卡特罗：口服15～30分钟起效，维持8～10小时，还具有一定抗过敏作用。<6岁：1.25 $\mu$g/kg，每天1～2次；>6岁：25 $\mu$g或5ml，每12小时1次。班布特罗是特布他林的前体药物，口服吸收后经血浆胆碱酯酶水解、氧化，逐步代谢为活性物质特布他林，口服作用持久，半衰期约13小时，有片剂及糖浆适用于2岁以上儿童。2～5岁：5mg或5ml；5～12岁：10mg或10ml，每天1次，睡前服用。

（6）全身用糖皮质激素：长期口服糖皮质激素仅适用于严重未控制的哮喘患者，尤其是糖皮质激素依赖型哮喘。为减少其不良反应，可采用隔日清晨顿服。但因长期口服糖皮质激素副作用大，尤其正在生长发育的儿童，应选择最低有效剂量，并尽量避免长期使用。

（7）抗IgE抗体：对IgE介导的过敏性哮喘具有较好的效果。但由于价格昂贵，仅适用于血清IgE明显升高、吸入糖皮质激素无法控制的12岁以上重度持续性过敏性哮喘患儿。

（8）抗过敏药物：口服抗组胺药物，如西替利嗪、氯雷他定、酮替芬等对哮喘作用有限，但对具有明显特应症体质者，如伴变应性鼻炎和湿疹等患儿的过敏症状的控制，可以有助于哮喘的控制。

3. 缓解药物

（1）短效 $\beta_2$-受体激动剂（SABA）：SABA是目前最有效、临床应用最广泛的支气管舒张剂，尤其是吸入型 $\beta_2$-受体激动剂广泛用于哮喘急性症状的缓解治疗，适用于任何年龄的儿童。它主要通过兴奋气道平滑肌和肥大细胞表面的 $\beta_2$-受体，舒张气道平滑肌，减少肥大细胞和嗜碱粒细胞脱颗粒，阻止炎症介质释放，降低微血管通透性，增加上皮细胞纤毛功能，缓解喘息症状。常用的短效 $\beta_2$-受体动剂有沙丁胺醇和特布他林。可吸入给药或口服、静脉给药。

1）吸入给药：最常使用，包括气雾剂、干粉剂和雾化溶液，直接作用于支气管平滑肌，平喘作用快，通常数分钟内起效，疗效可维持4～6小时，是缓解哮喘急性症状的首选药物，适用于所有儿童哮喘。也可作为运动性哮喘的预防药物，后者作用持续0.5～2小时。全身不良反应（如心悸、骨骼肌震颤、心律失常、低血钾）较轻，应按需使用。沙丁胺醇每次吸入100～200 $\mu$g；特布他林每次吸入250～500 $\mu$g。不宜长期单一使用，若1天用量超过4次或每月用量≥1支气雾剂时应在医师指导下使用或调整治疗方案。严重哮喘发作时可以在第1小时内每20分钟1次吸入短效 $\beta_2$-受体激动剂溶液或第1小时连续雾化吸入，然后根据病情每1～4小时吸入1次。

2）口服或静脉给药：常用的口服剂有沙丁胺醇、特布他林片等，常在口服15～30分钟后起效，维持4～6小时，一般用于轻、中度持继发作的患儿，尤其是无法吸入的年幼儿童，每天3～4次，心悸和骨骼肌震颤现象较吸入多见。对持续雾化吸入无效或无法雾化吸入的严重哮喘发作者可考虑静脉注射 $\beta_2$-受体激动剂：沙丁胺醇15 $\mu$g/kg缓慢静脉注射持续10分钟以上，危重者可静脉维持滴注1～2 $\mu$g/(kg·min)[≤5 $\mu$g/(kg·min)]。应特别注意心血管系统不良反应，如心动过速、QT间隔延长、心律紊乱、高血压或低血压及低血钾等。

长期应用短效 $\beta_2$-受体激动剂（包括吸入和口服）可造成 $\beta_2$-受体功能下调，药物疗效下降，停药一段时间后可以恢复。

（2）全身型糖皮质激素：哮喘急性发作时病情较重，吸入高剂量激素疗效不佳或近期有口服激素病史的患儿早期加用口服或静脉糖皮质激素可以防止病情恶化、减少住院、降低病死率。短期口服泼尼松1～7天，每天1～2mg/kg（总量不超过40mg），分2～3次。对严重哮喘发作应及早静脉给药,常用药物有甲泼尼龙 1~2mg/kg,或琥珀酸氢化可的松 5~10mg/kg,可每 4~8 小时使用 1 次,一般短期应用,2~5 天内停药。全身用糖皮质激素如连续使用 10 天以上者,不宜骤然停药,应减量维持,以免复发。短期使用糖皮质激素副作用较少。儿童哮喘急性发作时使用大剂量激素冲击疗法并不能提高临床有效性,但可增加与激素治疗相关的不良反应的危险性,故不推荐在哮喘治疗中使用激素冲击疗法。地塞米松为长效糖皮质激素,对内源性皮质醇分泌的抑制作用较强,而且药物进入体内需经肝脏代谢成活性产物才能产生临床效应,起效时间慢,不宜作为首选药物。

(3) 吸入抗胆碱能药物:吸入型抗胆碱能药物,如异丙溴托铵,可阻断节后迷走神经传出支,通过降低迷走神经张力而舒张支气管,其作用比 $\beta_2$-受体激动剂弱,起效也较慢,但长期使用不易产生耐药,不良反应少,可引起口腔干燥与苦味。常与 $\beta_2$-受体激动剂合用,使支气管舒张作用增强并持久,某些哮喘患儿应用较大剂量 $\beta_2$-受体激动剂不良反应明显,可换用此药,尤其适用于夜间哮喘及痰多患儿。剂量为每次 250~500μg,用药间隔同 $\beta_2$-受体激动剂。

(4) 茶碱:具有舒张气道平滑肌、强心、利尿、扩张冠状动脉、兴奋呼吸中枢和呼吸肌等作用,可作为哮喘缓解药物。但由于"治疗窗"较窄,毒性反应相对较大,一般不作为首选用药,适用于对最大剂量支气管扩张药物和糖皮质激素治疗无反应的重度哮喘。一般先给负荷量 4~6mg/kg(≤250mg),加 30~50ml 液体,于 20~30 分钟缓慢静脉滴入,继续用维持量 0.7~1.0mg/(kg·min)静脉泵维持;或每 6~8 小时 4~6mg/kg 静脉滴注。若 24 小时内用过氨茶碱者,首剂剂量减半。用氨茶碱负荷量后 30~60 分钟测血药浓度,茶碱平喘的有效血药浓度为 12~15μg/ml,若 <10μg/ml,应追加一次氨茶碱,剂量根据 1mg/kg 提高血药浓度 2μg/ml 计算。若血药浓度>20μg/ml 应暂时停用氨茶碱,4~6 小时后复查血药浓度。应特别注意不良反应,有条件者应在心电图监测下使用。

哮喘持续状态的治疗　哮喘持续状态的治疗必须因人而异,要考虑到发病急缓、有无合并症、发作时间长短和以往用药情况等,关于其治疗重点简述于下。

1) 支气管扩张药的应用:静脉滴注氨茶碱 4~6mg/kg,加入 50~100ml 液体中,10~30 分钟内给完(若患儿于 8 小时内用过氨茶碱,则改为 2mg/kg),6~8 小时可重复。如能测定血清内药物浓度更好,以据其调整药用量,使血中茶碱浓度在 10~20μg/ml。静滴氨茶碱表现有轻微毒性反应(主要是恶心、呕吐),其严重的毒性反应也时有发生,通常有心率加快,烦躁不安,甚至发生心律不齐。氨茶碱的血浓度和毒性反应常不平行,个别剂量使用不当引起死亡也偶有发生。轻者吸入异丙肾上腺素,重者在严密观察下进行静脉点滴,适应证:①常用于<16 岁,在 ICU 监护下的患儿;②已经过充分治疗,呼吸衰竭仍无好转(包括静滴氨茶碱,血浓度已达 10~20μg/ml;静滴甲泼尼龙 1~2mg/kg,每 4~6 小时 1 次;$\beta_2$-受体激动剂多次雾化吸入及补液、纠酸等措施)。必须了解静滴异丙肾上腺素有危险,只限于儿童。步骤:①建立单独静脉通道,其速率为 0.1μg/(kg·min),每 15~20 分钟可增加 0.1μg/(kg·min),剂量不大于 4~6μg/(kg·min);②停用一切 $\beta_2$-受体激动剂;③随时监测血气,有条件者每增加一次异丙肾上腺素量应监测一次,如临床稳定,$PaCO_2$ 下降 10%,可保留现有水平或逐步减量;④持续心电监护,心率超过 200 次/min,要降低 0.1/μg/(kg·min),有心律不齐还要降低 0.1~0.2μg/(kg·min);⑤如同时静滴氨茶碱,应适当减少氨茶碱量,并随时监测血药浓度。注意事项:①总治疗时间 12~24 小时,不超过 2 天;如症状明显减轻,可每 2~4 小时减量 0.1μg/(kg·min)。②应密切监测血心肌酶及注意心电图变化。

2) 激素的应用:静脉点滴甲泼尼龙 1~2mg/kg,或琥珀酸氢化可的松 5~10mg/kg,可每 4~8 小时使用 1 次,短期内皮质醇激素的副作用可以不必过虑。

3) 立即给氧,提高氧分压达 $PaO_2$>60mmHg。

对有呼吸衰竭的部分患儿进行器械呼吸,一般选用定容型呼吸器,以保证高气道阻力下有足够的通气量进入肺内。潮气量常选用 10~20ml/kg,吸呼比值为 1:2~2.5。呼吸频率宜稍慢,保证能充分呼出。应用器械通气的指标是:有下述指征三项以上时,可以考虑应用(Downes 建议):①严重的吸气性凹陷;②几乎听不到喘鸣音和呼吸音;③肺过度充气,胸廓运动受限;④意识障碍,对疼痛刺激反应低下;⑤吸入 40% 氧仍有发绀;⑥$PaCO_2$ 达到或超过 65mmHg 者。

4) 抗感染:儿童患者常易有呼吸道感染,要针对可能的感染选用抗生素。

5) 维持水分和酸碱平衡:除口服液体外,一般不经口给药及饮食。应立即静脉输液纠正脱水,一般初期用 1/2 张液体,最初 2 小时内以 5~10ml/(kg·h)输入,脱水纠正后,用 1/5 张含钠液维持,见尿后即可给钾,根据年龄大小及脱水程度,输液总量 24 小时为 60~120ml/kg。

患儿常有代谢性酸中毒,纠正酸中毒可用以下公式:要输入的 mEq 碱性液 = BE×体重(kg)×0.3。一般应用碳酸氢钠,在 10~60 分钟内输完,隔 1~4 小时后可继用同量 1 次。24 小时总量不超过 7mEq/kg。

6) 对呼吸衰竭的治疗措施:对哮喘持续状态的患儿,需进行血气监测,要经常注意血 pH、$PaO_2$、$PaCO_2$、BE 等项数值。静脉点滴异丙肾上腺素和激素,有时会使呼吸衰竭解除,必要时进行器械通气。

7) 镇静剂:患儿如有非缺氧所致的激动,此时需要镇静剂,一般用水合氯醛灌肠或口服,氯丙嗪肌内注射。应避免可能抑制呼吸的药物。

8) 祛痰剂:一般应用必嗽平、氨溴索。

9) 强心剂:要注意心脏功能,如疑有心力衰竭发生,即可用强心剂。

4. 中药　应辩证施治,急性发作期分实喘和虚喘,以攻邪治其标"重在理肺和脾"。缓解期当扶正以固其本"重在补脾、温肾或宣肺"。在哮喘迁延期或缓解期有时可加用中药治疗。一般儿童可用六味地黄丸,容易出汗者可用玉屏风散。亦可用黄芪增强机体的免疫功能。此外,六味地黄丸类中药对激素依赖的儿童往往在撤除激素时应用,颇为有益。

5. 其他药物

(1) 抗菌药物:多数哮喘发作由病毒感染诱发,因而无抗生素常规使用指征。但对有细菌或非典型病菌感染证据者给予针对性治疗可取得比单用抗哮喘治疗更好的疗效。

(2) 免疫调节剂:因反复呼吸道感染诱发喘息发作者可酌情加用。

**(六) 特异性免疫疗法**

目前通过正规应用各种药物及采用必要预防措施基本上可以满意地控制哮喘。在无法避免接触变应原或药物治疗无效时,可以考虑针对变应原的特异性免疫治疗。对花粉或尘螨过敏者可以采用相应变应原提取物作脱敏治疗有助于哮喘的控制,但应注意可能出现的严重不良反应:包括全身过敏反应、过敏性休克和哮喘严重发作。对其远期疗效和安全性尚待进一步研究和评价。GINA 不推荐 5 岁以下的儿童进行特异性免疫治疗,并指出特异性免疫疗法必须是在药物治疗等必要防治措施控制不佳的情况下方可考虑。

## 十、哮喘的防治教育和管理

针对家长和患儿本身的哮喘防治教育非常重要,对哮喘患儿的家庭以及学校管理有很大帮助,使哮喘患儿可以进行自我评估以及自我管理,以更好地控制哮喘。

**(一) 哮喘防治教育**

1. 教育内容　确诊早期,可让家长及患儿初步了解哮喘的本质以及发病机制,让家长认识患儿哮喘发作的先兆、症状规律,告知可能诱发哮喘发作的各种因素,以及避免触发的方法,并让家长认识到心理因素在患儿发病中的重要作用。随后,可逐步教会家长进行家庭自我监测,掌握峰流速仪的用法,并记录 PEF,坚持记哮喘日记。同时,亦可教会家长填写儿童哮喘控制问卷。之后,应让家长了解各种长期控制及快速缓解药物的作用特点、药物吸入装置使用方法和吸入技术,及不良反应的预防和处理对策。另外一个非常重要的教育内容是让家长学会识别患儿哮喘加重的征象、应急措施和急诊指征。

2. 教育方式　门诊教育是最重要的启蒙教育,是医患合作关系起始的个体化教育。通过门诊教育,使患者及其家属初步了解哮喘的基本知识,学会应用吸入药物。此外可通过哮喘学校、夏(冬)令营和联谊会等进行集中系统的哮喘防治教育,与学校、社区卫生机构合作,有计划开展社会性的定点公众教育。网络、媒体宣传也是重要的教育手段。最后要强调对各级儿科医生的教育,更新和提高专科医生的哮喘防治水平,定期举办哮喘学习培训班。

**(二) 哮喘管理**

1. 建立医生与患者及家属间的伙伴关系以医院专科门诊为基础,建立哮喘之家、哮喘俱乐部、哮喘联谊会等组织,与患儿及家属建立伙伴关系,让哮喘患儿及其亲属对哮喘防治有一个正确、全面的认识和良好的依从性,坚持治疗,有问题及时沟通。

2. 确定并减少与危险因素接触　通过临床变应原测定及家长的日常生活观察寻找变应原,尽可能避免或减少接触危险因素,以预防哮喘发病和症状加重。

3. 建立哮喘专科病历　建立哮喘患者档案,制订长期防治计划,定期(1~3 个月)随访。随访内容包括检查哮喘日记,检查吸药技术是否正确,监测肺功能,评估哮喘控制情况,维持用药情况,指导治疗。

4. 评估、治疗和监测哮喘　目标是达到并维持哮喘控制。初始治疗以患儿哮喘的严重度为依据,治疗方案的调整以患儿的哮喘控制水平为依据。哮喘控制评估的客观手段是肺功能及 PEF 的测定。有条件可以每 3 个月做一次肺功能,6 岁以上的患儿有条件可以每天坚持测 PEF,并记录在哮喘日记中。一些经过临床验证的哮喘控制评估工具如 C-ACT 和 ACQ 可用于评估哮喘控制水平。作为肺功能的补充,患儿可以在就诊前或就诊期间完成哮喘控制水平的自我评估。就诊时提供连续评估的客观指标,有利于长期监测。

(鲍一笑　林　芊)

## 参 考 文 献

1. Robert M Kliegman, Bonita F Stanton, Joseph W Geme, et al. Nelson Textbook of Pediatrics: Expert Consult. 19th ed. Elsevier-Health Sciences Division, 2011.

2. 全国儿科哮喘协作组. 全国 90 万 0~14 岁儿童中支气管哮喘患病情况调查. 中华结核和呼吸杂志, 1993, 16(增刊): 64-83.

3. 全国儿科哮喘协作组. 中国城区儿童哮喘患病率调查. 中华儿科杂志, 2003, 41(2): 123-127.

4. 全国儿科哮喘协作组. 第三次中国城市儿童哮喘流行病学调查. 中华儿科杂志, 2013, 51(10): 729-735.

5. Pinto LA, Stein RT, Kabesch M. Impact of genetics in childhood asthma. J Pediatr(Rio J), 2008, 84(4): 68-75.

6. 鲍一笑, 华丽. 哮喘基因研究进展. 中华实用儿科临床杂志, 2013, 28(16): 1201-1203.

7. Moffatt MF, Kabesch M, Liang L, et al. Genetic variants regulating ORMDL3 expression contribute to the risk of childhood asthma. Nature, 2007, 448(7152): 470-473.

8. Reijmerink NE, Bottema RW, Kerkhof M, et al. TLR-related pathway analysis: hovel gene-gene interactions in the development of asthma and atopy. Allergy, 2010, 65(2): 199-207.

9. Su MW, Tung KY, Liang PH, et al. Gen-gene and gene-environmental interactions of childhood asthma: a muhifactor dimension reduction approach. PLoS One, 2012, 7(2): e30694.

10. Caliskan M, Bochkov YA, Kreiner-Moller E, et al. Rhinoviros wheezing illness and genetic risk of childhood-onset asthma. N Engl J Med, 2013, 368(15): 1398-1407.

11. David W Denning, Catherine Pashley, Domink Hartl, et al. Fungal allergy in asthma-state of the art and research needs. Clin Transl Allergy, 2014, 4: 14.

12. Bargi S, hgudo A, Gonzalez CA, et al. Prevalence of exercise-induced narrowing in school children from a Mediterranean town. Am Rev Respir Dis, 1993, 147: 1112.

13. Koh YI, Choi IS. Seasonal difference in the occurrence of exercise-induced bronchospasm in asthmatics: dependence on hmnidity. Respiration, 2002, 69(1): 38.

14. Ulger Z, Demir E, Tanac R. The effect of childhood obesity on respiratory function tests and airway hyperrespomivenem. The Turkish Journal of Pediatrics, 2006, (1): 43.

15. 陈欣, 林江涛. 运动性哮喘的诊断和治疗. 实用临床医药杂志, 2009, 13(12): 7-10.

16. Farooque SP, Lee TH. Aspirin-sensitive respireatory disease. Annu Rev Physiol, 2009, 71: 465-487.

17. Shaheen SO, Newson RB, Sherriff A, et al. Paracetamol use in pregnancy and wheezing in early childhood. Thorax, 2002, 57: 958-963.

18. Eyers S, Weatherall M, Jefferies S, et al. Paracetamol in pregnancy and the risk of wheezing in offspring: a systematic review and meta-analysis. Clin Exp Allergy, 2001, 41: 482-489.

19. Elizabeth M Kang, Lisbet S Lundsberg, Jessica L Illuzzi, et al. Prenatal Exposure to Acetaminophen and Asthma in Children. Obstet Gynecol, 2009, 114(6): 1295-1306.

20. 时国朝, 万欢英. 支气管哮喘的免疫发病机制从 Th1/Th2 细胞失衡到 Th2/Treg 细胞失衡. J Intern Med Concepts Pract, 2011, 6(2): 92-95.

21. Cosmi L, Liotta F, Maggi E, et al. Th17cell: new players in asthma pathogenesis. Allergy, 2011, 66(8): 989-998.

22. Doe C, Bafadhel M, Siddiqui S, et al. Expression of the T helper 17-associated cytokines IL-17A and IL-17F in asthma and COPD. Chest, 2010, 138(5): 1140-1147.

23. 中华医学会儿科学分会呼吸学组. 儿童支气管哮喘诊断与防治指南. 中华儿科杂志, 2008, 46(10): 745-753.

24. 胡仪吉. 哮喘持续状态的诊治. 实用儿科临床杂志, 2003, 18(2): 79-82.

25. 申昆玲, 邓力, 李云珠, 等. 糖皮质激素雾化吸入疗法在儿科应用的专家共识(2014 年修订版). 临床儿科杂志, 2014, 6: 504-511.

26. Papadopoulos, et al. International consensus on（ICON）  pediatric asthma. Allergy, 2012, 67: 976-997.

# 第四节　外源性过敏性肺泡炎

外源性过敏性肺泡炎（extrinsic allergic alveolitis，EAA）也称过敏性肺炎（hypersensitivity pneumonitis，HP），是指易感个体反复吸入环境抗原所引起的免疫介导的肺部炎症反应性疾病，以肺脏间质单核细胞性炎症渗出、细胞性细支气管炎和散在分布的非干酪样坏死性小肉芽肿为特征性病理改变。

## 一、病因

许多职业或环境暴露可以引起 EAA，主要是

这些环境中含有可吸入的抗原，包括微生物（细菌、真菌和它们的组成部分）、动物蛋白和低分子量化合物。最近研究提示有些引起 EAA 的暴露抗原是混合物，并不一定总是由单一抗原所致。根据不同的职业接触和病因 EAA 又有很多具体的疾病命名。农民肺（Farmer's lung disease，FLD）是 EAA 的典型形式，是农民在农作中吸入霉干草中的嗜热放线菌或热吸水链霉菌孢子所致。表14-7 列出了不同名称的 EAA 及相关的环境抗原和可能的病因。

**表 14-7　过敏性肺炎的常见病因**

| 疾　　病 | 抗原来源 | 可能的抗原 |
| --- | --- | --- |
| 1. 微生物 | | |
| 农民肺 | 霉干草、谷物、饲料 | 嗜热放线菌 |
| 热吸水链霉菌 | | |
| 蔗尘肺 | 发霉的蔗渣 | 嗜热放线菌 |
| 蘑菇肺 | 发霉的肥料 | 嗜热放线菌 |
| 空调/湿化器肺 | 污染的湿化器、空调 | 嗜热放线菌 |
| 暖气系统 | 青霉菌、克雷伯杆菌 | |
| 夏季过敏性肺泡炎 | 室内粉尘 | 皮肤毛孢子菌 |
| 软木尘肺 | 发霉的软木塞 | 青霉菌 |
| 麦芽工人肺 | 污染的大麦 | 棒曲菌 |
| 乳酪工人肺 | 发霉的乳酪 | 青霉菌 |
| 温室肺 | 温室土壤 | 曲霉菌、青霉菌 |
| 2. 动物蛋白 | | |
| 鸟饲养或爱好者肺（鸽子、鹦鹉） | 鸟分泌物、排泄物、羽毛等 | 蛋白 |
| 鸡饲养者肺 | 鸡毛 | 鸡毛蛋白 |
| 皮毛工人肺 | 动物皮毛 | 动物皮毛 |
| 垂体粉吸入者肺 | 垂体后叶粉 | 后叶加压素 |
| 3. 化学物质 | | |
| 二异氰酸 EAA | 二异氰酸酯 | 变性蛋白 |

在认识到 EAA 与职业环境或粉尘暴露的关系后，一些减少职业暴露的措施已经明显降低了许多职业环境中 EAA 的发生。虽然，现在由于传统职业所致的 EAA 已不像 20 多年前常见，但是，随着新的环境暴露抗原和疾病的不断认识，尤其家庭环境暴露所引起的 HP 是目前值得重视的问题，如暴露于宠物鸟（鸽子、长尾鹦鹉）、污染的湿化器、室内霉尘等均可引起 EAA，只是对于居住环境的暴露较难认识。

## 二、流行病学

随着对广泛存在的环境抗原的认识，以及更为敏感诊断手段的出现，越来越多的 EAA 被认识和诊断，因此近来流行病学研究提示 EAA 是仅次于特发性肺纤维化（IPF）和结节病的一种常见的间质性肺疾病。由于抗原暴露强度、频率和时间不同，可能也存在疾病诊断标准不一致和认识不够的宿主因素，EAA 在不同人群的患病率差异很

大。农民肺在苏格兰农业地区的患病率是2.3%~8.6%;美国威斯康星暴露到霉干草的人群的男性患病率是9%~12%。在农作业工人中EAA症状的发生率远高于疾病的患病率。蘑菇工人中20%严重暴露者有症状;嗜鸟者人群中估计的患病率是0.5%~21%。一项爱鸽俱乐部人员的调查显示,鸽子饲养者肺(pigeon breeder's disease,PBD)的患病率是8%~30%。有关化学抗原暴露的人群中EAA的流行病学资料目前仍不足。此外不同的EAA,其危险人群和危险季节都存在差异。

## 三、病理

EAA的特征性病理改变包括以淋巴细胞渗出为主的慢性间质性肺炎,细胞性细支气管炎(气道中心炎症)和散在分布的非干酪样坏死性小肉芽肿,但是依发病形式和所处的疾病阶段不同,组织病理学改变也有各自的特点。在急性和亚急性期主要是肺泡间隔和肺泡腔内有由淋巴细胞、浆细胞、肥大细胞等组成的炎性细胞渗出,呈现时相一致的以细支气管为中心的非特异性间质性肺炎(NSIP)改变,2/3的病例可以见到非干酪样坏死性肉芽肿,主要由上皮样组织细胞、多核巨细胞和淋巴细胞组成的一种松散的边界不清楚的小肉芽肿病变,通常单个存在于细支气管或邻近肺泡。肉芽肿一般于抗原暴露后3周左右形成,避免抗原接触后3~4个月内可消失。虽然急性暴露后早期可以见到中性粒细胞,但是中性粒细胞和嗜酸性粒细胞通常不明显。急性期一般无纤维化改变。间质纤维化和蜂窝肺主要见于疾病晚期或慢性EAA。Reyes等对60例农民肺进行病理研究发现,间质性肺炎占100%,肉芽肿占70%,机化性肺炎占65%,间质纤维化占65%,泡沫样细胞占65%,外源性异物占60%,孤立巨细胞占53%,细支气管炎占50%,闭塞性细支气管炎伴机化性肺炎占10%~25%。慢性EAA或停止抗原暴露后数年,细支气管炎和肉芽肿病变可能消失,仅遗留间质性炎症和纤维化或伴蜂窝肺样改变,这种间质纤维化可能是气道中心性或与普通型间质性肺炎(UIP)难以鉴别。因此,EAA可能代表一部分病理证实的NSIP、UIP、闭塞性细支气管炎伴机化性肺炎(bronchiolitis obliterans with organizing pneumonia,BOOP)。

## 四、发病机制

EAA主要是吸入抗原后引起的肺部巨噬细胞-淋巴细胞性炎症并肉芽肿形成,以CD8$^+$淋巴细胞增殖和CD4$^+$Th1淋巴细胞刺激浆细胞产生大量抗体尤其是IgG为特征。在暴露早期支气管肺泡灌洗液(bronchoalveolar lavage fluid,BALF)的CD4$^+$Th1细胞增加,但是之后多数病例是以CD8$^+$细胞增加为主。巨噬细胞和CD8$^+$毒性淋巴细胞参与的免疫机制还没有完全阐明。

EAA的急性期主要是吸入抗原刺激引起的巨噬细胞-淋巴细胞反应性炎症,涉及外周气道及其周围肺组织。亚急性期主要聚集的单核细胞成熟为泡沫样巨噬细胞,形成肉芽肿,但是在亚急性过程中,也形成包括浆细胞的淋巴滤泡,伴携带CD40配体的CD4$^+$Th$_1$淋巴细胞增殖,后者可以激活B细胞,提示部分抗体是在肺部局部形成。慢性阶段主要是肺纤维化。引起急性、亚急性和慢性的免疫机制相互重叠。

### (一)Ⅲ型免疫反应

最初认为EAA是由免疫复合物介导的肺部疾病,其理论依据包括:①一般于暴露后2~9小时开始出现EAA症状;②有血清特异沉淀抗体;③病变肺组织中发现抗原,免疫球蛋白和补体;④免疫复合物刺激BAL细胞释放细胞因子增加,激活巨噬细胞释放细胞因子。然而,进一步研究发现:①同样环境抗原暴露人群中,50%血清沉淀抗体阳性者没有发病,而且血清沉淀抗体与肺功能无关;②抗原吸入刺激后血清补体不降低;③抗原-抗体复合物介导的血管炎不明显;④EAA也可发生于低球蛋白血症患者。

### (二)Ⅳ型(细胞)免疫反应

细胞免疫反应的特征是肉芽肿形成。EAA的肺组织病理学改变特点之一是淋巴细胞性肉芽肿性炎症,肉芽肿是亚急性期EAA的主要病理改变,而且抑制细胞免疫的制剂可以抑制实验性肉芽肿性肺炎。抗原吸入后刺激外周血淋巴细胞重新分布到肺脏,局部淋巴细胞增殖,以及淋巴细胞凋亡减少使得肺脏淋巴细胞增多。因此抗原刺激几天后,局部免疫反应转向T细胞为主的肺泡炎,淋巴细胞占60%~70%。在单核细胞因子,主要是巨噬细胞炎性蛋白1(macrophage inflammatory protein-l,MIP-1)的激活下,幼稚巨噬细胞转化成上皮样细胞和多核巨细胞,形成肉芽肿。然而,这种单核细胞转化成多核巨细胞形成肉芽肿的生物学细节尚不完全清楚。

### （三）细胞-细胞因子

目前认识到 EAA 的发生需要反复抗原暴露，宿主对暴露抗原的免疫致敏，免疫反应介导的肺部损害。然而，涉及 EAA 免疫机制的细胞之间的交互作用还不是十分清楚。抗原吸入后，可溶性抗原结合到 IgG，免疫复合物激活补体途径，通过补体 C5 激活巨噬细胞，巨噬细胞被 C5 激活或消化抗原颗粒激活后，释放趋化因子包括白介素-8（Interleukin-8，IL-8）、巨噬细胞炎症蛋白-1α（macrophage inflammatory protein-1α，MIP-1α）、调节激活正常 T 细胞表达和分泌因子（regulated on activation normal T cell expressedand secreted，RANTES）和细胞因子，包括 IL-1、IL-6、IL-12、肿瘤坏死因子（tumor necrosis factor-α，TNF-α）和转化生长因子（TGF-13），首先趋化中性粒细胞，几个小时后趋化和激活循环 T 淋巴细胞和单核细胞移入肺脏。

### （四）其他

支气管肺泡灌洗（bronchoalveolar lavage，BAL）显示致敏宿主暴露抗原后 48 小时内中性粒细胞肺脏聚集，这可能是气道内免疫复合物刺激，补体旁路途径的激活和吸入抗原的内毒素效应或蛋白酶效应。这些因素造成的肺损伤促进肺脏的抗原暴露，促进免疫致敏和进一步的肺损害。我们曾经通过热吸水链霉菌胞外蛋白酶诱发 EAA，48 小时内主要是肺脏中性粒细胞聚集，3 周后形成肉芽肿和慢性淋巴细胞性炎症。

只有不到 10% 的常规暴露人群发病，大多数暴露人群仅有正常的抗体反应。抗体单独存在不足以产生疾病，而是涉及 CD8+ 细胞毒性淋巴细胞的迟发性过敏反应共同参与。CD8+ 激活需要 T 细胞受体结合到抗原提呈细胞的 I 类 MHC 分子上，但是试图联系 EAA 与 I 类 MHC 分子的研究结果是不一致的。

总之，临床研究和动物实验结果提示 EAA 是易感个体受到环境抗原刺激后通过 III 型和 IV 型免疫反应引起的肺脏慢性炎症伴肉芽肿形成，然而，确切的免疫机制还不很清楚。此外，个体易感性差异、炎症吸收和纤维化的机制也不清楚。

### 五、临床表现

急性形式是最常见和具有特征的表现形式。

一般在明确的职业或环境抗原接触后 2~9 小时开始出现"流感"样症状，如畏寒、发热、全身不适伴胸闷、呼吸困难和咳嗽，症状于 6~24 小时最典型。两肺底部可闻及细湿啰音或细小爆裂音，偶闻哮鸣音。反应强度或临床表现与吸入抗原的量与暴露时间有关。如果脱离抗原接触，病情可于 24~72 小时内恢复。如果持续暴露，接触和症状发作的关系可能不明显，反复急性发作导致几周或几个月内逐渐出现持续进行性发展的呼吸困难，伴咳嗽，表现为亚急性形式。

慢性形式是长期暴露于低强度抗原所致，也可以是反复抗原暴露导致急性或亚急性反复发作后的结果。主要表现隐匿性发展的呼吸困难伴咳嗽和咳痰及体重减轻。肺底部可以闻及吸气末细小爆裂音，少数有杵状指。晚期有发绀、肺动脉高压及右心功能不全征象。

20%~40% 的慢性 EAA 表现位慢性支气管炎的症状，如慢性咳嗽伴咳痰，有些甚至在普通 X 线胸片上不能发现肺实质的病变。病理学研究证实了农民肺存在支气管炎症。嗜鸽者也经常表现支气管炎的症状和黏液纤毛清除系统功能降低。因为多数 EAA 是非吸烟患者，没有其他原因解释其慢性支气管炎的原因，因此，这可能是 EAA 本身的结果，与慢性 EAA 的气道高反应性相关。

### 六、辅助检查

#### （一）X 线胸片

急性形式主要表现以双侧中下肺野分布为主的弥漫性分布的边界不清的结节影，斑片磨玻璃影或伴实变，病变倾向于下叶肺。在停止抗原暴露后 4~6 周急性期异常结节或磨玻璃影可以消失。因此急性发作缓解后的胸片可以无异常。影像学的变化与症状的关系不明显。亚急性主要是细线条和小结节形成的网结节影。慢性形式主要表现以上中肺野分布为主的结节、粗线条或网状影，疾病晚期还有肺容积减小、纵隔移位以及肺大疱形成或蜂窝肺。一些病例表现急性、亚急性和慢性改变的重合。罕见的异常包括胸腔积液、胸膜肥厚、肺部钙化、空洞、不张、局限性阴影以及胸内淋巴结增大。

#### （二）胸部 CT/HRCT

急性/亚急性形式主要显示弥漫性分布的边

界不清的小结节影沿小叶中心和细支气管周围分布,这些结节代表细支气管腔内肉芽组织或细胞性细支气管周围炎症。细支气管炎引起支气管阻塞引起气体陷闭,形成小叶分布的斑片样过度充气区。斑片性磨玻璃样变和肺泡过度充气交错形成马赛克(mosaic)征象。慢性形式主要表现小叶间隔和小叶内间质不规则增厚,蜂窝肺伴牵拉性支气管或细支气管扩张和肺大疱;间或混有斑片性磨玻璃样变。蜂窝肺见于 50% 的慢性 EAA。肺气肿主要见于下肺野,见于急性和慢性非吸烟者,可能与细支气管炎或阻塞有关。这种改变类似于 IPF,不同的是前者的纤维化一般不影响肋膈角。轻度反应性纵隔淋巴结增大也比较常见。

### (三) 血液学检查

急性 EAA 的外周血白细胞(中性粒细胞)一过性和轻度增高,红细胞沉降率、C-反应蛋白也经常升高。外周血嗜酸性粒细胞和血清 IgE 正常。一些 EAA 患者血清可以检测到针对特异性抗原的沉淀抗体(IgG、IgM 和 IgA)。由于抗原准备尚没有标准化,因此很难确认阴性的意义,除非抗原用 EAA 患者或非 EAA 患者血清检验过,因此,商品 EAA 抗体组合试验阴性不能除外 EAA 的诊断。但是,血清特异性沉淀抗体阳性也见于无症状的抗原接触者,如 30%~60% 的无症状饲鸽者存在对鸽子抗原的抗体;2%~27% 的农民的血清存在抗 M.Faeni 抗体。此外,停止暴露后血清沉淀抗体会消失,在停止抗原暴露后 6 年,50% 的农民肺患者血清抗体转阴;50% 的 PBD 或嗜鸟者肺在停止抗原暴露后 2~3 年,其血清沉淀抗体转阴。因此,这种特异抗体的存在只说明有过敏原接触史,并无诊断特异性,反过来抗体阴性也不能排除诊断。

### (四) 肺功能检查

疾病早期可能仅表现弥散功能障碍,肺泡-动脉氧分压差($A\text{-}aDO_2$)增加和运动时低氧血症,随着疾病进展出现限制性通气功能障碍,肺容积减低,气流速度正常或增加,肺弹性回缩增加。也可以有轻度气道阻塞和气道阻力增加,这可能与细支气管炎或肺气肿有关。20%~40% 的 EAA 患者存在非特异气道高反应性。5%~10% 的 EAA 患者临床有哮喘发作。停止抗原暴露后,气道高反应性和哮喘减轻。

### (五) 支气管肺泡灌洗

当 BAL 距离最后一次暴露超过 5 天,40%~80% 的患者 BALF 中 T 淋巴细胞数呈现 2~4 倍的增加,尤其是 CD8+ 细胞增加明显,导致 CD4+/CD8+<1 或正常,但是有时 CD4+/CD8+>1 或正常。这可能与暴露的形式、疾病的形式(急性或慢性)、BAL 离最后一次暴露的时间有关,有些研究提示 BALF 中 CD8+ 细胞的增加与肺纤维化负相关。CD4+ 细胞为主见于 EAA 的纤维化阶段。许多 CD8+ 细胞表达 CD57(细胞毒性细胞的标记)和 CD25(IL-2 受体)及其他活性标记,当抗原暴露持续存在,这些活性标记细胞增加。BALF 的淋巴细胞与持续的抗原暴露有关,不提示疾病和疾病的预后。此外,肺泡巨噬细胞也呈激活状态。当在暴露后 48 小时内进行 BAL 或吸入抗原后的急性期 BALF 的中性粒细胞的比例可以呈中度增加,表现一过性的中性粒细胞性肺泡炎。肥大细胞时有增加。

## 七、诊断与鉴别诊断

根据明确的抗原接触史,典型的症状发作及与抗原暴露的明确关系,胸部影像学和肺功能的特征性改变,BAL 检查显示明显增加的淋巴细胞(通常淋巴细胞>40% 和 CD4/CD8<1),可以作出明确的诊断。经支气管透壁肺活检(TBLB)取得的合格病理资料将进一步支持诊断,一般不需要外科肺活检。由于抗原制备没有标准化,含有非特异成分,因此用可疑抗原进行的皮肤试验不再具有诊断价值。特异性抗原吸入激发试验难以标准化,并且有一定的危险性,也不常规采用。表 14-8 列出了建立外源性过敏性肺泡炎诊断的主要标准和次要标准,如果满足 4 个主要标准和 2 个次要标准或除外结节病、IPF 等,EAA 诊断可以确定。有时组织学提示 EAA 而胸片正常。但是正常 HRCT 降低了急性或慢性 EAA 的可能,但是 2 次急性发作之间的 HRCT 可能正常。正常 BALF 也有利于排除 EAA。

急性 EAA 需要与感染性肺炎(病毒、支原体等)鉴别,另外也需要与职业性哮喘鉴别。慢性 EAA 需要与各种其他原因所致的间质性肺炎、结节病和肺结核进行鉴别。需要与 EAA 进行鉴别的疾病,见表 14-9。

表 14-8　建立外源性过敏性肺泡炎的诊断标准

| 主要诊断标准 | 次要诊断标准 |
|---|---|
| EAA 相应的症状（发热、咳嗽、呼吸困难） | 两肺底吸气末爆破音 |
| 特异性抗原暴露（病史或血清沉淀抗体） | Dlco 降低 |
| EAA 相应的胸片或 HRCT 改变（细支气管中心结节，斑片磨玻璃影间或实变，气体陷闭形成的马赛克征象等） | 低氧血症 |
| BALF 淋巴细胞增加，通常>40%（如果进行了 BAL） | |
| 相应的组织病理学变化（淋巴细胞渗出为主的间质性肺炎、细支气管炎、肉芽肿）（如果进行了活检） | |
| 自然暴露刺激阳性反应（暴露于可疑环境后产生相应症状和实验室检查异常）或脱离抗原接触后病情改善 | |

表 14-9　EAA 不同阶段的鉴别诊断

急性 EAA
  A. 急性气管支气管炎、支气管炎、肺炎
  B. 急性内毒素暴露
  C. 有机粉尘毒性综合征
  D. 变应性支气管肺曲霉病（ABPA）
  E. 反应性气道功能异常综合征
  F. 肺栓塞
  G. 吸入性肺炎
  H. 隐源性机化性肺炎（COP）
  I. 弥漫性肺损害

亚急性 EAA
  A. 反复肺炎
  B. ABPA
  C. 肉芽肿性肺疾病
  D. 感染；结核；真菌
  E. 铍病
  F. 硅沉着病
  G. 滑石沉着病
  H. 朗格汉斯细胞组织细胞增生症
  I. Churg Strauss 综合征
  J. Wegerner 肉芽肿
  K. 结节病

慢性 EAA
  A. 特发性肺纤维化
  B. COPD 合并肺纤维化
  C. 支气管扩张
  D. 鸟型分枝杆菌肺疾病

## 八、治疗

根本的预防和治疗措施是脱离或避免抗原接触。改善作业卫生、室内通风和空气污染状况，降低职业性有机粉尘和环境抗原的吸入可以有效预防 EAA 的发生。单纯的轻微呼吸道症状在避免抗原接触后可以自发缓解，不必特殊治疗。但对于急性重症和慢性进展的患者则需要使用糖皮质激素，其近期疗效是肯定的，但是其远期疗效还没有能确定。急性重症 EAA 伴有明显的肺部渗出和低氧血症，经验性使用泼尼松 30~60mg/d，1~2 周或直到临床、影像学和肺功能明显改善后减量，疗程 4~6 周。亚急性 EAA 经验性使用泼尼松 30~60mg/d，2 周后逐步减量，疗程 3~6 个月。如果是慢性 EAA，维持治疗时间可能需要更长。

如果在永久性影像或肺功能损害出现之前完全脱离抗原暴露，EAA 的预后很好。但是如果持续暴露，10%~30% 会进展成弥漫性肺纤维化、肺心病，甚至死亡。农民肺的病死率是 0~20%，与发作的次数相关。虽然急性大量暴露导致死亡的报告也有几例，但是死亡多发生于症状反复发作 5 年以上者。预后与 EAA 的形式或抗原的种类不同、暴露的性质不同有关。长期低水平暴露似乎与不良预后有关，而短期间歇暴露的预后较好。如在美国和欧洲的 PBD 有好的预后，而墨西哥的 PBD 预后较差，5 年病死率达 30%。不幸的是许多慢性 EAA 表现肺纤维化和肺功能异常，停止暴露后也只能部分缓解。

（鲍一笑　华　丽）

# 第五节　吕弗勒综合征

吕弗勒综合征，又称为嗜酸细胞增多性肺病、嗜酸细胞增多性肺浸润综合征（pulmonary infiltration with eosinophilia syndrome，PIE 综合征）。1932 年 Löffler 叙述一组病例，胸部 X 线显示不定的结构和密度，有中度（10%~20%）的嗜酸性粒细胞增多和轻微的临床症状，这一状况持续时间短，多为数周,以后称之为 Löffler 综合征,虽然原因未确定,但在一些患者中间发现了蛔虫感染。1 年后 Weingarten 自印度报告有类似肺及血液所见的热带性嗜酸细胞增多症病例,以后又有一些类似疾病的描述,但也有某些不同,现统称之为嗜酸细胞增多性肺病(eosinophiiic pneumopathy, PIE)或 PIE 综合征,因 Löffler 综合征沿用已久,本文仍采用这一名称。

## 一、分类

目前临床分型不一致,一般分为:

1. 原因未明　单纯性嗜酸性粒细胞增多性肺病(SEP)或 Löffler 综合征、急性嗜酸性粒细胞增多性肺炎(AEP)、慢性嗜酸性粒细胞增多性肺炎(CEP)、特发性嗜酸性粒细胞增多综合征(IHS)。

2. 原因明确　变态反应性支气管肺曲霉病(ABPA)、支气管中心性肉芽肿病(BG)、寄生虫感染及药物反应。

3. 嗜酸性粒细胞性血管炎　过敏性脉管炎、Churg-Strauss 综合征(CSS)。

## 二、病因与发病机制

很多 Löffler 综合征患儿不能证明有特殊原因。典型的综合征表现常见于有变应性个人或家族史的儿童,尤多见于寄生线虫(nematode)感染者,常为蛔虫或弓蛔虫属,此外阿米巴病、旋毛虫病、肺吸虫病、鞭虫病、钩虫病及丝虫感染可呈现类似症状。从患者难于找到线虫,因蛔虫病的肺期发生在能找到从成虫排出的虫卵的数日至数周之前。近年来发现,衣原体及曲霉菌感染有时是本症的原因。

有些 Löffler 综合征由药物及化学物质引起的报告,包括呋喃坦啶、对氨基柳酸、磺胺类药物、肼苯哒嗪及青霉素等。

有些小儿无特殊原因,可能是对某种自限性感染或吸入性过敏原的超敏感性反应所致。

## 三、病理

本症预后良好,故能作尸体解剖者很少,其基本病变是不规则的支气管肺病灶和有小区域的嗜酸性粒细胞肺泡渗出,像在内脏幼虫转移所见一样,有异物型巨细胞。有时见变性微丝蚴在肺嗜酸性粒细胞肉芽肿中,表现为热带嗜酸性粒细胞增多症或嗜酸性粒细胞增多肺的特殊病征。除多发性动脉炎外,少见血管损伤。电镜检查,可见肺泡及微血管基底膜完整无缺亦无免疫沉积物,但在肺泡壁及肺泡腔内有大量的嗜酸性细胞及吞噬巨细胞存在。

## 四、临床表现

Löffler 综合征一般症状极轻或无症状,甚至肺部有大片病变时亦如此。可出现咳嗽、喘鸣,偶可听到散在湿性啰音。X 线检查中病灶可以侵犯任何肺野,但中下肺多见,非节段性、形态多样化,实变周围还可见磨玻璃影,部分肺纹理增粗、少量胸腔积液,但病灶未见游走性。国外学者认为 Löeffler 综合征肺部 X 线表现中病灶的游走性和一过性是其主要特征。

急性嗜酸性粒细胞增多性肺炎(AEP)起病较急,临床上常有发热、低氧血症。其外周血嗜酸性粒细胞(EOS)通常不高,这有别于其他 PIE,但是 BALF 中 EOS 大于 25%。影像学表现:两肺网格状阴影,伴或不伴斑片状实变,胸腔积液。此病对激素治疗敏感,停用激素后不复发。

慢性嗜酸性粒细胞性肺炎(CEP)起病隐匿,呈慢性、进行性,约 2/3 患者 IgE 增高,外周血和 BALF 中 EOS 明显增高。组织学检查显示肺泡内及间隔嗜酸性粒细胞和淋巴细胞聚集,伴有间质纤维化。AEP 与 CEP 的区别在于基底层损伤的严重程度和纤维化程度。典型胸片表现为两肺上叶非节段性实变。CT 显示病变主要在肺外周。不到 10% 的患者有胸腔积液。

特发性嗜酸性粒细胞增多综合征(IHS)是一种少见病,是由嗜酸性粒细胞浸润引起的多器官的损伤。①外周血嗜酸性粒细胞明显增加($>1.5×10^9/L$),并持续 6 个月以上;②出现多系统脏器损害,无其他原因可以解释;③不能找到可诱发嗜酸性粒细胞增多的常见病因。符合上述 3 项条件者,即可诊断为 IHS。一般不好发于儿童。

变态反应性支气管肺曲霉病(ABPA)由曲霉菌引起。见于长期哮喘和肺纤维化的患儿。外周血嗜酸性粒细胞增高,皮肤曲霉菌试验阳性,血清 IgE 增高。X 线所见为转移性周边性肺浸润,偶见局灶性肺炎或肺不张。慢性或复发性曲霉病可能发生支气管扩张。Patterson 等把 ABPA 分为 5 个阶段来指导临床:急性、消退、恶化、激素依赖和纤维化。本症可发生于小婴儿。有报告 6 个月婴儿发病者。

支气管中心性肉芽肿病(BG)是一种罕见病，是支气管和细支气管上皮肉芽肿性炎。起病较急，常有发热、咳嗽。大约有 1/3 患者有哮喘并且嗜酸性粒细胞增多，痰培养可发现曲霉菌。影像学表现不典型，60% 为结节或肿块影，27% 为肺炎型实变。

AEP 和 CEP 的肺功能主要表现为限制性通气功能障碍；而 ABPA 则表现为阻塞性通气功能障碍。

寄生虫感染和药物反应均能引起肺部病变伴嗜酸性粒细胞增多。寄生虫肺部浸润主要通过直接浸润和过敏反应。其中，在发展中国家，蛔虫是引起嗜酸性粒细胞增多和肺部病变的主要原因，丝虫是引起热带性嗜酸性粒细胞增多症的主要原因。许多药物(呋喃妥因、非甾体抗炎药、水杨酸等)能导致嗜酸性粒细胞增多性肺病，伴或不伴有咳嗽、呼吸急促。

Churg-Strauss 综合征(CSS)是一种少见的全身性疾病，1990 年美国风湿协会重新修订了 CSS 诊断标准，即：①哮喘；②外周血 EOS>10%；③单或多关节病变；④游走性或一过性肺浸润；⑤鼻窦异常；⑥活检表现为细胞外 EOS 浸润。符合 6 项诊断标准中的 4 项，CSS 的敏感性达 85%，特异性达 99.7%。本病可发生在儿童时期。

### 五、诊断与鉴别诊断

目前用于诊断此类疾病的标准有 3 种：①发现外周血 EOS 增高和肺部 X 线有浸润性改变。②支气管肺泡灌洗液中 EOS 比例明显增高。③经支气管肺组织活检，示其共同病理改变：即肺实质、肺间质和支气管周围组织中 EOS 广泛浸润。有哮喘病史者考虑 Churg-Strauss 综合征(CSS)、ABPA、BG 的可能。考虑可能的原因，仔细询问近期服用药物史，以及详细调查有关寄生虫感染，包括蛔虫、犬弓蛔虫、钩虫、类圆线虫属、丝虫(马来丝虫、斑氏丝虫)和旋毛虫感染。曲霉菌的肺损害有类似的 X 线表现，且有哮喘。曲霉菌皮肤试验阳性，痰中发现菌丝，有助于变应性支气管肺曲菌病的诊断。如疑为结核，则应注意在痰中找结核菌，结核菌素试验阴性有助于鉴别。此外，要考虑多发性动脉炎的可能性，虽然在儿童

时期它很少见。蛔虫抗原皮肤试验偶可协助诊断。肺活检对确诊 CSS 和 BG 有必要。

### 六、治疗

典型的 Löffler 综合征是自限性的，一般不需治疗。如果需要治疗，首选糖皮质激素，对于激素无效者可给予免疫抑制剂。当证明丝虫感染时，可用海群生 7~10 天，6mg/(kg·d)，分 3 次服。此药亦可用于蛔虫感染，每天 15mg/kg 顿服，连续在 4 个早晨服用。但在病的肺期治疗肠道寄生虫感染，并无明显效果。对衣原体肺炎，可用红霉素或磺胺二甲基异噁唑(sulfisoxazole)治疗。对于 ABPA 和 BG 可以在给予激素的基础上联合抗真菌治疗。

(鲍一笑　华　丽)

## 参 考 文 献

1. Kendig JR. Disorders of the Respiratory Tract in Children, 3rd ed. Philadelphia：W. B. Saunders Company, 1977.

2. Crofton JW, et al. Pulmonary Eosinophilia. Thorax, 1952, 7：1.

3. Danaraj TJ, et al. The Etiology and Pathology of Eosinophic Lung(Tropical Eosinophilia) Am. J. Trop. Med Hyg, 1966, 15：183.

4. Bedrossian CWM. Ultrastructare of the Lung in Löffler's Pneumonia. Am J Med, 1975, 58：438.

5. Kim Y, Lee KS, Choi Dc, et al. The spectrum of eosinophilic lung disease：radiologic findings. J Copmul Assist Tomogr, 1997, 21(6)：920-930.

6. Jederlinic PJ, Sicilian L, Gaensler EA. Chronic eosinophilic pneumonia：a report of 19 cases and a review of the literature. Medicine, 1988, 67：154-162.

7. Naughton M, Fahy J, FitzGerald MX. Chronic eosinophilic pneumonia：a long-term follow-up of 12 patients. Chest, 1993, 103：162-165.

8. Winn RE, Kollef MH, Meyer JI. Pulmonary involvement in the hypereosinophilic syndrome. Chest, 1994, 105：656-660.

9. Chusid MJ, Dale DC, West BC, et al. The hypereosinophilic syndrome：analysis of fourteen cases with review of the literature. Medicine, 1975, 54：1-27.

10. Patterson R, Greenberger PA, Radin RC, et al. Allergic bronchopulmonary aspergillosis：staging as an aid to management. Ann Intern Med, 1982, 96：286-291.

11. Katzenstein AL, Liebow AA, Friedman PJ. Bronchocentric granulomatosis, mucoid impaction and hypersensitivity re-

action to fungi. Am Rev Respir Dis,1975,111:497-537.

12. Robinson RG,Wehunt WD,Tsou E,et al. Bronchocentric granulomatosis:roentgenographic manifestations. Am Rev Respir Dis,1982,125:751-756.

13. Allen JN,Davis WB. Eosinophilic lung diseases. Am J

Respir Crit Care Med,1994,150:1423-1438.

14. Masi AT,Hunder GG,Lie JT,et al. The American College of Rheumatology 1990 criteria for the classification of Churg-Strauss syndrome ( allergic granulomatosis angiitis). Arthritis Rheum,1990,33:1094-1100.

# 第十五章

# 肺循环病变

肺脏是唯一由体循环和肺循环同时灌流的器官，其体循环血管主要分布在支气管和肺血管的管壁，以提供氧和营养物质为主，是营养性血管。一般不会分布到肺泡，也不与肺动脉、肺静脉相通。肺循环的血管是功能性血管，具有高容低压低阻力的特点，与支气管伴行，主要参与气体交换。本章涉及的肺循环病变即指的是这一循环的疾病。

从分类学的角度来看，肺循环病变应该包括先天性和后天性两类。后天性相对少见，包括后天性二尖瓣疾病、慢性心力衰竭、获得性肺泡毛细血管炎等一系列疾病，因篇幅关系不做赘述。本章主要涉及先天性肺循环病变。其大致分类情况如下：

## 一、单纯肺循环先天性疾病

1. 肺动脉　包括肺动脉起源异常（anomalous origin of pulmonary artery）、肺动脉发育不良（pulmonary hypoplasia）、一侧肺动脉缺如（unilateral absence of pulmonary artery）、肺动脉狭窄（pulmonary stenosis，PS）、特发性肺动脉扩张（idiopathic pulmonary arterial dilation）、迷走左肺动脉（aberrant left pulmonary artery）、永存动脉干（persistent truncus arteriosus）、肺动脉闭锁（pulmonary artery atresia）、肺小动脉纤维肌性发育不良（pulmonary arterial fibromuscular dysplasia）、法洛四联症（tetralogy of Fallot）、大血管转位（transposition of the great vessels）、遗传性肺动脉高压（heritablepulmonary arterial hypertension，HPAH）。

2. 肺静脉　包括肺静脉异位引流（anomalous pulmonary venous drainage）、肺静脉闭锁（pulmonary venous atresia，PVA）、先天性肺静脉狭窄（congenital pulmonary venous stenosis，CPVS）。

3. 毛细血管　包括肺毛细血管瘤样增生（pulmonarycapillary hemangiomatosis，PCH）、肺泡毛细血管发育不良（alveolar capillary dysplasia，ACD）。

## 二、体肺循环异常交通

1. 肺动静脉瘘（pulmonary arteriovenous fistula，PAVF）。

2. 主动脉-肺动脉间隔缺损（aorticopulmonary septal defect）。

3. 支气管动脉-肺动脉畸形（bronchial artery-pulmonary artery malformation）。

以下将分节对肺动脉狭窄、单侧肺动脉缺如、迷走左肺动脉、肺静脉异位引流、先天性肺动静脉瘘等几种疾病进行阐述。

## 第一节　肺动脉狭窄

肺动脉狭窄（pulmonary stenosis，PS）泛指一类右室向肺循环泵血的通路出现梗阻的先天性心血管疾病。根据梗阻发生的部位可分为肺动脉瓣下狭窄（右室双腔或右室流出道狭窄）、肺动脉瓣狭窄、肺动脉瓣上狭窄（肺动脉主干或肺动脉的左右肺内肺外分支狭窄）。最常见的是肺动脉瓣狭窄。PS可以单发，也可作为复合畸形的一部分，总发生率约占所有先天性心脏病患儿的25%~30%。

### 一、肺动脉瓣狭窄

1761年John Baptist Morgagni首先描述，指的是肺动脉瓣膜病变所致的狭窄，约占先天性心脏病患儿的8%~10%。与大多数先天性心脏病一样，大多数肺动脉瓣狭窄病因不确切，文献报道少数与Noonan综合征等基因缺陷有关。

（一）病理与病理生理

正常肺动脉瓣由 3 个同样大小的半月瓣形成,瓣叶交界处可以完全游离。单纯肺动脉瓣狭窄时,3 个瓣缘互相融合,形成圆顶样或漏斗样的结构,仅有中央的小孔可通过血流。瓣叶可短缩、增厚和僵挺,有时仅有两瓣,年长儿和成年患者于狭窄的瓣口可有疣状的赘生物或钙化。偶有病例仅表现为瓣叶增厚、瓣环偏小、开闭不灵活,称为肺动脉瓣发育不良。这些病例常有家族性,如 Noonan 综合征。

本病的继发病变为右室向心性肥厚,导致右心室腔变小,心内膜下心肌缺血性病变。这与肺动脉瓣狭窄的血流动力学改变有关,右室必须代偿性提高收缩压以适应向肺动脉泵血,逐渐形成右室壁增厚,同时右房继发增大且压力增高,导致卵圆孔被迫开放,形成右向左分流引起发绀。

肺动脉瓣狭窄常可伴肺动脉主干的扩张,可延伸到左肺动脉。扩张的程度与狭窄的严重性并不成比例,机制不清。

（二）临床表现

轻度狭窄可完全无症状。中度狭窄在学龄期以前多无症状,常因体检发现杂音就诊,部分年长儿可以出现劳力后疲乏及气促。严重狭窄者可出现明显劳力性呼吸困难,甚至昏厥或猝死。活动时可出现胸痛或上腹痛。这些症状都是病情严重的信号,应尽快手术。

患儿的生长发育往往正常,面容往往硕圆（50%）,有心力衰竭者亦不一定出现消瘦。大多无发绀,面颊和指端可能呈暗红色;狭窄严重者可因右向左大量分流出现发绀,继发杵状指/趾。但出现蹲踞者很少。

体检颈静脉搏动明显提示狭窄严重,此种收缩期前的搏动在肝区亦可摸到。但在婴幼儿很少见。

心前区较饱满。心影多正常,只有严重狭窄而有心衰者方可见心脏扩大。左侧胸骨旁可扪及心室抬举性搏动。胸骨左缘第 2、3 肋间常可触及震颤。听诊时胸骨左缘上部有 4/6 级以上的喷射性收缩杂音,可向左上胸、心前区、颈部、腋下及背面传导,是本病的主要杂音。轻度和中度狭窄者可听到收缩早期喀喇音,常提示瓣膜柔韧度尚可,是单纯肺动脉狭窄的特征之一。肺动脉瓣区第二音常减弱,狭窄严重时可消失。第二心音可出现分裂。

（三）辅助检查

中、重度狭窄时胸部 X 线检查可发现心脏轻度增大;如有心衰,心脏增大更明显,主要表现为右室和右房扩大。

狭窄后的肺动脉扩张为本病特征性的改变,有时扩张延伸到左肺动脉,但在婴儿期扩张多不明显。

轻度肺动脉瓣狭窄心电图正常。90%以上中度肺动脉瓣狭窄出现心电图改变如额面电轴右偏、右胸导联 R 波异常增高,严重者可以出现右胸导联 T 波倒置,ST 段压低。部分患儿 $V_1$ 导联 P 波高耸,提示右房扩大。

超声心动图是最具诊断价值的无创检查,可以直接观察到肺动脉瓣的厚度和收缩时的开启情况,亦可显示狭窄后的扩张。同时,超声心动图还可以显示右心室发育的程度以及三尖瓣是否有合并的畸形。应用多普勒超声可检查心房水平有无分流,更重要的是可估测肺动脉瓣狭窄的跨瓣压差以判断肺动脉瓣狭窄的严重程度。超声心动图的估测结果和心导管测量相关性较好。但合并右心功能不全时,超声心动图可能会低估狭窄的严重程度。

心导管造影对肺动脉瓣狭窄的诊断通常不是必需的,但仍是本病诊断的金标准,通常是在进行介入治疗时进行。可以测量自肺动脉到右心室的压差,显示肺动脉狭窄的部位及肺动脉瓣发育的情况。通常跨瓣压差 40mmHg 以下为轻度狭窄;跨瓣压差在 40～70mmHg 为中度狭窄;跨瓣压差超过 70mmHg 为重度狭窄。

（四）治疗

根据国内儿童先天性心血管疾病介入治疗的指南,经皮球囊瓣膜成形术是大多数患儿的首选治疗方法,这一方法甚至可用于婴儿;如经皮球囊瓣膜成形术的指征不适合或存在其他原因,则外科瓣膜切开也不失为简单有效的方法。

## 二、肺动脉瓣下狭窄

指肺动脉瓣下右室流出道的任何水平出现梗阻。可以为纤维或纤维肌性环,大的异常肌束还可将右室腔分成 2 个单独腔（右室双腔）,并常伴有室间隔缺损。

继发于左室显著肥厚的弥漫性室间隔肥厚可突入右室或流出道,因而造成梗阻（Bernheim 效应）。涉及室间隔的心肌肿瘤也可引起右室流出道梗阻。

临床表现类似于肺动脉瓣狭窄,但咔喇音少见,瓣后扩张也不明显。收缩期杂音在胸骨左缘第3、第4肋间最响。中度以上狭窄可能出现P2降低。明确诊断有赖于超声、心导管及心血管造影。外科手术是解除此类梗阻的唯一途径。

### 三、肺动脉瓣上狭窄

肺动脉瓣上狭窄可以发生在从主干至肺内动脉的各段,单发或多发,大多伴有其他畸形如肺动脉瓣狭窄、室间隔缺损、法洛四联症及主动脉瓣上狭窄等。单纯的肺动脉分支狭窄常合并 Noonan 综合征或者 William 综合征。

肺动脉的管腔狭窄依其部位可分为四型:①主干或其左右支;②主干分叉部,并延伸至左右支;③周围分支多发的梗阻;④主干及其周围分支狭窄。狭窄可局限。

本病的狭窄程度决定了临床表现的严重性。大多患儿无症状,胸骨左缘上部有一喷射性收缩期杂音,并向腋下及背面传导;如伴有收缩早期咔喇音,提示有肺动脉瓣狭窄同时存在。

X线可见某侧或某段肺野血管影减少;心电图上右室肥厚的程度可反映狭窄的严重性;二维超声可显示肺动脉主干及其近支的解剖。心导管可能发现在肺动脉的狭窄前后有明显的压力阶差,肺动脉造影可以看到狭窄的部位。

治疗可用球囊导管予以扩张,但再狭窄率很高。支架的应用可防止扩张后再狭窄,局部的严重狭窄可以外科手术治疗。

(刘瀚旻)

# 第二节　单侧肺动脉缺如

单侧肺动脉缺如(unilateral absence of pulmonary artery,UAPA)又称单侧肺动脉不发育或发育不全,是指一侧肺动脉缺失,但该侧肺动脉远端及肺内血管各级分支仍存在的先天性肺血管疾病。1868 年 Fraenlzel 首次报道,文献报道发病率为 1/20 万,临床罕见。

### 一、病理与病理生理

UAPA 患儿肺动脉瓣发育正常,心脏胚胎发育学提示,肺动脉主干和左右肺动脉起源不同,前者和右心室流出道由心球发育形成,而后者由第六对动脉弓的腹侧发育形成。两者正常同步衔接的前提是第六对动脉弓的正常发育。当其出现发育不良或早闭时,肺内动脉系统不能与主干正常吻合则形成肺动脉缺如。如果双侧肺动脉缺如,患儿多在胚胎期出现死亡,因此临床上以 UAPA 多见。78% 的 UAPA 常合并其他畸形存在,最常合并的心血管畸形为法洛四联症或间隔缺损。22% 的 UAPA 为单纯型,其中右侧肺动脉缺如约占 70%~80%。

单纯型 UAPA 患侧肺的供血动脉常来源于支气管动脉、升主动脉或降主动脉的侧支循环,也可来源于无名动脉、肋间动脉等。

### 二、临床表现

单纯型 UAPA 可无明显早期症状,该病发病隐匿,严重者可以出现呼吸增快、发绀、反复呼吸道感染、咯血等症状。健侧肺动脉全部接受来自右心室及动脉导管的血流,导致肺血流量显著增加,可引起肺动脉高压和反复呼吸道感染,重度肺动脉高压时可导致卵圆孔重新开放,临床出现发绀。而患侧肺血灌注不足,通气/血流比值失调,患儿可表现为呼吸频率增快。咯血多与丰富的侧支循环和支气管黏膜下血管扩张有关。有回顾性分析发现,约13%的患者无症状,37%的患者可出现反复肺部感染,40%的患者出现呼吸困难,20%的患者出现咯血,而44%的患者出现肺动脉高压。肺动脉高压的发生风险随年龄增长而增加,1~19 岁的患者 PAH 发生率为5%,而≥20 岁的患者 PAH 发生率则增加为32%,病死率为8%,侧支循环也随年龄增长而增多,20 岁以后其发生率可高达50%。肺动脉瓣区第二心音明显增强为主要心脏体征。

### 三、辅助检查

1. 心电图　电轴右偏和右心室肥厚。

2. 单纯型 UAPA 的 X 线胸片　特征性表现为:患侧肺容积减小、肺纹理减少、稀疏,透光度增强;健侧肺血增多,肺纹理增粗。由于许多患者表现不典型,仅进行 X 线胸片检查容易漏诊。

3. 超声心动图　可发现肺动脉的分支是否存在,部分可以探及肺动脉的异常起源。但由于解剖位置及声窗受限,超声心动图不易探查肺动脉远端病变,据报道,超声心动图对 UAPA 的诊断率仅为 38.5%。

4. 多层螺旋 CT　不仅可清楚识别肺动脉缺如，还可显示侧支循环及合并的 CHD 类型，同时也能明确肺实质情况。

5. 心血管造影　是诊断本病的金标准，可以清楚地反映肺内血管及侧支的具体情况，为外科手术方案提供详细的解剖学依据，还能测定肺动脉压力，检测肺动脉、上下腔静脉及主动脉的血氧含量，计算肺血管阻力及 Qp/Qs 比值，评估手术时机和进一步治疗方案。

### 四、治疗

目前对于单纯型 UAPA 的外科治疗手段很

少。进行患侧肺动脉重建是最理想的方法，但术前需要进行肺静脉血管造影以了解肺内动脉发育情况，且仅适用于 2 岁以下的幼儿。对于患侧侧支循环丰富、反复肺部感染或咯血患者，可进行选择性肺侧支血管栓塞或结扎、全肺或部分肺叶切除，由于肺组织切除后会影响患儿胸廓的发育，一般选择在 10 岁以后手术。若尚未形成肺动脉高压晚期表现，可对 PDA 进行封堵，减少肺血流量及心脏负荷，延缓肺动脉高压进程。

因此，UAPA 的早期诊断很重要，提高临床认识、结合多种影像学检查对早期诊断有重要意义，及早治疗可改善预后，延长生存寿命。

（刘瀚旻）

# 第三节　迷走左肺动脉

迷走左肺动脉的另一个最常见命名是肺动脉吊带（pulmonary artery sling，PAS），是指左肺动脉异常起源于右肺动脉起始部的后方，绕过右主支气管向左穿行于食管和气管间到达左肺门，在气管远端和主支气管近端之间形成的吊带样结构。1897 年，Glaevecke 和 Doehle 首次报道在 1 例死于严重呼吸窘迫的 7 个月龄的婴儿尸检中发现这一畸形。1958 年 Contro 首次命名为 PAS，并被广泛使用至今。本病发病率报道不多。

"血管环"畸形是一组先天性疾病的总称，表现为主动脉和肺动脉的发育畸形在解剖位置上形成围绕在气管和食管周围的环状结构，引起呼吸道和/或消化道压迫，临床上主要表现为喘息和吞咽困难。1945 年 Robert Gross 对"血管环"畸形进行了分类，包括 3 大类：①主动脉弓异常，包括双主动脉弓、右位主动脉弓合并左侧肺动脉韧带、迷走右锁骨下动脉以及较罕见的颈位主动脉弓；②迷走左肺动脉（左肺动脉起源异常/PAS）；③迷走无名动脉（无名动脉压迫综合征/头臂干压迫综合征）。

### 一、病理与病理生理

PAS 发病机制尚不明确。通行观点认为，胚胎正常发育过程中，肺芽周围被肺毛细血管丛包绕，部分肺丛形成鳃后血管。左、右鳃后血管分别与左、右第 6 鳃弓形成左、右肺动脉。当多种因素造成左鳃后血管不能与左第 6 鳃弓相连时，左鳃后血管可以通过食管与气管之间的胚胎间质与邻

近的右第 6 鳃弓相连形成 PAS。

从解剖学观点可依据气管支气管树结构将 PAS 分为 1 型和 2 型，其中 1 型气管分叉通常位于第 4~5 胸椎水平，2 型则气管交叉位于第 6 胸椎水平。临床上 2 型多见。两型又各自根据有无右上叶支气管分为 A、B 亚型。因此，共有 4 种解剖类型：1A 型为正常气管支气管结构伴肺动脉吊带；1B 型为伴气管性支气管；2A 型为肺动脉吊带合并右上叶支气管发自于主气管；2B 型为肺动脉吊带合右上肺叶支气管缺失或仅残存支气管憩室，右肺由支气管桥供应，常伴右肺发育不良。

### 二、临床表现

90% 的 PAS 患儿有临床表现，患儿多因阵发性呼吸困难及反复呼吸道感染就诊。绝大多数在 1 岁内出现相应表现，但缺乏特异性，病情轻重取决于合并畸形的类型及严重程度。常见的临床表现包括三部分，即心内畸形表现、气管压迫表现以及食管压迫表现。其中以气管或食管受压迫而产生的呼吸道或消化道表现最多见，包括咳喘、气促、发绀、进食固体食物困难、进餐时间长等。气道不完全梗阻严重影响肺通气功能，造成气管内分泌物滞留，进一步引起肺不张和肺炎。严重者可出现呼吸困难、意识障碍、抽搐等危及生命的表现。合并心内畸形的患儿可根据不同畸形而表现相应症状。

PAS 患儿起病越早，呼吸困难表现越明显。推测与吊带对气道压迫及其合并先天性气道狭窄

密切相关。在临床诊疗过程中,对以呼吸困难为首发表现、常规治疗症状不缓解的小婴儿,需警惕本病并进一步行相关检查明确。

PAS 患儿常可出现合并症。其中畸形气管狭窄发生率高,有文献报道约 50%～65% 的 PAS 患儿存在完全性气管环,导致长段气管均匀狭窄。其他常见的呼吸道合并畸形还包括气管软骨软化、气管性支气管、气管憩室、肺叶数目畸形、肺叶发育不良等畸形。半数左右的 PAS 患儿还可合并其他心脏畸形,如动脉导管未闭、房间隔缺损、室间隔缺损、法洛四联症、永存左上腔静脉、右室双出口、单心室等。文献报道的其他系统合并畸形还有气管食管瘘、食管裂孔疝、膈疝、先天性巨结肠、先天性胆道闭锁或胆囊缺如、肛门闭锁、马蹄肾、肾发育不良、椎体畸形、21-三体综合征等。

### 三、辅助检查

影像学检查是 PAS 最主要的诊断手段。检查目的在于明确异常左肺动脉的起源、走行及其与气管、食管的关系,为外科治疗做准备。常用辅助检查包括:

1. X 线检查　特异性不高,部分可有气管下段和隆嵴向左移位、左肺门偏低、右肺过度通气及双侧肺野充气不对称等表现。隆嵴上发现气管性支气管是一个重要的影像学征象。当气管狭窄或难以见到气管,隆嵴位置低平时,隆嵴和右侧主气管上可见圆形的软组织压痕,这是扩张的右肺动脉。侧位片可见气管及食管间软组织密度影,提示可能是左肺动脉。

2. 上消化道钡餐造影　仅作为间接提示证据。可发现 PAS 造成的食管前壁受压。钡餐检查可发现气管后方有搏动软组织影,并压迫食管前方形成明显切迹。

3. 彩色多普勒超声心动图　临床首选早期诊断方法,尤其适于儿科患者。常用切面有胸骨旁大动脉短轴切面、剑突下肺动脉长轴切面、胸骨上窝右肺动脉长轴切面,能清晰显示心脏及大血管结构,发现 PAS 合并的心脏畸形。但对动脉弓、分支动脉、气道的并发畸形诊断敏感性有限。

4. 多层螺旋 CT(MSCT)　是诊断 PAS 重要的检查方法,能准确评估肺实质病变和气管病变,分辨率高、扫描时间短、镇静要求低。可发现绝大多数异常动脉并很好地显示狭窄气道。缺点是存在电离辐射。

5. 磁共振成像(MRI)和磁共振血管造影(MRA)　MRI 以其多平面扫描,视野宽,无电离辐射,在诊断 PAS 方面具有优势。三维增强磁共振肺血管造影可多方位、全面显示各种近端血管畸形,适用于不适合进行增强 CT 检查的患儿。缺点是扫描时间长、镇静要求高。

6. 纤维支气管镜　是 PAS 术前用于评估气管及支气管病变"金标准",也常用于术后评估气管管腔及气管成形术后吻合口情况。支气管镜可以直视气管内腔,明确狭窄气管段,准确评估狭窄段的长度、直径,发现气管支气管软化、完全性软骨气管环等合并畸形。但对于严重气管狭窄存在操作困难的局限。

7. 心血管造影　是追踪肺血管走行、诊断本病的金标准。具有选择性强、分辨率高的绝对优势,能够准确发现 PAS 及合并的其他心脏畸形。正常主肺动脉分叉处未见 LPA 显影,左前斜或右前斜位选择性左、右肺动脉造影可明确诊断。缺点是无法评估 LPA 与气管、食管之间的关系。

### 四、治疗

PAS 不能自愈,临床症状常随年龄增长而加重,内科保守治疗无效,因此,一旦确诊即有手术指征。左肺动脉重建是治疗的关键。可以选择将错位的左肺动脉从起始段截断后重新连接到主肺动脉接近正常起源位置处。也可以直接离断狭窄的气管,将左肺动脉置于气管前方解除压迫。

对于合并的气道狭窄是否需要做联合一期矫治仍有争议。手术方式包括狭窄气管切除、自体心包补片成形、自体游离气管成形、自体肋软骨气管成形、滑动气管成形等。近年来,随着介入手术的进步,气管球囊扩张术和支架置入开始应用于本病治疗。但尚缺乏远期疗效随访。

(刘瀚旻)

## 第四节　肺静脉异位引流

肺静脉异位引流(anomalous pulmonary venous return)是指肺静脉直接或通过体静脉途径与右心房连接。全部肺静脉均直接或通过体静脉与右心房连接的称为完全型肺静脉异位引流(total anomalous pulmonary venous connection，TAPVC），一到三支肺静脉直接或通过体静脉与右心房连接的称为部分型肺静脉异位引流（partial anomalous pulmonary venous connection，PAPVC）。

## 一、病理与病理生理

胚胎早期肺血管床与总主静脉、脐卵黄囊静脉系统连接。以后，右侧总主静脉衍化为右侧上腔静脉、奇静脉，左侧总主静脉衍化为左侧上腔静脉、冠状静脉窦。脐卵黄囊静脉系统衍化为下腔静脉、静脉导管、门静脉等。此后肺静脉融合于原始心房。如果心房第一隔异常地偏位、肺总静脉发育障碍或未与原始心房融合、肺静脉床与总主静脉、脐卵黄囊静脉系统的连接异常存在时均可导致肺静脉异位引流。

TAPVC 是指所有的肺静脉直接或借道体静脉回流与右心房连接，并通过未闭的卵圆孔或房间隔缺损右向左分流维持体循环的血流。发生率在先天性心脏病尸检病例中占 1%~5%。多无性别差异，仅心下型 TAPVC 性别比为 3∶1，男性多。约 30%~40% 的病例同时伴有其他心血管畸形，如单心室、房室间隔缺损、左心发育不良综合征、大动脉转位等。可根据异常连接的解剖部位分类为四型：①心上型最常见，占 50%。左、右肺静脉在左房后面先汇合成肺静脉总汇，通过异常的垂直静脉汇合至右上腔静脉、右心房。②心内型约占 30%，肺静脉通过短的管道或 3~4 个孔与右心房连接或肺静脉总汇与冠状静脉窦连接，冠状静脉窦扩大但位置正常。③心下型约占 13%~24%。左、右侧肺静脉分别连接于下行的垂直静脉向下走行，多与门静脉系统连接，少见与静脉导管、肝静脉或下腔静脉连接。④混合型约占 5%~10%。肺静脉异常连接部位有两个或两个以上。多数合并其他心脏畸形。

TAPVC 除了肺静脉引流异常，亦可见肺静脉梗阻和心房水平的右向左分流。血流动力学改变主要与是否存在肺静脉梗阻密切相关。在非梗阻型，血流动力学变化与大型房间隔缺损类似，右心室容量负荷过大，可继发右室扩大、心肌肥厚、肺动脉压力明显升高。梗阻型则可继发肺小动脉中层肥厚、内膜增生，肺部淋巴液增多、淋巴管扩张导致肺水肿，引起肺动脉高压，最终导致右心衰竭。

部分型肺静脉异位引流可单独存在，或合并其他心脏畸形，最常见的是静脉窦型房间隔缺损。本病类型很多，以右肺静脉与右上腔静脉或右心房连接最常见，约占 3/4。常伴静脉窦型房间隔缺损，偶尔上腔静脉骑跨在缺损上。其他类型包括：左肺静脉与左无名静脉相连、右肺静脉与下腔静脉相连等。后者所有右肺静脉形成共干汇入下腔静脉，在胸片上右下肺野呈特征性新月形阴影，故又可称为"弯刀综合征"。

## 二、临床表现

TAPVC 无梗阻型患儿出生数日内可无症状或仅表现为心房部位右向左分流所致的发绀。出生 1 个月左右即有呼吸急促、喂养困难、体重不增及反复呼吸道感染等表现。半岁左右心力衰竭日益加重。伴梗阻型患儿出生不久即有发绀及呼吸急促、喂养困难及心力衰竭表现。如果治疗不及时多于数日至三四月内死亡。多数患儿可逐渐出现肺动脉高压。部分型肺静脉异位引流无肺静脉梗阻，故血流动力学特征仅为部分连接异常的肺静脉左向右分流。单支肺静脉连接异常其血流量仅占所有肺静脉血流的 20%，因而临床表现与房间隔缺损相同，多数患者因偶尔发现杂音而就诊。

体征上，心脏杂音可表现为肺动脉瓣区 II 级杂音。剑突附近可有舒张期杂音以及三尖瓣关闭不全杂音。第一心音常亢进，伴第二心音分裂。患儿肝脏常增大、颈静脉饱满，有时伴有水肿。

## 三、辅助检查

1. 心电图　心电图出现电轴右偏和右心室肥厚，与房间隔缺损类似。

2. 超声心动图检查　当检查时发现右心房扩大，未闭卵圆孔或房间隔缺损存在右向左分流，左房内没有正常回流的肺静脉血流，左心房及左心室小等，需高度怀疑完全型肺静脉异位引流。需要从心尖四腔、剑突下长轴及短轴、胸骨旁短轴及长轴、胸骨上等多种切面检查肺静脉的回流途径。肺静脉梗阻的情况可通过脉冲多普勒及彩色多普勒血流显像来估计。

（1）部分型肺静脉异位引流的超声心动图诊断较为困难。常规检查中应确认所有四根肺静脉的血液均回流至左心房。

（2）完全型肺静脉异位引流须与新生儿原发性肺动脉高压鉴别。临床表现两者非常相似，两者都有心房水平的右向左分流及右心室扩大。

此时必须仔细超声扫查每根肺静脉以排除完全型肺静脉异位引流。

3. 心导管检查与造影　是诊断本病最重要的有创检查。右心导管血氧含量检查可显示可能的回流部位。特别是右心房血氧含量的增高有强烈的提示意义。多数患儿右心房压力增高。肺动脉压力可增高。选择性肺动脉分支造影及延迟显影可明确发现不同支肺静脉的回流部位。

### 四、治疗

一旦诊断,外科手术是唯一的治疗方式,特别是 TAPVC 临床预后不佳,早期发现及手术非常重要。外科的根治手术没有年龄限制。手术目的是将异位引流的肺静脉矫正引流回左心房。具体术式根据本病的不同类型而定,但方法均较成熟,术后并发症较少,远期疗效较好。

（刘瀚旻）

### 参考文献

1. Lawrence A Latson, Lourdes R. Prieto. Moss and Adams' heart disease in infants, children, and adolescents. 6th ed. Lippincott Williams and Wilkins company, 2001.

2. Bacha EA, Kreutzer J. Comprehensive management of branch pulmonary artery stenosis. J Interv Cardiol, 2001, 14(3):367-375.

3. Kruzliak P, Syamasundar RP, Novak M, et al. Unilateral absence of pulmonary artery: pathophysio-logy, symptoms, diagnosis and current treatment. Arch Cardiovasc Dis, 2013, 106(8-9):448-454.

4. Abbag F. Unilateral absence of a pulmonary artery in absent pulmonary valve syndrome: a case report and review of literature. Ann Thorac Cardiovasc Surg, 2006, 12(5):368-372.

5. Newman B, Cho Y. Left pulmonary artery sling—anatomy and imaging. Semin Ultrasound CT MR, 2010, 31(2):158-170.

6. Fiore AC, Brown JW, Weber TR, et al. Surgical treatment of pulmonary artery sling andtracheal stenosis. Ann Thorac Surg, 2005, 79(1):38-46.

7. AboulHosn JA, Criley JM, Stringer WW. Partial anomalous pulmonary venous return: case report and review of the literature. Catheter Cardiovasc Interv, 2003, 58(4):548-552.

8. Prager RL, Laws KH, Bender HW. Arteriovenous fistula of the lung. Ann Thorac Surg, 1983, 36(2):231-239.

9. Khurshid I, Downie GH. Pulmonary arteriovenous malformation. Postgrad Med J, 2002, 78(918):191-197.

# 第五节　先天性肺动静脉瘘

肺部有两个循环系统血管供应:支气管循环是体循环的一部分,支气管动脉由主动脉发出,位于升主动脉冠状动脉下方,后经支气管静脉进入头臂静脉,供养呼吸性小支气管以上的呼吸道组织,是肺的营养血管;肺循环由肺动脉、肺毛细血管和肺静脉组成,通过肺循环连接心脏,运输右心室的血液经肺间质回流到左心房,血液在肺泡壁完成气体交换;两个循环在末梢部分有少量吻合。肺动静脉瘘(pulmonary arteriovenous fistula,PAVF)又称肺动静脉畸形(pulmonary arteriovenous malformations,PAVM),指肺部动脉与静脉间的直接交通形成的血流短路,1897 年 Churton 在尸检时发现该病,1939 年 Smith 临床诊断第 1 例。数据显示 PAVF 患病率高达 1/2 600,10%在婴儿期及儿童期被诊断,随着年龄增长,发病率上升,50~60 岁达高峰。PAVF 大多为先天性血管发育畸形引起,少数为后天性。

### 一、病因

胚胎正常发育过程中,胚芽周围的静脉丛与第 6 对动脉弓来的肺动脉支吻合形成血管床,在此血管床中又出现了血管间隙并形成毛细血管,将原始的肺动脉、静脉丛分隔开,形成正常肺动脉、毛细血管、肺静脉系统。若在胚胎发育过程中,该血管间隔形成发生障碍,其肺动脉分支可以不经毛细血管,直接与肺静脉分支相通。出生后,由于肺动脉压力大于肺静脉,部分肺动脉血通过异常通道流入肺静脉。由于该处血管壁较薄,不能承受肺动脉压力,血管壁逐渐扩张,形成瘤(囊)状结构,故本病又称肺动静脉瘤,这主要是肺毛细血管发育缺陷与肺动脉压力作用所导致。约 70%的 PAVF 患者合并有遗传性出血性毛细血管扩张症(hereditary hemorrhagic telangiectasia,HHT)。HHT 是一种常染色体显性遗传病,根据不同基因突变分为 3 型:*ENG* 基因突变所引起的称为 HHT1,由 *ALK1* 基因突变引起的称为 HHT2,*SMAD4* 基因突变引起的称为 HHT3。

### 二、病理与病理生理

95%左右的 PAVF 由肺动脉供血,在病理上分为两型:囊状型和弥漫型。囊状型 PAVF 的瘘道部形成迂曲的团状血管瘤样,胸部 X 线下表现为孤立的或多发的类圆形阴影,密度均匀,直径大小不一,边缘清晰或有浅小分叶,阴影连于扩张增粗的供血动脉和引流静脉,供血动脉又与肺门相连。囊状型又可分为单纯型和复杂型两类,其中单纯型常见,为单个扩张的血管瘤(囊),由 1 条供应动脉、1 条引流静脉与之相连;复杂型少见,由多个扩张的大小不等的小瘤(囊)与多支供应动脉和多支引流静脉组成。弥漫型 PAVF 之间仅有细小的瘘道相连,无囊瘤形成,X 线既可表现为肺叶或肺段的斑点状、斑片状阴影,也可仅表现为肺纹理增强、扭曲,因此细小的肺动静脉瘘在普通影像学上常难以发现。由于存在异常的动静脉分流,部分血氧含量低的肺动脉血未经肺泡进行气体交换,直接通过肺静脉进入体循环,形成右向左分流,使动脉血氧饱和度有不同程度下降。此外,5% 的病例由体循环动脉或两者同时供血,称为体动脉-肺循环瘘,包括两种情况:一种为体动脉-肺动脉瘘,另一种为肺动脉-肺静脉瘘并体动脉供血。体动脉-肺循环瘘中的体动脉来源多见于内侧乳房动脉、肋间动脉和主动脉异常分支,而支气管动脉、心外膜动脉、心包动脉、食管动脉和胸壁动脉较少见。

### 三、临床表现

PAVF 临床上可出现一系列低氧血症所致的症状和体征,三大临床表现为呼吸困难、发绀和杵状指/趾。临床表现与分流量大小直接相关:通常单发的直径小于 2cm 的 PAVF 不引起临床症状;分流量超过 20% 心搏出量时,可有发绀、乏力、活动后气急、头晕等缺氧症状,严重时可出现心力衰竭,亦可引起严重的慢性咳嗽。合并 HHT 时易反复发生鼻出血和胃肠道出血,尤以鼻出血常见。此外,薄壁的畸形血管容易破裂而引发危及生命的大咯血或胸腔出血。由于缺少了正常的毛细血管的滤过作用,30%~56% 的患者会因异位栓塞而发生一过性脑缺血或其他脑血管意外,5%~14% 的患者可出现脑脓肿,且多见于弥漫型 PAVF。先天性体动脉-肺动脉瘘病例可无典型的临床表现,或以突发性咯血为首发症状。引起咯血的原因是体循环压力高,血液从体循环流向肺循环,导致肺小血管扩张破裂。

### 四、辅助检查

1. 胸部透视和 X 线检查　胸部 X 线检查简单易行、敏感度较高,是目前常用的筛选检查。PAVF 好发于双肺下叶,多为单肺病变,占 50%~75%,且多发生于左肺下叶,30% 为多发病变,仅 8%~10% 为双肺病变。在胸部平片上,约 2/3 单纯型的 PAVF 病灶位于中下野肺或胸膜下,常为圆形或椭圆形,略呈分叶状,界限清楚。胸部透视下可见肺内阴影搏动,且吸气时阴影增大呼气时减小,弥漫性 PAVF 往往缺乏典型的 X 线表现。

2. 超声心动图声学造影　超声心动图声学造影对于诊断 PAVF 的敏感性非常高,是评估肺内分流的有效手段。注射造影剂(振荡后的碳酸氢钠)约 1 秒后,若左、右心同时显影,可以证实存在肺动静脉间分流。但本检查不能够确定病变的部位和范围。由于 HHT 患者易并发 PAVM,常用来对 HHT 患者进行筛查。

3. 核素肺灌注扫描　核素肺灌注扫描可以明确病变的范围和部位,并且能够测定分流分数。尤其是定量分流成像技术可测定分流分数,具有简单易行、创伤小等优点,但是费用高,无法区分肺内和心内的分流,无法观察解剖细节。

4. CT　胸部 CT 检查尤其是螺旋 CT 诊断 PAVF 的敏感性、简单易行。PAVF 在 CT 上通常表现为圆形或椭圆形病灶,边界清晰,注入造影剂后病灶与肺动脉同步强化,引流静脉及左心房提早显影,在诊断 PAVF 的供血动脉、引流静脉和异常交通血管方面与数字减影血管造影相似。但是部分病例重建后图像分辨率低,对于病变轻微、分流量小,尤其是在 CT 检查中了解管径相对较细的动脉需更精确的检查过程,要求检查者较长时间屏气,有时不能较好显示病变血管的形态。

5. MRI　磁共振相位对比电影序列技术尤其是对比增强磁共振造影(CE-MRA)技术大大提高了 PAVF 诊断的准确性,不仅可以提高病灶的检出率,而且能够清晰显示供血动脉与引流静脉。该技术对 10mm 以上的病灶成像质量可与数字减影血管造影相媲美,但是对于 5mm 的病灶显示仍不太令人满意。

6. 数字减影血管造影　可明确显示肺动静脉瘘病变的部位、形态、累及的范围和程度,以及供血动脉和引流静脉的数量、瘘口的直径及分流量的大小,为临床治疗方案的选择提供确切的依据。超选择性肺动脉造影的敏感度可达 100%，是诊断 PAVF 的金标准。怀疑体动脉-肺动脉瘘时则应选择可能的供血血管造影。

7. 基因检测 怀疑 HHT 时可查 *ENG*、*ALK1*、*SMAD4* 等基因。

## 五、诊断

PAVF 易误诊为发绀型先天性心脏病、间质性肺疾病、各种重症肺炎及异常血红蛋白病等。临床上应提高对本病的认识，对于临床资料无法解释、彩色多普勒超声心动图未见心内分流的发绀患儿及不明原因的进行性呼吸困难、低氧血症伴分流明显及肺部有阴影的患儿，均应想到此病。胸部 X 线是 PAVF 筛选的常用检查之一，CT 血管造影是诊断 PAVF 的首选无创检查手段，具有较高的敏感性，数字减影血管造影则是诊断 PAVF 的金标准。

## 六、治疗

治疗 PAVF 的主要方法有手术治疗、介入治疗和药物治疗，其中前两者是目前行之有效的方法。

1. 手术治疗 手术切除是根治性治疗措施，手术并发症的发生率和死亡率很低，极少复发。由于大多数 PAVF 位于肺的脏层胸膜下，较小，周边的 PAVF 可行局部切除或楔形切除；较大单发或位置较深的病变，或病变局限于一个肺叶的多发病变，应行肺叶切除。当患者是双侧病变且造影显示病变较局限时，保守性切除可以减轻症状、减少分流量。但全肺切除要慎重，必须确定对侧肺完全正常。PAVF 往往位于脏层胸膜下，且瘘周围组织非常薄，很容易破裂出血，必须仔细解剖，细心操作。另外对于孤立病灶还可以行胸腔镜下部分肺或肺叶切除术。严重的弥漫性 PAVF 是双侧肺移植的适应证。

2. 介入治疗 适用于有手术禁忌证、手术治疗后复发或手术未能彻底切除的患者。对于双侧多发 PAVF 可采取分次栓塞治疗，或者手术切除较大的、分流严重的 PAVF 病灶，剩余较小的病灶施行栓塞治疗。介入治疗主要并发症是栓塞/封堵器材脱落或移位，造成远端体循环异位栓塞或其他肺动脉栓塞等。由于创伤小、疗效确切，介入栓塞治疗是单纯型和部分复杂型 PAVF 的首选治疗。

3. 药物治疗 药物治疗是外科手术及介入治疗的辅助手段，可选药物包括雌激素、奥曲肽、去氨加压素、达那唑等。

## 七、预后

PAVF 术后应定期随访，尤其是介入治疗的患者，要观察有无 PAVF 再通，有无新的 PAVF 生成以及原有的小 PAVF 是否增大。对于 PAVF 栓塞后复发患者，应积极治疗。PAVF 有因为异位栓塞发生脑血管意外的风险，应注意预防。

（张海邻）

## 参 考 文 献

1. Shovlin CL, Jackson JE. Pulmonary Arteriovenous Malformations. Am J Respir Crit Care Med, 2014, 190：1217-1228.

2. Faughnan ME, Palda VA, Garcia-Tsao G, et al. International guidelines for the diagnosis and management of hereditary haemorrhagic telangiectasia. J Med Genet, 2011, 48：73-87.

3. 郑仰明，张海邻，苏苗赏，等. 儿童胸主动脉供血肺动静脉瘘一例误诊分析. 中国全科医学，2009，12：2250-2251.

4. 施林微，吕芳芳，李丰，等. 肥胖 2 年，活动后气促、发绀 1 年. 中华儿科杂志，2016，54：773-775.

5. Gill SS, Roddie ME, Shovlin CL, et al. Pulmonary arteriovenous malformations and their mimics. Clinical Radiology, 2015, 70：96-110.

6. Joseph G, Pati PK. Transcatheter embolisation of a large unilateral pulmonary arteriovenous malformation. Heart, 2003, 89：737.

7. Etienne-Marie J, Philippe P, et al. Severe, chronic cough caused by pulmonary arteriovenous malformations in a patient with hereditary haemorrhagic telangiectasia：case report. BMC Pulmonary Medicine, 2015, 15：28.

8. Cottin V, Chinet T, Lavole A, et al. Pulmonary arteriovenous malformations inhereditary hemorrhagic telangiectasia：a series of 126 patients. Medicine (Baltimore), 2007, 86：1-17.

9. Yasufumi K, Rubine G, Justin M, et al. Usefulness of Transcranial Doppler for Detecting Pulmonary Arteriovenous Malformations in Hereditary Hemorrhagic Telangiectasia. Am J Cardiol, 2016, 117：1180-1184.

10. Lacombe P, Lacout A, Marcy P, et al. Diagnosis and treatment of pulmonary arteriovenous malformations in hereditary hemorrhagic telangiectasia：An overview. Diagnostic and Interventional Imaging, 2013, 94：835-848.

# 第十六章

# 纵隔疾病

纵隔是两侧胸腔之间、胸骨之后和胸椎之前的隔，上至胸廓入口，下至横膈，其中包括胸腺、心脏及大血管、气管、食管、奇静脉及半奇静脉、迷走神经干、肋间神经、前中后组淋巴结及间充质等组织。根据纵隔内疾病的性质，可分为：①感染性，包括急性和慢性纵隔炎、纵隔脓肿与纵隔淋巴结炎；②各种肿瘤，包括囊肿。此外尚有纵隔内出血和纵隔气肿。这些疾病均由于胸腔内其他组织的病变和外伤的继发病症所致。为了便于叙述，以下分纵隔压迫综合征、胸腺肿大、纵隔淋巴结肿大、纵隔炎和纵隔气肿等节进行阐述。

## 第一节　纵隔压迫综合征

纵隔内任何组织或器官的病变都可引起呼吸道、心血管和食管等产生压迫症状，由于儿童胸腔容积相对较小，肿瘤恶性率高、生长速度快，故更容易发生纵隔压迫综合征。其病因可为先天性组织异常，或为原发性或转移性肿瘤，也有的由淋巴结炎和脓肿所引起。因受压部位和病变性质的不同，其表现亦不一致。故应根据临床观察，结合 X 线片表现及其他检查结果，综合分析，作出诊断和处理。

### 一、病因

引起纵隔压迫综合征的原因有：

#### （一）前纵隔病变

有胸腺病变、畸胎瘤类、恶性淋巴瘤和腺管性肿瘤等。其中畸胎瘤类和腺管性肿瘤已在相应章内叙述，本节仅对胸腺病变和恶性淋巴瘤加以叙述。

1. 胸腺病变　婴幼儿期常能见到胸腺肥大或增生。前者无症状，随年龄增长胸腺占体重的比例逐渐缩小，6 岁后在胸片上很难见到，青春期胸腺重量达高峰后逐渐退化；亦有退化缓慢呈不对称增大，或位于纵隔其他部位甚至皮下；疾病及应激状态下胸腺可缩小，但恢复期胸腺又增生恢复（即胸腺弹性增生）。胸腺增生与肿瘤 X 线检查不易鉴别，可以用激素试验：泼尼松 1.5mg/（kg·d），早晨 1 次口服，连续 2 周。大多数病例在给药后 1 周，增生的胸腺开始缩小，个别病例在给药后 2 天或 2 个月开始缩小。如服用激素不超过 2 周，可随时停药；如超过 2 周，可逐渐停药，即泼尼松减量为 0.5mg/（kg·d），再服用 1 周后停药。一般无反跳现象及其他不良反应。一旦复查 X 线胸片阴影明显缩小，则胸腺增生诊断确立，不需进一步检查和治疗。若持久存在，则需作胸腺活检。此法对小于 18 个月龄小儿，可避免一次手术，但不宜用于有呼吸道受压或年龄较大的患儿。此外，巨大的胸腺增生对药物不敏感，激素试验可呈阴性。因淋巴瘤亦可在胸腺发生，此时即不易鉴别，可结合临床表现，胸腺增生无发热、贫血等全身症状，不伴有其他部位淋巴结肿大，骨髓穿刺或胸腺局部穿刺活检阴性可鉴别。亦可行纵隔充气造影或断层摄影，对诊断具有一定帮助。

2. 恶性淋巴瘤　淋巴瘤是儿童中继白血病、神经系统肿瘤后最常见的肿瘤。在前纵隔肿瘤的发生率仅次于畸胎瘤，占所有纵隔肿瘤的 46%~56%，主要包括霍奇金淋巴瘤和非霍奇金淋巴瘤两种，表现为无症状的颈部肿块或者锁骨上淋巴结肿大，全身症状比较常见。前者五岁以下罕见，五岁以后及青少年时期发病率增加，而后者主要见于 5 岁以下的小儿。CT 多表现为纵隔内多个结节融合或孤立存在，边缘多呈分叶状改变，密度多数不均匀，内常可见斑片状或囊状低密度坏死、囊变并常与无名动脉或腔静脉相连，若进行组织

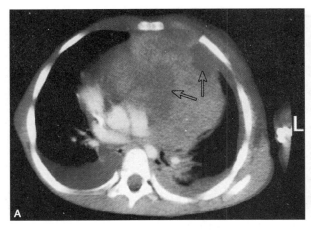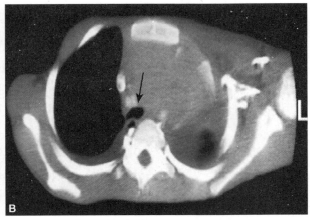

**图 16-1　小儿淋巴瘤伴有胸膜积液及左下肺叶实变的增强 CT 影像**
A. 表现为含有低密度囊性变（空心箭头所示）的前纵隔肿块；B. 黑色长箭头示气管受肿块压迫向右移位

活检时，偶可引起大量出血，淋巴瘤在放疗或化疗前罕见钙化，治疗后约 1% 可出现钙化，过大的淋巴瘤可压迫气管（图 16-1），引起肺不张或阻塞性肺炎，甚至引起致命的呼吸窘迫。

**（二）中纵隔病变**

多见于淋巴结病变和支气管囊肿引起的压迫。

1. 支气管源性囊肿　多为良性疾病，约占纵隔肿瘤的 1/3，是由于胚胎时期支气管发育异常、移位于纵隔而成，常附着于气管或支气管壁上，接近气管分叉部；也可出现于颈部、心包或胸膜下。有 1～5mm 薄壁囊腔，一般囊肿为单房性，内有隔膜和黏液样液体，囊腔与支气管不相通，囊壁与支气管壁结构相同，由软骨、平滑肌和黏液腺组成，腔内壁为柱状上皮细胞。X 线胸片上囊肿通常表现为近胸廓（carina）或气管右旁区域孤立的圆形肿块。囊肿可压迫周围的组织结构引起相应的症状体征，但临床上常无症状，每于健康检查时偶然发现（图 16-2）。如囊肿发生感染，可破入支气管，产生继发感染，常出现发热、咳嗽、咳痰、气急等症状。当囊肿位于气管或主支气管后面、介于气管和食管之间时，随囊肿的大小可致气管、支气管和食管发生程度不同的压迫症状，重者具有咽下受阻感、呼吸困难。偶有支气管囊肿与支气管相通，其囊内可见液平面。

2. 淋巴结肿大　纵隔淋巴结多数位于上、中纵隔，接近气管及其分支处，可因结核、真菌或结节病等引起。在儿童期的结核和组织细胞质菌病感染时，多伴有明显肺部症状，但以淋巴结肿大为主，结核菌素实验可帮助前者的诊断，若反应阴

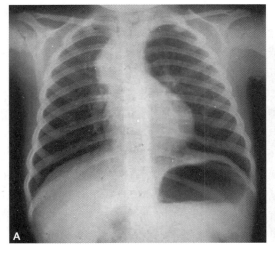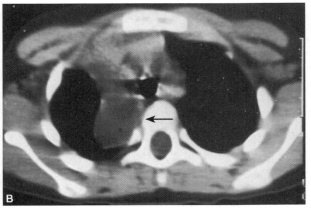

**图 16-2　支气管源性囊肿**
A. 3 岁儿童胸片上气管右侧一边界清楚的肿块，在下呼吸道感染常规检查时偶然发现；B. 胸部 CT 示气管右侧肿块为薄壁的囊肿，相应的气道无异常，手术切除肿块后确诊为支气管囊肿

性,则可取斜角肌淋巴结或纵隔淋巴肿块进行活检。中纵隔淋巴结肿大所引起的压迫症状以淋巴瘤为最常见。

**(三) 后纵隔病变**

后纵隔肿块在儿童纵隔肿块中占 35% 左右,最常见的为神经源性肿瘤,占 50%～90%,其中约 80% 为起源于椎旁交感神经链的神经节细胞;消化道重复畸形次之,急性纵隔炎与纵隔脓肿系由于前后纵隔感染所致。

1. 神经源性肿瘤　为小儿最常见的原发性纵隔肿瘤,约占 20%,在任何年龄都可以发病,良性为主,但在儿童恶性率(约 50%)明显高于成人(10%)。儿童纵隔神经源性肿瘤一半左右是成神经细胞瘤(亦称神经母细胞瘤),多发于婴幼儿,3 岁以下多见,成人较少见,X 线表现肿块几乎均在后纵隔或脊柱旁沟,主要见于后上纵隔。成神经细胞瘤高度恶性,易浸润侵犯邻近的组织脏器但肺极少累及,血行转移以肝脏和骨骼系统多见,淋巴结转移也不少见。除影像学表现外,尿中儿茶酚胺代谢产物香草扁桃酸(VMA)和高香草酸(HVA)浓度升高也有助于诊断。

2. 消化道重复畸形　在纵隔内所有消化道重复畸形中,食管重复囊肿约为 10%～15%,目前认为是胚胎发育过程中食管空泡化异常,有一部分空泡未与管腔完全融合,发展成为消化道重复。食管重复囊肿一般比支气管源性囊肿大,可致纵隔移位和气管、支气管受压,常位于右侧且大多发生于远段食管,包埋于食管下半部肌层之间或附着于食管壁,偶与食管腔交通,可通过消化道钡餐检查明确。含有胃黏膜的囊肿可出现胸骨后烧灼痛等溃疡症状或者发生囊内出血;囊肿继发感染可出现发热,巨大囊肿可致呼吸窒迫。

3. 急性纵隔炎与纵隔脓肿　前纵隔脓肿多数由颈部感染蔓延,而后纵隔脓肿多数为食管穿孔所引起,两者皆可因肺部感染而致淋巴结肿大化脓,使纵隔受压(上腔静脉综合征)。由于脓肿发生部位的不同,其症状和体征亦有差异,一般有寒战、高热、胸骨后疼痛、咽下困难与全身中毒等症状。急性化脓性纵隔炎可有严重的毒血症状。结核性纵隔脓肿有时不易与肿瘤相鉴别。

4. 其他　纵隔内异位肝组织是由先天性发育异常所致,比较罕见,主要表现为右下纵隔实质性占位,可引起胸痛、咳嗽等症状,目前国内仅报道三例。

**二、临床表现**

症状与肿物的大小、部位、生长速度以及是否压迫、侵犯邻近组织器官有关。由于纵隔内各器官排列紧密,并无空隙,因此不论肿物的大小,皆可挤压邻近组织及胸膜而产生不同程度压迫症状。

当星状神经节或颈交感神经受压时可引起 Horner 综合征,表现为患侧眼睑下垂、瞳孔缩小、眼球内陷、同侧额部及胸壁无汗与少汗、感觉异常。肋间神经受压引起胸痛,臂丛受压时可致同侧自腋下向上肢内侧放射性、烧灼样疼痛。喉返神经受压时可使声带麻痹,引起声音嘶哑。膈神经受压时,在透视下可见到横膈运动异常:在正常情况下吸气时横膈下降,呼气时横膈上升;若在膈神经麻痹时,吸气时横膈上升,呼气时下降,此即所谓"横膈矛盾运动"。

由于主动脉及其分支受压,可发生颈动脉和桡动脉的搏动不相称。如心脏、下腔静脉或肺动脉受压,可致心脏机能不全或充血病征。纵隔肿物直接或者肿瘤纵隔转移淋巴结压迫上腔静脉可使静脉回流受阻,产生胸壁静脉曲张和上肢、颈面部水肿,严重者皮肤呈暗紫色、眼结膜充血、视力模糊、头晕头痛。食管受压可引起吞咽困难和咽部疼痛。胸导管受压,可引起乳糜性胸水或腹水。气道受压的症状可从轻微的刺激性咳嗽、气喘至致命的呼吸窒迫,其中大气道受压主要表现为吸气相呼吸困难。小儿出现深部腱反射增强与腿部无力,若同时胸片有纵隔包块,则提示该肿物已伸展至脊髓管。

**三、辅助检查**

X 线检查可用于纵隔肿瘤的初步诊断与筛查,消化道钡餐可明确食管重复囊肿是否与食管相通。CT 检查可发现小的隐匿病灶,进一步了解病变形态、部位、与周围组织器官的关系、有无胸膜或胸膜外侵犯,有助于初步判断肿瘤的良恶性,是诊断纵隔肿瘤最为有效的方法。当发生食管、气管受压时,需作气管或食管镜或造影检查,放射性核素示踪检查,以确定受压的部位和程度。

MRI 在判断神经源性有无椎管内或硬脊膜内侵犯方面优于 CT,还可明确有无肿瘤大血管侵犯。超声可鉴别囊肿与实质性肿物,在纵隔肿块的诊断价值逐渐被 CT 和 MRI 取代,但 B 超下动态观察对鉴别胸腺增生肥大和纵隔实性肿瘤有重要的意义。胸腺性质柔软,B超下其形态受心脏搏动和呼吸运动胸腔内压力变化影响会发生一定程度的改变,不会造成邻近结构的压迫或移位,但实性肿瘤质地相对坚硬、可塑性低,不会发生类似的改变。

对疑为包虫病或毒浆原虫病引起者,应作皮肤敏感试验及血清补体结合试验。此外尚可作超声波、香草扁桃酸(VMA)测定及骨髓细胞检查和培养等。若仍不能确诊,则应作颈淋巴结特别是斜角肌淋巴结检查。

### 四、诊断

主要依靠影像学检查及活检,体征可作参考。是否活检和活检方法取决于病变位置、临床症状:对于有严重胸痛、胸腔积液、上腔静脉梗阻者和中纵隔淋巴结病变,怀疑恶性的脊柱旁沟肿瘤可进行活检。

### 五、治疗

纵隔压迫征可由各种不同原因引起,确诊后应行病因治疗。儿童原发性纵隔肿瘤恶性比例高,早期生长隐匿,不易发现,一旦发现,均应手术治疗以切除肿块、明确病理诊断,早期诊断是提高治愈率的关键。恶性纵隔肿瘤还需进一步放化疗。淋巴结结核则给予抗结核药物治疗,必要时

加用肾上腺皮质激素。化脓性纵隔淋巴结炎或脓肿,应用有效的抗菌药物或进行手术排脓。

(赵德育)

### 参 考 文 献

1. 王鲁峰. 小儿胸腺增生误诊纵隔肿瘤16例分析. 中国误诊学杂志,2004,4(12):2069-2070.
2. 谭征,张泽伟,应力阳,等. 婴儿巨大胸腺增生一例报道及文献复习. 中华小儿外科杂志,2010,31(12):953.
3. 王鲁峰,傅永晴,彭斌,等. 小儿胸腺增生误诊纵隔肿瘤11例. 中国实用儿科杂志,1998,13(3):189.
4. Glick RD, La Quaglia MP. Lymphomas of the anterior mediastunum. Semin Paediatr Surg,1999,8:69-77.
5. 张金娥,赵振军,黄飚,等. 前纵隔淋巴瘤的影像分析. 中国医学影像技术,2009,25(S1):84-86.
6. HJ Williams,HM Alton,Imaging of paediatric mediastinal abnormalities,paediatric respiratory review,2003,4:55-66.
7. 钟玉敏,朱铭,李玉华. 儿童纵隔肿瘤的影像学诊断. 中国实用儿科杂志,2004,19(11):696-699.
8. Farbod Nasseri,Farzin Eftekhari. Clinical and Radiologic Review of the Normal and Abnormal Thymus:Pearls and Pitfalls,Radio Graphics,2010,30:413-428.
9. 张根岭. 儿童原发性纵隔肿瘤及囊肿的诊治. 中国肿瘤外科杂志,2010,2(4):237-238.
10. 张建新,龚瑾,吴容,等. 纵隔肿瘤的诊治. 临床小儿外科杂志,2004,3(1):5870.

# 第二节　胸 腺 肿 大

胸腺是中枢性淋巴器官,对儿童时期免疫系统发育和成熟极其重要,是T淋巴细胞产生、分化和成熟的场所,在细胞免疫中发挥极其重要的作用。胸腺对机体的应激十分敏感,感染、肿瘤、手术及化疗可使胸腺短期内迅速萎缩,但最终会恢复原样甚至更加肥大。胸腺发育不良或缺如时,可造成严重的免疫缺陷病,胸腺瘤也与一些自身免疫性疾病有关。

正常胸腺出生以后至青春期,位于前上纵隔、主肺动脉之前,上方可达甲状腺下缘,下方可达横膈,后方为气管、左头臂静脉、主动脉弓和心包,通过韧带连接固定于甲状软骨(见文末彩图16-3)。

胸腺出生时重量平均约15g,出生后胸腺继续增长,青春期时绝对重量达最大,约30g左右。青春期后胸腺开始退化,上皮成分萎缩、在大量凋亡的组织中形成散在的淋巴细胞团,胸腺的重量

和大小逐渐变小,尽管如此,胸腺在任何年龄都有重新生长的潜能。

异位胸腺组织或者异位胸腺瘤可发生于移行至纵隔径路的任何部位,可出现于上腔静脉、头臂血管及主动脉附近,极少部分的异位胸腺或胸腺附属组织可出现于后纵隔或皮下,大部分表现为颈部肿块,可通过CT或者MRI检查诊断。

胸腺增生肿大大多见于儿童和青少年,饥饿、营养不良、肾上腺皮质激素、雄性激素、放射线照射等可使胸腺缩小。引起胸腺增大的确切因素,尚未能明确,可能与感染、损伤等导致反应性肾上腺糖皮质激素水平增加有关。小儿年龄越小,发生胸腺增大的概率愈高。

3岁以内的婴幼儿常在胸部X线检查时被发现有胸腺阴影,其大小、形状变化多端,因此在诊断上常感困难,但一般均属正常范围,3岁以后则

少见。

产生胸腺肿大的原因,可归纳为:①胸腺肥大;②胸腺肿瘤,包括胸腺瘤、胸腺淋巴瘤、胸腺畸胎瘤、胸腺囊肿、胸腺癌及胸腺类癌、胸腺脂肪瘤等;③胸腺感染,包括结核性、化脓性、梅毒性等。

以下分别加以叙述。

## 一、胸腺肥大

组织学上,胸腺肥大可分为两种类型:真性胸腺增生(true thymic hyperplasia)和胸腺淋巴样增生(thymic lymphoid hyperplasia),两者都是胸腺的对称性增大,在影像学上很难鉴别,但两种组织学类型分别与不同的病理状态相关。

### (一) 临床表现

真性胸腺增生又称胸腺肥大,胸腺组织学正常,但大小和重量超过同年龄组正常的上限,胸腺的形态可不变,但是大多失去分叶状变成卵圆形。胸腺肥大是正常的生理性增大,临床上可无任何症状,不伴有局部淋巴结肿大。常见于两种情况:一是应激性事件后的恢复期,如肿瘤化疗、放疗、外科手术、糖皮质激素治疗或者烫伤等,二是甲状腺功能亢进、类肉瘤病、纯红细胞再生障碍性贫血的患儿。当机体受到相应激刺激时,胸腺可缩小至原来大小的40%,缩小的程度和应激事件的严重程度和持续的时间呈正相关,一旦机体恢复,胸腺即可在9个月内恢复至原来大小,甚至比原来增大一半,这种现象被称为胸腺反弹增生(thymus rebound hyperplasia)(图16-4)。胸腺反弹增生通常见于儿童,也可见于成人。

胸腺淋巴样增生以胸腺髓质生发中心增生伴淋巴细胞及浆细胞浸润为特点,不同于真性胸腺增生,胸腺可无肥大表现;常与自身免疫性疾病相关。胸部X线上淋巴样增生的胸腺可大小正常,但胸部CT有35%表现为肥大,20%表现为局限性的胸腺肿块。

过去不少病理学家对小手术或注射药物后无法解释的突然死亡婴儿,作病理解剖检查后,认为存在一种有胸腺肥大的所谓"胸腺、淋巴体质",伴有肾上腺功能不足和心血管的神经调节异常,这可能是婴儿猝死的原因。目前由于更细致的检查分析,已能对猝死婴儿找到明确的原因,国外绝大部分医家已抛弃了"胸腺、淋巴体质"的概念,并否定了胸腺肥大的病理性,国内该名词仍在沿用,用以解释尸检发现有胸腺肥大儿童的猝死。

另外,亦有学者认为胸腺肥大也可能引起一些呼吸系统的障碍,如吸气困难、发绀、喘鸣、反复发生肺部感染、右上肺叶充气不良等。事实上亦提不出具体证据来说明这些病变与胸腺肥大有关。如在应用糖皮质激素,甚至将肥大胸腺摘除后,这些症状也并无变化。说明临床应更多地去考虑有无舌底囊肿、喉部畸形或囊肿、异常的血管环、喉和气管软化等疾病引起这些呼吸道症状。但个别病例由于部分胸腺异位生长到颈部,而在肥大时造成气管受压迫,随着年龄增长,即使不予治疗,症状也可消失。

### (二) X线表现

胸腺肥大是小儿纵隔肿块中最常见的一种。Ellis曾对正常小儿胸片中胸腺阴影进行分析,发现出生后1个月内的新生儿大都有明显的阴影存在,其大小和形状变异甚大。1个月~1岁阶段,

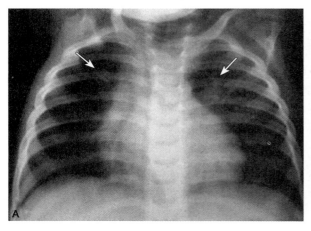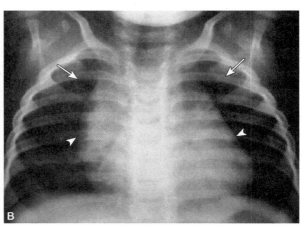

图16-4 女性,18个月,病毒性肺炎胸部正位片上胸腺短期内的变化
A.白色长箭头所示的双侧肺门和支气管周围炎症浸润;B.肺部炎症吸收后胸腺的弹性增生(白色短箭头所示)

阴影仍能见到,1~3岁时已不明显,4岁以后仅2%尚能见有胸腺阴影。

X线表现形态多变,主要表现于正位胸片上,其X线特征主要有:纵隔向一侧或双侧增宽,呈"船帆"征(图16-5)、"僧帽"征,或与心影融合酷似心影扩大(又称作假性心影增大型),但其间见有切迹。帆形和僧帽形较典型,此两种类型诊断容易,假性心影增大型当无明显切迹时掩盖了心脏左右缘诊断有时较为困难,易误诊为先天性心脏病。根据X线胸片的表现还容易误诊为其他各种疾病,如纵隔肿瘤、肺门淋巴结结核、肺叶不张、大叶性肺炎等。侧位观察胸腺影位于前上纵隔紧贴骨后缘,透视下动态观察是与其他疾病鉴别的最好方法,肥大的胸腺可随呼吸气运动时肺内压力的改变其大小形态也随之明显改变。

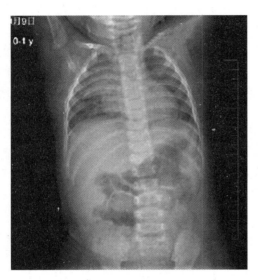

图16-5　右上纵隔旁胸腺呈帆船状增大

**（三）诊断**

随着年龄的增长,对胸腺肥大的诊断,应作不同的考虑。2岁以内小儿胸腺肥大可为生理性,从正侧位胸片可见阴影密度较淡;而淋巴结或淋巴肉瘤等因有实质结缔组织增生,其胸片上阴影密度增加;此外胸腺的部位及形状,亦可帮助鉴别。2岁以上的胸腺肥大仍有可能存在,但极为少数,故须考虑排除肿瘤。

**（四）鉴别诊断**

胸腺在幼儿时期形态表现差异明显,不能根据形态诊断胸腺异常。胸腺是随年龄变化而变化的器官,只有正确认识胸腺影增大的好发年龄、位置及形态,才能对胸腺影增大作出诊断,并且与其他肺内及上纵隔病变鉴别诊断。

1. 纵隔肿瘤　婴幼儿期位于前上纵隔最常见的肿瘤为畸胎瘤,纵隔畸胎瘤位置靠前下方,有不均匀密度及强化结节,含有液体、脂肪、钙化及畸形骨骼和牙齿,伴随心脏和大血管推压移位等,在典型情况下不是以软组织成分为主,而是以厚壁囊性为主的前纵隔肿块。而胸腺密度均匀一致,无骨化或钙化影。另外,胸腺瘤及淋巴瘤等发病年龄相对较大,胸腺瘤多伴发重症肌无力,淋巴瘤多有颈部或锁骨上淋巴结无痛性肿大的病史。

2. 右肺上叶大叶性肺炎　胸腺呈帆状突入右上肺内,似右肺上叶大叶性肺炎。单纯胸腺肥大的儿童影像学表现严重,而患儿一般情况及血象情况良好,CRP等炎症指标不高。影像学方面,大叶性肺炎为肺泡内充满炎性渗出物所形成的肺实变影,于实变区内能见到充气的支气管树为其特点,而胸腺影内可以见到与其重叠的正常肺纹理而无支气管充气征;透视下肺实变影不随呼吸发生大小改变,而胸腺影随呼吸发生明显变化,转动体位可清楚见到胸腺的外侧缘。

3. 肺门淋巴结结核　肺门处类圆形增大的胸腺可压迫气管支气管引起慢性咳嗽、咳痰,易误诊为肺门淋巴结结核,但患儿一般情况可,无发热、盗汗、消瘦等结核中毒症状,血常规无贫血,血沉正常,PPD阴性,抗结核治疗无效,可与之鉴别。

**（五）治疗**

婴幼儿胸腺肥大,无其他临床症状,属生理现象,无需治疗。但某些病理现象需要引起高度重视,如胸腺瘤、胸腺肉瘤等胸腺疾病在儿童中的发病率虽然较低,临床上可以出现胸闷、气短及活动后呼吸困难等纵隔受压症状,有的出现重症肌无力、低丙种球蛋白血症、红细胞再生不良等表现。因此,胸腺肥大患儿应随访,作动态胸片复查,并结合临床。如在随访过程中,出现上述异常临床现象,胸片中胸腺阴影增大、形态有异常改变,应及时进一步作CT及其他方面等详细检查或治疗;如无特别异常变化和临床表现,可间隔1个月、3个月、半年、1年,进行随访直至胸腺阴影消失。

**二、胸腺肿瘤**

胸腺肿瘤组织学上分为胸腺上皮性肿瘤(thymic epithelial tumor,TET)(包括胸腺瘤和胸腺癌)、胸腺淋巴瘤(霍奇金淋巴瘤和非霍奇金淋巴瘤)、组织细胞增生症、胸腺生殖细胞瘤、胸腺脂肪瘤、类癌(carcinoid tumor)、胸腺肉瘤、和胸腺转移癌;非侵袭性胸腺瘤、胸腺脂肪瘤及胸腺成熟性畸胎瘤呈良性表现,胸腺癌、淋巴瘤、类癌、肉瘤、其他类型的胸腺生殖细胞瘤及胸腺转移癌为恶性胸腺肿瘤。在儿童畸胎瘤最常见,其次是淋巴瘤。胸部 X 线和 CT 等影像学检查是诊断本病的主要手段。

**(一) 良性或低度恶性胸腺肿瘤**

包括胸腺瘤、胸腺畸胎瘤和胸腺脂肪瘤。

1. 胸腺瘤 胸腺瘤很少见,仅占儿童纵隔肿瘤的不到 5%,无性别差异,近一半的胸腺瘤位于中上纵隔。由于仅靠组织学特征很难区分胸腺瘤的良恶性,且恶性胸腺瘤也可缺乏恶性的组织学特点,因此临床上更倾向于将胸腺瘤分为侵袭性和非侵袭性两种。非侵袭性胸腺瘤包膜完整、无镜下包膜外浸润,而侵袭性胸腺瘤常有镜下包膜外侵犯,偶有胸膜种植,血行和淋巴转移少见。2004 年 WHO 根据上皮细胞的形态和淋巴细胞的比例将胸腺上皮瘤分为 A、AB、B1、B2、B3 和胸腺癌(包括神经内分泌癌等)六型(表 16-1),A 型和 AB 型通常为良性,包膜完整;B 型侵袭性增加(尤其是 B3 型)。基于该方案的组织学分型可以帮助临床医师术前评估肿瘤是否可通过外科手术临床治愈以及是否需要术前或者术后辅助放化疗。

表 16-1　2004 年 WHO 胸腺瘤分类方案

| 肿瘤分型 | 组织学特点 |
| --- | --- |
| A 型 | 髓质型,梭形细胞 |
| AB 型 | 混合型,上皮细胞与淋巴细胞混合 |
| B1 型 | 淋巴细胞丰富,皮质为主型 |
| B2 型 | 皮质型,淋巴细胞占多数,但肿瘤性上皮细胞数目明显增加,呈串排列 |
| B3 型 | 上皮型,高度分化胸腺癌(主要有肿瘤性上皮性细胞组成,混有少量未成熟淋巴细胞,排列成大片状,呈侵袭性生长)<br>微结节性胸腺瘤<br>化生性胸腺瘤<br>显微镜下胸腺瘤<br>硬化性胸腺瘤<br>脂肪纤维瘤 |

腺瘤最常见的并发症为重症肌无力(myasthenia gravis,MG),MG 可发生于胸腺瘤之前也可发生于胸腺瘤之后,且男性多见。胸腺瘤病理组织分型与 MG 可能相关,胸腺瘤恶性程度越高并发 MG 的概率越高,症状也越重。胸腺切除可使70%~80%患者临床症状完全缓解或明显改善,说明良性胸腺瘤与重症肌无力发病关系密切。此外尚有血红细胞减少(纯红再障或再障)、低丙球蛋白血症或多发性肌炎以及系统性红斑狼疮、自身免疫性甲状腺炎和结肠炎等,也偶可并发有非胸腺肿瘤。

重症肌无力时胸腺的病理变化是胸腺增大呈淋巴样增生,胸腺髓质出现淋巴生发中心,伴淋巴细胞及浆细胞浸润,这一现象亦可见于自身免疫性甲状腺炎、全身性红斑狼疮等其他自身免疫性疾病。

常规胸片可发现较大的病变,尤其是胸骨后区域向两侧突出的致密影,但诊断胸腺瘤的意义不大,且容易遗漏较小的病灶。胸部 CT 的敏感性更高,可以明确有无周围纵隔脂肪、血管及肺的浸润,胸膜及胸膜外种植转移,CT 平扫上胸腺瘤通常表现为前纵隔圆形、卵圆形或分叶状密度均匀一致的软组织肿块。CT 增强形态不规则、强化较明显,出现坏死囊变及具有周围侵袭表现者高度提示胸腺癌或 B3 型胸腺瘤;形态规则、边界清楚、强化较明且出现坏死囊变者则多考虑 A 型胸腺瘤;形态规则、边界清楚、强化较低且密度均匀者则多考虑 B1、B2 型胸腺瘤;出现钙化则多考虑B2、B3 型胸腺瘤。

2. 胸腺畸胎瘤 文献曾有 2 例新生儿胸腺内畸胎瘤的报道,表现为进行性呼吸困难,经手术切除后改善,胸腺畸胎瘤具有一般畸胎瘤影像学表现,此处不再赘述。

3. 胸腺脂肪瘤 为胸腺良性肿瘤,包膜完整,较少见,可发生于任何年龄,无性别差异。CT表现为含有纤维隔和正常胸腺组织的脂肪密度肿块,MRI 的 $T_1$、$T_2$ 加权相表现为高信号伴条索状低信号(为纤维隔)。

**(二) 恶性胸腺肿瘤**

此病在小儿时期少见,其中以淋巴瘤较多,偶见原发性霍奇金病发生于胸腺,在 CT 像上,受淋巴瘤浸润的胸腺呈四边形,边缘凸起或呈分叶状,通常两叶弥漫性增大,偶尔呈非对称性浸润,以一叶显著增大为主,受累胸腺内可伴有囊变成分(图16-6,图 16-7)。胸腺类癌为少见的胸腺原发恶性肿瘤,近 1/3 的胸腺类癌具有功能活性,引起库兴

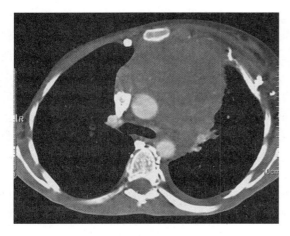

**图 16-6　恶性胸腺肿瘤**

女性,16 岁,因呼吸窘迫就诊,CT 横断面上前纵隔肿块,伴心包及左侧胸膜浸润,病理确诊为胸腺淋巴上皮样癌,手术 15 个月后死于肿瘤转移及恶病质

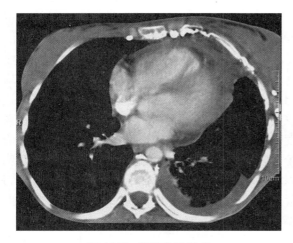

**图 16-7　恶性胸腺肿瘤**

女性,16 岁,因呼吸窘迫就诊,CT 横断面上前纵隔肿块,伴心包及左侧胸膜浸润,病理确诊为胸腺淋巴上皮样癌,手术 15 个月后死于肿瘤转移及恶病质

综合征、多发性内分泌肿瘤(尤其 1 型)等内分泌疾病。恶性胸腺生殖细胞瘤,包括恶性畸胎瘤、卵黄囊瘤、精原细胞瘤、胚胎瘤、绒毛膜上皮癌,在CT 像上,恶性生殖细胞性肿瘤常表现为以软组织成分为主的、边界模糊不规则的、伴有邻近脏器侵犯的肿块,若肿块内发现钙化和脂肪成分常提示恶性畸胎瘤的诊断,但是除了恶性畸胎瘤,单纯根据 CT 表现对恶性生殖细胞性肿瘤作出特异性诊断仍有一定困难,应结合 AFP、HCG 等实验室检查。

### (三)　胸腺囊肿

可分为先天性囊肿和获得性囊肿。先天性胸

腺囊肿源自胸腺咽导管的胚胎残留,可出现在胸腺咽导管自颈部至前纵隔的任何部位,也有出现在后纵隔及近膈面处。获得性胸腺囊肿可见于霍奇金淋巴瘤或非霍奇金淋巴瘤放化疗前或者放化疗后,开胸术后及 40% 胸腺瘤患者中。

胸腺囊肿的临床症状主要取决于囊肿的位置,通常是无症状,颈部胸腺囊肿常表现为颈部肿块,但囊内出血可导致胸腺迅速增大,压迫气道引起急性呼吸窘迫。少数纵隔内胸腺囊肿可引起纵隔压迫综合征。

X 线平片上胸腺囊肿通常为圆形均匀一致的肿块,可伴有钙化点,其透光度主要取决于血性及脂肪成分的含量,但大多呈水样。胸腺囊肿的 CT 表现无特征性,呈薄壁、无强化的非实性组织(图16-8)。CT 上囊肿因含有较厚的黏液或囊内出血而呈软组织密度时,MRI 可有助于其与胸腺瘤的鉴别(图 16-9);T_2 加权和对比增强 MRI 可发现囊性病变内的实性部分,提高了囊性胸腺瘤的诊断率。

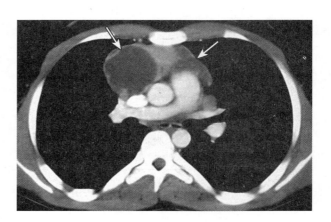

**图 16-8　霍奇金淋巴瘤合并胸腺及纵隔淋巴结囊肿的 CT 表现**

胸腺及淋巴结囊肿如箭头所示

### (四)　胸腺肿瘤的临床表现

胸腺瘤通常无症状,少数由于肿瘤体积过大出现纵隔压迫综合征,出现咳嗽、气促、胸闷、呼吸困难、声音嘶哑、吞咽困难及上腔静脉阻塞综合征等,也有侵袭性胸腺瘤远距离转移到肺、肝和骨骼者。恶性胸腺瘤、畸胎瘤及囊肿常出现纵隔大血管及神经被压迫症状,可有静脉回流障碍,引起头面部肿胀;也可出现直接包裹心脏,而致出现心包填塞症状。良性胸腺瘤一般无压迫症状,但可出现重症肌无力、贫血、反复发作性感染、库欣综合征以及自身免疫性疾病的症状。

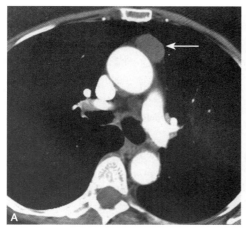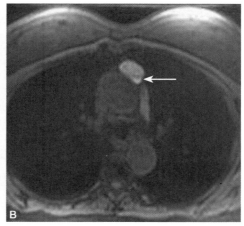

**图 16-9 胸腺囊肿**
A. 增强 CT 上偶然发现的前纵隔病变,呈软组织密度,边界清楚,与软组织肿块不易区分;
B. $T_2$ 加权相上,病变增强含有液平,提示出血性或者黏液性囊性病变。手术切除后经病理
证实为胸腺囊肿

**（五）辅助检查**

包括 X 线胸片,在症状未出现前,X 线后前位摄片已可显示异常,大部分在心脏和大血管阴影交界处可见肿瘤状隆起,边界明显而光滑,多呈分叶状,侧位片因前纵隔区向后移至心及大血管的阴影区,故无法见到,畸胎瘤可见肿瘤内有钙化阴影,必要时可进一步完善胸部 CT 及 MRI 检查,B 超下实时观察可区分正常胸腺组织和胸腺肿瘤,纵隔镜检查直接观察可直接确诊而避免开胸手术,若证实为胸腺瘤,再作切除术。

血清 AFP 升高提示卵黄囊瘤,人绒毛膜促性腺素（HCG）升高提示绒毛膜上皮癌;病理组织检查可了解恶性程度,决定治疗方法和估计预后。

**（六）鉴别诊断**

前中纵隔肿块中有胸部甲状腺瘤,应予鉴别。后者位于胸腺上方。并可有甲状腺功能亢进,但在小儿时期罕见。甲状旁腺肿瘤也常在纵隔内见到,X 线胸片所显示的阴影,常难与畸胎瘤区别;皮样囊肿多伴有钙化灶;心包囊肿应注意与心脏阴影的关系。此外尚应与大动脉瘤、淋巴结肿瘤等加以鉴别。

**（七）治疗**

2 岁以上小儿患胸腺肿瘤时,不论其是否恶性或有无并发症状,均须进行手术处理,防止肿瘤发展而造成压迫症状加剧,手术无法切除的胸腺肿瘤可给予钴 60 照射或深度 X 线照射。目前对于原发性胸腺癌的治疗,多数学者倾向于综合治疗,对于未发生广泛侵犯或远处转移的病例,手术

是首选;对于侵犯心包或肺者可以行扩大切除术;而对已有明显外侵的病例,行姑息性切除可减轻肿瘤负荷,术后再辅以放疗和化疗。肿瘤的切除程度、大血管是否受侵、病理分期、是否远处转移等是影响预后的相关因素。

**三、胸腺炎**

胸腺发生感染的机会较少,此可能与胸腺局部免疫力较强而不易感染有关。

**（一）结核性**

在原发性肺部和肺门淋巴结结核时,可以观察到肥大的胸腺,因而有人认为胸腺亦被结核菌感染,而事实上在作肺门结核性淋巴结摘除的开胸手术时,对胸腔的病理检查,证明其并未受到影响。也有由于气管旁的淋巴结、胸腺区内的淋巴结结核、右上叶肺原发性结节病变牵拉胸腺,而在 X 线检查时被误认为胸腺结核病变。但迄今仅有 1 例死胎经病理检查,证实为胸腺结核感染的报道。

**（二）化脓性**

有报道 1 例 2 个半月男婴,显示胸腺增大,覆盖于心脏的上半部,其左方有一直径约 1cm 的管道与左颈部的肿块物相通。此肿块为一蜂窝状脓肿,含有脓液,手术切开后探针可由胸腺脓肿通向颈部脓腔。镜检腺皮质、髓质分界不清,皮质结缔组织增生,髓质大部坏死,并有中性粒细胞弥散性浸润,但仍有哈氏小体存在。血及胸腺脓液培养均有白色葡萄球菌生长,说明败血症能导致胸

腺脓肿形成。

**（三）梅毒性**

此种胸腺呈多发性脓肿，又称 Dubais 脓肿，国内未见有报道，为先天梅毒所致。胸腺实质内有空洞形成，含有大量梅毒螺旋体。

**（赵德育）**

# 参 考 文 献

1. Farbod Nasseri, Farzin Eftekhari. Clinical and Radiologic Review of the Normal and Abnormal Thymus: Pearls and Pitfalls, Radio Graphics, 2010, 30: 413-428.

2. Anastasiadis P, Ratnatunga C. The thymus gland: diagnosis and surgical management. Berlin, Germany: Springer-Verlag, 2007.

3. Shimosato Y, Mukai K. Atlas of tumor pathology: tumors of the mediastinum, fasc 21, ser 3. Washington, DC: Armed Forces Institute of Pathology, 1997.

4. 唐震, 邱国华, 林建勤, 等. 儿童胸腺增长的 X 线和 CT 诊断. 临床放射学杂志, 2001, 20（4）: 313.

5. 胡晓丹. 275 例小儿胸腺增大原因分析. 现代医药卫生, 2004, 20（14）: 1356-1357.

6. Mendelson DS. Imaging of the thymus. Chest Surg Clin N Am, 2001, 11: 269-293.

7. Mizuki Nishino, Simon K Ashiku, Olivier N Kocher, et al. The Thymus: A Comprehensive Review, Radio Graphics, 2006, 26: 335-348.

8. Webb RW, Higgins C. Thoracic imaging: pulmonary and cardiovascular radiology. Philadelphia, Pa: Lippincott Williams & Wilkins, 2005.

9. 王鲁峰, 傅永晴, 彭斌. 小儿胸腺增生误诊纵隔肿瘤 11 例. 中国实用儿科杂志, 1998, 13（3）: 189.

10. 钟凤娣. 以大叶性肺炎收治的婴幼儿胸腺肥大 10 例分析. 浙江医学, 2006, 28（4）: 285-286.

11. Siegel MJ, Coley B. The core curriculum: pediatric imaging. Philadelphia, Pa: Lippincott Williams & Wilkins, 2005.

12. Jeong YJ, Lee KS, Kim J, et al. Does CT of thymic epithelial tumors enable us to differentiate histologic subtypes and predict prognosis? AJR Am J Roentgenol, 2004, 183: 283-289.

13. 葛近峰, 罗树明, 高凯军, 等. 胸腺瘤病理与重症肌无力. 中国神经免疫学和神经病学杂志, 2002, 9（2）: 66-67.

14. Armstrong P, Wilson AG, Dee P, et al. Imaging of the diseases of the chest. 3rd ed. London: Mosby, 2000.

15. 谭晔, 陈涓, 张旻, 等. 胸腺上皮性肿瘤世界卫生组织组织学分型与 CT 影像表现的相关性研究. 中华放射学杂志, 2011, 45（12）: 1139-1141.

16. 张玉珍, 刘明, 周莺, 等. 儿童胸腺区恶性肿瘤的 CT 及其鉴别. 临床放射学杂志, 2003, 22（6）: 508-511.

17. Nilgun Yaris, Yunus Nas, Umit Cobanoglu, et al. BRIEF REPORT Thymic Carcinoma in Children, Pediatr Blood Cancer, 2006, 47: 224-227.

18. 刘彩霞, 唐伟椿, 赵卫斌. 儿童巨大胸腺囊肿突入后纵隔一例. 中华小儿外科杂志, 2003, 24（6）: 528.

19. 刘锋, 许栋生, 邹卫, 等. 胸腺肿瘤的诊断和外科治疗. 临床肺科杂志, 2007, 12（3）: 245-246.

# 第三节　纵隔淋巴结肿大

肺淋巴组织分浅层和深层两组。浅层组位于肺小叶周边区及肺浆膜下部，形成毛细淋巴管丛，沿小叶间肺静脉走行，进入支气管旁及肺门淋巴结。深层组起始于支气管、肺血管周围，形成淋巴管丛，沿支气管走行，进入肺门淋巴结，汇成纵隔淋巴结。

纵隔淋巴结分为前、中、后三层，前层淋巴结群位于气管前面与升主动脉之间；后层淋巴结群位于降主动脉与食管附近；中层淋巴结集聚于气管、总支气管周围。中层淋巴结最为重要，可分成以下 5 群：①气管右侧淋巴结群，位于气管右侧，接收右肺上叶、中叶的大部淋巴结引流。此群淋巴结约有 4~6 个，第 1 个淋巴结在奇静脉弓内上方，X 线片上呈樱桃大，其余淋巴结向上排列，直到锁骨上凹。②气管左侧淋巴结群，位于左总支气管旁，接收左肺上叶及下叶的部分淋巴引流，包括 2~4 个较小的淋巴结。③动脉导管、左喉返神经及主动脉弓部淋巴结群，接收来自左肺上叶的大部淋巴引流，此群有 3~4 个淋巴结。④气管分叉部淋巴结群，位于气管分叉之下，接收来自左、右两肺的淋巴引流。此群淋巴结较多，可粘连成团，因其输出管通至气管右侧淋巴结群，故左侧肺部新生物可转移到右锁骨上淋巴结。⑤右及左肺下韧带淋巴结群，接收来自右肺和左肺下叶的淋巴引流，与食管旁淋巴结、气管分叉部淋巴结、膈下淋巴结有联系，有时下肺肿瘤可转移至膈下淋巴结。

正常情况下，由于淋巴结发育尚未完成，小儿胸部 CT 扫描不能发现纵隔淋巴结，10 岁以下儿童胸部 CT 扫描如果出现纵隔淋巴结，无论大小均为异常。临床有多种肺部和全身性疾病,均可引起儿童纵隔淋巴结肿大,以炎症、结核和肿瘤多见,其他少见的包括良性巨淋巴结增生症及结节病等。

## 一、纵隔淋巴结炎

原发者较少,多为肺部炎症播散而继发,如各种病毒性或细菌性肺炎、真菌性肺炎、组织胞质菌病等可累及淋巴结组织,常致纵隔旁淋巴结肿大,突出于纵隔旁,有时数个肿大的淋巴结融合呈串珠样。为了明确病原学诊断,一般都先采用相应的抗原作皮试,若皮试阴性,则需作斜角肌淋巴结或纵隔肿块活检。如为细菌、病毒引起者,应做细菌及病毒的病原学检查。因左肺的淋巴引流偏向于右侧,左肺内病灶通过引流淋巴管向右肺门引流;右下肺叶病变向右支气管分叉引流,而后向上引流至右肺门淋巴结和右支气管旁淋巴结。因此纵隔淋巴结肿大以上腔静脉后、右主支气管旁、右肺门、气管隆嵴多见,临床上应多注意观察这些部位。

## 二、纵隔淋巴结结核

纵隔淋巴结结核往往来源于肺部结核,多数为原发综合征的一部分,是纵隔内多个淋巴结受结核菌感染的一种慢性病变,好发于后上纵隔淋巴结、气管旁、隆嵴下及支气管旁淋巴结,多表现为单侧纵隔、肺门淋巴结肿大,儿童期很少出现大块融合,而单侧又以右侧多见,经过化疗往往肺部病灶已经吸收、消散或钙化,仅留有纵隔淋巴结肿大。临床表现包括全身结核中毒症状、纵隔压迫综合征及结核破溃等方面,可有发热、盗汗、精神萎靡、乏力和消瘦等,肿大的淋巴结压迫气管或主支气管引起呼吸困难,尤其是儿童患者表现为急性呼吸困难和发绀。向后压迫食管引起吞咽困难及咽下异物感,向两侧压迫喉返神经引起声音嘶哑,压迫迷走神经引起心动过缓,压迫膈神经可产生恶心、呃逆、消化不良,压迫纵隔内大血管表现上腔静脉综合征,压迫胸导管致淋巴回流障碍可伴发乳糜胸。气管支气管长期受压,形成气管、支气管淋巴瘘,瘘口较小产生刺激性咳嗽,咳出干酪样坏死物;瘘较大时,大量干酪样物质破溃入气管和支气管而引起吸入性肺炎乃至窒息。

纵隔淋巴结结核临床表现差异较大,且无特征,故诊断有一定困难。胸部 X 线平片显示纵隔阴影呈弧形增宽,边缘清楚,侧位片上部中纵隔气管周围有模糊不清阴影,也有在上纵隔向左右两侧增宽,少数明显向左侧增宽。胸部 CT 扫描可见中央低密度伴外周环状强化是活动性结核性淋巴结炎的特征,中央低密度区代表干酪样坏死,周围强化代表富含血管的炎性肉芽组织;非活动性纵隔淋巴结结核通常为均匀一致的低密度团块影或伴有钙化。吞钡检查有时能见食管压迹和钙化灶,有呈多个结节分叶隆突角增宽阴影。必要时用纵隔镜取活体进行病理学检查。患儿血沉增快,结核菌素试验呈强阳性,可作参考。受累淋巴结的活检及培养有抗酸分枝杆菌生长是诊断的金标准。

巨大的纵隔淋巴结结核有时须与恶性肿瘤鉴别,两者均可有气管、支气管的移位,但前者无梗阻、狭窄或破坏现象。若患儿有颈部淋巴结、附睾,肺及胸膜等部位结核病史,则其可能性更大。若后前位胸片阴影轮廓不清,断层片示隆突角增宽,虽未见有钙化灶,仍要考虑结核的诊断。CT增强扫描在鉴别儿童结核感染与其他原因所致的淋巴结病变中很有价值,结核感染者表现为特征性的环形强化,淋巴瘤、转移瘤等多种疾病则罕见该种表现。

活动性纵隔淋巴结结核需进行标准、长程个体化的化疗,非活动性病灶定期观察,也有学者主张切除肿大的结核性淋巴结,防止结核性肿大的淋巴结破溃入纵隔引起弥漫性纵隔纤维化。单个增殖性纵隔淋巴结结核压迫或侵及邻近气管,支气管引起中度呼吸困难或其他器官症状严重;脓肿穿透气管或支气管形成气管、支气管淋巴瘘或破溃形成纵隔及其他部位脓肿;伴有肺不张、干酪肺炎,经内科治疗无效者;淋巴结肿大、病灶内无钙化经过内科治疗效果不佳;病变淋巴结直径大于3cm且已形成结核性脓肿者以及与其他纵隔淋巴结疾患无法鉴别、不能做出明确诊断者,需外科手术探查以彻底清除病灶。

## 三、良性巨淋巴结增生症

良性巨淋巴结增生症是一种少见的病因及发病机制尚不明确的淋巴增生性疾病,无性别差异。目前大部分学者认为巨淋巴结增生症是一种错构瘤或者炎性、感染性病变。淋巴增生大多局限于某一部位,最常见于纵隔,约占所有病例的70%,也可见于其他部位,如颈、腋窝、肩、臀部以及盆腔、肠系膜、后腹膜及肌肉等。根据组织病理学特征可分为透明血管型和浆细胞型,依据受累淋巴群的数目分为局限型和弥散型两种。透明血管型约占90%,浆细胞型占10%,大部分弥散型巨淋巴结增生症组织学上为浆细胞型,且超过半数的浆细胞型巨淋巴结增生症患者有发热、乏力、贫血、高球蛋白血症及血沉增快等全身症状,且预后较差。透明血管型通常是无症状的,但异常肿大的淋巴结可压迫邻近的组织结构出现相应的症状。

因临床上无典型症状,常不易发现。偶在体检时或因患儿有发热、胸痛、咳嗽、贫血、高球蛋白血症、脾大或骨髓的浆细胞增高而引起注意。本病可出现针状钙化灶,为单发淋巴结肿大,强化明显,周围可见多数斑点状高密度影环绕,是透明血管淋巴结增生的特征,鉴别诊断时应疑及本病并作胸部 CT,对疑诊者及时做活组织检查。

本病的病程较缓,一般经切除后并不复发,因此如诊断为良性病灶,又无胸部手术禁忌证者,应及时切除。

### 四、白血病

白血病患儿常发生纵隔淋巴结肿大。有人对不同类型的白血病 200 例进行分析,发现肺内或胸腔淋巴结有改变者 27 例(占 13.5%)。据对上海 53 个医院的 4 090 例白血病的分析,有 16 例出现纵隔及肺门淋巴结肿大,其中 3 例有纵隔淋巴结肿大。

白血病的细胞浸润,主要侵犯淋巴结,少数累及胸腺,引起淋巴结和胸腺肿大,也可致两侧肺门淋巴结肿大,合并肺实质浸润与胸腔积液。故凡患儿出现进行性贫血、发热与出血时,提示有患本病的可能。应进行骨髓细胞学检查或浅表淋巴结活检,有助于确诊。

本病 X 线检查可见纵隔、肺门双侧性阴影增宽,此为增大的淋巴结或胸腺。侧位片见病变在前纵隔者为胸腺,在中纵隔者多为淋巴肿大,后者应与支气管淋巴结结核相鉴别。

### 五、恶性淋巴瘤

恶性淋巴瘤根据组织结构分为霍奇金淋巴瘤(Hodgkin's lymphoma, HL)和非霍奇金淋巴瘤(non-Hodgkin's lymphoma, NHL)两种类型,为儿童常见恶性肿瘤之一。霍奇金淋巴瘤发病年龄多

在 5 岁以后,15 岁为高峰,进展慢,有发热、盗汗、乏力及消瘦等全身症状轻。初诊时约 60% 有纵隔内淋巴结肿大,多分散存在,亦可融合成团,肺内实变发生率高,多与纵隔淋巴结连续,很少单独出现,胸膜反应少见。而非霍奇金淋巴瘤发病年龄多在 1~13 岁,4~7 岁为高峰,除淋巴细胞分化良好型外,一般病情进展快,易发生远处播散,常伴全身症状,初诊时纵隔内淋巴结肿大常呈巨块型。淋巴瘤的肿大淋巴结多位于前纵隔以胸骨后血管前间隙及气管旁,也可侵及心包横膈和后纵隔淋巴结,很少单独侵犯肺门淋巴结,表现为双侧性淋巴结肿大,多不对称,且肿大淋巴结融合,密度均匀,边缘多较锐利呈圆弧形、波浪状或大分叶状突出,向下可超越肺门水平,甚至达膈面,坏死液化少见,未经治疗罕见钙化,融化成团易侵犯肺动脉上腔静脉等大血管;淋巴瘤对放疗、化疗敏感,进行放疗、化疗 4~15 天淋巴结明显缩小。

淋巴瘤患儿全身症状较明显,发展迅速,很快出现吞咽困难、声带麻痹及上腔静脉与气管受压等症状。肿瘤首先侵犯中纵隔,X 线后前位摄片见肺门两侧有分叶状或结节状肿块,其边缘较模糊,常侵犯右侧气管或支气管的一组或一个淋巴结。有时亦可呈单个团状影,边缘光整、密度均匀,向纵隔旁凸出,或几个肿大的淋巴结相互融合呈分叶状,使气管或支气管受压或移位。少数可单纯侵犯上前纵隔淋巴结,在侧位片上方可见肿块。其预后较其他类型为差,因此型邻近均有重要脏器存在,可发生心和心包浸润,或肺部转移。由于本症出现时已属晚期,治疗困难。

### 六、结节病

结节病是一种慢性肉芽肿性疾病,儿童中的年发病率为 0.22~0.27/10 000,可以累及全身多个系统,尤易累及淋巴组织,特别是胸内淋巴结和淋巴组织。本病病因尚未完全了解。有人认为本病病因是一种特殊类型的结核病,亦有人认为系过敏性疾病所引起,日本学者则认为本病的本质是免疫复合物引起的微血管病变。其病理特征是一种非干酪性、类上皮细胞性肉芽肿。

胸内结节病早期常无明显症状和体征。有时有咳嗽,咳少量痰液,偶见少量咯血;可有乏力、发热、盗汗、食欲减退、体重减轻等。病变广泛时可出现胸闷、气急,甚至发绀。如结节病累及其他器官,可发生相应的症状和体征。大多预后良好,部

分病例有自限性。

（赵德育）

## 参 考 文 献

1. Heiken JP，Lee KTL，Sagel SS. Computed body tomography with MRI correlation. New York：Lippincott Raven Publishers，1998.

2. 余海宁，闫清淳，杨洋，等. 儿童纵隔淋巴结肿大的CT诊断与鉴别，实用放射学杂志，2012，28（1）：100-103.

3. 李玉香. 纵隔淋巴结结核外科治疗及护理. 中外健康文摘，2012，7（34）：110-111.

4. Woo Kyung Moon，Jung Gilm，Kyung Yeon，et al. Mediastinal Tuberculous Lymphadenitis：CT Findings of Active and Inactive Disease，AJR，1998，170：715-718.

5. 徐晔，周翔平，余国荣，等. 儿童结核性与非结核性纵隔肿大淋巴结的CT对照研究. 放射学实践，2005，20（6）：477-478.

6. Shin JH，Lee HK，Kim SY，et al. Castleman's disease in the retropharyngeal space：CT and MR imaging findings. AJNR Am J Neuroradiol，2000，21：1337-1139.

7. Shetty AK，Gedalia A. Sarcoidosis in children. Curr Probl Pediatr，2000，30：149-176.

# 第四节　纵　隔　炎

纵隔炎（mediastinitis）是纵隔内结缔组织的炎症，可由邻近组织结构感染播散、血源性播散或纵隔的直接感染导致，当其发生炎症时很易波及心脏、大血管和肺组织，细菌及其毒素很易进入血液，而引起严重的毒血症状，病情严重，病死率高。其最常见的原因是继发于食管穿孔或穿透伤和邻近组织器官感染播散。坏死性胰腺炎的胰酶经主动脉裂孔进入胸腔也可引起纵隔壁层胸膜炎，导致非感染性化学性纵隔炎。

纵隔炎可分为急性和慢性，后者又可分为肉芽肿性纵隔炎和纤维化性纵隔炎。急性者多为非特异性细菌及厌氧菌感染，真菌及结核分枝杆菌感染较少见。近年来纵隔炎的最常见原因是手术或创伤后纵隔的直接感染。

## 一、急性纵隔炎

急性纵隔炎为较少见的疾病，自抗生素问世后明显减少。根据急性纵隔炎的病因可分为急性坏死性纵隔炎和胸骨切开术后纵隔炎。依据病理改变可分为单纯性纵隔炎及化脓性纵隔炎。

单纯性纵隔炎多由于气管、食管、胸壁的外伤所致，纵隔内少量渗出；也可由于肺、胸膜、心包的炎症波及纵隔，但不致发展到化脓的程度。临床表现以原发性疾病的症状为主；化脓性纵隔炎的炎症变化甚剧烈，甚至发生脓肿，并出现各种临床症状。

### （一）病因

1. 损伤　为纵隔炎最常见的原因，多发生于外伤、异物穿刺食管、心脏手术、内镜（食管镜、支气管镜、纵隔镜，胃镜）插入所造成的食管或支气管的损伤，或在进行喉、气管、食管的手术后发生，亦可由于气管、支气管或食管肿瘤穿孔所致。心脏手术后纵隔炎发生率为0.5%～5%，表现为胸骨感染性裂开、胸骨骨髓炎，是经胸骨正中切口施行心脏手术最严重的并发症之一，常引起胸骨骨不连、败血症等，病死率4%～36%。

2. 附近脏器炎症的侵及或全身感染波散　如肺部化脓性病变、胸膜炎、心包炎、纵隔淋巴结炎、膈下脓肿、咽后壁脓肿、扁桃体周围脓肿、细菌性骨髓炎、坏死性胰腺炎等侵及纵隔。颈部解剖结构复杂，颈部与纵隔经颈深筋膜中层沿气管前间隙相连续，感染灶容易扩散，并且由于胸内负压及重力的作用更易向下蔓延而累及纵隔或胸腔，即急性下行性坏死性纵隔炎（descending necrotic mediastinitis，DNM），此类感染早期较为隐匿，可导致蜂窝织炎、脓肿形成，侵犯心包或胸膜，致脓胸、纵隔感染和败血症等，病死率达25%～40%。目前文献报道DNM的原因中最为常见的是牙源性感染，对有咽痛史伴颈部肿胀及胸部症状者，应考虑纵隔感染和脓胸的可能性。腹膜后的感染也可沿膈肌而波及纵隔。亦可通过纵隔囊肿、纵隔与气管、支气管间的交通造成感染，或胸骨骨髓炎、败血症等波及纵隔而发生。

以上各种原因中，以食管穿孔最为多见，内镜插入损伤又较食管肿瘤穿孔为多，其次是颈、咽等部化脓波及纵隔。

### （二）病理

单纯性纵隔炎仅见淋巴结肿大和结缔组织炎症性肿胀。化脓性纵隔炎可有广泛的蜂窝织炎。

### （三）临床表现

单纯性纵隔炎时以局部刺激症状为主，至发

生化脓时出现全身及压迫症状,但常受基础疾病所牵制,因而其表现常不一致。一般有如下表现:

1. 全身中毒和刺激症状 患儿常有毒血症,有烦躁、焦虑不安表现,多出现寒战、高热、颈部和胸骨后疼痛、咽下疼痛,感染扩散至下纵隔时,疼痛位于肩胛骨之间,可放射至胸部周围,有时可牵涉上腹部。

2. 压迫症状 可有纵隔内诸器官被挤压的症状。如形成局限性脓肿,所产生的压迫症状随脓性部位不同而异:支气管受压可表现咳嗽、喘鸣、呼吸困难和发绀;上腔静脉受压可引起发绀、颈部和胸部静脉怒张、眼球突出、结膜红、面部和颈部水肿;主动脉及其分支受压,可引起颈动脉和桡动脉的搏动不相等;如心脏、下腔静脉或肺动脉受压,可引起心功能不全和充血病征;喉返神经受压时,可有声音嘶哑;食管受压时,可有吞咽困难和疼痛;胸导管受压可致乳糜性胸水或乳糜性腹水;膈神经受压引起呃逆或膈神经麻痹;迷走神经受压可有心动徐缓;星状神经节或颈交感神经受压能可发生 Horner 综合征等。

3. 其他症状 如为食管穿孔引起,初因食管内容物流到纵隔的化学性刺激,患儿有发热、胸骨后疼痛,以后可逐渐缓解,发生继发性感染而使病情加重,若炎症波及纵隔胸膜,常迅速引起胸膜炎或脓气胸,一般常见于左侧。虽罕见形成支气管食管瘘,但常可产生肺化脓性炎变,导致纵隔气肿。牙源性下行性纵隔炎常造成颌下、翼内、咀嚼肌、舌下、口底等多间隙的感染,引起面部肿胀、张口受限等多间隙蜂窝织炎表现。

**(四) 并发症**

肺炎、胸膜炎、胸腔积液、脓胸、肺不张、肺脓肿、胸骨骨髓炎、心包炎、急性心力衰竭、败血症、中毒性肝炎、弥散性血管内凝血、多脏器功能不全或者衰竭,急性纵隔炎迁延不愈可进展为慢性。

**(五) 检查**

1. 一般化验检查 血常规常有白细胞升高、核左移,CRP 阳性,血沉增快,PCT 可大于 10ng/ml;并发败血症时血培养阳性;并发中毒性肝炎时谷丙转氨酶升高;由于患儿中毒症状重,营养消耗多、营养差,血生化白蛋白可在短期内明显降低。

2. X 线胸部检查 胸部正位片可见上纵隔增宽、纵隔气胸或液平面出现、心及大动脉阴影的正常切迹消失、肺纹理增强等;胸部侧位片,由于气管、食管向前方移位,使胸骨后腔变狭小或消失。胸段食管穿孔时,纵隔气肿较皮下气肿出现早数小时,是有诊断价值的征象。

需注意的是,DNM 通常是由口腔或咽部产气性厌氧菌与需氧菌的共同感染所致,多造成被侵犯组织坏死,有气体产生但脓液较少,因此早期很少产生一般纵隔感染的液平现象。早期坏死性纵隔炎在胸片上常没有阳性表现,胸部 X 线表现滞后于患者出现的纵隔感染症状。一旦出现纵隔增宽、胸腔积液、心包积液表现时,患者感染症状往往已经十分严重。故胸片不能为 DNM 的早期诊断和治疗提供较有价值的影像学信息。

CT 可用于早期诊断,如果出现包绕纵隔结构正常的脂肪平面消失,纵隔周围表现不同程度的脓液积聚,伴随或不伴随纵隔气肿的形成,则可以早期明确纵隔炎的诊断,不仅能确定 DNM 感染的范围和程度,还能及时了解治疗过程中感染部位的变化。因此,CT 是目前 DNM 早期诊断和治疗最重要的辅助手段。

其他如支气管造影、血管造影(与心血管系统疾病的鉴别)、食管造影、胃肠道造影及食管镜、纤维支气管镜检查等均有助于诊断,可选择运用。

**(六) 诊断及鉴别诊断**

纵隔脓肿易误诊为恶性淋巴瘤、肿瘤、纵隔囊肿,一旦误诊、误治将直接影响患者的预后甚至生命。在诊断过程中需注意:①重视病史和临床表现,积极查找原发病因;②胸部 X 线及 CT 检查对纵隔脓肿的诊断极为重要,早期可无明显变化,范围扩大时可见纵隔增宽,脓肿形成时可见气液平面,脓肿侵犯胸膜可出现胸腔积液;③其他辅助检查,如气管镜、食管镜检查。

**(七) 治疗**

急性坏死性纵隔炎是一种致命的疾病,即使经过常规治疗病死率仍高达 14% ~ 42%,且由于纵隔内富有淋巴、组织疏松,感染播散十分迅速,颈部脓肿可在 48 小时内播散至纵隔,最短的只有 3 小时。因此如果临床怀疑纵隔炎即需早期完善CT 检查,一旦确诊就需要进行彻底纵隔清创、切除坏死组织等治疗,包括开胸手术探查、纵隔内脓液引流及胸腔、心包引流、胸骨肌皮瓣覆盖等。同时须应用有效抗生素控制脓毒败血症,应早期选用高效广谱抗生素及抗厌氧菌药物抗感染,然后根据细菌培养及药物敏感试验调整抗生素的应用。抗生素的使用时间应>4 周(包括静脉用药至少 2 周)。全身支持和抗感染是治疗继发性纵隔脓肿的基础。除应用抗生素外，还需反复静脉输注新鲜血液、血浆和白蛋白，改善营养状态，促进患儿恢复。

急性纵隔炎一般经积极治疗，多能获愈。若治疗不彻底，常可转为慢性而发生上腔静脉阻塞等并发症，少数可因纵隔脓毒症腐蚀主动脉致大出血死亡。

## 二、慢性纵隔炎

小儿纵隔慢性弥漫性炎症极为少见，常因急性炎症治疗不彻底而转变为慢性，也有由明确病因的慢性炎症引起者，可分为肉芽肿性纵隔炎和纤维性纵隔炎（fibrosing mediastinitis，FM），也称硬化性纵隔炎。因病变进行缓慢，初期症状不明显。关于肉芽肿性纵隔炎与纤维性纵隔炎之间的关系目前尚有争议。Dines 等人发现约34%的肉芽肿性纵隔炎发展为纤维性纵隔炎；Schowengerdt 等人通过研究180例慢性纵隔炎的临床特点后，倾向于认为纵隔肉芽肿和纤维性纵隔炎是同一个疾病不同时期的不同表现。相反，Loyd 等人通过分析大量文献认为两者之间并没有显著的相关性。

### （一）慢性肉芽肿性纵隔炎

1. 病因　通常表现为局部淋巴结直接感染组织胞质菌及结核分枝杆菌后形成的局限性纵隔肿块，病理上纵隔肉芽肿是由干酪样坏死或者含纤维组织的肿大淋巴结组成。病变通常包膜完整，没有局部侵袭或者弥漫性纵隔纤维化。多个淋巴结增大、肉芽组织增生、坏死、干酪变或形成冷脓肿，脓腔可相互通连。由于淋巴结与邻近器官紧密粘连，多数不易剥离切除。若已液化则可穿孔入支气管，也可穿入纵隔结缔组织而致冷脓肿，或形成瘘管。结核性纵隔脓肿也可因胸骨、肋软骨或脊柱的结核蔓延至纵隔而引起。

2. 临床表现　大多数慢性肉芽肿性纵隔为结核病或者组织胞质菌病等原发病的表现而无气道、肺动静脉受累；但少数有上腔静脉或者食管受压，出现上腔静脉阻塞综合征或者吞咽困难及咽下阻挡感，一般较纤维性纵隔炎症状轻微，临床表现取决于肿大的淋巴结与受累组织器官的位置关系。因慢性纵隔炎多由淋巴结核引起，常见上段胸椎（后纵隔）或颈椎的冷脓肿，有时不易与肿瘤相鉴别，前者可行试验性穿刺以助诊断。

### （二）慢性纤维性纵隔炎

慢性纤维性纵隔炎是纵隔内组织慢性进行性纤维组织增生伴有纵隔内气管、食管、心脏及大血管、神经等器官组织阻塞或受压为特征的良性疾病。

1. 病因和病理　纤维性纵隔炎的病因尚不完全清楚，起初 Kunkel 等人认为是纵隔肉芽肿性淋巴结破裂所致；但1979年 Dines 等人大样本的临床研究认为慢性纵隔炎是组织胞质菌病及结核病的并发症，但是随着临床及实验室研究进展，大部分纵隔炎组织胞质菌病及结核分枝杆菌检查均为阴性，且在组织胞质菌病流行的地区，只有一小部分人并发纤维性纵隔炎。故纵隔纤维化与相关病原感染可能无直接对应关系。目前广泛接受的是 Goodwin 的观点，认为硬化性纵隔炎是对真菌、分枝杆菌或其他未知病原的迟发型变态反应所致；且仅发生在一部分有遗传易感性的个体中。感染因素中以组织胞质菌病和结核病最常见，其他少见的感染包括曲霉菌病、毛霉菌病、隐球菌病、芽生菌病等，非感染因素所致的包括自身免疫性疾病（如系统性红斑狼疮、风湿热）、放化疗后、结节病、肿瘤（例如霍奇金病）、外伤出血和药物，尤其是羟甲丙基甲基麦角酰胺。此药为偏头痛剂，其副作用可引起后腹膜纤维症而发生尿路压迫、少尿及排尿困难，亦有出现心杂音及胸膜摩擦音，肺活检可见血管周围及支气管周围纤维化。还有一些罕见的家族性和多发性纤维化，以腹膜后和纵隔纤维化、硬化性胆管炎、Riedel 甲状腺炎及眼眶骨性假瘤为表现。

2. 病理　病理组织学检查是确诊的依据。组织表现主要为集结于上纵隔致密的纤维组织，呈白色硬块，系弥漫性的结缔组织内浸润，本病的纤维组织主要影响上腔静脉及肺动静脉，因压迫而出现狭窄或闭塞，还可见气管、主支气管、食管的狭窄。此外，纤维组织团块可延伸至肺实质内；显微镜下表现为大量非细胞形态的纤维组织浸润周围脂肪组织，纤维组织可伴有灶性单核细胞浸润，主要是淋巴细胞和浆细胞，可有淋巴滤泡形成（见文末彩图16-10），但没有肉芽组织、巨噬细胞及坏死。纤维增生可一直延伸至纵隔血管腔、肺间隙及胸膜。

3. 临床表现　临床表现取决于受累组织器官的类型及纤维化进展的速度。纵隔内支气管树受压表现为咳嗽、气喘或者呼吸困难，结核感染常伴有咯血;右支气管旁淋巴结肿大或者进行性纤维化压迫上腔静脉可导致上腔静脉阻塞综合征的典型表现:颈部和上肢静脉怒张、头部及上肢水肿及跨越胸背部侧支静脉显露,侧支循环的形成反映了纤维性纵隔炎慢性进行性的本质;食管受压或者纤维性缩窄可引起吞咽困难;膈神经、心包、胸膜也可受累,出现矛盾呼吸、缩窄性心包炎及胸膜炎等症状。发热、疲乏等全身症状少见。肺部体征有纵隔部浊音界扩大及上腔静脉阻塞症,或有脊柱部位语音传导增强,肺门纤维化时纵隔、气管触诊有移位,心脏叩诊、听诊也有移位征。肺动脉压增高和肺心病时,有肺动脉第二音亢进和肺心病体征。肺部听到干、湿性啰音。此时既无发热,也无其他病症,一般检查可无异常。随时间改变及侧支循环的建立,患者症状可暂时改善,但纵隔纤维化仍呈进行性。

4. 影像学检查　X 线胸部摄片显示纵隔阴影弥漫性增宽、肺门影增浓、纵隔内钙化灶及上腔静脉阻塞;钡餐检查可显示食管狭窄及明确有无合并气管食管瘘形成;血管造影能了解上腔静脉梗阻和侧支循环的形成,可结合判断为慢性纵隔炎。

CT 被认为是纤维性纵隔炎的主要诊断方法,典型表现为伴纵隔内脂肪组织消失的浸润性软组织肿块,包裹或者侵蚀邻近的组织结构。根据受累组织的 CT 平扫表现将纤维性纵隔炎分为局限性和弥漫性两种类型。局限型(图 16-11)占所有纤维性纵隔炎的 82%,表现为软组织团块影,63% 伴有钙化,通常位于气管旁、隆嵴下或者肺门区

域,多见于右侧。肿块分布的位置和纵隔淋巴引流常见的三组淋巴群位置相一致,提示可能存在肉芽肿性感染因素。绝大多数该种类型表现的患儿有组织胞质菌病或者结核病。弥漫型(图 16-12)占所有病例的 18%,表现为弥漫性浸润,常是非钙化性的肿块伴有纵隔内多个组织器官浸润。

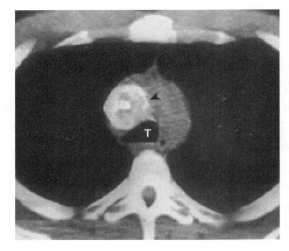

**图 16-11　局限型慢性纵隔炎**

CT 纵隔窗右侧支气管旁肿块,中央密度较低伴有广泛钙化,且伴有气管受压。手术切除后病理示非侵袭性、包膜完整的肿块,内含有组织胞质菌病活菌。

MRI 在发现及评估纵隔及血管受累严重程度方面与 CT 类似。早期肿块内血管成分较多,$T_2$ 加权相上信号相对较高,随着病情进展、纤维化程度加重及血管成分的减少,$T_2$ 加权相的信号减低。

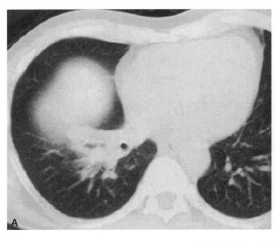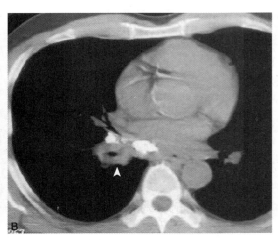

**图 16-12　弥漫型慢性纵隔炎**
A. CT 肺窗右肺门肿块沿着支气管血管分支延伸至右肺下叶;B. CT 纵隔窗示软组织肿块伴右肺门及隆突下区域的钙化

5. 诊断及鉴别诊断　诊断主要依据患儿纵隔内气管受压或阻塞的症状,影像学提示及病理组织学确诊,若影像学表现典型,结合临床症状可不必行活组织检查。慢性纵隔炎表现为纵隔淋巴结肿大、纵隔肿块及纵隔气管、血管挤压畸形,需与恶性淋巴瘤、恶性转移瘤、胸腺瘤、胸腺癌、恶性畸胎瘤及多环肺门等血管畸形鉴别。

6. 治疗　纵隔炎病死率高达30%以上,主要死于反复感染、咯血及肺心病。目前尚无统一认可的治疗方案,现有的治疗主要来自个例报道或者小样本患者的综合分析。主要包括三方面:即应用全身性抗结核及抗真菌药物或糖皮质激素的应用,外科切除及并发症的局部治疗。

抗真菌药物或者抗结核药对有活动性肉芽肿的病例可阻止疾病的进展,但对弥漫性纵隔纤维化的病例无效;大部分的临床研究显示糖皮质激素没有效果或显效甚微,甚至反而引起结核性的肿大淋巴结进一步增大、压迫症状加重;个别病例可自愈。无论是否有症状,如果影像学检查提示性质不明的非钙化性肿块者需要进行开胸手术活检,如果患者病情严重需要完全或者部分切除纵隔肿块,外科切除局限病灶可治愈或者消除症状及体征。但总体看来,外科手术的结果并不乐观,术后发病率和病死率仍较高。近年来激光射频消融、阻塞血管球囊扩张及血管气管支架置术等并发症的局部治疗已在临床上成功应用。

(赵德育)

## 参考文献

1. Athanassiadi KA. Infections of the mediastinum, Thorac Surg Clin,2009,19(1):37-45.

2. Ayuso-Velasco R, et al. Mediastinitis secundaria a una pancreatitis aguda. Arch Bronconeumol, 2011, 47: 319-320.

3. 杜晓燕,陈威华,陈建福.颈性下行性纵隔脓肿15例分析.中华耳鼻喉科杂志,2000,35:141-143.

4. Inoue Y, Gika M, Nozawa K, et al. Optimum drainage method in descending necrotizing mediastinitis. Interact Cardiovasc Thorac Surg,2005,4(3):189-192.

5. 农振有.咽部脓肿并发颈深部纵隔脓肿及脓胸3例.临

床耳鼻咽喉科杂志,2000,14:570-571.

6. Demeesti TR. Perforation of the esoph agus. An Thorac Surg,1986,42(2):231.

7. 梁析,倪锋,陈昭明,等.牙源性下行性坏死性纵隔炎临床分析.上海交通大学学报,2006,26(10):1199-1200.

8. 王永功,雷志丹,闫峰山.牙源性感染并发下行坏死性纵隔炎的影像学诊断.中国临床医学影像杂志,2008,19(7):506-508.

9. 李文雅,张其刚,刘旭东.继发性纵隔脓肿的诊断与治疗.中国胸心血管外科临床杂志,2011,18(4):375-376.

10. Dines DE,Payne WS,Bernatz PE. Mediastinal granuloma and fibrosing mediastinitis. Chest,1979,75:320-324.

11. Schowengerdt CG, Suyemoto R, Main FB. Granulomatous and fibrous mediastinitis:a review and analysis of 180 cases. J Thorac Cardiovasc Surg,1969,57:365-379.

12. Loyd JE, Tillman BF, Atkinson JB, et al. Mediastinal fibrosis complicating histoplasmosis. Medicine ( Baltimore),1988,67:295-310.

13. Kunkel WM,Clagett OT,McDonald JR. Mediastinal granuloma. J Thorac Surg,1954,27:565-574.

14. Goodwin RA, Des Prez RM. Mediastinal fibrosis complicating healed primary histoplasmosis and tuberculosis. Medicine,1972,51:227-246.

15. Peebles RS,Carpenter CT,Dupont WD,et al. Mediastinal fibrosis is associated with human leukocyte antigen-A2. Chest,2000,117:482-485.

16. Akman C, Kantarci F, Cetinkaya S. Imaging in mediastinitis:a systematic review based on aetiology. Clin Radiol,2004,59:573-585.

17. Rossi SE,Page McAdams H,Rosado-de-Christenson ML,et al. Fibrosing mediastinitis. RadioGraphics,2001,21:737-757.

18. Justyna Fijołek,Elżbieta Wiatr. Fibrosing mediastinitis as an untypical complication of tuberculosis, Pol Arch Med Wewn,2009,119(11):752-755.

19. Devaraj A, Griffin N, Nicholson AG, et al. Computed tomography findings in fibrosing mediastinitis. Clin Radiol,2007,62:781-786.

20. Kozłowska I, Kosiński K, Różański J, et al. Anomalous pulmonary artery as a cause of wide,polycyclic pulmonary hilus-case report. Pol Arch Med Wewn,2005,113:359-363.

# 第五节　纵　隔　气　肿

纵隔气肿(pneumomediastinum)是指纵隔内有气体聚积,气体可来自食管、肺及支气管树等,

临床症状的轻重程度与原发病情况、积气量、压力以及发生的速度有关,早期准确诊断是治疗的

关键。

## 一、病因

发生纵隔积气的病因较多,根据病因可分为自发性、创伤性、医源性。其中创伤性纵隔气肿可分为张力性和非张力性两类。

### (一) 自发性纵隔气肿

原因不明,多见于青少年,也可见于新生儿及小儿童,为良性自限性疾病,多继发于原有呼吸系统疾病,如支气管肺炎、支气管哮喘、肺结核、百日咳、麻疹性肺炎、气胸、肺大疱、支气管异物及肺气肿等,以支气管哮喘持续状态者居多,大多表现为胸痛,约半数有呼吸困难,预后良好。胸膜腔内压突然增加是诱因,包括剧烈的咳嗽、呕吐、屏气用力、Valsalva 动作,可能与肺泡破裂有关。

### (二) 创伤性纵隔气肿

创伤性纵隔气肿是由于闭合性胸外伤直接损伤气管、支气管、食管破裂以及肺泡破裂,也有报道由于外伤致肠腔穿孔后气体通过腹膜后间隙,沿着食管裂口上升至纵隔。杨旻等曾报道有大剂量百草枯中毒食管穿孔进而形成纵隔气肿的病例。

### (三) 医源性纵隔气肿

各种注气造影、内镜检查可引起食管或气管破裂。近年来随正压通气的广泛使用,气漏发生率明显升高,应用 PEEP 者气漏发生率为 40%。根据原发疾病的不同,气漏发生率也有一定差异,RDS 患儿肺气漏的发生率为 27%,窒息为 25%,胎粪吸入综合征为 41%。提示应用呼吸机的过程中,应高度警惕气漏的发生,若早期发现纵隔气肿,在治疗范围内尽量降低呼吸机条件,减少进一步损伤;新生儿常在复苏术中压力过大亦可引起肺部气压伤发生自发性气胸或者纵隔气肿;颈部手术,如甲状腺切除术或扁桃体切除术,气体可沿颈深筋膜间隙进入纵隔;气管切开术,若皮肤切口太小,气管切口过大,空气逸出,气体沿颈部纤维层进入纵隔造成积气;腹腔镜检查时,部分气体经膈肌食管裂孔等进入纵隔,或从腹膜的脆弱部分经后腹膜而进入。

## 二、发病机制

### (一) 肺泡壁破裂气体经肺血管周围鞘膜进入纵隔

肺泡破裂后气体通过肺间质再沿肺血管周围鞘膜经肺门进入纵隔引发气肿是共同通路。可在肺部疾病的基础上骤然发生,因小儿气道的末梢较细,气道的黏液腺较多,当呼吸道感染时易导致气道堵塞,致在支气管内形成活瓣性的部分阻塞,支气管在吸气时扩张,呼气时变窄,空气易吸入而不易呼出,肺泡过度膨胀,剧烈咳嗽、用力屏气或剧烈呕吐促使已有病变的肺泡内压力剧增(可达 40kPa 以上)而破裂;机械通气参数设置不当、新生儿心肺复苏时压力过大或者麻疹病毒及金黄色葡萄球菌感染可直接造成肺实质损害;支气管异物引起的纵隔气肿主要是由于异物在呼吸道内存留时间较长,发生较严重感染及异物致气管不完全阻塞所致,尖锐异物刺伤支气管黏膜及软骨引起纵隔皮下气肿者很少。

### (二) 气管、支气管及食管破裂气体直接进入纵隔

最常见于胸外伤患者,纤支镜检查活检时损伤气道壁而使气体由气道破口进入纵隔;食管疾病包括剧烈呕吐、异物、食管痉挛阻塞致食管破裂,食管外伤内镜检查损伤食管,食管手术后瘘及百草枯引起的食管组织坏死穿孔等,气体经由食管破口进入纵隔。国内文献曾指出洗胃插管时因动作粗暴而导致纵隔皮下气肿,食管源性纵隔气肿常伴有严重的纵隔炎。

### (三) 经颈部深筋膜间隙进入纵隔

原发病为咽后壁感染、颈食管异物穿破、磨牙拔除后感染累及咽后、咽旁或下颌下间隙等处深筋膜间隙,经破口进入的气体因深呼吸、咳嗽、胸内负压的作用,经椎前、气管前、咽后等间隙向下蔓延至纵隔;气管切开术后、甲状腺手术后、扁桃体切除术后等,空气自颈部创口进入皮下组织聚积,沿颈深筋膜间隙进入纵隔内形成纵隔气肿。

### (四) 气体经腹腔或腹膜后间隙进入纵隔

胃肠穿孔、人工气腹术等,腹腔内气体可沿膈肌主动脉裂孔和食管裂孔周围的疏松结缔组织进入纵隔;细菌性痢疾、结肠溃疡等病变使肠壁穿孔破裂,或因结肠、直肠外伤穿破,肠腔内气体沿腹膜后蜂窝组织迁移,穿透膈肌裂孔,经主动脉、奇静脉、胸导管或食管周围的间隙进入后纵隔,若气体量大,则形成纵隔气肿,当气体持续不断地进入纵隔,可向上扩散至颈部、胸部皮下组织。

纵隔内空气还可穿破胸膜扩散至对侧肺间质、胸膜外间隙,或侵入心包形成心包积气。

## 三、临床表现

症状的轻重与纵隔受压程度有关。气量少时

症状较轻可被忽视。年长儿主要临床表现为发病急,早期可有呼吸短促、胸骨后胀闷、疼痛及咽下梗阻感,胸痛是最常见的症状,胸骨后疼痛可在呼吸、活动、吞咽或转动颈部时加剧,有时放射至颈部。体格检查时小婴儿鼻翼扇动、发绀及吸气性凹陷可较明显,呼吸平稳或急促,颈部、胸骨柄上窝扩散至胸部、腹部、上下肢皮肤肿胀,触诊可有捻发音。若纵隔内气体积聚迅速,纵隔内压于短期内显著上升压迫腔静脉,使静脉回流受阻,回心血量减少,心脏排出量减低,动脉压力下降,严重影响循环功能,造成空气填塞综合征,出现呼吸窘迫、大汗淋漓、烦躁不安等急性心功能不全症状,甚至可出现颈静脉怒张、发绀及心功能不全、血压下降、意识障碍、昏迷、四肢厥冷等呼吸循环衰竭的表现,此时患者烦躁、意识模糊或昏迷不醒而危及生命。但多数情况下,纵隔内气体可通过颈部筋膜外逸至皮下。造成颈、面、胸、腹部皮下气肿,使纵隔填塞症状得以缓解。偶尔也可穿破胸膜成为气胸,或达到腹膜后间隙、腹腔、对侧肺间质、胸膜外间隙。

婴幼儿患本病时,在发生皮下气肿前可有体温突然上升、呼吸困难及发绀明显加剧,并出现循环障碍等。新生儿主要表现为气急、发绀,其次为吸气性三凹征、呼气性呻吟。积气常局限于前纵隔,向颈肩部皮下扩散减压,但易于并发气胸,如不及时处理可造成死亡。新生儿胎粪吸入性肺炎时,易发生张力性纵隔积气。临床表现有气胸时应进行 X 线检查,以明确有无纵隔气肿。

根据纵隔气肿轻重的不同,临床上可分为如下三型:

1. 潜隐型　纵隔内的空气虽已进入皮下组织,但在 X 线检查前后,未见有皮下气肿的征状,仅表现原有肺炎症状或转剧。

2. 普通型　有局部或广泛的皮下气肿表现,但无循环衰竭症状。患者除有肺炎外,尚有胸部饱满感、颈部肿胀及皮下充气感等;重者可有胸痛、咽下困难、声音嘶哑以及颈部不适等;有时心界缩小。

3. 循环衰竭型　纵隔内空气甚多,且不断增加,最终发生循环衰竭。患儿面色苍白,呈痛苦表情,静卧床上呻吟。此型都有明显的呼吸困难与发绀,皮下气肿较广泛。但亦可较局限,纵隔区外观可显膨出,心界缩小或消失,血压下降,有的患儿因血压急骤下降而死亡。

## 四、影像学检查

### (一)胸片

X 线胸片是纵隔气肿最重要的检查,大部分纵隔气肿可通过常规胸片发现。纵隔气肿时 X 线正位胸片表现为纵隔影增宽,纵隔结构周围透亮的条状气体影像,或者纵隔胸膜下的结缔组织内多发的不规则透亮区,纵隔胸膜抬高,并延续至颈部或胸壁,在心影的左上方最常见;透亮的气体还可描绘出升主动脉、主动脉弓及其分支、气管的轮廓,形成"管状动脉征"(tubular artery sign)及"支气管双壁征"(double bronchial wall sign)(图 16-13),侧位胸片上透亮的气体影围绕于肺动脉及其主要分支周围,形成"环绕动脉

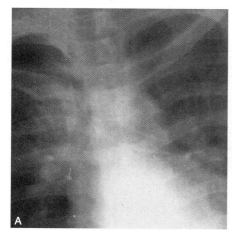
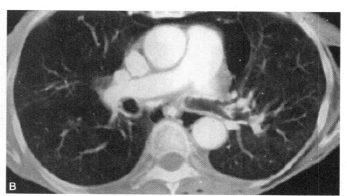

**图 16-13　纵隔气肿**
A. 正位胸片上气体勾勒出左主支气管的轮廓;B. 胸部 CT 上气管内的气体勾勒出气管前壁,纵隔内气体勾勒出气管后壁

征"（ring around the artery sign），尤其是在右肺动脉纵隔段时（图16-14），心前胸骨后积气仅见于侧位胸片。

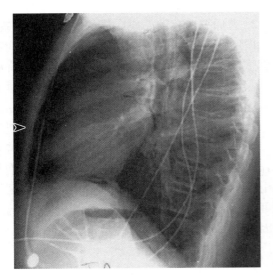

**图 16-14　纵隔气肿**
侧位胸片上黑色箭头示气体环绕于右肺动脉周围形成"环绕动脉征"

在纵隔内可见纵行排列密度减低呈条索状的阴影，且常在沿纵隔阴影两侧或心影左右缘旁出现一边缘锐利的线条或带状透明区，与较透亮的肺野间可有一块白色致密线状阴影相隔（图16-15）。此致密阴影为代表纵隔的壁层胸膜。若发生于左侧，常位于主动脉弓顶部以下；在右侧相当于第1肋骨水平之上，腔静脉影以下。

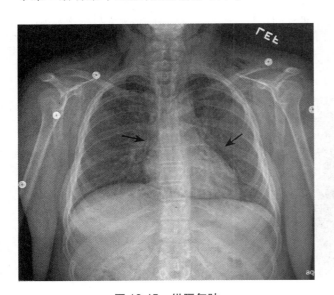

**图 16-15　纵隔气肿**
黑色箭头示：纵隔气体勾勒出纵隔结构及心包的轮廓，于左右心缘旁形成纵形的线状影

新生儿胸片的特点为前纵隔间隙局限性积气，表现胸前积气、胸腺抬高、胸骨后积气、胸膜外积气等，其中以胸腺抬高征最有价值。少量积气仅在侧位胸片上显示。纵隔积气可使胸腺移位，在X线片上显示胸腺呈三角帆状阴影，即"三角帆征"（spinnaker-sail sign）（图16-16），也称为"胸腺帆船征"（thymic sail sign），以及气体从纵隔扩展延伸到壁层胸膜与横膈之间的所谓"胸膜外积气征"。当气体进入心脏及横膈之间时，可见两侧横膈阴影相连，称为"连续横膈征"（continuous diaphragm sign）（图16-17）。

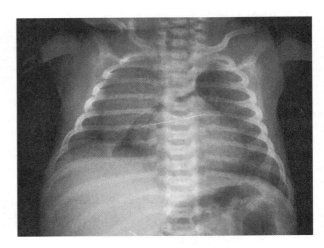

**图 16-16　"三角帆征"**
足月顺产婴儿，生后1周因轻度呼吸困难及肋间凹陷收入院，胸腺受气体压力影响移位

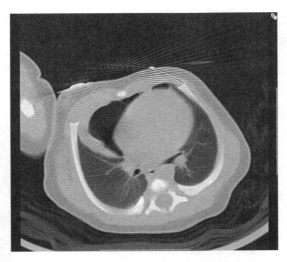

**图 16-17　"三角帆征"**
与图16-16为同一患儿，胸部CT示胸腺和心包之间的气体空隙

X线后前位检查，见纵隔阴影的两侧出现带状透明区，特别在心包周围侵入的空气，其边缘显

示透明度增高的所谓"晕轮征",且见胸腺阴影向一侧偏位,呈分叶状。X线侧位片可见空气向纵隔内漏出,特别是前纵隔的气肿。

有时纵隔胸膜影偶可于无纵隔积气的胸片中发现,但如用轻度斜位摄片时,阴影可消失。局限于心影区域内的纵隔积气,在正位片上形成条状密度减低,应再补充侧位片观察,以便与心包积气相区别。因侧位片时纵隔气肿、气胸和肺膨胀三者都呈同一X线表现,故易相混淆。

### (二)胸部CT

胸片可见积气的征象,易于诊断。但少量纵隔气肿则胸片可显示不清,约30%的纵隔气肿在胸片检查时被忽略,CT扫描对纵隔气肿的诊断非常准确和敏感,在创伤性纵隔气肿中,尤其能够发现胸片不易发现的少量气体,有助于寻找引起纵隔气肿的原因,是诊断纵隔气肿的金标准。CT表现主要为气体围绕在心脏、气管、支气管、胸主动脉及静脉血管周围,勾画出的清晰的纵隔结构。有皮下气肿时见位于皮下沿筋膜走行的条状密度减低区,如深层组织积气,则可沿肌肉束而分布,此种密度减低区分界明显、层次清楚,甚易识别。

### 五、诊断与鉴别诊断

据纵隔脏器受压的表现、体格检查所见,结合X线检查大多可明确诊断,应与张力性气胸、心包填塞、食管破裂、纵隔囊肿、纵隔疝、淋巴管瘤和先天性肺囊肿等疾病鉴别。

### 六、治疗

积极治疗原发病,去除病因,杜绝气体来源,处理并发症及减轻症状措施为治疗纵隔气肿的原则。

自发性纵隔气肿预后良好,积极治疗原发病,纵隔气肿大多能在1周以内自行吸收,极少复发。若1周仍未吸收者应积极寻找原因,对于明确有气管、支气管和/或食管损伤的纵隔气肿应积极剖胸探查。

如仅为少量积气,患儿症状轻微,不需治疗;发现纵隔张力增高时,应积极加以排除,同时治疗原发疾病。因张力性气胸所致的应作闭式胸腔引流,并抽吸渗液。若经胸腔引流后未见好转者应作纵隔减压术;对严重缺氧、休克、呼吸困难者,为了降低纵隔张力,应急作胸骨上切口或胸骨上窝前筋膜插管引流,以加速纵隔内气体外逸,或施以纵隔穿刺抽气,以缓解压迫症状。对纵隔气肿合并呼吸道分泌物排出不畅者,可作低位气管切开,并沿气管前筋膜向胸骨后纵隔行钝性分离2cm左右,使纵隔内空气从切口排出,并缩短呼吸道无效腔,以减低上呼吸道阻力,从而减轻肺间质气肿。通过导管输氧能迅速改善缺氧,并降低纵隔的$PO_2$有利于积气的吸收。

(赵德育)

### 参 考 文 献

1. 杨旻,万智,聂虎.大剂量百草枯中毒致食管破裂和自发性纵隔气肿一例.中国急救医学,2007,27(5):478-479.

2. 金汉珍,黄德珉,官希吉.实用新生儿学.第3版.北京:人民卫生出版社,2003.

3. 杨琳,王俊怡.新生儿纵隔气肿2例.实用儿科临床杂志,2006,21(2):123.

4. 李万举,孙敬武.儿童呼吸道异物合并纵隔气肿诊疗分析.临床肺科杂志,2012,17(4):596-597.

5. 沈蓓.儿童呼吸道异物并发症的急症处理.中国医学文摘,2009,3(24):135-136.

6. Arana-Arri E,Cabriada V. Giant faecaloma causing perforation of the rectum presented as a subcutaneous emphysema. pneumoperitoneum and pneumomediastinum:a case report. Eur J Emerg Med,2007,14:351-353.

7. 邓文海,郦志军,孙成超.青少年自发性纵隔气肿16例临床分析.中国急救复苏与灾害医学杂志,2011,6(6):535-539.

8. Christopher M,James R,George R Barnes,et al. Pneumomediastinum Revisited, RadioGraphics, 2000, 20: 1043-1057.

9. Rakesh Sinha. Naclerio's V Sign. Radiology,2007,245:296-297.

10. Charlene Kiang, Gus Garmel, Image Diagnosis: Pneumomediastinum,The Permanente Journa,2011,15(3):87.

11. Jorge Correia-Pinto, Tiago Henriques-Coelho. Neonatal Pneumomediastinum and the Spinnaker-Sail Sign. The New England Journal of Medicine,2010,363,22:2145.

12. 陶仲为.纵隔气肿.临床肺科杂志,2009,5(14):569-570.

13. 张静江,朱玉春,方军,等.纵隔气肿的X线和螺旋CT诊断价值.实用医技杂志,2007,14(30):4124-4126.

# 第十七章

# 胸 膜 疾 病

胸膜腔不是一个真正的空腔,而是位于肺和胸壁之间的一个潜在的空隙。它作为肺和胸壁之间的联结系统而成为呼吸系统结构的重要部分。胸膜是以间皮细胞覆盖的疏松、不规则结缔组织组成。覆盖在肺实质表面的浆膜称为脏层胸膜,覆盖在其余胸膜腔的部分称为壁层胸膜。在两层胸膜表面上有一层很薄的液体(2~10μm),在呼吸运动时起润滑作用。胸膜腔和其中的液体并非处于静止状态,在每一次呼吸周期中胸膜腔形状和压力均有很大变化,胸腔积液(简称胸液)持续进入和离开胸膜腔。

胸膜疾病在小儿时期并不少见,多继发于肺部感染;原发于胸膜或其他原因者,较为少见。

## 第一节 胸 腔 积 液

胸腔积液是胸膜疾病最常见的表现。多种原因可以引起胸腔积液,通常分为漏出液和渗出液。

### 一、分类与病因

#### (一) 漏出性胸腔积液

漏出性胸腔积液由体循环静水压增高伴胶体渗透压降低引起。心衰是最常见的原因,其次是肾病综合征引起的低蛋白血症、肝硬化腹水、缩窄性心包炎等。

#### (二) 渗出性胸腔积液

渗出性胸腔积液是因局部病变使胸膜毛细血管增加致液体、蛋白、细胞和其他血清成分渗出。原因多样,最常见的是肺炎、结核、病毒感染、恶性肿瘤和肺栓塞等。

#### (三) 乳糜性胸腔积液

约有半数的乳糜性胸腔积液(乳糜胸)是因胸腔手术时损伤胸导管而发生,其余大多并发于外伤、肿瘤破坏胸导管引起;亦有导管系统的先天异常所引起。积液为牛奶样白色液体,甘油三酯水平高。

#### (四) 血胸

血胸是指血性液体积聚于胸膜腔内(胸水血细胞比容>50%外周血血细胞比容),较多见于胸腔手术或胸部严重创伤,尚可见于凝血功能异常或是大血管破裂。

#### (五) 脓胸

脓胸是指胸腔积脓,可并发于肺炎、开胸术及肺、肝或膈下脓肿、穿透伤。脓胸可扩散至软组织引起胸壁感染并向外引流。

### 二、临床表现

#### (一) 症状

有些胸腔积液无症状,经体格检查或胸部 X 线检查发现。多数时候可引起呼吸困难、胸膜炎性胸痛。胸膜炎性胸痛是一种模糊的不适感或者尖锐的疼痛,吸气时加重,提示壁层胸膜的炎症。疼痛感通常出现在炎症部位之上,但横膈胸膜的后部和外周部由低位的 6 根肋间神经支配,这些部位的刺激可引起下胸壁或腹部疼痛,表现类似腹腔内疾病。横膈胸膜的中央部分受刺激,经膈神经传导可引起颈肩部疼痛。

#### (二) 体征

体格检查提示触觉语颤消失,叩诊呈浊音,积液侧呼吸音减低。大量胸腔积液时,呼吸通常加快。胸膜摩擦音尽管少见,却是典型的体征,可在吸气相和呼气相听到。

### 三、诊断

胸腔积液的诊断程序,首先应确定胸腔积液的存在,其次分辨积液的性质,最后确定积液的病因,以病因诊断最为重要。

**（一）影像学检查**

1. 胸部 X 线　是确定胸腔积液的首选检查。当怀疑胸腔积液时,应行直立后前位胸部 X 线检查。少量积液(300~500ml)时,可见肋膈角变钝;中等量积液表现为胸腔下部均匀的密度增高阴影,膈影被遮盖,积液呈上缘外侧高,内侧低的弧形阴影;大量胸腔积液时,肺野大部呈均匀浓密阴影,膈影被遮盖,纵隔向健侧移位。

2. 胸部 CT　为非常规检查,当肺被胸腔积液掩盖或要鉴别包裹性积液和肿块时,CT 对评估肺实质病变是渗出还是肿块有价值。

3. 超声　超声探测胸腔积液的灵敏度高,定位准确,并可估计胸腔积液的深度和积液量,提示穿刺部位。

**（二）胸腔积液性质**

胸腔积液的性质可用来诊断病因。目测可区分血性、乳糜性或化脓性。积液的化学性质有助于区分漏出液和渗出液（表 17-1,表 17-2）。

**表 17-1　渗出性胸腔积液的诊断标准**

| 检查 | 渗出液 |
| --- | --- |
| Light 标准（以下 3 项中的 1 项以上） | |
| 胸水 LDH | ≥血清 LDH 正常值上限的 2/3 |
| 胸水总蛋白/血清总蛋白 | ≥0.5 |
| 胸水 LDH/血清 LDH | ≥0.6 |
| 胸水总蛋白 | ≥3g/dl |
| 胸水胆固醇 | ≥60mg/dl |
| 胸水胆固醇/血清胆固醇 | ≥0.3 |
| 血清蛋白-胸水蛋白 | ≤3.1g/dl |

**表 17-2　胸腔积液的病因**

| 类型 | 病因 |
| --- | --- |
| 漏出液 | 心衰 |
| | 肾病 |
| | 低蛋白血症 |
| | 肝硬化腹水 |
| | 上腔静脉综合征 |
| | 缩窄性心包炎 |
| 渗出液 | 肺炎（可为单纯性、包裹性或化脓性） |
| | 结核 |
| | 肺栓塞 |
| | 恶性肿瘤 |
| | 膈下脓肿 |
| | 红斑狼疮 |
| | 尿毒症 |

## 四、治疗

治疗基础疾病。无症状的胸腔积液一般不需要治疗,多可自行吸收,特别是单纯肺炎、肺栓塞、手术引起的胸水。胸膜痛可口服镇痛药。

有症状的胸腔积液需胸穿治疗,对反复出现的胸水可重复胸穿。首次抽液不超过 700ml,以后每次抽液不超过 1 500ml。如抽液过多、过快,可由于胸腔内压力骤降发生复张后肺水肿和循环衰竭。若出现头晕、出汗、面色苍白、脉搏细弱、四肢发冷、血压下降等反应,应立即停止抽液,皮下注射肾上腺素,同时静脉注射地塞米松,保持静脉通畅,直至症状消失。

慢性、反复发作、有症状的胸腔积液可留置导管引流。

# 第二节　化脓性胸膜炎

化脓性胸膜炎（脓胸）多数是继发性的,病原体来自胸腔内或胸腔附近脏器或组织间隙感染,如细菌性肺炎、支气管扩张感染、肺脓肿破溃或肝脓肿、膈下脓肿、纵隔脓肿、肾脓肿破溃穿入胸腔等。手术后和胸外伤引起的胸腔感染也是脓胸的发病原因。按病原体不同可分为非特异性脓胸和特异性脓胸。一般性细菌感染为非特异性脓胸,结核菌或阿米巴原虫感染为特异性脓胸,亦可直接称之为结核性脓胸或阿米巴脓胸。包含厌氧菌在内的混合菌种感染引起的脓胸,其脓液呈暗灰色、较稠、有恶臭,称为腐败性脓胸。

葡萄球菌为脓胸最常见的需氧性病原菌,婴儿和儿童患葡萄球菌肺炎时易发生败血症,故血液培养大都为阳性。此外皮肤损伤、骨髓炎、肺脓肿、支气管胸膜瘘和囊性纤维变性等,皆可为葡萄球菌脓胸的原发疾病。另一种常见的需氧菌为嗜血性流感杆菌,在年长儿它常伴发中耳炎和肺炎。大肠埃希菌和肺炎双球菌常见于婴儿。

厌氧性细菌所致的胸膜、肺部感染有特殊的临床征象,90% 以上的患者有牙周感染、吞咽困难。纵隔和横膈下的感染灶也常是厌氧菌性脓胸的原发病灶。

## 一、病因与发病机制

### （一）肺部感染

约50%的急性脓胸继发于肺部炎性病变之后。肺脓肿可直接侵及胸膜或破溃产生急性脓胸。

### （二）化脓性病灶

纵隔脓肿、膈下脓肿或肝脓肿，致病菌经淋巴组织或直接穿破侵入胸膜腔，可形成单侧或双侧脓胸。

### （三）胸部手术

术后脓胸多与支气管胸膜瘘或食管吻合口瘘合并发生。少部分是由于术中污染或术后切口感染穿入胸腔所致。

### （四）胸部创伤

胸部穿透伤后，由于弹片、衣服碎屑等异物可将致病菌带入胸膜腔，加之常有血胸，易形成化脓性感染。

### （五）脓毒血症

细菌可经血液循环到达胸腔产生脓胸，此类多见于婴幼儿或体弱的患儿。

### （六）其他

如自发性气胸或其他原因所致的胸腔积液，经反复穿刺或引流后并发感染；自发性食管破裂，纵隔畸胎瘤感染，穿入胸腔均可形成脓胸。

## 二、病理生理

胸膜腔感染细菌后，首先引起脏层和壁层胸膜充血、水肿、渗出，失去光泽及润滑性。渗出液中含多形核中性白细胞及纤维蛋白，初期为稀薄清液，逐渐因纤维蛋白增多，脓细胞形成，外观混浊，终成脓液。其量增加增快，使肺部受压发生萎陷，并将纵隔推向对侧，造成呼吸循环功能紊乱。如有支气管胸膜瘘或食管吻合口瘘则可形成张力性脓气胸，对呼吸循环功能的影响更为明显。同时纤维蛋白沉着于脏、壁层胸膜表面，形成纤维膜，初期质软而脆，随着脓液变稠，纤维膜逐渐机化，增厚、韧性增强，形成纤维板，固定并压迫肺组织，使肺膨胀受限。胸膜腔感染广泛、面积扩大，发展累及整个胸膜则为全脓胸。若感染较为局限或引流不完全，周围形成粘连，使脓液局限于一定范围，即形成局限性或包裹性脓胸，常见部位在肺叶间、膈肌上方、胸膜腔后外侧部及纵隔面等部位的某一处或多处。它对肺组织和纵隔的推压不像全脓胸那样严重，呼吸循环功能影响亦较全脓胸为轻。在广泛使用抗生素以前，脓胸的致病菌多为肺炎球菌及链球菌，以后则以金黄色葡萄球菌为主，2岁以下的幼儿脓胸属此类感染者达92%。合并支气管胸膜瘘者，其脓胸多有混合感染，如厌氧菌感染呈腐败脓性，脓液含坏死组织具有恶臭气味。肺结核累及胸膜或有空洞破溃时，可形成结核性脓胸。

## 三、临床表现

主要表现为由感染产生的全身症状和胸腔内积液产生的局部症状，病因不同，症状也有差异。患者常有高热、胸痛、胸闷、不同程度的呼吸困难、咳嗽、咳痰、厌食、全身疲乏等。继发于肺炎后的急性脓胸，常在肺炎症状好转后7～10天再发生持续高热和胸痛。婴儿肺炎后脓胸中毒症状严重，较早出现营养不良和贫血，全身反应低下。肺脓肿或邻近器官脓肿溃破进入胸腔时可有突发性剧烈胸痛、呼吸困难、寒战、高热和中毒症状，甚至发生休克。手术并发症引起的脓胸常在手术热基本消退后，体温复又上升，出现高热、胸闷、呼吸困难、虚弱等症状。

体格检查患者呼吸运动减弱、肋间隙饱满、叩诊浊音、呼吸音减弱或消失。大量积脓时，气管和心浊音界向健侧移位。积脓量不多时，可在肺底部一定范围听到湿啰音，或在脓液面上方听到管状呼吸音。少量积脓时可无明显体征，仅叩诊音浊、呼吸音减低。婴幼儿肺炎时若在肺底部叩诊有浊音，则应考虑合并脓胸的可能性。

## 四、诊断

脓胸的确诊必须做胸腔穿刺抽得脓液，并作涂片镜检、细菌培养及药物敏感试验，依此选用有效的抗生素治疗。

实验室白细胞计数增高，中性粒细胞增至80%以上，有核左移。胸部X线检查因胸膜腔积液的量和部位不同表现各异。少量胸腔积液可见肋膈角消失；积液量多时可见肺组织受压萎陷，积液呈外高内低的弧形阴影；大量积液使患侧胸部呈一片均匀模糊阴影，纵隔向健侧移位；脓液局限于肺叶间，或位于肺与纵隔、横膈或胸壁之间时，局限性阴影不随体位改变而变动，边缘光滑，有时与肺不张不易鉴别。有支气管胸膜瘘或食管吻合口瘘者可见气液平面。

## 五、治疗

治疗脓胸的原则是全身支持治疗,控制全身和局部感染,充分排除脓液,尽早促进肺的膨胀,恢复正常功能。

### (一) 支持治疗

应包括给予高蛋白、高热量、高维生素饮食,鼓励多饮水。改善全身状况,纠正负氮平衡和贫血及恢复水电平衡。

### (二) 控制感染

迅速明确病原学诊断,对于治疗极为重要。根据病原菌及药敏试验选用有效足量的抗生素,以静脉给药为好,观察疗效并及时调整药物和剂量。

### (三) 排除脓液

急性脓胸早期脓液稀薄,可行胸腔穿刺抽脓,易于抽出。选择合适的穿刺点或经超声定位,用16~18号粗针穿刺排脓,尽可能将脓液抽尽。

经上述治疗效果不佳时,应尽早施行胸腔闭式引流,排尽脓液,促使肺早日膨胀,必须注意选用质地、口径合适的引流管,以保证引流通畅有效。引流的正确部位为脓腔的最低处,一般为腋后线第7肋间,如为包裹性,引流前应在X线或超声下定好位。局麻下切除一段3~5cm长肋骨,穿刺抽得脓液后切开骨膜及壁层胸膜,置入引流管约3cm深为宜,紧密缝合引流管周围软组织及皮肤防止漏气。术后定期行X线检查,随时调整引流管位置,保证引流通畅,每天记录引流量以资比较。当每天引流量小于50ml,X线胸片显示肺已完全膨胀,48小时后可拔管。目前多主张早期行胸腔闭式引流。

对于早期包裹性脓胸可行胸腔镜检查,打开分隔,清除肺表面纤维膜,准确放置引流管。

若急性脓胸治疗不及时、不恰当或不彻底,则转为慢性脓胸。慢性脓胸可采用纤维板切除术、胸膜肺切除术或胸廓成形术、带蒂大网膜填充术、胸大肌瓣或背阔肌瓣填充术等手术疗法。

# 第三节 新生儿乳糜胸

新生儿乳糜胸是新生儿期较罕见的疾病,但却是新生儿胸腔积液最常见的原因,发病率约为1/10 000,Pisek在1917年首先描述此病。新生儿乳糜胸是一种由于胸导管或胸腔内大淋巴管破裂或阻塞导致淋巴液即乳糜在胸腔的异常积聚,并引起严重的呼吸困难、营养及免疫障碍的疾病。近年来,随着围产期医疗技术水平的提高、新生儿心胸外科手术及中心静脉高营养的开展,发病率有增高趋势。

## 一、病因与分类

### (一) 先天性乳糜胸

乳糜胸系淋巴系统先天性结构发育异常,多见于胸导管缺如或连接部分狭窄梗阻、先天性淋巴管畸形等致淋巴管广泛扩张和破裂,或上腔静脉压力过高致淋巴液回流障碍,乳糜液从淋巴管溢出而致,如先天性肺淋巴管扩张症、上腔静脉综合征、纵隔肿瘤等。

### (二) 继发性乳糜胸

继发性乳糜胸也称创伤性乳糜胸,是指出生后由于其他疾病导致胸导管或大淋巴管损伤并发乳糜胸,可分为医源性和非医源性,获得性乳糜胸多为医源性。医源性乳糜胸主要是由于产伤和产时腰脊柱过伸引起胸导管撕裂所致,近年来由于新生儿心胸手术和中心静脉高营养的开展,并发乳糜胸的报道增多。非医源性获得性乳糜胸相对较少,偶见于肺炎后并发乳糜胸的报道。

## 二、临床表现

先天性乳糜胸的临床症状多发生在出生24小时内,大多有羊水过多的病史,出生时发生重度窒息,临床表现包括呼吸急促、呼吸困难和发绀等呼吸窘迫症状和胸腔积液的症状、体征,早产儿多伴有头皮、颈部、四肢和胸壁等局部或全身水肿。国内报道单侧多见,国外报道多为双侧且为中大量积液。获得性乳糜胸多为单侧,与胸导管受损伤的部位有关。

因大量乳糜液经胸腔丢失,乳糜液含有丰富的蛋白质、脂肪、电解质及淋巴细胞等成分也随之丢失,因此易并发感染、血栓形成、营养不良、电解质紊乱及免疫功能低下。

## 三、诊断

先天性乳糜胸强调早期诊断,尤其是宫内诊断并进行宫内引流治疗,有利于胎儿发育和减少并发症,B超是重要的检查手段。

出生后的诊断主要依据胸腔积液的诊断性穿刺和实验室乳糜定性检查,乳糜定性阳性且淋巴细胞计数比例大于有核细胞总数的 80% 即可诊断。乳糜液的理化性质:浅黄或橙黄清亮液体或牛奶样液体,无味无菌,pH7.4~7.8,比重 1.012~1.025,淋巴细胞占有核细胞 80% 以上,总蛋白 21~59g/L,糖 2.7~11.1mmol/L,电解质与血浆相同,三酰甘油≥血浆含量,胆固醇≤血浆含量,胆固醇/三酰甘油<1。

### 四、治疗

#### （一）保守治疗

保守治疗原则包括呼吸支持、肠道外营养、补充丢失的体液、引流乳糜胸水。

#### （二）胸水引流治疗

胸水引流治疗包括反复胸腔穿刺抽液和胸腔置管引流术。反复胸腔穿刺对于轻症病例疗效较好,但反复胸腔穿刺易导致气胸、血胸及乳糜液包裹等。胸腔闭式引流能减少穿刺的次数,且更为有效,因此对于积液量较大的病例建议采用持续胸腔闭式引流。

#### （三）生长抑素治疗

生长抑素治疗多用于手术后获得性乳糜胸的治疗。

#### （四）手术治疗

保守治疗失败后多采用外科手术治疗。外科手术包括胸导管结扎术、胸腹膜分流术、胸膜剥离术等。

# 第四节　气　　胸

气体进入胸膜腔导致肺部分或完全塌陷,称为气胸。气胸可以自发地发生,也可由于疾病、外伤、手术或诊断及治疗性操作不当引起。气体通过胸壁、横膈、纵隔或脏层胸膜进入胸膜腔。

### 一、分类

#### （一）按病因分类

1. 自发性气胸　指在无外伤或人为因素的情况下,肺组织和脏层胸膜原有某种病变或缺陷突然发生破裂而引起胸膜腔积气。

2. 创伤性气胸　指由于胸部外伤及医疗诊断和治疗操作过程中引起的气胸。

3. 人工气胸　是指为诊断和治疗胸部疾病需要,人为将空气注入胸膜腔。实际上也是外伤性气胸的一种特殊类型。

#### （二）按胸膜破裂情况分类

1. 闭合性气胸(也称单纯性气胸)　由于胸膜破裂口较小,随着肺脏萎缩而关闭,停止空气继续进入胸膜腔。

2. 开放性气胸　裂口较大,或因胸膜粘连妨碍肺脏回缩面使裂口常开,气体经裂口随呼吸而自由出入胸膜腔。

3. 张力性气胸　由于裂口呈单向活瓣或活塞作用,吸气时胸廓扩大,胸膜腔内压变小,活瓣开放,空气进入胸膜腔;而在呼气时,胸廓变小,胸膜腔内压升高,压迫活瓣使之闭合。每次呼吸运动都有空气进入胸膜腔而不能排出,致使胸膜腔内空气越积越多,胸膜腔内压也持续升高,使肺脏受压,纵隔向健侧偏移,甚至影响心脏回流。

### 二、临床表现

#### （一）症状

气胸症状的轻重取决于起病快慢、肺压缩程度和肺部原发疾病的情况。常在原发病的基础上突然出现严重呼吸困难、烦躁不安、胸痛、干咳、气促、发绀。大量气胸时患儿出现大汗淋漓、严重呼吸困难、有濒死感觉。少量气胸时可无症状。

#### （二）体征

患侧胸廓饱满,叩诊呈鼓音,语颤减低或消失,呼吸音减低。可有气管及纵隔移位,右侧气胸时肝浊音界下移或消失,左侧气胸时叩诊心界缩小。可出现奇脉、血压下降。积气可穿入纵隔形成纵隔气肿,还可形成皮下气肿。

### 三、诊断

X 线检查为诊断气胸最可靠的方法。典型的 X 线表现为外凸弧形的细线条阴影,系肺组织和胸膜腔内气体的交界线,线内为压缩的肺组织,线外见不到肺纹理,透亮度明显增加。大量气胸时可见气管和纵隔移位。

## 四、治疗

一般治疗包括积极治疗原发病、卧床休息和吸氧等,适用于肺萎陷<20%以下,不伴有呼吸困难者。气体量大或有症状的气胸,应紧急穿刺抽气并放置胸腔闭式引流,可促使肺早日复张,破口提前愈合,迅速消灭无效腔,减少感染。

（吕　婕）

## 参 考 文 献

1. 朱元珏,陈文彬. 呼吸病学. 北京:人民卫生出版社,2003.
2. Mark H. Beers. 默克诊疗手册. 北京:人民卫生出版社,2009.
3. 魏书珍,张秋业. 儿科疾病的临床检验. 北京:人民卫生出版社,1998.

# 第十八章

# 小儿呼吸系统畸形与免疫缺陷

## 第一节 呼吸系统畸形

### 一、鼻后孔闭锁

鼻后孔闭锁临床上较为罕见，是鼻腔狭窄或闭锁使气流与外界不通的一种疾患（见文末彩图 18-1）。最早由 Roedever 1755 年加以描述，1892年 Dtto 在尸检中证实。鼻后孔闭锁分为单侧、双侧，完全性、部分性，骨性、膜性或混合性多种类型，其中 80%～90% 为骨性，并以完全性闭锁居多。女性较男性多见，约为 2∶1。右侧较左侧多见。

#### （一）病因及发病机制

在胎生学上鼻后孔的发育过程，见图 18-2。

先天性鼻后孔闭锁的病因多数认为与胚胎发育异常有关，较为公认的有如下 4 个：①颊鼻膜残留；②颊咽膜上部未吸收；③上皮栓块堵塞后鼻孔；④后鼻孔周围组织增生。根据闭锁组织可分为骨性、混合性及膜性闭锁。

#### （二）临床表现

因新生儿只会用鼻呼吸，若为双侧性鼻后孔闭锁的患儿出生后即有严重的呼吸困难和发绀，喂奶时易发憋、烦躁不安、窒息，只有当啼哭时才能顺利呼吸。若未能及时确诊和治疗，易导致缺氧、饥饿、营养不良而死亡。若系单侧性闭锁，一般症状较轻，甚至可长期不被发觉。但当发生上呼吸道感染或分泌物堵塞时，也易出现气促、发憋及喂奶困难等症状，并易伴发吸入性肺炎。该病患儿中有 75% 伴至少一种其他畸形，尤其是双侧闭锁者可能伴有致命的心脏病，故在新生儿中发现双侧鼻后孔闭锁时应首先考虑到 CHARGE 综合征（C-眼器官先天裂开与脑神经缺损，H-心脏缺损，A-后鼻孔闭锁，R-生长与发育迟缓，G-生殖泌尿道系统异常，E-耳朵异常或听力丧失）。

#### （三）诊断

凡有周期性呼吸困难，啼哭时呼吸困难症状消失，并有吸奶困难表现的患儿，应考虑有先天性鼻后孔闭锁的可能，用下列方法可以进一步明确诊断：

1. 棉絮试验 是临床最基本的检查方法，将棉絮置于鼻孔前，闭嘴后观察棉絮有无波动，以证实该侧鼻孔是否通气。也可用小号橡皮导管自鼻前孔放入，逐渐通入鼻咽部。如探入不能达 32mm 即遇阻碍，则多可能有鼻后孔闭锁症存在。若无阻力则示鼻后孔畅通，但不得超过 44mm，以免损伤鼻咽后壁。

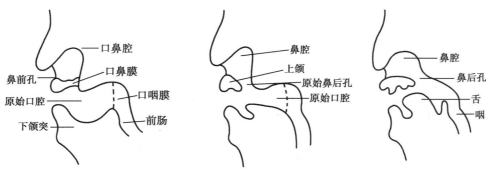

图 18-2　鼻后孔的发育

2. 碘油鼻腔造影　可用碘油滴入鼻腔,进行 X 线造影,以确定闭锁的位置和程度。

3. 鼻咽部 CT　对诊断本病尤为重要,能发现鼻后孔的解剖异常、阻塞程度和各骨在鼻后孔的融合情况,较常用的造影法更清晰(图 18-3)。

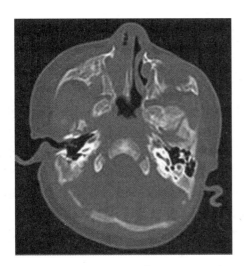

图 18-3　鼻咽部 CT 示鼻后孔解剖异常

4. 纤维鼻咽镜　较直观。但因新生儿鼻腔细小,不适合做纤维鼻咽镜检查。

**(四) 治疗**

1. 一般治疗　先天性双侧鼻后孔闭锁的患儿,出生后即有较严重的呼吸困难,需要紧急抢救。解除呼吸困难最迅速有效的方法是帮助建立口腔呼吸。临时的方法可以用手指或压舌板将舌压下,使软腭与舌体离开。较正确的急救方法是将麻醉用的咽喉导管或小号的麻醉插管插入口腔或气管内,待婴儿建立口腔呼吸后,立即拔出(图 18-4)。总之,无论用何种措施解决呼吸困难均是暂时性的,此类患儿在治疗期间均应有专人护理,以防窒息,同时还应注意患儿的营养摄入,以保证患儿健康成长。

2. 手术治疗　手术切除闭锁隔、重建后鼻孔是治疗本病唯一有效的根本方法。膜性闭锁穿通比较简单,骨性闭锁须将闭锁部位及其邻近的骨质充分清除。手术治疗的时间主张尽早为好,如果经口呼吸建立较好,再推迟一些时间对手术较为有利。手术治疗的途径可分为经鼻腔、经硬腭、经鼻中隔和经上颌窦四种途径,一般采用前两种途径,后两种途径可能影响患儿的鼻中隔和上颌窦发育,故较少采用。近年来,电动吸切器在内镜鼻窦手术中的应用越来越成熟。这种专门为鼻窦

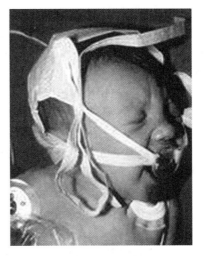

图 18-4　鼻后孔闭锁的治疗

镜手术设计的手术器械具有强劲的切割力和吸力,具有手术中出血少、创面愈合快、术腔瘢痕少、操作安全的特点。为了避免术后形成瘢痕性狭窄,需要在至少 2~3 个月内,使用扩张器以保持孔道的通畅。一般认为,术后 1 年以内是再发狭窄或闭锁的高发时期,因此,术后随访时间不能少于 1 年,应定期行鼻内镜检查,以便及时清除和松解可能的肉芽及粘连的组织。

## 二、腭裂及舌下降综合征

腭裂及舌下降综合征又称 Pierre-Robin 综合征,是发生于新生儿的一种先天性畸形综合征,1923 年由 Pierre 等首次报道,发生率为 1/50 000~1/3 000,男女发病率无明显差别。其特征为新生儿、婴儿期的先天性小颌畸形,舌下垂,腭裂及吸气性呼吸道阻塞,病死率可高达 30%~65%(见文末彩图 18-5)。

**(一) 病因**

本病发病原因未明。一般认为本综合征是在胚胎发育至 6~12 周时,某种因素(羊水问题、孕妇用药、X 线放射治疗)干扰或抑制下颌骨发生中心,使患儿的下颌骨不能继续发育。由于舌的基底部通过舌骨与下颌骨相连接,当下颌骨发育不全时,舌根部失去支持,导致舌向后倾,因而阻塞咽部气道,引起呼吸困难、发绀。但患儿的舌体本身并无发育异常。若同时伴有腭裂,患儿的舌尖易伸入腭裂之中,易使呼吸障碍进一步加重。有些患儿显示舌系带过短,从而限制舌尖向前伸展,可能是引起呼吸障碍的另一因素。此外,巨细胞病毒感染、染色体的平衡易位和断裂与本综合征

有关。位于染色体 2q31、11q23-q24 和 17q24.3-q25.1 上基因 *GAD67*、*PVRL1* 和 *SOX9* 表达异常在本综合征中起重要作用。

**（二）临床表现**

本征主要有 3 大征候，即小下颌、舌后坠、腭裂。

1. 小下颌　是主症，占 100%。下颌骨发育不良，以颏部最明显，下颌后退，但左右对称，呈特殊侧貌，即鸟啄状嘴。由于下颌骨短小，口底软组织明显隆起。部分病例随着生长发育到 4~6 岁时，下颌骨形态可接近正常，但在下颌角处仍略留有异常。

2. 舌后坠　可引起阻塞性呼吸困难。由于下颌后退畸形，使颏舌肌牵引无力，造成舌后坠，阻塞咽腔引起呼吸困难、发绀、吸吮障碍。吸气时喉部发出响亮鼾鸣，并出现三凹征。上述症状生后即可出现，但轻重程度不一，仰卧或睡眠时较明显。

3. 腭裂　50% 以上病例伴腭裂或腭部形态异常，但一般不伴唇裂。

4. 其他畸形　如先天性青光眼、视网膜剥离、眼内斜视、舌系带短缩、耳畸形、骨骼畸形、先天性心血管畸形（15%~20%）等。约 20% 患儿有智力发育障碍，可能继发于呼吸困难引起长时间脑缺氧，或为先天愚型。

**（三）诊断**

根据上述典型症状，一般诊断不难，但轻型或不典型的病例，需与单纯腭裂及面下颌骨发育不良等相鉴别。此外，有些病例在吸气时表现为严重的剑突下凹陷，易误诊为先天性漏斗胸，应予注意。

**（四）治疗**

本综合征新生儿期无特殊治疗方法，主要为对症及支持治疗：采取俯卧位，避免舌后坠，喂奶时垫一小枕头，以防止舌后滑，可装丙烯制的假腭或下颌支架。如舌根下沉时阻塞气管，宜用毛巾将舌牵出，紧急时可将气管切开，国外有人应用通气喉罩防止阻塞呼吸道，简便、易行、可靠。新生儿期可用鼻饲管喂养，防止喂养困难而导致营养不良。有吸入性肺炎等并发症时，应及时抗感染治疗。

本综合征预后取决于合并症及其畸形严重程度，一般随年龄增长，气促、喂养困难症状可逐步减轻，尽早做整形手术为根治方法。

## 三、先天性喉软骨软化

先天性喉软骨软化（laryngomalacia，LM）为喉部异常中最常见者（60% 左右），也称先天性喉鸣，男女比例为 2∶1。特点为出生时呼吸尚正常，于生后 2~4 周逐渐发生喉鸣，6~8 个月龄时呈持续性或间歇性加重，一般喉部间隙随年龄增大，大多在 12~24 个月龄左右（平均 18 个月龄），症状逐渐消失。

**（一）病因及发病机制**

本病系先天性喉部发育不良，主要的病变在喉部。喉部组织软化松弛，吸气时喉部组织塌陷，使喉腔变小，会厌呈卷曲状，喉入口处呈狭长裂缝，两侧杓会厌皱襞互相接近和颤动，发出震颤声、咝咝声（图 18-6）。此外，尚见于会厌大而软，过度向右倾，吸气时会厌阻塞喉入口所致。一般认为与孕妇妊娠期营养不良、胎儿钙及其他电解质缺少或不平衡有关。

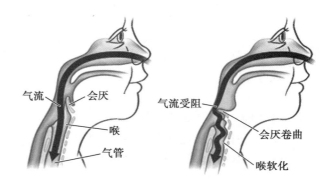

**图 18-6　先天性喉软骨软化**

**（二）临床表现**

本病无季节性特点，病程持久，症状单一，起伏变化少。吸气性喉鸣为本病的主要症状，大多数患儿生后无症状，在感冒或腹泻后症状显露。轻者喘鸣为间歇性，当受惊或哭闹时症状明显，安静或入睡后症状缓解或消失。重者喘鸣为持续性，入睡后或哭闹时症状更为明显，并有吸气性呼吸困难（吸气时三凹征明显，尤以胸骨上窝下陷显著）。继发呼吸道感染或消化不良时，呼吸困难加重，可出现发绀，同时呼吸道分泌物可排出不畅，发生痰鸣。患者哭声及咳嗽声音如常，并不嘶哑，此点与大多数喉梗阻病不同，值得重视。喉软骨软化患儿可同时合并胃食管反流性疾病、神经性疾病、先天性畸形及遗传病。

轻症患儿可照常哺乳，对发育和营养无明显

影响。重者由于影响哺乳及睡眠,常有不同程度的营养不良。由于呼吸困难及长期缺氧,有时可表现明显的漏斗胸或鸡胸,甚至心脏也可增大。轻者听诊时无明显改变,重者有不同程度的呼吸音异常或痰鸣音。有时可发生阵发性发绀,久之可造成肺气肿,并出现反复肺部感染,X线检查可见心影大小反常。

### (三) 诊断及鉴别诊断

根据出生后不久即有喉鸣史,无呼吸道异物或其他疾患的病史和体征,喉侧位X线片正常,直接喉镜挑起会厌后,喉鸣音及呼吸困难会立即消失,则需考虑此病。而在电子喉镜下见会厌软,吸气时会厌两侧和杓会厌襞互相接近甚至接触,杓状软骨上松弛组织向声门塌陷,阻塞声门,呼气时挤在一起的组织被气流冲开,即可诊断为喉软骨软化。根据喉镜下所见可将其分为三类(见文末彩图18-7):

1. 杓状会厌襞塌陷。
2. 会厌管合并短小的杓状会厌襞。
3. 会厌向后弯曲下垂至喉部。

在鉴别诊断上,要注意两个方面:一是与先天喉部异常的其他疾病鉴别。本病属先天性喉异常疾病,尚见先天性喉蹼、喉膨出、声门下狭窄或血管瘤等。本病也属喉梗阻范畴,应与喉部异物、喉肿瘤、外伤等鉴别。必要时做喉镜检查。需注意:本病不伴有声音嘶哑。二是与呼吸道感染鉴别,是最重要的。有些患儿是在一次感冒后发现本病表现,易误认为感染尚未控制,迁延不愈,或因为喉鸣而认为上感,肺部听到喉鸣而诊为气管炎或支气管炎,因持久、年龄小而诊为毛细支气管炎。有些病例因外周血白细胞总数增高,肺纹理增粗作为诊断感染与气管-支气管炎症的依据,这种单依据某项化验检查而不分析临床表现的看法是片面的。

### (四) 治疗

精心护理和加强喂养。如母亲饮食缺钙或孕期有四肢酸麻情况,宜早给患儿及其母亲足量的钙及维生素D,并晒太阳,但发病的根本原因并非单纯缺钙,所以不必因症状不消失而无限制地补钙和维生素D,以防发生维生素D过量或中毒。特别应注意防治呼吸道感染及咽喉炎症,必要时进行隔离,以杜绝上呼吸道感染的机会。

重症患儿在治疗中应注意:

(1) 插管:因患儿声门暴露欠佳,插管难度大。插管前使用适量镇静剂,以免烦躁加重喘憋,增加插管难度。如插管失败,马上改侧卧位,可减轻症状。

(2) 气道管理:气道湿化、雾化吸入、叩肺、体位引流、反复吸痰,以促进痰液排出,保持呼吸道通畅。

(3) 镇静:缺氧、痰堵、反流等可引起患儿烦躁不安,但不能轻易使用镇静药,应对症治疗。如因插管不适引起的烦躁,可予积极镇静,减少人机对抗。拔管前后适当镇静,可减少或减轻喘憋发生。

(4) 防止食物反流误吸:头高30°,进食黏稠状食物,少量多餐,必要时禁食。

(5) 抗感染:行机械辅助呼吸可出现呼吸机相关性肺炎,应予重视,可反复进行痰培养检查,并及时应用或调整抗生素。

(6) 拔管:严格掌握时机,充分控制感染,避免过早拔管。拔管后侧卧位,减少对患儿刺激,防止烦躁,并监测血气。尽量避免气管切开。

患儿大部分预后良好,气管环随年龄增大逐渐发育变硬,可自愈。少数患儿须外科矫形治疗。

### 四、喉裂

喉裂(laryngeal cleft)是一种喉和气管中线部位与食管之间发育不全存在不同程度缺损的少见的先天性畸形,占先天性喉部异常的0.5%~1.5%,多发生于喉后部(图18-8)。轻者仅在两侧杓状软骨间有一裂,重者则整个喉后部,甚至气管上端都完全裂开。其60%合并胃肠道、循环、颅面及泌尿生殖道的畸形。

### (一) 病因及临床分型

喉裂发生原因尚不明确,有观点认为可能与喉组织的先天性接合不良有关,遗传亦为可能的

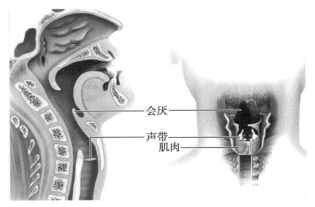

会厌

声带
肌肉

**图18-8 喉裂示意图**

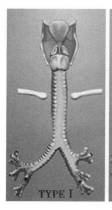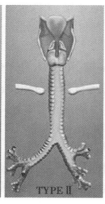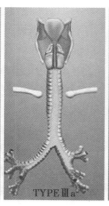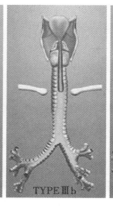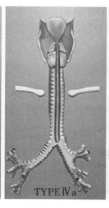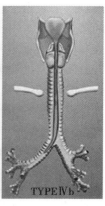

图 18-9 喉裂的分型

Ⅰ:喉裂从声门至杓状软骨;Ⅱ:喉裂从声门延至部分环状软骨;Ⅲa:喉裂贯穿环状软骨,但未进入气管;Ⅲb:喉裂延至气管内,但未进入胸腔内气管;Ⅳa:喉裂延至胸腔内气管,未进入支气管;Ⅳb:喉裂穿过隆突,进入一侧支气管,是最严重的一型

因素。1989 年,Benjamin 和 Inglis 根据喉裂程度将其分为 4 型(图 18-9),2006 年 Sandu 再加以完善,共分为 5 型。

**(二)临床表现**

典型表现为喂养及呼吸困难(表 18-1),程度与喉裂分型相关。0、Ⅰ型无明显症状,常在喂养时呛咳引起吸入性肺炎;Ⅱ、Ⅲ型常因吞咽困难、误吸引起肺炎反复发作,喘鸣、声嘶明显有时需面罩吸氧;Ⅳ型死亡率高,患儿生后不久即可出现喘憋、发绀、呼吸暂停等呼吸窘迫症状,需立即修补手术。

表 18-1 常见临床表现

| | |
| --- | --- |
| 吞咽困难(50%) | 喂养时出现喘鸣及发绀(53%~80%);慢性咳嗽(27%~35%) |
| 咽喉部症状(43%) | 喘鸣(10%~60%);声嘶(16%);分泌物过多(10%~23%) |
| 呼吸系统(37%) | 反复肺炎(16%~54%);生后呼吸窘迫 |

喉裂可与其他先天性畸形伴发(表 18-2),临床常见的四种合并喉裂的多发畸形综合征为:CHARGE 综合征、VACTERL 综合征、Pallister-Hall 综合征及咽下困难-尿道下裂综合征。

**(三)诊断**

诊断较困难,特别是在伴有其他畸形如腭裂、气管食管瘘时,不易想到喉裂的存在。所以对有喉鸣、吞咽困难或进食呛咳的患儿,无论有无其他畸形,行直接喉镜检查时都应注意杓状软骨间的情况,仔细检查喉后部是否有裂隙存在(见文末彩

表 18-2 常见并发的畸形

| | |
| --- | --- |
| 消化道(16%~67%) | 食管闭锁(20%~37%);气管食管瘘(10%~20%);肛门闭锁(21%);肠旋转异常(13%);胎粪性肠梗阻(8%);脐膨出 |
| 泌尿生殖系统(14%~44%) | 尿道下裂(7%~13%);肾畸形(4%);腹股沟疝;隐睾 |
| 心血管疾病(16%~33%) | 主动脉缩窄;大动脉转位 |
| 颅面(5%~15%) | 唇裂、腭裂(5%);鼻后孔闭锁;小颌畸形、舌后坠;外耳畸形 |
| 呼吸道(2%~9%) | 气管狭窄;肺发育不良;气管过短 |

图 18-10)。

**(四)治疗**

治疗方案很大程度上取决于喉裂范围和合并的畸形。轻度喉裂,特别是喉保护功能良好、无明显临床表现者不需特殊治疗,但饮食不可过急,注意预防感染及控制胃食管反流。Ⅰ~Ⅲa 型有症状者,且无明显严重并发症者,可考虑予以内镜治疗。而重度者,即Ⅲb、Ⅳ型,或内镜治疗失败患者,需应用鼻饲喂养,尽早进行手术缝合,并做暂时性气管切开术。

**五、喉蹼**

先天性喉蹼(laryngeal web)即喉腔内一先天性膜状物,大者可占喉腔之大部称为喉隔(见文末彩图 18-11),占喉部畸形的 5%。其发生原因与胚胎发育异常有关,当胚胎 30mm 时,原声门杓间的封

闭上皮开始吸收,重新建立管道,若吸收不全可形成声门处先天性喉蹼。喉蹼厚薄不一,为结缔组织,有少数毛细胞血管,覆有喉部黏膜上皮层。喉蹼分声门上、声门及声门下三型,以发生于声门区者多见,发生于声门上、下及喉后部者极少。

**（一）病因及发病机制**

当胚胎 30mm 时,第 4、5 对鳃弓各发生一突起形成披裂,以后喉上部的管腔逐渐开放,并形成喉室和声带。若此期发育障碍,导致两侧声带不能分开,则在喉腔内遗留一层膜状物,即喉蹼。

喉蹼的形态大小各异,厚薄不一。小的仅为声带前联合处的膜状小带,大的声门仅留一小孔。若隔膜完全阻塞喉腔,称为先天性喉闭锁。厚者坚实而多纤维组织,薄者半透明如蛛网。蹼表面覆盖鳞状上皮,中层为纤维结缔组织,底面为气管黏膜。

**（二）临床表现**

临床症状因喉蹼的部位和大小程度的不同而异。蹼小者可无症状,范围较大者可表现为以下症状:

1. 声嘶　患儿出生后无哭声或哭声嘶哑,或表现为声音低弱。

2. 呼吸困难　喉蹼较大或成隔时,可引起新生儿窒息,如不及时治疗可致死亡。喉蹼中等度大者,可表现为吸气时喉阻塞症状,常有口唇发绀。喉蹼小者,无明显呼吸困难。

3. 先天性喉喘鸣　通常为吸气性,亦有双重性喘鸣,声如呼噜样。蹼小者,一般无明显症状,若遇急性呼吸道感染或哭闹时才出现喉鸣。

Cohen 分型是据喉蹼的范围、厚薄将其分为四型,从侧面也反映出胚胎时期喉部发育的过程（见文末彩图 18-12）。Ⅰ型:蹼稀薄,小于声门组成的 35%;轻微声嘶,没有呼吸道症状。Ⅱ型:蹼稍厚,为声门范围的 35%~50%;哭声沙哑,轻微呼吸道症状。Ⅲ型:蹼厚,部分骨性,为声门长度的 50%~75%;声音低弱,明显呼吸道症状。Ⅳ型:蹼普遍较厚,为声门长度的 75%~90%,骨性成分为主;有失音、严重呼吸道症状,需气管切开术。

**（三）影像学检查**

新生儿、婴幼儿须在全麻下行直接喉镜检查,儿童用间接喉镜检查即可诊断。但要明确喉蹼的大小、厚薄、位置,需行纤维喉镜或电子喉镜检查,并辅以摄像,以利于制订治疗方案。若遇呼吸困难患者,行直接喉镜检查时应做好气管切开术的准备。在喉镜下可见喉腔有膜样蹼或隔,呈白色或淡红色,其后缘整齐,多呈弧形,少数呈三角形。吸气时蹼扯平,但在哭或发音声门关闭时,蹼向下隐藏或向上突起如声门肿物。

**（四）诊断及鉴别诊断**

先天性喉蹼因可引起新生儿窒息,甚至死亡,因此早期诊断非常重要。先天性喉蹼主要症状表现为声音嘶哑或低弱、呼吸困难或伴有喉喘鸣,结合喉镜检查即可确诊。

先天性喉蹼应与其他先天性喉发育异常,如先天性声门下梗阻及先天性喉鸣等相鉴别。喉蹼者有声音嘶哑或声音低弱,后两者声音正常。通过喉镜检查即可鉴别。对儿童,应鉴别是先天性还是后天性。后天性多因喉乳头状瘤、白喉、喉软骨膜炎、喉外伤、手术等所致。特别要引起注意的是,先天性喉蹼患者常伴有其他部位的先天异常,切勿漏诊。

**（五）治疗**

喉蹼手术切除后,常可复发,因此治疗较难。喉蹼的治疗方法取决于喉蹼的类型。声门上喉蹼通常表现为室带的融合,声门下喉蹼多伴有环状软骨畸形,多数声门型喉蹼为膜性。因此术前判断喉蹼的大小、厚薄、位置,以及是否伴有喉软骨的发育异常,对治疗方案的制订起很重要的作用,直接关系到治疗的成败（表 18-3）。

**表 18-3　治疗方案**

| 分型 | 治疗方案 |
| --- | --- |
| Ⅰ型 | 临床观察;激光切除蹼膜 |
| Ⅱ型 | 内镜下激光切除喉蹼 |
| Ⅲ型 | 内镜下激光切除喉蹼;骨性成分多需开放性手术治疗 |
| Ⅳ型 | 气管切开术;喉气管重建术或部分环状软骨切除术,后予以暂时性支架扩张 |

新生儿患喉蹼若发生窒息时,应立即在直接喉镜下插入气管,吸出分泌物,给氧和人工呼吸,治疗效果颇佳,因此时喉蹼组织尚未完全纤维化,经支气管镜扩张后多不再形成。对有呼吸困难或声嘶之患者须在直接喉镜下以喉刀或电烙法去除蹼膜,此法常需行术后扩张,否则容易复发。近年来多用显微喉镜下以激光切除喉蹼,术后不需行喉扩张术,效果较好。喉蹼不大又无明显症状者,

可不给予治疗。

**（六）预后**

喉蹼大者可引起新生儿窒息，若诊治不及时，发展严重将导致死亡。未引起新生儿窒息，但有明显症状者，早期治疗不但可减少急性呼吸道感染的死亡率，且将有较好的喉发育和发音功能。如小儿无明显症状者，其预后良好。儿童喉蹼治疗较困难，易复发，多后遗发音不良。

## 六、声带麻痹

小儿声带麻痹（vocal cord paralysis）不甚常见，占喉部畸形的15%~20%，仅次于喉软骨软化，多由于同时伴有其他系统的先天异常，可危及生命。凡新生儿、婴儿或儿童出现呼吸道堵塞、饮食困难、吞咽不正常、哭声变弱、失声，或已明确有食管、心脏或中枢神经系统不正常的小儿，都应疑有声带麻痹。

**（一）病因**

小儿声带麻痹的病因与成人不同，一般分为先天性及后天性两大类。先天性声带麻痹是指出生时就表现有声带运动障碍者，其半数以上与中枢神经系统、心血管系统、咽喉、食管及气管等先天发育障碍有关。部分病例表现为一家数人患病，提示该病与遗传因素有一定联系。此外，产伤、出生时缺氧均可损伤喉返神经而致声带麻痹，少数原因不明者称为先天特发性声带麻痹。小儿后天性声带麻痹多继发于先天畸形或心、胸等部位手术以后，约占全部后天性声带麻痹的70%以上，其次为感染，如脑膜炎、脑炎、脊髓灰/白质炎、白喉、破伤风及狂犬病等。此外，中枢神经系统肿瘤、染色体异常、胆红素脑病、多发性硬化症等均可导致声带麻痹。特发性声带麻痹常发生于病毒感染之后，可能系周围神经炎所致。

**（二）临床表现**

小儿声带麻痹的临床表现也不像成人那样典型，一般以喘鸣最常见，其次为喉梗阻、吞咽困难、发音障碍及误咽等。单侧声带麻痹的小儿哭声变弱或呈呼吸音，两侧声带麻痹的哭声可表现正常，易被误认为声带活动正常，但小儿紧张时可产生严重的呼吸道阻塞（表18-4）。

表18-4　单侧和双侧小儿声带麻痹的比较

| 要点 | 单侧声带麻痹 | 双侧声带麻痹 |
| --- | --- | --- |
| 流行性 | 48%（占VCP比例） | 52% |
| 主要症状 | 轻度声嘶、喘鸣及喂养困难 | 声调尖、呼吸困难、窒息、发绀；发声正常 |
| 主要病因 | 神经系统受损；心血管系统（50%） | 中枢神经系统障碍、外伤、遗传因素 |
| 需气管切开术 | 很少，<8% | 50%~65%，平均53% |
| 治疗 | 发音自然无须手术，可保守治疗，仔细随访 | 手术治疗（46%~64%需于6~12个月时及时治疗，10%可在5岁时治疗），预后可 |
| 图例 | 见文末彩图18-13 | 见文末彩图18-14 |

**（三）诊断**

基于小儿声带麻痹的病因复杂、症状不典型且声带检查困难等特点，临床上往往被忽视或漏诊。因此，对于小儿不明原因的声嘶、喘鸣及喉梗阻等临床表现，应考虑声带麻痹的可能，可以在无麻醉或气管内插管并吸入氧气情况下以直接喉镜检查，以此评估声带活动、区分BVCP和瘢痕性声门下狭窄（PGS）、寻找上呼吸道畸形，检查时应注意小儿哭、吸气、发声时的喉部运动情况，并要观察声带外形、前连合和声门下区。

**（四）治疗**

1. 单侧声带麻痹　UVCP多造成单侧喉内收肌瘫痪或内收肌与外展肌均瘫痪，喉镜检查可见患侧声带固定于外展位、中间位或旁正中位。日久可因对侧声带的代偿作用而使症状减轻。观察和发声训练是常用的治疗方法，进一步的治疗则取决于症状的严重程度。手术治疗至少要在观察6个月至1年后，因病变可能自愈。即使没有恢复，健侧声带代偿也可使发声改善和防止误吸，而不必采取进一步治疗。发声训练则可提高发声质量。如果经过观察和发声训练后症状仍无好转，临床上常采用以下几种手术修正方法：喉成形术、声带注射、喉神经再支配等。

2. 双侧声带麻痹　双侧喉外展肌瘫痪是BVCP的常见现象，常发生严重的呼吸困难，严重可发生窒息，经保守治疗无效可手术治疗。手术方法有:①经口声门扩大术,包括杓状软骨摘除术、杓状软骨摘除及声带外展的喉显微外科技术(图18-15)、激光声门扩大术等;②喉外入路杓状软骨摘除声带外移术(图18-16);③喉裂开声门扩大术;④喉神经肌蒂移植术,改善呼吸,保持发音功能。

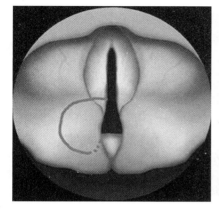 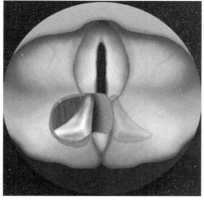 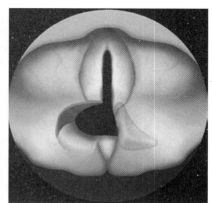

图18-15　经口声门扩大术

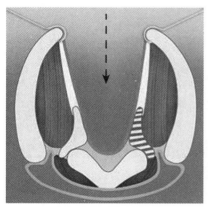 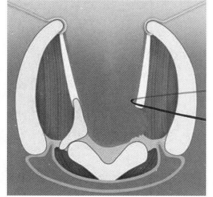 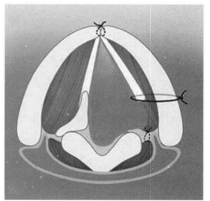

图18-16　喉外入路杓状软骨摘除声带外移术

### 七、先天性声门下狭窄

先天性声门下狭窄(congenital subglottic stenosis,C-SGS)占喉部畸形的10%~15%,仅次于喉软骨软化和声带麻痹。正常婴幼儿声门下腔的直径为5.5~6mm,由于发育异常、声门下腔狭小引致阻塞者(足月儿腔内直径小于4mm,早产儿则小于3mm),称先天性声门下狭窄,大部分声门下狭窄明显的患儿在1岁内就需气管切开术才能存活。

### (一) 病理及分类

先天性声门下狭窄一般是由于妊娠10周时喉部发育不完全形成,为声门下腔壁之一侧或两侧阻塞,多为弹性圆锥病变,但亦有环状软骨畸形所致。

目前公认的病理分类为Holinger制订:

Ⅰ型:骨性狭窄(多为先天性):①环状软骨畸形;②形状正常,范围偏小;③形状异常:椭圆,龟裂(部分性,黏膜下层),平坦,普遍增厚;④第一气管环受限。

Ⅱ型:软组织狭窄(多为继发性):黏膜下腺增生;管腔内囊肿;黏膜下层纤维化;芽组织。

先天性声门下狭窄大多为骨性狭窄,主要需内镜激光切除或切开治疗。部分病例是由于环状软骨畸形引起,极少数的只由软组织构成。形状异常的声门下狭窄中,椭圆形狭窄(见文末彩图18-17)最为常见,在急救处理中,圆形的气管插管不能经口插入,只能行气管切开插管。

### (二) 临床表现

一般常见症状为婴儿出生后呼吸有响声,但哭声正常。患儿常患反复呼吸道感染或长期难治的喉炎,狭窄严重者可出现双相喘鸣、胸骨上窝吸凹明显的梗阻性呼吸困难,甚至窒息。呼吸困难程度则根据阻塞情况而定,管腔阻塞<50%为Ⅰ度,阻塞50%~70%为Ⅱ度,阻塞>70%为Ⅲ度,但可见管腔,管腔完全闭锁为Ⅳ度(见文末彩图18-18)。

### (三)诊断

对声门下狭窄的诊断通常不困难,但详细病史和全面检查是非常重要的。

1. 病史 了解呼吸困难的程度及以往是否有气管插管史,包括活动耐受情况,生活质量受影响的程度,评估是否需依赖气管切开。如有吞咽困难、误吸或声音改变时,应警惕声门或声门上损伤。

2. 检查 应进行全面的上呼吸消化道检查,间接喉镜检查对估计声门上气道的通畅性及声带活动情况十分重要。声带外展时,可看到声门下狭窄的情况。

3. 影像学检查 CT扫描有良好的空气-软组织分辨力,有重要诊断价值,但难于估计狭窄的长度和形状,体层片可显示气道长度、直径和狭窄形状。

4. 支气管镜检查 全麻下支气管镜检查能准确地了解狭窄管腔大小和狭窄长度及狭窄部位距声门的距离(见文末彩图18-19)。

### (四)治疗

声门下狭窄的处理包括内科治疗和手术,后者包括内镜手术和开放手术。内科治疗包括在合并感染时静脉使用抗生素、类固醇(不能长时间使用)和$H_2$受体拮抗剂。一旦感染控制,应对气道进行全面检查,确定是否需手术治疗。一般而言,部分骨性狭窄可予以内镜下行激光切除及扩张术

治疗。狭窄长度超过1cm,声门或气管广泛受累,以及内镜治疗失败,均可作为开放手术适应证。但在某些病例,先行内镜技术建立足够的管腔及完全了解狭窄情况是必要的。开放手术包括两大类:一类是喉气管重建术(LTR),即环状软骨裂开后,用各种自身软骨移植物和/或异体支架联合扩大喉气管框架(图18-20),因其更直接,所以往往作为Ⅱ度狭窄及轻Ⅲ度狭窄的首选。另一类是部分环状软骨切除术(PCTR),要求部分切除环状软骨前弓及上端狭窄的气管环后,直接行端端吻合术(图18-21),是治疗Ⅳ度及重Ⅲ度狭窄的首选,特别适合那些在狭窄与声带间有一清楚边界的患者。

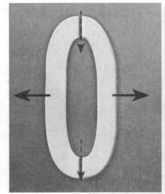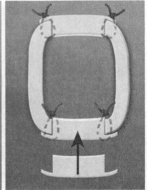

图18-20 部分环状软骨切除术

## 八、声门下血管瘤

先天性声门下血管瘤(subglottis haemangioma)为少见的先天性疾病,约占先天性喉部畸形的1.5%左右,常发生在声门下腔后部黏膜下较深处,女性多见,约半数伴有其他部位(如皮肤、口

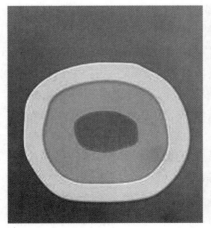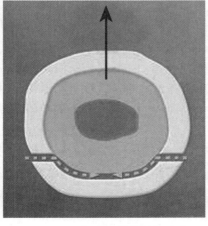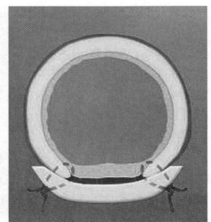

图18-21 部分环状软骨切除术

腔)的先天性血管瘤。按组织分类可分为毛细血管瘤、海绵状血管瘤及两者的混合型,其中以毛细血管瘤多见。多见于 1 岁以下婴儿,且 85% 于生后 6 个月之内发病,婴幼儿声门下血管瘤常阻塞呼吸道,一般无声嘶,有时在哭闹时出现阵发性呼吸困难,一旦瘤体破裂,可因出血堵塞气道而窒息死亡。

**(一) 病因及病理**

大多数学者认为人体胚胎发育过程中,特别是在早期血管性组织分化阶段,由于其控制基因段出现小范围错构,而导致其特定部位组织分化异常,并发展成血管瘤。也有学者认为,在胚胎早期(8~12 个月)胚胎组织遭受机械性损伤,局部组织出血造成部分造血干细胞分布到其他胚胎特性细胞中,其中一部分分化成为血管样组织,并最终形成血管瘤。

毛细血管瘤多见于婴儿,为表浅的毛细血管扩张、曲折、迂回而成,出生时即可发现皮肤有红点或小红斑,逐渐长大,红色加深并且隆起,瘤体境界分明,压之可稍褪色,放松后恢复红色。海绵状血管瘤,一般由小静脉和脂肪组织构成。它的形态和质地均像海绵,多数生长在皮下组织内,也可在肌肉内,少数可在骨或内脏等部位。皮下海绵状血管瘤可使局部轻微隆起,皮肤正常或呈青紫色,肿块质地软而境界清楚。

婴儿的部分组织中常保留有胚胎性血管组织,这些组织错构瘤样生长即形成不同类型的血管瘤,组织切片中可见血管间隙空虚或充满血液,血管腔充盈肿胀程度的变化可致患儿呼吸道阻塞症状时而缓解时而加重。

**(二) 临床表现**

声门下血管瘤病程发展包括 3 个阶段(图 18-22),第 1 阶段为快速生长期,发生在出生后 3~18 个月;第 2 阶段为相对稳定期,持续数月;第 3 阶段为自然消退期,可持续数月至数年,但并非所有

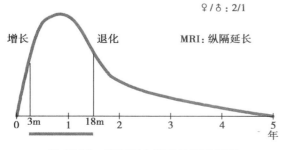

图 18-22　声门下血管瘤的病程发展

患者都有此阶段。虽然血管瘤是一种自限性疾病,但其消退过程较为缓慢,50% 的患者在 5 年内完全消退,70% 的患者在 7 年内完全消退,100% 的患者在 12 年内完全消退。尽管这些数据来自于皮肤血管瘤的病变消退过程,但声门下血管瘤倾向于有着与之相似的病程。

突出症状是呼吸窘迫和吸气性喘鸣,其次为咳嗽、发绀、声嘶等。当临床症状表现为喉喘鸣和喂哺困难时,易被误诊为喉软化症;当并发有上呼吸道感染出现喉梗阻时,易被误诊为急性喉炎。由于病变位于声门下,肿瘤的生长将影响气道的通畅性,气道阻塞的严重程度决定了本病是否需要临床干预。一旦出现严重的喉梗阻症状,需要积极的干预来保持气道的通畅和稳定,不允许等待疾病的自然消退,本病未经诊断和未经治疗的患者死亡率可高达 50%。

**(三) 诊断**

虽然声门下血管瘤属于先天性疾病,但患儿在出生后一般都无症状,这段无症状期可以持续数周至数月。起病通常表现为间歇性的喉喘鸣,随着肿瘤增大,其他症状也随之出现,诸如喂哺困难、睡眠时呼吸暂停、呼吸困难、口唇发绀等,只有当病变侵犯到声门时才会出现声嘶。

支气管镜检查可以清晰直观地观察到病变的部位和范围,有助于明确诊断。肿瘤的外观通常表现为黏膜下的蓝色或紫红色的肿块,呈半球形突起。瘤体柔软,压迫后体积缩小,蓝色或紫红色会褪去,放松后血液充盈重新恢复颜色,这种现象亦有助于诊断。肿瘤的生长部位可以是声门下单侧、双侧、环周或多发性(见文末彩图 18-23)。

影像学检查亦有助于诊断,但并非必需的,除非需要排除病变是否扩展至颈部或胸部。血管瘤的上下径需>1cm 才可被显示。颈部 MRI 显示病变在 $T_1$ 加权相呈低信号,$T_2$ 加权相呈高信号,增强后明显强化(图 18-24)。如考虑行吸割术,术前必需行 MRI 检查,只有确诊为局限于声门下的血管瘤方可行吸割术。至于是否需要活检目前仍存在争议,因其可能导致大出血。

**(四) 治疗**

1. 保守治疗　因血管瘤可自行消退,若患儿无明显症状可暂不治疗。有人单用皮质类固醇或结合气管切开术治疗声门下血管瘤效果良好,治愈率为 82%~97.3%。以前认为激素提高了血管瘤对血管收缩神经的敏感性或直接作用于毛细血

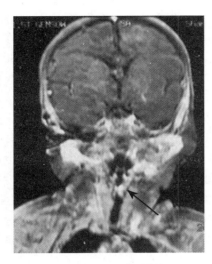

**图 18-24　颈部 MRI**
$T_1$ 增强显示声门下结节状异常信号影，
增强后呈明显均匀强化（箭头）

管,更新的理论认为类固醇可能占据了血管瘤组织内的感受器从而阻断了对血管瘤有支持功能的雌二醇的作用。用最小的有效维持剂量和交替疗法可减少副作用。

另一种方法是将平阳霉素血管内注射治疗声门下血管瘤。平阳霉素是由平阳链霉菌产生的博莱霉素类抗肿瘤抗生素,抑制血管内皮细胞 DNA 的合成,抑制血管细胞增生,使肿瘤细胞坏死,血管瘤消退。对毛细血管瘤、海绵状血管瘤、混合血管瘤和淋巴管瘤有较好的治疗作用。但因其不能立即解除气道梗阻,故可以选择对患儿行气管切开术来保持气道通畅,避免手术操作过程中因瘤体破裂大出血而导致患儿窒息。如不行气管切开,则需要留置气管插管 3~5 天。

2. 外科治疗　内镜行声门下血管瘤吸割术是一种新的尝试,可以将肿瘤完全去除,迅速恢复气道的通畅,术中不行气管插管,可减少术后喉水肿的发生,最大的优点是避免了气管切开,且术后创面修复快,真正起到了微创效果,但瘤体不宜太大。其对麻醉的要求相当高,术前行支气管镜时需麻醉医生在场。吸割时瘤体易出血,需注意持续吸引,避免血液流入下呼吸道。

当呼吸困难严重,血管瘤迅速增长,或是瘤体生长部位为双侧、环周或多发性时,开放性外科手术治疗仍为第一选择。

## 九、先天性食管闭锁和气管食管瘘

气管-食管瘘(tracheoesophageal fistula, TEF)

此种畸形比较常见,发病率在新生儿中约 1/4 500~1/2 400,大多合并食管闭锁。1697 年, Gibson 首先报道先天性食管闭锁伴 TEF,这是需急诊手术矫正的发育畸形,以往死亡率较高。1939 年,Ladd 和 Levin 对两例患者施行分期纠治术获得了成功。目前,国际上体重大于 1 500g 且没有严重心脏畸形患儿的成活率可达 97%。

**（一）病因**

在胚胎期食管和气管均起源于原始前肠。最初的前肠在头侧部和尾侧部之间,呈闭锁状态;至胚胎第 3 周末,原肠前部的口咽膜破裂,使前肠与口窝相通,继而通过空泡化作用使前肠形成管状。若在此过程中出现障碍,即可形成食管闭锁。早期的食管和气管是一个共同的管道,以后自两侧的嵴部逐渐融合。至胚胎 5、6 周时将两者隔开,腹侧部分形成气管,背侧部分形成食管。若在此过程出现发育障碍,即可形成不同类型的气管食管瘘。

**（二）病理特点**

先天性食管闭锁伴 TEF 可分为 5 型(图 18-25):

Ⅰ型:食管上下两段均呈盲端。盲端的距离长短不等,其间或完全断离,或仅有纤维组织相连,但不伴有食管气管瘘。此型共占本畸形发病人数的 8%。

Ⅱ型:食管上段的下端与气管相通,下段的上端形成一盲端,发病率<1%。

Ⅲ型:食管的上段为一盲端,下段与气管相通,形成食管气管瘘。本型又可根据盲端与气管瘘两者之间的距离而分为两种亚型:ⅢA 型:盲端与气管瘘间的距离甚近或有纤维组织相连,两者的距离小于 2cm。ⅢB 型:盲端与气管瘘的距离较远,无纤维组织相连,两者之间的距离大于 2cm。以上两种亚型,共占全组病例的 86%。

Ⅳ型:食管的上、下两段均各与气管相通(即有双瘘管),本型发病率<1%。

Ⅴ型:有食管气管瘘,但无食管闭锁,即单纯气管食管瘘,又称"H"型,占全部病例的 4%。

**（三）临床表现**

患儿常伴有母"羊水增多"史,出生后即表现唾液过多现象,带泡沫的液体从口腔及鼻腔溢出,有时伴有发绀、气促和咳嗽。典型症状在第一次喂奶后出现,患儿吸吮一两口乳汁后即开始呛咳,随即乳汁从口鼻溢出,同时出现呼吸困难和面色

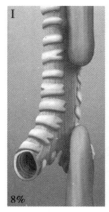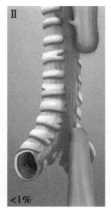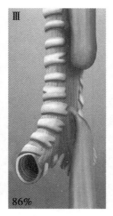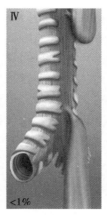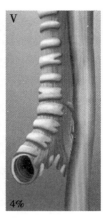

图 18-25　先天性食管闭锁分型

发绀,每次喂食几乎有同样发作,常以肺炎收入院。以上表现是由于空气通过瘘管进入胃肠道导致胀气,膈肌抬高,潮气量减少,引起呼吸增快,同时酸性胃液经瘘管进入气道引起肺部化学性炎症和继发感染。若食管上段为盲端亦可导致吸入性肺炎和肺不张,以右上叶多见,表现为肺部布满湿啰音,胃肠胀气引起上腹胀满,叩诊鼓音。若未及时诊断及矫治,肺炎将逐渐加重,导致呼吸功能衰竭,且重症肺炎是术后死亡的主要原因。部分患儿合并 VACTERL 综合征即脊椎、肛门、心脏、气管、食管、肾和肢体的先天性异常,有的学者提出该类患儿手术前应查明心彩超、腹部 B 超等进行全身脏器评估。继发性患儿有相关病史提供,再发性患儿有反复的发热、肺部感染以及吞咽困难,少部分再发性患儿可能没有症状。

**(四)影像学检查**

X 线摄片较常用,一般忌用碘油和稀钡造影。可用胃管插入食管盲端,并注入少量空气,拍摄颈胸腹正侧位片,以此显示闭锁的食管盲端和部位,可以发现 I 、Ⅱ型 TEF,但胃肠内未见气体,Ⅲ型和Ⅳ型 TEF 胃肠内可见充气,但一般食管盲端显影较弱。亦有作者在透视下通过胃管注入泛影葡胺,显示食管呈球形或袋状盲端(多在 $T_{2\sim4}$),摄片后立即抽去造影剂,严防反流引起窒息。至于 V型以及再发性 TEF 则需要采用气管内镜或与食管内镜联合观察效果好,在气管内镜下可以发现瘘口,常有分泌物从另一端涌出(见文末彩图 18-26,图 18-27)。

**(五)诊断与鉴别诊断**

根据典型的临床表现,当怀疑食管闭锁时,经鼻孔或口腔插入胃管,正常小儿可顺利进入胃内,

而食管闭锁患儿插管约 8~12cm 即受阻,或导管屡次从口腔翻出。X 线检查作出初步诊断,然后用内镜检查证实。需与新生儿肺透明膜病、喉软骨发育不全、严重胃食管反流鉴别。年长儿需与异物吸入、气管性支气管鉴别,若胸片不典型则需行 CT 气道重建和气管内镜观察,并需考虑是否合并其他畸形,如 I 型气管发育不全。

**(六)治疗**

当诊断确定后应争取尽早进行手术,若能在生后 24 小时内确诊,此时往往肺炎尚未发生,水、电解质、酸碱平衡紊乱尚不严重。如患儿一般状况许可,则应立即施行手术。术前对患儿进行危险度分级有利于临床制订合理的治疗方案及判断预后。其中较经典的是 Waterston 危险度分级,它根据患儿出生体重、有无肺炎及合并畸形分成 3 组。A 组:出生体重 2.5kg 以上,无肺炎,无合并畸形,临床效果满意,治愈率达 90%~100%。B 组:出生体重 1.8~2.5kg,无肺炎及合并畸形;出生体重<2.5kg,中度肺炎,合并四肢畸形、唇腭裂、房间隔缺损、动脉导管未闭,治愈率约 85%~96%。C 组:出生体重 1.8kg 以下或出生体重不计,重度肺炎,合并小肠闭锁、大动脉转位、严重肾脏畸形或多种畸形,治愈率仅为 6%~45%。

由于Ⅲ型的患儿占 80% 以上,大多患儿可以一期手术完成,行气管瘘修补+食管吻合,一期手术适合于闭锁两端距离在 4cm 以内的,如果距离超过两个椎体长度(4cm 以上)的患儿建议分期手术,行近端食管造瘘远端+胃造瘘术是最为安全的手术方式,等到 6 个月之后再行食管吻合术。对未能做出早期诊断的病例,多数已有各种合并症发生,亦可在局麻下先做胃造瘘术,同时配合各种

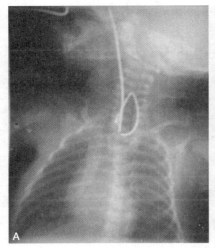
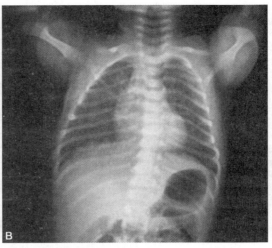
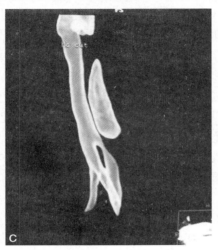

**图 18-27　Ⅲ型气管食管瘘**

A. 胃管在上端闭锁的食管内折回；B. 胸腹平片显示胃泡内含有气体，说明气道与下端食管相
通，形成瘘口；C. 胸部 CT 气道重建显示上端食管闭锁，下端食管有瘘管与气管相连

支持疗法及对症治疗措施，使肺炎及其他并发症迅速得到控制，从而创造有利条件，进行根治手术。近期越来越多的中心开展胸腔镜下食管闭锁手术，取得了和开放手术同样的初步效果，但有文献提示其有较高的早期狭窄率，且对术者的手术技巧和设备有较高的要求。术后应保持呼吸道通畅，加强呼吸道护理，同时注意保暖、控制肺炎、营养支持治疗以改善营养状况，促进吻合口的愈合。

### 十、气管支气管发育不全

气管发育不全（tracheal agenesis）是一种罕见的先天畸形，由 Payne 在 1900 年对 1 例死婴行解剖后首次描述，发生率 1∶50 000 以下，男孩为主。患儿生后不会啼哭、发绀、无呼吸。闭锁的部位大多数位于会厌软骨或环状软骨的下方。约有 80%

的病例同时伴有气管食管瘘，也有部分病例伴有肺叶分化不良或肺出血，采用喉镜或支气管镜检查可明确诊断。患儿一般不易成活，多于出生后窒息死亡。

#### （一）病因及病理特点

气管发育不全是先天性气管全部或几乎全部缺失，可能是胚胎发育早期气管、食管分离发生障碍所致。

1962 年，Floyd 按照解剖学位置提出气管发育不全有 3 种分型（图 18-28）。

Ⅰ型：气管部分发育不全，但有较短远侧段气管和支气管存在，合并气管食管瘘，此型占 20%（图 18-28A）。

Ⅱ型：气管缺如，仅隆突连向正常分叉的支气管，通常有瘘管把食管与气管隆嵴连接起来，占 60%（图 18-28B）。

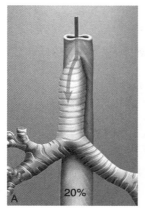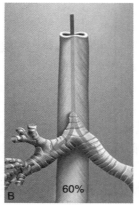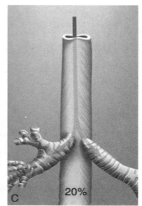

图 18-28 气管发育不全示意图

A. Ⅰ型；B. Ⅱ型；C. Ⅲ型

Ⅲ型：气管缺如，左、右支气管分别直接发自食管，占 20%（图 18-28C）。

（二）临床表现

出生后往往会出现严重呼吸困难，常合并其他严重畸形，此类患儿经插管后通气没有好转，但是面罩吸氧可以改善。由于气管食管瘘的存在，将插管置入食管，通气也许可以暂时改善。常伴有其他器官组织如椎骨、肛门直肠、心脏、肾脏和肢体等先天性畸形，其中复杂先天性心脏病最多见。存活者常因气管壁软骨环软化缺失，管壁缺乏软骨架支撑，气管腔狭窄、变扁，常导致肺组织通气障碍，引起肺不张及阻塞性肺炎，也可诱发肺代偿性气肿。

（三）诊断与鉴别诊断

新生儿有羊水过多、无哭声、呼吸窘迫且插管困难三联征可以考虑该病，食管内插管往往是临时救治手段。胸片可见充气扩大的食管、胃和小肠，气管插管位置不正确，肺部透亮度减低，容量变小（图 18-29）。螺旋 CT 影像学检查是诊断常用手段，可以用于分型（图 18-30）。行上气道纤维镜检可以与单纯食管气管瘘区分，完全性发育不全或局段性发育不全，并可以鉴别支气管狭窄（见文末彩图 18-31，彩图 18-32）。

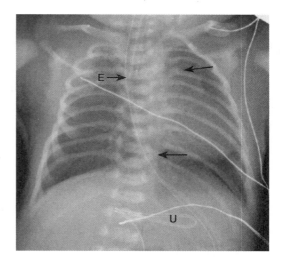

图 18-29 气管发育不全胸片

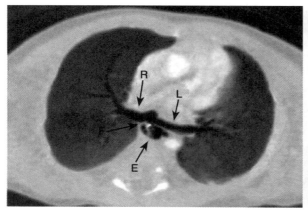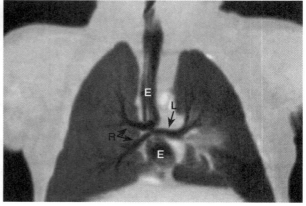

图 18-30 气管发育不全 CT 影像

由于声门闭锁,支气管镜无法进入气道,转而进入食管探查,在食管中下段发现了气管隆嵴和左右主支气管,退出隆嵴,沿食管下段往下能达到贲门和胃,说明部分气道发自食管中下段,为气管发育不全Ⅱ型。

**(四) 治疗**

Hiyama和其同事成功救治了1名患儿:行腹部食管绑扎、经喉和食管的气管内插管保证通气、气管成形术和食管重建术等。对伴有食管支气管瘘者,可立即插胃管,并通过胃管输给氧气,这样可使氧气通过食管支气管瘘进入肺部,从而可使周身缺氧得到部分缓解;然后再根据情况试行气管修补或造瘘术。尽管如此,多数患儿仍然无法存活,经食管通气只是权宜之计。它为诊断提供时间,将来气管移植可能是发展的途径,并且随着组织学工程的发展,该病的预后会有一定的改善。

**十一、先天性气管狭窄**

气管狭窄有先天性和后天性两类。后天性气管狭窄如各种炎症或创伤后的瘢痕狭窄;气管周围肿物压迫,使气管壁软化而狭窄;气管切开或插管后的狭窄。先天性气管狭窄(congenital tracheal stenosis,CTS)多为气管发育异常,是一种可威胁生命的呼吸道畸形,其发生率约为1/4 000。狭窄段可短或较长,有的到达隆嵴部。气管极度狭窄甚至闭锁的患儿生后不能存活。

**(一) 病因**

胎儿支气管发育分为三期:胚胎期(26~52天),气管从原肠分出并伸长进入间质,分出左、右主支气管;假腺泡期(52天~16周),此期气管支气管继续伸长,间质分化出软骨、平滑肌、结缔组织绕以上皮细胞之管腔,至胚胎16周气管及其各分支包括终末支气管均已形成;16周后气道的发育主要是体积的增加和结构的完善。

在气道发育过程中任何障碍和停顿均可造成气道的畸形。一类为无软骨异常的气管纤维性狭窄或闭锁,可有气管内隔膜(气管蹼)形成;另一类是由气管软骨环发育不全或畸形引起,较为多见,可有因膜部缺损而软骨愈合成环状,狭窄可波及气管全长,有些在靠近分支部狭窄加重,也有些呈部分狭窄。另外,位于心脏上方的大血管畸形所形成的血管环亦可压迫气管引起气管软骨环的破坏而造成局部狭窄。

**(二) 形态分类**

形态学上,Backer和Mavroudis将气管狭窄定义为管腔直径同正常气管相比减少50%以上。将CTS分为3种类型(图18-33,图18-34):

1. 气管全段狭窄　环状软骨内径正常,环状软骨下方的气管腔全段狭窄,隆嵴上方狭窄程度最为严重,有时内径仅数毫米,主支气管正常。

2. 气管漏斗状狭窄　可发生在气管上段、中段或下段。狭窄段长短不一。狭窄段上方气管口径正常,狭窄段内径逐渐狭小呈漏斗状。

3. 气管短段狭窄　常发生在气管下段,窄段长短不等,可伴有支气管异常,或见于完全性气管环。

**(三) 分期**

目前气管狭窄的分期仍是未解决的问题,近年来国外致力于发展一种类似于肿瘤TNM分期评估气管狭窄的标准方法,以期用于比较疗效、了解预后及决定治疗方案。目前临床上有一定影响的方法仅有三种:

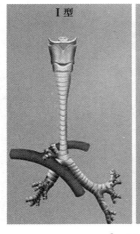
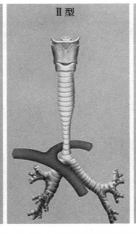
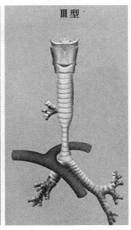

**图18-33　气管狭窄示意图**

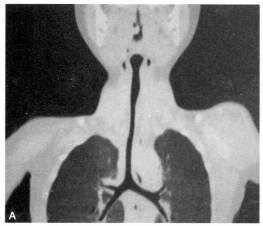
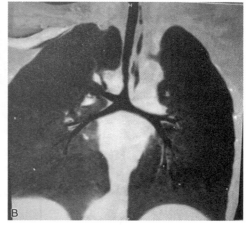
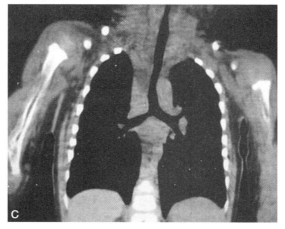

**图 18-34 气管狭窄分型**

CT 气管重建示:A. 全段狭窄;B. 漏斗状狭窄;C. 短段狭窄

1. Grundfast 法 分四期。Ⅰ期:狭窄长度<5mm,直径>6mm,质地软;Ⅱ期:狭窄长度 5~10mm,直径 6~4mm,质地硬;Ⅲ期:狭窄长度 10~15mm,直径 4~2mm,质地软骨样;Ⅳ期:狭窄长度>15mm,直径<2mm,质地为混合性。

2. Cotton 法 分四期。Ⅰ期:管腔阻塞<70%;Ⅱ期:管腔阻塞介于 70%~90%;Ⅲ期:管腔阻塞>90%,但仍有可辨别的管腔存在,或对声门下狭窄者而言管腔完全闭塞;Ⅳ期:无管腔,声带不可辨认。

3. McCaffrey 法 Ⅰ期:狭窄位于声门下或气管,长度<10mm;Ⅱ期:限于声门下、环状软骨以上,长度>10mm,声门及气管不受累;Ⅲ期:位于声门下且累及气管上,声门不受累;Ⅳ期:累及声门且有一侧声带固定。

**(四) 临床特点**

根据气管狭窄的严重程度,可表现为喘鸣和呼吸困难,大多出现于婴儿早期,因呼吸道感染而死于幼儿期。严重的可有呼吸暂停、发绀,甚至威胁生命而需要心肺复苏。先天性气管狭窄常与其他先天性畸形并存,如气管性支气管、肺发育不良、气管食管瘘、骨骼和心血管异常等。若因大血管异位、血管环压迫气管者可有喘鸣,食管同时受压迫者常有吞咽困难。

**(五) 诊断与鉴别诊断**

对于 2~4 个月的患儿,以咳喘、气促起病,尤其生后有喉喘鸣史,呼吸困难、发绀、三凹征严重者,经气管插管、机械通气效果不佳,且临床表现与 X 线表现不相符的,需考虑这一诊断。气管狭窄为不可逆转、进行性加重的病变。典型的病灶会引起梗阻性肺气肿、肺膨胀不全或呼气性喘鸣,经常被认为是哮喘。气管狭窄患儿在呼吸道感染早期,支气管黏膜肿胀不明显,听诊双侧呼吸音大致对称,而黏膜肿胀严重时,患侧呼吸音降低,若胸部透视可见纵隔摆动,有可疑异物吸入史,容易被误诊为异物吸入。另有些容易引起呼吸困难和呼吸暂停的疾病,如胃食管反流、细菌、病毒感染性肺炎、头颅外伤等需鉴别。因此,要结合病史以及 CT、支气管镜等检查来鉴别。CT 轴位扫描可显示病变段气管呈现圆形或椭圆形,直径变小,严重者不足 5mm,气管环完整,管壁通常无增厚。三维重建气管、支气管树成像(CTB)技术,是气管狭窄首选的检查手段,可纵向显示气道的长度和狭窄后的形态、病变上下界面与正常组织交界的关系(图 18-35)。支气管镜检查 CTS 可见半透明的膜状组织呈环形阻塞气管(图 18-36)。

**(六) 治疗**

随着诊断与治疗技术的发展,近 20 年来本病生存率从 20% 提升至 77%,但是致死率仍然很

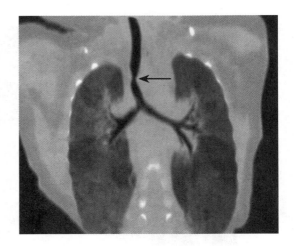

图 18-35　CT 三维重建示气管狭窄

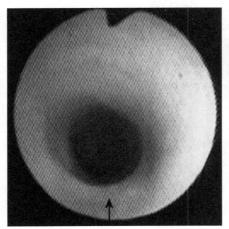
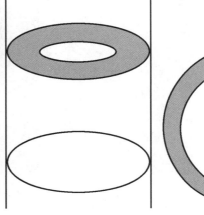
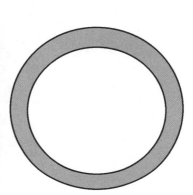

图 8-36　气管膜示意图

高,尤其是那些合并复杂先心畸形且小于 1 个月的患儿。常见治疗先天性气管狭窄的手术方法有以下三种:

(1) 切除吻合:对于短段的气管狭窄,小于 1/3 的气管长度,切除狭窄段仍是经典的治疗方法。

(2) 滑动气管成形术:对于长段的气管狭窄,包括超过 1/3 的气管长度,滑动气管成形术是主要的治疗方式,可保留气管软骨支撑,避免术后再狭窄(图 18-37)。

(3) 修补气管成形术:支气管有变异,气管性支气管,还有很长很狭窄(狭窄段大于 70% 以上)的气管可以应用各种补片——肋软骨、心包、气管自体移植、气管移植来修补,其优点是取材方便,手术操作简单(图 18-38)。

气管狭窄术后并发症比较多,包括:①气管软化;②气管狭窄;③气管吻合口瘘;④乳糜胸;⑤气

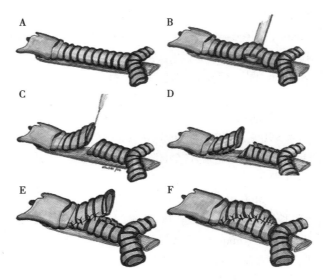

图 18-37　滑动气管成形术

管食管残余梗阻;⑥主动脉食管瘘;⑦需气管插管;⑧败血症;⑨二次手术;⑩肺不张及气胸。较

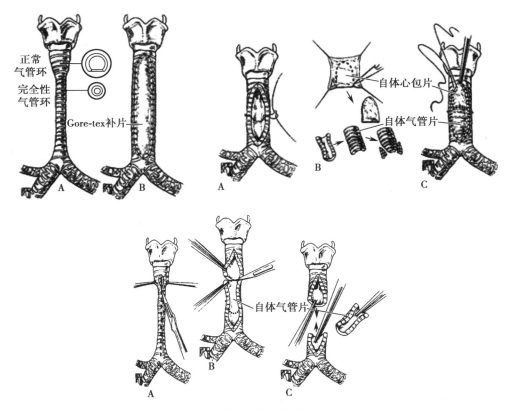

图 18-38　修补气管成形术

为严重的并发症为低氧血症和低心排。对于术后患儿,应当密切观察病情变化。

### 十二、完全性气管环畸形

完全性气管环畸形(complete tracheal rings)是一种伴随具有完整气管环的先天性气管狭窄,由 Scheid 在 1938 年首次报道。

#### (一)病因

气管环畸形是由于软骨环和背部膜部的不成比例生长所致,表现为背部具有膜部的 C 形气管软骨环被完整的 O 形气管软骨环取代(图 18-39),可见于气管某段或全段。

C型　　　　O型

图 18-39　完全性气管环畸形示意图

#### (二)临床表现

典型的病例在 1 岁内发现,通常在一次急性呼吸道感染后病情加剧。如果狭窄严重,早期即出现呼吸暂停或阵发性发绀及气道堵塞的相关症状,全段狭窄的患儿生后即出现发绀或死亡。极

少数患儿在成人后表现为反复喘息。可合并其他畸形,如肺吊带、气管食管瘘、食管闭锁等。

#### (三)诊断

支气管镜检查是诊断的金标准,可以清晰观察到此类狭窄的特征与范围,镜下可以见到完整的软骨环、管壁缩窄,狭窄程度可以根据 CT 测量和支气管镜宽度估算。典型的影像学可做出明确的诊断,增强的 CT 扫描可显示胸内的结构异常(见文末彩图 18-40),如 1/2～2/3 的患儿存在肺动脉吊带,1/4 的患儿伴随心脏畸形。需要与各种喘息性疾病相鉴别,在成人常会误诊为难治性哮喘。

#### (四)治疗

患有完全性气管环的婴儿常有呼吸窘迫,有时可缓解,随着年龄增长,气管腔可以渐渐扩大。若通气功能不受影响,不一定需要外科手术。当严重阻塞需要外科手术时,对于狭窄段较短的可切除狭窄段进行端端吻合;狭窄段较长的,可在体外循环下进行气管成形术。

### 十三、气管憩室

气管憩室(tracheal diverticulum)由 Rokintansky

在 1838 年第一次描述。此病的发病率在尸检中报道约有 1%，在大于 10 岁的患儿中发生率约为 0.3%，男多于女，经常发生于隆嵴上方几厘米处。

### （一）病因

原发性气管憩室以气管黏膜通过气管软骨间或管腔后壁肌层薄弱处向外突出形成囊状为其主要病理改变，气管弹力纤维及肌纤维缺损是潜在因素，多为单发性。组织学检查为复层纤毛柱状上皮、平滑肌、软骨等结构。原发性气管憩室含有软骨环和平滑肌，继发性的体积多比前者大，壁薄，可见于气管各层。

### （二）临床表现

患者多以咳嗽、咳痰、咯血、胸痛等症状就诊，临床表现非特异性。部分患者易反复发生肺炎，也可与肺部或其他脏器先天性畸形并存，如支气管囊肿、巨大支气管等，个别患儿症状轻微。继发性气管憩室常见于成人，容易引起慢性支气管炎或肺部感染，多见于巨大气管患者，它的开口和容积更大。Surprenant 等将气管支气管憩室分为 4 型：Ⅰ 型，黏液腺管呈囊状扩张；Ⅱ 型，气管黏膜疝样突出；Ⅲ 型，憩室开口宽大并伴有巨大气管、支气管；Ⅳ 型，有发育不良的支气管残端（图 18-41）。

### （三）诊断

支气管镜可动态观察憩室的开口和内腔及其动态变化，根据其特异性表现可以诊断（见文末彩图 18-42）。CT 平扫可见气管旁的不规则极低密

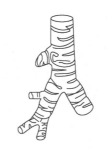

**图 18-41　气管憩室示意图**

度影，与气管内密度影相仿，连续薄层扫描可发现低密度影呈粗细长短不一的管状，与气管相通。螺旋薄层 CT 加多平面和三维重建可以显示憩室的大小、与周围组织的关系（图 18-43）。

### （四）治疗

根据患儿的不同状态有外科手术、电灼、保守对症疗法等。憩室大且反复继发肺部感染者，可考虑手术治疗。手术途径应根据部位不同而定，但侧颈部路径可替代开胸术。由于解剖学的异常，对此类患儿行气管插管时需要考虑到可能发生通气不足。对于憩室小、数目少、炎症轻的患者，可行抗感染治疗。

## 十四、气管性支气管

气管性支气管（tracheal bronchus）是一种支气管起源于气管隆嵴上气管壁的先天性畸形，一般发生于气管隆嵴以上 2cm 内，可在正常猪的气道发现，人不多见，发生率约为 0.1%～3.0%，1785 年由 Sandifort 首先报道。气管性支气管通

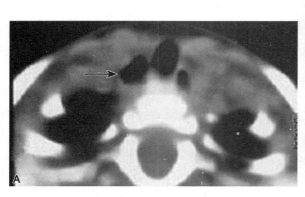
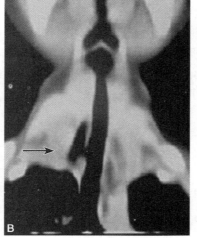

**图 18-43　气管憩室**

男，1 岁半，突发呼吸困难和喘鸣、剧咳数天。A. CT 平扫显示右侧气管壁旁低密度影，与气管内密度影相仿，发现一管道与气管相通；B. CT 冠状位重建显示低密度影，并提示 28mm×6mm 大小憩室

常为单侧性,多起自气管右侧壁,在气管隆嵴上方,分布到右肺上叶尖段或整个上叶,可分为额外多支型(supernumerary type)和移位型(displaced type),移位型远较额外型多。起自气管左侧壁及双侧发生的气管性支气管少见(图18-44,图18-45)。

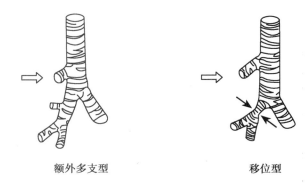

额外多支型　　　　　移位型

图18-44　气管性支气管示意图

### (一)病因

先天性气管性支气管是气道的先天发育异常,目前成因不明,现存有复位学说、迁移学说、选择学说3种假设性理论。

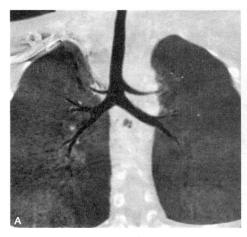
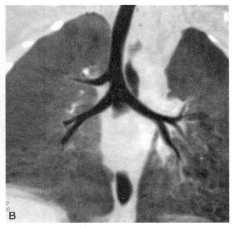

图18-45　气管性支气管

A.气管性支气管(双侧);B.气管性支气管(右侧)

### (二)临床表现

气管性支气管在临床上通常无明显症状,多为支气管镜或影像学检查时偶然发现。少数在儿童时期出现症状,主要表现为喉鸣或喘鸣,常被误诊为哮喘;或表现为持续或反复右上肺肺炎、肺不张、肺气肿(由于分泌物引流不畅引起)。常伴发其他畸形:气管狭窄、气管食管瘘、喉蹼、肋骨或椎骨的异常、先天性心脏病、VACTERL 综合征。Bertrand 等通过支气管镜发现唐氏综合征中气管性支气管发病率高达20.8%。

### (三)诊断

气管性支气管的诊断以前主要依靠支气管造影,现已被胸部 CT 和支气管镜所取代。支气管镜检查发现支气管异常起源于气管隆嵴上气管壁即可诊断(见文末彩图18-46)。胸部 CT 气道三维重建能良好地显示气管及两侧主支气管影,发现气管分叉上方有异常的充气影与气管壁相通即可诊断。因气管性支气管管径太细并包绕在肺组织中,密度关系显示不清,胸片多数仅见气管上段

及主支气管的结构,极少能看到气管性支气管,(图18-47)。

本病需与支气管桥相鉴别,后者仅供右肺上叶的右主支气管常被认为是右侧气管性支气管,而桥支气管桥与左主支气管形成的气管分叉常被误认为气管隆嵴。

主要鉴别点:

(1)左主支气管至支气管桥分出前距离较长,一般超过 2cm。

(2)这段支气管一般向左倾斜,并易伴先天性均一的气道狭窄。

(3)气管性支气管存在真"隆嵴",位于正常的 $T_4$ 水平,而支气管桥的"假隆嵴"多在 $T_{5\sim6}$ 水平。

### (四)治疗

气管性支气管的治疗取决于症状的严重程度,一般情况下不需要医疗干预,如有持续或反复呼吸道感染、肺不张、肺气肿,可手术切除异常的支气管及其肺叶。此外,该类患者行气管插管时

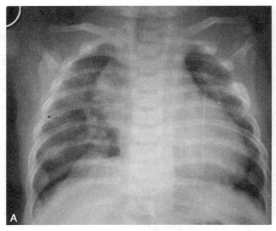
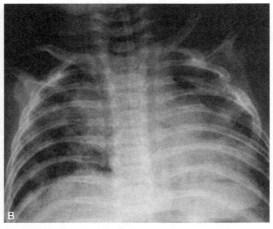
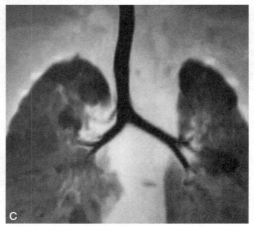

**图 18-47 气管性支气管**

女性,3 个月,有 PDA 史,咳嗽、气促 1 天。PA 位胸片(A、B)显示治疗前后胸片,但治疗后仍反复有气促,CT 冠状位重建(C)显示一支非常细的右侧气管性支气管。常规 X 线摄片常无异常发现,对于可疑的气道畸形患儿需要进行 CT 气道重建,尤其是合并先天性心脏病者

应注意插管位置,避免位置过低阻塞异常的支气管开口,造成肺不张和低氧血症。

## 十五、支气管桥

支气管桥(bridging bronchus)是一种罕见的气管分支异常,以右侧多见,为叶的支气管起源异常。起自于隆凸的右主支气管仅供右上叶通气,右肺中下叶支气管起源于左主支气管,其位置一般低于 $T_{5~6}$ 水平,起源于左主气管至右中下叶分支前的支气管称支气管桥。1976 年,Gonzalez-Crussi 首先报道和描述了这一疾病;1981 年,Robert J. Starshak 通过支气管造影和尸检证实了另一例相同的疾病,认为是气管支气管在胚胎发育异常导致了畸形的发生。

### (一)病因及临床分型

当胚胎有 3mm 长的时候,肺开始起源于原始前肠的腹侧憩室。当受精卵在 27~29 天时,2 个支气管芽形成,通过侧脊在头部方向延伸融合,原始的食管气管开始分离。在胚胎第 1 个月时,原始的肺芽是一个中空的管道,球形的顶端充满了密集的间质细胞,这些间质细胞起源于前肠腹侧表面的中胚层。在顶端,上皮细胞和间质细胞不断地分化,间质参与了正常气管支气管树的发生和发育。在正常情况下,在主支气管形成之后,两侧气道的交通就会阻断。支气管桥形成的假说是,左上肺静脉和右中叶发出大静脉汇合至纵隔,这些肺叶回流的静脉与其他的肺静脉一起汇入心脏,导致部分肺静脉梗阻,左右肺原基解剖的连续性异常的延长,最终导致支气管发育异常。

支气管桥的患儿中,78% 会同时伴有肺动脉吊带(图 18-48)。Wells 等在 1988 年对支气管树的异常和伴随的肺动脉吊带位置和关系进行了分

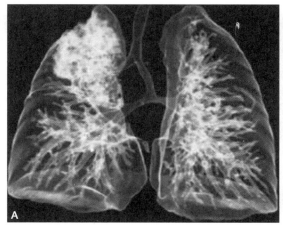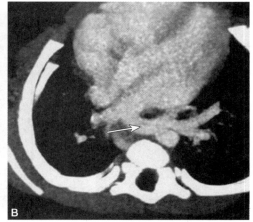

图 18-48　支气管桥
A. CT 冠状位重建显示支气管桥起源于左主支气管；B. CT 横断位重建显示肺动脉吊带

类描述（图 18-49）。

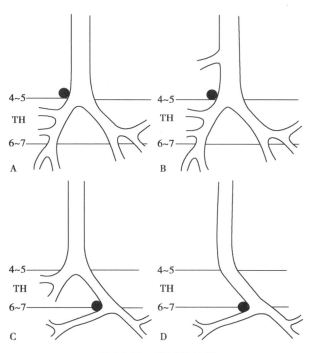

图 18-49　肺动脉吊带
A. Ⅰ A，支气管树解剖结构正常，在 $T_{4\sim5}$ 水平存在肺动脉吊带；B. Ⅰ B，右侧额外多支型气管性支气管，在 $T_{4\sim5}$ 水平伴有肺动脉吊带；C. Ⅱ A，右上叶支气管起源于 $T_{4\sim5}$ 的隆嵴，支气管桥起源于 $T_{6\sim7}$ 水平的左主支气管，在 $T_{6\sim7}$ 水平同时伴有肺动脉吊带；D. Ⅱ B，右上叶支气管缺如，支气管桥起源于 $T_{6\sim7}$ 水平的左主支气管，在 $T_{6\sim7}$ 水平同时伴有肺动脉吊带

### （二）临床表现

在婴儿时期就会出现持续的呼吸道症状，主要表现为难以治愈的喉鸣或喘鸣，并有吸气性呼吸困难，以及持续或反复肺炎、肺不张、肺气肿（由于分泌物引流不畅引起），易引起低氧血症和呼吸衰竭。常伴发其他的心血管、骨骼、泌尿生殖系统和腹部的畸形，包括房间隔缺损、动脉导管未闭、迷走无名动脉、完全性气管环、支气管发育不全、骶尾骨缺如、无肛和梅克尔憩室等。

### （三）诊断及鉴别诊断

诊断主要依靠 MSCT 扫描重建技术，可以清晰显示气管隆嵴的位置，复合的气管支气管畸形和肺动脉吊带，但左主支气管狭窄的原因仍需要支气管镜进一步确认（见文末彩图 18-50）。近年来，螺旋 CT 仿真支气管镜技术，可以逼真地模拟支气管镜下图像，从而达到一次成像同时显示气管支气管内部结构的效果（图 18-51）。

支气管桥与左主支气管形成的分叉常误认为是气管隆突，而起自于隆突的右侧主支气管则误认为是异常的气管性支气管。通过 MSCT 扫描重建技术可以明确显示气管隆嵴的位置及气管性支气管与支气管桥的不同，可以区分两种不同的支气管分支异常。

### （四）治疗

支气管桥的治疗取决于症状的严重程度，而症状的严重程度主要取决于左主支气管的狭窄程度，持续的喘息出现难以纠正的低氧血症或高碳酸血症，持续或反复呼吸道感染、肺不张、肺气肿，需要手术切除狭窄的左主支气管或补片修补扩大左主支气管。在外科手术中，需要同时解除肺动脉吊带对支气管的压迫。

## 十六、气管、支气管巨大症

气管、支气管巨大症（tracheobronchomegaly）

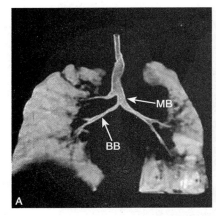
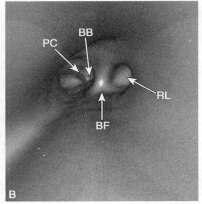
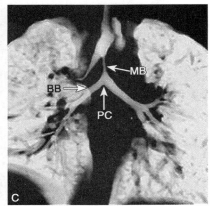
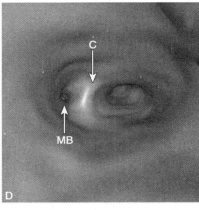
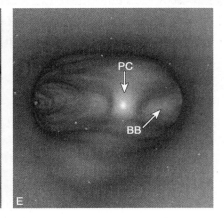

**图 18-51 螺旋 CT 仿真支气管镜显示支气管桥**

A. CT 冠状位重建显示支气管桥,左主支气管未见狭窄;B. 螺旋 CT 仿真支气管镜技术显示气管分叉(BF)、假隆嵴(PC)、右上叶(RL)、支气管桥(BB);C. CT 冠状位重建显示支气管桥,左主支气管明显狭窄;D. 螺旋 CT 仿真支气管镜技术显示左主支气管(MB)狭窄;E. 进一步显示假隆嵴(PC)和支气管桥(BB)

亦称为 Mounier-Kuhn 综合征,于 1897 年由 Czyhalrz 首先报道,后来由 Mounier-Kuhn 论述此病的主要特征,为胸内气管和支气管腔扩张,且合并下呼吸道感染,成人气管直径达 3cm 者,则有诊断的病理意义。儿童期诊断极为罕见,75% 的患者在 30 岁以上发现,主要为男性。1988 年 Shin 等将全球文献作一综述发现仅有 82 例,部分患儿症状很轻,说明发病率可能比预想要高。常伴发皮肤松弛症和 Ehlers-Danlos 综合征。

**（一）病因**

众多证据表明该病为先天性疾病,由出生时气管支气管壁薄弱引起。其纵轴弹力纤维萎缩或缺失,平滑肌变薄,气管后膜部松弛,软骨环扩大,部分患者环间的气管壁向外膨出,形成宽大的憩室样突出,可包含黏液脓性分泌物,黏膜呈炎症反应。病变常累及声门下到隆嵴的全部气管,许多患者有不同程度的支气管扩张。管壁异常无力,导致尽力呼气和咳嗽障碍,产生的黏液物质不能清除,阻碍正常的纤毛活动,致使肺部反复发生感染,最终可致肺气肿、支扩,气管的薄弱可以导致管腔扩大。

**（二）临床表现**

临床表现无特异性,大多数没有明显症状,若疾病隐匿进展,往往到 30~40 岁才有表现,如反复的肺部感染,表现为咳嗽声粗糙,咳黏液性痰或脓痰,偶见咯血,甚至进行性呼吸困难等,一旦发生这些症状可能加速支气管树破坏。有的可能合并远端侧气管重复、双隆嵴、气管三分叉或异常右上叶短支气管等畸形。如并发肺部器质性改变,则肺功能检测提示气道堵塞和过度通气（图 18-52）。

**（三）诊断**

在深曝光或体层摄片上可见气管支气管明显增宽,超过正常两个标准差,或支气管镜下发现特异表现可以诊断。成人标准:Breatnach 等人认为男性气管直径超过 25~27mm,女性超过 21~

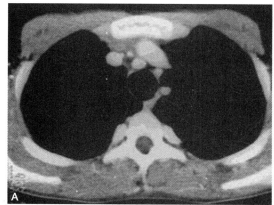
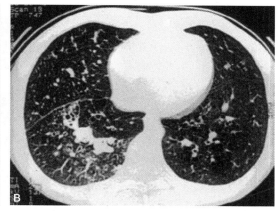
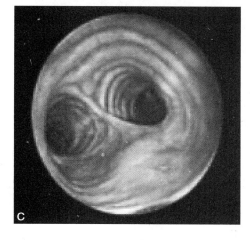

**图 18-52　气管、支气管巨大症**

男性,14 岁,反复下呼吸道感染 2 年,进行性呼吸困难 1 个月,伴有黏液脓性痰。查体:右眼睑下垂,上唇皮肤松弛冗余,其余体征无特异。A. CT 平扫纵隔窗显示气管扩张,最大横径 27mm(此年龄组平均值 15mm);B. CT 平扫肺窗显示斜裂胸膜增厚,斜裂后右下叶局部支气管扩张,周围有肺实变;C. 支气管镜检查显示气管直径扩大,软骨环间气管壁多重外翻

23mm 就可诊断。支气管镜下可以发现波状扩张的气管和支气管壁黏膜水肿,管径随呼吸改变明显,吸气时明显扩大,呼气时变窄塌陷,尤其是用力呼气或者咳嗽时看见在扩张的气管环之间膜部剧烈突出。需要和慢性支气管炎和支气管扩张鉴别。

### (四) 治疗

没有症状的患儿往往无须治疗,感染者可行抗生素对症或体位引流。严重患儿可行气管成形术。

### 十七、气管、支气管软化症

气管、支气管软化症(tracheobronchomalacia, TBM)可分为先天性和继发性两类。先天性为软骨发育异常所致,有的软骨组织无异常,但软骨中有异常软组织,有时有软骨缺损,可累及部分或整个气管。继发性可因肿瘤、肿大的淋巴结、胸腺甚至过多的脂肪压迫而引起。气管、支气管软化常和复杂心血管畸形伴随,有较高致死率。

### (一) 病因及分型

先天性 TBM 系出生前的疾病使气管、支气管软骨出现异常发育致其软化,病理可见软骨数量减少、体积缩小和厚度变薄,呈碎片状甚至缺失。获得性 TBM 多见于气管插管、气管切开、异常心血管解剖、异常左肺动脉或血管环、骨骼疾病(如脊柱侧弯)、占位性病变(如甲状腺肿)、气管食管瘘修补术后、心脏扩大和肺移植后,甚至气胸也可能引起继发性 TBM。有的学者提出继发性 TBM 可能与反复毛细支气管炎所致的局部黏膜炎症、细胞功能改变有关。由于正常的马蹄形管腔被破坏或发育不完善,呼吸时气管受压,通气不畅而形成气流涡流,产生喘鸣。

气管软化的病因中血管环的压迫最为多见,主动脉在胚胎时期发育的异常导致血管对气管的压迫,从而产生临床一系列的症状。血管环根据是否形成完整的回路,分为完全性血管环和部分性血管环,完全性血管环包括双主动脉弓、右主动脉弓-迷走左锁骨下动脉-动脉导管(或动脉韧带),部分性血管环包括无名动脉压迫、肺动脉吊带(图 18-53 ~ 图 18-56)。

左主支气管软化在先天性心脏病患儿中较为多见,与左主支气管的特殊毗邻解剖结构有关,左

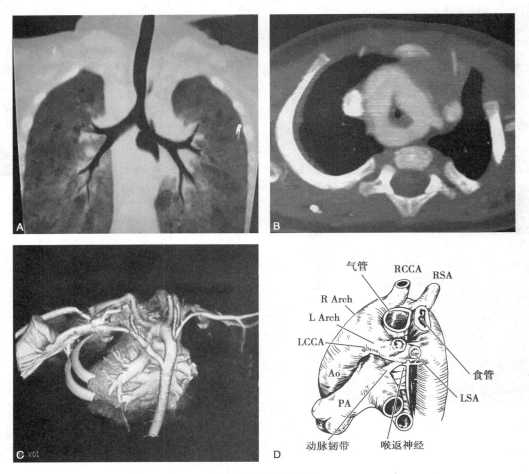

图 18-53　气管软化

A. CT 冠状位重建显示隆嵴上方 1cm 处气管狭窄；B. CT 横断位重建显示双主动脉弓形成回路，将气管包围在中央；C. CT 三维重建显示升主动脉分为左右两支主动脉弓；D. 示意图显示左右两支主动脉弓部形成回路将气管、食管包围在中央，对气管、食管均产生压迫，左主动脉弓发育相对较差

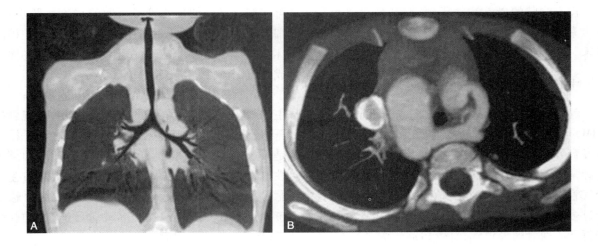

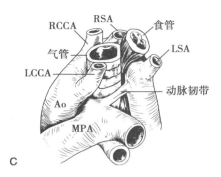

图 18-54　气管软化

A. CT 冠状位重建显示隆嵴上方 1cm 处气管局限性狭窄；B. CT 横断位重建显示右位主动脉弓，迷走左锁骨下动脉将气管包围在中央，造成气管的压迫；C. 示意图显示右主动脉弓、迷走左锁骨下动脉、动脉韧带形成回路，将气管、食管包围在中央，对气管、食管均产生压迫

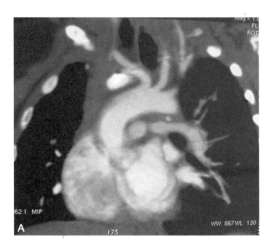
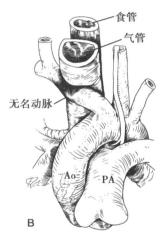

图 18-55　气管软化

A. CT 冠状位重建显示无名动脉压迫，造成气管软化；B. 示意图显示无名动脉走向异常压迫气管

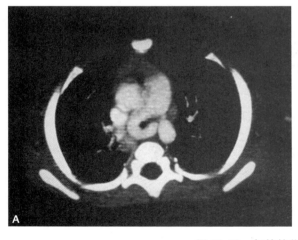
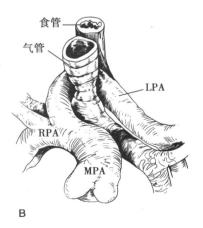

图 18-56　气管软化

A. CT 冠状位重建显示右肺动脉呈鱼钩样变化，绕过气管后方；B. 示意图显示肺总动脉（MPA）发出右肺动脉（RPA），左肺动脉（LPA）起始于右肺动脉远端分叉部，并绕过气管后方造成压迫

主支气管上方是左肺动脉,下方是左心房,后方为降主动脉,先天性心脏病患儿尤其是左向右分流的先天性心脏病由于慢性心功能不全,会导致心脏扩大和肺动脉扩张,而扩大的左心房和扩张的左肺动脉在左主支气管上下两端压迫,造成左主支气管管腔的狭窄,影响正常的通气和分泌物的排出(见文末彩图18-57)。常见的造成气管支气管软化的心血管病因与实际分布图,见图18-58。

**（二）临床表现**

临床症状常出现在生后2个月,"金属样"高音调的咳嗽(气管受压的特异表现)、低音调呼气性喘鸣和反复呼吸道感染最为常见,严重者可造成致死性缺氧窒息。但是不同年龄的患儿,临床表现也不尽相同,小婴儿以吼喘多见,大年龄儿以慢性咳嗽为主,同时伴有固体食物进食困难、进餐时间延长,这可能与血管环对气道和食管的压迫有关。最近研究表明,95%先天性TBM患儿在出生时即有如发绀、屏气发作等表现,应引起临床医生高度注意。TBM患儿常伴有其他疾病,如先天性心脏病、胃食管反流、气管食管瘘、支气管肺发育不良、神经功能损害、发育迟缓等。

**（三）诊断**

支气管镜被认为是婴幼儿TBM诊断的金标准。支气管镜可进入Ⅲ级和Ⅳ级支气管,可视范围大,直观气道有无软化。目前对TBM的诊断和分度尚无公认的统一标准。有文献认为,在自主呼吸、呼气或咳嗽时,气道塌陷至少50%以上,或软骨与膜部比小于3:1可以诊断(见文末彩图18-59)。CT扫描显示为气管冠状径狭窄,而矢状径正常,文献报道冠状径小于矢状径50%即可诊断。气管可呈新月形、军刀状,管壁无增厚和钙化,内壁光整。

支气管镜可以发现动力性的萎陷,还能发现压迫气管或支气管的血管搏动,因而可以和单纯气管狭窄鉴别。重度软化者由于气管、支气管管腔完全塌陷,气流受阻,显示气管壁失去了动态改变,呈萎陷性特征,若支气管镜能通过"阻塞段"进入远端,则认为是"软化";反之不能通过"阻塞段",则应判定为"狭窄"。本病早期在临床上易与喘息性疾病相混淆,胸片往往有阻塞性肺气肿

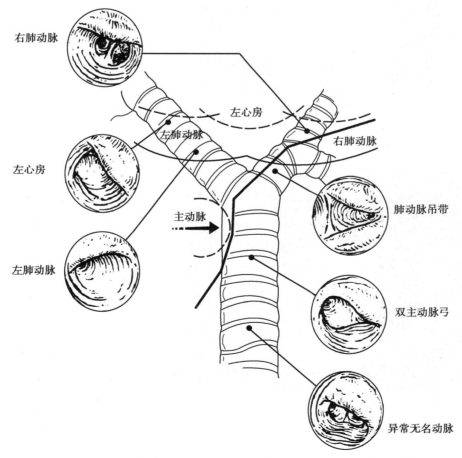

**图18-58 气管支气管软化的常见心血管病因与实际分布图**

和肺不张的表现,需与难治性肺炎、原因不明的肺不张、婴幼儿哮喘、毛细支气管炎、反复呼吸道感染、支气管异物等疾病进行鉴别。

**（四）治疗**

原发性 TBM 在儿科并不少见。国外病例报道其发病率为 1/2 100 左右,预后良好,因随着气道的生长会改善,症状通常在 1~2 岁左右好转。继发性 TBM 多为增大的心脏、异常或扩张的大血管压迫所致,早期纠治心血管畸形对于改善和治愈 TBM 非常重要。TBM 患儿通常采用保守治疗（抗感染、物理治疗）,但重度患儿死亡率较高,常有指征使用持续气道内正压通气或通过气管造口进行机械通气,有的病例还需作主动脉固定术、腔内（见文末彩图 18-60）或腔外支架手术等。

**十八、先天性支气管闭锁**

先天性支气管闭锁（congenital bronchial atresia,CBA）是由于段或亚段水平支气管的局灶闭塞引起的一种少见的先天性畸形,青年多见,多数在 20~30 岁体检才偶然被发现,平均年龄仅 37 岁,由 Ramsey 等在 1953 年首次报道。

**（一）病因**

本病的发病机制尚未明确,目前认为是在胚胎 15 周左右,由于支气管局部血供中断,致使正在发育中的胚胎支气管芽停止发育,局部形成闭锁,进而黏液潴留于闭锁段的支气管管腔内形成囊肿。

**（二）临床表现**

多数 CBA 患者无症状或症状轻微,通常在体检时偶然发现或者呼吸道感染等行胸片或 CT 检查时发现。仅 1/3 患者有如气短、咳嗽等临床表现,体检通常无特殊所见,偶可有局部呼吸音减低、哮鸣音,少数患者有呼吸急促。肺功能检测一般正常。CBA 的合并症少见,主要有反复感染、呼吸受限等。左上叶尖后段为最常见的好发部位,段支气管受累最常见,也有亚段和叶支气管受累的报道。

**（三）诊断**

X 线平片能显示 80% 的黏液栓、90% 的肺气肿,黏液栓和肺气肿同时显示占 70%。X 线平片可以作为筛选方法,发现病变后需进行 CT 检查。CT 是本病首选的影像学诊断手段,囊肿一般呈椭圆、类圆、分叶、分支状或呈多发、按支气管树走行方向分布的小棍棒样阴影。囊内黏液栓多为水样密度,有时其 CT 值可超过 30HU,呈软组织密度,但增强扫描无强化（图 18-61）。同时,伴有不同程度肺气肿（图 18-62）,其范围为肺段、亚段或更小范围等。多层螺旋 CT 可行任意角度重组观察黏液栓的形态及其与支气管、血管的关系。三维重建如 MPR、MIP 和仿真支气管镜有助于黏液栓段支气管开口的判断。MRI 可以显示囊肿内黏液的特征性信号,对囊肿定性诊断有重要价值。在 $T_1WI$ 上囊肿呈高信号,表明其内容物为液体;在 $T_2WI$ 上呈高信号,也提示囊肿内含有较高的蛋白质成分,有利于 CBA 的定性诊断。但由于空气在 MRI 检查时呈无信号,故对本病的肺气肿、感染和伴随的支气管扩张等改变显示较差。

支气管闭锁鉴别诊断包括支气管内肿瘤、肺隔离症、支气管囊肿及过敏性支气管肺曲霉菌病等。支气管闭锁在病理上也常报告为支气管囊肿,因为标本时常垂直于支气管长轴,造成对闭锁段判断困难。但影像上表现的支气管黏液囊肿和

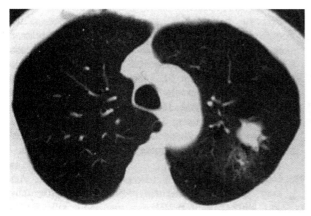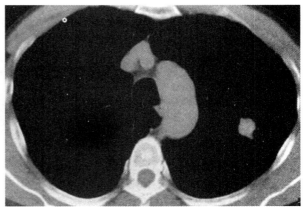

**图 18-61　先天性支气管闭锁 CT**
左肺不规则结节的圆球形,按支气管树走向分布的小棍棒样阴影,密度均匀,周围淡薄渗出性阴影

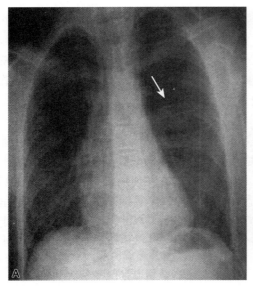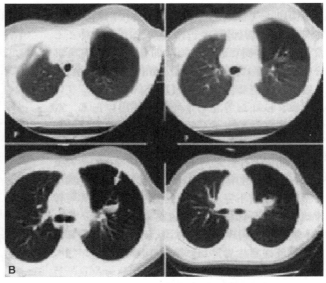

**图 18-62 左肺先天性支气管闭锁**

A.胸部平片显示左肺门处孤立密度增高影;B.胸部 CT 显示左肺门外侧见一含液气的结节状阴影,前方肺组织过度充气状态,其内肺纹理变少

周围肺气肿改变可确定先天性支气管闭锁的诊断。

### (四) 治疗

支气管闭锁无症状者可不予治疗,反复感染者可考虑手术切除。

## 十九、骨质沉着性气管病

骨质沉着性气管病(tracheopathia osteoplastica)指气管黏膜下有散在的骨质和软骨组织结节状增生并突向管腔,管壁变硬,管腔不规则,重者引起管腔狭窄。1857 年 Wilks 首先对其作了较详细的组织学描述,1896 年 Von Schroretles 报道喉镜下可诊断,1902 年 Killian 首先在支气管镜下确诊,1933 年 Onitsuka 首次报告此病的 CT 扫描表现。

### (一) 病因

本病病因不明,迄今提出的有先天性因素、慢性感染、化学或机械性刺激、代谢障碍、退行性变等影响因素。病理组织检查可见骨、软骨或纤维组织,表明病变是由于软骨内膜增生造成的。

### (二) 临床表现

症状不典型,多呈隐蔽性发展。症状有逐渐加重的咳嗽、咳痰、咯血、声嘶和呼吸困难等。病史长短不一,多数在 10 年以上。病情轻重取决于病变范围和管腔阻塞程度。气管支气管阻塞必然产生肺部感染与肺不张,故常以呼吸道感染而就诊。有时也可有中心气道阻塞综合征的表现。

### (三) 诊断

骨质沉着性气管病的支气管镜改变具有特征性,其镜下表现为大小不等、分布不均、米粒样灰黄色小的结节,主要位于气管和主支气管上,多见于前侧壁,突向管腔质硬,不易钳夹,很少累及声门及声门以上组织。支气管镜下改变具有诊断意义。其病理特点为气管、支气管黏膜上皮下可见到成熟骨及少许软骨组织,具有确诊价值(见文末彩图 18-63)。

### (四) 治疗

目前尚无特效治疗,除予抗感染、解痉等对症处理外,可根据不同情况采用冷冻、激光、皮质类固醇、气道支架、支气管镜下摘除结节、手术等方法,有一定效果。

## 二十、先天性支气管胆道瘘

先天性支气管胆道瘘(congenital bronchobiliary fistula,CBBF)是一种极其罕见的畸形,在气管支气管和胆道系统中存在先天性瘘管,女孩较男孩常见,可在不同年龄发病,人群发病率小于百万分之一。1952 年 Neuhauser 等首先报道,大多数因呼吸道症状和反复的肺部感染被发现。

### (一) 病因

本病的病因未明,目前考虑是胚胎发育异常,肺芽形成支气管树和肺泡时与胆道系统异常联合,另有可能是存在消化道重复畸形,食管在这种情况下成为组织学上的瘘道。

### (二) 临床表现

表现为反复梗阻性胆管炎伴刺激性咳嗽、胆色素痰。胆管梗阻并发急性感染时,可有右上腹痛、寒战、发热,可有或无梗阻性黄疸。脓肿内压力增高,病理性通道开放,胆汁及脓液进入支气管,患者出现刺激性咳嗽,咳出胆色素痰:静置后呈分层状,下层为胆汁,上层为泡沫。化验痰液呈碱性,胆色素阳性即可确诊本病。

### (三) 诊断

主要依靠患者长期咳胆汁样痰及肺部感染症状病史。支气管镜能够很好地显示瘘管在气管内开口,并能够确定瘘管流出成分。ERCP 或 MRCP检查在确定有无胆道畸形中占有重要地位,先天性支气管胆管瘘并存胆道发育不全或胆总管闭锁者占 36.8%。胸、上腹部 CT 检查对于继发性支气管胆管瘘有鉴别作用(图 18-64)。

### (四) 治疗

诊断明确即应手术治疗,近年来随着介入治疗技术及材料的发展,亦成为治疗措施之一。患者胆汁长期流向肺组织所致肺损伤,多伴肺部感染,术前需应用抗生素治疗。但肺部可不予手术治疗,经引流通物后瘘口可愈合,肺部症状即可消失。

### 二十一、支气管肺前肠畸形

支气管肺前肠畸形(bronchopulmonary foregut malformation,BPFM)是先天性隔离肺合并支气管和胃或食管之异常交通,是小儿罕见的先天畸形,由 Gerle 等首先在 1968 年报道。Srikanth 和 Cay 等将其分为 4 类:Ⅰ 类(16%),隔离肺合并食管闭锁和食管气管瘘;Ⅱ 类(33%),一侧肺组织起源于食管下段,同侧支气管缺如;Ⅲ 类(46%),隔离肺与食管或胃相通;Ⅳ 类(5%),一部分正常的支气管系统与食管相通。

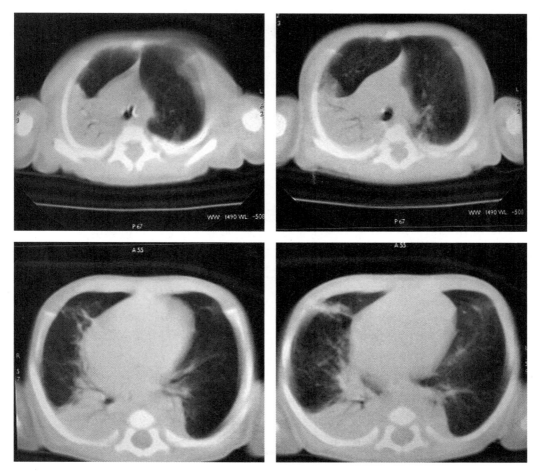

**图 18-64　先天性支气管胆管瘘**
CT 显示胸部和腹部没有明显瘘口,左右肺下叶肺泡损伤

### （一）病因

本病十分罕见，其发生原因至今尚无统一观点。Bratu与Al-Bassam等认为其系由胚胎的前原肠、额外发育的气管和支气管肺芽接受体循环的血液供应而形成无功能的肺组织团块，即肺隔离症，加上隔离的肺叶和食管或胃的通道退化不全，留下与胃肠道开放的通道而形成此病。

### （二）临床表现

BPFM多在患儿出生后8个月发病，多因感冒、肺炎合并脓胸就诊，术前诊断较困难，误诊病例较多。

### （三）诊断

本病可由影像学诊断，其特点有二：一是肺隔离症，典型者平片表现为位于左（或右）肺下叶的肿块样或囊腔性阴影，以左肺下叶后基底段最常见。如欲观察异常的供血血管，则需用CT、DSA或主动脉造影显示，后者对手术甚为重要。二是隔离肺叶与胃肠道的开放通道，所以对可疑病例或肺隔离症患者均应仔细地行消化道造影。上消化道造影及增强CT检查是确诊BPFM的必要影像学检查方法（见文末彩图18-65，图18-66）。

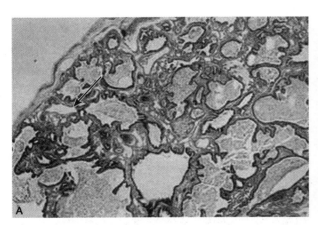
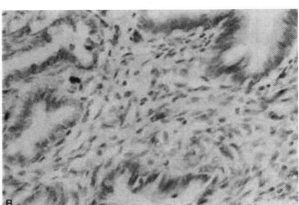

**图18-66　支气管肺前肠畸形病理切片**
A. 低倍镜见柱状上皮排列呈膨胀的支气管扩张样结构；B. 高倍镜间隙可见横纹肌

### （四）治疗

本病需行手术矫正治疗。

## 二十二、支气管源囊肿

支气管源囊肿（bronchogenic cysts）又称支气管囊肿，是在怀孕16周以前异常胚胎前肠的气管憩室的萌芽所产生，是先天性病变，属于前肠囊肿中的一种，多见于儿童。

### （一）病因

胚胎26~40天左右，支气管由实心的索状演变过程中与肺芽分离，分离的远端中空支气管形成盲囊，囊内细胞分泌黏液积聚形成囊肿。如索状支气管已分支则成为多发囊肿，尚未分支的为单发囊肿。组织学上以支气管组织为壁的囊肿即支气管源囊肿，管壁内层为柱状纤毛上皮细胞，外层为弹力纤维、平滑肌、黏液腺和软骨。根据病变发生部位分为纵隔型、肺内型、异位型，纵隔型占多数，常发生在右侧靠近中部的结构（如气管、隆嵴、支气管、肺门、食管）附近，发生在周围基底叶和肺门周围的肺内型较为罕见。

### （二）临床表现

与囊肿大小、位置、继发感染及周围脏器受压情况有关。小的囊肿可无症状，常在体检时被发现；若位于隆嵴周围可较早出现气道受压，可有咳嗽、咳痰等反复呼吸道感染症状。若有继发感染则有发热、胸闷、胸痛等表现，甚至有咯血。根据临床特征，支气管源性囊肿可分为6种类型。Ⅰ型：张力性囊肿，多发生于婴幼儿。Ⅱ型：囊肿与支气管交通，常合并感染。Ⅲ型：常无症状，偶尔咳嗽，多为年长儿和成年人，于摄片时发现。Ⅳ型：巨大囊肿，常难以与肺部及纵隔肿瘤、大量胸腔积液等鉴别，由于囊肿巨大难以判断是否来源于纵隔、肺或胸膜，因此需要病理证实。Ⅴ型：肺肿瘤型，多属于孤立的含液囊肿。Ⅵ型：多发性囊肿，临床表现为长期咳嗽、咳痰，有时合并感染出现高热，咳大量脓痰或咯血等。

### （三）诊断

X线表现为孤立圆形或卵圆形块影，密度均

匀,边缘光滑整齐,多位于上肺野内侧部,有时可见含有液气平。CT、MRI对支气管囊肿的诊断较为敏感、准确。含液囊肿因液体成分不同,其信号也不同,一般囊肿 $T_1WI$ 呈低信号, $T_2WI$ 为高信号,但含血液或蛋白较高的黏液时, $T_1WI$、$T_2WI$ 多为高信号。若为大量纤维组织增生、肉芽肿形成可使其呈软组织密度影;多表现为圆形或类圆形,密度尚均匀,边界清楚,合并感染者因病灶周围的渗出性病变使边界模糊不清;若囊肿与支气管相通有空气进入则形成空腔样病变,其壁薄,囊肿越大壁越薄,合并感染者囊壁可增厚模糊;空腔多者呈蜂窝样阴影;病程长者病灶可有钙化;间接征象常有肺不张,此外尚有食管受压移位等周围组织器官压迫征象(图18-67)。支气管囊肿病理学诊断标准为囊肿壁内含腺体、软骨和平滑肌,内覆假复层纤毛柱状上皮(见文末彩图18-68)。

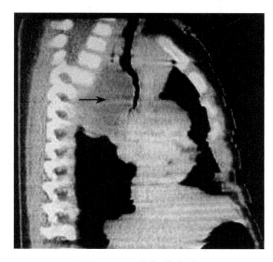

**图18-67　支气管囊肿**
CT矢状位重建清晰显示气管后囊肿并压迫气管,管腔变窄呈弧形向前移位

气性囊肿应与空洞型肺结核(结核空洞,肺部病灶周围有播散灶、纤维化,且其壁较支气管囊肿壁厚)或肺大疱(大多位于肺野边缘,壁较支气管囊肿薄)鉴别;液性囊肿应与结核球、气液囊肿应与肺脓肿(脓肿壁一般呈密度均匀增高的炎症带,比支气管囊肿厚,经抗感染治疗后脓肿一般会缩小)鉴别;囊肿伴继发感染应与慢性炎症鉴别。

**（四）治疗**

先天性支气管囊肿虽是良性病变,但随着囊肿增大,可反复继发感染和出血,或压迫周围组织器官,严重者影响心肺功能,故应尽早行手术切除治疗。

## 二十三、先天性肺囊肿

先天性肺囊肿(congenital pulmonary cyst)是一种较为常见的肺发育异常症,其病变的肺组织出现单个或多个囊肿,可累及一个或数个肺叶。临床表现颇不一致,有的可完全无症状,有的可因囊肿内出现张力性积气而引起严重的压迫症状。

**（一）病因**

病因尚未完全清楚,目前认为是由于在胚胎期肺芽发育过程出现异常,多发生在胚胎的26~40天,这时支气管开始萌芽,由于萌芽异常造成支气管或毛细支气管一段或多段与肺芽分离,近端阻塞,远端扩张,逐渐形成盲囊,囊内分泌的黏液不能排出,使盲囊扩张,形成囊肿。如发生在接近肺泡的细支气管则为肺泡源性囊肿,即先天性肺囊肿。

**（二）病理**

先天性肺囊肿可为单发或多发,可发生于一个肺叶或数个肺叶,若一侧或一叶肺组织大部或全部为多发的囊性组织所占据,则称为多囊肺。肉眼观察,囊腔的大小不等,可为单房性或多房性。囊肿的表面光滑,壁薄,内含黏液或气黏液。组织学观察,囊壁的外层由结缔组织、弹力组织及平滑肌纤维所构成,其管腔含有稀疏的软骨组织,囊壁的内层主要由柱状上皮细胞或假复层纤毛上皮细胞所构成,其间也含有黏液腺组织,经常分泌黏液注入囊腔,囊壁有软骨组织、结缔组织,但无平滑肌纤维。肺囊肿的血液供应与正常的肺组织相同,系来自肺动脉与支气管动脉,此点与肺隔离症不同。此外,由于肺囊肿不参与呼吸活动,故囊肿壁看不到炭末色素沉着。

有人认为若在囊壁中发现较多的支气管上皮细胞,说明囊肿来自支气管,称之为支气管源性囊肿;若囊壁主要由扁平上皮细胞所组成,则称为肺源性囊肿。但在多数情况下囊肿的壁层含有上述两种细胞,故不易说明两者的病理基础有所不同。当囊肿并发感染时,因炎性细胞浸润,常使囊壁原有的细胞结构发生改变;慢性肺脓肿的腔壁上也可出现扁平上皮细胞层,故单靠组织学检查不易判断囊肿的性质和起源(见文末彩图18-69)。

**（三）临床表现**

本病多见于儿童或青年,临床表现与囊肿大小、位置、继发感染及周围脏器受压情况有关。小的囊肿可无症状,常在体检时被发现;若位于隆嵴周围可较早出现气道受压,可有咳嗽、咳痰等反复呼吸道感染症状。若有继发感染则有发热、胸闷、胸痛等表现,甚至有咯血。

目前对先天性肺囊肿的分类方法尚不一致,现根据 William 的分类法将其分为肺外性肺囊肿和肺内性肺囊肿两类,分述如下:

1. 肺外性囊肿　囊肿起源于气管隆嵴或一侧主支气管,位于上纵隔内,多属单发。若囊肿很小,一般不出现症状;若体积较大,可压迫气管或主支气管,引起阵发干咳、气促、喘息,甚至呼吸困难。若压迫一侧支气管,可引起该侧肺组织过度充气,纵隔移位等症状。本型肺囊肿临床上较少见,诊断依靠支气管镜检查及支气管造影,结合胸部正侧位 X 线检查,方能明确诊断。

2. 肺内性囊肿　本型较肺外性者常见,两者之比约为 4:1,病理的囊性组织位于肺脏之内,可为单发或多发,而以多发者更为常见。根据病理可分为:球状型(液囊肿)、空腔型(气囊肿)、破坏肺型(多发肺囊肿)等。

(1) 无症状性肺囊肿、单纯性肺囊肿,特别是体积较小的闭合性囊肿,可长期不表现任何症状,甚至在胸部 X 线检查或尸检时才偶被发现。

(2) 以缺氧、呼吸困难等压迫症状为主,此种情况多见于幼小婴儿,个别病例于出生后不久即出现严重的胸内压迫症状,表现为呼吸困难、发绀,患侧胸部叩诊呈鼓音或高清音,听诊呼吸音减低,纵隔和心脏向健侧移位,临床上很似张力性气胸。严重时可引起呼吸、循环衰竭。产生这一现象的原因,主要为囊腔与支气管相通,形成张力性气囊肿。

(3) 以反复感染为主,多见于较大儿童或青年,由于囊腔与支气管交通后引起继发感染,临床表现为发热、咳嗽、咳脓性痰、咯血、胸疼等症状,经用抗炎药物治疗后,症状有所缓解,但易反复发作。临床上应与空洞性肺结核、肺脓肿或支气管扩张症等相鉴别。

**(四) 诊断**

肺囊肿的临床表现往往是非特异性的,确诊本病主要依靠影像学检查,X 线检查有较高的诊断价值;CT 可判断囊肿的部位、大小及邻近脏器的关系。

1. X 线表现　单发的闭合性肺囊肿在 X 线下显示一个圆形或类圆形实影,密度均匀,边缘清晰,周围组织一般无明显的炎性浸润(图 18-70);气性囊肿为一圆形或椭圆形薄壁、透亮阴影;与支气管相通囊肿,则可见薄壁而含有气-液平面的囊肿影(图 18-71);多房性囊肿则可见多个环形空间阴影分布在一个肺叶内(图 18-72);实性囊肿,见图 18-73;张力性囊肿,见图 18-74。

2. CT 表现　含液囊肿表现为圆形或椭圆形密度均匀、边缘光滑、轮廓规整的阴影,多房囊肿可有分叶状轮廓;含气囊肿表现为肺内单发或多发、大小不一的薄壁空腔。反复感染者可见囊壁增厚或囊内有液平(图 18-75)。

B 超可区分肺内、胸膜病变,气性、囊性、实质性;支气管镜不作为常规检查。血管造影可证实是否有血管异常,而病理学检查为本病诊断的金标准。

**(五) 鉴别诊断**

肺囊肿的误诊率为 36.6% ~ 91.2%,因此鉴别诊断非常重要。多发性肺囊肿需与隔离肺、先天性腺瘤样畸形、肺猪囊尾蚴病、慢性脂性肉芽肿

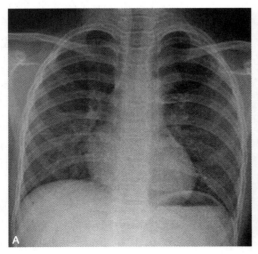

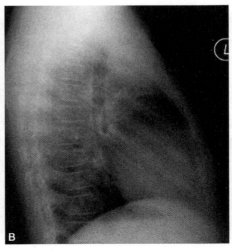

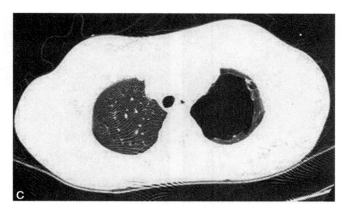

**图 18-70　先天性肺囊肿（单发型）**

男性,1 岁,反复呼吸道感染。A.胸部正位片显示两肺纹理增多;B.侧位片显示左上透亮区;
C.CT 肺窗显示薄壁空腔,但大小几乎占据整个左上胸腔

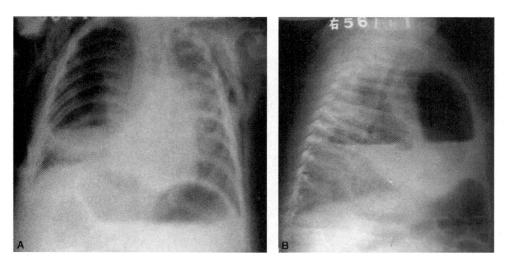

**图 18-71　先天性肺囊肿（气-液囊肿）**

男性,1 岁,发热伴咳嗽、气促 5 天。A.胸部正位片示右肺有一大的气-液囊肿,且有纵隔疝,
左右侧均有皮下积气;B.侧位片右上中肺野前后各有气-液囊肿,诊断肺囊肿继发感染

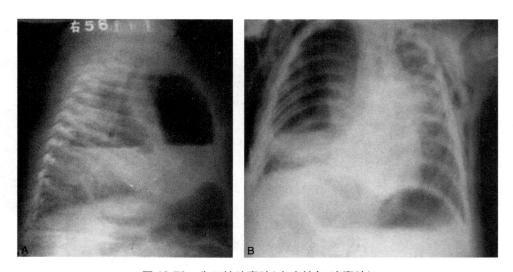

**图 18-72　先天性肺囊肿（多房性气-液囊肿）**

女性,6 岁,发热、咳嗽 1 周。A.胸部侧位片示右肺中上叶有多房性囊肿,有气-液平面;B.正
位片显示囊肿壁较薄,约 10cm×10cm 腔内呈阶梯样气-液平面

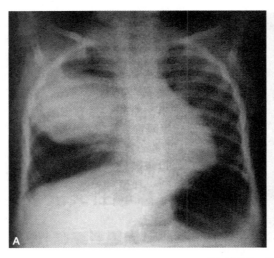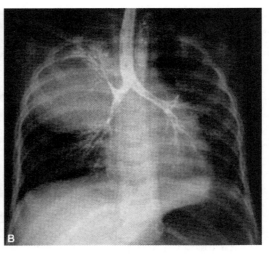

**图 18-73　先天性肺囊肿**

女性,4 岁。A.胸部正位片示右肺中上叶呈圆形,边缘清楚、密度均匀、实质性块肿;B.碘油造影显示碘油未能进入肿块内,且将上下支气管推向各一方,手术证实为先天性肺囊肿

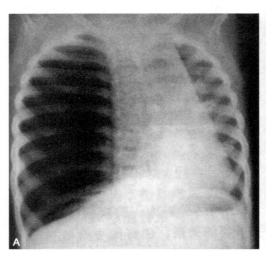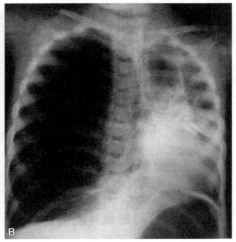

**图 18-74　先天性肺囊肿(张力性)**

男性,2 岁,咳嗽伴气促 4 天。A.胸部正位片示右侧胸腔,巨大空腔,伴纵隔疝;B.支气管造影:右肺支气管压下下方,纵隔疝明显

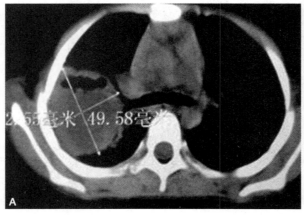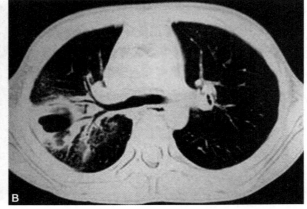

**图 18-75　先天性肺囊肿(伴感染)**

男性,6 岁,发热、咳嗽 1 周。A.CT 平扫纵隔窗示右上肺后段近侧胸壁,见一空洞影,内见宽大气-液平;B.4 天后 CT 平扫,显示空洞边缘模糊,囊壁厚薄不均,其内未见气-液平。病理诊断为肺囊肿伴感染

性肺炎鉴别;单发囊肿需与肺脓肿、结核空洞、癌性空洞及良性肿瘤鉴别;大疱性囊肿需与先天大叶性肺气肿、气胸鉴别。

1. 肺炎后肺大疱 属后天性肺囊肿,多见于金黄色葡萄球菌等肺炎后,特点为空腔大小及形状短期内多变,其出现及消失均较迅速,与先天性肺囊肿长期存在截然不同。

2. 肺脓肿 症状与肺囊肿继发感染者相同,但 X 线表现不同处为肺脓肿壁较厚,周围肺组织多有浸润和纤维性变。

3. 气胸 如果肺囊肿有通道与支气管沟通,此通道因不完全阻塞产生活瓣作用致空气仅入而不出,可形成巨大张力性含气囊肿,可占据一侧胸腔并将纵隔推向对侧,此时须与气胸鉴别。其主要区别是气胸为空气在胸膜腔,肺组织被推向肺门,而肺囊肿的含气是在肺实质内肺尖、肺底和肋膈角仍可有含气或萎陷的肺组织。

4. 大叶性肺气肿 见于新生儿期,多以急性呼吸窘迫起病但亦可起病缓慢,于生后 2~3 个月以后症状明显,和巨大张力性含气囊肿不易区分,两者均需手术切除。

5. 肺内良性肿物 如肺结核球、假性炎症性肿瘤、肺包虫病、肺吸虫病、肺动静脉瘘等皆可在肺部出现球形病灶,应与孤立性液性肺囊肿鉴别。

（六）预后

病情迁延、反复感染者,易产生并发症,如胸膜粘连、张力性气囊肿等,重症可发生呼吸、心力衰竭而危及小儿生命,成功手术后预后良好。

（七）治疗

对先天性肺囊肿的治疗,以手术切除为主。术前应结合囊肿的部位、大小、单发或多发以及有无并发症等不同情况,来决定手术的方法和步骤。对儿童期的较大囊肿,尤应尽早切除,以防继发张力性气囊变而威胁呼吸与循环。对已出现张力性病变而引起严重的压迫症状者,应首先进行胸腔减压,可用一细乳胶导管插入囊腔,解除压迫症状,然后进行手术切除。对局限的单纯囊肿,可采用肺段切除或楔状切除。若囊肿体积甚大或周围有继发感染时,则应做肺叶切除。

## 二十四、肺隔离症

肺隔离症(pulmonary sequestration)是一种肺组织的先天发育异常。其特征为有一部分肺组织与正常的肺组织相隔离,且与正常肺组织的支气管和肺动脉不相连,其血液供应来自主动脉的一个异常分支。本病临床上较为少见,约占各类肺部畸形总数的 7%。国外文献曾有 500 余例报告,国内仅有少数病例报道。

（一）病因

本病病因未明。有人认为隔离的肺组织可能起源于胚胎期的一个异常发生的支气管。胚胎早期的原肠及肺芽周围有许多毛细血管与肾主动脉相通连,由于其与隔离的肺组织相连的毛细血管未被吸收,因而可以作为主动脉的一个分支,成为供应隔离肺的异常动脉。

本病男女发病率比例为 4:1,男性明显多于女性。目前本病尚未发现与遗传因素有关。个别病例其母体在怀孕期间有不正常的妊娠史。

（二）病理及临床分型

肺隔离症按病理解剖特点,分为肺叶内型与肺叶外型两种,前者较后者更为常见(图 18-76)。但个别病例两种类型可能同时存在,其主要的病理表现如下:

1. 肺叶内型 病变在某一肺叶之内,由共同的胸膜包被。病变内的囊腔可与支气管相通。其血液供应来源于胸主动脉或腹主动脉,通过肺韧带进入肺内。异常的动脉粗细不等,粗者直径可达 6mm 以上。据文献报道肺叶内型占 75%,肺叶外型占 25%,肺叶内型者又以发生在左肺下叶者居多,罕有混合型。肉眼观察:病变的肺组织呈灰红色,与正常的肺组织界限分明。其切面可呈囊性或瘤样两种表现,但以囊性者居多,可为单个或多个囊组成。病变肺部的胸膜易与邻近的纵隔、横膈及胸壁发生粘连。显微镜下观察,可见囊腔壁由柱状纤毛上皮、结缔组织及毛细血管所构成,并有少数腺体,腔内含有黏液,周围肺组织结构紊乱,其中有多数不规则的小支气管样结构,肺泡及细支气管发育很差。若囊腔与支气管相通,则易发生感染,囊壁及周围组织多有炎性细胞浸润及纤维组织增生。

2. 肺叶外型 隔离的肺组织位于肺叶之外,且不与支气管相通。其血液供应多来源于腹主动脉的一个异常的分支,跨过横膈的食管裂隙或主动脉裂隙而进入隔离的肺组织。本型隔离肺绝大多数(约占 80%)位于左侧肺下叶后基底部与横膈之间,常伴发横膈缺损。也偶有肺叶外型隔离肺发生于腹腔内的报告。肉眼观察,本型隔离肺多呈圆锥形或卵圆形,表面呈灰色或灰红色,带有光泽,硬度与脾近似。切面有实体感或囊性感,内

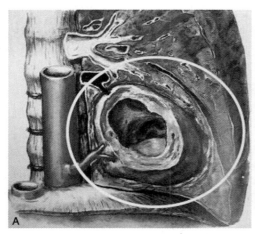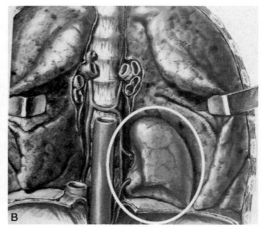

图 18-76 肺隔离症示意图
A. 肺叶内型；B. 肺叶外型

含数目不等的囊腔。显微镜下观察多显示肺组织结构紊乱，肺泡及支气管分化不良，病变的肺组织随年龄的增长而继续生长，直到中年以后方开始萎缩，故可压迫邻近的正常肺组织，引起某些压迫症状如疼痛、气促等。

上述两型隔离肺均易并发其他的先天畸形，如膈疝、肠重复、先天性心脏病、大血管错位等，其中肺叶外型较肺叶内型伴发其他先天畸形的机会更多。

**（三）临床表现**

肺叶外型或与支气管不相通的肺叶内型一般可不出现任何症状，而常是由于并发症或其他原因进行肺部 X 线检查时，发现有肺部阴影而疑及本病。大于 50% 的肺叶内型通常在儿童期后期，甚至到成人期才被诊断。肺叶内型隔离肺多与支气管相交通，易引起肺部感染而使患者就诊。多数患者自幼年起开始发病，主要表现为反复发作的肺部感染，伴以发热、咳嗽、咳脓性痰，颇似迁延性肺炎或肺脓肿。给予抗感染治疗，症状可有所缓解，但易经常复发。体检往往显示局部叩诊浊音，呼吸音减低，并常可闻湿啰音。偶有杵状指，部分病例伴有先天性心脏病、膈疝等畸形。大于 50% 的肺叶外型在小于 1 岁时被诊断。主要是由于同时存在其他先天畸形如膈疝、心脏畸形和胃肠道畸形，婴儿期出现呼吸窘迫和慢性咳嗽症状。病变常在伴发畸形的检查及手术治疗过程中被发现。

**（四）诊断**

凡有反复肺内感染，X 线胸片显示肺下叶，尤其是左肺下叶有囊性或多囊性团块影，应进一步检查以明确诊断。若为不典型可作 B 超能探测是

否存在异常的血管结构。CT 扫描能显示异常供血动脉和实质改变。

1. X 线表现 根据隔离肺组织的体积及是否合并感染而有所不同。表现为持续性的肺下叶高密度影，以左肺下叶最常见（图 18-77），其次是右肺下叶。一般病变部位不变，不含有气体。如果合并感染，可以表现为含气的多囊性肿块。肺叶内型表现为密度不均、边界不清的高密度影，多位于下叶后基底段脊柱旁，与膈肌相连续。肺叶外型表现为密度均匀、边界清晰的心脏后的高密度影。

2. CT 表现 肺部实质性的高密度影，如果合并感染或合并先天性肺囊性腺瘤样畸形可以表现为含气的囊腔。CT 增强可以证实隔离肺组织由体循环动脉供血（图 18-78，图 18-79）。进一步行 CTA 及三维重建有助于制订手术计划。

另外，MRI 表现可以用于证实体循环动脉对隔离肺组织的供血，但已被 CTA 所取代。胎儿 MRI 检查，可以产前发现肺部肿块，表现为高 $T_2W$ 信号，并证实体循环动脉供血。血管造影曾经用于证实体循环动脉分支对隔离肺组织供血，现已被 CTA 所代替，不再使用。

**（五）鉴别诊断**

本病应与其他疾病鉴别。

1. 慢性支气管阻塞，如异物吸入、支气管内肿瘤，慢性肺炎所致的慢性肺部不透光影。

2. 肺动静脉瘘、肺动脉发育不良或闭锁、体循环动脉供血于正常肺组织等异常的肺组织体循环供血。

3. 先天性肺囊性腺瘤样畸形、支气管囊肿、球形肺炎、肺炎合并空腔样坏死及胸膜瘤等儿童

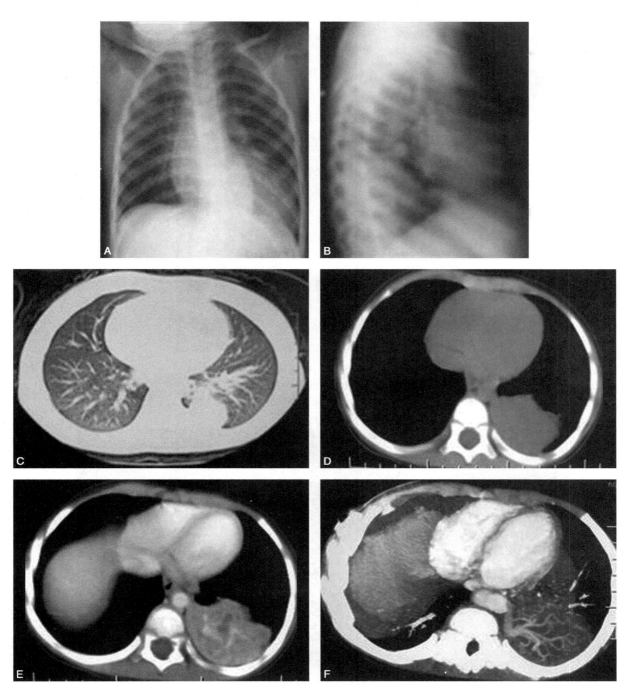

**图 18-77　肺隔离症**

男性,4 岁,易反复呼吸道感染,肺炎入院。A. PA 位片示左下肺心缘旁有密度均匀大片阴影;B. 侧位片示脊柱旁有 3cm×3cm 靠近横膈、边缘清楚、密度均匀的块影;C、D. CT 平扫肺窗与纵隔窗示左下肺脊柱旁密度均匀的软组织块影;E、F. CT 三维重建动脉造影片显示从注射造影剂到显示腹主动脉进入软组织块影

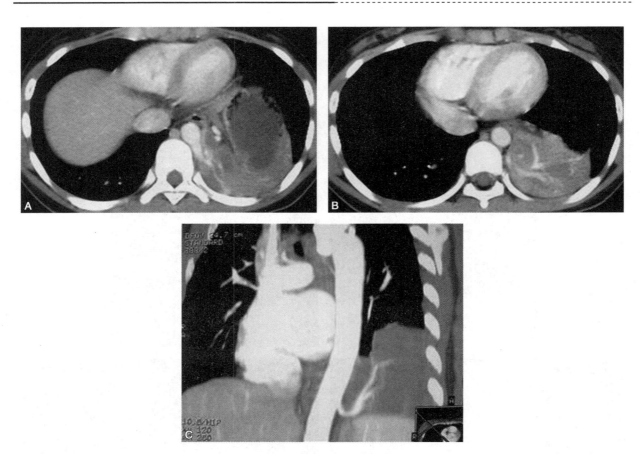

**图 18-78　肺隔离症**

女性，12 岁。A、B. CT 平扫纵隔窗血管造影片显示左下肺脊柱旁密度均匀的软组织块影，由降主动脉发出的分支供血；C. CT 三维重建斜矢状面示沿供血动脉轴线可见降主动脉的供血分支向后上走行，进入隔离肺内

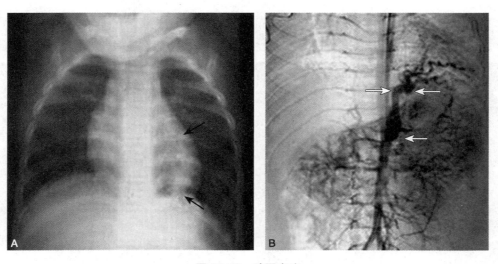

**图 18-79　肺隔离症**

男性，1 岁，发热、咳嗽 5 天。A. PA 位胸片显示左肺下叶后部有肿块影；B. 血管造影片显示隔离肺组织由主动脉供血

局部肺部肿块。

**（六）预后**

肺隔离症一经诊断，应采取手术治疗。特别是肺叶内型肺隔离症患者多数伴有肺部感染，长期应用抗生素，造成细菌耐药。肺隔离症的手术效果良好，少见复发，可长期生存。

**（七）治疗**

肺隔离症一般应考虑手术切除，尤其在病变

区炎症难以控制或反复发作、长期迁延不愈时,应及时采取手术治疗。肺叶外型一般作病灶切除即可,肺叶内型则需做肺叶切除。在手术过程中,应特别注意探查供应隔离肺组织的体动脉分支血管数量及走行,结扎、切断血管支时要准确牢靠,防止术中大出血是非常重要的手术步骤。在合并膈疝的患儿,术前有难以解释的异常肺内囊性或实性肿块阴影时,采用经胸手术途经容易发现本病,并同期手术治疗本病。

## 二十五、先天性肺囊性腺瘤样畸形

先天性肺囊性腺瘤样畸形(congenital cystic adenomatoid malformation,CCAM)约占先天性肺部畸形的25%,无种族差异及家族遗传倾向。可发生于任何年龄,1岁以下儿童多见。1949年,Chin等首次报道。

### (一)病因

CCAM是局限性肺发育不良或异常,系胚胎期肺黏液腺过度增殖引起的肺发育畸形。主要特征是细支气管特别是终末细支气管增生,肺叶明显增大,呈多房性蜂窝状囊肿,在肺实质内形成有明显界限的一种病变。多发生于单侧肺或一叶肺,多叶及双侧累及罕见。

Moerman等描述4例CCAM尸检,每例均以病变与气管支气管树之间缺乏交通为特征,并推测原发性缺陷是在支气管肺芽和分支过程中一种局限停止或缺损引起支气管闭锁,最后闭锁完全导致支气管缺失。CCAM病变与孕周相符的正常肺相比,细胞增殖指数增加2倍,细胞凋亡指数减少5倍,因而提出在发育肺中产生了过度的细胞增殖或减少细胞凋亡,促成了CCAM的形成。

### (二)病理特点及分型

CCAM曾被称为错构瘤样增生,异常组织中含有超过1种或以上的组织成分。通常与支气管树相同,由肺动脉供血。大体标本呈固体或多囊性的肿块,镜下显示表面被呼吸道上皮细胞覆盖。

1977年,Stocker将CCAM分为3型(图18-80)。Ⅰ型:指多个的大囊肿(直径大于2cm)或单独的大囊肿周围有大量的较小的囊肿。组织学上,主要是纤毛柱状上皮。囊壁含有厚的平滑肌层和弹力纤维。为最常见的类型,预后好(图18-81)。Ⅱ型:指含有大量小囊肿,通常直径小于1cm。主要是柱状或立方上皮。囊壁含有浅肌层。约占40%左右。本型60%合并有其他的先天性畸形,预后较差(见文末彩图18-82)。Ⅲ型:

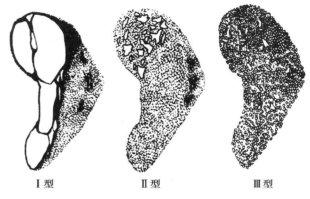

图18-80　先天性肺囊性腺瘤样畸形分型

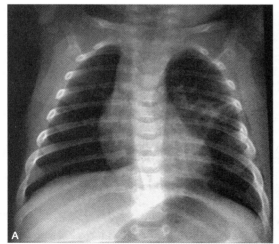
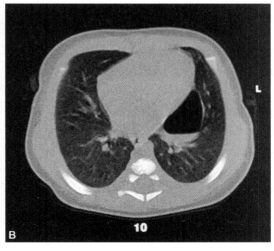

图18-81　先天性肺囊性腺瘤样畸形(Ⅰ型)

男性,2岁,发热、咳嗽6天。A.PA位胸片显示左中肺野有一大的含气的囊肿;B.CT平扫显示囊肿内含有气-液平

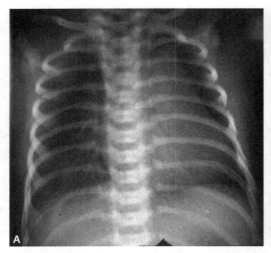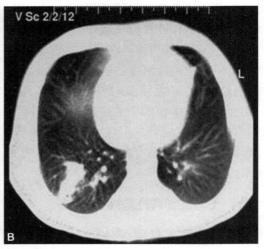

**图 18-83　先天性肺囊性腺瘤样畸形（Ⅲ型）**

女性,3 岁,发热、咳嗽、气急 1 周。A. PA 胸片显示右下肺可见模糊的不透光的阴影;B. CT 平扫显示右下肺可见实质性肿块

占 5% 以下,影像学检查类似固体肿块,但内含很多微小囊肿,直径小于 0.5cm(图 18-83)。1999 年,Stocker 将 CCAM 分为 5 型,增加了 0 型和Ⅳ型,都很少见。0 型包含很小的囊肿,被假覆层纤毛上皮覆盖。Ⅳ型囊肿最大直径 0.7cm,被无纤毛扁平肺泡上皮细胞覆盖。因此,临床较常用的是 3 型分类法。

**（三）临床表现**

CCAM 好发于中上叶,左、右肺发病率无明显区别,男女比例相等,无种族差异及家族遗传倾向。50% 在新生儿期发病,生后 6 个月发病者占 70%。临床表现有:①呼吸困难,严重者出现发绀,甚至需要机械通气或 ECMO 支持治疗。②因为支气管受压,肺通气受限,分泌物排出困难,所以易引起反复肺部感染。年长儿病例偶尔会出现咯血的现象。③常合并其他系统、器官先天畸形,常见为心脏畸形,其次为漏斗胸、单侧肺发育不全等。

**（四）诊断与鉴别诊断**

新生儿及 1 岁以下儿童多见,多因呼吸困难来诊;较大年龄者多以反复感染就诊;Ⅲ型患儿常在新生儿期死亡。随着产前超声的使用及产前诊断技术的进展,绝大多数的 CCAM 可以在孕 20 周时通过产前 B 超诊断,通常可见羊水过多、子宫过大;如见到胎儿胸腔内实性或囊肿样影像时则更需怀疑。生后诊断主要依据进行性呼吸困难、反复肺部感染,尤其是胸部 X 线典型表现,其特征为:患肺叶体积增大,内含大小不等、密度减低的多房性囊肿样改变,常伴有不同程度纵隔向健侧移位和纵隔肺疝,或单囊性扩张,其中可见分隔样改变。CT 的典型表现为大小不等、多房性壁薄的含气的囊腔,囊内可有不规则分隔,部分囊腔内可见气-液平面。

CCAM 类型不同,影像表现具有多样性,常需要与其他病变鉴别:①支气管源性肺囊肿:常表现为单个或多个含气囊腔,其病灶形态大小与 CCAM 影像表现相似,鉴别较困难。CCAM 病变占位征象明显,常引起纵隔肺疝,而支气管源性肺囊肿病灶却很少有占位。②肺隔离症:新生儿期不含有气体,肿块由体循环动脉分支供血,只有感染时会含有气体,通常位于左肺下叶。③先天性膈疝:表现为多囊含气肿块,某些装置如鼻胃管、脐静脉导管的位置可以协助诊断,腹部肠道缺乏气体。需与Ⅲ型 CCAM 鉴别,最佳鉴别方法是胃肠道造影,检查是否有胃肠道造影剂进入块影中。④肺脓肿:多见于化脓性细菌感染,与 CCAM 伴感染难以鉴别。肺脓肿临床上有明显的感染史,脓肿壁厚,常伴有胸膜病变,病变在抗感染治疗后可明显吸收好转。⑤先天性大叶性肺气肿:两者都表现为患肺体积膨胀,透亮度增强,但 CCAM 囊腔内无肺纹理,先天性大叶性肺气肿可见稀疏的肺纹理向四周伸展。⑥囊性支气管扩张:一般有慢性间质性肺疾病病史,可表现为成簇的含气及气-液平面的囊腔,患肺体积可缩小,囊腔沿支气管分布,支气管造影或高分辨率 CT 可见囊腔与支气管相通。

**（五）治疗**

CCAM 的有效治疗方法是早期手术切除。因大部分婴儿期病情进展快，在诊断明确后应尽早切除。

进展相对较慢的年长儿最好在 5 岁以内手术，理由是：

（1）阻断潜在威胁生命的呼吸窘迫和感染的发生。

（2）促进余肺组织膨胀和生长，及早使整个肺容积和肺功能恢复正常。5 岁前余肺代偿反应是最旺盛的，是通过肺泡的增加实现，而过了此时期肺的生长是依靠已存在的肺泡的扩大来获得的。

（3）CCAM 和恶性肿瘤存在某种关联。

在 CCAM 部分病例中病变范围仅局限于某个肺段，因此有人提出局限肺切除术，包括肺段或楔形切除术。其优点是保留正常功能性肺组织；缺点是因为肉眼无法分清镜下边界，极易复发。可采取"个体化"原则，若病变累及 1 个肺叶，余肺代偿良好应行肺叶切除术；若病变累及超过 1 个肺叶，估计全部切除余肺代偿不良，术中病理证实无恶性危险，主张行肺叶切除术+另外一叶局限切除术。手术治疗后应定期复查，如经 1~3 年复查无 CCAM 的 X 线特征性表现，可认为痊愈。

**（六）预后**

Ⅰ型并发畸形少，预后好；Ⅱ型预后取决于伴发畸形的多少及严重程度；Ⅲ型并发畸形较多，常侵犯整叶或患侧肺，往往死于宫内，预后差，但较为少见。CCAM 术后并发症较少。也有观点认为，CCAM 预后与囊的大小或累及的程度有关，有明显的纵隔移位或水肿改变的胎儿预后不好，不伴胎儿水肿则预后较好。

## 二十六、肺淋巴管扩张症

肺淋巴管扩张症（pulmonary lymphangiectasia）是一种十分罕见的先天畸形，国内外报道甚少，预后极差，半数为死胎，其余多在生后数周或数分钟内因呼吸窘迫而死亡。

**（一）病因**

病因不明，一般认为肺淋巴管在胎儿期第 8 周左右首先产生于肺门，第 10 周出现肺实质并延伸于支气管及肺静脉周围，第 16 周扩大。之后，随着支气管周围结缔组织的减少，淋巴管也相对减少，如果这种退行性变化发生障碍，则可能成为

异常的淋巴管扩张症。也可继发于先天性心脏病伴梗阻性肺静脉高压，阻碍了淋巴而引起肺淋巴管扩张。国内报道 8 例肺淋巴管扩张症中 4 例有不同程度的心脏畸形，也可伴随全身淋巴管扩张（主要为软组织和小肠的淋巴管）。有报道同胞发病的现象，应注意本病的发生是否有遗传因素存在。

**（二）病理**

病理上肉眼见肺体积增大，表面有网眼状的微小囊泡样病变，切面上从胸膜下至肺实质可见多数的小囊腔。镜下见胸膜下、小叶间及支气管、血管周围结缔组织内淋巴管数目增多，且有不同程度扩张，其内壁被覆一层扁平上皮，腔内充满淋巴液，周围的肺泡受压（见文末彩图 18-84）。

**（三）临床表现**

临床分为早发型和晚发型。早发型多见于新生儿，出生后不久即出现难治性呼吸困难、发绀，常短期死亡。文献报道部分早发型可以存活，存活者可出现进行性呼吸困难、慢性咳嗽、反复发生肺炎、支气管哮喘，随着时间的推移特别是在 1 岁以后，这些症状会减轻。晚发型多见于儿童。根据病变在肺野分布的范围，可分为弥漫性和局限性。

**（四）诊断**

根据临床表现，影像学检查可初步进行诊断，确诊需要病理诊断。

1. X 线 早发型胸片显示两肺透亮度减低，磨玻璃样改变，其内见弥漫性粗网状和/或结节密度增深影，系肺间质内扩张的淋巴管，管腔过度扩张则形成囊状，内有淋巴液淤滞。位于胸膜下间隙内过度扩张的淋巴管常可发生乳糜胸（图 18-85），因此对新生儿期难治性胸水应考虑肺淋巴管扩张症。扩张淋巴管周围的肺泡因受压而有代偿性过度充气。晚发型发病前胸片正常，发病后两肺呈弥漫性间质性病变，可见 Kerley B 线。

2. CT 高分辨率 CT 可清楚显示扩张淋巴管层囊状改变（图 18-86）。

**（五）鉴别诊断**

本病需与以下疾病进行鉴别诊断。

1. 新生儿肺透明膜病 系指出生后不久即出现进行性呼吸困难、发绀、呼气性呻吟、吸气性三凹征和呼吸衰竭。多为早产、剖宫产儿，或有窒息史、孕母有糖尿病、妊娠高血压综合征等，病情呈进行性发展。典型 X 线表现为肺充气不良伴细粒状密度增深影，并有支气管充气征；其病理特

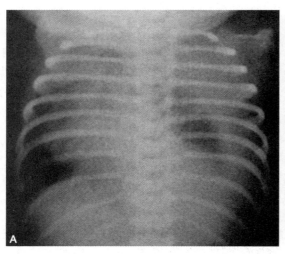
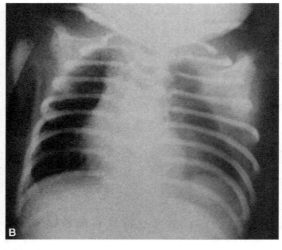

**图 18-85 乳糜胸**

男性,25 小时,足月顺产,生后 5 小时出现气急、发绀。A. 胸部正位片示左侧胸腔一片致密,肋间隙增宽,纵隔右移明显;B. 抽出约 300ml 乳糜状胸水后复查,左侧胸壁有条状密影,左肺内中带有斑片状密度增高影

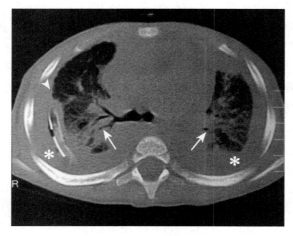

**图 18-86 肺淋巴管扩张症**

女性,17 小时,生后 6 小时出现呼吸困难。CT显示扩张淋巴管层囊状改变

征为肺泡壁至终末细支气管壁上附有嗜伊红透明膜。应用肺表面活性物质治疗后病情明显好转。

2. 间质性肺气肿 是由于空气强制性地进入肺泡造成肺泡壁破坏,使空气进入小叶间,胸膜下和支气管周围的疏松组织所致,但扩张的囊腔内无内皮细胞披覆,可与本病鉴别。

3. 新生儿肺出血 是一种肺泡壁毛细血管的出血性疾病,常为围生期多种危重疾病的致命并发症,如早产儿、硬肿症、围生期窒息和严重感染等。X 线表现为大片状或斑片状阴影,并有肺淤血的改变。

**(六)预后**

本病是一种十分罕见的先天畸形,半数为死胎,其余多在生后数周或数分钟内因呼吸窘迫而死亡,国内外报道甚少,预后极差。

**(七)治疗**

因患儿出生后不久即出现呼吸困难,严重缺氧,常早夭;晚发型多见于幼婴儿,有通过手术治愈的病例报道。

## 二十七、先天性肺发育异常

肺发育异常是胚胎发育过程障碍所致的肺部先天畸形。病变程度与胚胎发育时间有关,胚胎发育早期障碍则其程度重,且预后差。肺发育异常发生的时期及合并其他的畸形决定了病变的严重程度。

**(一)病因**

病因尚未完全明确。肺发育是从胚胎第 4 周开始,至 16 周已完全形成支气管树。胚胎第 3 周时从前肠向腹侧发育出肺芽,两侧肺芽逐渐发育,形成支气管,最后形成肺泡。若在这段时期胚胎发育中发生障碍,可出现肺发育异常。可发生于单侧或双侧,以左侧多见。目前普遍认为妊娠羊水过少,子宫肌壁长期机械性压迫胎儿胸廓,胸腔容量减少影响了胚胎肺的发育。

**(二)病理**

病变有双侧性、单侧性或某一肺叶。从病理解剖上可分为三种类型:①肺未发生(pulmonary agenesis)(A 型):支气管、肺组织完全缺如,如为全肺未发生,不可能生存。②肺未发育(pulmonary aplasia)(B 型):支气管已发生,但未发育,因此

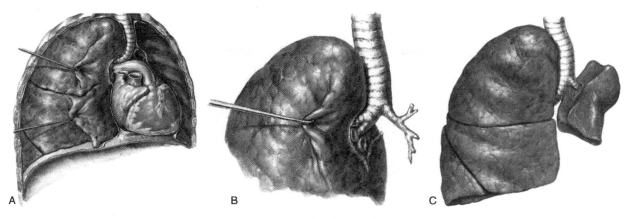

图 18-87　肺发育异常示意图
A. A 型；B. B 型；C. C 型

只有退化的支气管而无肺组织和肺血管。如有一侧肺或一叶肺未发育有可能生存。③肺发育不良（pulmonary hypoplasia）（C 型）：支气管已发育，但较正常小，肺组织和肺血管也发育不良。60%肺发育不良，同时伴有其他畸形，如先天性心血管畸形，也可伴有胃肠道、肾、脑及骨畸形等（图 18-87）。

（三）临床表现

根据肺发育异常的程度及合并其他畸形的情况，临床症状出现的时间及严重程度有所不同。孕期可以有胎动减少、胎膜早破及羊水过少的情况。双侧性肺发育不良是死胎的原因之一，亦可见于无脑儿。单侧性或部分性肺发育异常的新生儿可无呼吸困难症状，部分可以出现呼吸窘迫、呼吸暂停，需要机械通气治疗。年长儿可表现为活动后呼吸困难、发绀，或有反复呼吸道感染的病史。体检胸廓外形可为正常，有的呈钟形，伴或不伴脊柱侧凸。患侧呼吸音减低或消失，尤其是在腋窝或肺底。但有时因对侧肺膨胀到患侧，则听诊为呼吸音正常，应特别警惕。同时还可伴有其他畸形的阳性体征。

支气管镜检查，可见患侧主支气管、分叶支气管管腔狭窄或近乎完全阻塞，合并感染时局部可见分泌物积聚阻塞，可用于确诊。

（四）诊断

新生儿有呼吸窘迫，胸片见一侧胸腔显示不透明而纵隔及心脏移向患侧者，提示本病的可能。

1. X 线表现　可清楚显示患侧胸廓大小、横膈位置及肺野透亮度的变化。若为一侧肺未发生、肺未发育，则患侧胸部均匀密度增高，心脏移向患侧，膈肌升高，对侧代偿性肺体积增大形成纵

隔疝，且两侧胸廓可对称或近乎对称，可无肋间隙变窄或轻度变窄（图 18-88～图 18-90）。右肺缺如者，心向右胸移（转）位酷似右位心，需引起注意。若为肺发育不良，一侧性平片显示出患侧全部或部分密度增高，纵隔移向患侧。若为肺叶发育不良，肺叶体积缩小，密度增高（图 18-91）。

2. CT 表现　可以发现患侧肺体积减小及支气管异常及缺如，肺动脉细小及代偿性气肿。随着螺旋 CT 及三维重建技术的进展，对提高本病诊断的准确性更有意义。

可进一步作支气管镜及支气管造影。支气管镜下可见气管狭窄，主支气管缺如；支气管造影可见患侧支气管无充盈，呈囊性盲端。支气管造影在肺缺如时患侧无肺动脉显影。

（五）鉴别诊断

本病应与一侧肺不张鉴别，两者均显示患侧肺野密度均匀增深，肺不张时患侧胸廓塌陷，肋间隙变窄，且健侧不具有肺纹理充血增粗。短期随访观察肺不张的动态改变也可帮助诊断。

（六）预后

严重病例出生后即死亡，单肺未发生者临床症状严重，存活期短。这类患者多合并其他畸形，如脊柱、心脏、胃肠道畸形，约半数于婴幼儿期死亡。

（七）治疗

肺切除术适用于单侧肺畸形者。近有报道植入组织扩张器，以保持胸廓容积，防止胸廓畸形和脊柱侧凸的进一步发展，但远期疗效尚不确切。病程中常有反复呼吸道感染，应注意预防并及时治疗。

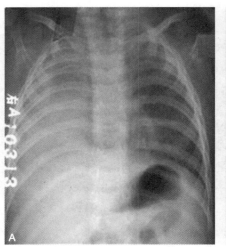
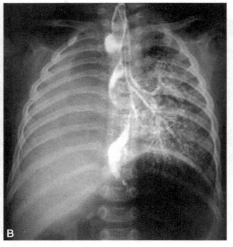

**图 18-88 右肺缺如（A 型）**

女性，8 个月，气促 1 周。A. PA 位胸片显示右肺一侧性密度均匀增高阴影，左肺代偿性气肿；B. 支气管碘油造影显示右侧肺缺如

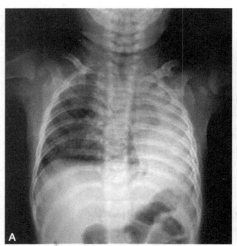
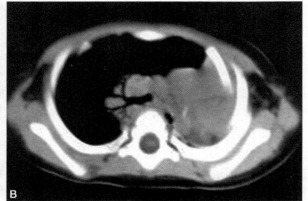
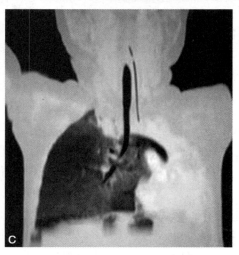

**图 18-89 肺未发育（A 型）**

男性，7 个月，咳嗽、发热 7 天。A. PA 位胸片显示左侧肺野大片致密影，纵隔肺疝，右肺呈代偿性肺气肿；B. CT 平扫显示左肺动脉完全不发育，左肺缺如，左侧支气管未显示，右侧肺部感染，右侧代偿性气肿，纵隔肺疝；C. CT 三维重建冠状位显示左侧支气管未见，右侧肺部感染

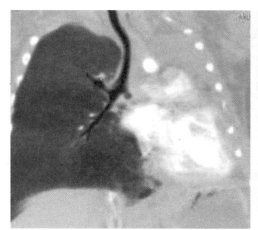
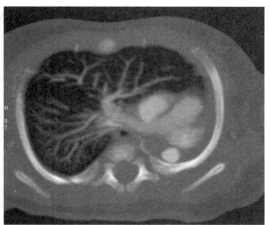
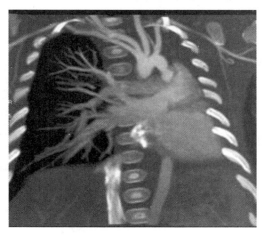

**图 18-90　肺未发育（B 型）**
女性，6 个月，生后反复呼吸道感染伴气促。CT 三维重建显示左支气管已发生，但未发育

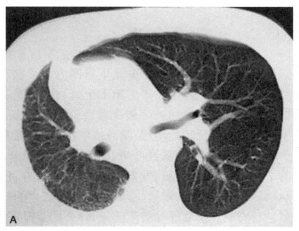
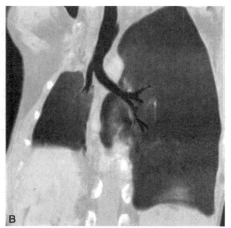

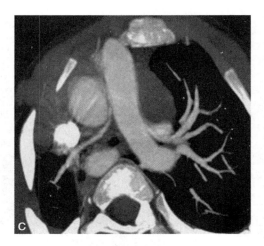

**图 18-91 肺发育不良（C 型）**

男性,6 个月。A. CT 平扫肺窗显示右肺明显小于左肺,右侧肺纹理纤细,右肺肺泡数目减少致肺纹理密集;B. CT 三维重建显示右主支气管发育较细;C. CT 三维重建显示右肺动脉发育细小

## 二十八、先天性肺叶气肿

先天性肺叶气肿(congenital lobar emphysema, CLE)是一种少见的肺囊性病变,又称新生儿肺叶气肿或婴儿大叶性肺气肿。其特征是病变肺叶或肺段极度膨胀,挤压正常肺组织、纵隔及心脏大血管,出现呼吸、循环等严重症状。本病以男性多见,男女之比为 3:1。

### (一) 病因

CLE 是先天性肺发育障碍疾病,同时也存在后天支气管受压的因素,常发生于新生儿或婴幼儿。因支气管软骨先天发育障碍或缺损,患肺弹力纤维缺如,或是发育不良失去弹性,黏稠的分泌物被吸入堵塞支气管;气管因缺乏软骨和/或弹力纤维致支气管内膜下垂形成活瓣;肺内异常或畸形的血管及肿物压迫支气管;病变肺叶的肺泡数量异常增多等。

### (二) 病理特点

肉眼见患肺叶膨大,色泽苍白,触之呈海绵感。镜下肺泡过度充气扩张,肺泡内有红细胞、白细胞浸润。部分肺泡壁断裂甚至融合成大疱,壁内仅见少量纤维组织及血管(图 18-92)。可分为 3 种类型:①肺泡数目明显增多,可达正常肺泡的 3~5 倍,其他气道的数目、大小和结构正常,显示局部肺泡过度生长发育所致。②肺泡发育和数目正常,仅有局部肺气肿。③肺发育不全伴有局部肺气肿。各个肺叶的发病率有所不同,左上肺为 42%,右中肺为 35%,右上肺为 21%,两侧下肺各为 1%。通常单个肺叶累及。

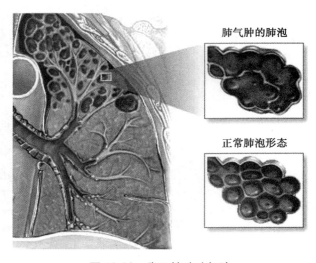

肺气肿的肺泡

正常肺泡形态

**图 18-92 先天性肺叶气肿**

### (三) 临床表现

临床表现与肺叶气肿发生的早晚和进展程度有关,约 1/4~1/3 患儿生后即出现症状。50% 患儿的症状发生在产后第 1 个月,仅 5% 的患儿在 6 个月以后发病。一般无前驱感染史。新生儿期,迅速出现呼吸困难、喘息或喘鸣,负荷性发绀或持续性发绀,刺激性咳嗽,进而出现呼吸窘迫,甚至危及生命。稍迟发病者,除上述表现外,还有进食及喂养困难,呼吸、心率增速。比较大的幼儿主要表现为反复的呼吸道感染,伴有明显呼吸困难,常被诊断为"肺炎"。检查时可见气管及心脏向健侧移位、胸部不对称,患侧的胸廓稍隆起,叩诊呈鼓音,呼吸音降低,可有哮鸣音及啰音,心尖搏动移位,偶有呈现休克体征者。

## （四）影像学检查

1. X线表现　特征为：①患侧胸廓肋间隙增宽，肺野透亮度增高。②纵隔疝，气管和心脏移位。③上叶气肿充满胸腔时，被压缩的下叶在心缘下部脊柱旁呈现小三角形阴影；右中叶气肿膨大时，则上叶受压至胸腔顶部内侧呈现小片阴影。

2. CT表现　患侧胸腔扩大，患肺叶透亮度明显增高，密度降低，肺纹理明显稀疏。相邻的肺叶受压体积变小，密度增高，肺纹理聚集，为压迫性肺不张的表现。

3. MRI表现　胎儿MRI检查证实有高 $T_2$ 信号扩张的肺，同侧相邻肺组织受压及纵隔偏移（见文末彩图18-93）。

## （五）诊断与鉴别诊断

影像学见受累的肺过度膨胀、透亮度增大，但仍可见肺纹理，即可诊断。需与其他疾病鉴别：

1. 先天性肺囊性腺瘤样畸形　主要表现为不同大小的异常囊性结构，内含有气体。

2. 肺动脉发育不全　表现为受累肺的体积小，不含有气体，同侧肺动脉缺如。

3. 肺发育不全　表现为受累肺体积小，不含气体，同侧支气管小或缺如。

4. 持续性肺间质气肿　少见，可以表现为持续的膨胀高透亮度的肿块，气体位于肺间质中，肺血管被气体包绕，表现为线状或点状位于透明区域中央影。

5. 先天性膈疝　最常见于左侧胸腔，含有气体的肠道位于胸腔内，左侧横膈缺如，上腹部肠道气体减少或消失。

## （六）治疗

1945年Gross首次行患肺叶切除治愈了先天性肺叶气肿，时至今日，肺叶切除术仍是治疗本病的最佳选择。治疗要点：①气管插管辅助呼吸，做血气分析，纠正酸碱失衡；②经后外侧切口，第4或第5肋间迅速开胸，撑开胸腔，将充气膨胀的患肺托出胸腔，以利受压缩的健肺扩张，改善通气，也有利于肺泡芽新生功能肺组织的发育；③施行肺叶切除；④术后人工呼吸机辅助6~8小时，血pH正常后脱离呼吸机，术后可顺利恢复而无任何并发症。Berlinger等按发病年龄早晚、症状轻重将患儿分成新生儿期、婴儿早期（<6个月）及婴儿晚期三组描述。新生儿呼吸窘迫日趋加重时，一旦诊断明确应急诊手术方能见效；小婴儿应在感染初步控制后择期手术，若合并呼吸窘迫也应尽早手术；大婴儿症状轻者可试行保守治疗，随访观察。

## 二十九、单侧透明肺

单侧透明肺（unilateral hyperlucent lung）病因不明，可能与发育异常或婴幼时期感染病毒有关。特发性单侧透明肺，又称Swyer-James综合征（SJS），最早在1953年由Swyer和James相继报道，临床上以胸部影像学呈某一肺叶或单侧透明肺伴有呼气相气体潴留、肺血管纹理减少为主要特征。多见于8岁以前肺发育期小儿，多于婴幼儿期就开始有明显反复呼吸道感染史。临床症状轻重不一，可无症状或咳喘，多伴有缺氧和肺功能低下，病变可分布于一侧肺、肺叶或肺段，病变分布与原肺感染部位一致。

### （一）病因

特发性单侧透明肺的发病机制尚不清楚，有三种学说：①多数学者认为在幼年时期受感染及理化因素刺激，如腺病毒肺炎、麻疹、百日咳、结核，导致细支气管炎，造成肺间质纤维化，使肺血流减少，继发肺动脉及其分支发育不全。②有学者认为是先天性肺动脉发育不全继发支气管和肺部感染，发生闭塞性细支气管炎，进而形成阻塞性肺气肿，由于肺动脉发育不全和肺气肿两种因素使肺透亮度增加。③亦有学者认为肺动脉、支气管和肺组织三者均有发育障碍，在此基础上再继发感染后形成。

### （二）病理

本病最基本的病理改变是在生长发育期由获得性肺部感染导致肺外围细支气管广泛阻塞性改变，在此基础上进而产生下述改变：一是其近侧约相当于4~6级支气管因炎症破坏或发育受阻形成不同程度和形态的支气管扩张改变。二是其远侧的终末细支气管以下肺组织通过肺泡壁的孔氏（kohn）孔等侧支通气得以保持扩张，但由于细支气管阻塞，空气进入相对容易而排出困难，致使远侧气道处于过度膨胀状态，即所谓"气体陷阱"现象。平片、体层摄影及肺动脉造影均显示对侧肺动脉及分支异常粗大，并非患侧肺动脉在解剖学上的真正缩小。这些都是血流动力学改变在形态学上的反映。亦可因合并先天性血管畸形，如动脉导管未闭、异位起源的肺动脉扭曲压迫左支气管等引起气道狭窄和阻塞，继发肺过度膨胀。

### （三）临床表现

单侧透明肺常无症状,由常规胸部 X 线检查发现,或有较轻呼吸道症状,如胸闷、气促、心动过速,且在哭泣或哺乳时加剧,往往有不同程度呼吸衰竭表现。体检患侧胸廓隆起,心尖搏动移向对侧,叩诊呈过清音,呼吸音降低。病情较轻者表现为不同程度呛咳和反复呼吸道感染,可随年龄增长而症状加剧,大部分症状与是否合并有支扩有关。无合并支扩或合并柱状支扩者,症状明显轻于合并囊状支扩者。严重者可表现为新生儿气促、心动过速和发绀,并出现全身水肿。严重病例为死产,且产前母体有羊水过多表现。病情较轻者表现为长期反复肺部感染。

### （四）诊断

本病诊断并不困难,临床表现无特异性,主要靠影像学检查确诊。其中胸部 X 线片和透视为最基础的检查方法,透视能观察有无纵隔摆动,拍摄呼、吸气相片及排除其他导致肺透亮度增加的病变,即可明确诊断。必要时可行 CT 检查,CT 可以更清晰地显示透明肺的部位、程度,测量 CT 值进行量化评价,可判断有无空气活瓣的存在。目前随着多排螺旋 CT 的使用,可进行薄层重建以明确有无合并支气管扩张、肺囊肿等,肺动脉 CT 成像可以无创地显示肺动脉的发育情况。此外,肺功能检查可以了解肺的换气和通气功能,有助于诊断和治疗。

1. X 线表现　患侧肺透光度增高,肺容积缩小或正常,纵隔、心影向患侧移位或正常;患侧膈肌可轻度抬高,两侧胸廓基本对称,深吸气时纵隔、心影向患侧移位,患侧肺透光度随呼吸变化不大,同侧肺门阴影不同程度缩小,邻近肺组织可有炎性改变,偶见肺不张(图 18-94)。

2. CT 表现　X 线显示病变为一侧时,CT 多表现为双侧受累,但分布不对称,患侧肺除有上述 X 线表现外,尚可见中心支气管通畅,支气管及血管细小,支气管柱状扩张及不均匀通气和灌注征,同侧肺门小,HRCT 更能清晰显示患侧肺细微病变,对明确诊断帮助更大(图 18-95)。

SJS 的确诊影像学检查典型表现有:①患肺透亮度增高,纹理减少(但不消失),多数伴肺容积缩小;②呼气相气体潴留;③患肺动脉变小;④可合并支扩、不张、空腔、胸膜下浸润等间质性病变。SJS 支气管镜检查示气道结构无异常,气道内无堵塞。通气灌注扫描表现患侧通气减少,灌注明显减少(提示肺动脉变小)。肺血管造影显示肺动脉主干和分支细小(见文末彩图 18-96)。

### （五）鉴别诊断

特发性单侧透明肺须与下列引起一侧肺透光度增高的疾病相鉴别:

1. 先天性大叶性肺气肿　又称婴儿大叶性肺气肿,常见于 4～8 周小儿,6 个月以后发病少见,生后不久即出现进行性呼吸困难和发绀,影像学表现为患侧肺野透光度异常增高,肺叶过度膨胀,患侧胸廓隆起,纵隔、心影向健侧移位,肋间隙增宽较明显,可见纵隔气疝,邻近肺组织明显受压

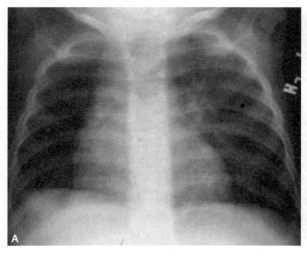
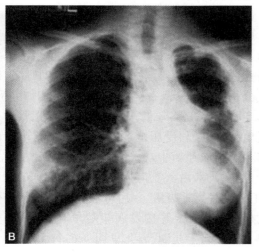

**图 18-94　透明肺**

男性,5 岁,反复呼吸道感染。A. X 线示患侧肺透光度增高,肺容积缩小或正常,纵隔、心影向患侧移位;
B. 正常邻近肺组织可有炎性改变,偶见肺不张

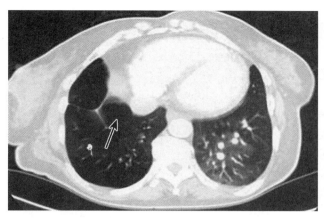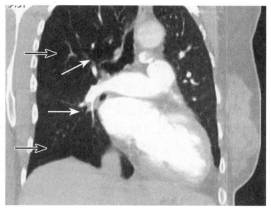

**图 18-95　右侧透明肺**

女性,7 岁,反复咳嗽 2 个月余。CT 示双侧肺受累,但分布不对称,见支气管柱状扩张及不均匀通气和灌注征

不张,密度增高,患侧肺纹理纤细且疏散分布,根据病史及影像表现不难鉴别。

2. 先天性一侧肺动脉发育不全　其影像表现与单侧透明肺相似,也可见患侧肺透光度增高,容积缩小,肺血管纹理稀疏,无肺部反复感染病史,缺乏支气管肺炎改变及肺泡气体潴留征象,血管造影显示肺动脉发育不良或伴有心血管畸形,均与单侧透明肺不同,可资鉴别。

3. 肺未发生与肺未发育　整侧肺未发生或未发育时,X 线表现为患侧胸部一片致密,见不到血管纹理显示。纵隔、心影向患侧移位明显,患侧纵隔缘及膈面分辨不清,健侧肺代偿性过度充气,透光度增高,并越过中线疝至对侧;CT 增强扫描可显示患侧肺动脉缺如,健侧肺血管增粗,利于鉴别。

**（六）预后**

预后与是否合并支扩有关。无支扩或呈柱状支扩者预后好,无支扩仅有轻微呼吸道症状有自发好转的趋势。

**（七）治疗**

需预防和控制反复呼吸道感染,使用抗生素控制感染;有明显气道阻塞及多痰者口服或雾化气管扩张剂。手术指征仅限于局限性支扩合并:①不能控制的咯血;②反复咯血;③反复肺部感染;④其他致残的症状。

## 三十、马蹄肺

马蹄肺(horseshoe lung)又称交通肺(crossover lung),是一种非常罕见的先天性异常,最初由 Spencer 于 1962 年提出。特点是两侧下肺延伸于心包后并跨越中线融合,于心脏后方、脊柱食管前方以峡部相连,大多数病例峡部由右侧基底段肺组织延伸形成,在心尖后与左肺基底段融合,极个别病例峡部由左基底段肺组织形成。峡部与右侧基底段肺实质的融合可无胸膜,但大多数有胸膜而似叶间裂。峡部组织学结构与正常肺组织基本相同,其动脉和支气管来自同侧肺动脉和支气管分支,静脉亦回流至同侧肺静脉系统。

**（一）病因**

马蹄肺十分罕见,其发病机制尚不清楚,除了肺、支气管、肺动静脉发育异常外,还多伴有多种心内畸形及心外血管畸形,以及伴发副膈综合征、膈疝、膈膨升、隔离肺、食管气管瘘、食管闭锁等。马蹄肺伴发先天畸形中存在一个显著倾向,即常伴有肺发育不良,尤其是 80%伴有肺发育不全综合征(hypogenetic lung syndrome),又称弯刀综合征(scimitar syndrome),其特点是全部或部分右肺静脉引流至下腔、肝或门静脉,并包括右肺发育不良,由体动脉和/或细小肺动脉供血(见文末彩图18-97)。以上重复出现的畸形特点提示肺发育不全综合征与马蹄肺存在共同的胚胎发育异常。

**（二）临床表现**

大多数马蹄肺患者在儿童或婴幼儿期,甚至新生儿期就会出现肺部症状,表现为频繁发生的呼吸困难、反复的肺部感染以及发绀,常伴有肺动脉高压的发生。弯刀综合征患者中约有 15%会伴有马蹄肺,而这会造成临床症状的明显不同,伴有马蹄肺者会在早期出现明显的症状,需要尽早行手术治疗。

**（三）诊断**

马蹄肺诊断要点为:

（1）两下肺于心脏后方及脊柱食管前方不

同程度的融合,并以峡部相连。

（2）增强或肺血管造影示肺动脉分支向下延伸,在心后跨过中线。

（3）三维重组或支气管造影见患肺支气管分支细少或分支异常,患侧支气管自另侧发出。

马蹄肺主要需与支气管桥及肺疝鉴别,前者为一侧气管自另侧发出但不伴有肺发育不良,后者高分辨率 CT 可见有胸膜分隔两肺,可以鉴别（图 18-98,图 18-99）。

#### （四）治疗

对于存在反复感染、严重左右分流（Qp∶Qs>2∶1）合并心血管畸形和持续肺动脉高压者,存在手术指征,首先推荐修正心血管畸形,存在反复感染者可考虑切除感染的肺叶。但是由于患者手术预后差,对于没有明显症状、无严重体肺循环分流

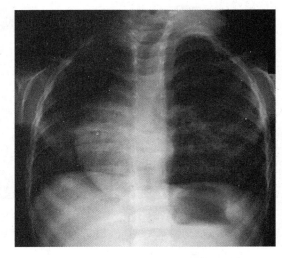

图 18-98　胸片显示心脏及纵隔右移（右肺发育不全）

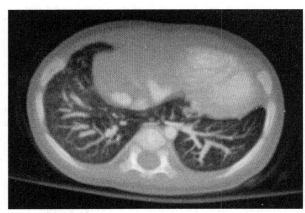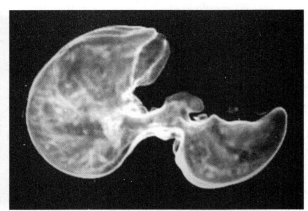

图 18-99　CT 横断面扫描显示两肺基底段峡部连接

者,推荐进行保守治疗。对于存在肺动脉高压者可使用西地那非,对预后会有改善。

### 三十一、奇静脉叶

奇静脉叶（pulmonary azygos lobe）为肺的解剖变异的少见类型,发生率约为 0.5%,为一侧肺尖部发生的额外肺叶,多见于右肺。

#### （一）病因

在胚胎血管发育过程中,奇静脉未移向正中,奇静脉弓位置特别低,把右肺尖压向下方并进入右上肺内,于是肺组织沿奇静脉周围发育;同时奇静脉压迫胸膜,形成一条往下较深的皱襞,称奇裂,奇裂将肺尖变成分叉状形成奇叶。因奇静脉位于壁层胸膜之外,所以奇裂由两层壁层胸膜和两层脏层胸膜共 4 层胸膜组成。

#### （二）病理

大体可见右肺 4 叶,镜下见上中叶和背段肺泡扩张明显,肺泡数量增多,上叶支气管黏膜炎性肉芽组织伴坏死,支气管腔狭窄,管壁充血,软骨组织减少并萎缩,淋巴细胞和浆细胞浸润;下叶和奇叶支气管壁增厚,黏膜下血管扩张,充血和炎性细胞浸润,平滑肌和软骨组织纤维化,肺泡萎陷,有大量肉芽组织呈实变（图 18-100）。

#### （三）临床表现

奇静脉叶一般不会引起临床症状,奇静脉游离于肺中,轴位时易被误诊为肺内结节,而当其发生炎症改变时则其边缘呈边界清晰的致密影,此时可能被误诊为纵隔内肿瘤。若合并其他畸形如先天性肺叶气肿等,可出现呼吸困难,引起肺不张和感染,通气/血流比值严重降低,造成低氧血症,临床表现为呼吸窘迫,症状多见于出生后半年内,多为男婴,偶见于儿童。

#### （四）诊断

平片对其血管的引流情况显示不清,而 CT

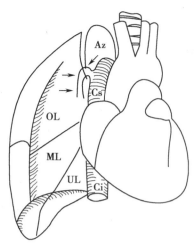

**图 18-100　奇静脉叶示意图**
Cs,上腔静脉；Ci,下腔静脉；Az,奇静脉叶；
OL,上叶；ML,中叶；UL,下叶

在此方面则具有优势,可清晰显示肺内 C 形条状阴影,为奇静脉弓,奇静脉弓内侧为正常肺组织,位置较高的奇静脉于肺内呈弧形汇入 SVC 或直

接汇入右侧头臂静脉。

1. X 线　奇裂呈细的线条影,由右肺尖部向内、向下达肺门上方,终点呈一倒置的逗点状,此点状圆形阴影代表奇静脉断面的垂直投影,而在肺尖起点胸膜反折处,有时可见一小的三角形尖状突起。如果奇静脉压迫供应奇静脉叶的支气管较紧,可使奇静脉叶发生肺不张及支气管扩张。

2. CT　表现为肺内 C 形条状阴影,形成奇裂；弧形阴影内侧为正常肺组织,奇静脉于肺内呈弧形汇入上腔静脉,奇静脉与右肺上叶间有胸膜分隔(图 18-101)。

**（五）鉴别诊断**

对于有反复呼吸道感染或伴有呼吸困难病史的大龄儿童,如 X 线胸片发现似"气胸"征象时应与先天性透明肺鉴别,若伴有纵隔肺疝,则应疑诊为先天性肺叶气肿,并进一步行胸部 CT 检查,忌胸腔穿刺。

**（六）预后**

一般奇静脉叶无明显症状,但合并其他畸形

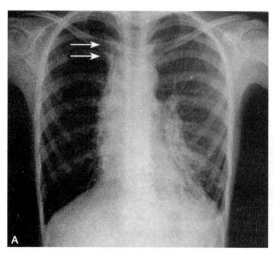

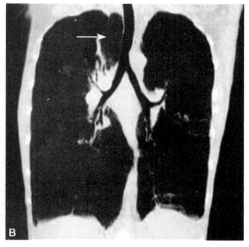

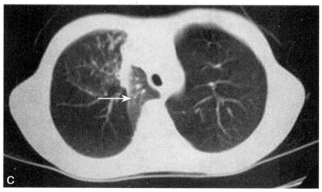

**图 18-101　肺静脉叶**
男性,10 岁,干咳 1 周。A.胸部正位片:右肺上叶由肺尖部向内、下达肺门上方狭,长条索状致密影；
B. CT 冠状位:右肺上缘见条索状软组织影,内见正常肺组织；C. CT 横断面:右肺内 C 形条状阴影

如先天性肺叶气肿等,可出现呼吸困难,引起肺不张和感染,可行手术切除患肺。术后纵隔右移、受压的肺和左侧胸腔得以恢复并代偿性膨胀,肺功能获得改善。

### (七)治疗

若合并有其他畸形严重威胁呼吸时,急诊切除患肺是唯一有效的治疗措施。合并严重肺部感染亦非手术禁忌,若合并营养不良、贫血和低蛋白血症,给予输血、营养支持等可减少手术并发症,利于安全度过围手术期。若伴有纵隔肺疝,则应疑诊为先天性肺叶气肿并进一步行胸部 CT 检查,忌胸腔穿刺。

### 三十二、纤毛运动障碍综合征

原发性纤毛运动障碍(primary ciliary dyskinesia,PCD)是常染色体隐性遗传病,新生儿发病率为 1/60 000~1/15 000,多发生于近亲婚配的后代中,男女发病率无明显差异。PCD 具有共同的气道纤毛功能障碍,并因此形成了一组呼吸系统疾病,包括纤毛不动综合征、Kartagener 综合征(KS)、纤毛运动不良和原发性纤毛定向障碍等几个类型。临床表现主要包括慢性鼻-鼻窦炎、内脏反位(约 50%)、支气管扩张、慢性中耳炎和不育等。透射电镜可见 PCD 患者的纤毛或鞭毛结构异常,分子生物学研究表明,其编码纤毛相关蛋白的基因存在突变。

#### (一)病因及发病机制

PCD 是由纤毛结构缺陷和/或运动异常引起多发性异常的常染色体隐性遗传性疾病,由于纤毛结构异常,或纤毛结构虽正常但运动异常,从而使黏膜上纤毛清除功能出现障碍,导致反复感染。当精子纤毛结构异常时,精子失去运动能力,造成不育。在胚胎发育过程中,若纤毛结构异常,由于缺乏正常的纤毛摆动,将随机地发生内脏旋转,在妊娠 10~15 天时,内脏若发生左旋转代替了正常的右旋转,将引起脏器转位。

1. 细胞生物特性 纤毛上皮分布于上下呼吸道、咽鼓管、脑及脊髓的室管膜和输卵管等处,精子尾部是一种特殊的纤毛(图 18-102)。已知PCD 的纤毛缺陷类型有:①动力蛋白臂部分或全部缺失;②辐射臂缺失;③中央微管缺失;④周围微管数目的增多或减少;⑤微管连接丝缺失;⑥纤毛过长;⑦正常形态纤毛无序排列;⑧纤毛形态正常,但运动异常。其中以纤毛蛋白臂完全缺失者

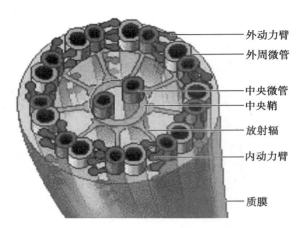

图 18-102 上皮纤毛超微结构示意图

最常见(74%)。

2. 基因遗传学 纤毛本身含有结构蛋白、组织蛋白及调节蛋白,控制这些蛋白的基因有成百上千个,目前为止,只有 DNA11 和 DNAH5 两个基因被证实其突变与 PCD/KS 有关,这两个基因突变会导致纤毛外动力蛋白臂缺失,从而导致纤毛超微结构及运动功能的异常。

#### (二)病理

PCD 产生的纤毛结构异常可以在电子显微镜下看到。缺陷存在于内外动力臂、辐轴与微管集合处以及中央轴细胞骨架蛋白。在纤毛结构中估计存在 200 多种多肽,原发性纤毛运动障碍极有可能是由一种或几种纤毛细胞骨架蛋白缺少而引起的。所有这些缺陷导致纤毛功能障碍,表现为纤毛异常摆动或纤毛不动和气道分泌物清除失效。最有可能的病理结果是气道黏液滞留和清除病原微生物失效,导致慢性或反复呼吸道感染,最终损伤气道壁。

#### (三)临床表现

Coren 等发现约 50% 的 PCD 患者有 Kartagener 综合征,即内脏逆位(或反位)、慢性鼻窦炎和中耳炎以及因气道疾病导致的支气管扩张症,可有家族性,少数 Kartagener 综合征还合并有脑积水、腭裂、肛门闭锁、尿道下裂等异常。然而内脏易位的患者中仅 25% 同时患有 PCD。内脏易位不能作为 PCD 诊断或排除诊断的依据。随着病程的进展,患者通常需手术治疗。

一项关于 PCD 的研究表明,100% 的患儿表现为有痰咳嗽、鼻窦炎和中耳炎。PCD 的特征为反复发作的急性中耳炎,而囊性纤维化则为慢性浆液性中耳炎,此特征有助于两者的鉴别诊断。约 20% 的患者有鼻息肉和杵状指。许多 PCD 患

儿有反复喘息发作,有的早期曾被诊断为哮喘。典型的症状是慢性的有痰的咳嗽。可并发肺炎,且下呼吸道疾病可致体重下降、运动耐力减小和支气管扩张,支气管扩张的发生率为16%～23%;呼吸衰竭在小儿很少发生,仅在并发气胸、咯血时才会出现;肺不张的发生率高;男性通常不能生育,表现为精子缺乏或没有动力,女性有宫外孕的风险。

除了上述常见的临床症状,PCD还可以表现为新生儿呼吸窘迫、脑积水、头痛和多囊肾等。PCD的临床症状往往是不同步的,并且其严重程度在个体之间也有很大差异,有的患者可能仅有部分表现,症状轻微,而有的患者则比较严重,需要进行部分肺叶切除、心脏或者肺移植等。

**(四)实验室检查**

1. 影像学检查 X线或CT显示鼻旁窦受累。胸部X线可表现为肺膨胀过度,支气管壁增厚和支气管周围渗出,也可表现为肺膨胀不全和实变。通过CT可查出支气管扩张症(图18-103)。右位心并伴有反复呼吸道症状的患儿具有诊断价值,但仅50%的患者具有上述组合。支气管造影显示囊状和圆柱状的支气管扩张最多。

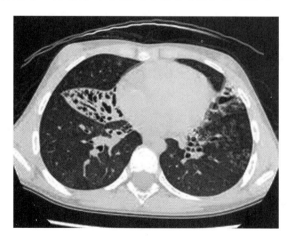

图18-103 CT显示支气管扩张

2. 肺功能检查 大多数病例有累及小气道的阻塞性通气障碍,表现为残气容积明显增加,$FEV_1$减少,肺活量减少等。

3. 纤毛运动分析 纤毛摆动频率的定量分析和观察纤毛运动的波形。用细胞刷刮取下鼻甲和外侧鼻腔壁之间的鼻黏膜,置于光学显微镜下,观察它们的活动力。PCD患者的纤毛摆动频率下降(平均大约8Hz)和出现运动障碍波形,以共济失调、震动、旋转、运动减少为特征,而不是正常

的由后向前的弯曲运动。

4. 黏膜纤毛转运分析 黏液纤毛清除速率是评价黏液纤毛功能的最佳检测指标。包括糖精试验、鼻的氧化亚氮测定以及放射性气溶胶吸入照相法。

5. 电镜检查纤毛的超微结构 在鼻、支气管内随机取纤毛活检并在电子显微镜下检查是观察纤毛超微结构的最佳方法,有时也可取精子观察。Cowan等的研究认为,纤毛的电镜表现以动力蛋白臂缺失为主(图18-104),约占70%～80%,另外超微结构正常的纤毛也可由于蛋白酶缺陷或原发纤毛定向障碍导致纤毛摆动无效而致病。为避免与继发性纤毛改变混淆,黏膜标本必须至少在上呼吸道病毒感染10周后采取,因为中央或周围微管会在上呼吸道疾病后发生增加或缺失,但动力蛋白臂或辐轴缺失、转位或复合纤毛不会在病毒感染后出现。

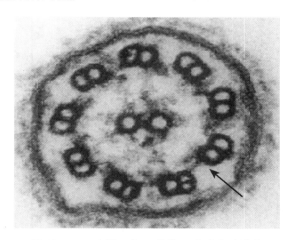

图18-104 电镜下纤毛结构示外动力臂缺失

**(五)诊断**

生后反复窦-肺部感染、中耳炎,严重者合并支气管扩张、听力损害、男性不育症等,要考虑PCD的诊断,但要排除其他的窦-肺疾病,如囊性纤维化、常见变异性免疫缺陷病和韦格纳肉芽肿等。Bus等提出的诊断步骤包括:先进行初筛试验(纤毛运动分析和黏膜纤毛转运分析),如果初筛试验阳性则进一步通过电镜检查纤毛的超微结构(图18-105)。

**(六)治疗**

1. 人群筛选 尽管PCD的发病率低,但它有一定的遗传倾向,需要对可疑人群进行筛选,做到早发现、早治疗、早期干预。Bush等认为筛选人群包括:①新生儿时期出现持续性的鼻炎和/或鼻

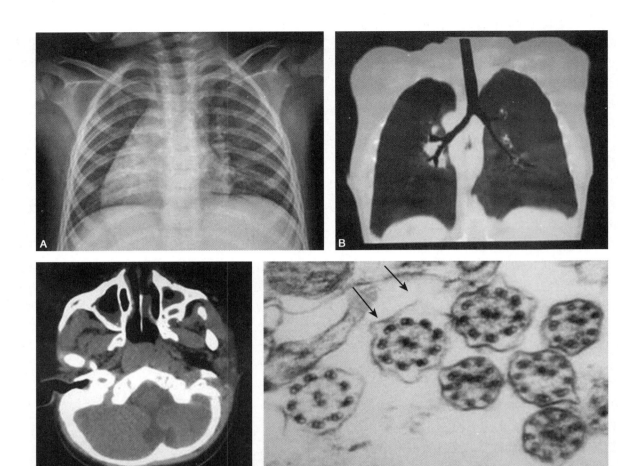

**图 18-105  纤毛运动障碍综合征**

女性,3 岁,反复咳喘 2 年余,诊断为 Kartagener 综合征。A. 胸片显示:心脏和内脏反位(气管支气管树与膈肌反位);B. 冠状位气道重建显示:气管支气管树反位;C. 头颅 CT 显示:副窦炎;D. 气道黏膜活检电镜显示:纤毛结构中动力蛋白臂缺失

甲充血;②新生儿及婴儿出现没有明确原因的呼吸窘迫;③父母有持续性咳嗽及鼻炎和/或鼻腔充血的病史;④内脏反位;⑤鼓室置管后出现迁延性耳漏;⑥无明确原因的儿童和/或成人支气管炎;⑦儿童无明确原因的严重呼吸系统问题,而抗哮喘治疗效果差;⑧需要经常性应用抗生素治疗"肺部感染";⑨严重或不典型的哮喘患者、男女不孕不育症患者、脑积水、先天性心脏病患者等。

2. 对症治疗  目前 PCD 以个体化对症治疗为主,包括药物和手术。药物治疗主要是控制炎症,促进纤毛的黏液清除功能。常用药物包括抗生素、糖皮质激素,以及稀释分泌物、促进纤毛摆动的药物,如 β₂-受体激动剂、球蛋白、精氨酸、ATP 等。手术治疗主要包括慢性鼻-鼻窦炎、慢性中耳炎、不育及某些伴有严重心肺结构和功能异常的患者。尽管 PCD 患者纤毛功能异常,但是通过鼓膜置管、鼓膜修补术、鼻内镜手术、肺叶移植等可以取得良好的治疗效果。对于不育的男性患者,可以通过卵胞质内单精子注射使卵子受精,术后患者需要积极的预防和治疗措施防止病变复发。

3. 基因治疗  因为原发性纤毛运动障碍临床表现多样、病程迁延不愈,且目前并没有好的治疗办法,因此越来越多的学者开始关注其基本病因,并希望通过基因治疗来彻底治愈该病。目前有文献报道与纤毛结构形成、功能产生可能相关的基因有 372 种,其中已被明确相关性的基因有 164 种,还有 208 种可能相关基因有待明确。既往,原发性纤毛运动障碍被认为是常染色体隐性遗传病,目前也有关于 X 染色体遗传的报道。其中 *DNAI1*、*DNAH5*、*DNAH11*、*RPGR*、*TXNDC3*、*OFD1*、*DNA12* 等基因被明确相关性、定位并反复实验研究。目前有研究通过将携带有正常 *DNA11* 基因的病毒基因片段导入因 *DNA11* 基因突变而出现纤毛功能缺陷的动物模型中,使纤毛恢复节律运动;Chhin 等通过基因治疗使得 *DNA11* 基因突变患者呼吸道黏膜纤毛恢复摆动;其中 *DNA11*、*DNA12*、*DNAH5* 是研究较为热门的基因。虽然基因治疗并未在临床工作中开展起来,但随着技术的进步、医疗水平的改善,基因治疗并不遥远。

### 三十三、先天性膈疝与膈膨升

#### (一) 先天性膈疝

先天性膈疝(congenial diapfragmatic hernia, CDH)通常泛指一组由膈先天性缺陷所引起的各不相同甚至互不相关的疾病,其中最常见的是食管裂孔疝(hiatus heria of esophagus),其次是胸腹裂孔疝(pleuro-peritoneal hiafus hernia)和胸骨后疝(retrosternal hernia)。

1. 病因　先天性膈疝是因单侧或双侧膈肌缺损或发育不全,腹部脏器进入胸腔所致。膈肌在胚胎发育第 4~9 周,由胸腹膜、横膈、食管背侧肠系膜和体壁构成。若在胚胎早期膈肌发育停滞,各部分出现闭合不全,腹腔内脏器可通过缺损膈肌形成疝。食管裂孔疝是指胃通过发育异常宽大的食管裂孔突入胸腔内。儿童阶段可以发生在各年龄组,往往以食管下端病损为主。本病并非少见,为先天遗传和环境因素相互作用,使食管周围韧带、组织结构的弹性减退,左右膈肌角肌纤维发育障碍,失去正常的钳夹作用而引起。胸腹裂孔疝,又称 Bochdalek 膈疝,系膈肌在形成过程中后外侧胸腹膜未能愈合形成缺损,其裂口大小不一,形状近似三角形。三角形的尖端指膈中央,三角形的底在胸侧壁肋缘处。男孩多见,男女之比约为 2:1。以左侧多见,占 85% 以上。胸骨后疝,又称 Morgagni 膈疝,系胚胎发育过程中,形成膈肌的两组肌束发生障碍,未完全愈合,在胸骨旁残存一缺损而形成疝。以右侧多见,占 90%。

2. 病理　食管裂孔疝初期可见食管下段黏膜、肌层和食管周围组织呈充血性炎症反应,晚期发展成溃疡出血。胸腹裂孔疝不仅限于膈肌,常存在不同程度的肺发育不良及其他系统畸形,占胸腹裂孔疝患儿的 40%~57%,由于内脏嵌入使支气管生长停滞,数量减少,肺泡总量减少,肺动脉分支总数量亦减少,且肺小动脉肌层增厚,阻力增加,造成新生儿肺高压。胸骨后疝,疝入胸腔的脏器,大多为结肠、大网膜和胃。

3. 临床表现　食管裂孔疝常见的临床症状有呕吐、呕血、便血和吞咽困难。呕吐可在出生后第 1 周出现,以平卧位或夜间为重,约占 80%~95%。由于胃食管反流可出现反复呼吸道感染的症状,患儿发育及营养状况较差。胸腹裂孔疝主要表现为呼吸困难、气促、发绀等呼吸道症状,可在出生时出现,亦可在数小时后出现。其严重程度取决于膈肌缺损大小、腹腔脏器进入胸腔的数量及肺发育不良状况。呼吸困难和发绀可为阵发性,哭吵时加剧,有的突然加重呈进行性恶化,乃是因哭闹时用力呼吸,患侧胸腔产生极大负压,将腹腔脏器纳入胸腔,造成严重呼吸困难,若处理不当或不及时,可引起死亡。胸腹裂孔疝伴肠旋转不良者可引起呕吐。患儿患侧胸廓呼吸运动减弱,饱满,叩诊呈浊音,听诊呼吸音减弱或消失,并常可闻及肠鸣音。胸骨后疝通常表现为随着哭闹、仰卧位、腹压增加时,出现阵发性呼吸困难、呼吸急促、发绀等;当立位、安静、腹压减小时,上述症状消失或减轻。若有消化道嵌闭者,可出现呕吐、腹胀、停止排气排便等肠梗阻征象。

4. 诊断

(1) 食管裂孔疝:根据食管裂孔疝病理解剖特点、临床表现、频繁呕吐、生长发育受影响,应考虑本病。经 X 线钡餐透视、食管镜、食管压力测定等,可确定诊断。X 线表现:①巨大型疝(图 18-106,图 18-107):钡餐透视见部分胃或全胃经食管裂孔疝至膈上。②中型疝:是门及 ≥1/3 的胃经食管裂孔疝入膈上。③小型疝(图 18-108):贲门及 ≤1/3 的胃经食管裂孔疝入膈上。④柱状疝与滑动疝:诊断较为困难,若不细心观察,易造成漏诊。CT 表现:显示心后团块影,内可见气-液平面。CT 增强:显示心后团块内较粗的胃黏膜影。MRI 表现:在 SE 序列 $T_1WI$ 三维图像上,可清楚显示突向膈上的含气、液的囊状软组织肿物,呈球状或蘑菇状,示疝出的胃囊。MRI 信号呈非均匀的混杂信号。

(2) 胸腹裂孔疝:新生儿若出现急性呼吸窘迫和发绀,喂奶呕吐、呛咳,应考虑本病。幼儿和儿童往往出现反复呼吸道感染症状,如咳嗽、气促,随体位变动有呼吸困难。进食后偶有呕吐和呛咳、呕血和黑便等,也亦考虑本病。消化道造影及 X 线检查对本病的诊断起决定性作用。X 线表现(图 18-109~图 18-111):可见一侧横膈轮廓中

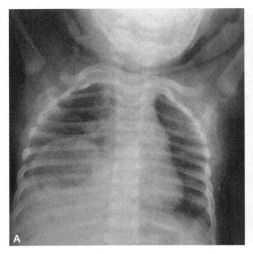
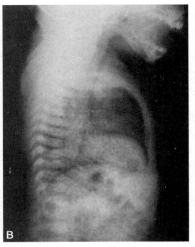

**图 18-106　食管裂孔疝（巨大型）**
男性，3 个月，生后即进食后呕吐。A. 胸部正位片显示整个胃囊在胸腔内；B. 侧位片显示右横膈有中断，胃囊在横膈之上

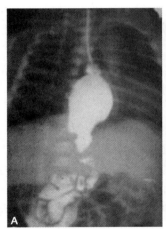
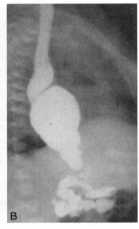

**图 18-107　食管裂孔疝（巨大型）**
女性，2 个月，生后 1 周反复呕吐。胸部正位片（A）及侧位（B）钡餐造影，显示 2/3 为胃在裂孔疝膈面上

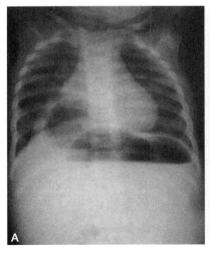
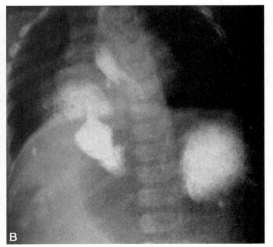

**图 18-108　食管裂孔疝（小型）**
男性，3 个月，进食后 1~2 小时即呕吐近 1 个月。A. 胸部正位片显示右横膈尚清，但膈面上及膈面下可见成串胃气泡影；B. 侧位片显示<1/3 胃在膈面上

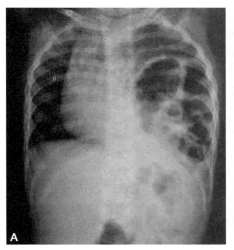
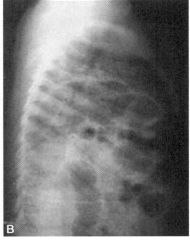

图 18-109　胸腹裂孔疝

女性,34 天。A. 胸部正位片显示左侧横膈消失,胸腔内有充气的肠曲影;B. 侧位片显示充气的结肠袋影

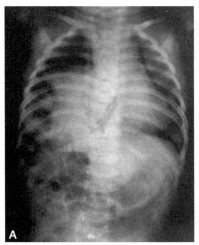
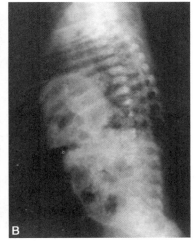

图 18-110　胸腹裂孔疝

女性,21 天,生后进食即吐。胸部正位片(A)及侧位片(B):右侧横膈消失,下胸部内侧致密影考虑向上疝入胸腔的肝脏,外侧为充气的肠曲影

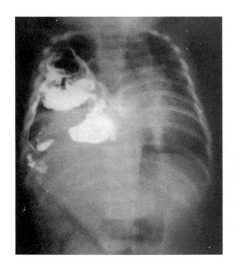

图 18-111　胸腹裂孔疝

男性,3 个月。胸腔正位钡餐造影:右胸内有充满钡剂的胃泡和肠曲影

断、不清或消失；胸腔内含有液气影或积气肠管蜂窝状影像，且该影像胸腹相连；患侧肺萎陷，纵隔向健侧移位。CT表现：小胸腹裂孔疝：多为横膈局部缺损伴有向膈上突起之球状或囊状病灶，边缘清晰光滑，内容物多为腹膜后脂肪；大胸腹裂孔疝：表现为一侧横膈大部或全部消失，胸内可见多个透亮低密度肠襻影，常伴液平，心脏、纵隔偏向对侧。MRI表现：冠状面可清晰见到疝环的边缘及疝入胸腔内肠管影像。横断面疝环呈三角形，内有断面的肠管蜂窝状影像。$T_1WI$、$T_2WI$图像上则呈短$T_1$和长$T_2$高信号。

（3）胸骨后疝：根据患儿哭闹和体位变动时出现呼吸困难，X线检查胸骨后有充气影或心膈角上方有圆形影应考虑本病，需进行钡餐透视或钡剂灌肠检查，可以明确诊断。X线表现（图18-112）：可见心膈区顶部有圆形或椭圆形影，侧位像心前区胸骨后有充气或液平面样影。钡餐透视或钡剂灌肠检查，不但可以明确诊断，还能辨明疝入胸腔内的脏器种类。CT表现：为胸骨后外侧膈上局限性隆突影，边缘光整，内含均匀低密度脂肪组织，也可为密度不均，甚至有气体及气-液平面。MRI表现：在横断尤其是冠状位上三维观察，显示疝内含物与膈下相通，呈混杂信号。

5. 鉴别诊断　需要与先天性肺囊泡病、先天性心脏病、胸腔积水和肺部炎症等相区别。

6. 预后　先天性膈疝一般手术预后良好，死亡率很低，食管裂孔疝约10%患儿术后出现复发；胸腹裂孔疝主要死亡原因是肺发育不良和大量腹腔脏器疝入腹腔，以及持续性肺动脉高压的呼吸

功能不全。

7. 治疗　先天性膈疝一旦明确诊断，应尽早施行手术治疗，以免日久形成粘连或并发肠梗阻或肠绞窄。婴幼儿术前应放置胃肠减压管，以免麻醉和手术过程中肺部进一步受压而导致严重通气功能障碍。

**（二）膈膨升**

膈膨升（eventration of the diaphragm）可分为先天性和后天性两种。男孩多于女孩，最常见于左侧，右侧多为局限性。

1. 病因　膈膨升系胚胎时期膈肌发育不全，肌纤维或胶原纤维层有不同程度缺陷，膈肌呈半透明松弛的纤维薄膜，或因膈神经麻痹引起横膈抬高。

2. 病理　根据膈肌发育的程度可分为：①完全性膈膨升：即整个膈肌无肌纤维；②部分性膈膨升：仅其外侧尚有部分肌纤维；③双侧性膈膨升：无膈肌纤维，仅是一层菲薄的腱膜，但膈神经部分存在，刺激时有神经的部分仍有收缩，但其活动受限。由于膈肌松弛，腹腔内脏器上升到胸腔，造成肺部受压，有的可引起纵隔移位。病变严重者可出现反常膈运动。

3. 临床表现　临床症状、体征与横膈肌肉发育程度有关。轻度或部分膈膨升，多无症状，偶尔在摄片或胸透时发现膈肌抬高。完全性膈肌缺失则可表现为一系列呼吸系统症状，如呼吸急促、呼吸困难、发绀，甚至发生呼吸窘迫综合征。若为横膈肌先天性发育低下，往往在出生第1天至几周内就会出现呼吸困难，甚至有的因急、危、重而需

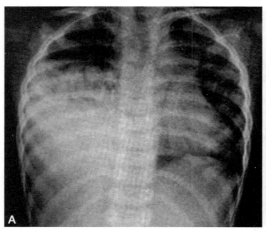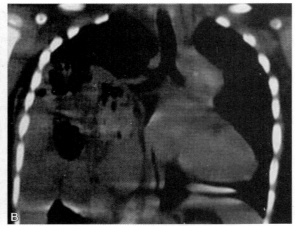

**图18-112 胸骨后疝**

女性，1岁，平时易哭闹，易反复呼吸道感染。A.胸部正位片：右侧心膈区顶部可见圆形影，其下方可见气泡影；B.CT冠状重建：圆形影下方有气泡影

要手术纠治。

4. 诊断 主要依据 X 线检查即可诊断。

（1）X 线表现：典型的影像，直立位胸腹片，显示患侧膈肌抬高，甚至可达第 2、第 3 肋间水平。膈肌呈弧状，光滑、完整、菲薄，顶端呈弓形，在其下方可见充气的胃肠造影（图 18-113，图 18-114）。

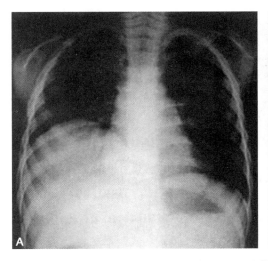
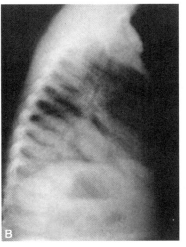

图 18-113　膈膨升

男性，2 岁余，臀位难产，生后反复发热、咳嗽。A. 胸部正位片显示右侧膈弧度光滑完整，呈圆拱升高；B. 侧位片显示右膈肌明显高于左侧。本例臀位产，系膈神经损伤所致

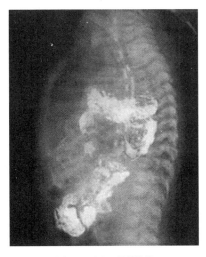

图 18-114　膈膨升

男性，2 个月。反复呕吐、消瘦入院。钡餐造影：左横膈顶光滑完整，升至第 3、4 肋水平，下方有充满钡剂胃及肠段

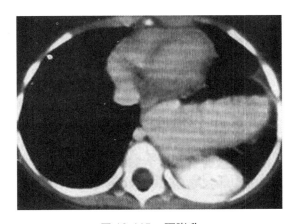

图 18-115　膈膨升

女性，3 岁。CT 纵隔窗增强：左膈中后部向上隆起，上抬的腹部脏器包括脾、肾和结肠曲

（2）CT 表现：以左侧多见，可清晰显示横膈全部或部分升高，常伴有胃、肠、网膜位置相应上升。偶可产生压迫性肺不张及纵隔和心影移位（图 18-115）。

（3）MRI 表现：在 SE 冠状位图像上可以观察到膈肌无缺损表现，为连续的低信号膈肌影。

5. 鉴别诊断 需与膈疝、肺底积液、横膈肿瘤鉴别。

6. 预后 先天性膈膨升发病率约为 1/10 000。采用适当的手术治疗，预后较好，死亡率低。

7. 治疗 膈膨升一旦明确诊断，应尽早施行手术治疗。

## 三十四、乳糜胸

乳糜胸（chylothorax）是因不同原因导致胸导管破裂或阻塞，乳糜液溢入胸腔所致。胸导管为体内最大的淋巴管，全长约 30～40cm。起源于腹腔内第 1 腰椎前方的乳糜池，向上经主动脉裂孔穿越横膈而入纵隔。再沿椎体右前方及食管后方

上行,于第5胸椎处跨椎体斜向左上。在椎体及食管左侧上行至颈部,经颈动脉鞘后方跨过锁骨下动脉返行并注入左静脉角(图18-116)。

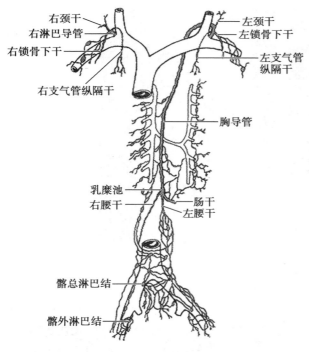

图18-116　胸导管和右淋巴导管

（一）病因

乳糜胸是由于胸导管堵塞或破裂引起乳糜液积聚于胸腔,其原因有多种,大致可分为两大类:

1. 外伤性　胸部外伤或者胸内手术,如食管、主动脉、纵隔或心脏手术可能引起胸导管或其分支的损伤,使乳糜液外溢入胸膜腔。有时脊柱过度伸展也可导致胸导管破损。

2. 梗阻性　胸腔内肿瘤如淋巴肉瘤、肺癌或食管癌压迫胸导管发生梗死,梗阻胸导管的近端因压力升高、过度扩张,使胸导管或其侧支系统破裂。丝虫病引起的胸导管阻塞目前甚为罕见。

3. 其他　其他原因引起的乳糜胸甚为少见,纵隔或肺淋巴管的先天性异常,偶尔见于新生儿的乳糜胸病例。极少数肝硬化门静脉高压病例,因血栓或其他原因产生身体上部大静脉梗阻或者肺淋巴血管瘤引起胸膜下淋巴液的渗出,可能造成一侧或双侧乳糜胸。

（二）病理

乳糜液含有比血浆更多的脂肪物质,丰富的淋巴细胞以及相当数量的蛋白质、糖、酶和电解质。一旦胸导管破裂,大量的乳糜液外渗入胸膜腔内,引起两个严重的后果:①引起机体的严重脱水、电解质紊乱、营养障碍以及大量抗体和淋巴细胞的耗损,降低了机体的抵抗力;②肺组织受压,纵隔向对侧移位,回心血流的大静脉受到部分梗阻,血流不畅,进一步加剧了体循环血容量的不足和心肺功能衰竭。

（三）临床表现

少量乳糜性胸腔积液时可无阳性体征;量多时患侧呼吸运动减弱,叩诊浊音,呼吸音减弱或消失。胸闷、气促,尤以活动量大或进食较多脂肪性食物时明显。大量乳糜胸后,患者可出现严重的代谢紊乱和机体免疫力低下,大量的乳糜积聚于胸腔内,使肺组织受压,肺活量降低,纵隔移位,静脉回流受阻,产生一系列呼吸和循环功能障碍。

1. 压迫症状　其轻重与乳糜渗液的速度、量以及进食等情况有关,典型的症状有胸闷、心慌、气短、乏力,患侧胸部不适等,如果患者在短时间内胸腔积聚大量乳糜液,可出现严重的呼吸困难、心悸、血压降低、脉搏细弱、体温降低、皮肤苍白、湿冷等休克表现,查体可见气管移位,患侧胸部叩浊音,呼吸音减弱或消失。

2. 代谢紊乱　患者由于大量的乳糜液丢失,出现口渴、饥饿、身体虚弱,如未及时纠正便会出现脱水、尿少、营养不良、精神不振、脉弱而快等症状,因蛋白丢失过多,很易出现低蛋白水肿、低蛋白血症。

（四）诊断

一般诊断无特殊困难,有胸闷、气促等临床症状;有胸腔积液的体征,胸片提示胸腔积液;如胸腔引流液或胸腔穿刺液为乳白色混浊液体,且数量可观,每天可达500～1 000ml,逐天胸腔引流量未见减少,应考虑乳糜胸的可能性。进一步鉴定胸腔液体的性质,可做胸水乳糜试验或胸水涂片镜检和细菌培养。一般乳糜液放置后常分两层,上层为脂肪层,下层为液体。真性乳糜液需符合以下标准:①胸水甘油三酯>2.8mmol/L;②胸水胆固醇/甘油三酯<1;③胸水液甘油三酯>血甘油三酯。胸水作Sudan Ⅲ染色可见脂肪颗粒(图18-117)。

（五）鉴别诊断

1. 早期需注意与血胸进行鉴别。本病X线胸片表现与血胸及其他积液表现均为密度增高影。鉴别的要点在于积液有乳糜样改变。乳糜试验可确诊。

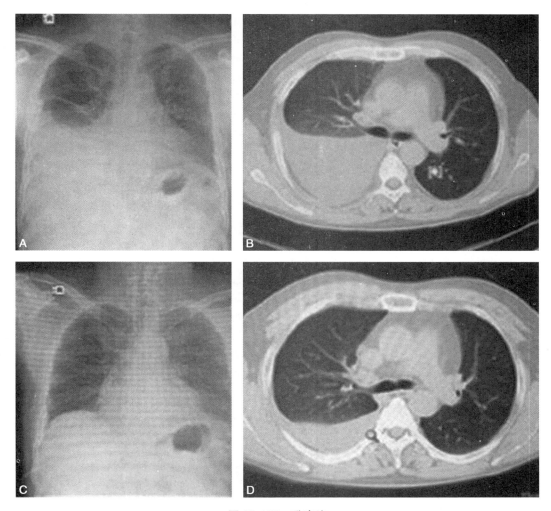

图 18-117　乳糜胸

男性,14 岁,胸闷气喘 1 周。A. X 线提示右侧胸腔积液;B. 胸部 CT 提示右侧胸腔积液,右肺膨胀不全;C、D. 经治疗后 X 线及 CT 表现明显好转。胸腔引流经胸水检查后确诊为乳糜胸

2. 对于临床症状出现缓慢的乳糜胸,即破口较小,初期症状不明显,但 2～3 天后随着胸液增多,呼吸困难等症状也逐渐加重,则需与脓胸进行鉴别。

**(六) 预后**

乳糜胸是由于胸导管堵塞或破裂引起乳糜液积聚于胸腔,其原因有多种,以损伤、结核、丝虫病引起者预后较好,肿瘤引起者预后较差。

**(七) 治疗**

保守治疗方法:①禁食、静脉补液、高营养支持,行胸腔闭式引流术;②生长抑素抑制乳糜产生;③胸腔内注射胸膜粘连剂,促进胸膜粘连,以封闭胸导管瘘口;④治疗成功后,逐步恢复正常饮食。手术适应证:发病急且由创伤引起;胸液进行性增加,引流后未见减少;一般情况尚好,非恶性肿瘤侵犯引起的;保守治疗无效的,应给予积极手术。

(殷　勇　袁姝华　唐铭钰　邬宇芬)

## 参 考 文 献

1. 薛晨光,马蕾. 先天性双侧鼻后孔闭锁二例. 中国新生儿科杂志,2007,22(4):256.

2. 张明,郝杰兵,张景霞. 手术治疗先天性鼻后孔闭锁. 中国实用医刊,2009,36(1):70.

3. 王晓雪,富建华. 新生儿上气道梗阻诊治的新进展. 国际儿科学杂志,2013,40(1):22-24.

4. 徐芳. 新生儿 Pierre Robin 综合征 18 例临床分析. 现代诊断与治疗,2002,13(3):183.

5. 王昌林,王晓蕾,李雅雯,等. Pierre-Robin 综合征 2 例分析. 上海医药,2010,31(11):519-520.

6. 沈卫民,崔杰,陈建兵,等. 牵引成骨术治疗新生儿 Pi-

erre Robin 综合征呼吸阻塞. 中华整形外科杂志,2010,
26(1):4-7.

7. 王桂香,张亚梅,刘卫一. 新生儿喉软骨软化及相关疾病. 中国耳鼻咽喉头颈外科,2010,17(11):615-616.

8. Philippe Monnier. Pediatric Airway Surgery. Berlin eidelberg:Springer- Verlag,2011.

9. Pezzettigotta SM,Roger G. Laryngeal cleftOtolaryngol Clin North Am,2008,41(5):913-933.

10. 刘大波,罗仁忠,钟建文. 婴幼儿喉蹼的诊断与治疗. 中华耳鼻咽喉头颈外科杂志,2006,41(2):120-122.

11. Chen EY,Inglis AF. Bilateral vocal cord paralysis in children. Otolaryngol Clin North Am,2008,41(5):889-901.

12. Ada M,Isildak H. Congenital vocal cord paralysis. J Craniofac Surg,2010,21(1):273-274.

13. Okamoto M,Nishijima E,Yokoi A. Strategy for surgical treatment of congenital subglottic stenosis in children. Pediatr Surg Int,2012,28(11):1115-1118.

14. 程岚,黄琦,吴皓. 婴幼儿先天性声门下血管瘤的诊断和治疗. 临床耳鼻咽喉头颈部外科杂志,2009,23(15):693-696.

15. 李巍松. 先天性食管闭锁外科治疗概况. 临床外科杂志,2011,19(8):515-517.

16. 李凯,郑珊. 先天性食管闭锁的诊断进展. 临床小儿外科杂志,2008,7(2):53-55.

17. 张廷熹,吕婕,殷勇. 儿童胸部疾病影像诊断. 北京:科学技术文献出版社,2009.

18. 薛潋滟,朱铭,杜隽. 小儿先天性心脏病伴气管狭窄的影像学诊断. 中国医学影像技术,2006,22(7):1009-1011.

19. Robert J Starshak,John R Sty,et al. Bridging Bronchus:A Rare Airway Anomaly. Radiol,1981,140(1):95-96.

20. Anne-Marie du Plessis,Savvas Andronikou,Pierre Goussaard. Bridging bronchus and sling left pulmonary artery:a rareentity demonstrated by coronal CT with 3-D renderingdisplay and minimal-intensity projections. Pediatr Radiol,2008,38(9):1024-1026.

21. Baden W,Schaefer J,Kumpf M,et al. Comparison of imaging techniques in the diagnosis of bridging bronchus. Eur Respir J,2008,31(5):1125-1131.

22. Berrocal T,Madrid C,Novo S. Congenital anomalies of the tracheobronchial tree, lung, and mediastinum:embryology, radiology, and pathology. Radiographics, 2004, 24(1):17.

23. Ghaye B,Szapiro D,Fanchamps JM. Congenital bronchial abnormalities revisited. Radiographics,2001,21(1):105-119.

24. Enrique Javier Soto-Hurtado,Laura Peñuela-Ruíz,Ignacio Rivera-Sánchez. Tracheal Diverticulum:A Review of the

Literature. Lung,2006,184(6):303-307.

25. MK Aneeshkumar,S Ghosh,EZ Osman. Complete tracheal rings:lower airway symptoms can delay diagnosis. European Archives of Oto-Rhino-Laryngology, 2005, 262(2):161-162.

26. Schwartz M,Rossoff L. Tracheobronchomegaly. Chest,1994,106(5):1589-1590.

27. Dutau H,Maldonado F,Breen DP. Endoscopic successful management of tracheobronchomalacia with laser:apropos of a Mounier-Kuhn syndrome. Eur J Cardiothorac Surg,2011,39(6):186-188.

28. Berrocal T,Madrid C,Novo S. Congenital anomalies of the tracheobronchial tree, lung, and mediastinum:embryology, radiology, and pathology. Radiographics, 2004, 24(1):17.

29. Lee EY,Boiselle PM. Tracheobronchomalacia in infants and children:multidetector CT evaluation. Radiology,2009,252(1):7-22.

30. Biyyam DR,Chapman T,Ferguson MR. Congenital lung abnormalities:embryologic features, prenatal diagnosis, and postnatal radiologic-pathologic correlation. Radiographics,2010,30(6):1721-1738.

31. Wang Y,Dai W,Sun Y. Congenital bronchial atresia:diagnosis and treatment. Int J Med Sci,2012,9(3):207-212.

32. Penner CR,Thompson LD. Tracheopathia osteoplastica. Ear Nose Throat J,2003,82(6):427.

33. Huang CC,Kuo CC. Chronic cough:tracheobronchopathia osteochondroplastica. CMAJ,2010,182(18):859.

34. Sachdev A,Chugh K,Krishana A. Congenital tracheobiliary fistula:a case report with review of literature. Pediatr Surg Int,2011,27(8):899-905.

35. Hodgdon IA,Thurston RS. Bronchobiliary fistula:a case report. J La State Med Soc,2011,163(3):148-150.

36. Katayama Y,Kusagawa H,Komada T. Bronchopulmonary foregut malformation. Gen Thorac Cardiovasc Surg,2011,59(11):767-770.

37. Newman B. Congenital bronchopulmonary foregut malformations:concepts and controversies. Pediatr Radiol,2006,36(8):773-791.

38. Berrocal T,Madrid C,Novo S. Congenital anomalies of the tracheobronchial tree, lung, and mediastinum:embryology, radiology, and pathology. Radiographics, 2004, 24(1):17.

39. Weber SC,Sallmon H,Sarioglu N,et al. The expressionof vascular endothelial growth factor and its receptors in congenital bronchopulmonary cystic malformations. Eur J Pediatr Surg,2012,22(2):127-132.

40. Giubergia V, Barrenechea M, Siminovich M, et al. Congenital cystic adenomatoid malformation: clinical features, pathological concepts and management in 172 cases. J Pediatr (Rio J), 2012, 88(2): 143-148.

41. 李栋, 张志泰, 区颂雷, 等. 肺隔离症的外科诊治分析. 中华胸心血管外科杂志, 2012, 28(3): 135-137.

42. Cho MJ, Kim DY, Kim SC, et al. Embolization versus surgical resection of pulmonary sequestration: clinical experiences with a thoracoscopic approach. J Pediatr Surg, 2012, 47(12): 2228-2233.

43. Abe T, Moil K, Shiigai M, et al. Systemic arterial supply to the normal basal segments of the left lower lobe of the lung-treatment by coil embolization and a literature review. Cardiovasc Intervent Radiol, 2011, 34(2): 117-121.

44. 李宗凯, 王景福, 郭志平, 等. 小儿先天性肺囊性腺瘤样畸形诊治. 天津医药, 2003, 31(2): 108-110.

45. Zeidan S, Gorincour G, Potier A, et al. Congenital lung malformation: evaluation of prenatal and postnatal radiological findings. Respirology, 2009, 14(7): 1005-1011.

46. 曾智萍, 贺明礼, 周艳, 等. 先天性肺囊性腺瘤样畸形的影像学诊断价值. 四川医学, 2011, 32(12): 2006-2007.

47. 徐赛英. 实用儿科放射诊断学. 北京: 北京出版社, 1999.

48. 肖作源, 陶瑜, 唐新意, 等. 先天性肺淋巴管扩张症1例. 中国循证儿科杂志, 2006, 5(1): 70-71.

49. Mele P, Sridhar S. Congenital pulmonary lymphangiectasia: an unusual presentation of nonimmune hydrops in a preterm infant. Adv Neonatal Care, 2012, 12(3): 166-171.

50. Watarai F, Takahashi M, Hosoya T, et al. Congenital lung abnormalities: a pictorial review of imaging findings. Jpn J Radiol, 2012, 30(10): 787-797.

51. Lee EY, Dorkin H, Vargas SO. Congenital pulmonary malformations in pediatric patients: review and update on etiology, classification, and imaging findings. Radiol Clin North Am, 2011, 49(5): 921-948.

52. 陶仲为. 先天性肺发育不良. 临床肺科杂志, 2008, 10(13): 1245.

53. Divya CM, Subbaih K, Kathamuthu B. Congenital lobar emphysema. Indian Journal of Anaesthesia, 2009, 53(4): 482-485.

54. 钟文利. 单侧过度透明肺12例临床特点分析. 临床合理用药, 2012, 12(5): 86-87.

55. Bulent Altinsoy, Nejat Altintas. Diagnostic approach to unilateral hyperlucent lung. JRSM Short Rep, 2011, 2(12): 95.

56. Wasilewska E, Lee EY, Eisenberg RL. Unilateral Hyperlucent Lung in Children. AJR Am J Roentgenol, 2012, 198(5): 400-414.

57. Neves JR, Arrieta SR, Cavalcanti CV, et al. Pulmonary hypertension in infantslinked to horseshoe lung: case report. Arq Bras Cardiol, 2011, 96(6): 116-118.

58. Oguz B, Alan S, Ozcelik U, et al. Horseshoe lung associated with left-lung hypoplasia, left pulmonary artery sling and bilateral agenesis of upper lobe bronchi. Pediatr Radiol, 2009, 39: 1002-1005.

59. 田忠甫, 朱铭, 董素贞. 先天性马蹄肺的多层螺旋CT诊断. 中华放射学杂志, 2011, 45(2): 153-155.

60. Betschart T, Goerres GW. Azygoslobe without azygos vein as a sign of previous iatrogenic pneumothorax: two cases reports. Surg Radiol Anat, 2009, 31(7): 559-603.

61. Villanueva A, Caceres J, Ferreira M, et al. Migrating azygos vein and vanishing azygoslobe: Mdct finding. Am J Roentgenol, 2010, 194(3): 599-603.

62. Kauffman P, Wolosker N, de Campos JRM, et al. Azygos lobe: a difficulty in video-assisted thoracic sympathectomy. Ann Thorac Surg, 2010, 89(6): 57-59.

63. 殷勇, 肖洁. 原发性纤毛运动障碍临床研究进展. 国际儿科学杂志, 2006, 33(4): 242-244.

64. 魏永祥, 韩德民. 原发性纤毛运动障碍的研究进展. 中华耳鼻咽喉头颈外科杂志, 2007, 42(4): 312-314.

65. 徐保平, 申昆玲, 胡英惠. 儿童原发性纤毛运动障碍的临床研究. 中华儿科杂志, 2008, 46(8): 618-622.

66. Chhin B, Negre D, Merrot O, et al. Ciliary beating recovery in deficient human airway epithelial cells after lentivirus ex vivo gene therapy. PLoS Genet, 2009, 5(3): e1000422.

67. Geremek M, Bruinenberg M, Ziętkiewicz E, et al. Gene expression studies in cells from primary ciliary dyskinesia patients identify 208 potential ciliary genes. Hum Genet, 2011, 129(3): 283-293.

68. 张静, 贾靖杰, 王洪田. 原发性纤毛运动障碍研究进展. 国际耳鼻咽喉头颈外科杂志, 2012, 36(2): 88-92.

69. 施诚仁. 新生儿外科学. 上海: 上海科学普及出版社, 2002.

70. van den Hout L, Sluiter I, Gischler S, et al. Can we improve outcome of congenital diaphragmatic hernia? Pediatr Surg Int, 2009, 25(9): 733-743.

71. van Loenhout RB, Tibboel D, Post M, et al. Congenital diaphragmatic hernia: comparison of animal models and relevsnee to the hunan situation. Neonatology, 2009, 93(3): 137-149.

72. 应燕芬, 王波, 陈尚勤. 33例新生儿先天性膈疝. 中华胸心血管外科杂志, 2011, 27(3): 173-175.

73. 赵风瑞. 普通胸部外科学. 沈阳:辽宁教育出版社, 1999.

74. 孙衍庆. 现代胸心外科学. 北京:人民军医出版社, 2000.

75. Bellini C, Ergaz Z, Radicioni M, et al. Congenital fetal and neonatal visceral chylous effusions:neonatal chylothorax and chylous ascites revisited. A multicenter retrospective study. Lymphology,2012,45(3):91-102.

# 第二节 小儿免疫缺陷病

原发性免疫缺陷病(primary immunodeficiency diseases,PID)是指免疫系统的免疫器官、免疫活性细胞(如淋巴细胞、吞噬细胞)及免疫活性分子(免疫球蛋白、淋巴因子、补体和细胞膜表面分子)发生缺陷引起的某种免疫反应缺失或降低,导致机体防御能力普遍或部分下降的一组临床综合征。随着分子遗传学和免疫学的进步,越来越多的人类 PID 被发现和鉴定,目前已发现 150 多种缺陷基因所致的 120 多种类型的 PID。PID 发病率各国报道不一,日本约为 2.3/10 万,法国最高达 5/10 万,美国则高达 1/1 200,我国目前尚无全国性资料。

根据 2009 年国际免疫学会联合会(International Union of Immunological Societies,IUIS)公布的最新分类标准,将 PID 分为 8 大类:①T、B 细胞联合免疫缺陷;②抗体缺陷为主的免疫缺陷;③其他已明确的免疫缺陷综合征;④免疫失调性疾病;⑤先天性吞噬细胞数目、功能缺陷;⑥固有免疫缺陷;⑦自身炎症性疾病;⑧补体缺陷。

临床上,各类免疫缺陷常以机体抗感染机能的低下为主要特征,表现为反复、严重、持续的感染,且常为机会性感染,同时可伴有自身稳定和免疫监视功能的异常,因而并发自身免疫性疾病和恶性肿瘤的概率也很高。不同种类的 PID 易感的病原体不同,抗体缺陷为主的免疫缺陷由于 B 细胞数目或功能障碍,免疫球蛋白分泌功能受损,因此对肺炎链球菌、流感嗜血杆菌和革兰氏阴性菌易感;T 细胞功能受损的免疫缺陷,如联合免疫缺陷病和 DiGeorge 综合征,对病毒、真菌、卡氏肺囊虫和分枝杆菌易感;先天性吞噬细胞数目和功能缺陷对金黄色葡萄球菌、其他革兰氏阳性菌、革兰氏阴性杆菌和机会性真菌易感。另外,重症联合免疫缺陷病、慢性肉芽肿病以及 IL-12/IL-23-IFN-γ 轴系基因缺陷者接种卡介苗后极易出现结核播散。

PID 以感染为主要表现,呼吸系统最常累及,可出现反复的或持续的肺部感染,并导致永久的器质性损害,如支气管扩张、肺化脓症及肺纤维变性等,肺部良性淋巴组织增殖综合征和恶性肿瘤也比较常见。

PID 患者的肺部影像学表现特异性不强。局限性病灶应当考虑细菌、结核分枝杆菌和真菌感染以及肿瘤、出血和栓塞;弥漫性浸润提示肺水肿、肺囊虫性肺炎、恶性肿瘤转移、药物毒性反应或者造血干细胞移植后的非特异性肺炎;肺门或纵隔淋巴结肿大提示分枝杆菌感染(结核分枝杆菌或其他非典型分枝杆菌)、真菌感染、淋巴瘤或其他实体瘤。

原发性免疫缺陷病的种类很多,下面就发生率比较高且与呼吸系统关系较密切的几种概述如下。

## 一、普通变异性免疫缺陷症

普通变异性免疫缺陷症(common variable immunodeficiency,CVID)属于抗体缺陷为主这一大类。据最新欧洲流行病学调查,CVID 是发病率最高的疾病,约占所有 PID 患者的 21%。该病最显著的特征为血清免疫球蛋白普遍下降,而 B 细胞数量基本正常,对蛋白或多糖抗原的应答缺乏。

### (一) 病因

近年来随着研究深入,与 CVID 相关的致病基因不断被发现。目前已知,*ICOS*、*CD19*、*CD20*、*CD21*、*CD81*、*BAFF-R* 和 *TACI* 等分子缺陷可导致 CVID,其中以 *TACI* 缺陷最为常见,约占 CVID 总患者数的 10%。

### (二) 发病机制

大部分 CVID 患儿有正常数量的 B 细胞和 T 细胞,但存在 B 细胞成熟缺陷,免疫球蛋白水平降低,部分合并 T 细胞缺陷。CVID 患儿 B 细胞表型往往不成熟;即便 B 细胞可以识别抗原并反应性增生,但是大部分细胞仍然不能分化为记忆性 B 细胞和成熟的浆细胞。这种分化障碍常引起 B 细胞节结性增生,导致脾大和肠淋巴结增生。该病不具有特定的流式特征,可随着年龄增长而发生改变;部分患儿从暂时性低丙种球蛋白血症或选择性 IgA 缺陷转变而来。

**（三）临床表现**

大部分免疫缺陷病发生于婴幼儿期,但 CVID 具有晚发倾向。患者常在 2 岁后发病,发病高峰主要集中于 10～30 岁,男女皆可发病,无明显性别差异。除了表现为反复感染(以细菌感染为主)、胃肠道疾病(如慢性兰氏贾弟鞭毛虫病),有 1/3～1/2 的患者伴发自身免疫性疾病或淋巴网状内皮系统增生及恶性肿瘤。CVID 患者患淋巴瘤的概率是正常人的 30 倍。

CVID 还容易并发一类非感染性、弥漫性肺病,目前称之为淋巴肉芽肿性间质性肺疾病(granulomatous-lymphocytic interstitial lung disease, GLILD),发病率高达 25%。GLILD 主要包括淋巴细胞间质性肺炎(lymphocytic interstitial pneumonia, LIP)、滤泡性细支气管炎、淋巴样组织增生以及肉芽肿性疾病。LIP 的典型临床表现为咳嗽和呼吸困难,其次是发热和胸膜炎性胸痛,免疫组化表现为 $CD3^+T$ 淋巴细胞浸润的间质性肺炎,局部可出现非干酪性肉芽肿。CVID 出现肉芽肿性疾病的概率是 8%～22%,其中一半是肺部肉芽肿。

**（四）实验室检查**

可见各种类型的抗体产生缺陷,血清 IgG($<$3g/L)、IgA($<$0.05g/L)水平降低,伴或不伴 IgM 水平降低,而 B 细胞和 T 细胞数量正常,但有 1/3 的 CVID 病例 T 细胞亚群出现异常,表现为 $CD8^+$ T 细胞升高,$CD4^+/CD8^+$ T 细胞比例下降。

**（五）治疗**

CVID 治疗主要是丙种球蛋白替代及其他对症支持治疗。目前尚无 GLILD 标准化治疗方案。激素可改善 GLILD 临床症状,逆转影像学异常,但剂量和疗程尚不明确,而且长期应用副作用大、停药后病情容易反复,因此人们在不断探索新的治疗药物,主要是免疫抑制剂,如环孢霉素 A、氨甲蝶呤、硫唑嘌呤和苯丁酸氮芥等。另有人尝试应用肿瘤坏死因子拮抗剂英夫利昔单抗,可有效地控制肉芽肿性炎症。需要注意的是,由于 CVID 患者本身存在免疫功能缺陷,在应用免疫抑制剂时一定要慎重。

**（六）预后**

经合理治疗后预后较好。女性可有正常妊娠分娩,但婴儿出生后 6 个月内可发生低丙种球蛋白血症。细胞免疫受损、感染控制困难者则预后较差。

## 二、选择性 IgA 缺乏症

选择性 IgA 缺乏症(selective IgA deficiency)由 West 等于 1962 年首先报告,是白种人很常见的免疫缺陷病,仅次于 CVID。其临床特征主要表现为血清 IgA 的含量极低($<$0.05g/L),IgG 和 IgM 含量正常;T 细胞功能偏低或接近正常;易反复发生呼吸系统或消化系统感染,且易并发过敏性或自身免疫性疾病。

**（一）病因**

一般认为本病属于常染色体隐性或显性遗传,但也有病例缺乏明确的遗传学依据。部分病例存在第 18 染色体畸变,表现为长臂或短臂缺失或呈环状,但 18 染色体畸变的患者并不都伴有选择性 IgA 缺乏。IgA 分为 IgA1 和 IgA2,IgA1 主要以单体形式存在于外周血中,而 IgA2 以二聚体形式分泌在黏膜系统,IgA1 和 IgA2 的重链分别由 α1 和 α2 基因编码,研究发现单个基因的缺陷可以导致本病的不完全表现。

**（二）发病机制**

本病患者外周血中细胞质内含有 IgA 的 B 细胞数量并不减少,甚至略高于正常人,但其淋巴组织中缺乏能分泌 IgA 的浆细胞,提示本病为 B 细胞在分化为 IgA 浆细胞的转化过程中存在障碍。另外,摘除胸腺的新生动物及胸腺瘤患者,均易并发 IgA 缺乏。说明胸腺功能不全与本病的发生有密切的关系。

**（三）临床表现**

IgA 是人体分泌性免疫系统的主要免疫球蛋白,在防御微生物及各种大分子抗原物质(如酪蛋白、牛血清白蛋白等)黏附和侵入黏膜表面的过程中发挥重要作用,故本病患者易发生呼吸系统或消化系统的反复感染,如鼻窦炎、支气管炎、肺炎、支气管扩张、肠炎、吸收不良综合征等。文献报告本病还可并发阻塞性肺气肿、特发性肺含铁血黄素沉着症、溃疡性结肠炎、克隆氏病等。患者多自幼年期开始发病,但也有迟至青春期以后才发病者。一份对 330 位选择性 IgA 缺乏患儿的调查显示,约 18.8% 合并过敏性疾病,约 11.5% 合并自身免疫性疾病;此类患者即使未出现明显的自身免疫性疾病症状,其血清中也常可检出自身抗体,如抗核抗体、抗线粒体抗体、抗平滑肌抗体、抗牛乳蛋白抗体等。究其原因,可能与呼吸系统与胃肠道黏膜的屏障作用减弱,以致抗原物质的吸收增多有关。

本病部分患者甚至可长期不出现任何症状,活到 70~80 岁,称为无症状性 IgA 缺乏症患者。这些病例可能系其他免疫球蛋白(特别是 IgM)代偿性增高所致,但因出现各种合并症的时间可能很不一致,故应提高警惕,长期随访观察,一旦出现病情变化,及时诊断,并给予相应的处理。

**（四）诊断**

根据前述的诊断标准,本病诊断一般不难。需注意的是,有近 4% 的患者可能合并 IgG 亚类缺乏,其血清中 IgA 含量接近正常,而其黏膜分泌液中分泌性 IgA 却含量极低,甚至测不出,临床表现为反复的呼吸道或消化道感染,可能属于本病的一种特殊类型。此外,需与婴儿暂时性 IgA 缺乏症相鉴别,该症血清 IgA 的含量也极低,临床易出现反复的感染及过敏等症状,但在未接受特殊治疗的情况下,于 3~5 岁时可自行缓解,或转变为普通变异性免疫缺陷病,临床需长期随访观察。

**（五）治疗**

主要是针对并发症的处理,如应用抗生素控制感染,当合并自身免疫性疾病时给予相应的治疗等。外源性 IgA 可刺激受体产生抗 IgA 抗体,故一切补充疗法,如丙种球蛋白及其他血制品,原则上应列为禁忌,以防引起严重的过敏反应。据报告,即使过去未接受过任何血制品注射,也约有 30%~40% 的病例中存在血清抗 IgA 抗体(属于 IgG),可能是由于宫内母体血清或羊水中的 IgA 渗入胎儿血液循环,形成同族免疫所致。但对患有消化系统或呼吸系统反复感染的患儿,予口服牛或人初乳可能有一定预防或治疗效果。

**（六）预后**

本病预后取决于有无合并症及其严重程度。据文献报告,部分病例死于癌症,如肺癌、网状细胞肉瘤、白血病等。

### 三、重症联合免疫缺陷

重症联合免疫缺陷(severe combined immuno-deficiency,SCID)是 PID 中最严重的类型,是由一组胸腺、淋巴组织发育不全及免疫球蛋白缺乏的遗传性疾病,其特征是细胞免疫和体液免疫全面受损。SCID 包括多种疾病,如 X 连锁重症联合免疫缺陷(X-SCID)、腺苷酸脱氨酶(adenosine deaminase,ADA)缺陷病等,是与免疫活性细胞 T 细胞、B 细胞或 NK 细胞正常分化所必需物质的编码基因发生突变所致,可呈常染色体隐性遗传或 X 连锁隐性遗传,其中 X-SCID 是最常见的性连锁遗传的 SCID,占全部 SCID 病例的 50%~60%。

**（一）病因**

IL-2Rγ 链基因突变是 X-SCID 主要发病机制,通过序列分析在超过 99% 的患者中发现了一个位于 IL-2RG 编码区的突变。

**（二）发病机制**

X-SCID 是一种由于 T 细胞和自然杀伤(NK)细胞缺乏以及 B 细胞无功能引起的细胞和体液免疫联合缺陷。患者表现为 T 细胞缺乏或显著减少;由于细胞免疫和体液免疫全面受损,患儿容易发生真菌、细菌和病毒感染。

**（三）临床表现**

典型的 SCID 特征为发育落后、鹅口疮、传统治疗下的持续及严重的细菌感染,患儿 3~6 个月时症状就比较明显,1 岁前已十分普遍。非典型 SCID 男性患者可能有免疫失调、发疹、胃肠吸收不良和自身免疫病的症状。患儿出现机会性感染比较多,尤其是卡氏肺囊虫肺炎(pneumocystis pneumonia,PCP)和巨细胞病毒(cytomegalo virus,CMV)感染。值得注意的是,SCID 患儿不能接种活疫苗,如脊髓灰质炎病毒疫苗、卡介苗(BCG)、麻疹疫苗以及水痘疫苗。临床上很多 SCID 患儿生后常规接种 BCG,之后导致结核播散,其中最常出现的是播散性肺结核,骨结核和肠结核亦比较常见。此外,由于患儿缺乏 T 细胞,细胞免疫功能缺如,因此通过胎盘来源于母体的 T 细胞,或来源于未经照射的血液或血制品的 T 细胞可引起移植物抗宿主病(graft-versus-host disease,GVHD),主要表现为麻疹样(或狼疮样)皮疹、严重腹泻和肝、脾大。

**（四）实验室检查**

患儿胸腺、扁桃腺缺如,确诊须依据淋巴细胞计数、淋巴细胞表面标记流式分型、淋巴细胞功能检测和分子遗传学检测。患者的外周血淋巴细胞计数值较低,T 细胞数量通常很少(尽管可能有母体来源的 T 细胞),CD3$^+$T 淋巴细胞可 <700/μl,淋巴细胞对丝裂原和抗原刺激无增殖反应,B 细胞和 NK 细胞的数目可随着基因突变的类型而变化,B 细胞即便数量正常但成熟障碍,故血清免疫球蛋白水平低下。

SCID 并发 PCP 时,X 线检查可见弥漫性肺间质肺炎、网状或磨玻璃样颗粒,少数可表现为局灶性浸润、小瘤、蜂窝样改变(多分布于肺上叶),极少数可出现气胸、胸腔积液和肺门增大。对于胸片上无法辨识的病变,可进一步行 CT 检查,典型病变为广泛磨玻璃样病变。影像学怀疑 PCP 的患儿可进一步行痰培养、支气管肺泡灌洗液或肺组织活检以查找卡氏肺囊虫病原体,鉴定的方法主要包括各种染色方法(如巴氏染色、吉姆萨染色等)和单克隆抗体免疫学方法以及 PCR 法等。

**(五) 治疗**

以支持疗法和对症处理为主,对于免疫球蛋白低下患儿,可以予以丙种球蛋白输注支持。并发感染时应根据病原选用有效的抗生素。治疗 PCP 的药物较多,主要有磺胺类抗生素、喷他脒、氨苯砜、阿托伐醌和克林霉素等。需要输血支持者须用经照射的血液或血制品以去除 T 细胞。根治治疗需要行骨髓移植术(BMT)进行免疫再造。由于 X-SCID 基本上属于单基因病,国外曾开展基因治疗的研究,一般采用 γ 逆转录病毒载体改造的造血祖细胞或干细胞。英国 Adrian Thrasher 等报道 10 例 SCID 接受基因治疗的患者免疫功能均获得恢复,但在随后的观察中 1 人不幸患上白血病。由于 X-SCID 基因治疗的风险/效益比大大高于预期,目前英国和法国的临床试验都已结束或中止。

**(六) 预后**

未获有效治疗的 SCID 患儿很少能存活 1 年以上,播散性肺结核是死亡的主要原因之一。

### 四、慢性肉芽肿病

慢性肉芽肿病(chronic granulomatous disease, CGD)最初于 1957 年由 Berendes 等描述,患儿中性多核粒细胞存在先天性酶缺陷,致使杀菌功能不全,对各种过氧化氢酶阳性菌属(如葡萄球菌、大肠埃希菌、黏质沙雷菌、曲霉菌属等)高度易感,临床主要表现为长期不愈或反复发作的慢性感染及局部慢性肉芽肿。

**(一) 病因**

本病是由于中性粒细胞、单核-巨噬细胞等吞噬细胞还原型烟酰胺腺嘌呤二核苷磷酸(nicotinamide-adenine dinucleotide phosphate, NADPH)氧化酶(又称还原型辅酶Ⅱ)缺陷所致。NAPDH 氧化酶的结构可分为膜结合成分和细胞质成分,膜结合成分含有 α 亚单位 p22 吞噬细胞氧化物

(phagocyte oxidase, phox)和 β 亚单位 gp91-phox,细胞质成分包含 p47-phox、p67-phox、p40-phox,凡是编码这些蛋白的基因突变均可导致 CGD。CGD 病例中 70% 为 X 连锁遗传,其中 *CYBB* 基因编码 gp91-phox 蛋白突变是 X-CGD 的主要类型;约 30% 为常染色体隐性遗传,*NCF1* 基因编码 p47-phox 蛋白突变是其主要类型。

**(二) 发病机制**

患者外周血中性粒细胞的趋化性和吞噬功能基本正常,但吞噬后不能将病原体杀灭。正常的中性粒细胞在吞噬病原体后,其细胞的氧消耗和葡萄糖分解代谢率显著增高,在此过程中产生过氧化氢而将病原体杀灭。过氧化氢的产生需要通过过氧化氢酶及其辅酶,即 NADH 及 NADPH 的催化作用。而本病患者的中性粒细胞由于 NAD-PH 缺陷,吞噬细菌或霉菌后不能有效产生具有杀菌活性的超氧化物阴离子及其代谢产物,如过氧化氢,氢氧根离子核次氯酸等,以致不能杀灭过氧化氢酶阳性的细菌和真菌,如金黄色葡萄球菌、肠道杆菌、沙雷氏杆菌、白色念珠菌等,导致感染持续反复存在。但吞噬细胞却可杀灭链球菌、肺炎球菌、流感杆菌等过氧化氢酶阴性菌属,原因在于过氧化氢酶阳性菌属在新陈代谢过程中能产生过氧化氢分解酶,从而抑制其杀菌活性,而过氧化氢酶阴性菌属则不产生该分解酶,故易被 $H_2O_2$ 的氧化作用所破坏、杀灭。

本病在临床上可出现两种变异型,一种由于吞噬细胞中缺乏谷胱甘肽过氧化氢酶(glutathione peroxidase)所致,主要见于女性,另一种除了 NADH 及 NADPH 缺乏外,还同时伴有葡萄糖-6-磷酸脱氢酶缺乏。

**(三) 临床表现**

男性比较多见,多在 2~3 岁左右开始发病,起病缓慢,其病理主要是慢性肉芽肿病变,组织切片可看到病变区有大量集团状单核细胞及组织细胞浸润,形成很多大小不等的结节;细胞内有脂肪色素沉着,结节内部可因有液化坏死而穿破,或形成瘘管。慢性炎症病灶及肉芽肿病变可波及肺脏、淋巴结、皮肤、胃肠道、肝、脾、骨骼(尤其是小骨,如掌骨)等很多组织器官,肺部肉芽肿可发展成为肺炎、肺脓肿或脓胸等。临床可表现为慢性低热、咳嗽、咳痰、气喘、食欲缺乏、贫血、肝脾大等,严重时出现胸闷、呼吸困难,发绀等呼吸功能不全症状。肺部 X 线检查显示两侧肺门淋巴结

肿大,两侧肺野出现多数圆形结节样阴影(图18-118)。肠道的慢性肉芽肿易表现为食欲缺乏、嗳气、腹胀、腹泻、腹部隐痛、消化不良或粥状泻、吸收不良综合征等。当伴发肠系膜淋巴结炎时,可出现阵发性腹痛,易误诊为肠系膜淋巴结结核或急腹症。

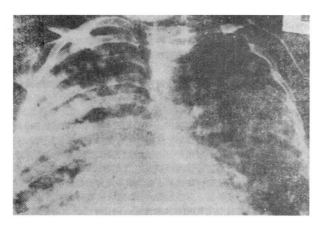

**图18-118 慢性肉芽肿的肺部表现**

部分患者在发病过程中可出现狼疮样皮肤红斑、非特异性关节炎、雷诺氏现象等自身免疫性疾病的症状,血清中常可测出各种自身抗体,如抗核抗体、抗DNA抗体、抗平滑肌抗体、类风湿因子等。本病患者亲属中自身免疫性疾病的发病率也较正常人群明显增高,可能由于白细胞的杀菌功能缺陷,使宿主易受微生物损伤而形成新的自身抗原所致。

**(四)实验室检查**

可显示不同程度的贫血,中性粒细胞常增高,且伴有核左移,血沉增快,血清中免疫球蛋白IgG、IgA、IgM、IgE均明显升高,T细胞免疫功能基本正常。确诊本病需根据白细胞功能试验。本病患者的中性粒细胞游走功能、趋向性功能及吞噬功能均无异常,但葡萄球菌的细胞内杀菌功能试验可显示中性粒细胞杀菌活性显著降低。定量的四唑氮蓝试验(NBT)对确诊本病具有重要意义。正常人的中性粒细胞能将四唑氮蓝还原为紫色的甲瓒(Formazan),阳性率可达70%~90%,而本病中性粒细胞的NBT阳性率一般低于10%。

**(五)治疗**

除一般的支持疗法外,以积极控制感染为主。应尽快从分泌物中分离出病原菌,以选用敏感的抗菌药物,必要时应配合手术治疗,清除感染灶。主要选用具有杀菌作用的抗生素,且需给予较大剂量,方能奏效,感染控制后应继续给药2~3周,以防复发。应用γ干扰素可促进呼吸暴发相关基因的转录,降低本病感染的发生率和死亡率。对重症病例可输给新鲜的全血或白细胞悬液。但因中性粒细胞的寿命甚短,故常需反复多次输注。应用异体干细胞移植可获得较好的疗效,是根治本病的方法。目前正尝试以逆转录病毒为载体的基因疗法,但对于X-CGD中远期效果不佳,并可引起骨髓增生异常。

**(六)预后**

本病预后很差,多数病例于青春期以前死于败血症或严重的肺部感染,个别病例可存活到成年,但易并发难治的真菌感染而最终导致死亡。

## 五、高IgE综合征

高IgE综合征(hyper IgE syndrome,HIES)又称为Job综合征,由Davis Schaller和Wedguood于1966年首先报道。根据遗传方式、临床表现和分子机制不同,分为常染色体显性遗传高IgE综合征(AD HIES)和常染色体隐性遗传高IgE综合征(AR HIES)。目前世界范围内报道的HIES共250多例,其中以AD HIES最常见。湿疹、脓肿、肺炎、黏膜皮肤念珠菌病、血清IgE和嗜酸性粒细胞计数升高是AD HIES的主要特征,可分为2种临床类型:免疫系统和非免疫系统(如牙齿、骨骼)同时受累者为Ⅰ型;仅免疫系统受累者为Ⅱ型。AR HIES较少见,临床上可分为AR HIES伴有分枝杆菌和病毒感染、AR HIES伴有病毒感染和中枢神经系统血管炎/出血2类。

**(一)病因**

HIES多为散发,大多数患者为常染色体显性遗传,并有很大变异性,部分患者呈常染色体隐性遗传。研究发现,STAT3基因和Tyk2基因突变分别与Ⅰ型和Ⅱ型相关;Dock3基因突变可能与大部分AR HIES的发病有关。

**(二)发病机制**

本病是一种免疫缺陷病,表现为免疫调节性T细胞异常。患者体内T细胞分泌INF-γ不足,加上TGF-β水平低下,致使IL-4相对或绝对过多,从而促进IgE的产生;大量IgE覆盖在肥大细胞表面,在金黄色葡萄球菌抗原存在下激活过敏反应,释放组胺等生物活性物质,中性粒细胞被麻痹,趋化性减弱,不能抵抗金黄色葡萄球菌,从而产生炎症并迅速形成脓肿。同时,葡萄球菌反复感染可至 IgE 持续显著增高。最近研究发现，AR HIES 还存在 IL-6 及 IL-23 的缺陷，TH$_{17}$ 细胞发育分化降低，导致感染机会增多。

### （三）临床表现

起病早，生后几周即可出现面部和头皮脓疱疹，但临床上不易识别，容易同新生儿痤疮和湿疹相混淆，皮疹刮屑镜检显示嗜酸性粒细胞增多。金黄色葡萄球菌感染使脓疱疹反复发作，局部应用抗葡萄球菌抗生素有效。反复发作的化脓性肺炎于婴幼儿期出现，最常见的是金黄色葡萄球菌，其次是肺炎链球菌和流感嗜血杆菌。脓痰是最常见的症状之一，患儿往往缺乏全身性炎症反应，一般无发热症状。反复化脓性感染可导致肺囊肿和肺大疱的形成，持续存在的肺囊肿可不断扩大，成为细菌和真菌（常见曲霉菌）感染灶，最终需要手术切除；若侵犯血管，可导致咯血以及肺外感染播散。机会性感染也非常多见。卡氏肺囊虫肺炎可在患儿首次发病时即出现；播散的组织细胞质菌病和隐球菌感染可发生在某些非常见部位，如肠道；皮肤黏膜念珠菌病亦可出现在指甲、阴道以及口腔。除了感染，患儿有时有湿疹、鼻炎和哮喘等变态反应表现，或某些非免疫学表现，包括特殊面容、乳牙脱落异常、反复性骨折、关节过度伸展和脊柱侧凸。

### （四）实验室检查

可见贫血，嗜酸性粒细胞增多，中性粒细胞趋化能力差，血清 IgG4 亚类水平增高，迟发性皮肤试验多呈阴性反应。根据前述的反复感染，尤其是肺部及皮肤反复的葡萄球菌感染，加上血清 IgE 显著增高达 >1 000IU/ml（>2 400μg/L），可考虑 HIES 可能。

### （五）治疗

主要采用抗感染及免疫调节剂治疗。抗感染使用间断或持续抗生素疗法，复方新诺明或磺胺甲基异噁唑可有效预防感染。免疫调节剂中抗组胺药西咪替丁口服可减少感染机会；左旋咪唑可提高粒细胞的趋化作用，但不能控制感染的发生；γ-干扰素可使单核细胞趋化作用明显提高，并能抑制 IgE 产生，增加吞噬细胞内钙离子水平，使感染有所缓解；静脉注射丙种球蛋白、血浆置换不仅能控制重症感染，对湿疹样皮疹也有较好的疗效。

### （六）预后

本病远期预后尚不清楚，经早期诊断、积极治疗者感染机会少，预后相对较好，否则可因严重感染而死亡。有报道，HIES 患儿接种卡介苗后发生播散性结核病。本病还有发展为淋巴样恶性肿瘤的可能。

（谈　珍　陈同辛）

## 参 考 文 献

1. Ishimura M，Takada H，Doi T，et al. Nationwide survey of patients with primary immunodeficiency diseases in Japan. J Clin Immunol，2011，31：968-976.

2. Gathmann B，Binder N. The European internet-based patient and research database for primary immunodeficiencies：update 2011. Clin Exp Immunol，2012，167：479-491.

3. Boyle JM，Buckley RH. Population prevalence of diagnosed primary immunodeficiency diseases in the United States. J Clin Immunol，2007，27：497-502.

4. Liang FC，Wei YC，Jiang TH，et al. Current classification and status of primary immunodeficiency diseases in Taiwan. Acta Paediatr Taiwan，2008，49：3-8.

5. Notarangelo LD，Fischer A，Geha RS，et al. Primary immunodeficiencies：2009 update. J Allergy Clin Immunol，2009，124：1161-1178.

6. Morio T. Common variable immunodeficiency：an update on etiology，pathophysiology，and classification. Nihon Rinsho Meneki Gakkai Kaishi，2012，35：14-22.

7. Aghamohammadi A，Mohammadi J，Parvaneh N，et al. Progression of selective IgA deficiency to common variable immunodeficiency. Int Arch Allergy Immunol，2008，147：87-92.

8. Park JH，Levinson AI. Granulomatous-lymphocytic interstitial lung disease（GLILD）in common variable immunodeficiency（CVID）. Clin Immunol，2010，134：97-103.

9. Ardeniz O，Cunningham-Rundles C. Granulomatous disease in common variable immunodeficiency. Clin Immunol，2009，133：198-207.

10. Bierry G，Boileau J，Barnig C，et al. Thoracic manifestations of primary humoral immunodeficiency：a comprehensive review. Radiographics，2009，29：1909-1920.

11. Hatab AZ，Ballas ZK. Caseating granulomatous disease in common variable immunodeficiency treated with infliximab. J Allergy Clin Immunol，2005，116：1161-1162.

12. Yel L. Selective IgA deficiency. J Clin Immunol，2010，30：10-16.

13. Dominguez O，Giner MT，Alsina L，et al. Clinical phenotypes associated with selective IgA deficiency：A review of 330 cases and a proposed follow-up protocol. An Pediatr（Barc），2012，76：261-267.

14. Thrasher AL，Gaspar HB，Baum C，et al. Gene therapy：X-SCID transgene leukaemogenicity. Nature，2006，443：E5-

6；discussion E6-7.

15. Jurkowska M, Bernatowska E, Bal J. Genetic and biochemical background of chronic granulomatous disease. Arch Immunol Ther Exp（Warsz）, 2004, 52: 113-120.

16. Goussetis E, Konialis CP, Peristeri I, et al. Successful hematopoietic stem cell transplantation in 2 children with X-linked chronic granulomatous disease from their unaffected HLA-identical siblings selected using preimplantation genetic diagnosis combined with HLA typing. Biol Blood Marrow Transplant, 2010, 16: 344-349.

17. Grez M, Reichenbach J, Schwäble J, et al. Gene therapy of chronic granulomatous disease: the engraftment dilemma. Mol Ther, 2011, 19: 28-35.

18. Minegishi Y, Karasuyama H. Genetic origins of hyper-IgE syndrome. Curr Allergy Asthma Rep, 2008, 8: 386-391.

19. Ito R, Mori M, Katakura S, et al. Selective insufficiency of IFN-gamma secretion in patients with hyper-IgE syndrome. Allergy, 2003, 58: 329-336.

20. Milner JD, Brenchley JM, Laurence A, et al. Impaired T（H）17 cell differentiation in subjects with autosomal dominant hyper-IgE syndrome. Nature, 2008, 452: 773-776.

# 第十九章

# 急性呼吸衰竭

急性呼吸衰竭(respiratory failure)是小儿常见的危重症,多种严重的呼吸系统疾病、中枢系统疾病、神经系统疾病及意外事故等均可造成急性呼吸衰竭,50%的婴儿死亡是由呼吸衰竭引起。呼吸系统吸入氧及排出二氧化碳的功能不能满足人体需要时,称为呼吸衰竭。通常呼吸衰竭可分两型,Ⅰ型特点是低氧血症,仅 $PaO_2$ 降低,无 $CO_2$ 潴留,甚至偏低,多因肺通气血流比例失调,弥散障碍及肺内分流引起,常见于呼吸衰竭早期和轻症病例;Ⅱ型特点是 $PaO_2$ 下降,伴肺泡通气量下降引起的 $PaCO_2$ 升高,多见于重症病例。在一定条件下,Ⅰ型和Ⅱ型呼吸衰竭可互相转化。若小儿患慢性呼吸道疾病,同时伴Ⅰ型或Ⅱ型呼吸衰竭,由于机体的代偿作用,病情可相对稳定,但这些患儿的病情,可因一个新的呼吸道感染而恶化,出现严重的急性呼吸衰竭。应注意,患右向左分流型先天性心脏病的小儿,可存在明显低氧血症,但不属于呼吸衰竭。

## 一、病因与分类

### (一) 根据年龄分类

1. 新生儿阶段　一般指出生后 28 天内出现的呼吸系统或其他系统疾病导致的呼吸衰竭。多因窒息、缺氧、肺发育不成熟、吸入羊水胎粪、肺部或全身感染导致。此外,先天性畸形和发育障碍导致上、下呼吸道梗阻,膈疝使肺部受压等,也可以导致呼吸衰竭。

2. 婴幼儿阶段　一般为出生后 1 个月至 2 岁。此阶段多为支气管肺炎、中枢感染等导致;也可以因气道和肺部免疫系统发育不完善,容易感染细菌和病毒,导致肺炎和呼吸衰竭。

3. 儿童阶段　多可因肺炎、先天性心脏病、哮喘持续状态、感染性疾病、肺外脏器功能衰竭等发展而来。此外,外伤、手术创伤、气道异物、溺水、中毒等也会严重影响到呼吸功能,导致急性呼吸衰竭。

### (二) 根据中枢性和外周性病因的分类

1. 中枢性病因　原发病对脑部的伤害、脑水肿或颅内高压等均会影响呼吸中枢的正常功能,导致中枢呼吸运动神经元的冲动发放异常,出现呼吸频率和节律异常,临床主要为通气功能异常,如颅内感染、出血、头颅创伤、窒息和缺氧等。药物中毒、酸中毒及肝、肾功能障碍也可以导致中枢性呼吸衰竭。

2. 外周性病因　原发于呼吸器官,如气道、肺、胸廓或呼吸肌病变的各种疾病。

### (三) 根据感染和非感染性病因的分类

1. 感染性疾病　如细菌、病毒、真菌、原虫性肺炎并发呼吸衰竭或败血症等全身性感染,导致急性肺部炎症、损伤、水肿、出血等病变。中枢感染也是导致呼吸衰竭的重要原因。

2. 非感染性疾病　如手术、创伤、吸入、淹溺、中毒等导致的中枢性和外周性呼吸衰竭。

### (四) 直接根据疾病种类的分类

直接根据原发疾病所出现的呼吸衰竭加以分类区别,如肺炎合并呼吸衰竭,脑炎、脑膜炎合并呼吸衰竭,多脏器功能衰竭合并呼吸衰竭。

## 二、病理生理

### (一) 低氧及二氧化碳潴留的发生机制

小儿呼吸系统正处于发育阶段,代偿能力较差,在疾病影响下易产生通气及换气功能障碍,严重时可导致呼吸衰竭。

1. 通气障碍

(1) 阻塞性通气障碍:比较常见,特点是气道阻力增大而肺和胸廓的顺应性变化不大。

(2) 限制性通气障碍:指肺和胸廓的扩张与收缩受限,引起肺通气量减少。

（3）呼吸动力性通气障碍：呼吸中枢受抑制或其他神经肌肉疾病，可使呼吸节律不齐或呼吸幅度减小，造成通气量下降。

2. 换气障碍

（1）通气血流比例（V/Q）失调：正常肺内通气血流比例平均为0.8，在疾病影响下，肺内各处的通气血流比例可发生不同变化。①通气血流比例过高：肺内病变部位血管受压、肺动脉压下降、毛细血管床减少时，可引起局部血流量减少，若通气量不变，通气血流比例增大，部分气体无机会参加气体交换，成为无效腔通气。若无效腔通气量过大，可影响二氧化碳有效排出。②通气血流比例过低：因气道痉挛或阻塞，局部通气不足，而流经受累区的血量减少不多，形成血多气少，部分血液不能进行气体交换，结果流经病变区的血液内氧分压比正常动脉血明显降低，二氧化碳分压也略有升高。

（2）肺内分流：肺病变引起通气血流比例减低时，毛细血管血氧合不足，可引起不同程度的动静脉血混合，即肺内分流样改变。若病变部位通气完全停止，而血流继续，则形成真正的肺内病理性分流。肺内分流引起严重的换气障碍，结果使血氧分压严重下降。

（3）弥散障碍：肺炎实变、肺不张、肺气肿、肺大疱形成，使肺泡弥散面积减小；肺泡内渗液、间质水肿、增生、肺泡膜增厚，使气体弥散距离增加，两者均对气体的弥散有影响。由于二氧化碳弥散比氧快，弥散障碍多引起血氧分压下降，较少引起二氧化碳分压升高。

**（二）低氧及二氧化碳潴留对机体的影响**

1. 低氧血症　小儿体内氧储存量较少，以体重为10kg小儿为例，肺泡功能残气中氧含量50~60ml，血液中氧与血红蛋白的结合量约180ml，总结合量约240ml。按动静脉氧含量差为33%（相当于$SaO_2$由90%下降至60%），可以提供基础代谢所需耗氧60~80ml/min。体内储氧量仅够维持数分钟，且$PaO_2<4kPa$时，大脑皮层出现不可逆的损伤。从有氧代谢转化为无氧代谢，能量转化效率显著降低，产生大量乳酸，可以引起代谢性酸中毒等代谢紊乱和脏器系统功能失调。

（1）对中枢神经的影响：脑的耗氧占全身总耗氧量的20%，缺氧时脑细胞膜通透性改变，可引起脑水肿、颅内压升高。严重时脑组织出现不可逆性病理改变。$PaO_2<2.7kPa（20mmHg）$，脑细胞死亡。

（2）对呼吸的影响：缺氧对呼吸中枢的直接作用是抑制，但可刺激外周化学感受器，反射性引起呼吸加深加快。严重缺氧时，这种反射变得迟钝。

（3）对心血管影响：早期，可反射性引起心率、心排出量增加，血压升高；晚期，缺氧直接损害心肌，造成心率减慢，心排出量下降，血压降低，并可引起心力衰竭和各种心律失常。缺氧引起的肺小动脉收缩，肺血流阻力增大，肺动脉压力增高，导致右心负荷加重，是右心衰竭的重要原因。

（4）对肾脏的影响：缺氧时肾血管收缩，可引起肾组织缺血、缺氧，严重时导致肾小管损伤、肾功能障碍。新生儿、小婴儿肾脏对缺氧尤为敏感。

（5）对胃肠道及肝脏的影响：可引起胃肠道出血及肝功能异常，严重时出现肝细胞坏死。

（6）对造血系统的影响：低氧可以增加促红细胞生成素，刺激骨髓红细胞生成增加，红细胞携氧能力可以提高，但在急性呼吸衰竭时，低氧对骨髓有抑制作用，使EPO的作用产生缓慢或不起作用。

（7）对代谢的影响：严重缺氧，氧化还原酶系统活性降低，三羧酸循环受阻，氧化过程受阻，酵解增强，乳酸及酮体增多，引起代谢性酸中毒。由于$H^+$和$Na^+$进入细胞内，而$K^+$向细胞外移动，可使血$K^+$升高，进一步加重电解质紊乱。

2. 高碳酸血症　动脉血二氧化碳分压变化通过延髓和颈动脉体化学感受器影响呼吸运动强弱和通气量。二氧化碳透过血脑屏障进入脑脊液，解离出$H^+$，刺激感受器。反应机制中，颈动脉体的作用占1/3，反应快；延脑作用占2/3，作用较持久。

（1）对中枢神经影响：当代谢增加，二氧化碳分压升高，可以刺激呼吸兴奋加强，同时出现精神兴奋、烦躁不安，当二氧化碳分压进一步升高时，可以抑制大脑皮质下层，出现嗜睡和呼吸抑制。一般而言，吸入气二氧化碳提高0.5%~1%可以显著提高通气量；提高达4%~5%时，通气量可以增加一至数倍；提高达5%~10%时，或$PaCO_2$在6~10kPa，通气量可以增加10倍。超过10%后，或$PaCO_2>12kPa$且持续太长时间，呼吸中枢即转为抑制，通气量迅速下降。患儿可出现意识不清或昏迷，即所谓二氧化碳麻醉状态。二氧化碳潴留时，脑血管扩张，血流量增多，颅内压升高。

（2）对呼吸的影响：$PaCO_2$升高，刺激中枢及外周化学感受器，反射性引起通气量增加，可比正常通气量增高数倍，但$PaCO_2$过高时通气量反而下降，这预示病情极端严重。

（3）对心血管的影响：$PaCO_2$升高兴奋交感神经系统，使心率加快，心排出量增加，血压上升，脉压加大。二氧化碳潴留可引起外周血管扩张，以静脉及毛细血管为著。

（4）对酸碱平衡的影响：$PaCO_2$升高使$HCO_3^-/H_2CO_3$比值下降，血pH降低，产生呼吸性酸中毒。$PaCO_2$升高与$PaO_2$下降往往同时存在，互相影响，甚至形成恶性循环，对机体产生极为严重的影响。

### 三、临床表现

除具有呼吸衰竭的原发疾病外，其主要表现是由缺氧或$CO_2$潴留所致的各脏器受累的临床病征。

#### （一）呼吸系统症状

由于小儿肺容量小，为满足代谢需要，肺代偿通气主要依靠呼吸频率加快获得。当呼吸频率>40次/min时，有效肺泡通气量呈下降趋势。因此呼吸困难多表现为浅快，甚至可达到80～100次/min。当呼吸肌疲劳后，呼吸频率减慢，伴严重低氧和高二氧化碳血症时，可同时伴有呼吸深度及节律改变，如鼻翼扇动、三凹征、呼气呻吟、呼吸音减弱或消失、喘鸣和/或呼气延长。

发绀是缺氧的主要症状之一。应注意观察口周黏膜的发绀，除发生严重休克或末梢循环不良外，口腔的血运仍能得到维持，且可避免因肤色不同所造成的观察困难。正常情况下以口唇、口周、甲床处为明显，重度缺氧时，面色发青或苍白。一般$PaO_2$在7.3kPa（55mmHg）以上时，可无发绀；在5.3kPa（40mmHg）以下，一定会出现发绀；在5.3～7.3kPa（40～55mmHg）之间，可能会出现发绀。当血氧饱和度$SaO_2$低于75%时，发绀可被察觉。如毛细血管内每100ml血中，还原血红蛋白量超过5mg也可呈现发绀，但受光线、皮色及个人对色素识别能力等因素的影响略有不同。另外，重症休克时，即使$PaO_2$正常，由于血流阻滞，口唇也可出现发绀。如红细胞增多症病例，发绀出现较早，而贫血时发绀不明显，因此不能仅以发绀作为判定缺氧的指标。高碳酸血症时，可以出现皮肤潮红、口唇樱桃红色，并不反映循环改善，须加以区别。

#### （二）心血管系统症状

低氧血症早期心率加快，心输出量提高，血压上升；后期出现心率减慢、心音低钝、血压下降、心率失常（如窦性及室上性心动过速、异位搏动、心房纤颤、束支阻滞，甚至可出现室性自主节律及心搏骤停）。

#### （三）神经系统症状

低氧血症时出现烦躁不安、意识不清、嗜睡、昏迷、惊厥。中枢性呼吸衰竭时出现呼吸节律不齐、潮式呼吸；呼吸衰竭后期出现叹息样呼吸、呼吸暂停等。当出现颅内高压、脑水肿时，肌张力可发生变化；当视神经受到压迫时，可出现瞳孔不等大改变。

#### （四）消化系统症状

消化道出血是呼吸衰竭的严重并发症，常与脑病、休克并存。其原因是由于严重的缺氧及淤血，而致胃肠黏膜广泛充血、糜烂、坏死、急性溃疡，甚至可出现肠麻痹。少数形成DIC，而出现呕血、便血。

肝脏严重的缺氧时，由于肝血流供应是从外周到肝小叶中心的特点，可发生小叶中心坏死，严重者出现黄疸、转氨酶升高，部分有肝功能的改变。

#### （五）泌尿系统症状

缺氧时体内儿茶酚胺分泌增加，使肾血管收缩，肾血流量减少，滤过压下降，同时因血管通透性增高，血液浓缩，黏稠度增加，循环滞缓，尿量减少，导致肾功能不全，加重酸中毒，酸中毒又使缺氧加重。尿常规出现蛋白尿、白细胞及管型，血尿素氮常增高。当缺氧纠正后多能恢复，但严重缺氧可出现少尿、无尿及严重氮质血症。

#### （六）酸碱平衡失调和水盐电解质紊乱

低氧血症和酸中毒使组织细胞代谢异常，加上能量摄入不足、限制补液、应用利尿剂等，可以使患儿血液生化检查出现高血钾、低血钾、高血钠、低血钠、高血氯及低血钙等表现。小儿肾脏对酸、碱、水、电解质平衡的调节作用有限，特别是在低氧血症时肾脏血流下降，进一步限制了肾脏的调节作用，可以加重全身性酸碱平衡失调和水电解质紊乱。

### 四、实验室检查

#### （一）血气分析

动脉血气分析是最重要的实验室检查，可为

急性呼吸衰竭的诊断提供客观依据。最好直接取动脉血进行检查,也可用动脉化毛细血管血标本,如取适当热敷后的耳垂或足跟血,后者操作方便,但外周循环不良及皮肤水肿时,氧分压测值的准确性会受一定影响。

### (二) 血氧饱和度测定

脉搏血氧计可监测患儿血氧饱和度,测得的血氧饱和度与动脉血实际氧饱和度值高度相关($r=0.98$),可准确反映后者。但应注意,$PaO_2$ 与血氧饱和度间不呈直线关系,即氧饱和度测值的变化并不意味着 $PaO_2$ 也发生成比例的变化,特别在氧饱和度>90%时,即使 $PaO_2$ 有较大幅度的变化,氧饱和度值也只在较小的范围内升高或降低。脉搏血氧计可连续应用,操作简便,已广泛用于临床。

### (三) 呼出气二氧化碳测定

常用红外二氧化碳分析仪测定呼出气中二氧化碳浓度。根据呼气末二氧化碳的浓度可算出相应的二氧化碳分压,与 $PaCO_2$ 密切相关,绝对值比后者约低 $0.27\sim0.40kPa$。因此,连续监测患儿呼出气二氧化碳,可及时发现体内二氧化碳潴留。

### (四) 经皮血气监测

经皮血气监测包括经皮氧与二氧化碳监测。常温下皮肤表面氧和二氧化碳分压值很低,与 $PaO_2$ 及 $PaCO_2$ 相差很大,对其进行监测无临床意义。但皮肤经过一定程度的加温后,皮肤表面的氧和二氧化碳分压值明显升高。此时,连续监测经皮氧与二氧化碳分压可动态反映血气值的变化,有一定价值。但经皮血气监测需特殊设备,操作较复杂,临床已较少使用。

### (五) 特殊检查

呼吸衰竭时,全身脏器均可受到损害,必要时应进行肝、肾功能及心电图、电解质等方面检查。

## 五、诊断

呼吸衰竭的诊断主要依据患儿的原发病、病程和临床表现,而确诊往往需依靠动脉血气分析结果。

### (一) 经典呼吸衰竭诊断标准

在海平面、平静状态下、呼吸室内空气时,动脉氧分压 $PaO_2 \leqslant 6.7kPa(50mmHg)$,$PaCO_2 \geqslant 6.7kPa(50mmHg)$。按 $PaO_2$ 和 $PaCO_2$ 变化特点,进一步可分为 I 型呼吸衰竭(低氧血症型)和 II 型呼吸衰竭(低氧血症和高碳酸血症型)。应注意心脏右向左分流导致的低氧血症,不应归于呼吸衰竭。

1. **I 型呼吸衰竭**　$PaO_2 \leqslant 6.7kPa(50mmHg)$,$PaCO_2$ 可正常或降低。提示功能障碍主要来自气体交换器官或组织,导致氧气不能有效通过呼吸膜进入血液循环。低氧血症伴 $PaCO_2$ 降低应仔细分析,在休克、ARDS 早期因缺氧导致反射性呼吸增快,$CO_2$ 短期排出增加,若出现顽固性低氧血症和低碳酸血症,应警惕肺栓塞的可能。

2. **II 型呼吸衰竭**　若 $PaO_2 \leqslant 6.7kPa(50mmHg)$ 同时伴 $PaCO_2 \geqslant 6.7kPa(50mmHg)$,提示各种原因导致的氧合障碍和肺泡通气不足(呼吸泵衰竭),既不能有效地摄入氧气,也不能有效地排出 $CO_2$。

### (二) 氧和指数

血气参数和机械通气参数结合判断呼吸衰竭危重程度,可以采用氧和指数(oxygenation index, OI)监测。$OI=FiO_2 \times MAP \times 100/PO_2$,MAP 为平均气道压($cmH_2O$),可以从呼吸机直接读取,$PaO_2$ 单位为 mmHg。此公式结合吸入氧、机械通气/辅助通气参数、血气指标,从治疗措施、患儿反映多方面因素综合。OI<5,提示正常或轻度呼吸功能不全;OI 为 $5\sim10$,提示呼吸功能不全和轻度呼吸衰竭,如果气体交换有明显障碍需要机械通气;OI 为 $10\sim20$,提示中-重度呼吸衰竭,依赖机械通气;OI 为 $20\sim30$,提示严重呼吸衰竭,可能伴有肺内静-动脉分流;OI 为 $30\sim40$,提示严重呼吸衰竭伴有肺动脉高压和肺外右向左分流。

## 六、治疗

### (一) 病因治疗

引起急性呼吸衰竭的病因不同,针对原发病进行及时合理的治疗是呼吸衰竭治疗的关键。此外,不论哪种疾病引起的呼吸衰竭,呼吸治疗对于纠正低氧血症和高碳酸血症都有重要作用。

### (二) 保持呼吸道通畅

呼吸道梗阻可由于黏膜肿胀、痰液阻塞和支气管痉挛等因素造成,多与感染有关。处理方法:

1. **温、湿化呼吸道分泌物及雾化吸入**　氧化装置的湿化瓶中水温应在 60℃ 左右,使吸入的氧气温、湿化。还可用超声雾化器或喷射雾化器进行雾化吸入。雾化液中常选用肾上腺皮质激素,如布地奈德、丙酸氟替卡松。不推荐使用地塞米松。痰液稀释剂的情况较为复杂:①盐酸氨溴索,尽管国内有相关的临床应用研究,但国内现有的产品为注射制剂,其产品说明书未推荐雾化吸入使用,而国外已有专用于雾化吸入的剂型。②α-糜蛋白酶,属多肽酶,需超声雾化使用。目前已有临床应用报道,但有效性尚须进一步证实。③乙酰半胱氨酸,国内已有专用雾化吸入剂型,但儿科临床应用经验有限,尚须进一步验证。支气管解痉剂如特布他林、沙丁胺醇、异丙托溴铵等,每次吸入持续5~20分钟,每6~8小时1次。

2. 协助排痰 定期翻身、拍击胸背部,以利排痰。效果不佳者可用导管定期给患儿咽部吸痰。若已行插管或气管切开者,应每小时吸痰1次,吸痰前可先滴入0.9%生理盐水湿化气道。

3. 解除支气管痉挛 可选用氨茶碱、特布他林、丙卡特罗、东莨菪碱等。

**(三) 氧疗法**

氧疗的目的在于提高肺泡内氧分压,降低肺动脉高压,减轻右心负担,解除低氧血症的异常代谢状态。任何类型的急性呼吸衰竭均需积极纠正缺氧。给氧方法有鼻导管、口罩、面罩及头罩法等,严重者可采用气管插管、气管切开及人工辅助呼吸机。给氧时要低流量持续给氧,使$PaO_2$保持在8.0~10.7kPa;中度缺氧,$FiO_2$可设定在0.3~0.5;重度缺氧,$FiO_2$可设定在0.5~0.6。在急性呼吸衰竭时,可用纯氧,但持续时间不宜超过12小时,然后改为吸入$FiO_2$为0.6的氧,一般不超过12~24小时,以防氧中毒,同时避免导致小儿肺部受损伤。吸氧时应注意温、湿化,吸氧过程中密切注意病情变化,定期进行血气分析。

**(四) 呼吸兴奋剂**

肺部病变严重、呼吸肌疲劳、气道阻塞或分泌物潴留的患儿,呼吸兴奋剂无效。心搏骤停引起的呼吸抑制,呼吸兴奋剂可加重脑缺氧,不宜使用。呼吸兴奋剂作用时间较短,剂量过大可引起惊厥等不良反应。随着呼吸机的普遍应用,呼吸兴奋剂已较少使用。未成熟儿呼吸中枢受抑制时,可考虑使用如氨茶碱、纳洛酮等,但不作为常规推荐使用。

**(五) 纠正水、电解质紊乱和酸碱失衡**

应补给足够的热量、水和电解质,以防脱水和电解质紊乱。液体量按50~60ml/(kg·d)供给,因气促时从呼吸道丢失的水分会比较多,如果液体入量太少可能会造成患儿脱水,但入量过多又可引起肺水肿,加重急性呼吸衰竭。目前,推荐针

对呼吸衰竭的治疗采取保守性液体治疗,但相关的细节问题仍在探讨与研究中。酸碱失衡以呼吸性酸中毒最为常见,多伴不同程度的代谢性酸中毒。处理时以改善通气、纠正缺氧和二氧化碳潴留为主,必要时行机械通气。pH<7.20且有心律失常风险者,可酌情应用5%碳酸氢钠,每次2~5ml/kg。但在未改善通气之前使用碳酸氢钠,可加重$CO_2$潴留。因此,保证充分通气和氧合及有效的血液循环是应用碳酸氢钠纠正酸中毒不可忽视的前提。

**(六) 肺表面活性物质**

肺表面活性物质是维持肺泡稳定和保证有效通气的重要物质。大量临床资料表明,外源性肺表面活性物质治疗新生儿呼吸窘迫综合征取得了突破性进展:明显降低了病死率,减少了并发症和后遗症。对于其他严重的呼吸道疾病,如新生儿胎粪吸入综合征、重症肺炎、急性呼吸窘迫综合征,也有运用肺表面活性物质治疗成功的报道。近年国内外均有将肺表面活性物质应用于急性肺损伤(acute lung injury, ALI)、肺炎等患者的临床报道,显示肺表面活性物质具有改善患儿氧合、降低吸氧体积分数的效果。上海交通大学附属新华医院儿内科也曾应用肺表面活性物质成功治疗了2例重症甲型$H_1N_1$流感合并呼吸衰竭的患儿,这些临床观察为肺表面活性物质的临床应用开辟了新的前景。

**(七) 人工辅助机械通气**

人工辅助机械通气是行气管插管或气管切开后,借助各类机械呼吸器进行辅助通气。

1. 气管插管 小儿呼吸衰竭多属急性,使用机械呼吸器时间短暂,气管插管系非创伤性,应为首选。插管应在镇静、镇痛的条件下进行,必要时可以使用肌松剂。插管后机械通气必须保持持续温湿化,以防呼吸道湿化不足而导致的呼吸道分泌物阻塞气道。导管留置时间一般不超过48~72小时。紧急情况下以经口插管为主,若需长时间置管,则可经鼻插管或气管切开后插管。

2. 气管切开 如需较长时间使用人工辅助呼吸(>7天)或呼吸道有大量黏稠分泌物,经气管插管后清除或引流不满意者,可作气管切开。

3. 机械通气 机械通气作为一种呼吸支持治疗,最终是模拟人的呼吸生理。如何根据小儿急性呼吸衰竭的不同病因及其不同的病理生理变化,正确选用机械通气的策略和技术,及早防治各

种并发症,是进一步提高各种呼吸衰竭抢救成功率的关键。

(1) 肺保护性通气策略(lung protective ventilating strategy,LPVS):机械通气是把双刃剑,在治疗呼吸衰竭的同时,可因运用不当而引起肺组织损伤,主要并发症为机械通气相关性肺损伤(ventilator induced lung injury,VILI)。VILI 主要包括:压力伤、容积伤、不张伤和生物伤,前三者都属于机械性损伤,后者属于生物性损伤。目前LPVS 中,小潮气量通气策略是循证医学中 A 级的推荐意见。

1) 小潮气量通气策略:是采用较小的潮气量(5~8ml/kg),以避免肺泡的过度充气与损伤的发生。小潮气量通气策略的应用已达到基本共识。通气参数设置和监测基本参数的设置应高度个体化,以呼吸动力学参数和血气分析参数达到理想指标为根本目的。

2) 最佳呼气末正压的应用:最佳呼气末正压的选择,应以既能达到最大限度的肺复张、最大的氧合状态,又不影响心排血量及诱发肺损伤为基本原则。

3) 容许性高碳酸血症策略:容许性高碳酸血症(permissive hypercapnia,PHC)是指为避免气压-容量伤而故意限制气道压或潮气量,容许$PaCO_2$ 逐渐升高>50mmHg。小潮气量通气不可避免的会引起 PHC 和酸中毒,PHC 策略是追求最佳的机体氧合和最小的机械通气相关性肺损伤之间的平衡,若强求小潮气量和 $PaO_2$ 升高,不仅需要大剂量的镇静剂和肌松剂,还可产生较多的负效应。适当的高碳酸血症对肺有保护作用,可减轻肺损伤,其机制可能与肺组织抗氧化能力增强、脂质过氧化物损伤减轻等因素有关。

(2) "开放肺"通气策略:所谓"开放肺"(open lung)是指让有萎陷趋势的肺复张,并在整个呼吸周期保持复张状态,以肺内分流<10%为理想水平,同时能在较低呼吸道压的情况下保持理想的气体交换。

肺泡复张手法是指在机械通气过程中,间断地给予高于常规平均气道压的压力并且维持一定的时间(一般不超过 2 分钟)。开放肺的方法包括持续充气(sustained inflation,SI)、叹气(sigh)、高频通气(high frequency ventilation,HFV)、高频震荡通气(high frequency oscillatory ventilation,HFOV)、高水平 PEEP、控制性高平台压和间断大潮气通气等方法,及持续气道正压通气(continuous positive airway pressure,CPAP)、压力支持通气(pressure support ventilation,PSV)、双水平正压通气(bilevel positive airway pressure,BiPAP)等通气模式。

**(八) 吸入一氧化氮**

一氧化氮能快速选择性作用于肺部血管,使血管平滑肌松弛,降低肺血管阻力和肺动脉压,增加肺血流,改善肺通气血流比值,提高血氧水平,阻止分流,改善心肺功能。20 世纪 90 年代初起主要应用于新生儿肺动脉高压(持续胎儿循环、胎粪吸入、败血症、先天性膈疝等)的治疗并获得良好效果。一氧化氮对其他原因引起的呼吸衰竭患儿,如感染性肺炎、急性呼吸窘迫综合征、心脏手术后、心肺复苏后肺水肿等也有一定疗效。吸入一氧化氮治疗的效果在 1~10ppm 吸入水平时即可体现,大于 80ppm 以上并不能提高疗效,反而会增加中毒的风险,且总的吸入时间一般在 72 小时内。心功能、肺通气功能不良时,对一氧化氮吸入疗效有明显的影响。长时间一氧化氮吸入需对高铁血红蛋白进行监测。一氧化氮吸入治疗后,应重视因内源性一氧化氮合酶活性被抑制而使病情恶化的不良反应。在机体出凝血功能障碍或有出血倾向时,应慎用一氧化氮吸入疗法。

**(九) 液体通气**

进行液体呼吸时应用全氟化碳液,有全液体通气和部分液体通气两种,目前主要以应用后者为主。部分液体通气(partial liquid ventilation,PLV)是将液体通气与传统机械通气联合使用来完成肺"通气"的新方法,PLV 避免了在体外进行全氟化碳液的充氧和清除二氧化碳、依靠机械动力不停地将机械通气液重新输入及引出肺脏的过程。目前液体通气临床应用的安全性及有效性还有待进一步研究。2005 年,上海交通大学附属新华医院朱晓东等首次运用部分液体通气成功治疗 1 例新生儿胎粪吸入综合征。

**(十) 体外膜肺**

体外膜肺(extra-corporeal membrane oxygenation,ECMO)是指应用体外膜式氧合器取代肺的呼吸功能,有静脉-静脉、静脉-动脉及动脉-静脉等转流方式,前 2 种为有泵转流方式,后 1 种可以在无泵的情况下运转。ECMO 在体外对静脉(动脉)血进行氧合,去除二氧化碳,使肺处于一种休息状态,为原发病的治疗争取时间,同时可以促进肺部病变改善。该技术属于非常规治疗手段,只有在其他治疗措施都无效的情况下方可考虑使用。

**（十一）其他对症治疗**

1. 强心剂及血管活性药物　并发心力衰竭时，可用地高辛等强心剂。心肌缺氧时，洋地黄易产生毒性反应，用量宜偏小。血管活性药物可解除肺小动脉及微小动脉痉挛，改善微循环，减轻肺动脉高压及肺水肿。常用如：酚妥拉明每次 0.3～0.5mg/kg，一次量不超过 10mg，加入 5%～10% 葡萄糖液中滴注，2～6μg/（kg·min）速度滴入，应用中注意纠正低血压和心率失常，在伴有中毒性休克时应补充血容量。多巴胺和多巴酚丁胺：兴奋心脏 $\beta_1$-受体，扩张肾、脑、肺血管，增加肾血流量和尿量，为休克和难治性心力衰竭的主要药物，半衰期短，需连续静脉滴注。用量：多巴胺 2～10μg/（kg·min），多巴酚丁胺 2～20μg/（kg·min），可以联合应用，从低剂量开始。

2. 肾上腺皮质激素　可减少炎症渗出，缓解支气管痉挛改善通气，可降低脑血管通透性，减轻脑水肿。常用如：地塞米松 0.5～1.0mg/（kg·d），疗程一般不超过 3～5 天。

3. 利尿剂及脱水剂　心力衰竭或肾功能不全时可选用快速利尿剂，如呋塞米每次 1mg/kg，静脉推注。脑水肿时可用甘露醇每次 0.5～1.0g/kg，每天 3～4 次，同时控制液体量 50～60ml/（kg·d）。

## 七、并发症处理与临床转归

**（一）发展为严重肺损伤和急性呼吸窘迫综合征**

中枢性呼吸衰竭可以发展为呼吸机相关性肺炎和肺损伤。持续机械通气时呼吸管理不善，可以导致气道肺泡发育不良、呼吸道细菌感染，发展为肺炎可加重呼吸衰竭。化疗和免疫抑制时肠道缺血缺氧-再灌注损伤等可以导致严重肺部感染性损伤，并发展为 ARDS。

**（二）发展为肺外脏器功能衰竭**

呼吸衰竭时持续低氧血症可以导致肺部和肺外脏器功能衰竭。主要由于肺部炎症细胞大量聚集，释放促炎症介质进入循环，攻击肺外脏器，导致肺外脏器的功能和结构损害，可以发展为多脏器功能障碍和衰竭。

（陈　菲　朱晓东）

## 参 考 文 献

1. 宋国维. 急性呼吸衰竭的诊断治疗及进展. 实用儿科临床杂志，2004，8：717-720.
2. Davies MW, Sargent PH. Partial liquid ventilation for the prevention of mortality and morbidity in paediatric acute lung injury and acute respiratory distress syndrome. Cochrane Database Syst Rev, 2004,（2）：CD003845.
3. 李昌崇，胡晓光. 急性呼吸衰竭的治疗. 实用儿科临床杂志，2010,（04）：236-239.
4. Proulx F, Joyal JS, Mariscalco MM, et al. The pediatric multiple organ dysfunction syndrome. Pediatr Crit Care Med, 2009,10（1）：12-22.
5. 徐鹏，张骅，张民，等. 呼吸衰竭的治疗进展. 临床肺科杂志，2008,（11）：1451-1453.
6. Bradley PF, Jerry JZ. Pediatric critical care. 3rd ed. Philadelphia: Elsevier Mosby, 2006.
7. 杨明，钱素云. 呼吸衰竭的临床表现及诊断. 实用儿科临床杂志，2010,（04）：234-236.
8. 张淑琴，汤晓玲，张侠. 呼吸衰竭的治疗进展. 临床肺科杂志，2009,（12）：1651-1652+1663.
9. Raghavendran K, Willson D, Notter RH. Surfactant therapy for acute lung injury and acute respiratory distress syndrome. Crit Care Clin, 2011,27（3）：525-559.
10. Kliegman RM, Behrman RE, Jenson HB, et al. Nelson textbook of pediatrics. 18th ed. Philadelphia: Saunders, 2007.

# 第二十章

# 小儿急性呼吸窘迫综合征

急性呼吸窘迫综合征（acute respiratory distress syndrome，ARDS）是指在严重感染、休克、创伤及烧伤等非心源性疾病过程中，肺毛细血管内皮细胞和肺泡上皮细胞损伤造成弥漫性肺间质及肺泡水肿，导致的急性低氧性呼吸功能不全或衰竭。ARDS以肺容积减少、肺顺应性降低、严重的通气与血流灌注比值失调为病理生理特征，临床表现为进行性低氧血症和呼吸窘迫，肺部影像学表现为非均一性的渗出性病变。低氧血症可以导致多脏器的继发性缺氧性损伤，进而发展为多脏器功能衰竭，多器官功能衰竭为ARDS患者死亡的主要原因。

## 一、病因与危险因素

小儿ARDS的主要致病原因为三大类，即感染性肺部损伤、急性创伤性肺损伤、免疫抑制性肺损伤。肺部损伤分为直接损伤和间接损伤。直接损伤如细菌、真菌、病毒感染，溺水，有害气体或液体吸入，肺栓塞，挫伤等。近年来，随着儿童重症抢救技术和儿童外科救治技术的发展，持续气道正压通气、心血管手术导致肺缺血再灌注等成为医源性直接肺损伤的原因。间接肺损伤如休克、败血症、创伤和烧伤、大量输血、弥散性血管内凝血、药物性伤害、代谢性疾病等也可成为致病的危险因素。近年来，由于器官移植手术后抗排斥药物和肿瘤化疗导致免疫功能低下并发的肺部感染并不少见，感染源主要为真菌、卡氏肺囊虫、条件性致病菌和病毒感染，此类ARDS患儿预后差。

## 二、病理生理

ARDS的基本病理生理改变是肺泡上皮和肺毛细血管内皮通透性增加所致的非心源性肺水肿。由于肺泡水肿、肺泡塌陷导致严重通气与血流灌注比值失调，肺内分流明显增加，从而产生严重的低氧血症。肺血管痉挛和肺微小血栓形成引发肺动脉高压。

ARDS早期的特征性表现为肺毛细血管内皮细胞与肺泡上皮细胞屏障的通透性增高，肺泡与肺间质内积聚大量的水肿液，其中富含蛋白及以中性粒细胞为主的多种炎症细胞。中性粒细胞黏附在受损的血管内皮细胞表面，进一步向肺间质和肺泡腔移行，释放大量促炎介质，如炎症细胞因子、过氧化物、白细胞三烯、蛋白酶、血小板活化因子等，参与中性粒细胞介导的肺损伤。除炎症细胞外，肺泡上皮细胞以及成纤维细胞也能产生多种细胞因子，从而加剧炎症反应过程。凝血和纤溶紊乱也参与了ARDS的病程，ARDS早期促凝机制增强，而纤溶过程受到抑制，引起广泛血栓形成和纤维蛋白的大量沉积，导致血管堵塞以及微循环结构受损。

ARDS早期在病理学上可见弥漫性肺损伤、透明膜形成及Ⅰ型肺泡上皮或内皮细胞坏死、水肿，Ⅱ型肺泡上皮细胞增生和肺间质纤维化等表现。少数ARDS患者在发病1周内可缓解，但多数患者在发病5~7天后病情仍进展，进入亚急性期。在ARDS的亚急性期，病理学上可见肺间质和肺泡纤维化，Ⅱ型肺泡上皮细胞增生，部分微血管破坏并出现大量新生血管。部分患者呼吸衰竭持续超过14天，病理学上常表现为严重的肺纤维化、肺泡结构破坏和重建。

## 三、实验室检查

### （一）监测动态血气

反复监测动态血气可以判断机体氧和二氧化碳代谢、酸碱平衡情况。当急性肺损伤向ARDS发展时，多表现为持续低氧和高二氧化碳血症，并伴代谢性或混合性酸中毒。

### （二）影像学检查特点

两肺广泛渗出阴影为急性期的特征，表明肺血管向间质及肺泡渗出过程。血管通透性增加时,渗出液先积聚在大血管周围,呈肺纹理增加和微细颗粒状。随病情发展,可以出现大量肺泡渗出液,为斑片状和实变,甚至有胸腔积液。在疾病后期出现纤维化时,出现肺纹理增粗和小囊泡等慢性病变特征。有些患儿可有不典型表现,如单侧肺弥漫性渗出,或肺部影像学特征轻、临床低氧血症和感染症状明显,也可以考虑早期 ARDS。有条件时可以采用 CT 扫描,尤其对于发现肺泡萎陷、实变有帮助。对仰卧位出现中背部肺的萎陷、在俯卧位时扩张,可以认为是肺萎陷,而不扩张为肺实变。动态影像学检查对于掌握病情发展和治疗效果有非常重要的意义。

### 四、临床特征与诊断

一般认为,ARDS 具有以下临床特征:①急性起病,在直接或间接肺损伤后 12～48 小时内发病。②常规吸氧后低氧血症难以纠正。③肺部体征无特异性,急性期双肺可闻及湿啰音或呼吸音减低。④早期病变以间质性为主,X 线胸片常无明显改变。病情进展后,可出现肺内实变,表现为双肺野普遍密度增高,透亮度减低,肺纹理增多、增粗,可见散在斑片状密度增高阴影,即弥漫性肺浸润影。⑤无心功能不全证据。

2015 年 6 月国际上首次明确了 PARDS 的定义,强烈推荐以下为 PARDS 的诊断标准:

(1) 无明确年龄标准,但需排除有围生期相关肺部疾病的患儿。

(2) 临床表现发生在 7 天以内。

(3) 不能完全用心功能衰竭或液体超负荷来解释的呼吸衰竭。

(4) 胸部影像学出现新的渗出性改变,与急性器质性肺损伤的表现一致。

(5) 在无创机械通气时,面罩通气下持续正压通气(continuous positive airway pressure,CPAP)或者双水平气道正压(bi-level positive airway pressure,BiPAP)≥5cmH₂O 时,氧合指数(PaO₂/FiO₂ratio,P/F ratio)≤300 或氧饱和度/吸入氧浓度比例(oxygen saturation/FiO₂ratio,S/F ratio)≤264,可诊断 PARDS。

(6) 在有创机械通气时,使用氧指数(oxygenation index,OI)及氧饱和度指数(oxygen saturation index,OSI)代替 P/F 作为判断 PARDS 严重程度的首要参数。

(7) 对具有慢性心肺疾病、左心功能不全的患儿诊断 PARDS 提出了相关建议。

### 五、治疗

#### (一) 积极治疗原发病

遏制其诱导的全身失控性炎症反应,是预防和治疗 ARDS 的必要措施。

#### (二) 呼吸支持治疗

1. 氧疗 ARDS 患者吸氧治疗的目的是改善低氧血症,使动脉血氧分压 PaO₂ 达 60～80mmHg。在 ARDS 早期,首先考虑通过鼻导管吸氧,当需要较高吸入氧浓度时,可采用调节式吸入氧浓度的面罩进行氧疗。ARDS 患者往往低氧血症严重,常规的氧疗常难以奏效,机械通气仍然是最主要的呼吸支持手段。

2. 有创机械通气 ARDS 患者经高浓度吸氧仍不能改善低氧血症时,应气管插管进行有创机械通气。ARDS 患者呼吸功明显增加,表现为严重的呼吸困难,早期气管插管机械通气可降低呼吸功,改善呼吸困难。目前,多主张肺保护性通气策略(lung protective ventilating strategy,LPVS)的概念,旨在进行机械通气的同时,既能为患儿提供良好的氧合又不加重肺损伤。

LPVS 的内容主要包括:

(1) LPVS 治疗目标:保证重要脏器充足的氧供及 CO₂ 的有效排除,减少呼吸负荷,避免进一步加重肺损伤或组织愈合。

(2) LPVS 通气效果评价:过去评价的重点放在 PaO₂ 的改善上,目前认识到组织的氧供更为重要,任何影响心排出量的因素都可影响氧的转运,故有人提出 PaO₂≥50mmHg、心脏指数≥2.2L/(min·m²)为适宜的氧合标准。

(3) 低气道压的维持:通过允许性高碳酸血症、低潮气量加适度 PEEP 等措施,最大肺泡跨壁压不能超过 25～30cmH₂O,气道平台压不超过 30～35cmH₂O。

(4) 最佳 PEEP:PEEP 过高可增加肺损伤,PEEP 太低则起不到肺泡重建的作用,故提出最佳 PEEP 的概念,即最大限度地改善肺顺应性,使肺内分流小于心排出量的 15%,PaO₂/FiO₂＞300mmHg 的 PEEP 水平;应使用能够防止肺泡塌陷的最低 PEEP,可根据静态 P-V(肺静态压力-容积)曲线低位转折点压力+2cmH₂O 来确定 PEEP,或通过动脉/呼气末气体的 CO₂ 分压差(PaCO₂-PetCO₂)来作为选择最佳 PEEP 的根据,PaCO₂-

PetCO₂ 差最小即为最佳 PEEP。

（5）肺缓慢通气膨胀模式（open lung concept，OLC）：是指在较低的气道压和肺内压下，使萎陷的肺泡轻微缓慢地膨胀复张，应用呼气末正压使萎陷的肺泡持续开放一定时间，从而在提高气体交换、改善氧合的同时，保护肺实质和肺循环系统。其特点是吸气时间延长，吸入气流缓慢，在较低的吸入气气道峰压下即能达到满意的潮气量和 PEEP，从而改善 ARDS 患者氧合、提高肺顺应性和减少气压伤。

（6）允许性高碳酸血症（permissive hypercapnia，PHC）：指采用低潮气量和低气道压，允许 $CO_2$ 分压升高至一定程度，从而避免由于高容量和高气道压引起的肺损伤。基于高气道压的危害，采取低于常规潮气量的小潮气量策略，允许一定的二氧化碳潴留（$PaCO_2$：$60 \sim 80mmHg$）和呼吸性酸中毒（pH：$7.25 \sim 7.30$），可防止气压伤，避免肺损伤加重。

3. 其他通气方式

（1）反比通气（inverse ratio ventilation，IRV）：是指采用反常的吸呼比，即吸气期长于呼气期的模式，多用于压力控制通气。其目的是通过缩短呼气时间，增加 FRC。反比通气的并发症，包括内源性 PEEP 过高、气胸、心血管功能失常和需加强镇静等。

（2）容量支持（volume support，VS）：又称可变式压力支持（variable pressure support），可自动调节气道压力于较低水平，保证稳定的潮气量和分钟通气量，随着患儿顺应性的增加和呼吸功能的改善，自动降低压力支持水平，主要用于有自主呼吸的 ARDS 患儿或治疗后的撤机准备。

（3）高频通气（high frequency ventilation，HFV）：包括高频正压、喷射、振荡三种通气模式，其特点为高通气频率、低潮气量、短吸气时间、气道开放等。不建议对 PARDS 患儿常规使用高频喷射通气。严重气漏综合征的患者除可使用高频振荡通气外，还可以考虑应用高频喷射通气，但仅作为一般推荐。

（4）无创正压通气：侵入性机械通气有许多并发症，无创正压通气不必气管插管；最常用于由于神经肌肉疾病或慢性阻塞性肺疾病引起的慢性呼吸衰竭，多用于伴有高碳酸血症患者，而急性低氧的呼吸衰竭患者效果不理想。不良反应主要包括血流动力学不稳定、难以控制的心律失常、无法控制气道压、误吸风险高、不能有效清除分泌物、面罩固定不牢、胃肠出血、患儿不舒适等。

（5）液体通气：目前有两类液体通气方法曾尝试用于临床，完全液体通气和部分液体通气，由于完全液体通气的装置和技术要求复杂，目前多用部分液体通气。部分液体通气是在常规机械通气的基础上经气管插管向肺内注入相当于功能残气量的全氟碳化合物，以降低肺泡表面张力，促进肺重力依赖区塌陷肺泡复张，由此可显著改善 ARDS 患者的动脉氧合，可作为严重 ARDS 患者常规机械通气无效时的一种选择。但是迄今为止，该项技术仍在临床研究中，尚未获得明确的推荐使用。

此外，还有吸入 NO 及体外膜肺氧合技术可作为一般治疗无效的严重低氧血症时的考虑方案。不建议 PARDS 患儿常规使用吸入 NO。当患儿存在明确的肺动脉高压或严重右心功能不全时，可以考虑使用吸入 NO。

**（三）激素治疗**

肾上腺皮质激素具有广泛的抗炎、抗休克、抗毒素及减少毛细血管渗出等作用。目前不主张在 ARDS 的急性期使用肾上腺皮质激素。但是糖皮质激素能抑制 ARDS 晚期持续存在的炎症反应，并能防止过度的胶原沉积，从而有可能对晚期 ARDS 有保护作用。同时在 ARDS 晚期或 ARDS 病情得不到改善时，肾上腺皮质激素的"营救治疗"往往能使肺功能得到快速的改善，临床常用氢化可的松或甲基泼尼松龙，相关剂量尚无统一。对于过敏原因导致的 ARDS 患者，应早期应用糖皮质激素治疗。

**（四）体位治疗**

由于 ARDS 时肺浸润的不均匀性，改变体位可以改善通气。俯卧位的作用最为显著，对于严重氧合障碍的患者，不论任何原因的肺水肿，合理使用 PEEP 仍不能将 $FiO_2$ 降至 60% 以下，即可使用俯卧位通气。

其主要机制为：

1. 背侧通气改善，肺内通气重新分布，通气/血流比值更加匹配。

2. 血流与水肿液的重分布。

3. 功能残气量增加。

4. 心脏压迫减少。

禁忌证包括：急性出血、多发性创伤、脊椎损伤、颅压升高和近期上腹部手术等。通常每天进行 1~2 次，每次持续时间视患者耐受性和氧合效果而定。该项操作需要耐心和经验，需注意引起小婴儿窒息、神经压迫、肌肉挤压伤、静脉淤血、气道安全性降低、膈肌运动受限、静脉输液针头脱出和角膜损伤等并发症。

#### （五）镇静、镇痛与肌松

机械通气患者应考虑使用镇静、镇痛剂，以缓解焦虑、躁动、疼痛，减少过度的氧耗。合适的镇静状态、适当的镇痛是保证患者安全和舒适的基本环节。机械通气时应用镇静剂应先制订镇静方案，包括镇静目标和评估镇静效果的标准，根据镇静目标水平来调整镇静剂的剂量，并实施每天唤醒。临床研究中常用 Ramsay 评分来评估镇静深度、制订镇静计划，以 Ramsay 评分 3~4 分作为镇静目标。机械通气的 ARDS 患儿应尽量避免使用肌松药物，如确有必要使用肌松药物，应监测肌松水平以指导用药剂量，以预防膈肌功能不全和呼吸机相关性肺炎的发生。

#### （六）液体管理

肺间质水肿是 ARDS 的重要病理变化，液体管理是 ARDS 治疗的重要环节。若胸部 CT 或 X 线胸片发现明显的肺间质水肿并存在正平衡的补液量，可适当使用利尿剂，补液量保持在常规需要量的 70% 为宜。对于急性期患者，应保持较少的血管内容量，维持液体轻度负平衡，故应控制补液量，以免肺循环流体静压增加，静脉补液量应控制速率，维持在 2~3ml/（kg·d）为宜；此期胶体液不宜使用过多，以免在肺泡和间质积聚，加重肺水肿。应在保证血压和心排出量的条件下，最大程度地降低肺动脉楔压，必要时可放置 Swan-Ganz 导管以动态监测。根据病情可输入红细胞，提高红细胞比容至 40%~49%，或是提供 25% 或 5% 的白蛋白，同时结合应用利尿剂，有助于实现液体负平衡并改善氧合。对于肾功能障碍者可以联合应用持续肾脏替代治疗或腹膜透析，有利于排除代谢废物和细菌毒素，促进肺液吸收。

#### （七）肺表面活性物质替代疗法

应用指征：在气道峰压>2.5kPa（25cmH$_2$O）、顺应性<0.5ml/（cmH$_2$O·kg），且持续低氧血症不得改善（>6~12 小时），排除由于呼吸机参数调节不当时，可以气道内滴入肺表面活性物质 50~200mg/kg，必要时可以间隔 6~12 小时再给予 2~3 次，每次 100mg/kg，以获得改善氧合等效果。治疗宜在早期开始，在大量渗出时效果差。目前，尽管现有的相关指南与专家共识不推荐使用外源性肺表面活性物质治疗急性呼吸窘迫综合征，但由首都医科大学附属北京儿童医院领衔的多中心临床研究正在进行中，其相关研究结果可能对于临床疗效、给药技术与时机、过敏反应等问题有进一步的解释。

#### （八）营养

推荐的热量中葡萄糖不宜太高，因为可导致高碳酸血症。急性期一般不用脂肪乳剂，因其可导致血液黏稠，肺部血流速度下降，影响通气血流比值；在恢复期可以采用脂肪乳剂，提高能量摄入，有助于肺组织细胞修复。适当摄入维生素 A、D、E 等可以强化上皮细胞抗过氧化损害、促进增生修复和功能恢复。鱼油中富含 Ω-3 脂肪酸，如二十二碳六烯酸（DHA）、二十碳五烯酸（EPA）等具有免疫调节作用，可抑制促炎因子释放，减少新发的器官功能衰竭，降低病死率。因此，对于 ARDS 患者，特别是严重感染导致的 ARDS，可补充 EPA 和 DHA，以改善氧合，缩短机械通气时间，但还需进一步的实验论证。在呼吸机治疗中，如果患儿情况稳定，应考虑尽早采用经胃肠道营养支持，加速肺和机体复原。

#### （九）其他治疗

根据 ARDS 的发病机制，目前试图从前列腺素 E$_1$、环氧化酶抑制剂、内毒素拮抗剂、细胞因子单克隆抗体及拮抗剂、抗氧化剂和基因方法进行诊断治疗，尚处于研究阶段。

### 六、预后

经化疗后的白血病、肿瘤恶病质、肺炎伴严重营养不良和免疫力低下的患儿，存在全身性结缔组织病、组织细胞增生症等，往往在肺部感染后出现 ARDS，且难以用单纯呼吸机治疗和抗感染克服。对于此类患儿重点为早期预防和治疗，并针对肺血管内微血栓形成等机制进行治疗，ARDS 尚无针对性的有效治疗，早发现、早治疗、祛除诱因仍是目前治疗的关键手段。

（陈　菲　朱晓东）

### 参 考 文 献

1. Dushianthan A，Grocott MP，Postle AD，et al. Acute respiratory distress syndrome and acute lung injury. Postgrad Med J，2011，87（1031）：612-622.

2. Massimo Antonelli, Marc Bonten, Jean Chastre, et al. Year in review in Intensive Care Medicine 2011: III. ARDS and ECMO, weaning, mechanical ventilation, noninvasive ventilation, pediatrics and miscellanea Intensive Care Med, 2012, 38(4): 542-556.

3. 喻文亮, 陆铸今, 王莹, 等. 小儿急性呼吸窘迫综合征前瞻性多中心临床流行病学研究. 中华急诊医学杂志, 2005, (06): 448-453.

4. Pediatric Acute Lung Injury Consensus Conference Group. Pediatric acute respiratory distress syndrome: consensus recommendations from the pediatric acute lung injury consensus conference. Pediatr Crit Care Med, 2015, 16(5): 428-439.

5. 刘春峰, 卢志超. 2015 国际小儿急性呼吸窘迫综合征专家共识解读. 中国小儿急救医学杂志, 2015, 22(12): 829-835.

# 第二十一章

# 小儿呼吸复苏与呼吸系统疾病的监护

## 一、呼吸复苏

患者出现呼吸衰竭或呼吸突然停止、心脏仍有搏动或心搏停止时,应用手法、器械辅助患者呼吸,可恢复氧气供应和排除二氧化碳,以维持有效的气体交换和身体各器官功能,从而争取恢复自主呼吸。这种由辅助患者呼吸过渡到恢复自主呼吸的过程,称为"呼吸复苏"。它主要依靠迅速建立人工呼吸来实现,是抢救患者生命的一种紧急措施,与此同时还应采取措施维持有效循环,此为保证呼吸复苏成功不可缺少的环节。

### (一) 呼吸衰竭或呼吸停止的原因

1. 上、下气道阻塞 包括感染(如急性会厌炎、急性喉气管支气管炎或咽后壁脓肿)、气道水肿或痉挛(如创伤、过敏反应、哮喘)、异物吸入或误吸胃反流物、气管内肿块(如血管瘤、气道肿瘤或囊肿)或外部压迫(如肿瘤)等。

2. 肺组织疾病 包括肺炎(感染、吸入)、肺水肿、大量胸腔积液、张力性气胸等。

3. 呼吸驱动病变 包括中毒(药物或其他毒物)、外伤、颅内疾患(如颅内感染、肿瘤)引起脑水肿或颅高压或脑疝等,导致中枢神经系统抑制、神经肌肉疾病(如感染性多发性神经根炎、婴儿脊肌萎缩症、肌病)等。

4. 代谢性疾病 如低血糖、低血钙、新生儿甲状腺功能低下。

5. 其他 如继发于惊厥、心搏停止后的呼吸停止、婴儿猝死等。

### (二) 病理生理

当呼吸停止或无效呼吸时,动脉血氧分压($PaO_2$)降低,二氧化碳潴留,组织无氧代谢增加,血乳酸产生过多致乳酸性酸中毒。严重的酸血症可引起支气管痉挛及肺部毛细血管收缩,加重心、肺负担,导致心脏衰竭和肺性脑病。显著的心动过速与心输出量减低,又常引起无效循环,使通气血流比例严重失调引起肺内分流,出现严重低氧血症和高碳酸血症。由于血及组织 pH 下降,使迷走神经紧张度增高,可引起心动过缓、心收缩不全或心室纤颤。同时脑缺氧、二氧化碳潴留将使脑血管扩张,通透性增加,引起脑水肿、颅高压进一步加重,脑低灌注或无灌注,最终脑死亡。

### (三) 临床表现

当患儿出现呼吸频率明显增快、呼吸困难或呼吸音减弱,同时伴有意识不清、肌张力降低、口唇和皮肤明显发绀,经皮氧饱和度降低,可临床诊断呼吸衰竭,需给予积极呼吸急救,以防缺氧进一步加重,随时出现呼吸暂停、呼吸不规则或呼吸停止。若患儿出现呼吸窘迫伴发绀、意识改变,或呼吸不规则、叹息样呼吸或双吸气、呼吸暂停等无效呼吸,应立即进行人工辅助呼吸(即呼吸复苏);若出现呼吸停止或叹息样呼吸(无效呼吸),同时伴意识丧失、心率减慢(≤60 次/min)或心搏停止,应立即予以心肺复苏。

### (四) 复苏方法

主要是进行人工呼吸,即借助人工方法来维持机体的气体交换,以改善缺氧状态,并排出二氧化碳。人工呼吸应能保证肺内有充分的气体交换,保持循环功能不受影响,使动脉血气接近正常,既要易于操作,又要施救者不易疲乏。要求在进行人工呼吸前,检查并清除患儿口腔内的呕吐物、黏液、异物等,保持气道通畅。人工呼吸常用的方法有:

1. 口对口人工呼吸法 是利用施救者的补呼气量(必要时还可加上肺活量),使患儿潮气量增加的一种急救措施。施救者在急救过程中,还可感觉通气情况及呼吸道有无阻塞。此为最简便、有效的方法,适用于现场抢救。施救者在送气前先开放患儿气道,非创伤患儿采用仰头提颏法(head tilt-chin lift)开放气道(在 5~10 秒完成),即患儿平卧,肩背稍加垫高(若为小婴儿则不必垫高肩部),头向后仰,使气道处于相对直线状态(应避免头过后仰,否则反可阻塞气道),然后提颏打开口腔。如果是创伤患者,尤其是颅面外伤、疑有颈椎损伤者,采用推举下颌法(jaw thrust)开放气道,以避免加重颈椎损伤;如推举下颌法不能使气道开放,再采用仰头提颏法。然后施救者给予送气:患儿小于1岁,施救者的口应覆盖婴儿的口鼻,形成封闭环境不致漏气;患儿大于1岁,施救者的口覆盖患儿的口,用示指及拇指捏紧患儿的鼻孔,将患儿维持头后仰体位,给予送气(每次送气时间1秒)。要确保每次送气有效,即能使患儿胸部明显抬起,说明送气容量足够。如不能达到有效送气,则重新开放气道再送气。如果呼吸、心跳同时停止,则呼吸、心脏复苏同时进行(即心肺复苏术),采用C-A-B顺序进行复苏。在人工呼吸前先胸外按压(C)30次(单人施救)或15次(双人施救),然后开放气道(A)、送气(B)2次,按此法反复进行。胸外按压与人工呼吸比是30∶2(单人施救)或15∶2(双人施救)。胸外按压频率100~120次/min,通气频率10次/min(每6秒通气1次)。如果自主循环恢复则停止按压,自主呼吸未恢复或通气明显不足,则给予通气频率12~20次/min(每3~5秒送气1次,每次送气1秒)。

2. 简易呼吸器人工呼吸法　简易呼吸器也称简易复苏囊(图21-1),构造简单,携带方便,通过挤压橡皮球囊进行间歇正压通气,插管与非插管患儿皆可使用,适合现场专业人员和院内抢救时应用。简易呼吸器需要与合适的通气面罩连接,面罩包括由橡皮或塑料制成的罩状体部、1个15mm/22mm的连接口及与面部接触的充气垫。面罩大小以能包绕鼻梁至唇下区域(包括鼻和嘴,避免遮盖眼睛)、密闭性良好为宜(图21-2)。如密闭性差,吸入氧浓度就下降,不能提供有效的通气。面罩宜透明,以便观察患儿的唇色、面罩内雾

气(表明存在呼气),并可及时发现呕吐。婴幼儿的面罩下容积应尽可能小,以减少无效腔,防止呼出气体的再吸入。此通气方法也称为面罩球囊加压通气,需用两手操作:一手用2指或3指呈"E"形放在下颌角上使头轻度后仰,拇指和示指形成"C"形把面罩固定于脸部(图21-3),这种开放气道固定面罩的方法称为"E-C"手法。对婴幼儿可用中指或无名指支撑下颌,避免压住颏下部阻塞气道;对年长儿可将第3~5指指尖放在下颌骨上使下颌抬高,头部伸展。另一手有节律地按压(吸气)、放松(呼气)复苏囊。如一人操作有困难,尤其当患儿有气道梗阻或肺顺应性差的情况下,应两人一起进行操作:一人双手开放气道并固定面罩使之与面部密闭,另一人按压通气囊。通气时可轻轻移动头、颈部以取得最佳体位,保证气道开放和有效的球囊面罩通气。根据年龄选择不同球囊容积,儿童450ml,早产新生儿250ml,青少年800~1 000ml。按压频率同口对口人工呼吸,按压时间每次1秒,按压力量随患儿年龄而异,入气量过少不能有效通气,入气量过多可使肺泡破裂,且过强的正压呼吸反能抑制肺反射,不利于自主呼吸的恢复。观察胸廓起伏及听诊呼吸音强弱,可初步判断给气量是否合适。如果没有达到有效通气(胸廓运动过浅),需考虑重新调整头颈部位置,抬高下颌;检查面罩密闭性;吸引气道;确定通气球囊和气源使用正常等。简易呼吸器上有减压阀,当挤压力过高时阀门可自动开启减压,能避免输入压力过高造成气胸的危险(图21-4)。此法缺点是对每分钟通气量缺乏监测,按压球囊的压力不易控制,缺乏湿化装置,需不断由人工操作,吸入氧浓度不恒定,故不宜长期使用。面罩通气如果发生胃膨胀,应放置胃管(口胃管或鼻胃管)排气减压。

3. 气管内人工呼吸法　通过气管插管或气管切开施行机械通气,适用于需长时间作人工呼吸的危重症患儿。气管插管成功后连接简易呼吸

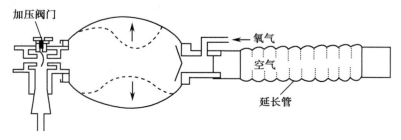

图 21-1　简易呼吸器

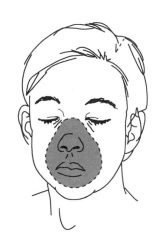

**图 21-2　面罩在脸部放置的部位**
注意不要压住眼睛

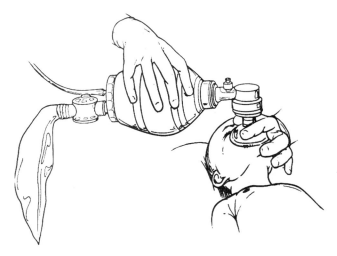

**图 21-3　用一手固定面罩的方法**
注意手指不要压住颈部软组织,这样会导致喉、气管受压

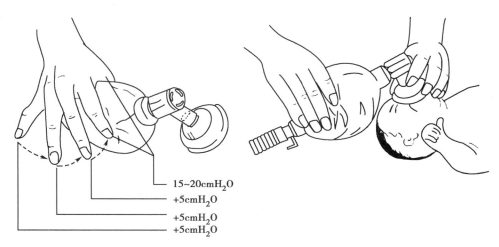

$15\sim20cmH_2O$
$+5cmH_2O$
$+5cmH_2O$
$+5cmH_2O$

**图 21-4　简易呼吸器使用方法**

器进行球囊加压通气。如果无自主循环存在,则支胸外按压频率至少 100 次/min,经气管插管球囊加压通气频率 8~10 次/min,综合抢救措施直至自主循环恢复;如自主循环存在且心率>60 次/min,则球囊加压通气 12~20 次/min,在纯氧通气数秒至数分种后,经皮氧饱和度达 95% 以上,然后连接呼吸机进行机械通气。小儿呼吸机选择的基本要求除了具备通气方式、容量、压力调节等功能外,还可提供较低而精确稳定的潮气量(小于10ml),带有吸气和呼气潮气量及分钟通气量监测,有呼气持续气流(偏流)和流量触发,有压力调节容量控制工作模式,有可变气道峰压上升时间等。这些功能有利于小婴儿尤其是早产新生儿的不成熟肺,可发挥比较理想的通气效果。现将小儿常用的通气模式、初始呼吸机参数设置作以介绍:

(1) 通气模式:包括控制通气、辅助通气、支持通气和自主通气。

1) 控制通气:是临床应用最普遍、最基本的通气模式。呼吸机只在吸气相供气,吸气相产生正压将气体压入肺内,吸入容量达到一定水平或压力上升至一定水平,呼吸机停止供气,呼气阀打开,患儿胸廓回弹、肺被动萎陷,产生呼气,呼气相压力降为零。控制通气包括容量控制通气、压力控制通气、压力调节容量控制。

容量控制通气(volume controlled ventilation,VCV):根据患儿的情况设定潮气量(Vt)、恒定的吸气流量(F)、呼吸频率(f)、吸气时间(Ti)或吸呼比(I/E)等。临床通常用于无自主呼吸或自主呼吸被抑制的患儿(体重>10kg)。

压力控制通气(pressure controlled ventilation,PCV):按设定的气道压力、呼吸频率、吸气时间或

吸呼比等参数强制送气。压力是不变的,而容量在每次通气可能不同。临床常用于无自主呼吸或自主呼吸被抑制的婴幼儿(体重≤10kg)。

压力调节容量控制(pressure regulation volume control,PRVC):是受压力和容量双重调节。此模式提供减速型吸气流量,在设定的吸气时间和频率内,按设定的潮气量送气。每次通气呼吸机自动监测患儿肺的容量/压力关系,并据此调节下一次吸气压力水平,使实际潮气量达到预设潮气量。PRVC最大特点是呼吸机能对患儿肺和胸的容量/压力变化持续、动态地监测和自动调节,在保证潮气量和分钟通气量恒定的前提下,将吸气压力降低至最低水平,使机械通气造成的肺损伤(气压伤)降低到最低。临床可用于肺部病变较重的患儿(气道阻力高、肺顺应性下降),尤其是ARDS者。

2)辅助通气:当患儿开始吸气时依靠气道压(压力触发)或气道流量(流量触发)变化触发呼吸机,按预设的潮气量或吸气压力、频率、吸气时间提供辅助通气(压力辅助或容量辅助)。辅助通气包括辅助-控制通气、间歇指令通气/同步间歇指令通气、气道压力释放通气、指令分钟通气。

辅助-控制通气(auxiliary-controlled ventila-tion,ACV):当患儿无力触发时为控制通气,自主呼吸触发时为辅助通气。容量型ACV是以容量转换通气,预设触发灵敏度、潮气量、备用频率、吸气流速、流速波形;压力型ACV是以压力转换通气,预设触发灵敏度、压力水平、备用频率、吸气时间。

间歇指令通气(intermittent mandatory ventila-tion,IMV)/同步间歇指令通气(synchronized intermittent mandatory ventilation,SIMV):呼吸机在每分钟内设置指令通气频率、流量(速)、潮气量、吸呼比等参数,给予患儿指令性呼吸。指令通气频率比患儿正常呼吸所需频率低。IMV时无需患儿自主呼吸触发,指令呼吸间歇患儿可有自主呼吸,其自主呼吸不受呼吸机影响,由自己控制和调节。SIMV时患儿自主呼吸触发呼吸机供气,达到同步的目的,可减少呼吸肌作功和人机冲突,保证患儿有效通气量。IMV/SIMV常用于呼吸情况相对平稳患儿或脱机前的训练和过渡,一般当指令呼吸次数降至5次/min,患儿氧合良好,可考虑脱机。

气道压力释放通气(airway pressure release ventilation,APRV):在预设的CPAP水平进行自主呼吸。在呼吸周期提供高气道压力(20~30cmH$_2$O),促进肺复张,呼吸机间断释放气道压力引发大呼气,使气道压降至低水平(0~10cmH$_2$O),减少功能残气量,增加CO$_2$排出。然后气道压又恢复到高水平保证通气。此模式保留自主呼吸,气道峰压较低有利于预防气压伤,减少对循环系统的抑制。临床常用于严重ARDS患儿。

指令分钟通气(command minute ventilation,MMV):当患儿在单位时间内自主呼吸的通气量达到或超过预设的分钟通气量时,呼吸机指令通气停止,只提供一个持续正压,供患儿自主呼吸用;如在单位时间内自主呼吸的通气量低于预设的分钟通气量时,呼吸机会自动增加指令通气,而达到预设的分钟通气量。主要用于脱机前的准备或从机械通气的形式过渡到自主呼吸。

3)支持通气:是由患儿触发、转换呼吸机限制的一种通气模式。需要有足够的自主呼吸能力。包括压力支持通气(PSV)、容量支持通气(VSV)、持续正压气道通气(CPAP)。主要用于自主呼吸较强、气道通气无障碍或脱机前过渡的患儿。

4)自主通气:完全由患儿自主呼吸,气道压通过CPAP来设置,呼吸机提供按需气流、监测患儿呼吸。

(2)呼吸机参数设置

1)潮气量(Vt):指吸气时所输送的气体容量。定容通气可直接预设Vt,定压通气需通过预设吸气压力来调节Vt。设置的Vt一般在6~10ml/kg。机械通气后要监测呼吸机上呼出的Vt,如呼出(监测得到)与吸入(设置)的Vt差别较大(>20%),则可能存在漏气,需要更换气管插管。

2)吸气峰压(PIP):指在呼吸周期中,吸气时达到的最大压力。定压通气时,年龄不同PIP设定范围不同,一般足月新生儿设置为15~20cmH$_2$O,婴儿、儿童为20~25cmH$_2$O,为避免气压伤尽可能PIP<35cmH$_2$O。

3)呼吸频率(RR):指每分钟机械通气的次数,新生儿25~35次/min、婴儿20~30次/min、儿童16~25次/min。

4)吸气时间(Ti):指呼吸周期中吸气段的时间长短。如呼吸频率已确定,则根据所需的吸呼比(一般在1:1.5~2),就能得到所需的Ti,小儿通常0.5~0.8秒。

5）吸入氧浓度（$FiO_2$）：指吸入气体的氧气浓度。低氧血症时初始 $FiO_2$ 可设置在 $0.6 \sim 1.0$（$30 \sim 60$ 分钟）。$FiO_2$ 设置的原则是能使 $PaO_2$ 维持在 60mmHg 前提下最低的 $FiO_2$ 水平。$FiO_2 < 0.6$ 较为安全，最佳水平是 $0.4 \sim 0.5$。

6）呼气末正压（PEEP）：指在呼气末仍保持气道一定的正压。PEEP 可防止呼气时肺泡萎陷，降低肺泡再张时作功，改善气体的交换。初始水平以 $2 \sim 4cmH_2O$ 为宜。

呼吸机各项参数的调节主要是依据动脉血气分析指标，其次是患儿心脏功能和血流动力学指标。一般机械通气后 $20 \sim 30$ 分钟进行动脉血气分析监测，以后每次参数有较大调整，均 30 分钟后作动脉血气分析。经过合理的机械通气使患儿达到通气和氧合改善，从而减轻因呼吸功能不全或衰竭造成对心输出量的影响。当原发病明显好转或控制，自主呼吸活跃且为有效呼吸，咳嗽有力，吞咽反射正常，神志清晰，循环功能稳定，血气分析正常而稳定，胸片好转，呼吸机参数设置为最低值，则可逐渐撤离呼吸机。

**（五）呼吸管理**

自主呼吸恢复仅为呼吸复苏获得成功的第一步。刚恢复的自主呼吸其功能往往并不健全，表现为呼吸不规则、浅表、双吸气、点头样呼吸、潮式呼吸、间断呼吸等，此时需要继续机械通气并加强呼吸管理。自主呼吸功能不全的主要原因是中枢缺氧、气道不通畅、肺部感染、肺水肿、代谢紊乱及心功能不全等，其中脑缺氧尤为重要。因呼吸中枢对缺氧的耐受性远远超过大脑皮层，若呼吸功能迟迟无恢复，说明脑缺氧严重，应积极处理，争取使大脑皮层功能更好地得到恢复。维持有效循环量、纠正低血压、维持水电平衡、防治肾功能不全、防治感染等，均为复苏必不可少的治疗环节。

肺是开放器官，成人每天吸入肺内的空气达 10 000L 以上。若其中的尘埃颗粒和细菌等均沉积于肺，不但可致呼吸道感染，其机械性堵塞所引起的后果，亦不堪设想。正常时，呼吸道有一系列的防御功能来阻挡和清除吸入的有害颗粒，并将其排出。但有许多因素能影响呼吸道的防御功能，如冷空气、干燥空气、有害气体、高浓度 $O_2$ 吸入，均可使纤毛运动减弱或停止，失去其排痰作用；脱水、长期张口呼吸、吸入气湿化不足，可使呼吸道黏液干燥稠厚，附着力大，不易排出；当患儿衰弱无力咳嗽或由于昏迷失去咳嗽反射能力时，

分泌物虽能运送至大支气管、气管，患者亦无法自己排痰。呼吸道感染时，由于细菌、病毒的作用，支气管黏膜充血、水肿、渗出物增加，以及支气管腺体肥大、分泌亢进，均使分泌物增多。同时黏膜上皮细胞破坏释放出脱氧核糖核酸，与黏多糖和黏蛋白共同作用，使痰液的黏稠度增加。加以纤毛变性、破坏、脱落造成其运动功能障碍，使痰液潴留。气道阻塞影响通气，甚至窒息死亡。因此，引流分泌物是维持气道通畅、治疗呼吸系统疾病的重要措施。针对上述原因，应从稀化稠痰，鼓励或辅助患儿咳嗽、翻身、拍击胸背松动分泌物，使用导管吸痰等方法，帮助呼吸道分泌物的排除。

1. 稀化痰液

（1）使用祛痰剂：小儿时期常用的祛痰剂可分两大类：第一类能使支气管黏膜分泌液增加，使痰液变得稀薄，如氯化铵、愈创木酚甘油醚等；第二类亦称黏液溶解剂，如乙酰半胱氨酸、糜蛋白酶、溴己新、氨溴索等，能减低痰的黏稠度。两者均能稀释痰液，利于排出。氯化铵口服剂量为每次 $10 \sim 20mg/kg$，每天 3 次。愈创木酚甘油醚剂量为每次 $3 \sim 5mg/kg$，每天 $3 \sim 4$ 次口服。上述两药均有恶心和胃部不适、呕吐等副作用。乙酰半胱氨酸可用 5% 溶液滴入气管，婴儿剂量每次 0.5ml，儿童每次 1ml，每天 3 次。α 糜蛋白酶每次 $0.02 \sim 0.05mg/kg$ 加生理盐水 $1 \sim 2ml$，滴入气管。后两种药物可用作气雾吸入，效果良好。溴己新剂量为每次 $4 \sim 8mg$（或 $0.2mg/kg$），每天 $2 \sim 3$ 次。氨溴索是溴己新在体内的活性代谢产物之一，为稀化黏痰祛痰药，$1.2 \sim 1.6mg/(kg \cdot d)$，分 $2 \sim 3$ 次口服，或静注 15mg，每天 $2 \sim 3$ 次。

（2）雾化吸入疗法。

（3）保证足够液体摄入及维持室内相对湿度：小儿正常代谢时，每天由呼吸道失水量约 14ml/100cal，相当于 10ml/kg 或 $12ml/(m^2 \cdot h)$。呼吸加速时失水量可增加 5 倍。体温每升高 1℃，损失水分约 $75ml/(m^2 \cdot d)$，相当于 $3ml/(m^2 \cdot h)$。计算液体入量时需充分考虑这些因素。理想的室内相对湿度为 $60\% \sim 65\%$，室温越低空气湿度愈小。吸入气体温度低时，含水量亦低，如气温 20℃ 时，即使水蒸气 100% 饱和，其含水量仅 17.1mg/L，较正常差 2.5 倍。故使饱和的蒸气上升至正常体温（37℃）时，需加强湿化以补充水分。

2. 辅助咳嗽 咳嗽是气道清除异物和痰液的重要方式。痰液刺激支气管壁的迷走神经，将

冲动传至咳嗽中枢,使喉下神经、膈神经与脊髓神经兴奋,发生保护性的咳嗽动作。此时,深吸气之后声门紧闭,腹肌和肋间肌收缩,胸腔及腹腔内压力骤升,随后声门突然开放,由于腹内压大大高于胸内压,推动横膈向上,肺内强大气流从下呼吸道上行冲过声门,发生咳嗽。咳嗽时呼气加速、呼气量加大,可帮助黏液由中级支气管移向主支气管,并使之咳出。

年长合作患儿可训练他们在腹肌收缩同时呼气,以增加呼气气流量。甚至可学习呼气时用手掌挤压腹部以增加腹压。对年幼不合作的患儿,可用胸腹按压法作辅助咳嗽。方法为令患儿仰卧或半侧卧,操作者一掌置于一侧胸廓乳头上方,另一掌放于同侧上腹部,于呼气同时用双腕及前臂力量挤压患儿胸腹部。胸前手掌用力压向后、下方,改变胸廓的前后径及横径。腹部手掌用力上推,借挤压内脏与横膈来改变胸腔纵径。这时呼气气流加大、加速,除能克服肺部阻力外,还可改变支气管的方向与体积,从而松动分泌物,使之易于脱落排出。按压胸腹时用力要缓慢而均匀,防止内脏压伤,当操作正确有效时,可闻气流通过声门发出特殊声音"哈",并可感觉强大气流由口腔喷出,恰如一声咳嗽。辅助咳嗽一般在进食前施行,数次挤压之后,再用导管吸痰。此法亦适用于气管切开及气管插管患儿。未成熟儿应避免腹部加压,以防止静脉压过度增高。

3. 刺激咳嗽　用手指压迫患儿胸骨柄上方的气管,可引起咳嗽反射。但对未成熟儿及神经系统疾病患儿,有时不起作用,过多使用此法效果亦差。深吸气使胸廓横径增加,也可引起咳嗽。对气管切开、气管插管的患儿,可用插入吸痰管或气管内滴入生理盐水等方法,均可刺激气管黏膜,引起咳嗽。

4. 震动疗法　是通过改变分泌物的流变学性能,减少其黏稠性。此技术是由经过专门训练的呼吸治疗师施行,在国外普遍使用,国内部分地区也已采用。

(1) 手法震动:将2~3手指垂直放置于欲震动的胸部,指、腕、掌略弯曲,前臂伸直,利用二头肌、三头肌的最大对抗收缩(其用力如前臂半屈,用力握掌状),产生每秒钟15~25次的震动,这种震动通过手指传到胸、肺,并作用于分泌物,改变其物理学性能。震动穿透深度与患儿身体密度有关。呼气时,特别是呼气末,肺的密度最高,因此

震动要在呼气相进行。其方向应与胸廓表皮垂直,方可生效。一般每两次呼吸作一次震动。

(2) 电震动:手法震动时操作者易疲劳,将影响疗效。用电震动器则能持久,并可根据疾病情况选用不同速度,使用注意事项与手法震动相同。

5. 导管吸痰　未行气管插管的患儿,可进行鼻咽部吸痰;已作气管插管或气管切开的患儿,应行气管内吸引。一般提倡按需吸痰。当患儿咳嗽有力且分泌物不多时,可每2~4小时吸痰1次,吸前气管内滴入数滴生理盐水。若患儿咳嗽无力或分泌物量多、黏稠,则应采取注水、翻身、拍背大吸痰。注水有助松动黏稠分泌物,并使其稀释,但也可移去肺表面活性物质。注水时患儿须侧卧,每次向气管内注入2~10ml灭菌生理盐水,在用复苏囊作人工呼吸的同时,翻身并拍击胸背,以震动管内壁上附着的痰液,使之脱落。咳嗽反射较强时,则不必用力拍背。吸痰操作应准确、快速、无菌、无损伤。吸痰管软硬要适当,过硬易损伤黏膜,过软会影响插入深度,不能吸出积聚于插管远端的分泌物。其外径应为插管的1/2,过细则吸痰不畅,过粗易引起窒息。为了防止分泌物堵塞,吸痰管除有端孔外,还应有1~2个侧孔,侧孔过多将使吸力减弱。进管时不可开启吸引器,如吸引器已开,则应将吸痰管折曲或捏闭,否则在有负压的情况下将其插入,易损伤黏膜导致出血,并可将肺泡内气体过度吸出,引起严重缺氧和肺不张。吸痰管插入深度以不能继续顺利进入为止。一般吸痰管进入左侧较难,此时可使患儿头转向右侧,并抬高右肩,使吸痰管易于进入左侧。反之亦然。吸引时将吸痰管慢慢转动着退出,在有痰部位可闻吸痰声响,再将吸管上下移动2~3次,以期将痰液彻底吸尽。吸引负压以13.3~26.6kPa(100~200mmHg)为宜。一次吸痰动作最好不超过10秒,若时间过久可致呼吸暂停、心跳加速、严重缺氧。危重患儿对吸痰多不能耐受,加之因吸引而停用呼吸机,可使患儿$PaO_2$明显降低,故此时更须迅速操作。一般均由两人合作进行,并于吸痰前用复苏囊以纯氧作过度通气1~3分钟,每次吸引后,再用复苏囊作人工呼吸半分钟,缺氧严重者可延长供氧时间。新生儿即使短时间吸入高浓度氧,也可引起氧中毒,故吸痰时亦最好不用纯氧。如此反复注水吸引,直至一侧痰液吸尽,再依此法吸引对侧。当痰液过分黏稠时,可在吸痰前

作超声雾化，并喷入糜蛋白酶等药物使浓痰稀释。有时还可使用支气管扩张剂帮助分泌物引流。

6. 体位引流。

## 二、小儿呼吸系统疾病的监护

呼吸功能障碍是重症监护室（ICU）最常见的危重病症，在儿童和新生儿的重症监护室，因呼吸系统疾病或全身性疾病致呼吸功能不全或衰竭而收治的患儿占首位。呼吸功能的监护是 ICU 监护中最为重要的内容之一。

呼吸系统主要功能是为全身组织器官输送氧气和排出二氧化碳，所以呼吸功能监测的基本目标是防止低氧血症和高碳酸血症。近年来，呼吸监测技术不断发展和改进，为临床医师提供了高效的呼吸功能评估方法，为治疗方案的制订提供了有效依据。目前临床常用的儿童呼吸系统疾病和呼吸功能监测指标包括：体格检查评估、气体交换功能监测、肺和胸壁呼吸力学监测等，尤其危重患儿机械通气监护是 ICU 所重点关注的。以下分别逐一介绍。

### （一）体格检查和评估

1. 呼吸频率　首先应注意观察患儿呼吸频率，如表现呼吸频率增快（即气促）常是婴儿呼吸困难的首要表现，如不伴有呼吸困难，只是通过增加分钟通气量来代偿（维持 pH 正常），此时呼吸过快可能会引起代偿性呼吸性碱中毒，这种情况通常由非肺部疾病引起，例如休克伴代谢性酸中毒、酮症酸中毒、某些先天性心脏病、先天性代谢异常、严重腹泻和慢性肾功能不全等。危重患儿出现呼吸频率减慢或呼吸节律不规则（呼吸快慢不均、叹息、双吸气、潮式呼吸、抽泣样呼吸、暂停），表明病情恶化或是临终表现，可能原因包括体温过低、呼吸肌麻痹、呼吸肌疲劳和中枢神经系统抑制。

2. 呼吸做功　当患儿有气道阻塞或肺泡疾病时常出现呼吸做功增加，表现为鼻翼扇动和肋间、肋弓下和胸骨上窝吸气凹陷（三凹征）；点头呼吸、呻吟是呼吸做功进一步增加的体征。出现呻吟说明患儿肺泡萎陷和肺容量不足，如肺水肿、肺炎或肺不张等。严重的吸气三凹征伴腹胀引起矛盾呼吸，通常表示上气道阻塞，也称作"跷跷板"（see-saw）呼吸，这种呼吸在短时间内会发生呼吸肌疲劳而致呼吸衰竭。

吸气性喘鸣（吸气相高调音）是上气道（胸外

气道）阻塞的表现，常见病因包括先天性异常（巨舌、喉软化、声带麻痹、血管瘤、气道肿瘤或囊肿）、感染（会厌炎或急性喉气管支气管炎）、上呼吸道水肿（过敏反应、气管插管后或胃食管反流等）和异物吸入。

呼气性喘鸣伴呼气延长是下呼吸道（胸内气道）阻塞的表现，多见于支气管或细支气管病变，包括支气管炎、哮喘、肺水肿或异物吸入下呼吸道等。

3. 通气量　通过观察胸廓扩张和听诊肺部呼吸音来评估潮气量和有效通气量是否足够。胸部膨胀减弱是通气不足、气道阻塞、肺不张、气胸、血胸、胸腔积液、黏液阻塞或异物吸入等所致。还要评估肺野呼吸音是否双侧对称、强度和音调等。

4. 缺氧和二氧化碳潴留表现　呼吸功能异常出现缺氧时，患儿皮肤黏膜发绀明显，可伴手足变凉。缺氧可出现意识障碍，表现为烦躁不安，严重缺氧者出现躁动、谵语，甚至惊厥、昏迷。二氧化碳潴留时面潮红，多汗（尤其是前额部），血压增高，神志不清。缺氧和二氧化碳潴留常可同时并存。必须注意发绀并非为缺氧的最好指征，因只有在末梢毛细血管血液中还原血红蛋白量超过 5% 时，才会有发绀出现。因此动脉血气分析为最可靠的监测方法。

通过临床评估往往能初步判断患儿是否有呼吸功能异常，是呼吸窘迫（气促、呼吸作功增加）还是呼吸衰竭（呼吸窘迫或呼吸不规则、呼吸暂停同时伴有发绀、低氧血症、意识障碍）。

### （二）气体交换功能监测和评估

包括脉搏血氧饱和度、动脉血气分析、经皮氧分压和二氧化碳监测、呼气末二氧化碳监测等。

1. 脉搏血氧饱和度　脉搏血氧饱和度（$SpO_2$）是一种无创连续的血氧饱和度监测指标，可早期发现呼吸功能恶化和低氧血症的患儿，可指导机械通气模式选择和参数调节，也适用于患儿稳定后持续监测和转运途中的监测。正常小儿吸空气时动脉氧饱和度 <94%，提示低氧血症。临床使用脉氧仪进行 $SpO_2$ 监测。脉氧仪由 2 个发光二极管和 1 个光电探测仪组成，氧合血红蛋白主要吸收红外线，而还原血红蛋白吸收红光。发光二极管发出的光波直接通过搏动的组织血管床，由微处理器比较光波的吸收情况即可测得血氧饱和度。多数情况下脉氧仪能正确显示 $SpO_2$ 读数，但在下列情况可能误判：①当有高铁血红蛋

白血症或一氧化碳中毒时,因高铁血红蛋白、碳氧血红蛋白的光波吸收谱与正常血红蛋白不同,所以脉氧仪不能准确反映血红蛋白氧饱和度,此时必须采血作血氧定量测定。②脉氧仪需感知血流的搏动才能确定氧饱和度,所以在休克及低灌注状态下,脉氧仪不能正常工作。如果脉氧仪探测不到脉搏信号,可能原因是仪器故障或接触面问题,或患儿处于低灌注状态,需急诊处理。③严重低氧($SaO_2<70\%$)时可能测得数值不正确。注意事项:如果没有小婴儿的感受器,可将成人感受器绕在患儿的手或足上。当血管收缩明显,不能探测到肢体脉搏信号时,可将探头放在患儿耳垂上。探头也可置于昏迷患儿的鼻孔、口角旁,甚至舌上。不同品牌的脉氧仪对低氧血症探测的敏感性不同。使用时必须注意观察患儿的临床表现,对照脉氧仪与心电监护仪上的心率。如与心率不一致或患儿临床表现与氧合状况($SaO_2$)不符,则仪器存在故障。脉氧仪监测的动脉氧合情况并不能得到通气是否足够的信息。如果怀疑呼吸功能受损(尤其是高碳酸血症或酸中毒),应该作动脉血气分析。

2. 动脉血气分析　动脉血气分析是检测动脉血氧分压($PaO_2$)、动脉血二氧化碳分压($PaCO_2$)、血 pH 最精确的方法,根据测得的结果和血红蛋白值,计算出实际碳酸氢根($HCO_3^-$)、动脉血氧饱和度($SaO_2$)、碱剩余($BE$)、肺泡-动脉血氧分压差($A-aDO_2$)等。根据血气结果可以判断氧合和通气是否有效,鉴别酸中毒性质及了解对治疗的反应(尤其是机械通气治疗效果的客观评估指标),及对肺功能整体状况作出评估。另外,混合静脉血氧饱和度($SvO_2$)对于判断机体氧利用的情况有重要意义。监测($PaO_2/FiO_2$)了解肺换气功能,可动态反映肺换气功能的改善,作为呼吸参数调整的依据。

3. 经皮氧分压和经皮二氧化碳分压监测　经皮监测仪是用经皮氧分压($PtcO_2$)和经皮二氧化碳分压($PtcCO_2$)联合电极,紧贴于患儿皮肤上来测定 $PO_2$ 和 $PCO_2$,根据 $PtcO_2$ 和 $PtcCO_2$ 变化来了解 $PaO_2$ 和 $PaCO_2$ 情况。监测时需要加温皮肤使皮肤过度灌注,允许气体通过真皮和表皮扩散,然后电极用电化学方法测得 $PO_2$ 和 $PCO_2$。电极用胶带粘贴于灌注良好、非骨性的皮肤表面,如腹部、大腿内侧、腰背部、胸部等。该技术优点是可以连续监测,减少抽血次数和用血量,尤其适用

于小婴儿和新生儿循环、呼吸功能不全时的监测,如动脉血压和周围循环正常时,且 $PtcO_2$ 与血气 $PaO_2$ 相关性良好,但低血压、酸中毒、药物等导致周围循环不良时,两者相关性非常差。由于测定结果受多种因素影响,经皮监测电极需要频繁校正、辅助材料价格昂贵、电极加热有时会致患儿灼伤,因此该项技术在临床应用受到限制。

4. 呼气末二氧化碳监测　呼气末二氧化碳监测仪(比色法或二氧化碳波形监测)可反映 $PaCO_2$ 情况,对于 2kg 以上婴儿及儿童,用此方法可验证气管插管位置是否正确。呼气时出现二氧化碳波形或指示剂变色可推断二氧化碳来源于气管内,从而确定插管位于气管内。但二氧化碳也可来自右主支气管,所以使用仪器监测的同时,必须结合临床及 X 线检查确定插管的位置。对机械通气的患儿监测呼气末二氧化碳可判断肺泡通气是否恰当、人机是否同步和气管插管是否畅通,以及指导呼吸机参数调整和撤机。呼气末二氧化碳监测敏感性高、特异性强,对循环灌注尚好的患儿尤为适用。但对心搏停止的患儿,倘若能观察到呼气末二氧化碳波形或指示剂变色,固然能证实插管位于气管内;如果监测不到,并不一定是导管未插入气管,而可能是由于肺血流降低引起二氧化碳排出受限。另外,心搏停止复苏过程中静脉推注肾上腺素也可引起肺血流量暂时降低,从而使呼出的二氧化碳低于监测水平。仪器使用时需要注意监测探头不能被胃酸或酸性药物(如气道内使用肾上腺素)污染,否则在整个呼吸周期指示剂均变色,干扰监测。

**(三)　呼吸力学监测**

机械通气患儿通常监测呼吸力学,现代呼吸机都附带呼吸力学监测装置,可动态监测患儿气道压力、容量、流量、肺顺应性和气道阻力等的变化。可利用这些监测指标判断机械通气的疗效,及时发现问题,调整参数以避免并发症的发生。

气道压力包括气道峰压、平均气道压、气道平台压、呼气末正压等。

(1) 气道峰压(PIP):是在吸气末测得的压力。机械通气时尽可能使 $PIP<35cmH_2O$,若高于此值易发生气压伤。

(2) 气道平台压(Pplat):是吸气后屏气时的压力,可反映吸气时肺泡压,正常值 $5\sim13cmH_2O$。机械通气时尽可能使 $Pplat<30cmH_2O$,若高于此值气压伤的发生率显著增高,目前认为监测平台

压比峰压更能反映发生气压伤的危险性。

（3）气道平台压（MAP）：指通气时间或呼吸周期中持续作用于气道和肺泡的平均压力，是PIP和PEEP时间变化的积分。计算公式MAP=k［（PIP-PEEP）×Ti/（Ti+Te）］+PEEP（k为供气上升时间系数，k<1）。

（4）呼气末正压（PEEP）：指在呼气阶段气道压由高到低变化，在呼气末段仍然高于基线压力水平。接受机械通气的患儿，当有下呼吸道疾患或气道阻塞时，呼气还未结束吸气就开始，导致呼气末肺泡压力高于近端气道内压力，此为内源性PEEP（iPEEP）。自主呼吸患儿要触发呼吸机需要克服iPEEP，增加呼吸功，导致呼吸肌疲劳。使用流量触发可大大减少iPEEP产生的次数。

（5）顺应性（Crs）：即单位压力改变时的容积改变，反映肺和胸廓弹性特征。监测意义在于判断病情变化；判断肺部病变的严重性；观察治疗效果；判断是否可撤离呼吸机等。静态顺应性（Cst）计算方法：Cst=VT/（Pplat-PEEP-iPEEP）（VT是输送给患儿的实际潮气量，单位为ml/$cmH_2O\cdot kg$），正常值在0.8~1.2之间。动态顺应性（Cdyn）=VT/（PIP-PEEP-iPEEP）。急性呼吸衰竭、ARDS、肺水肿、严重肺炎等Cst可显著降低，肺气肿Cst增高。

（6）阻力（Raw）：Raw=P/Q（单位为$cmH_2O$/L·s），反映气道畅通程度，正常值：新生儿100~150，婴儿50~100，儿童<50，成人10~20。小婴儿气道炎症可致黏膜水肿、分泌物增多，易使小气道截面积显著下降，气道阻力迅速上升。

（7）流速：呼吸时气体在气道内进出，可由流速仪测定其流速，从流速曲线显示的流速幅度和呼吸时间上的比较，可估计呼吸动力功能变化。流速-时间波形异常可提示患儿气道或呼吸回路阻塞。

**（四）机械通气患儿的监护**

1. 监测生命体征　可通过体检和多功能监护仪记录患儿的心率（律）、脉搏、呼吸（包括自主呼吸状况）、血压、面色等情况，了解机械通气对呼吸和循环系统的影响。胸部、肺部的检查也尤为重要，通过观察胸廓抬举或起伏的幅度、听诊呼吸音，可初步了解通气量、气道通畅、肺部病变等情况，并据此作出相应的处理。使用呼吸机后患儿呼吸平稳、面色红润、表情安逸、双侧胸廓等同扩张、血压稳定、自主呼吸与呼吸机合拍时，说明通

气适宜、插管位置正确、机器运转正常。反之，使用机器后患儿烦躁不安、呼吸急促、自主呼吸与呼吸机不合拍或对抗、鼻翼扇动、发绀时，则多因通气不足、管道漏气或痰液堵塞所致。机械通气期间要保持患儿镇静、镇痛，必要时给予肌松，避免人机对抗。

2. 动脉血气分析　每次参数有较大调整，均应在30分钟后作动脉血气分析。若在病情相对稳定的情况下维持通气，可每天行1次动脉血气分析或酌情延长检查时间。

3. 胸部X线检查　机械通气后即刻行床边胸部X线检查，了解气管插管位置、肺部病变情况。通气期间必要时可每天摄片1次，监测呼吸机支持治疗中的并发症、肺部病变转归情况，是脱机重要参考指标之一。

4. 其他重要脏器功能监测　监测意识、瞳孔、肝功能、肾功能、消化道功能（胃潴留、出血）、体温等，以了解全身情况，有助于综合判断。

5. 定期记录呼吸机的各项参数　如通气模式、潮气量（Vt）、吸气峰压（PIP）、呼吸频率（RR）、吸气时间（Ti）、吸入氧浓度（$FiO_2$）、呼气末正压（PEEP），尤其是参数调整后要及时记录。

6. 机械通气并发症的监测　机械通气常能挽救危重患儿的生命，但也可对患儿造成潜在伤害或并发症，加重肺损伤，甚至危及生命。机械通气所致的并发症主要包括：正压通气造成的呼吸机相关性肺损伤（气压伤或容量伤）、继发感染（呼吸机相关性肺炎）、机械通气所需辅助治疗或措施（如气道管理、镇静剂、神经肌肉阻滞剂）产生的并发症等。人工通气的患儿存在各种危险性，如失去供氧、气道受阻、移位等都将威胁生命，所以要密切观察，注意防止这类情况发生，做到早期发现和及时处理。气管插管患儿头部应保持中间位，避免屈颈及过度伸展，因为前者容易使导管进入支气管，后者可引起脱管。气管切开的套管以及气管插管均要固定好，避免松动。

当人工气道的患儿发生呼吸窘迫时，首先，应迅速检查评估患儿状态，包括观察胸廓运动，听诊胸部两侧和腋下呼吸音，采用非创伤性监护装置（如脉氧仪、呼气末$CO_2$监测等）来了解气体交换、氧供情况，据此决定下一步处理。其次，判断可能的原因，通过视诊和听诊判断气管导管位置。倘若在机械通气中，应暂时中止，换用简易复苏器纯氧手控通气。通气时听诊肺部，并按压球囊感

觉气道阻力的高低来帮助判断导管位置及气道通畅程度。如果呼吸音降低,胸廓无运动,手控通气时感到气道阻力增高,说明导管移位或阻塞。阻塞时,可用较粗的吸引管作深部吸引,然后重新评估呼吸音、胸廓运动及气道阻力。如果导管位置适当,手控通气时情况良好,提示呼吸机异常,应手控通气至问题解决。导管阻塞时,倘若气道吸引也不能改善情况,则需要重新插管。重新插管准备期间需予球囊面罩通气。

7. 机械通气时的气道管理　机械通气定时吸引是保持气道畅通的唯一方法。吸入气体给予一定的温度(30~35℃)、湿度(相对湿度100%),以保持气道正常或接近正常生理状态,也有利于分泌物引流和吸引。分泌物黏稠时可在气管插管内注入少量生理盐水(1~3ml),然后复苏球囊加压数次,使痰液稀释后易于吸引。吸引时检查负压(新生儿80~120mmHg,儿童100~150mmHg),将吸痰管末端开口暴露,并与吸引器连接,吸痰管必须保持无菌。戴无菌手套的手拿吸痰管后,不应触及其他物品,防止污染。每次吸痰前后充分供氧可增加氧的储备和改善缺氧,进吸痰管时不给负压,动作轻柔。吸痰时边吸引、转动吸痰管,边慢慢收回,每次吸引不超过10~15秒。吸痰管管径以气管插管管径的1/2为宜。吸引的间隔时间和频率应根据患儿的个体需要而定。使用带套囊的气管插管时,应注意体外指示小囊不可过分膨胀,并每2小时放气15~20分钟,以防气管黏膜长期受压缺血坏死。若套囊漏气,要及时更换。护理人员在护理机械通气患儿时要经常洗手,尤其在气道吸引前后,应戴消毒手套,用一次性吸痰管。

（王　莹）

## 参 考 文 献

1. Kleinman ME,Chameides L,Schexnayder SM,et al. Pediatric advanced life support:2010 American Heart Association Guidelines for Cardiopulmonary Resuscitation and Emergency Cardiovascular Care. Pediatrics,2010,126(5):1361-1399.
2. 刘大为. 实用重症医学. 北京:人民卫生出版社,2010.
3. 喻文亮,钱素云,陶建平. 小儿机械通气. 上海:上海科学技术出版社,2012.

# 第二十二章

# 小儿肺寄生虫病

## 第一节 肺 吸 虫 病

肺吸虫病(pulmonary distomiasis),又称并殖吸虫病(paragonimiasis),是一种地方性寄生虫病,由并殖吸虫(肺吸虫)寄生于人体引起。临床症状以咯血为主。在流行地区内,小儿患者较多见。由于交通运输业的发展,食物远距离运送走上非流行区的餐桌,在非流行区也有该病的散在发生。除人体感染以外,多种哺乳动物也可感染肺吸虫,故肺吸虫病也是人畜共患寄生虫病。

### 一、病因与流行病学

全世界已发现的并殖吸虫有50余种,我国已发现32种(包括同物异名),以卫氏并殖吸虫(Paragonimus westermani)及其变种为多见。钟惠澜等在云南省景洪县团山寨发现受调查者(27人)中,15.7%痰内有并殖吸虫卵,认为是团山并殖吸虫感染。团山并殖吸虫是异盘并殖吸虫的同物异名,故异盘并殖吸虫也是我国病原虫种之一。

而斯氏并殖吸虫(旧称斯氏狸殖吸虫)在人体内不能发育为成虫,主要为蚴虫移行于各器官或组织间引起游走性病变。

卫氏并殖吸虫成虫呈椭圆形,虫体较肥厚,背侧隆起,形似半粒黄豆。长7~16mm,宽4~8mm,厚3~6mm。虫卵呈椭圆形,金黄色,卵壳厚薄不均。在痰内所见虫卵一般长0.08~0.12mm,宽0.05~0.06mm,前端具有一小盖,卵内含有一个卵细胞和十余个卵黄细胞(图22-1)。

#### (一)生活史

虫卵在淡水中孵化成为能游动的毛蚴,毛蚴进入某些螺蛳体内,如川卷螺等(第一中间宿主),经胞蚴、雷蚴、子雷蚴,发育成为尾蚴。含有尾蚴的螺蛳被甲壳动物捕食,或尾蚴钻入甲壳纲动物(蟹或蝲蛄等第二中间宿主)体内,进一步发育成为囊蚴。如被人吞食,囊内幼虫便可破壁而出,穿过人体肠壁,进入腹腔,侵犯腹腔内各脏器。

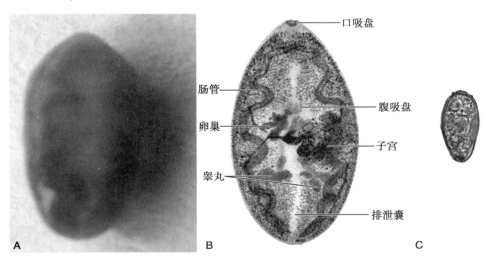

**图22-1 肺吸虫成虫**
A. 未染色的成虫;B. 染色的成虫;C. 虫卵

约经 1~3 周后，大部分幼虫穿过横膈进入胸腔，在肺内形成虫囊。成虫产卵可随痰或咽下后从粪便排出体外，完成其生活史。

### （二）感染途径

当人生食或食未煮熟的蟹、蝲蛄（如盐渍，醉蟹、自制蟹或蝲蛄酱等）时，可感染本病。另外，水中生物相互残杀，囊蚴易自蟹体脱落进入水中，故亦可因饮此生水获得感染。儿童感染大多因为在溪水边捕捉溪蟹或蝲蛄，直接点火烧烤，未完全烤熟；有些儿童捕捉到活蟹，即活剥生食或折螯肢吸吮。未生食甲壳动物的患者，大多因囊蚴污染炊具而感染。

### （三）流行地区

本病广泛分布于亚洲、非洲、拉丁美洲及北美洲等地区。我国有 25 个省、市、自治区已发现并殖吸虫，卫氏并殖吸虫多致人体胸肺型感染，主要分布于台湾、浙江、福建、广东、江西、辽宁、吉林、黑龙江、安徽、海南等省；西南地区（四川、云南、重庆、贵州等）是卫氏并殖吸虫与斯氏并殖吸虫混合分布区，而西北地区仅有斯氏并殖吸虫的分布，胸肺型肺吸虫病少见。

## 二、病理

肺吸虫侵入肺后，引起组织破坏、出血和渗出性炎症，而后形成纤维性虫囊性空洞，虫体潜于其中。此虫囊类似结核结节、小脓肿或支气管扩张，内含有巧克力样暗红色、血样红色或脓性黏液，并易见夏科雷登氏结晶。虫囊的周围有淋巴细胞、浆细胞、嗜酸性粒细胞的浸润。

肺吸虫除见于肺部外，尚可在心包、中枢神经系统、肠壁、肝、脾、胰、腹膜、横膈、皮下组织等处异位寄生，病变与肺相同。

## 三、临床表现

并殖吸虫感染的发病，常与被感染的吸虫数及损害部位有关。轻症感染可无明显临床症状，这种情况很难确定其感染的潜伏期。据文献报道，有些患者于进食含大量囊蚴的溪蟹后几小时即出现不适感（腹胀），同时进食的所有人在 1 周内发生腹胀、腹痛、腹泻、发热及周身不适。出现肺部损害症状的患者潜伏期一般为 1~12 个月，最长可达数年。

肺吸虫病急性期症状主要是由蚴虫在体内移行引起，表现为消化道和全身症状，如食欲减退、畏寒、发热，渐出现胸痛、胸闷、咳嗽等呼吸道症状，也可出现荨麻疹等全身过敏表现。但有持续高热和全身衰竭者较少见。而大多数感染者被发现时已是慢性期，主要是呼吸道症状。此时，虫囊性空洞已形成并与支气管交通，出现血痰和少量咯血，但大量咯血少见。典型的痰液呈饴糖样、巧克力样，或呈黏稠的铁锈色。咳嗽、咳痰逐渐加剧，活动后或早晨初醒时可出现呼吸困难。若继发细菌感染，则为脓性痰伴血丝。患者常有乏力、消瘦、盗汗、胸闷、气短等症状，胸膜炎样胸痛亦常见。

肺部吸虫寄生部位可涉及多处，尤好发于下叶。叩诊可呈浊音，听诊多能闻及啰音，或呼吸音粗糙。有时伴胸水或气胸。

异位寄生最多见于脑部，往往以脑肿瘤或脑出血的症状发病，可有头痛、癫痫发作、痉挛、麻痹、咽下困难、言语障碍等中枢神经症状，有时可掩盖肺部表现。在腹部脏器异位寄生时，显示腹痛、压痛和肌卫，可伴有明显的腹泻。寄生于皮下组织时形成皮下结节，可为游走性。一般多见于腹部及两股内侧。结节约 2~3cm 大小，表面色正常。眼眶、心包、阴囊等其他部位亦可受累，还有出现类白血病反应者。四川地区儿童肺吸虫病尤易发生上述各种异位寄生。

## 四、病程演进与预后

本病流行地区，肺吸虫抗原皮内试验阳性无临床症状者（亚临床型），一部分人可逐渐出现症状，另一部分人可一直无症状。皮试（+）者其患病率约为 1/5；皮试（++）以上者其患病率为 2/3。肺吸虫能在宿主体内长期生存，不予治疗的病例，可生存 10~20 年之久，亦有超过 30 年者。

预后与感染程度、寄生部位、治疗与否等因素相关。脑型肺吸虫病的预后最差，如治疗不及时，常导致不同程度的后遗症或死亡。

## 五、实验室检查

### （一）影像学检查

胸部 X 线摄片特征性的表现为有小指大乃至拇指大界限鲜明的结节状阴影 1~2 个，右侧多于左侧，见于中下肺野，多伴有环状透亮影。亦有呈囊包状及叶间积液，有时阴影直径可达 5~6cm。在感染初期可见类似肺炎样界限不清楚的云絮状阴影。若作随访观察，则见随着虫体在肺内移动，阴影亦移动，此对诊断有助。胸水、气胸约出现于 10% 病例，亦可有无胸水的胸膜反应性肥厚。有些病例在心膈角处见到囊泡或网纹（似可证明肺吸虫由腹腔穿膈上行之说），有人认为病灶在心膈角对诊断肺吸虫病有特征性意义。胸部 CT 显示单侧或双侧肺野内斑片状、结节状影，形态和位置易变；囊状、蜂窝状透亮影和隧道征；肺门增大。附壁结节空腔和"隧道征"对肺吸虫病的 CT 诊断具有较高的提示意义。

### （二）血常规检查

卫氏并殖吸虫感染者白细胞计数在正常范围或稍高，嗜酸性粒细胞略高；但异位寄生型白细胞总数常高达 $20\times10^9/L\sim40\times10^9/L$，嗜酸性粒细胞可达 $60\%\sim90\%$。

### （三）痰液检查

痰液加 $5\sim10$ 倍 2% 氢氧化钠液搅拌混合，放置 30 分钟后，离心（ $2\,000\sim3\,000$ 转/分）沉淀，直接涂片检查。肺吸虫卵呈金黄色，具有一较大的卵盖，卵盖相对的一端具有较厚的卵壳，为此虫卵特点。卵中间有一卵细胞，周围有多个卵黄细胞。痰内虫卵阳性率与虫种有关。卫氏肺吸虫痰内虫卵多，阳性率高，而异位寄生型常为阴性。儿童常因将痰液咽下，可在粪便中查见肺吸虫卵。

### （四）免疫学检查

1. 皮内反应 用 $1:2\,000$ 肺吸虫抗原作皮试，阳性率可达 95% 以上。但皮内反应在完全治愈后 $10\sim20$ 年仍为阳性，故阴性时能排除肺吸虫病，而阳性不能明确是否为感染活动期。

2. 补体结合反应 补体结合反应阳性率几达 100%，但虫体死亡后能迅速阴转，故对判定疗效有意义。可疑脑病变时，可用脑脊液作此检查。

3. ELISA 及其衍生技术 ELISA 方法广泛用于并殖吸虫抗体和循环抗原检测，亦可用于检测并殖吸虫循环免疫复合物。国内很多学者制备了单克隆抗体和可溶性抗原，建立了相应的 ELISA、Dot-ELISA、斑点金免疫渗滤法（dot immunogold filtration assay，DIGFA）。这些基于单克隆抗体建立的免疫学检测方法，具有敏感性、特异性高的特点，检测循环抗原的方法还可用于疗效考核。但至今未对方法进行统一规范，难以标准化，也难用于临床。

### （五）其他检查

宜昌中心医院儿科 110 例儿童肺吸虫病中，超声波检查 54 例有异常（胸腹腔积液 34 例、心包型 20 例）。中等量以上积液者 16 例均行胸穿抽液或引流，均呈草黄色黏稠液体，多为渗出液，嗜酸性粒细胞计数增高。54 例心电图有异常，显示低电压、心房肥大、心肌受损、窦速或窦缓、交界性期

前收缩、并行心律。

MRI 检查可作为脑部肺吸虫病的辅助诊断依据，脑部肺吸虫患者 MRI 表现常为单发或多发结节状病灶，可呈小环状强化，部分病例可见出血灶或水肿，并可表现"隧道征"。

## 六、诊断与鉴别诊断

主要依靠流行特点及临床特征。遇有疑似病例，必须仔细于痰液或粪便中寻找虫卵。在流行地区对临床症状不明显的患者，作皮内试验和其他免疫学检查，有诊断参考价值。有时可将手术切除的肺叶标本作组织活检，可明确诊断。肺型及脑型肺吸虫病应用影像学检查，能显示特殊的改变，对诊断有帮助。

本病应与下述疾患鉴别：

### （一）肺结核

肺吸虫病咳出痰液为烂桃样，咯血量少，除乏力外，一般情况良好，无结核中毒症状。咳出痰液镜检虫卵和 X 线检查有助于此两病的鉴别。

### （二）支气管扩张症

肺吸虫病有时亦可咯血并吐大量脓痰，但痰液检查及 X 线造影可以鉴别。

### （三）结核性脑膜炎

脑型肺吸虫病有时与结核性脑膜炎极相似，必须仔细检查痰及脑脊液，再参考免疫学检查结果和其他临床特征。

### （四）其他

有时应与痢疾、脑膜脑炎、脊髓灰质炎、脑肿瘤、膈脓肿、肺炎、肺脓肿、胸膜炎、结核性腹膜炎及肠炎等疾病相鉴别。

## 七、治疗

目前多用下列抗蠕虫药物：

### （一）吡喹酮

吡喹酮（praziquantel）具有效果好、疗程短、副作用少、服用方便等优点。用法：25mg/kg，每天 3 次，连服 2 天。重症可用总剂量 210mg/kg，分 3 天，每天 3 次饭后口服。异位寄生患者可重复 $1\sim2$ 个疗程，在前一个疗程结束后 3 天开始下一个疗程。副作用为恶心、呕吐、腹痛、发热、头昏、头痛、皮肤瘙痒等，一般于服药后 $2\sim3$ 小时出现，多仅持续数小时，大多数患儿能耐受并完成疗程。少数患儿出现中枢神经功能一过性障碍，在服药数次后突然出现双眼不自主眨动，舌变硬、向外伸、不能回复，颈强直，但生命体征正常，意识清楚，无四肢强直抽

搐,病理性反射未引出。约 5 分钟后舌硬、颈强直等好转。停用吡喹酮,并给予安定 5mg 肌内注射,吸氧,保持呼吸道通畅,约 30 分钟后上述发作缓解。改用别丁治疗 2 个疗程治愈。

### (二) 硫双二氯酚

硫双二氯酚(bithionol,bitin)每天 30~50mg/kg,分 3 次口服,间日服药,共服药 12 天(历时 24 天)为 1 疗程。治疗后症状迅速改善,虫卵阴转,肺部浸润影很快缩小,3~6 个月后消失。肺型治愈率超过 95%。此药对脑型亦有显效,但 1 疗程需服药 20~25 天(历时 40~50 天)。副作用可有头痛、头昏、腹痛、腹泻、恶心、呕吐等。出现上述症状时,仍可继续用药,在治疗过程中反应可逐渐消失。

### (三) 三氯苯达唑

三氯苯达唑(triclabendazole)是一种新型苯并咪唑衍生物。对卫氏并殖吸虫和斯氏并殖吸虫的杀虫率与吡喹酮相当。儿童 10mg/kg 单次口服,有效率 70%。服药后有轻微副作用,包括头晕、头痛、腹痛和发热等,患儿耐受性较吡喹酮好。

## 八、预防

在流行区做好宣传工作,禁饮未煮沸的生水,不食生蝲蛄、生蟹或醉蟹,以及烧煮不透、外熟内生、囊蚴未死的蝲蛄或蟹类。对接触过生蝲蛄、生蟹的炊具,应彻底洗刷干净后再用,或用开水洗刷或煮沸。流行地区卫生人员应熟悉肺吸虫病的诊治方法,做到早期发现、早期治疗,防止传染源的扩散。加强卫生教育,不随地吐痰,加强对粪便及疫区动物的管理。

(朱淮民)

### 参 考 文 献

1. 吴观陵. 人体寄生虫学. 第 4 版. 北京:人民卫生出版社,2013.
2. 于润江,等. 内科讲座 2:呼吸分册. 北京:人民卫生出版社,1982.
3. 钟惠澜. 卫氏肺吸虫(四川亚种)和一新种肺吸虫——四川肺吸虫的形态学和生活史的研究. 中华医学杂志,1963,49:1.
4. 毕维德,等. 湖南省儿童肺吸虫病 100 例报告. 中华医学杂志,1975,55,511.
5. 湖北省思施地区医院儿科. 湖北省所见儿童肺吸虫病 44 例报告. 中华医学杂志,1977,57,391.
6. 吕清河. 儿童肺吸虫症 195 例的临床观察. 中华儿科杂志,1957,2:143.
7. 吴仕孝,等. 四川所见小儿肺吸虫病. 中华儿科杂志,1979,17:92.
8. 陈绍佐. 肺吸虫病临床特殊表现 13 例报告. 中华内科杂志,1982,21:447.
9. 胡玉洁,等. 四川地区儿童肺吸虫病 80 例临床报告. 中华儿科杂志,1964,13:435.
10. 钟惠澜,贺联印,郑玲才,等. 云南省西双版纳自治州两种新种肺吸虫的发现——团山并殖吸虫和勐腊并殖吸虫. 寄生虫学报,1965,2:1-17.
11. 李洪波,等. 小儿肺吸虫性心包炎的外科治疗. 中华小儿外科杂志,2011,32:339.
12. 阮卫,等. 一起肺吸虫病群体暴发的调查报告. 疾病监测,2009,24:978.
13. 汪绍训,等. 肺吸虫病 X 线所见的进一步分析. 中华内科杂志,1954,1:304.
14. 章智敬,等. 肺吸虫病的胸部 CT 诊断. 中国基层医药,2009,16:2078.
15. 陈春宝,等. 儿童肺吸虫病 110 例临床分析. 中国热带医学,2009,9:2121.
16. 李容,等. 吡喹酮治疗卫氏肺吸虫病 44 例临床观察. 中华内科杂志,1982,21:37.
17. 李黎. 吡喹酮治疗肺吸虫病出现中枢神经功能一过性障碍 1 例. 寄生虫病与感染性疾病,2009,7:171.
18. 陈明,韩福刚. 儿童脑型肺吸虫病 MRI 表现. 临床医药实践,2017,26(1):35-39.

# 第二节　肺棘球蚴病

肺棘球蚴病亦称肺包虫病(pulmonary echinococcosis,pulmonary hydatid disease),是由细粒棘球绦虫(*Echinococcus granulosus*)和多房棘球蚴虫(*E. mulitilocularis*)幼虫感染所致。

## 一、病因与流行病学

成虫长约 3~6mm,由 1 个头节及 3 个体节所组成。成虫寄生于犬、狼、狐、猫等食肉动物小肠内,妊娠节片随粪便排出,在外界释放出虫卵。虫卵约 0.03~0.039mm,内含六钩蚴。若污染水源及蔬菜被人、猪、羊(食草动物)吞食,六钩蚴在体内逐渐长大形成棘球蚴。含有棘球蚴的食草动物的内脏若被犬等终宿主食入,则完成生活史循环(图 22-2)。

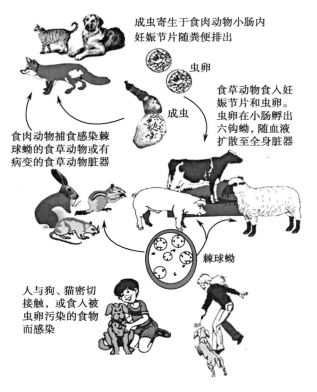

图 22-2　棘球绦虫生活史

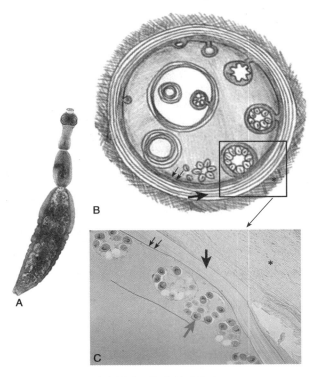

图 22-3　细粒棘球绦虫

A.成虫;B.棘球蚴;C.示棘球蚴囊壁及子囊(∗纤维包膜;粗箭头为角皮层;双箭头示生发层;灰色粗箭头示子囊及子囊中的原头蚴)

被人吞食的虫卵,在肠内孵化出六钩蚴,穿过肠壁随血流至肝脏、心脏、肺脏及其他组织器官,发育成为棘球蚴(又称包虫蚴)。棘球蚴内含有澄清的液体,囊壁有三层,由外向内分别为:宿主的纤维组织层、角皮层和生发层。从生发层向囊腔内长出原头节和子囊(图 22-3)。子囊也可由胚膜向内发展,生成孙囊。

本病广泛流行于世界各地区,尤其以中东、澳大利亚、新西兰、非洲、欧洲、西伯利亚、阿根廷、乌拉圭等畜牧业发达地区多见。我国是世界上棘球蚴病流行最严重的国家之一,流行区主要分布于西部、北部和西北的牧区和农牧区,以西藏、青海、四川、新疆、甘肃、宁夏、内蒙古和云南等省/自治区最为严重。

## 二、病理

寄生于人体的包虫以肝脏为最多,占 44% ~ 75%,其次为肺,占 7% ~ 19%,其他部位分别是腹腔、颅内、肾、胸腔、盆腔、子宫、骨骼。在肺和脾脏因组织结构疏松,棘球蚴生长较快。腹腔内和肝脏内巨大的棘球蚴还可推压膈肌,使一侧肺叶萎缩。囊包逐渐生长膨大,可腐蚀支气管、血管、纵隔甚至胸壁。肺内囊包可为单个或多个,位于单

侧或双侧。主要合并症是破裂或感染,或两者兼有。在手术或穿刺时,可致棘球蚴破裂,头节或子囊等散布至周围,形成肿瘤样转移生长灶。

## 三、临床表现

包虫感染患者早期可无任何临床症状,多在体检中发现,就诊患儿都属晚期。由于棘球蚴生长缓慢,因而潜伏期不明确,可为数年或十余年。通常儿童感染后,到成年才有明显的脏器受损症状。2001 年 6 月—2004 年 12 月我国第二次全国人体寄生虫感染调查统计的分年龄组感染率,最高的为 70 ~ 75 岁(18.18%),最低为 0 ~ 4 岁(7.13%)。

最常见的早期症状为咳嗽、血痰、胸部隐痛和胀痛,咳嗽为刺激性,几无咳痰、发热,以后呈现肺肿瘤样表现。当包虫囊肿逐渐长大,则出现明显的症状,巨大囊型包虫可引起压迫性肺不张,甚至呼吸困难;还可压迫食管,出现咽下困难,妨碍头部和上肢的静脉回流,呈现上腔静脉综合征。若包虫囊破溃进入支气管内,则咳出大量酸咸味痰液,浓痰中带有包虫囊碎片,可引起大咯血,有时造成窒息。少数患儿偶尔咳出全部棘球蚴囊内容

物,外囊发生塌陷闭合。而破溃于肺内的棘球蚴原头节及生发层碎片,则引起急性炎症性反应、脓胸或脓气胸和转移生长。

体内的棘球蚴囊液长期少量地渗出到囊壁外,被机体吸收,使机体成为致敏状态;若棘球蚴破裂,或因诊断性穿刺,流出较多的包虫液时,可发生严重的过敏性反应,出现瘙痒感、荨麻疹,严重者发生呕吐、发绀、呼吸困难、休克,甚至死亡。

本病可原发于纵隔内,好发部位依次为后纵隔、前纵隔、中纵隔。发生于后纵隔时可侵蚀椎体和肋骨,压迫脊髓,出现上腔静脉综合征、锁骨下动脉的部分闭锁等。病变在前纵隔者,可压迫气管,出现 Homer 综合征,侵蚀胸骨,破溃于心包腔等。中纵隔病变的最严重损害是大血管被侵蚀。

### 四、病程演进与预后

肺包虫囊肿大者几乎可占半个胸腔。最后常破溃入支气管内,囊内液体被咳出,少数病例由此而自然痊愈;但更多的病例继发感染,终而形成肺脓肿。寄生虫死后包囊有时停止长大,包囊壁可完全钙化。

由于原发肺包虫囊肿的破裂,可引起所谓"继发性包虫病"。破裂的原因,有的是自然发作的,有的是诊断穿刺吸引所致,或是外科摘除的并发症。此时在胸膜腔和肺内散布头节和子囊,经数年后又成囊肿。这些囊肿可充满半个胸腔且破坏肺组织,进入纵隔可压迫脊髓,侵蚀膈肌。

无并发症者预后较好,但若囊肿破裂或大量囊液漏出,可引起严重休克。本病死亡率约为13.6%,自然痊愈者极少,多房包虫病较单房包虫病的预后为差。

### 五、影像学检查与实验室检查

#### (一) 胸部 X 线摄片

显示 1 个至数个独立的圆形阴影,其特征为界限明显,几乎不见周围炎症性反应,易误认为转移性肺肿瘤。由于棘球蚴囊的挤压可出现气管、心脏的移位,肺下叶的棘球蚴囊可出现随呼吸而变形的特征(包虫呼吸症)。当单房性包囊内膜层破裂,空气进入内、外膜层之间时,呈现一新月形透亮区。如内、外膜层皆破裂,囊液部分排出,空气同时进入内、外膜层,则出现液平,其上方有两层弧形透亮带。若内、外膜层破裂而内膜陷落,飘浮于液平上,则显示液面上有阴影,可随体位改变而移动,如水上浮莲,称浮莲征(water-lily sign),并有水气胸的影像学改变。如包虫囊内容液全部咳出,有空气进入,则呈现囊状透亮影,以后可消失痊愈。

#### (二) CT 检查

显示大小不等的类球形囊状占位阴影。内囊壁光滑,厚度 1~3mm,囊内充满液体呈水样密度;外囊壁较厚,3~8mm,可显示双壁征,界线清楚。加强扫描时周围组织密度增加而棘球蚴囊密度不增加,显示边界明显,可与血管瘤、肿瘤鉴别。子囊液的密度低于母囊液,含有子囊时,显示有密度略低的多个较小的圆形低密度影。钙化的外囊呈不规则的"蛋壳"状结构,亦可呈斑块状、条状或整个棘球蚴囊全部钙化。内囊破裂后,囊壁塌陷形成各种不规则图像。由于包虫死亡,囊液吸收浓缩,类似干酪样变并含有变性的子囊,CT 值增高而不均匀,近似实质性肿瘤影像,但 CT 增强扫描时不出现强化。泡型包虫病 CT 扫描可见形态不规整、不均匀低密度阴影,增强扫描病灶无强化效应,形成具有"贫血供区"特征,可与血管瘤、肿瘤病灶的"富血供区"鉴别;并可见泡型包虫病向边缘扩张而形成的低密度的"浸润带";显示呈高密度钙化病灶内出现低密度积液腔,大小不一,形态不规整,液化区周围是钙化壁形成"岩洞征",液化区边缘大钙化影可伸入液化区内则呈现"半岛征"。病灶内出现多个同心圆状细颗粒钙化影是泡型包虫病的特征性 CT 表现。

#### (三) 血常规检查

周围血白细胞计数正常,嗜酸性粒细胞增加一般不显著,仅见于半数以下患者。痰液或胸腔渗出液的镜检,有时能检出小钩乃至头节。

#### (四) 免疫学诊断

常用的有 Casoni 皮内试验、补体结合试验、间接红细胞凝集试验(IHA)、酶联免疫吸附试验(ELISA)、PVC 薄膜快速 ELISA 等。皮内试验简单易行,敏感性较高,但有假阳性,切除包囊后,常可在较长时间内维持阳性反应。补体结合试验对术后治愈的判断可能有助,但也存在假阳性或假阴性等问题。现有的包虫病免疫学试验方法在敏感性和特异性上存在很大的差异,目前以 ELISA 法最为常用且较敏感。试验结果受许多因素的影响:抗原的性质和质量;检测用的试验系统;棘球蚴囊的数量、部位和活力;不同地理虫株差异;个体免疫应答反应的差异等,如肺包虫抗原皮内试验的阳性率较肝包虫病低，为 60%～80%。补体结合反应的阳性率为 63%～75%。约 10%～40% 的手术确诊的包虫病患者用目前已知的抗原检测不到特异性抗体。

### 六、诊断与鉴别诊断

诊断除参考流行病区、流行病学特点外，主要根据影像资料和实验室检查。

**（一）诊断标准**

1. 临床诊断　具备流行病学史、主要临床症状或体征、影像学特征或血清中检出特异性抗体者。

2. 确定诊断　除具备临床诊断的依据外，还具有下列条件之一者：

（1）血清中反复检出特异性循环抗原或免疫复合物；

（2）咳出囊膜、子囊或痰中检出头钩；

（3）临床活检材料病理组织学检查证实；

（4）手术探查证实为包虫囊。

**（二）本病需与下述疾病相鉴别**

1. 肺脓肿　X 线片显示其密度不太均匀，有时可见小的钙化影，病灶稳定可多年不变。肺包虫囊肿可发生于肺的任何部位，密度均匀，极少见钙化，病灶呈慢性逐渐增大趋向。

2. 周围型肺癌　小儿少见，当其直径小于 2cm 直径时，病灶呈不均匀的斑块状，中有不规则透亮区可见；直径大于 3cm 时密度就趋向均匀、浓密，边缘清楚，往往带有细小毛刺，周围型肺癌的轮廓很多呈分叶状，而肺包虫囊肿的病灶密度均匀，边缘清晰无毛刺。除囊肿较大者外，一般不呈分叶状。此外尚可检查痰液中病理细胞，进行鉴别。

### 七、治疗

目前尚无有效药物治疗，据报道，阿苯达唑（甲苯咪唑）治疗近期有效率为 54%，认为对控制本病扩散有价值。单房囊型可施行手术摘除。多房囊型可考虑施行肺叶切除术。

**（一）阿苯达唑治疗方法**

1. 阿苯达唑片剂（规格：200mg/片），成人每天 15mg/kg，根据体重测算药量，早晚 2 次餐后服用，连续服用 6～12 个月或以上。

2. 阿苯达唑乳剂（规格：12.5mg/ml），成人每天 0.8～1.0ml/kg，14 岁以下儿童每天 1.0～

1.2ml/kg，早晚 2 次餐后服用，连续服用 6～12 个月。

**（二）禁忌证及注意事项**

1. 2 岁以下儿童、妊娠期间和哺乳期的妇女，以及有蛋白尿、化脓性皮炎、各种急性病患者禁用。

2. 入院检查后确定治疗方案。

3. 有结核病的包虫病患者，应参照结核病治疗方案进行治疗，治愈后再进行包虫病治疗。

**（三）疗效判定**

1. 治愈　临床症状和体征消失，且影像学检查具有以下特征之一。

（1）囊型包虫病：包囊消失；囊壁完全钙化；囊内容物实变。

（2）泡型包虫病：病灶消失；病灶完全钙化。

2. 有效

（1）囊型包虫病：临床症状和体征改善，且囊直径缩小 2cm 以上，或内囊分离征象。

（2）泡型包虫病：临床症状和体征改善，病灶缩小或病灶未增大。

3. 无效　临床症状和体征无缓解，且病灶无任何变化或进行性增大。

**（四）药物不良反应的处理**

1. 分级

（1）轻度反应：服药初期有轻度头痛、头晕、胃部不适、食欲缺乏、恶心、腹泻、皮肤瘙痒、肝区针刺样疼痛。

（2）中度反应：除上述反应程度加重外，出现呕吐、进食量明显减少。

（3）重度反应：除前述症状外，出现明显脱发、贫血、水肿、黄疸等；实验室检查出现胆红素明显升高，白蛋白降低，白细胞明显减少，有时出现蛋白尿和肌酐升高。

2. 处理

（1）轻度反应者一般不需处理，可继续服药观察。

（2）中度反应者应暂停服药，并建议到县级以上医院确认，做血、尿常规及肝、肾功能检查后，确定治疗方案。

（3）重度反应者应立即停药，必要时送县级以上医院处理。

**（五）停药条件**

凡符合以下条件之一，应停止服药。

1. 达到临床治愈标准者。

2. 用药后出现重度不良反应者。

3. 治疗无效或病情恶化者。

### 八、预防

在流行区做好宣传工作,注意个人饮食卫生和生活环境的卫生。由于狗是传染源,因此要加强对狗的管理,主要措施为扑灭野狗、牧犬要驱虫、教育儿童勿玩犬,有包虫病者切不可喂狗以免疾病扩大散布。预防羊感染包虫病时要保护水源、草场和饲料,防止犬粪污染环境;对宰杀的羊肉要进行检验。

(朱淮民)

### 参 考 文 献

1. 吴观陵. 人体寄生虫学. 第 3 版. 北京:人民卫生出版社,2013.

2. Fishman AP. Pulmonary Diseases and Disorders. New York:McGraw Hill Book Company,1980.

3. 全国人体重要寄生虫病现状调查办公室. 全国人体重要寄生虫病现状调查报告. 中国寄生虫学与寄生虫病杂志,2005,23:332.

4. Crofton J, et al. Respiratory Diseases. 2nd ed. Oxford:Blackwell Scientific Publications,1975.

5. 汪天平. 人兽共患寄生虫病. 北京:人民卫生出版社,2009.

6. 上海第一医学院 X 线诊断学编写组. X 线诊断学第一册胸部. 上海:上海人民出版社,1976.

7. Farahmand M, et al. Echinococcosis:an occupational disease. Int J Occup Env Med,2010,1:88.

8. 张京元. 包虫病的间接血凝试验. 中华内科杂志,1982,21:605.

9. 徐明谦. 小儿肝包虫病(附 146 例分析). 陕西新医药,1981,10:24.

# 第三节 肺和胸膜阿米巴病

肺和胸膜阿米巴病是由于溶组织内阿米巴感染肺、支气管、胸膜所引起的疾病,在肠外阿米巴病中,发病率仅次于阿米巴肝脓肿,常继发于肠道或肝脏的溶组织内阿米巴感染,直接感染罕见。原发于结肠(通常有阿米巴痢疾),由此转移到肝脏,则发生肝脓肿,进一步发展,经过横膈进入胸腔,可表现为阿米巴性肺炎、肺脓肿、支气管瘘、胸膜炎、脓胸等,心包阿米巴病是胸腔阿米巴病的罕见类型。经济欠发达、营养不良、房间隔缺损、左向右分流等因素是肺胸膜阿米巴病的诱发因素。临床上可出现发热、咳嗽、胸痛、咳巧克力色痰或脓痰等临床症状。在痰液或胸腔抽出液中,可查见原虫。甲硝唑疗效显著。

### 一、病因与流行病学

溶组织内阿米巴(*Entamoeba histolytica*)是一种人体寄生原虫,属于肉足鞭毛门,叶足纲,内阿米巴科。主要寄生在人体肠道,生活史包括滋养体和包囊两个阶段。

#### (一) 滋养体

为虫体活动、繁殖阶段,形态多变而不规则,以伪足作定向运动,以二分裂法增殖。胞质可分为透明的外质和富含颗粒的内质,细胞核为球形的泡状核。在有症状患者组织中分离的滋养体较大,胞质常含有红细胞,称组织型滋养体(大滋养体);在无症状患者肠腔中或培养基中,滋养体较小,不含红细胞,称肠腔型滋养体(小滋养体)(图22-4)。

#### (二) 包囊

该阶段的虫体不活动,呈圆形,外周有一层囊壁。未成熟包囊胞质中可见糖原泡和短棒状的拟染色体,均为包囊的营养物质。包囊有 1~4 个核,成熟包囊为 4 个核,核结构同滋养体核,但稍小(图 22-4)。

#### (三) 生活史

溶组织内阿米巴主要寄生在人体肠道,生活史基本过程为包囊→滋养体→包囊。人食入成熟包囊被感染,包囊的囊壁在消化酶等作用下逐渐变薄,滋养体脱囊而出,并在肠腔中摄食细菌并进行二分裂增殖。滋养体在肠腔内下移进入结肠,随着肠内容物的水分减少、环境变化,滋养体分泌囊壁,形成包囊,随粪便排出体外。

在某些条件下,滋养体可破坏肠黏膜,侵入肠壁组织,吞噬红细胞和组织细胞,引起肠壁溃疡。部分滋养体可随血流播散,侵入肝、肺、脑、皮肤等组织或器官,引起肠外阿米巴病(图 22-5)。

#### (四) 流行病学

阿米巴病在世界范围分布广泛,以热带和亚热带地区多见,在寒带地区也有报道。据 WHO 估计,全球溶组织内阿米巴感染人数每年超过

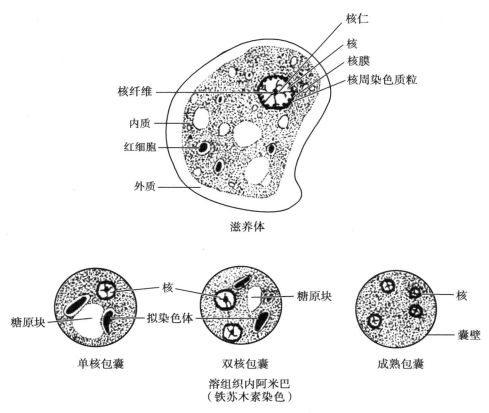

图 22-4 溶组织内阿米巴滋养体和包囊

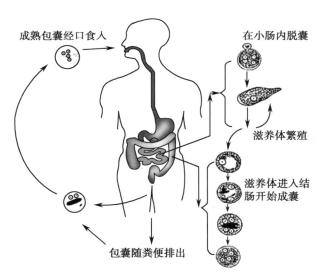

图 22-5 溶组织内阿米巴生活史

溶组织内阿米巴滋养体抵抗力差,并可被胃酸杀死,无传播作用。而包囊抵抗力较强,在适宜环境中下可生存数周,并保持有感染力,通过蝇或蟑螂消化道的包囊仍具感染性。人感染的主要方式是经口感染。此外,口-肛性行为可使包囊经口侵入,因此阿米巴病在欧、美、日等国家被列为性传播疾病。

1997 年全国寄生虫病调查资料,上海普通人口溶组织内阿米巴感染率为 0.01%。福建省晋江市某医院儿科 520 例腹泻患儿中检出溶组织内阿米巴 50 例(9.6%),3 岁以下占 74%。2015 年调查上海 3 个综合性医院腹泻患者粪便,1 015 份粪便检出溶组织内阿米巴原虫 36 份,总阳性率为 3.55%。免疫试剂条法检测溶组织内阿米巴粪抗原阳性率为 8.18%(83/1 015),ELISA 法检测溶组织内阿米巴 IgG 抗体阳性率为 7.12%(48/675)。88.90% 的阳性者有腹痛,75.00% 和 22.23% 的阳性者粪便查见白细胞和红细胞。夏、秋季是溶组织内阿米巴感染高发季节,7~9 月份为发病高峰。脓血便中溶组织内阿米巴检出阳性率较高,联合应用多种检测手段能提高检出率。在儿童福利院以及精神病院则时有阿米巴的集体

4 800 万例(全球人群感染率约为 10%),有的地方感染率可高达 50%,并导致不少于 4 万人死亡。我国阿米巴的感染率南方高于北方,农村高于城市,男性高于城市,儿童多于成人。近年来由于经济发展生活水平的提高,除个别地区外,急性阿米巴痢疾和脓肿病例已较为少见,大多为散在分布的慢性迁延型或典型病例及带虫者。

感染。

大多数溶组织内阿米巴感染者无症状，仅有约10%的感染者出现症状，在有症状的肠道阿米巴感染者中，有0.1%~1%出现侵袭性阿米巴病，发生肠道外阿米巴脓肿。在肠外阿米巴病中，发生率最高的是阿米巴肝脓肿（约占肠外阿米巴病的50%）；其次是肺、胸膜阿米巴病，其发病人数约占全部侵袭性阿米巴病的2%~3%；第三的是脑、肾、腹膜和皮肤等器官和组织的感染。

## 二、发病机制与病理

### （一）发病机制

肺和胸膜阿米巴病常继发于阿米巴肝脓肿和肠阿米巴病，直接吸入导致的原发性感染十分罕见。侵入肠壁的原虫破坏肠黏膜，大量增殖，其中部分原虫可经血流播散，阿米巴进入门脉系，达肝脏而形成肝脓肿。好发部位为右叶后部，与由升结肠来的门脉血的分布相一致。从肝脓肿再发生膈下脓肿，经过膈肌侵入胸腔而形成肺脓肿，有时可造成支气管瘘。此外，从肠壁病变处或肝脓肿经血行感染而引起者亦有之，但很少见。罕见左侧阿米巴脓肿，可因阿米巴原虫从肠壁病灶处经肠系膜血管中下痔静脉、下腔静脉侵入上腔静脉入肺脏引起。孟宪铺等收集了1 729例阿米巴肝脓肿病例，发生脓肿穿破并发症者467例（27.0%），其中并发肺和胸膜阿米巴病360例（20.8%）。

### （二）病理变化

阿米巴原虫播散至肺，首先引起局灶性炎性实变，进一步发展成为肺脓肿，血行感染性脓肿可为多发性，或位于任何肺叶；如继发细菌感染，在大脓肿附近可见转移性小病灶。脓肿可转向痊愈，若脓肿破溃，坏死物可自气管咳出或进入胸腔。

由肝脓肿继发引起肺和胸膜阿米巴病更常见，阿米巴肝脓肿的好发部位为肝右叶顶部，因此右侧胸腔易被累及。穿破性脓肿一般为单发，位于右肺下叶，肝、膈、肺间常有粘连。肝脓肿穿破胸腔后，即发生阿米巴脓胸，可有大量浆液纤维蛋白性渗液。由于肝、胸膜、肺紧密相邻，故病变常为混合性。脓肿内容物呈巧克力色，含阿米巴原虫、红细胞、退行变性细胞等；若继发细菌感染，坏死物可呈黄脓样。如果肝脓肿穿破至气管，则形成肝支气管瘘，偶尔导致胆道与支气管或胸膜腔相通，形成肝胆道支气管瘘或肝胆道胸膜瘘。

## 三、临床表现

### （一）一般表现

急性起病者，常伴有明显发热，体温可达39℃以上。慢性起病者，常有营养不良、消瘦、贫血、水肿等表现，常伴有肠阿米巴病或阿米巴肝脓肿。

### （二）呼吸系统表现

可表现出右下肺呼吸音减弱、湿啰音、实变征和积液征等，具体表现视病型而异。肺炎病例可无明显体征。合并有阿米巴性心包炎者，可有心率快、心音低弱、心浊音区扩大，左下肺背部叩诊浊音及有叩痛等。

若病原体是从肝脏直接侵袭而来，则伴有肝脓肿的症状，可出现肝大、压痛、肝区隆起、发热，右下肋间压痛、叩痛明显。出现肺部症状前，多有右上腹部疼痛。肝脓肿向胸腔穿破时，可突发剧烈胸痛及呼吸困难，同时伴有发热，进行性咳嗽、咳痰，随后逐渐减轻。如形成肝、肺瘘管，则咳出巧克力色痰；如混有胆汁，则感觉到苦味；如合并继发感染，则咳出脓性痰。

## 四、病程演进与预后

本病预后与诊断及时程度、虫株毒力、机体免疫力、是否发生严重并发症等多种因素有关。若能及时诊断，正确治疗，预后较好；但本病较易被误诊，如未及时治疗，致病程迁延不愈，全身状况逐渐恶化，产生贫血、中毒性心肌炎、包裹性脓胸等严重并发症，可导致全身衰竭而死亡。

## 五、影像学检查与实验室检查

### （一）X线检查

血行感染性肺阿米巴病，病灶不限于右肺下叶，肺炎阴影与一般炎性浸润阴影类似。若形成脓肿，可见壁厚且不规则，如脓肿内容物部分咳出，则可见液平。肝穿破性肺阿米巴病变部位均在右肺下野，最常见于前基底段；部分病例在膈肌局限性隆起处与肺影之间，有一垂直伸展的带状阴影，提示肺阿米巴病的可能。肝脓肿穿破至肺后，有时于侧位透视见阴影基底位于受累的肺叶，另一端渐次变细，伸向肺门。肝支气管瘘及胆道支气管瘘，肺野一般无明显变化，亦可有肺炎或肺脓肿的表现。

有报道归纳阿米巴肺脓肿 X 线所见,可呈 7 种类型:①大片化脓型;②胸膜肺炎型;③圆形肿块;④空洞型;⑤肺炎型;⑥脓气胸型;⑦横膈抬高型。

### (二) 超声检查

有胸膜包裹性积液或肺脓肿存在时,积液或脓液在超声回音图上呈现液性暗区,可根据超声检查的结果,推算脓肿、包裹性积液的位置、大小和数目。在穿刺引流或局部给药治疗时,可采取超声引导定位。

### (三) 血液检查

白细胞计数及中性粒细胞均增高,嗜酸性粒细胞常无明显升高,急性期患者表现更明显,血沉加快。慢性期时,以上指标改变均不明显,可伴有贫血及低蛋白血症。

### (四) 病原学检查

在咳出的痰液中和胸腔抽出物中,可查见阿米巴滋养体,但阳性率不高,有报道称其阳性率分别为 17% 和 10% ~ 19%。在检查阿米巴滋养体时,要特别注意标本新鲜、保温和及时送检,否则滋养体极易死亡,从而使检出阳性率明显下降,必要时应多次送检。在胸腔抽出物中,亦有查见原虫包囊的报道。如患者伴有肠阿米巴病,可在粪便中查见原虫滋养体或包囊,急性期以滋养体为主,慢性期则仅能查见包囊。

### (五) 免疫学检查

免疫学检查方法包括酶联免疫吸附试验(ELISA)、间接血凝试验(IHA)、间接荧光抗体试验(IFA)、琼脂扩散法(AGD)、协同凝集试验、胶体金试验等。ELISA 抗体滴度在患病后几个月内逐渐转阴,因此其阳性结果提示为急性感染。约有 90% 的患者免疫学检查结果呈阳性,抗体滴度水平不能代表疾病的严重程度,部分患者病情较重,其抗体却呈阴性。

### (六) 分子生物学方法检查

迪斯帕内阿米巴是非致病的共生原虫,但在形态上与致病的溶组织内阿米巴难以区别,基因诊断可以鉴别溶组织内阿米巴和非致病的迪斯帕内阿米巴,具有较高的特异性和敏感性,与其他常见病原体无交叉反应。有研究报道,对于阿米巴肝脓肿患者,采用实时 PCR 检测血、尿液和唾液中的溶组织内阿米巴 DNA 的阳性率分别为 49%、77% 和 69%。

## 六、诊断与鉴别诊断

### (一) 诊断

肺和胸膜阿米巴病的诊断依据包括:①流行病学资料,患者生活在阿米巴病流行区,伴有阿米巴痢疾或有痢疾病史;②临床表现为发热、白细胞增多、咳嗽、胸痛、呼吸困难、咳出大量巧克力色或脓痰;③X 线和 B 超检查见肺或胸腔内有感染病灶、积液、横膈抬高及肝脓肿征象;④痰或脓胸抽出液呈巧克力色,可查见溶组织内阿米巴原虫,部分患者甚至粪便中也查见阿米巴滋养体或包囊;⑤临床症状、X 线及 B 超表现在抗阿米巴治疗后改善显著;⑥手术证实。

具备①~③条,可拟诊为肺和胸膜阿米巴病;具备①~④条,或①、②、③、⑤条,可确诊为肺和胸膜阿米巴病;单独手术证实也可确诊。

### (二) 鉴别诊断

肺和胸膜阿米巴病不是常见病,易被误诊,需与肺结核、结核性胸膜炎、细菌性肺脓肿、大叶性肺炎、肺和胸膜肿瘤等鉴别。有报道一组肺和胸膜阿米巴病共 64 例,误诊率达 53.1%。

1. **肺结核**　咳嗽、胸痛和中毒症状较轻,病程经过缓慢,病灶常在肺尖和锁骨下,痰内可检出结核分枝杆菌,OT 试验阳性,抗结核化疗有效。

2. **结核性胸膜炎**　有干性和渗出性两型,肺部可有结核病灶,也可没有,胸水非化脓性,可查见结核分枝杆菌,OT 试验阳性,抗结核化疗有效。

3. **细菌性肺脓肿**　起病急,中毒症状严重,肺部病灶范围较大。吸入性肺脓肿患者常有口咽或鼻咽部手术史;血源性肺脓肿常有肺外其他系统原发病灶。

4. **大叶性肺炎**　多数病例有上呼吸道感染的先兆,炎性实变范围广泛而严重,通气与血流灌注比值失调,气急、发绀明显。

5. **肺部肿瘤**　常起病隐匿,早期临床症状不明显,中晚期可出现刺激、压迫症状以及转移病灶。X 线检查肺部占位和阻塞征象明显,痰或胸水中可查见肿瘤细胞。

## 七、治疗

### (一) 治疗原则

包括对症治疗和病因治疗,应采取内科和外科治疗相结合的方式,对患者进行对症和支持治疗,同时给予抗阿米巴药物治疗,必要时采取穿刺排脓或外科手术治疗。急性期患者卧床休息,给予营养支持,静脉补液保持水、电解质平衡,适当给予退热、祛痰、止咳、镇痛等对症处理,必要时输血或血浆。慢性病例可辅以中医中药,如活血化瘀、养阴清肺之剂。

**（二）外科治疗**

对于阿米巴脓胸,在药物治疗的同时应积极穿刺排脓。穿刺最好在抗阿米巴药物治疗开始3~5天后进行,穿刺次数、频率需视病情而定。B超引导下穿刺定位准确,效果较好。如引流顺畅,可间隔2~4天穿刺一次,直到脓液转稀或体温正常;如引流不畅,可在无菌条件下用生理盐水冲洗;如有合并细菌感染,可向脓腔内注入抗生素。

外科手术的适应证包括:

1. 长期存在的肝-支气管瘘或胸膜支气管瘘。

2. 肺组织永久性损坏,包括慢性肺脓肿。

3. 大量脓胸,估计穿刺排脓不畅。

4. 脓胸后肺不张。

5. 保守治疗无效或效果不佳。

手术方式包括:胸腔脓腔的开放引流或闭式引流、肺叶段切除、胸膜外纤维层剥离等。

**（三）治疗药物**

目前常用的药物有:

1. 甲硝唑　甲硝唑（metronidazole）是治疗急性或慢性侵入性阿米巴病的首选药物。该药物为硝基咪唑衍生物,对各部位的阿米巴病均有疗效。成人剂量为0.4g~0.6g,每天3次,连服7天,必要时可重复1个疗程。儿童剂量每天每公斤体重35~50mg,分3次口服,10天为1个疗程。重症患者用甲硝唑0.75g静注后改口服,每天3次,连服10天。同类药物替硝唑（tindazole）、奥硝唑（ornidazole）、塞克硝唑（secnidazole）也有较好疗效。替硝唑0.6g,每天2次,或0.8g,每天3次,连服5天。若肠道有阿米巴包囊,可服用巴龙霉素0.5g,每天3次,连服7天。

2. 喹碘方　为卤化喹啉类药物,口服吸收少,故毒副作用较轻。药物作用于肠道内原虫,仅对肠内阿米巴病有效,对包括肺和胸膜阿米巴病在内的各类肠外阿米巴病无效。可在治疗后期,停用上述药物后服用,以清除肠道内原虫。成人剂量为0.25g,每天3次,连续服用10天为1个疗程。小儿每次5~10mg/kg,每天3次,连用7~10天。

3. 中药　大蒜素、白头翁等中药在体外试验中显示出杀灭或抑制原虫的效果,临床应用显示出对肠阿米巴病有一定疗效,但对肠外阿米巴病

疗效不佳。

（彭　恒　朱准民）

## 参 考 文 献

1. 陈兴保,吴观陵,孙新,等.现代寄生虫病学.北京:人民军医出版社,2002.

2. 季洪健,王辉.阿米巴胸腔积液的诊断与治疗.临床肺科杂志,2012,17(11):2062-2063.

3. 吴观陵.人体寄生虫学.第4版.北京:人民卫生出版社,2013.

4. 席漂生.肺部寄生虫病.北京:中国医药科技出版社,1992.

5. 朱准民.机会性寄生虫病.北京:人民卫生出版社,2009.

6. 张小萍,等.上海市综合性医院腹泻患者中溶组织内阿米巴感染现状调查.中国血吸虫病防治杂志,2015,27(6):600-603.

7. Liang SY, Hsia KT, Chan YH, et al. Evaluation of a new singletube muhiprobe real-time PCR for diagnosis of Entamoeba histolytica and Entamoeba dispar. J Parasitol, 2010, 96(4):793-797.

8. Haque R, Kabir M, Noor Z. Diagnosis of amebic liver abscess and amebic colitis by detection of Entamoeba histolytica DNA in blood, urine, and saliva by a real-time PCR assay. J Clin Mierobiol, 2010, 48(8):2798-2801.

9. Neghina R, Neghina AA, Merkler C, et al. A case report of pulmonary amoebiasis with Entamoeba histolytica diagnosed in western Romania. J Infect Dev Ctries, 2008, 2(5):400-402.

10. Zhu H, Min X, Li S, et al. Amebic lung abscess with coexisting lung adenocarcinoma:a unusual case of amebiasis. Int J Clin Exp Pathol, 2014, 15, 7(11):8251-8254.

11. Lichtenstein A, Kondo AT, Visvesvara GS, et al. Pulmonary amoebiasis presenting as superior vena cava syndrome. Thorax, 2005, 60(4):350-352.

12. Solaymani-Mohammadi S, Coyle CM, Factor SM, et al. Amebic colitis in an antigenically and serologically negative patient:usefulness of a small-subunit ribosomal RNA gene-based polymerase chain reaction in diagnosis. Diagn Microbiol Infect Dis, 2008, 62(3):333-335.

13. Shenoy VP, Vishwanath S, Indira B, et al. Hepato-pulmonary amebiasis:a case report. Braz J Infect Dis, 2010, 14(4):372-373.

14. Kunst H, Mack D, Kon OM, et al. Parasitic infections of the lung:a guide for the respiratory physician. Thorax, 2011, 66(6):528-536.

15. Shamsuzzaman SM, Hashiguchi Y. Thoracic amebiasis. Clin Chest Med, 2002, 23(2):479-492.

# 第四节 肺血吸虫病

肺血吸虫病(pulmonary schistosomiasis)是由于血吸虫蚴虫、成虫寄生或虫卵沉积在肺脏所致的疾病,是最常见的异位血吸虫病,且同时伴有血吸虫病导致的肝、肠病变,可造成肺、支气管和胸膜损害,临床主要表现为咳嗽、咳痰、咯血、胸痛、哮喘、呼吸困难等症状。痰液或支气管镜取材可查见虫卵。吡喹酮治疗有明显效果。

## 一、病因与流行病学

寄生人体的血吸虫已知有 6 种,我国仅有日本血吸虫病流行。日本血吸虫成虫寄生于人和哺乳动物门脉-肠系膜静脉血管中,虫卵随粪便排出体外,也可沉积在体内造成严重损害。钉螺是日本血吸虫的唯一中间宿主,人因接触含尾蚴的疫水而被感染。

### (一) 成虫

雌雄异体。雄虫呈圆柱形,乳白色,虫体大小为(10~20)mm×(0.5~0.55)mm,前端有发达的口吸盘和腹吸盘,自腹吸盘后,虫体变扁,两侧向腹面弯曲,形成抱雌沟。雌虫较雄虫细长,圆柱形,黑褐色,大小为(20~25)mm×(0.1~0.3)mm,居留于抱雌沟内,与雄虫呈合抱状态(图 22-6)。

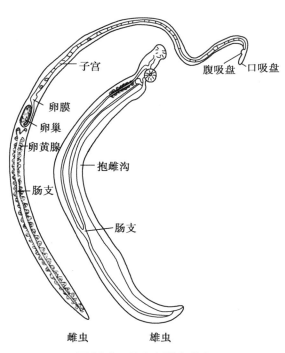

图 22-6 日本血吸虫成虫

### (二) 虫卵

成熟虫卵呈椭圆形,淡黄色,大小约 $89\mu m \times 67\mu m$,卵壳厚薄均匀,无卵盖,卵壳一侧有一小刺,卵壳表面常附有组织残留物,内含一梨形成熟毛蚴。毛蚴可分泌可溶性虫卵抗原,经卵壳的囊状微管渗出卵外,诱发强烈的炎症反应(见文末彩图 22-7)。

### (三) 生活史

日本血吸虫生活史较复杂,包括在中间宿主钉螺体内的无性繁殖和在脊椎动物体内的有性生殖。

虫卵随粪便排出体外,若有机会入水,在适宜的条件下,卵内毛蚴孵出。毛蚴在水体表层活动,当遇到中间宿主钉螺时,毛蚴主动侵入螺体。在螺体内,毛蚴经母胞蚴、子胞蚴再发育为尾蚴。发育成熟的尾蚴自螺体逸出后,在水中活跃活动,当接触到人和动物皮肤时,用吸盘吸附在皮肤上,依靠腺体分泌酶的作用、头器的伸缩活动和尾部的摆动钻入宿主皮肤。

尾蚴侵入皮肤后即弃去尾部,变为童虫。童虫在皮下组织短暂停留,随后侵入小末梢血管或淋巴管内,随血流到肺,通过肺泡小血管再进入体循环,最终到达肝门静脉。童虫逐渐发育成熟,两性虫体合抱、交配和产卵。

### (四) 流行病学

日本血吸虫病的流行地区为中国、菲律宾、印度尼西亚等地区。在我国主要分布于长江流域及其以南的 12 个省、自治区和直辖市,共 427 个县(市、区)。经过数十年的有效防治,截至 2014 年底,上海、浙江、福建、广东、广西等省(直辖市、自治区)已达到传播阻断标准,四川、云南、江苏及湖北 4 省已达到传播控制标准,安徽、江西和湖南 3 省尚处于疫情控制阶段。全国共有 453 个血吸虫病流行县(市、区),其中 313 个达到传播阻断标准;135 个达到传播控制标准。2014 年,全国推算有血吸虫患者 115 614 人,较 2013 年的 184 943 人减少了 37.49%。近年来,我国血吸虫病疫情进一步下降,但局部地区仍然存在血吸虫病传播风险。

日本血吸虫是人兽共患寄生虫病,除人体感染外,已知 40 余种哺乳动物也可作为其传染源,其中以黄牛、水牛和野鼠最为重要。粪便污染水源、钉螺以及人接触疫水,是血吸虫病流行最重要的三个环节。

肺血吸虫病多见于急性血吸虫病患者,约50%~70%的急性血吸虫病患者有肺部受损症状。刘进清报道61例患者中,有肺部改变者41例,占67.2%。周学章等报道一组210例血吸虫病患者肺部X线检查结果,其中205例(97.6%)出现了细支条样网状、粟粒细点状或雪花小片状改变。黄灿等分析180例急性血吸虫病患者的X线胸片,发现75例表现出肺部损害。

## 二、发病机制与病理

血吸虫尾蚴穿过皮肤时脱掉尾部成为童虫,穿入血管后进入体循环,童虫逐渐发育为成虫。成虫寄生于人或哺乳动物的门脉-肠系膜静脉系统内,成虫经血管移行至肠黏膜下层的小静脉末梢,在此处交配产卵。产出的虫卵大部分沉积在肠壁小血管中,少量随血流入肝,沉积在肝组织内。严重感染时,大量虫卵进入血液随血流到达全身脏器沉积称为异位寄生。以肺脏、脑部最为常见,其次为皮肤、肾、胃和阑尾等。约经11天,卵内的卵细胞发育为毛蚴,分泌可溶性抗原透过卵壳,引起虫卵周围强烈炎症反应及组织坏死,最终坏死组织向肠腔溃破,虫卵可随坏死组织落入肠腔,随粪便排出体外。沉积在肝脏的虫卵不能排出,引起肝脏的病理改变及相应的临床表现。

### (一)童虫经过肺内毛细血管网所引起的损害

在感染后2天即可出现,主要为肺微血管炎、血管周围有嗜酸性粒细胞浸润、肺组织充血以及少量小出血灶。此病理变化以感染后4~5天最为显著,9~10天后开始消退,两周后可完全消失。

### (二)虫卵沉积在肺脏导致的损害

虫卵沉积是肺血吸虫病的主要致病因素。虫卵随血流或经侧支循环到达肺血管;也可因成虫异位寄生在肺部血管内,在此产卵并沉积在肺脏。虫卵可堵塞微血管,造成血流阻塞。除机械阻塞外,虫卵还可引起明显的内膜反应,加重阻塞。虫卵发育后,卵内毛蚴分泌的可溶性抗原渗出卵外,引起组织坏死和急性炎症反应,形成嗜酸性脓肿。之后脓肿渐被吸收,形成肉芽组织,称为虫卵肉芽肿。肉芽肿结构与结核结节相似,也称为"假结核"结节。这种病理变化在感染后100天左右最

明显,肉芽肿数目多时可相互融合。最终肉芽肿纤维化,内部的虫卵钙化或崩解。如肉芽肿数目多并不断纤维化,可造成肺纤维化,导致肺部通气效率下降、肺循环压力升高,患者可出现呼吸困难、肺动脉高压、肺心病等表现。

## 三、临床表现

### (一)童虫移行经过肺内毛细血管网阶段

感染后5~10天,约半数患者出现轻微干性咳嗽、痰少,哮喘样症状和荨麻疹。可有轻微发热,全身不适,倦怠感,食欲欠佳。体征不明显,可有少许干、湿啰音。

### (二)虫卵沉积在肺脏阶段

患者初次大量感染血吸虫约1个月后,多数起病急,表现出咳嗽、发热、厌食、腹痛、过敏反应。肺部检查可闻及少量干、湿啰音,呼吸音粗糙,可闻及哮鸣音或胸膜摩擦音。

在慢性期肺部病变可明显,临床上表现为:
1. 慢性支气管炎;
2. 过敏性肺炎;
3. 支气管肺炎、胸膜炎;
4. 支气管扩张继发感染;
5. 肺部炎性假瘤及恶变;
6. 肺内动静脉瘘。

最多见的是慢性呼吸困难,大多数伴有干咳,偶有血痰、发绀。肺部听诊可闻干性啰音或小水泡音。如出现肺动脉高压时,在心底部可听到收缩期杂音,肺动脉瓣区第2音亢进。若大量虫卵侵入肺脏,引起剧烈的过敏性炎症性病变时,可出现高度呼吸困难、咳嗽、咳痰、发绀,肺部可听到广泛的湿啰音。

### (三)血吸虫病的其他表现

肺血吸虫病是患者感染血吸虫后全身表现的一部分,除呼吸系统的表现以外,患者往往还有日本血吸虫病的其他症状。在急性期,患者可表现出食欲缺乏、腹痛、腹泻、黏液血便等消化道症状。慢性期则可出现间歇性腹泻或黏液血便、贫血、营养不良。病情发展至晚期,可出现肝脾大、腹水、腹壁静脉曲张、便血、上消化道出血、肝性脑病等门脉高压症状。

## 四、病程演进与预后

如果诊断和治疗不及时,大量虫卵不断地沉积在肺部,可引起广泛的闭塞性肺小动脉炎,最后

因肺动脉高压而产生肺源性心脏病。预后的好坏与诊断和治疗是否及时密切相关,还与感染轻重、患者年龄和是否出现并发症有关。

## 五、影像学检查与实验室检查

### (一) X线检查

胸部X线表现多在感染1~2个月后出现。在病程早期,患者X线检查表现为两肺纹理增加,继而两肺出现散在点状浸润,边缘模糊,以中、下部肺野为多。随着病情进展,肺部阴影趋于致密,并有互相融合的倾向,疑似支气管炎。当虫卵死亡,周围组织反应消失,病变逐渐吸收缩小,边缘转为清晰整齐,遗留点状阴影,与粟粒性肺结核的表现相似,以后点状阴影逐渐减少。典型X线病变一般在3~6个月内逐步消失。有时可见钙化现象,胸膜变化亦常见。少数病例肺小动脉闭塞可引起肺循环高压及右心肥厚的X线征象。

熊振模等报道49例儿童急性血吸虫病,年龄2.5~9.3岁,肺部X线表现为小斑片状阴影32例、片状阴影13例、大片状阴影1例、粟粒状阴影3例。梁兆彬等报道88例肺血吸虫病,其中48例表现为肺间质炎样改变、28例表现为粟粒状改变、22例表现为小片状或斑片状改变、7例表现为片絮状改变、7例表现为胸膜及横膈受累、2例表现为心脏改变。向家进等回顾性分析75例急性血吸虫病患者的肺部表现,其中肺纹理增多增粗型50例、支气管肺炎或大叶性肺炎型21例、粟粒样型4例。

### (二) 病原学检查

1. 痰液检查　采用直接涂片法、沉淀或孵化法,可在部分患者痰液中查见血吸虫卵或毛蚴。

2. 支气管镜检查　部分肺血吸虫病患者的急性期,在支气管镜下可查见支气管黏膜充血、水肿和黏膜下黄色颗粒;慢性期则有浅表溃疡,粟粒状结节、瘢痕,支气管官腔狭窄,分泌物潴留等。可通过支气管刷洗术或支气管黏膜组织活检找到血吸虫卵。

3. 粪便检查　直接涂片法检出率较低,仅适用于检查急性血吸虫病和重度血吸虫病患者,对于轻度患者和慢性血吸虫病患者,需要采用尼龙袋集卵法、定量透明法、毛蚴孵化法等进行检查。

4. 直肠黏膜活检　适用于检查慢性及晚期血吸虫病患者。此类患者肠壁组织厚,虫卵排出受阻,粪便中不易查见虫卵。应用直肠或乙状结肠镜,采集疑似病变处黏膜组织,可在组织切片中

查虫卵。

### (三) 免疫学检查

血吸虫病患者血清中存在特异性抗体,包括IgG、IgM、IgE等。目前检测血吸虫抗体的方法很多,常用的有环卵沉淀试验(COPT)、尾蚴膜反应、间接血凝试验(IHA)、酶联免疫吸附试验(ELISA)、免疫酶染色试验(IEST)、间接荧光抗体试验(IFAT)、胶乳凝集试验(LA)、酶标记抗原对流免疫电泳(ELACIE)。抗体阳性只能反映患者感染过血吸虫。

检查血吸虫循环抗原可反映患者体内有血吸虫感染。目前有斑点ELISA(Dot-ELISA)、双抗体夹心ELISA、反向间接血凝试验等检查方法。

### (四) 血液检查

嗜酸性粒细胞增加为本病特点之一,在急性期血吸虫病患者中尤为明显。白细胞总数偏高,嗜酸性粒细胞比例明显升高,一般占15%~20%,某些患者则可达70%以上。嗜酸性粒细胞的增多程度与感染程度不成比例,重症患者可不增多。慢性血吸虫病患者的嗜酸性粒细胞一般不超过20%,而晚期病例增加则不明显。肝功能在初期无变化,随着向慢性期过渡,逐渐出现异常且愈来愈严重。

## 六、诊断与鉴别诊断

### (一) 肺血吸虫病的诊断依据

1. 有血吸虫病流行区居住和疫水接触史,并具有一般血吸虫病的其他症状。

2. X线胸片显示弥漫性一过性的肺内小结节状或粟粒状阴影,伴程度不等的咳嗽、胸痛、咯血痰、哮喘、呼吸困难等症状。

3. 痰内找到血吸虫卵,或支气管涮洗术、支气管黏膜活检找到血吸虫卵;粪便中或直肠黏膜活检找到血吸虫卵。

4. 血象嗜酸性粒细胞升高。

5. 免疫学检查如环卵沉淀、ELISA检查呈阳性。

### (二) 鉴别诊断

需要与粟粒性肺结核、慢性支气管炎、支气管扩张、硅肺、非特异性小叶性肺炎等鉴别。

1. 粟粒性肺结核　有咯血、咳嗽、胸痛、低热、乏力、盗汗、消瘦等结核性全身中毒症状,病灶常在肺尖和锁骨上下,分布均匀,大小一致,随病程进展,粟粒阴影可相互融合。结核菌素试验阳

性,抗结核治疗有效。痰中找到结核分枝杆菌是确诊肺结核的依据。

2. 慢性支气管炎　多发生于中老年吸烟者,起病缓慢,病程较长,冬、春季症状明显,多为白色泡沫黏液痰,感染急性发作时可出现脓痰,双肺可有散在的干、湿啰音。

3. 支气管扩张　患者反复咳嗽、咳痰,多有大量脓痰,常反复咯血。轻者 X 线无明显变化,重者出现卷发样改变;CT 可发现支气管扩张。

### 七、治疗

治疗血吸虫病,吡喹酮疗效好、副作用少,血吸虫病总体预后较好。

#### (一) 治疗原则

肺血吸虫病是一种异位血吸虫病,常是全身血吸虫病的一部分。临床治疗与一般血吸虫病治疗相同,包括对症治疗和对因治疗。对于顽固性咳嗽、呼吸困难者,可给予镇咳祛痰剂、氨茶碱等;对于严重营养不良者,应给予输液补充蛋白质等营养物质;对于合并细菌感染者,加用抗生素治疗。

#### (二) 治疗药物

吡喹酮为吡嗪和异喹啉的化合物。口服后自胃肠道迅速吸收,30 分钟至 1 小时血清浓度达到峰值,2 小时后血清浓度迅速降低。对于急性期患者,总量为 120mg/kg,每天 2～3 次,共 4～6 天分服;对于慢性期患者,总用量 60mg/kg,每天 2～3 次,2 天服完。体重超过 60kg 者按 60kg 计算。

儿童 140mg/kg,6 天量,每天剂量分 3 次服。其中总剂量的 1/2 在 1～2 天内分服完,另 1/2 在 3～6 天分服完。

经吡喹酮治疗后见效快,轻症患儿在服药 1 个疗程后 2～4 天内能很快控制发热及呼吸系统症状,肺部病变可迅速消退、吸收。轻、重症需 1 周后或更长时间体温下降,症状消退或缓解。

吡喹酮系处方药,鉴于其明显的不良反应及副作用,中国 FDA 于 2016 年对吡喹酮片说明书的不良反应、禁忌、注意事项等项进行修订。治疗寄生于组织内的寄生虫如血吸虫、肺吸虫、囊虫等,由于虫体被杀死后释放出大量的抗原物质,约有 50% 的患儿与服药后当天发生寒战、高热等类赫克斯海默反应(herxheimer reaction),即治疗后

体温"反跳",比治疗前高 1℃,伴有嗜酸性粒细胞增多、皮疹等,偶可引起过敏性休克,必须注意观察。

### 八、预防

日本血吸虫病完全可以预防,在流行区做好宣传教育,筛查患者,及时治疗患者、患畜,加强粪便管理和保护水源,查螺灭螺,避免接触疫水,必须接触疫水时,做好个人防护,穿好皮裤、手套等,或在皮肤上涂抹驱避剂,必要时可服用青蒿素类杀童虫药治疗。

(彭　恒　朱淮民)

### 参 考 文 献

1. 郭晓奎,潘卫庆. 病原生物学-医学寄生虫学. 第 2 版. 北京:科学出版社,2012.
2. 席漂生. 肺部寄生虫病. 北京:中国医药科技出版社,1992.
3. 吴观陵. 人体寄生虫学. 第 4 版. 北京:人民卫生出版社,2013.
4. 陈兴保,吴观陵,孙新,等. 现代寄生虫学. 北京:人民军医出版社,2002.
5. 任光辉. 临床血吸虫病学. 北京:人民卫生出版社,2009.
6. 雷正龙,张利娟,徐志敏,等. 2014 年全国血吸虫病疫情通报. 中国血吸虫病防治杂志,2015,27(6):563-569.
7. Zou L,Ruan S. Schistosomiasis transmission and control in China. Acta Trop,2015,143:51-57.
8. 熊振模,邓和生,玛加和. 49 例儿童急性血吸虫病肺部 X 线表现. 中国血吸虫病防治杂志,1998,10(1):40.
9. Schwartz E. Pulmonary schistosomiasis. Clin Chest Med,2002,23:433-443.
10. 刘进清. 急性血吸虫病的肺部影像表现. 医学临床研究. 2007,24(7):1206-1207.
11. 梁兆彬,陈竞雄,尹木清,等. 急性血吸虫病肺部 X 线表现. 临床放射学杂志,1995,14(4):213-215.
12. Li YS,McManus DP,Lin DD,et al. The Schistosoma japonicum self-cure phenomenon in water buffaloes:potential impact on the control and elimination of schistosomiasis in China. Int J Parasitol,2014,44(3-4):167-171.
13. 雷飞飞,李芳. 急性脑型、肺型血吸虫病合并旋毛虫病一例. 中华实验和临床感染病杂志(电子版),2014,8(5):102-103.
14. 翁培兰. 肺血吸虫卵性肉芽肿病 1 例. 中国寄生虫学与寄生虫病杂志,2012,30(1):70-70.
15. 向家进,李浩,蔡雨,等. 急性血吸虫病肺部损害 X 线表

现分型探讨.中国血吸虫病防治杂志,2006,18(3):3.

16. 黄灿,彭杏娥.急性血吸虫感染肺部损害分析.中国血吸虫病防治杂志,2004,16(4):252.

17. 周志明.血吸虫肺部病变X线表现.中国血吸虫病防治杂志,1999,11(3):179-180.

18. Xu J, Xu JF, Li SZ, et al. Integrated control programmes for schistosomiasis and other helminth infections in P. R. China. Acta Trop,2015,141(Pt B):332-341.

## 第五节 肺孢子虫肺炎

耶氏肺孢子虫(*Pneumocystis jiroveci*),旧称卡氏肺孢子虫(卡氏肺囊虫),引起肺孢子虫肺炎,旧称卡氏肺孢子虫肺炎(pneumocystis carinii pneumonia,PCP)。由于学名更改,则相应的病名改为肺孢子虫肺炎(肺囊虫肺炎)(pneumocystis pneumonia),仍用缩写PCP。

19世纪30~40年代,欧洲报道在早产和营养不良婴儿中流行间质浆细胞性肺炎,1952年捷克学者Vanek和Jirovec从患间质性浆细胞性肺炎死亡的16例小儿渗出液中找到该虫,确认肺孢子虫是病原体。1959年Jirovec协助复查北京协和医院患间质性肺炎死亡婴儿的病理标本,发现并确诊卡氏肺孢子虫病2例,为我国首次报道。以后发现PCP是免疫缺陷和免疫功能低下患儿的重要机会性致病原。

自艾滋病(AIDS)流行以来,在HIV感染者中曾经有明显的流行,美国CDC统计的确诊病例明显增加,AIDS患者PCP发生率高达60%,位居其他机会性寄生虫感染之首,其地理分布基本与AIDS发病区域一致,成为AIDS临床表现的标志之一,而且PCP是AIDS最主要的先兆症状。此外,在肿瘤化疗和器官移植患者中也可发生,促使对于其生物学以及诊断、治疗和预防的研究取得很大进展,大大减少了该病的发病与死亡。

### 一、病因与流行病学

长期以来,肺孢子虫分类一直属于原生生物界、孢子虫纲。1988年经rRNA分析发现该原虫与真菌的亲缘关系较近,1999年Frenkel将寄生于人体肺孢子虫定名为耶氏肺孢子虫(*P. jiroveci*),而将寄生于鼠类肺孢子虫称为卡氏肺孢子虫。2002年Wakefield将其归类于真菌。目前,有关本虫分类仍存在争议,因为其生活史中有孢子增殖阶段,呈现原虫的典型形态特征,缺乏真菌的表型(如在培养基中难以生长、缺少麦角固醇),抗真菌治疗无效而通常用抗原虫药治疗等生物学性状,目前一般认为是原虫的一种,被定为孢子虫纲的原虫。

肺孢子虫有两种形态:滋养体型:长2~4μm,含有1个核样小体,呈卵圆形或新月形;包囊型:长约6~9μm,围以一层疏松、黏性的细胞壁,内含8个有核的囊内小体,核大小为(1.5~2.5)μm×0.5μm。包囊开始时呈圆形,以后为镰状,有时呈玫瑰花形排列或沿边缘分布。用吉姆萨染色,虫体细胞壁为淡紫红色,细胞质紫色,核呈深紫色(图22-8,图22-9)。

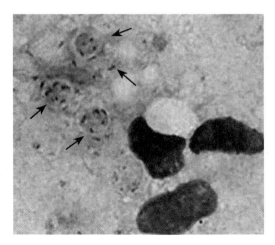

图22-8 肺部针吸出物吉姆萨染色(1 500×)
肺囊虫包囊,含8个子孢子

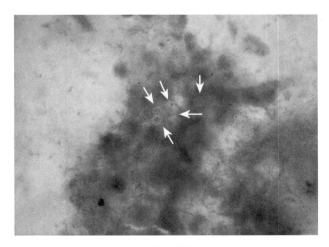

图22-9 痰液吉姆萨染色(1 000×)

本病通过空气和飞沫传染。肺孢子虫感染虽普遍,但通常呈隐性感染,但在早产、营养不良、先天性免疫缺陷及使用免疫抑制剂等免疫功能不全的患儿中,则迅速增殖,引起肺炎。如婴儿室的空气被 PC 污染,则可造成新生儿之间相互传染而流行。年长儿及成人大多数见于接受大量长期激素治疗、恶性肿瘤(白血病、淋巴瘤)接受化疗、脏器移植后接受免疫抑制剂治疗,以及先天性 HIV 感染者。

## 二、病理

进展期病例,于肺中心部和背侧部见淡黄色至淡红色团块状病变,其间夹有正常含气肺组织。病灶处肺泡腔内充满多量蛋白样渗出物,形成较具特征性的泡沫状结构,其中尚有轻至中度的淋巴细胞、浆细胞和组织细胞的浸润,以及有脱落的肺泡上皮细胞,而无肺组织的坏死、化脓和广泛纤维化等病变。此外,肺泡腔的炎性渗出物内,可见一种壁较厚、细胞质较为透明、含有多个细小的核样结构的病原体,体积略小于红细胞。经 Gomori 乌洛托品银染色后可证实为包囊全部黑染的 PC (图 22-10)。

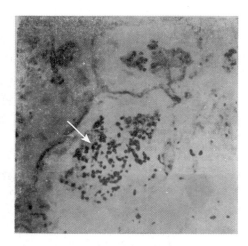

图 22-10　人严重肺囊虫感染的组织片
Gomori 银-硝基-乌洛托品染色,在肺泡内容物中可看到许多黑染的包囊(箭头所指)(110×)

## 三、临床表现

本病可缓慢起病或急性发病。缓慢起病者表现为食欲缺乏、体重减轻、疲乏无力、发育停滞、咳嗽和呼吸增快,数月后才显示呼吸困难和发绀,无发热或轻微热度。急性发病者病情发展很快,在 1~2 天内出现重度呼吸困难、发绀和高热,如不及时治疗在数天或数周内死亡。

患儿通常干咳少痰,偶有咳嗽多痰,咳出黄色或白色黏液痰。听诊有时有少量干、湿啰音,但一般很少有体征。

## 四、并发症与预后

本病无特效治疗药物,曾经报道,经单独支持疗法(如吸氧、抗生素、输血、良好的护理等),病死率为 50% 左右,免疫缺陷者的病死率几达 100%。死因为心肺功能不全。在治疗的同时,积极治疗导致免疫功能下降的基础性疾病,结合化学治疗后,预后已有改观,病死率从 50% 下降至 2.3%~3.5%。本病治疗后病灶多在短期内消失,不留痕迹,但亦有个别患者遗留肺纤维化。

## 五、影像学检查与实验室检查

胸部 X 线摄片显示对称性肺门周围肺炎,出现网状、絮状和条索状模糊阴影;随着病情进展,出现小片状模糊阴影和类结节状阴影,亦可融合成较大的片状阴影,类结节状阴影常为多发性;然后发展成弥漫性实质性病变。特征性的 X 线表现呈磨玻璃样。如伴有结节性或条索状密度增高者,不论是否有肺门淋巴结肿大,均应考虑 PCP 合并卡波氏瘤(Kaposi's sarcoma)。肺部病变一般自两肺门沿支气管向外周发展,两肺尖和肺底很少受累或受累较轻是本病特点。如病变贴近胸膜,可引起局部胸膜轻度反应性增厚,通常不出现胸水。

血常规检查示白细胞增多伴嗜中性粒细胞增加。NBT 试验呈阳性。

痰液查包囊检出率较低(平均 50%),经皮肺穿刺易引起并发症。较好的方法为行纤维支气管镜活检或取肺泡灌洗液沉渣,以苏木素-伊红染色或瑞氏染色,包囊呈圆形或略椭圆形,直径 4~6μm,囊壁较厚,内含 8 个香蕉形子孢子,各有核一个。最优染色法是乌洛托品银染色(Gomori methenamine silver),还可使用甲苯胺蓝 O 染色。此外,还有以多聚酶链反应(PCR)技术、免疫荧光染色法检测痰或灌洗液等中肺孢子虫 DNA 的报道。

## 六、诊断与鉴别诊断

在新生儿和免疫缺陷的患者,如出现重度呼吸困难而体征极少,X 线片出现上述改变时,则应考虑为本病,确诊有待于病原体的检出。以往肺活体组织检查是确诊的主要方法。但随着引入先进的检测技术,如免疫荧光染色和 PCR 扩增方法,检测阳性率明显提高,甚至有报道用漱口水也能获得较满意的结果。

由于肺孢子虫肺炎常发生于免疫功能低下或免疫缺陷人群中,抗体的产生受到一定的影响,因而免疫学检查方法(如间接荧光抗体法、酶联免疫吸附试验)的阳性率较低(仅 50% 左右)。高度疑似本病而患者全身情况又不能耐受剖胸肺活检时,可进行诊断性治疗。

## 七、治疗

治疗原则是监测氧饱和度和心电监护、支持疗法,以及抗生素治疗。抗生素首选药物:复方新诺明(trimethoprim-sulfamethoxazole,TMP-SMZ)已替代戊烷脒(pentamidine isethionate)。每天 TMP 20mg/kg 和 SMZ 100mg/kg,分 4 次口服,共 14 天,有效率达 70%~80%。给药后首先体温下降,胸部 X 线片改善。儿童用药时间不超过 2 个月。备选药物:头孢曲松、戊烷脒、氨苯砜、阿托喹酮以及三甲曲沙等,可酌情选用。

戊烷脒是最早用于治疗 PCP 的药物。在临床上,约有 40% 的患者经戊烷脒治疗后症状和体征可改善。在预防 AIDS 患者并发 PCP 和治疗中轻度的 PCP 患者过程中,戊烷脒效果较好。戊烷脒在肌内注射或静脉给药时,其毒副反应常见且较严重,往往使患者难以耐受而终止治疗。若采用雾化剂吸入方式,可明显提高肺泡内药物浓度,降低血液浓度,使全身不良反应明显减少。雾化剂吸入法疗效与静脉给药的疗效相近,但复发率较高,易引起肺外感染,且长期使用(大于 24 个月)可导致轻度肺功能损伤及支气管痉挛性咳嗽等。

氨苯砜是一类砜类(sulphone)药物。在防治 PCP 方面,作用与戊烷脒相近,但与乙胺嘧啶合用于预防 PCP 时,其效果稍逊于 TMP-SMZ。本药可同时预防分枝杆菌和弓形虫感染。本药每天服药量超过 200mg 时,有产生溶血性贫血的危险。其他副作用与服用 TMP-SMZ 相同,表现为恶心、呕吐、皮疹、粒细胞减少、高铁血红蛋白症和肝功能异常等症状,严重时还可导致再生障碍性贫血和 sulfone 综合征等。

阿托喹酮属于羟基萘醌类药物。临床上一般用于治疗轻、中度 PCP 患者,其疗效与静脉滴注戊烷脒接近,但低于 TMP-SMZ 的效果。由于阿托喹酮在肠道吸收不稳定,需餐中服用,伴脂肪类食物服用吸收效果较好。雾化剂中的表面活性剂能增加其血浆和肺泡中的浓度。

三甲曲沙为一种新型脂溶性甲氨蝶呤衍生物,需静脉滴注,虽其疗效低于 TMP-SMZ 的作用,但毒副作用轻微。三甲曲沙是二氢叶酸还原酶抑制剂,对肺孢子虫的二氢叶酸还原酶具有极强的亲和力,在治疗过程中需同时服用甲酰四氢叶酸。在治疗 PCP 过程中,还应注意本药需与磺胺或砜类药物联合使用,否则易造成本病治疗后的复发。

此外,克林霉素、伯氨喹、乙胺嘧啶、依氟鸟氨酸等药物对 PCP 亦有一定的疗效。也有研究显示,阿奇霉素在动物试验中具有良好的抗肺孢子虫活性。

近年来,国内外学者在研究 PCP 药物治疗方面已取得很大的进展,但在联合用药治疗 PCP 方面需要做更深入的研究,以消除或减轻目前临床上广泛用于抗 PCP 药物所产生的毒副作用,同时降低复发率。实验表明中药鸦胆子和补骨脂合剂对 PCP 小鼠有明显抑制虫体繁殖和杀灭作用,引发虫体形态与结构改变,且可导致虫体细胞凋亡。中药合剂在防治肺孢子虫病方面显示了良好的发展前景。

## 八、预防

肺孢子虫可以通过空气传播,免疫功能低下患者医源性传播感染非常重要。因此,应加强防治肺孢子虫病的宣传教育,加强医院卫生管理。肺孢子虫病患者在住院治疗期间,尽可能地限制其活动范围及活动场所,防止病原体播散,造成院内交叉感染;医务人员在治疗肺孢子虫病患者时,应注意自我保护,防止自身感染。同时,应对患者生活环境进行物理、化学消毒,保持良好的环境。

对使用免疫抑制剂的病例,可给予 TMP-SMZ 的预防性用药,以防 PCP 的发生,有一定效果。据 Walter 报道,TMP 每天 150mg/m²,SMZ 每天 750mg/m² 连续服用组,与对照组相比较未发生 1 例 PCP,而且败血症、肺炎及其他细菌感染的发生率也较低。

积极治疗导致免疫功能低下的基础性疾病。HIV 阳性患儿给予 TMP-SMZ、氨苯砜,或再加乙胺嘧啶-亚叶酸(甲酰四氢叶酸)(pyrimethamineleucovorin），以及气溶胶戊烷咪（pentamidine）。

美国国家 CDC，国立健康研究所（NIH）等机构联合建议，HIV 感染者若 CD4+ T 细胞计数 <200/μL 或有其他机会性感染，应该接受抗 PCP 药物预防。TMP-SMZ 是推荐的预防药，每天 1 片。若患儿不能忍受 TMP-SMZ，则改用以下预防性治疗药：氨苯砜、氨苯砜+乙胺嘧啶+亚叶酸、气溶胶喷他咪、阿托伐醌。

停止预防服药指征：HAART 治疗者的 CD4+T 淋巴计数从 <200/L 升到 >200/L 至少 3~6 个月，则停止 PCP 预防性治疗。

有 PCP 病史者应采用继发性预防性治疗或长期维持治疗，以防复发。

（朱淮民）

## 参 考 文 献

1. Vaughan VC, et al. Nelsonls Textbook of Pediatrics. 10th ed. London：WB Saunders Company,1975.

2. Fmnkel JK. Pnemncystis pneumonia, an immunodeficiency-dependent disease（IDD）：a critical historical overview. J. Eukaryot. Microbiol,1999,46：89S.

3. 张瑞娟,等.人肺孢子虫的新命名耶氏肺孢子虫（Pneumocystis jiroveci）.国外医学寄生虫病分册,2003,30：71.

4. Vanek J. Atypicka（interstitiálni）pneumonie detí vyvolaná Pneumocystis carinii（Atypical interstitial pneumonia of infants produced by Pneumocystis carinii）. Casop lék cesk,1951,90：1121.

5. Jírovec O. Pneumocystis carinii puvodce t. zv intertitialnich plasmocelularnich pneumonii kojencw（Pneumocystis carinii, the cause of interstitial plasmacellular pneumonia in neonates）. P Csl. Hyg epid mikrob,1952,1：141.

6. 中国医学科学院实验医学研究所病理科.卡氏肺囊虫病二例报告.中华儿科杂志,1959,10：354.

7. Masur H. Prevention and treatment of Pneumocystis carinii. New Eng J Med,1992,327：1853.

8. Wakefield AE. Pneumocystis carinii. British Med Bull, 2002,61：175.

9. Gigliotti F. Pneumocystis carinii：has the name really been changed? Clin Infect Dis,2005,41：1752.

10. Hughes WT. Pneumocystis carinii versus Pneumocystis jiroveci（Jirovec）Frenkel. Clin Infect Dis,2006,42：1211.

11. Jawetz E, et al. Review of medical microbiology. 14th ed. California：Lange Medical Publications,1980.

12. 徐肇玥,等.肾移植患者并发卡氏肺孢子虫、巨细胞病毒和曲菌肺部感染一例报告.中华内科杂志,1979, 18：293.

13. Fishmam AP. Pulmonary Diseases and Disorders. New York：McGraw-Hill Book Company,1980,1036：1183.

14. 小坂树德.内科学 5 呼吸器疾患.东京：南江堂,1980.

15. Walzer PD, et al. Pneumocystis carinii pneumonia in the United States. Epidemiologie, diagnostic and clinical features. Ann Intern Med,1974,80：83.

16. Doppman JL, et al. Atypical radiographic features in Pneumorystis carinii pneumonia. Radiology,1975,5：39.

17. Kim HK, et al. Comparison of methods for identification of Pneumocystis carinii in pulmonary aspirates. Am J Clin Pathol,1937,60：462.

18. 崔昱,秦元华,李琦,等.卡氏肺孢子虫病鼠氧化损害与中药防治的实验研究.中国人兽共患病杂志,2004, 20：858.

19. 任一鑫,秦元华,郑莉莉,等.鸦胆子与补骨脂对大鼠卡氏肺孢子虫肺炎疗效的电镜观察.中国寄生虫学与寄生虫病杂志,2006,24：473.

20. 朱淮民.机会性寄生虫病.北京：人民卫生出版社, 2009.

21. Walter TH, et al. Successful chemoprophylaxis for Pneumocystis carinii neumonitis. New Engl J Med,1977,297： 1419.

# 第六节 其他少见肺寄生虫病

## 一、热带嗜酸性粒细胞增多症

1943 年 Weingarten 对一组临床上表现为严重痉挛性支气管炎、白细胞增多伴嗜酸性粒细胞高度增多、有机砷治疗有显效的病例,首先命名为"热带嗜酸性粒细胞增多症"（tropical eosinophilia）。如将本病包含在肺嗜酸性粒细胞增多症（pulmonary eosinophilia）的范畴内,则宜称为热带肺嗜酸性粒细胞增多症（tropical pulmonary eosino-

philia）。本病多发生于热带及亚热带地区,成人发病率高于儿童。我国已经消除了丝虫病的传播,故该病已属罕见。

### （一）病因与流行病学

许多研究证明,本病是由丝虫感染所致的过敏反应,多为Ⅰ型及Ⅲ型变态反应。此外,本病还可能为肠蠕虫幼虫在肺部引起的过敏表现。本病在印度、斯里兰卡、马来西亚、菲律宾、印尼、非洲、拉丁美洲等国家和地区有大量病例的报道。国内各地亦有报道。

**（二）病理**

肉眼见两肺含有青灰色散在性小结节。镜检见病变区的肺泡内充满嗜酸性粒细胞、中性粒细胞和巨噬细胞。肺内尚发现局灶性肉芽肿，往往含有多核巨细胞，在巨细胞之间存在坏死性嗜酸性物质，可能为已变性的寄生虫。肉芽肿与终末细支气管相关；后者亦可显示嗜酸性粒细胞浸润和黏膜的脱落。在慢性病例，可出现纤维物增生。尚见部分肺泡坏死伴嗜酸性脓肿的形成。肝亦含有同样的小结节，伴嗜酸性粒细胞的浸润和肉芽肿。淋巴结可显示有嗜酸性粒细胞浸润的增生。

**（三）临床表现**

初起病时有干咳，或带有少量黏性痰。咳嗽往往呈阵发性并痛苦，有哮鸣。咳嗽和哮鸣可在早晨发作，酷似支气管哮喘，或哮喘样支气管炎。约1/3的患者有中度发热。患儿诉胸部钝痛，可伴有咯血。最明显的体征为哮鸣音，同时伴有散在性小水泡音和干啰音。肝、脾大在儿童较为常见。

**（四）病程演进与预后**

本病可长年不断地反复发作，病程越久病情越严重。未经诊治的慢性病例可发展成为肺心病。有些病例可自然恢复，尤其在细菌感染之后，更多出现自愈病例。某些慢性的病例即便受到正确的治疗，也会留下肺纤维化和肺功能障碍。

本病的预后一般良好。绝大多数病例用枸橼酸乙胺嗪治疗，有良好的疗效，肺内斑点状阴影于数星期内逐渐吸收，但肺纹理增深可持续一段时间。

**（五）影像学检查与实验室检查**

1. 胸部 X 线摄片　少数患者可无异常改变，典型的 X 线表现为肺纹理明显增深，较模糊，以中、下肺野较为显著。两肺野分布大量斑点状阴影，大小为 2~5mm，密度淡，轮廓模糊。有时斑点状阴影融合而产生肺炎样片状阴影，仍以中下肺野为重。常伴有一定的胸膜增厚，但胸腔积液少见（图 22-11）。

胸部 X 线：两侧肺纹理显著增强，两肺广泛分布细小结节影（直径 1~3mm），轮廓较模糊，密度较淡，中、下肺野病变较多。

2. 血常规检查　嗜酸性粒细胞的绝对计数

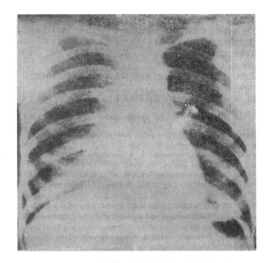

图 22-11　热带嗜酸性粒细胞增多症

经常超过 2 000×10^6/L。白细胞总数经常超过 15×10^9/L，可高达 90×10^9/L，伴 20%~90% 的嗜酸性粒细胞。病情的轻重度和嗜酸性粒细胞的高低并无平行关系。红细胞计数、血红蛋白或血沉无诊断价值。

3. 丝虫补体结合试验　具有典型临床表现和嗜酸性粒细胞计数超过 2 000×10^6/L 的所有患者，丝虫补体结合试验为阳性。

4. 血液里的微丝蚴　虽然典型的丝虫病患者偶有热带嗜酸性粒细胞增多症的临床表现，但本病通常在末梢血中难查见微丝蚴。

5. 痰液检查　可含有嗜酸性粒细胞。

6. 粪便检查　因许多肠蠕虫能产生嗜酸性粒细胞增多症，有时还出现肺部症状，故粪便内寻找寄生虫或虫卵极为重要。

**（六）诊断与鉴别诊断**

典型的临床表现和 X 线所见，再加上嗜酸性粒细胞增多症和丝虫补体结合试验阳性，就可诊断。如未作血细胞计数而胸部 X 线正常时，易误诊为哮喘或支气管炎。发热、乏力、咳嗽和两侧 X 线的改变可误诊为结核，但经适当的检查可明确诊断。结节性多动脉炎有时在胸部 X 线片上显示同样的粟粒状斑点状阴影，并伴有嗜酸性粒细胞增多症，但在其他脏器容易发现病变。Wegener 肉芽肿也是如此。

**（七）治疗**

枸橼酸乙胺嗪治疗本病有效。剂量：每天 6~8mg/kg，分 3 次口服。数天内症状迅速改善，但嗜酸性粒细胞可能在 7~10 天内恢复正常，有时可更长。一般治疗 10~14 天，或到嗜酸性粒细胞计数恢复正常时止。偶有需要继服 3~4 周。少数病例对枸橼酸乙胺嗪反应不敏感时,应重新考虑诊断。

哮喘发作时,可适当使用类固醇激素。哮喘发作停止及肺部阴影消散后,再用小剂量泼尼松维持一段时间,以免复发。

### (八)预防

采用各种办法灭蚊和防止肠道蠕虫感染。

## 二、兽比翼线虫

比翼线虫病是由比翼线虫寄生于人体引起的一种人兽共患寄生虫病。比翼线虫主要寄生于虎、猫、河马等野生哺乳动物,及家畜、家禽和鸟类,其中喉兽比翼线虫(*M. laryngeus*)和港归兽比翼线虫(*M. gangguiensis*)偶可在人体咽喉、气管、支气管、中耳等处寄生,引起人体兽比翼线虫病或比翼线虫病。

### (一)病因与流行病学

虫体因吸血而呈红色,头端大,呈球形,口囊宽阔呈杯状,其底部有三角形小齿。雌虫大于雄虫,雄虫长 2~4mm,雌虫长 7~25mm,阴门位于体前部。雄虫以交合伞附着于雌虫阴门部,保持交配状态,在气管发现的成虫均呈 Y 形(图 22-12)。虫卵椭圆形,(78~110)μm×(43~46)μm,似钩虫卵,但卵壳较厚,两端有厚卵盖,卵内含 1~16 个卵细胞。

雌虫在终宿主气管内产卵,卵随气管黏液排至口腔,或被咳出,或被咽入消化道,随粪便排出。虫卵在外界适宜温度(27℃左右)和湿度条件下,约经 3 天发育为感染性虫卵或孵化为外被囊鞘的感染性幼虫。感染性虫卵或幼虫被蚯蚓、蛞蝓、蜗牛、蝇类及其他节肢动物等中间宿主或转续宿主食入后,在其肌肉内形成囊包,虫体不发育但保持着对终宿主(禽类)的感染能力。禽类宿主因吞食了感染性虫卵或幼虫,或携带感染性幼虫的转续宿主而感染,幼虫钻入肠壁,经血流移行到肺泡、细支气管、支气管和气管,于感染后 18~20 天发育为成虫并产卵。我国报道的患者中,6 例与生食龟、鳖的蛋、血和肝有关,推测龟、鳖也可能作为该虫的转续宿主或中间宿主。上海 1 例患者否认生食以上动物,但"常食凉拌蔬菜"。

全世界报道超过 100 例,大多在非洲及南美洲等热带、亚热带地区,亚洲的越南、马来西亚、印度、菲律宾等地,该虫是黄牛、水牛常见的寄生虫。

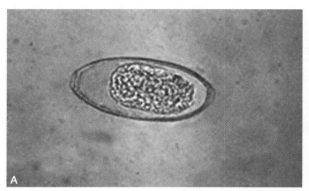

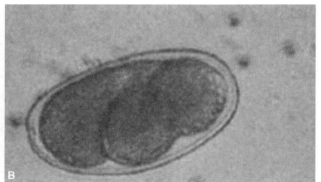

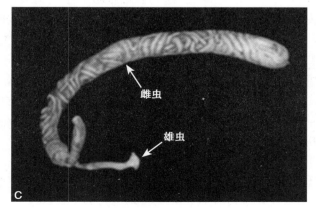

图 22-12 兽比翼线虫
A. 虫卵(低倍);B. 虫卵(高倍);C. 成虫(呈 Y 形)

我国报道 13 例,其中 12 例为喉兽比翼线虫、1 例为港归比翼线虫感染所致。

### (二) 病理

幼虫移经肺脏,可见肺淤血、水肿和肺炎病变。气管镜检查时可见气管黏膜上有成虫虫体附着及出血性卡他性炎症,气管黏膜潮红,表面有带血黏液覆盖。

### (三) 临床症状

潜伏期约 6~11 天。患者有发热、咳嗽和哮喘样发作,因虫体阻塞气管,其主要的临床特点为刺激性咳嗽,伴有咯血和消瘦,抗生素治疗无效。有些患者诉咽部有"异物爬行"的痒感。临床上对一些不明原因的慢性咳嗽、咯血、消瘦、病前有进食未煮熟食物的患者,应注意比翼线虫病的存在。

### (四) 病程演进,并发症与预后

该虫感染人体较少见,动物感染时表现为食欲减退其至废绝、精神不振、消瘦、口内充满泡沫性唾液。最后因呼吸困难、窒息死亡。该病主要侵害幼禽,死亡率几乎达 100%;成年禽症状轻微,极少死亡。有时动物排出黏性分泌物,可见虫体。上海发现的 1 例患者也是因咳嗽咳出成虫,获得诊断。虫体自然排出,症状即自愈。

### (五) 实验室检查

采用生理盐水涂片法及饱和盐水漂浮法检查粪便,也可采用涂片和沉淀法检查 24 小时痰液。对检获的成虫及虫卵活体用洋红染色制成玻片标本进行测量和鉴定。支气管纤维镜检查气管和支气管,可发现气道内蠕动的鲜艳血丝状物;进行气管冲洗,冲洗液可涂片或直接检查有无虫卵和成虫。

### (六) 诊断与鉴别诊断

根据症状,结合粪便、痰液或口腔黏液检查见有虫卵,或支气管镜在气管或喉头附近发现虫体可确诊。

### (七) 治疗

部分患者体内的成虫可自然排出,可用支气管镜在检查时钳出发现的虫体,但有时虫体附着在黏膜较紧,难以夹出,也可用阿苯达唑、甲苯达唑和噻苯达唑治疗。阿苯达唑 400mg 顿服,连服 3 天,或与其他药物联合使用,如阿苯达唑 200mg,每天 3 次,甲苯达唑 100mg,每天 3 次,均连服 3 天。药物剂量可达 200~3000mg/d,服 3~20 天。

曾有患者用气管镜直接钳出和服左旋咪唑后排出 40 多对虫体。

### (八) 预防

重点是开展相关的健康教育,提高对有关食源性寄生虫病的认识,使群众了解该病的发病原因及其危害的严重性,进而改变并摒弃不良的卫生和饮食习惯。提倡食物必须煮熟、煮透后食用。

(朱淮民　吴元重)

## 参 考 文 献

1. Weffeingarten RJ. Tropical eosinophlia. Lancet, 1943, 1:103.

2. 于润江, 等. 内科讲座 2——呼吸分册(第 2 卷). 北京:人民卫生出版社, 1982.

3. Udwadia FE. Tropical eosinophilia, A correlation of clinical histopathologic and lung function studies. Dis chest, 1976, 52:531.

4. 杨耀宏, 等. 流行性嗜酸性粒细胞增多症 51 例报告. 中华儿科杂志, 1963, 12:145.

5. 第七军医大学第三附属医院小儿科、病理科. 热带嗜酸性白细胞增多症 14 例报告. 中华儿科杂志, 1963, 12:147.

6. 黎磊石, 等. 热带嗜酸性粒细胞增多症与蠕虫感染. 中华内科杂志, 1963, 11:555.

7. Rab SM, et al. Complications and sequelae of tropical eosinophilia. Br J Dis Chest, 1966, 60:44.

8. Neserajah MS. Pulmonary function in tropical eosinophilia. Thorax, 1966, 27:185.

9. 上海第一医学院 X 线诊断学编写组. X 线诊断学第一册. 上海:上海人民出版社, 1976.

10. Narang RK, et al. Oral diethylcarbamazine in tropical pulmonary eosinophilia. Br J Dis Chest, 1966, 60:93.

11. Johnstone C, et al. Parasites and Parasitic Diseases of Domestic Animals. University of Pennsylvania, 1998.

12. Echeverry DM, et al. Prevalencia de Mammomonogamus laryngeus (Strongylida: Syngamidae) en ganado bovino de la central de beneficio del municipio de La Tebaida, Quindío, Colombia. Biomedica, 2011, 31:316.

13. 瞿逢伊. 上海发现我国首例人体感染喉兽比翼线虫者. 中国寄生虫学与寄生虫病杂志, 1997, 4:198.

14. 李道宁, 等. 三例喉兽比翼线虫病. 中国寄生虫学与寄生虫病杂志, 1997, 5:281.

15. 李道宁, 等. 我国首次发现 3 例喉兽比翼线虫病. 广东寄生虫学会年报, 1997, 1:138.

16. 李道宁, 等. 发现首例人体感染港归兽比翼线虫. 中山医科大学学报, 1998, 4:246.

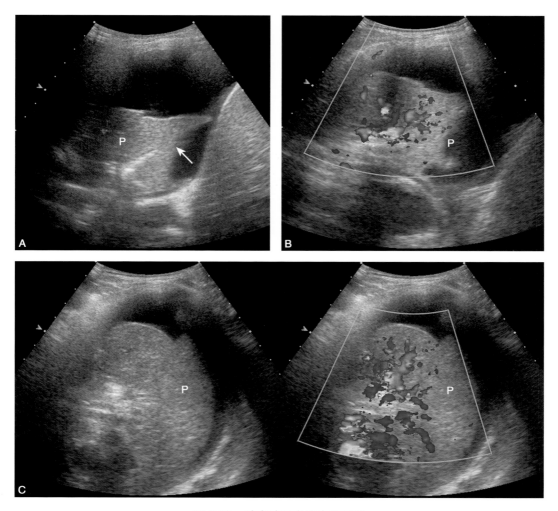

**图 5-50 肺炎肺不张伴胸腔积液**

A. 右侧侧胸壁纵切扫查,标注 P 处为因肺炎致不张的右侧肺组织,呈高回声,其周围可见大片无回声区,为大量胸膜腔积液;B. CDFI:不张肺叶中可见放射状分布的血流信号;C. 右侧侧胸壁横切扫查

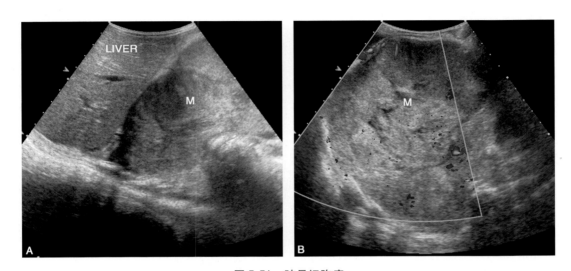

**图 5-51 肺母细胞瘤**

A. 右侧胸腔（肝脏上方）实质性肿块，形态不规则，边界清晰，内部回声不均匀；B. CDFI：周边及内部可见少许血流信号，病理证实为肺母细胞瘤

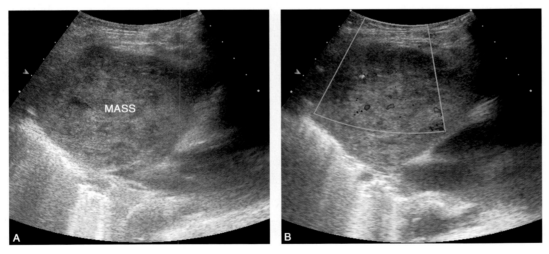

**图 5-54 纵隔淋巴瘤**

A. 右上纵隔实质性低回声肿块；B. CDFI：内见少许点状血流信号，病理证实为淋巴瘤

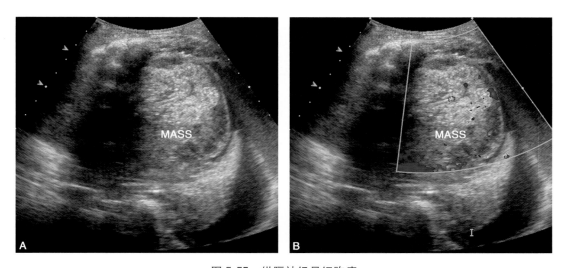

图 5-55 纵隔神经母细胞瘤

A. 左上纵隔实质性肿块,内部回声不均匀,可见多发点状强回声(钙化);B. CDFI:周边及内部可见少许血流信号,病理证实为神经母细胞瘤

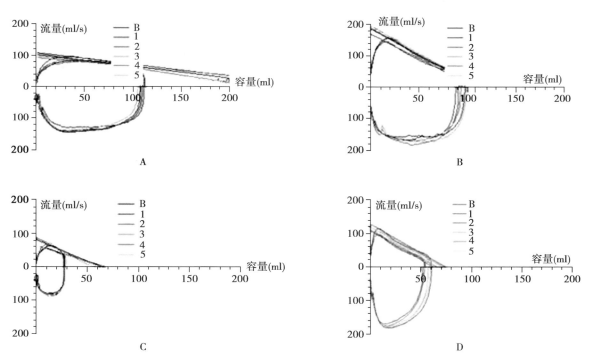

图 6-5 流速-容量环的形态

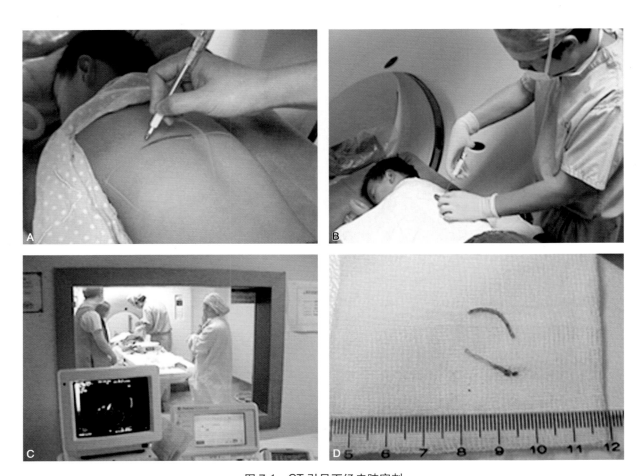

图 7-1　CT 引导下经皮肺穿刺
A. CT 定位；B. 消毒、麻醉，穿刺针穿破胸膜进入预期活检部位；C. CT 扫描确认穿刺针部位；D. 胸腔穿刺标本

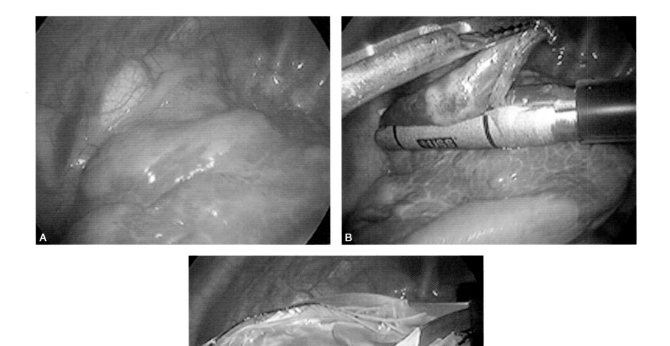

**图 7-2 胸腔镜下肺活检术**
A.胸腔镜下肺部病灶;B.胸腔镜下肺活检;C.肺标本放入取物袋内

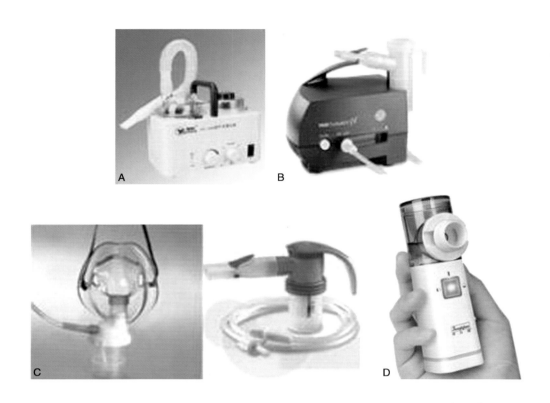

图 8-2 雾化吸入器
A. 超声雾化吸入器；B. 电动喷射式雾化吸入器；C. 氧气驱动喷射式雾化吸入器；D. 滤网式雾化吸入器

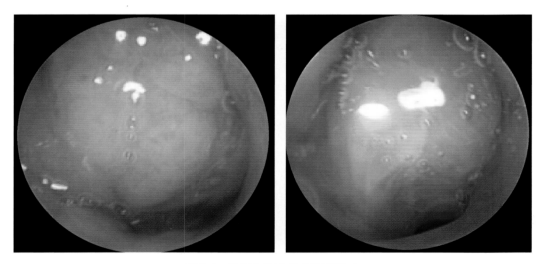

图 9-1 腺样体肥大的鼻咽镜检查

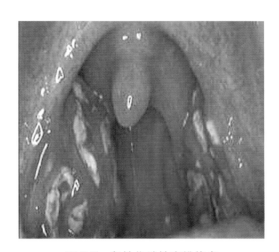

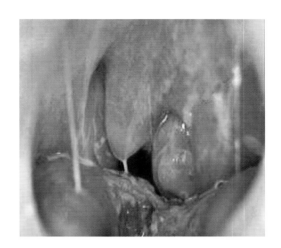

图 9-3　急性化脓性扁桃体炎

图 9-4　扁桃体周围脓肿

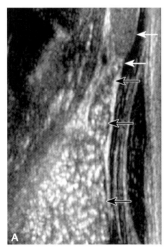

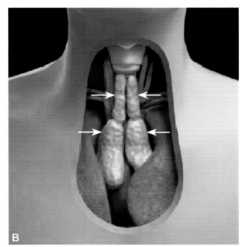

图 16-3　正常胸腺

A. 12 岁儿童正常胸腺的超声表现,箭头为胸腺的颈部(附着于甲状腺下极)和纵隔部分,低回声胸腺组织背景和胸腺内脂肪的高回声斑点(胸腺内的白点)形成"满天星"样改变;B. 胸腺颈部及纵隔部分的解剖描述

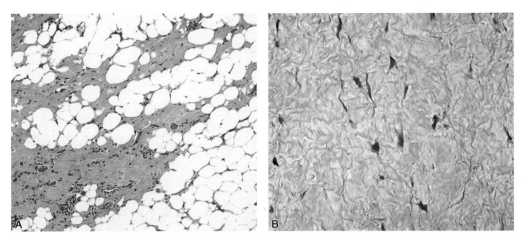

图 16-10 慢性纤维性纵隔炎

A.低倍镜下纤维组织浸润周围脂肪,伴单核细胞片状浸润;B.高倍镜下呈大量无细胞形态的嗜酸性胶原纤维

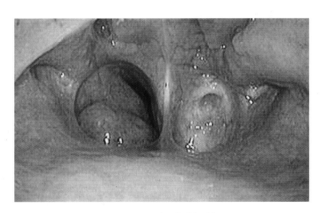

图 18-1 鼻后孔闭锁

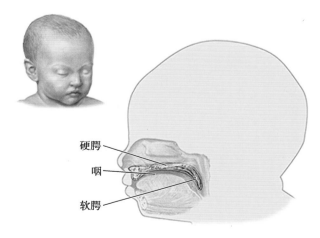

硬腭

咽

软腭

图 18-5 腭裂及舌下降综合征

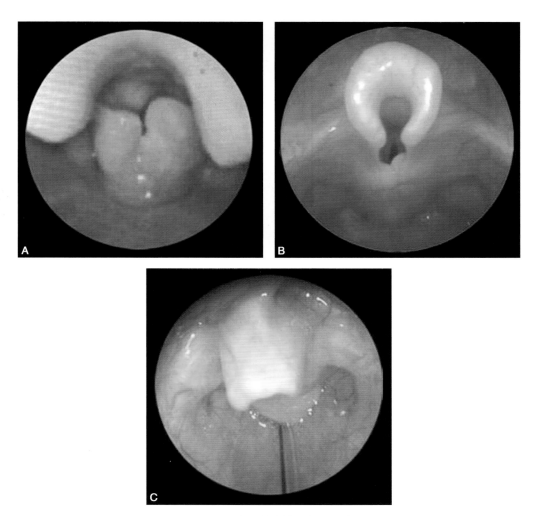

**图 18-7　先天性喉软骨软化分类**
A. 杓状会厌襞塌陷；B. 会厌管合并短小的杓状会厌襞；C. 会厌向后弯曲下垂至喉部

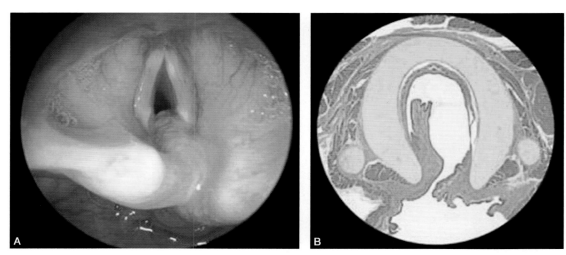

**图 18-10　喉镜检查**
A. 内镜检查；B. 对应的组织学

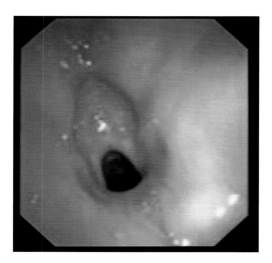

**图 18-11　先天性喉蹼**

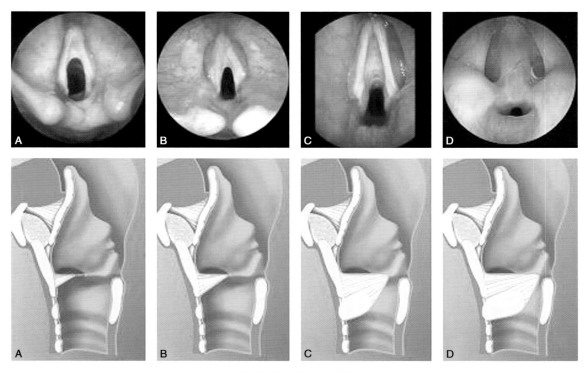

图 18-12　Cohen 分型

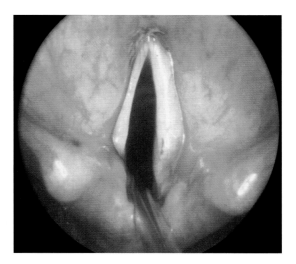

图 18-13　单侧声带麻痹

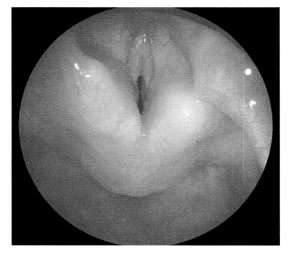

图 18-14　双侧声带麻痹

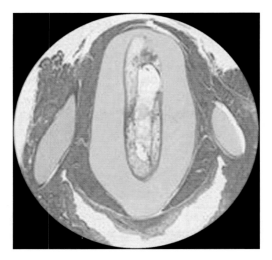

图 18-17　声门下狭窄

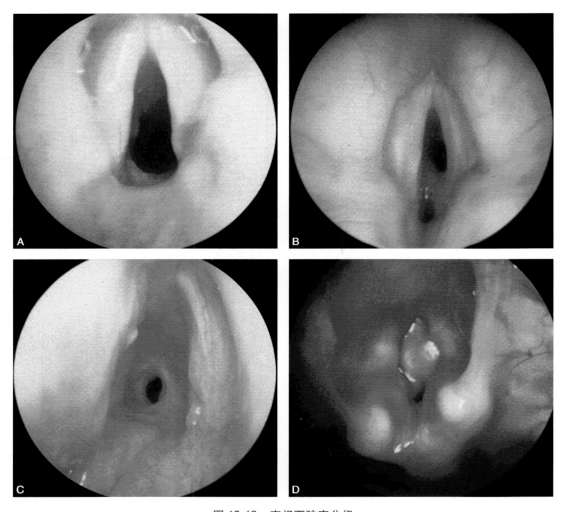

图 18-18　声门下狭窄分级

A. Ⅰ度:管腔阻塞<50%;B. Ⅱ度:管腔阻塞 50%~70%;C. Ⅲ度:管腔阻塞 70%~99%;D. Ⅳ度:管腔完全
闭塞

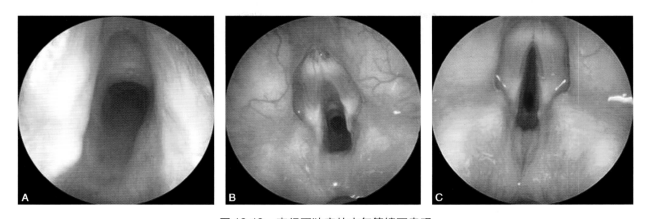

**图 18-19  声门下狭窄的支气管镜下表现**

A. 狭窄程度<50%,无明显临床症状;B. 环状软骨普遍增厚:轻型Ⅲ度狭窄,需手术治疗;C. 椭圆形狭窄:Ⅲ度狭窄,需手术治疗

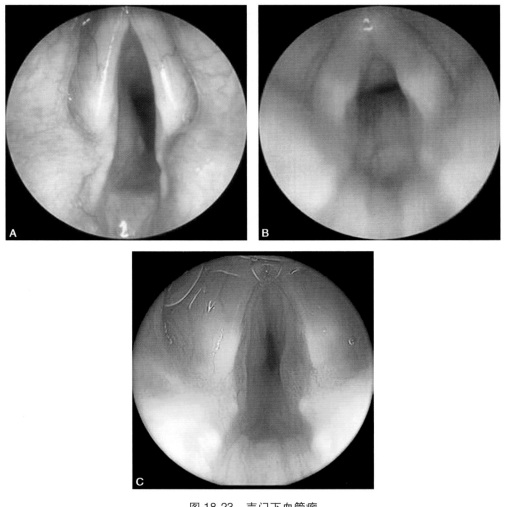

**图 18-23  声门下血管瘤**
A. 左后外侧;B. 偏后部;C. 双侧

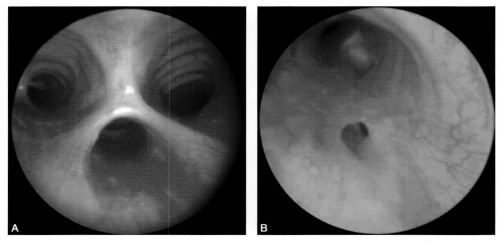

图 18-26　气管食管瘘

A. Ⅲ型；B. Ⅴ型

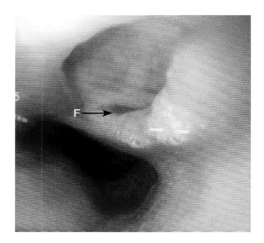

图 18-31　支气管镜

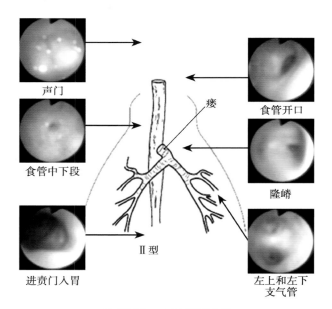

声门

食管中下段

进贲门入胃

瘘

食管开口

隆嵴

左上和左下
支气管

Ⅱ型

图 18-32　支气管镜图例

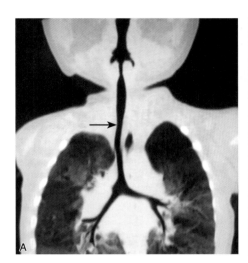
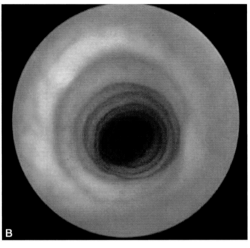

**图 18-40　完全性气管环畸形**
A. CT 冠状位重建显示气管中段均一性的狭窄；B. 支气管镜显示气管为完全性气管环畸形，即气管背部膜部缺如

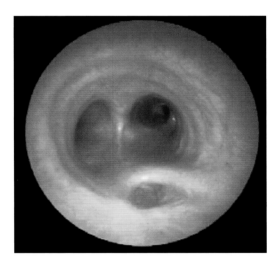

图 18-42　气管憩室

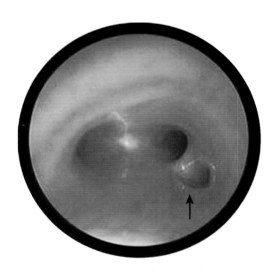

图 18-46　气管性支气管
支气管镜检查：箭头显示右主支气管开口右侧有一异常的支气管开口，为气管性支气管

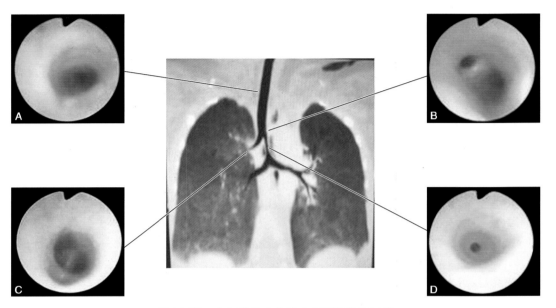

**图 18-50　支气管桥患儿的支气管镜检查图例**
A. 气管;B. 隆嵴,左主支气管开口狭窄;C. 右主支气管远端为右上叶结构;D. 左主支气管中段明显狭窄,支气管膜部缺如,为完全性气管环畸形

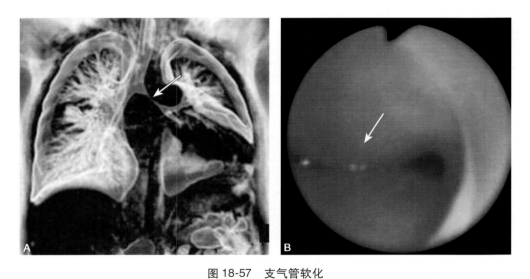

**图 18-57　支气管软化**
女性,6 个月,反复咳嗽 3 个月,心脏超声:提示轻到中度二尖瓣反流。A. CT 冠状位重建示左主支气管起始部未见显示,两肺感染;B. 支气管镜显示左主支气管开口重度软化完全塌陷

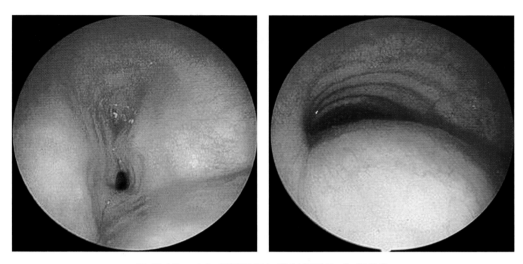

图 18-59　支气管镜所见气道明显塌陷,气管软化

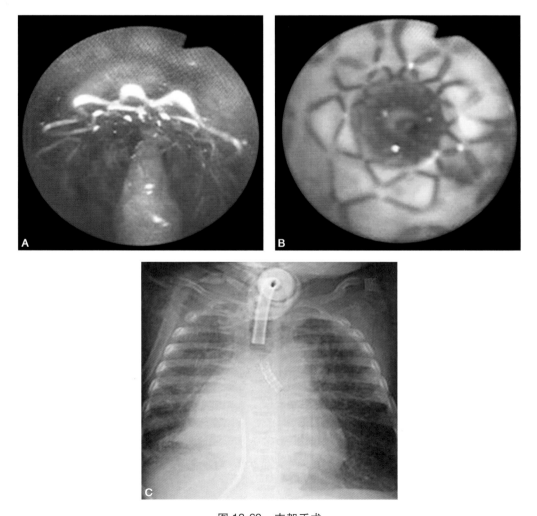

图 18-60　支架手术

A. 支气管镜下见金属支架在导丝引导下气道中展开;B. 支架完全打开,软化的气道在支架支撑下恢复正常的形态;C. 胸片显示左主支气管置入金属支架

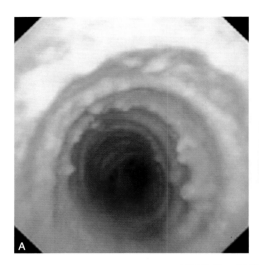
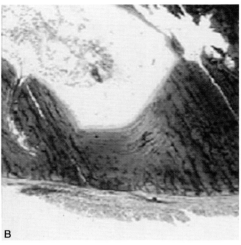

**图 18-63　骨质沉着性气管病**
A. 支气管镜所见:气管黏膜呈弥散性结节状隆起塌陷;B. 病理切片:完整气道黏膜下骨组织增生

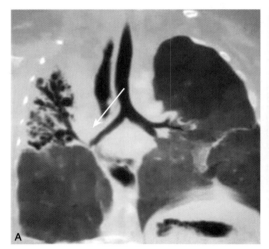
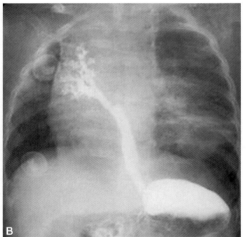
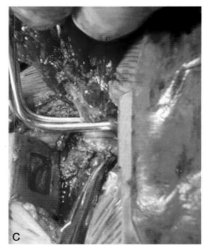

**图 18-65　支气管肺前肠畸形**
A. CT 冠状位重建示右肺上叶异常支气管扩张性变化;B. 上消化道造影显示食管与右肺上叶交通;C. 手术中发现右上肺叶与食管相通的异常瘘管

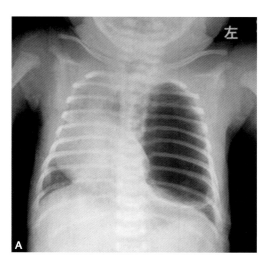

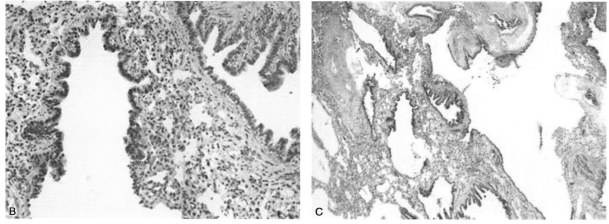

**图 18-68　支气管囊肿**

男性,25 天,气喘 7 天。PA 位胸片(A):显示左侧胸腔内张力性空腔样病变,心脏、纵隔明显右移,难与肺大疱鉴别,其壁稍厚。经手术证实为支气管囊肿,囊肿与左侧支气管相通。病理切片低倍镜(B)及高倍镜(C):显示囊肿壁内含腺体、软骨和平滑肌,内覆假复层纤毛柱状上皮

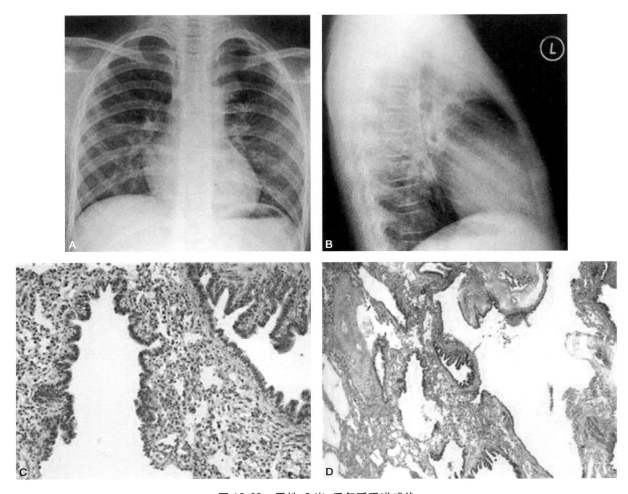

**图 18-69　男性，2 岁，反复呼吸道感染**

A. 胸部正位片显示两肺纹理增多；B. 侧位片显示左上透亮区，经手术证实为先天性肺囊肿；病理切片低倍镜（C）及高倍镜（D）：显示囊肿壁内含腺体、软骨，内覆假复层纤毛柱状上皮

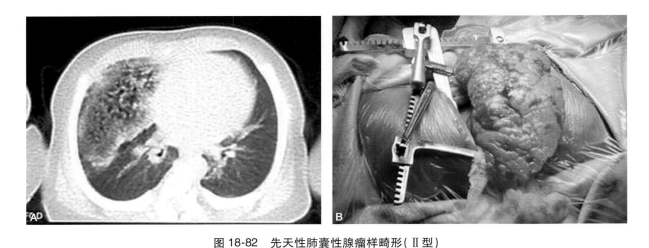

**图 18-82　先天性肺囊性腺瘤样畸形（Ⅱ型）**

男性，6 个月，生后呼吸困难。A. CT 平扫显示右肺有许多小囊肿，纵隔左偏；B. 手术大体病理标本显示含有大量直径小于 1cm 的囊肿

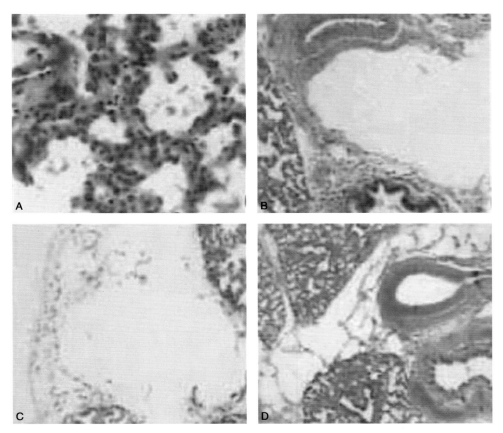

**图 18-84　肺淋巴管扩张症**
A. 部分肺泡萎陷,肺泡壁互相靠近,以外侧带明显;B. 部分肺泡内见角化物等羊水成分;
C. 肺膜下见大小不一的空泡,空泡被覆单层扁平上皮,为扩张的淋巴管;D. 右肺肺间质,血管
鞘下见大小不一的空泡,空泡被覆单层扁平上皮,为扩张的淋巴管

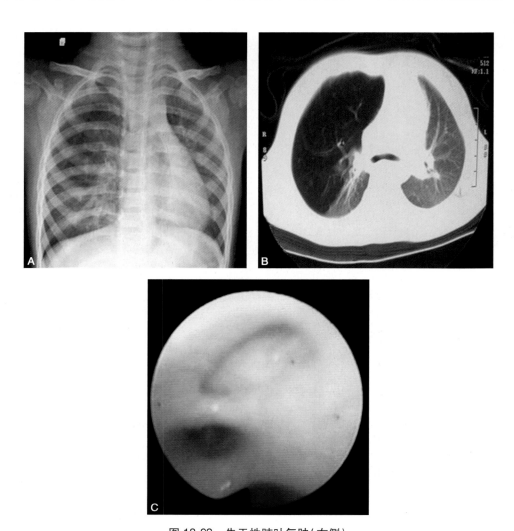

**图 18-93　先天性肺叶气肿(右侧)**

女性,3 岁,生后每年患肺炎 7~8 次,咳嗽 6 天。A. PA 位胸片显示两肺纹理增多、增粗,右上肺有透亮区,肺纹理少许,且有纵隔肺疝;B. CT 平扫显示右上肺叶气肿,肺组织被压向后;C. 支气管镜显示右上叶尖、后段开口闭锁

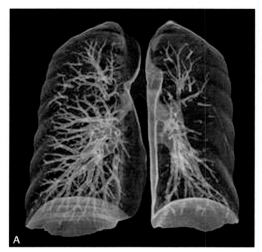
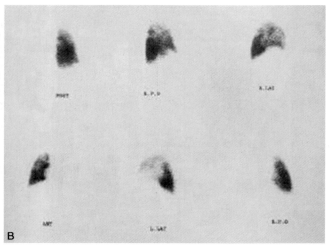

**图 18-96　左侧透明肺**

A. 肺血管造影显示肺动脉主干和分支细小;B. 肺的同位素扫描结果:左肺未见,右肺有非均质示踪剂摄取

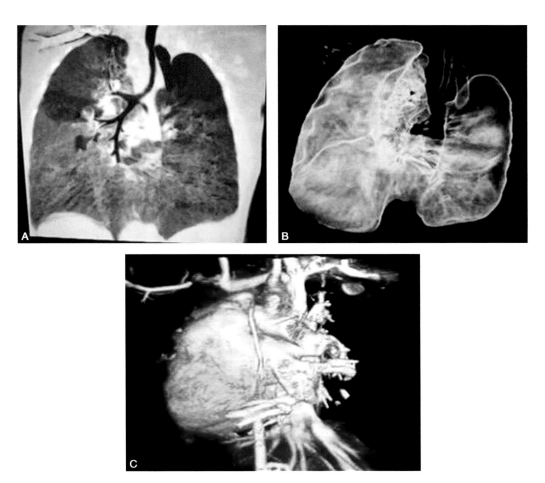

图 18-97　马蹄肺

A. 支气管重建显示左主支气管缺如,右下肺支气管发出多个细小分支供应左下肺;B. 透明法成像把发育不全的左肺、马蹄肺峡部及发育异常的支气管显示得更加清晰;C. 三维重建显示左侧肺动脉缺如,右下肺动脉远端发出细小分支进入左肺

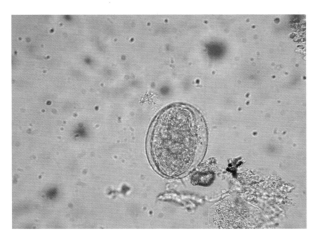

图 22-7　日本血吸虫卵